森野藤助賽郭真写「松山本草」
―森野旧薬園から学ぶ生物多様性の原点と実践―

髙橋京子 著

刊行によせて

　生薬の基原植物種はその大半を野生植物に依存しているため、自然破壊の加速による急速な植物種の消失により維持と安定供給が危ぶまれている。生薬の基原種の維持に関しては、その関連種のインベントリーと開発研究により代替種を作出して、多様化を計る事は不可避と思われる。また、維持と安定供給については基原種の栽培化を計る事が肝要とされる。私が初めて植物資源学の重要性を指摘し、日本の植物産業立国の成否を決する要素は僅差の「技術」でなく、植物の遺伝子をプールする植物自体のみであること、そしてできる限り早く官・産・学を挙げて産業資源植物の保有に取り組むべきだと提唱したのは、約30年前となる。日本では、植物学、農学、薬学の学際的学問分野である資源植物学への関心は低く、研究者は少ない。その間、生薬市場のグローバル化や生物多様性条約に関する政治的な資源ナショナリズムが加わり、その困難さは深刻度を増している。

　この度刊行される『森野藤助賽郭真写「松山本草」―森野旧薬園から学ぶ生物多様性の原点と実践』の著は、森野家の家宝として260年間、門外不出であった松山本草の全容をはじめて電子化したものだが、単なる解説書ではない。史跡・森野旧薬園（奈良県宇陀市）は、現存する日本最古の私立植物園で、享保14年（1729）に森野家10代目初代藤助通貞賽郭により創始された。賽郭は漢薬種の育種・栽培・生産など、享保改革期・八代将軍徳川吉宗が展開した幕府薬草政策の一端を担った。松山本草は賽郭が本草学の研鑽を積みながら、栽培者の観察力で薬園内の植物を写生・記録した手稿真写の彩色植物図譜（10巻）である。本書は研究の書であって、賽郭の薬草栽培への理念と現存する自然・文化遺産である森野旧薬園の意義を明確にすることを目的としている。703種に及ぶ植物の基原を薬学的背景に基づき解析するだけでなく、2年にわたる旧薬園の植物相調査の結果を検証し、「松山本草」に描かれた生薬と園内に生息する植物を通して、江戸期の大和地域で展開された薬種国産化政策と旧薬園の環境社会学的意義を論じている。のみならず、植物学的には当時日本に渡来していた外国種植物の一斑を垣間見る事が出来て興味深い。

　歴代森野家当主と薬園の栽培管理者らの努力は二次的自然環境を再現する形式（半栽培／半自然）を維持しつつ今に繋ぐ。奇しくも私の師である牧野富太郎博士も数度、森野旧薬園に足を運び、異地植物の導入帰化を確認されている。賽郭から始まる薬種国産化の意思は、伝統殖産として確立された暗黙知と江戸期の大和大宇陀の自然を再現した国内における植物の生息域保全として温故知新を具現化する。本書に見る著者の識見には時代の要請に応じるべきものがある。

財団法人高知県牧野記念財団・理事長
高知県立牧野植物園・園長
高知大学理学部客員教授
小山鐵夫

はじめに

　史跡・森野旧薬園(奈良県宇陀市大宇陀町)は、現存する日本最古の私立植物園で、現在も薬用植物を学ぶのに適した薬園である。享保14年(1729)に森野初代藤助通貞(号：賽郭)により創始され、漢薬種の育種・栽培・生産など、幕府が展開した薬草政策の一端を担った。賽郭は本草学の研鑽を積みながら、栽培者の観察力で薬園内の植物を写生した精緻な原色植物画「松山本草：10巻」を描いた。森野家は吉野葛製造を家業とし、代々「松山本草」を家宝として守り、薬園と共に継承してきた。しかし、「松山本草」は260年以上、門外不出であったことから、その存在はあまり知られていない。著者が、兼任する大阪大学薬学研究科(伝統医薬解析学分野・旧薬用資源学)は戦後の薬学部開設以来、正倉院など日本の医療文化財や漢方治療に必要な原料生薬の品質研究のパイオニアとしての著名な生薬学者を輩出してきた。特に高橋真太郎氏(当時助教授)は、国内外での生薬材料学研究に尽力し、森野旧薬園へも幾度となく足を運ばれ、貴重な標本資料を残されている。2009年、著者が分野学生らと共に薬園見学や文化財的資料調査を希望して森野旧薬園を訪問したことを端緒に、森野家と共に「松山本草」の恒久的継承にむけた取り組みがスタートした。最初に取り組んだのは「松山本草」の全貌を初めてカラー写真映像として電子化することで、森野家に撮影機材を持ち込み、数日をかけて行った。その後、年間を通じて森野旧薬園内の植物相を調査し、生息する植物を記録した。今、著者は旧薬園と「松山本草」の両方が現存する奇跡に感謝する。それは、まさに薬草のタイムカプセルで、当時の大和大宇陀の自然、里山の暮らしを垣間見ることができるだけでなく、生物多様性が叫ばれる昨今、自然環境保全に対する温故知新の情報を秘めているからだ。日本の自然風土と人々の暮らしから、育み・守り・継承された自然と人との良好な相互関係は、絶妙なバランスが保たれている。

　「広くその歴史と存在を知ってほしい」という思いと、「周知されることで、自然が荒らされ、貴重な動植物の持ち去りの防止対策を講じなければならない苦悩」という葛藤の中で、「これから先も旧薬園と松山本草に代表される文化財資料を維持・管理・継承していくために何をなすべきか」、「薬園に現存している薬草の保護とその恒久的維持管理が実践できる人材育成」と課題は山積している。もはや森野家や少数の生薬学研究者のみで達成できるものではないことを痛感する。微力だが、「日本の医療文化財の恒久的継承」を使命と心に刻み、多くの賛同を得るため、本書の刊行を決意した。本書を成すにあたり、分野所属学生並びに研究員　島田佳代子、近藤小百合、中村勇斗、小栗一輝、吉川文音、道下雄大、東由子、伊藤謙、善利佑記、須磨一夫の諸氏の協力を得た。学術調査に際し、ご助言を賜り、またご便宜を図っていただいた史跡・森野旧薬園顧問　森野燾子氏、同植物管理担当　原野悦良氏、森野吉野葛本舗社長　森野智至氏、元大阪大学総合学術博物館教員・美術撮影家　大橋哲郎氏、元畿央大学客員教授　大久保信治氏、九州沖縄農業研究センター主任研究員　後藤一寿氏に深く感謝する次第である。

　本書の刊行にあたり、2013年度日本学術振興会科学研究費補助金(研究成果公開促進費[学術図

書]課題番号255243)の助成を受けた。また本書の研究の一部は、2010-2012年日本学術振興会科学研究費補助金(基盤B[代表]、課題番号22300310)、2011-2013年日本学術振興会科学研究費補助金(基盤B[分担]、課題番号23380135)による成果の一部である。記して感謝申し上げる。

　2014年1月1日

髙橋京子

目　　次

刊行によせて　i
はじめに　iii

序　章　本書の視角──「松山本草」と森野旧薬園研究──……………………1

第一章　森野藤助通貞賽郭真写「松山本草」…………………………………3

　　森野藤助賽郭と松山本草　3
　　生薬品質における基原植物同定と博物学　4
　　松山本草画像　4
　　　　第1巻　草上　　　　　　（59頁：1-121種）　　121種　5
　　　　第2巻　草下　　　　　　（61頁：122-241種）　120種　67
　　　　第3巻　蔓草藤　　　　　（51頁：242-341種）　100種　129
　　　　第4巻　芳草・灌木　　　（19頁：342-377種）　 36種　183
　　　　第5巻　山草・湿草・毒草（43頁：378-459種）　 82種　203
　　　　第6巻　水草・石草　　　（31頁：460-518種）　 59種　247
　　　　第7巻　殻菜　　　　　　（33頁：519-582種）　 64種　279
　　　　第8巻　木　　　　　　　（61頁：583-702種）　120種　313
　　　　第9巻　鱗蟲・禽獸　　　（48頁：703-787種）　 85種　375
　　　　第10巻　介　　　　　　　（55頁：788-1003種）216種　419
　　図絵解読一覧　（計1003種）　475

第二章　森野旧薬園から学ぶ生物多様性の原点と実践…………………546

　　江戸・享保改革期の薬種国産化政策と森野家　546
　　森野薬園時代の漢薬種育成と生薬栽培の伝統　547
　　森野旧薬園における生育植物の現況　550
　　生息植物リスト（2010-2011年現在）　551
　　森野旧薬園の環境社会学的意義―国内における生息域保全　563

終章　総括と展望………………………………………………………………565

終わりに　569
参考文献　570

序章　本書の視角
——「松山本草」と森野旧薬園研究——

　史跡・森野旧薬園(奈良県宇陀市大宇陀町)は、現存する日本最古の私立植物園で、享保14年(1729)に森野家10代目初代藤助通貞(号：賽郭　1690-1767年、以下賽郭と略す)により創始された(図1)。賽郭は、漢薬種の育種・栽培・生産など、享保改革期・八代将軍徳川吉宗が展開した幕府薬草政策の一端を担った[1-6]。本政策は、財政再建・漢薬の安定供給・疫病対策を達成する国家プロジェクトとして、国産生薬の開発・育成・実践が有効に機能した事例である[7,8]。「松山本草」は、賽郭が本草学の研鑽を積みながら、栽培者の観察力で薬園内の植物を写生・記録した手稿真写の彩色植物図譜(10巻)で、1750-1768年間に描かれた。森野家は400年にわたり、吉野葛製造を家業とするが、「松山本草」や薬園を大事に守り、継承してきた。その存在意義は歴代当主の考えや時代背景と深く関連する。

　森野家の薬園が名実ともに、薬草政策に貢献し、医療で必要とする薬草生産を盛んに行った江戸時代後半には、「松山本草」に収載されている薬用種が大規模に栽培されていた。当時の図譜は貴重種や珍木の蒐集に重要な情報源であったと思われる。近世から近代へ薬園から旧薬園に名称が変わった経緯は、明治維新を境に急激に変化を遂げた我国の医薬品産業構造を物語っている[1,7-9]。欧米の医学並びに医薬品の導入は、製薬業や薬事情を激変させた。ここ大宇陀・松山の地にも、その影響が押し寄せ、森野家の経済基盤も本来の吉野葛製造業重視へと変化を余儀なくされたことであろう。当然、「松山本草」と薬園の実質的活用の機会は次第に失われていった。しかし、2013年現在、生薬市場のグローバル化と気候変動や地球規模の自然環境破壊は、薬用資源(生薬)の枯渇を惹き起こし、それらを治療に使用する伝統医薬品の将来を脅かしている。我国の漢方薬原料生薬はその90％が海外からの輸入で、自給率は10％と低レベルにある。

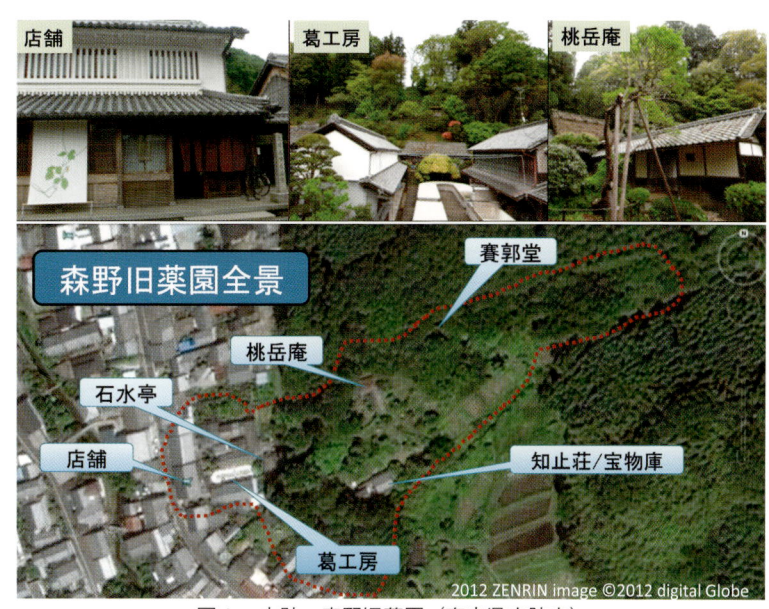

図1　史跡・森野旧薬園（奈良県宇陀市）

生物多様性保全に関する対極の難題が加わり、自給率向上に対する緊急性は高い。

一方、森野旧薬園（以下旧薬園と略す）1925年に内務省（当時）から史跡名勝天然記念物保存法により史跡指定され、文化財的存在に移行し、後世への継承が新たな課題となる。1930年には文部大臣から保存費の交付を受けた[1]。また地方有志者らの尽力で森野旧薬園保存会[2]が設立され、永久保存が講じられたが、現在保存会は存続していない。旧薬園に関する研究は、文系研究者による歴史・経済・流通・政策・教育領域から多様な観点で論じられた小報告類が複数出版されている[6-9,10]。しかし、理系の理学・薬学・農学領域では、現況の旧薬園に研究的興味を刺激する植物が少なく、学術論文は低調であった。史蹟研究で著名な上田三平氏著の『日本薬園史の研究』[3,4]において、「第6章　特殊の薬園：第1節　森野薬園」として数十頁にわたり、森野家並びに薬園の歴史、現況などが古文書、薬用植物、所蔵文化財の白黒写真（約45点）とともに記載されている。「松山本草」に関する部分は、わずか数行の紹介と写真2枚（文化財資料の一部とカタクリの絵）のみである。図譜に描かれた精巧な生物図は、実物への理解を助け、確認が不可能な歴史上の生物同定に活用できる重要な資料となる。特に、本草学（薬物学）では材料の基原生物が薬効・安全性の根幹だからである。「松山本草」の特筆すべき点は、①賽郭が本草学の研鑽を積みながら栽培者の観察力で薬園内の植物を写生した、②創始した薬園が現存する、③門外不出の家宝で良好な保存状態が維持されたことである。

本書では、初めて「松山本草」の全貌をカラー図版で紹介した。そして、「松山本草」と旧薬園両者の調査研究を、実際の観察や正確な描写から成る自然科学的アプローチで行い、植物の環境社会学的検証から時系列変遷を明確にすることで生態系保全機能を考察した。

第一章　森野藤助通貞賽郭真写「松山本草」

森野藤助賽郭と「松山本草」

　森野旧薬園の創始者森野通貞(通称藤助、号 賽郭)は元禄3年(1690)に森野家10代目として生まれた。生家は代々農家の傍ら、吉野近隣に自生する葛根から葛澱粉を製造するのが家業であった[1,3,4,6]。賽郭は、生来植物を愛好し独学で薬草の研究をしていたが、やがて幕府御薬草御用(採薬使)植村左平次と出会い、多大な刺激と影響を受ける。植村左平次との採薬調査により、本草に関する見聞を広め、一層研究に打ち込んだ。調査に協力した功が認められ、幕府から貴重な薬草の種苗を下賜された。それらを自家背後の台地に栽殖したのが、森野薬園の起こりである。江戸出府の機会が増え、各方面の専門家との交流は盛んとなり、薬種交換が頻繁に行われた経緯の一端が森野家古文書に残る[1,12]。60歳で隠居すると、薬園内に「桃岳庵」をつくり、薬園を見守る傍ら、薬草や動物などの写生を日課とした。彼の描いた写生図集が「松山本草」である(図2)。

　「松山本草」は縦九寸二分(約28 cm)、横六寸七分(約20cm)の和装冊子で、草上、草下、蔓草藤、芳草・灌木、山草・湿草・毒草、水草・石草、殻菜、木、鱗蟲・禽獣、介の10巻から構成されている。各冊子は本草綱目[13,14]の綱に類似した自然分類で分けられるが、全体を通した順序が示されていない。植物だけでなく、動物(哺乳類、鳥類、爬虫類、昆虫類、介類)を含む彩色された約1000種の生物が描かれている。本草の1丁は2頁からなり、多くは1頁に2種の植物が描かれている。基本的に、頁の上部枠内に漢薬名、その下に仮名和名が、また挿図の空白部分に四角で囲まれた開花時期と備考的な語句が添えられた様式となっている。大部分が植物図以外に名称、開花時期程度しか説明されていない。例外的にカタクリの頁は、幼植物、蕾及び開花状態の3株について全草が描写され、『本草綱目』[3]や『大和本草』[15]の説明文が引用されていた。カタクリは、早春の山野に紅紫色の可憐な花を群生して咲かせる。堅香子とも呼ばれるこの花と賽郭の出

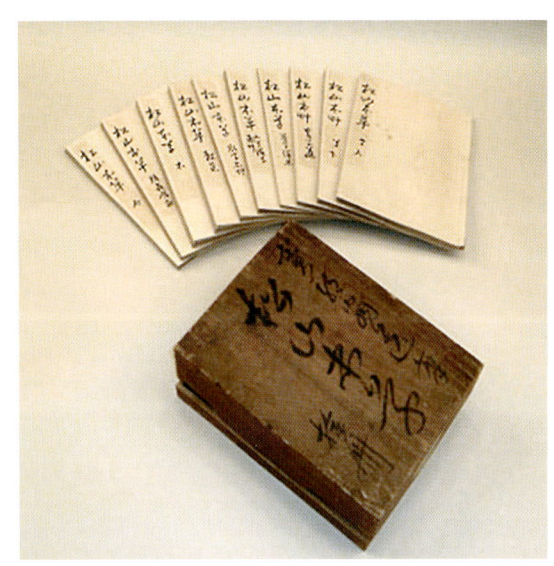

図2　森野家所蔵　松山本草

会いは、若き日、植村左平次と室生山への採薬調査に随行して、神末村でカタクリ（こうずえ）の群落を発見したことに始まる[12]。この発見以後、幕府よりカタクリ粉製造の端緒を得たと記されている[3-6]。薬用部位が地下部の場合は、根茎や根の形状まで詳細に描かれている。一方、本草中には植物体の描写はあるが、植物名、和名や呼称などまったく記載されていないものが、約15%存在する。当時、外来の薬種に対し適切な和名をあてるのは困難で、動植物の名を正確に記すためには本草学者の知識が必要であった。それは、賽郭が78歳で没するまで、田村元雄（藍水）ら江戸の本草家と交流し、より深い知識を得ることに努めたことからも容易に想像できる。

生薬品質における基原植物同定と博物学

　生薬の品質は薬物治療の根幹である。第一に基原植物の同定・鑑別が必須条件となるが、医療文化資料や本草書に記載された文字で表現された生薬名は、編纂当時の学術水準に基づく呼称、作者の知識や治療を反映したもので、絶対的な指標ではない。天然産物である生薬は、基原生物名・呼称が歴史的変遷や国によって異なる。そこで、産地間での品質の同等性に関する情報には本草学の知識に基づく時系列的解析が重要で、歴史的事実は多くの示唆に富む。ゆえに、精密な薬用生物図や腊葉標本など実体物情報から基原生物種を検証することが求められる。

　江戸中期の綱吉・家綱の時代は幕府の文治政策の最盛期であり、中村惕斎の『訓蒙図彙』(1666)、遠藤元理の『本草弁疑』(1681)、宮崎安貞の『農業全書』(1696)、平野必大の『本草食鑑』(1695)、岡本一抱の『和語本草綱目』(1698)、貝原益軒の『大和本草』(1708)などの本草に関する啓蒙書が相次いで出版された[5]。一方、享保期の本草の性格として特筆すべきは、これまでの読書的教養や抽象的知識としてではなく、実利性を持った真偽、良否の鑑定ができる知識・技能、そして植栽と生産技術を学び知るために必要とされた点である。吉宗の享保期に至って、本草が博物学や物産学としての特徴を明確にしたと言える[14-16]。つまり、薬園による外国産種苗の育成や輸入医薬品原料の代替となる国内有用植物の探索を奨励した結果、和種と唐（漢）薬種輸入品との比較鑑別の必要性が生まれ、博物学が発展した[14-18]。

松山本草画像

　「松山本草」草上、草下、蔓草藤、芳草・灌木、山草・湿草・毒草、水草・石草、殻菜、木、鱗蟲・禽獣、介の各冊子は全体を通した順序が示されていないため、本書では1959年に編纂された大宇陀町史[1]の巻記載順に準じた。第1巻は草上31丁、第2巻は草下30丁、第3巻は蔓草藤26丁、第4巻は芳草・灌木9丁、第5巻は山草・湿草・毒草21丁、第6巻は水草・石草15丁、第7巻は殻菜16丁、第8巻は木30丁、第9巻は鱗蟲・禽獣26丁、第10巻は介27丁から成る。

松山本草 艸 上

畫山串卅

上卷草一
卅二卷內

甘草　　同

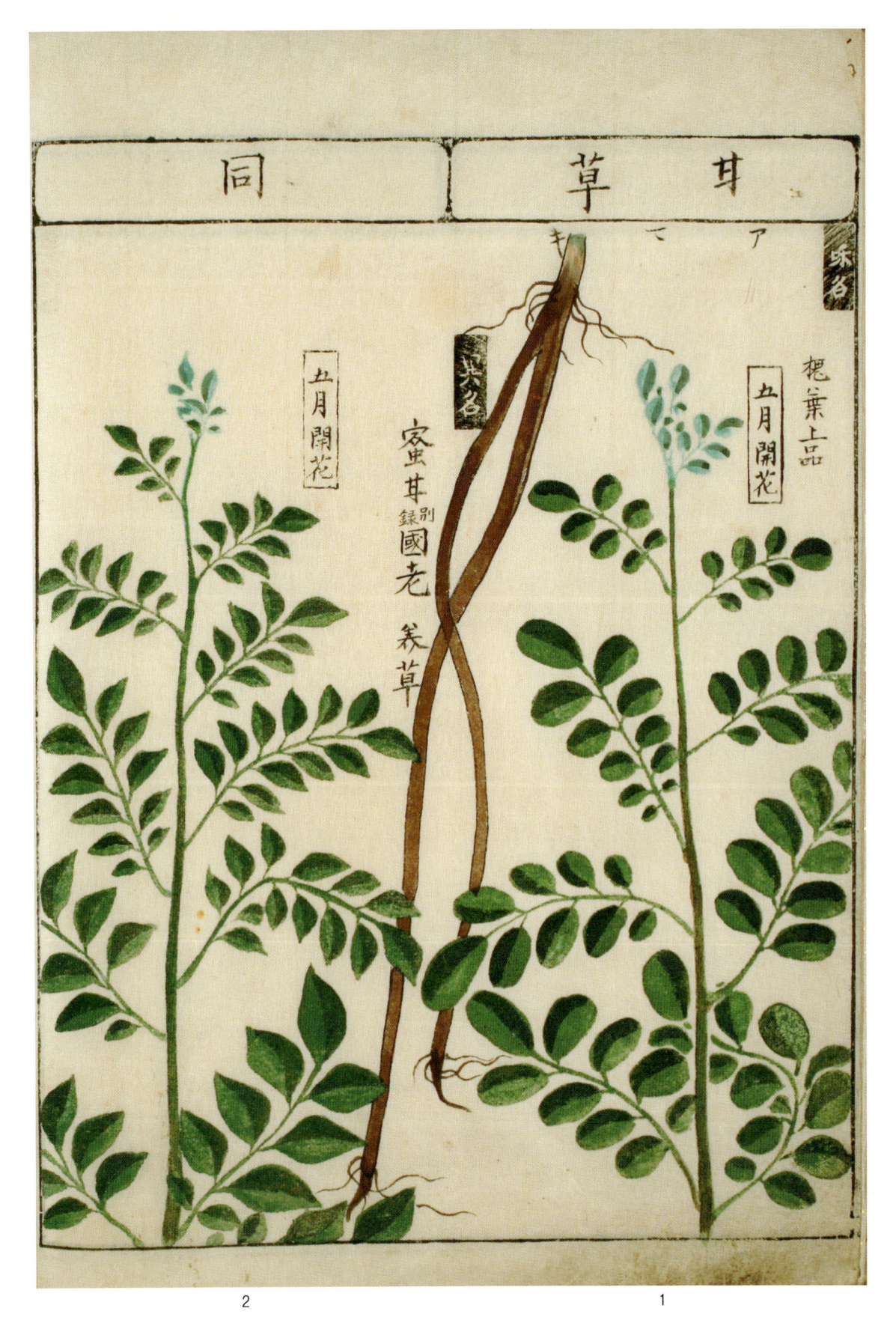

和名

きてア

根葉上品
五月開花

五月開花

異名
蜜甘 別錄
國老
美草

黄蓍

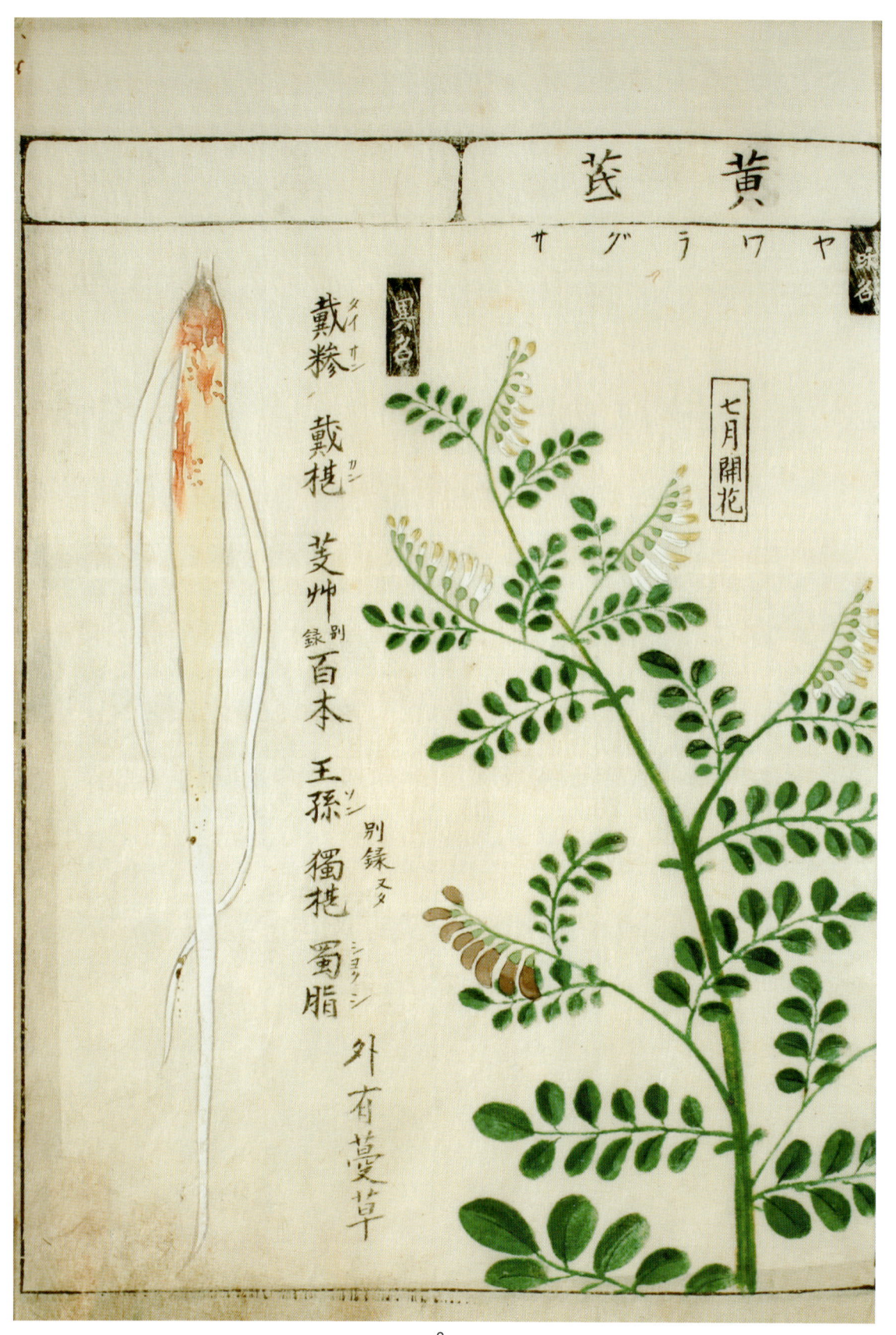

ヤグラワサ

異名

戴糝（タイソン）　戴椹（カン）
芰艸　別錄　百本
王孫（ソン）別錄又タ
獨椹　蜀脂（ショクシ）
外有蔓草

七月開花

朝鮮初生	味初生
え八へ	同

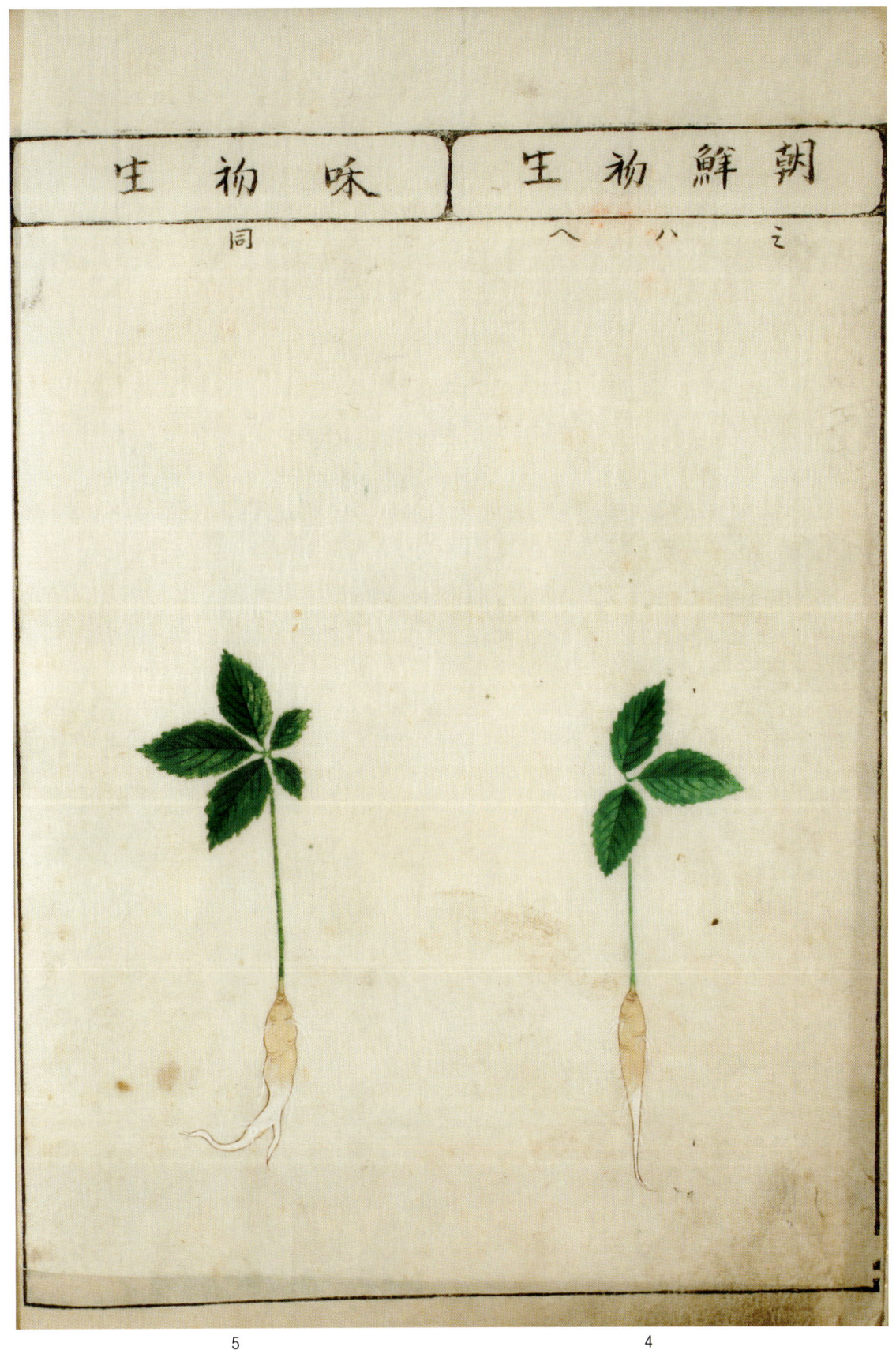

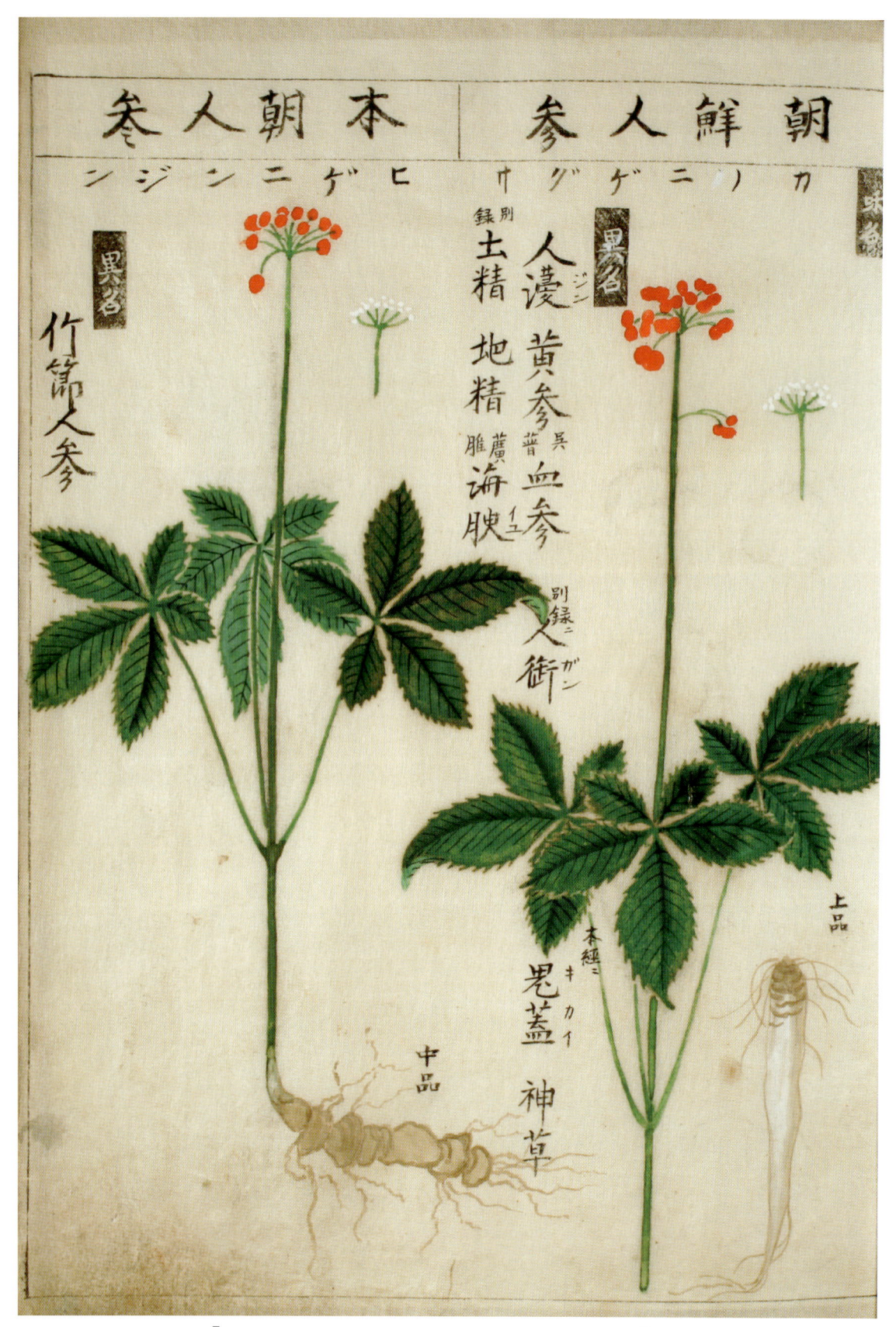

本朝人参	朝鮮人参
ンジンニゲヒ	ウゲニノカ

異名
竹節人参

別録 人㕛 ジン
土精 黄参普 其血参
地精 薩薦論䑎

異名

別録ニ 人衘 ガン

本経ニ キカイ
鬼蓋 神草

中品

上品

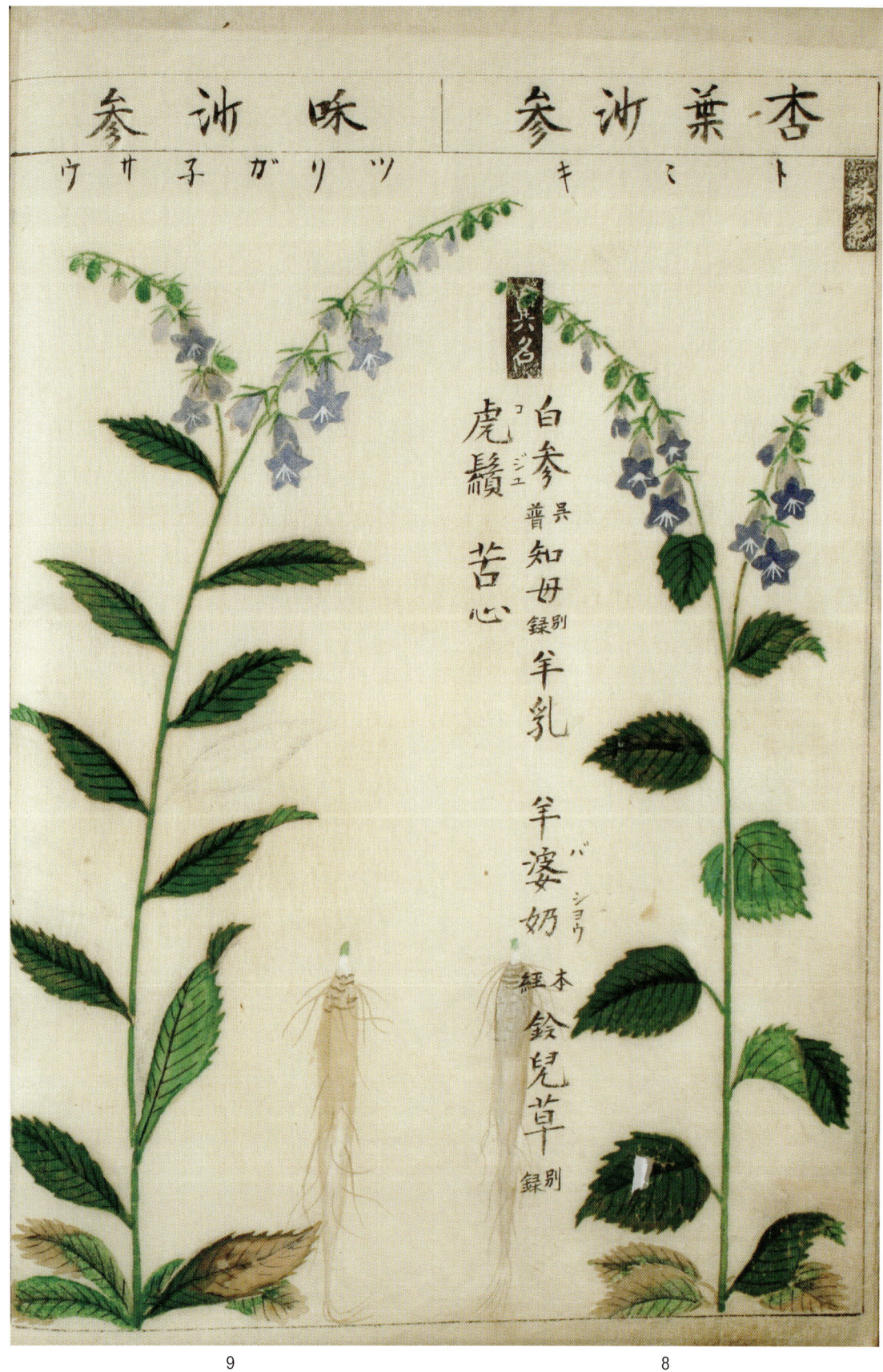

味䔡参	杏葉䔡参
ツリガ子サウ	トヽキ

一名

白参 景普知母 別録 羊乳 羊婆奶 バショウ本経 鈴児草 別録

虎鬚 コジユ

苦心

| 同 | 同 |

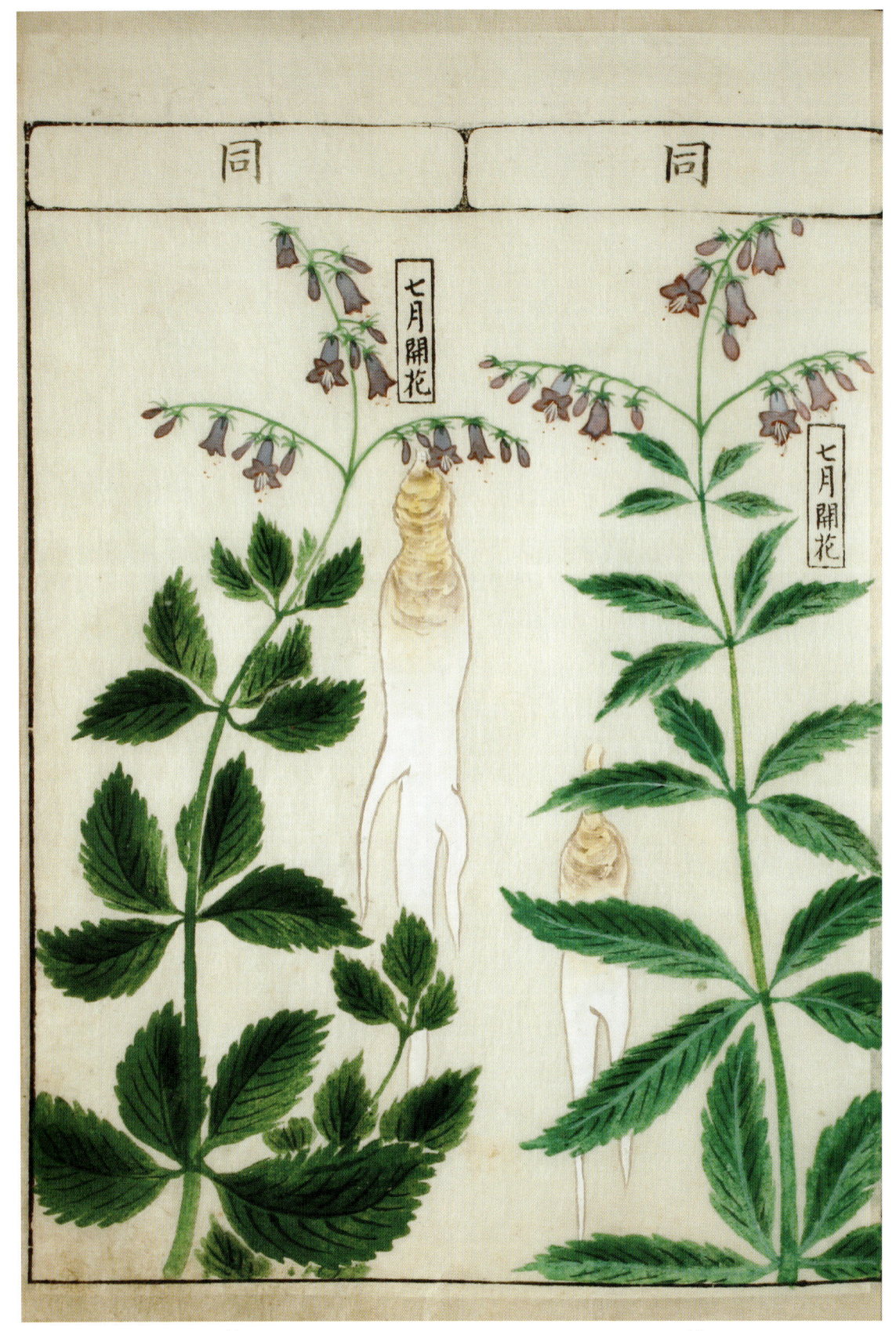

七月開花

七月開花

玄参

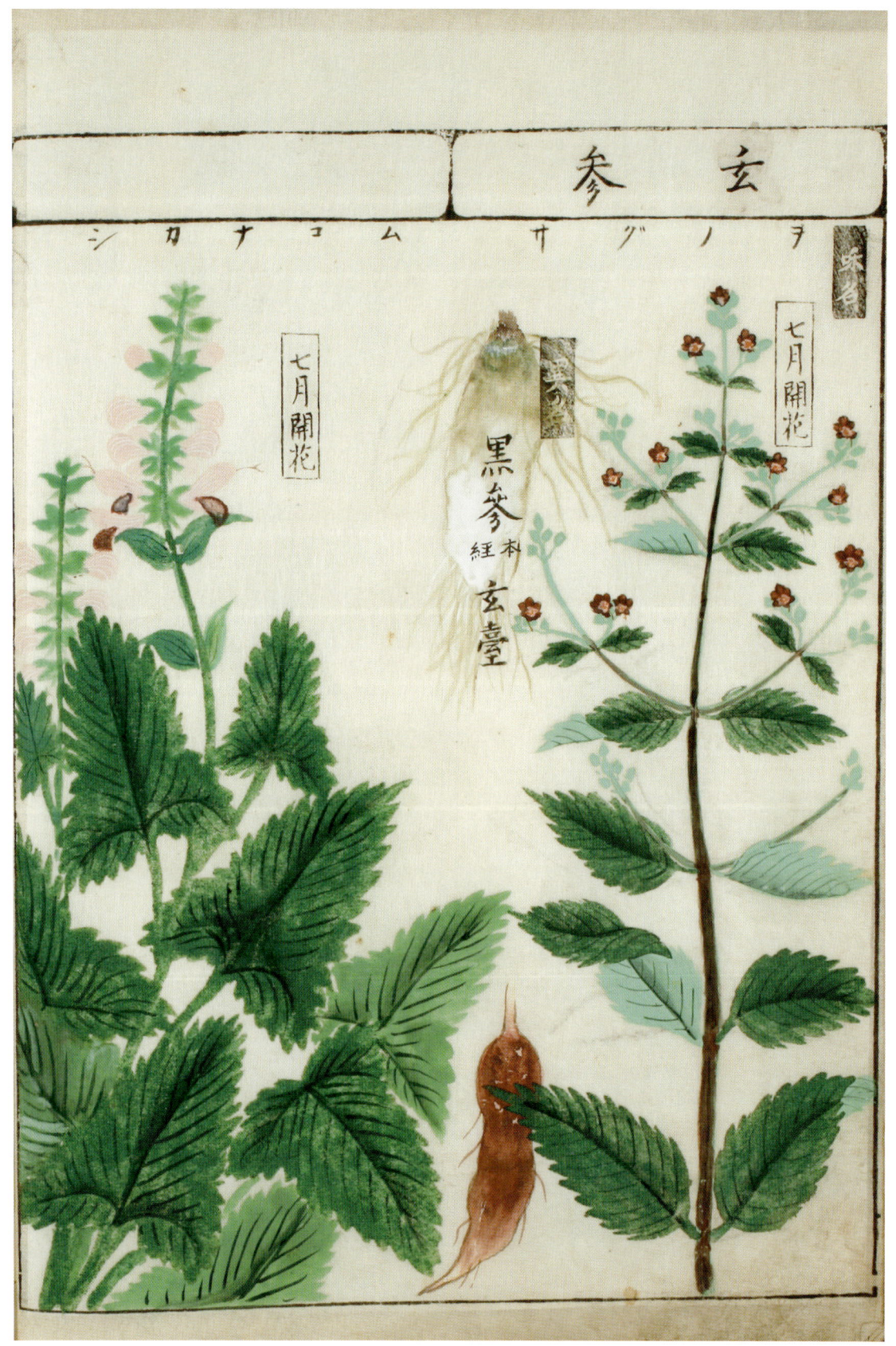

 シカナコムサグノヲ

七月開花

七月開花

黒参 本経
玄臺

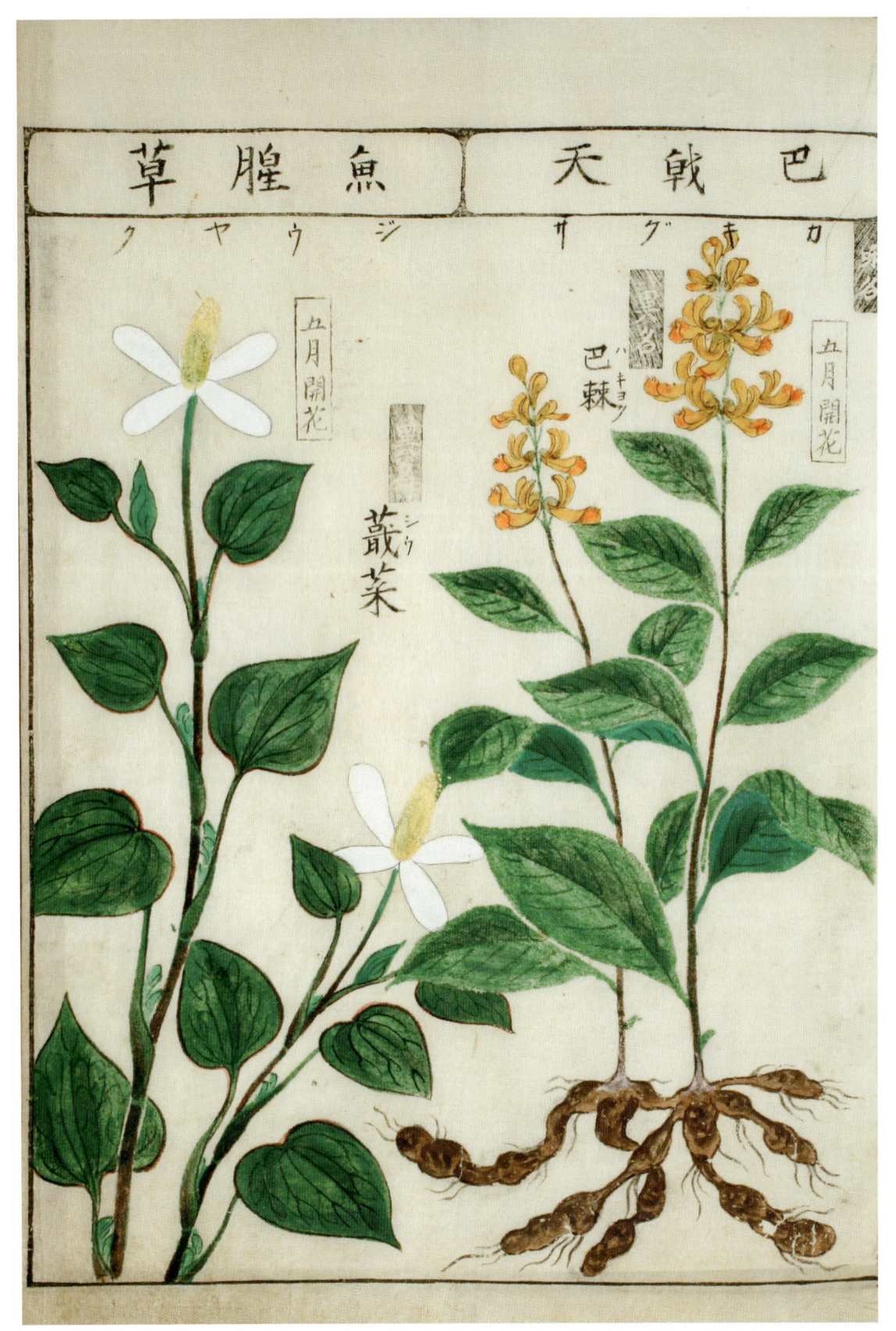

| 魚腥草 | 天戟巴 |
| ジウヤウク | カギグサ |

五月開花

蕺菜 シウ

ハキョツ 巴棘

五月開花

拳参

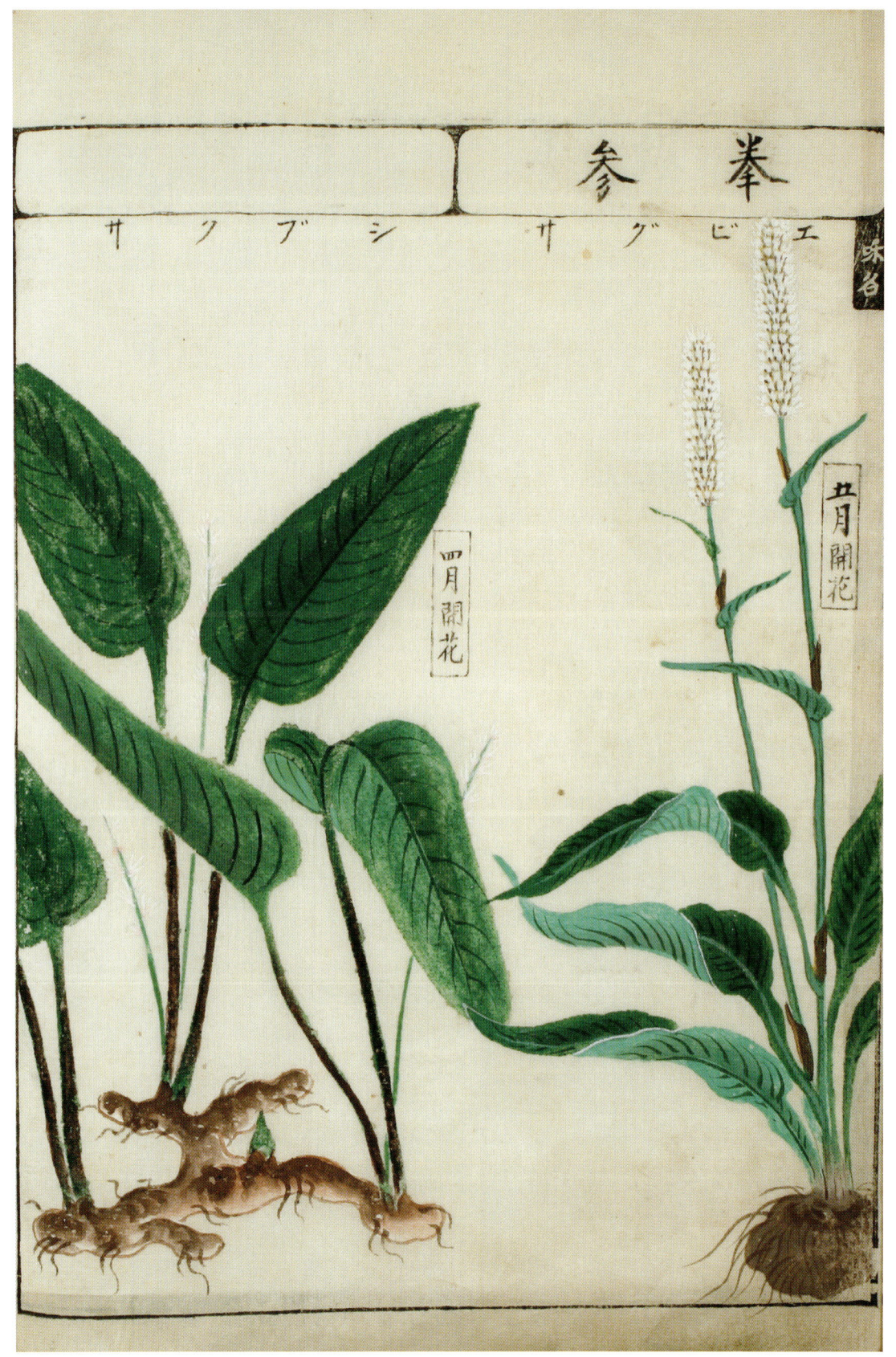

味名 エビグサ シブクサ

四月開花

五月開花

鐵帚草　　冷竹草

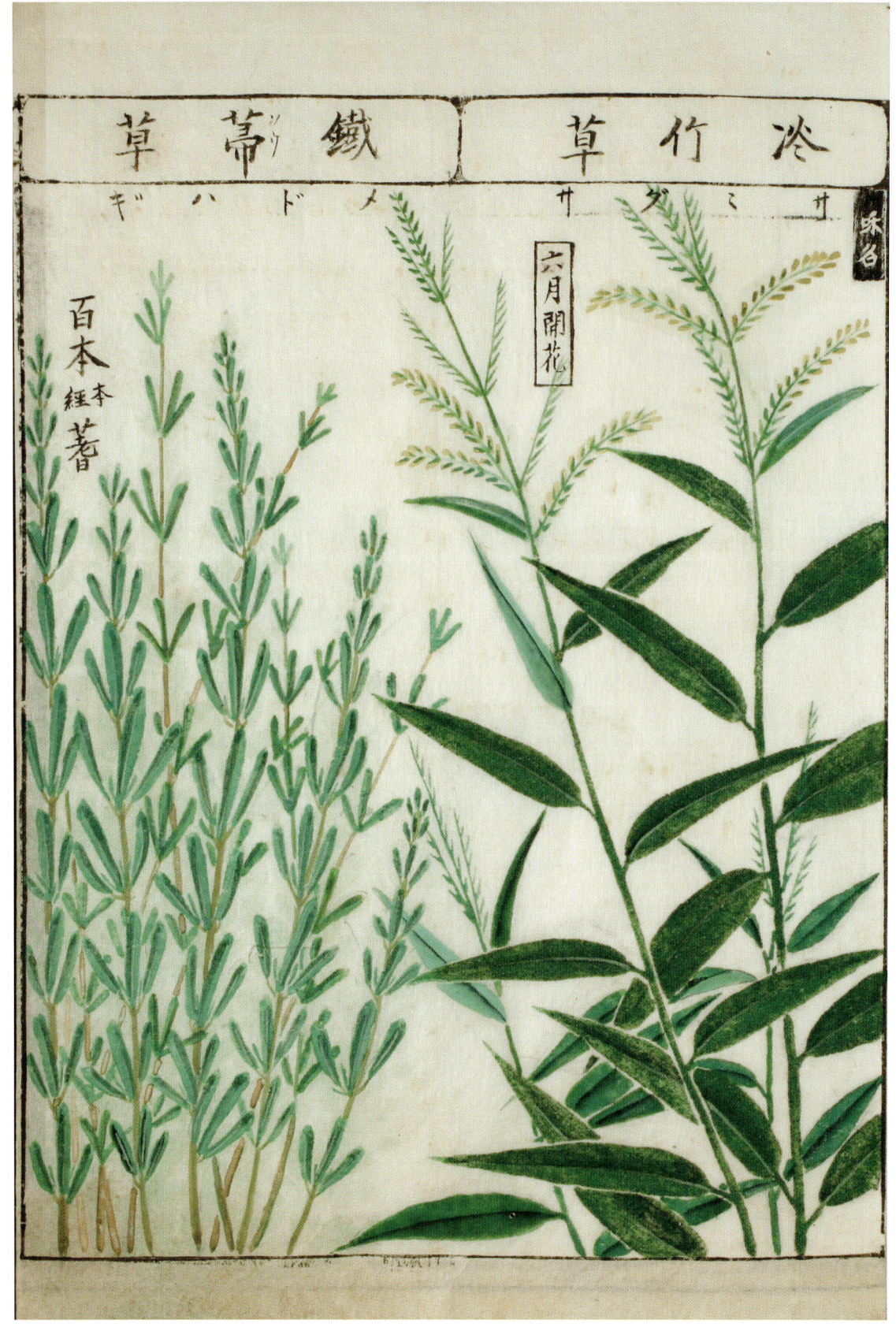

メドハギ　　ササグミ

六月開花

百本
本經
蓍

羊蹄　　大黄

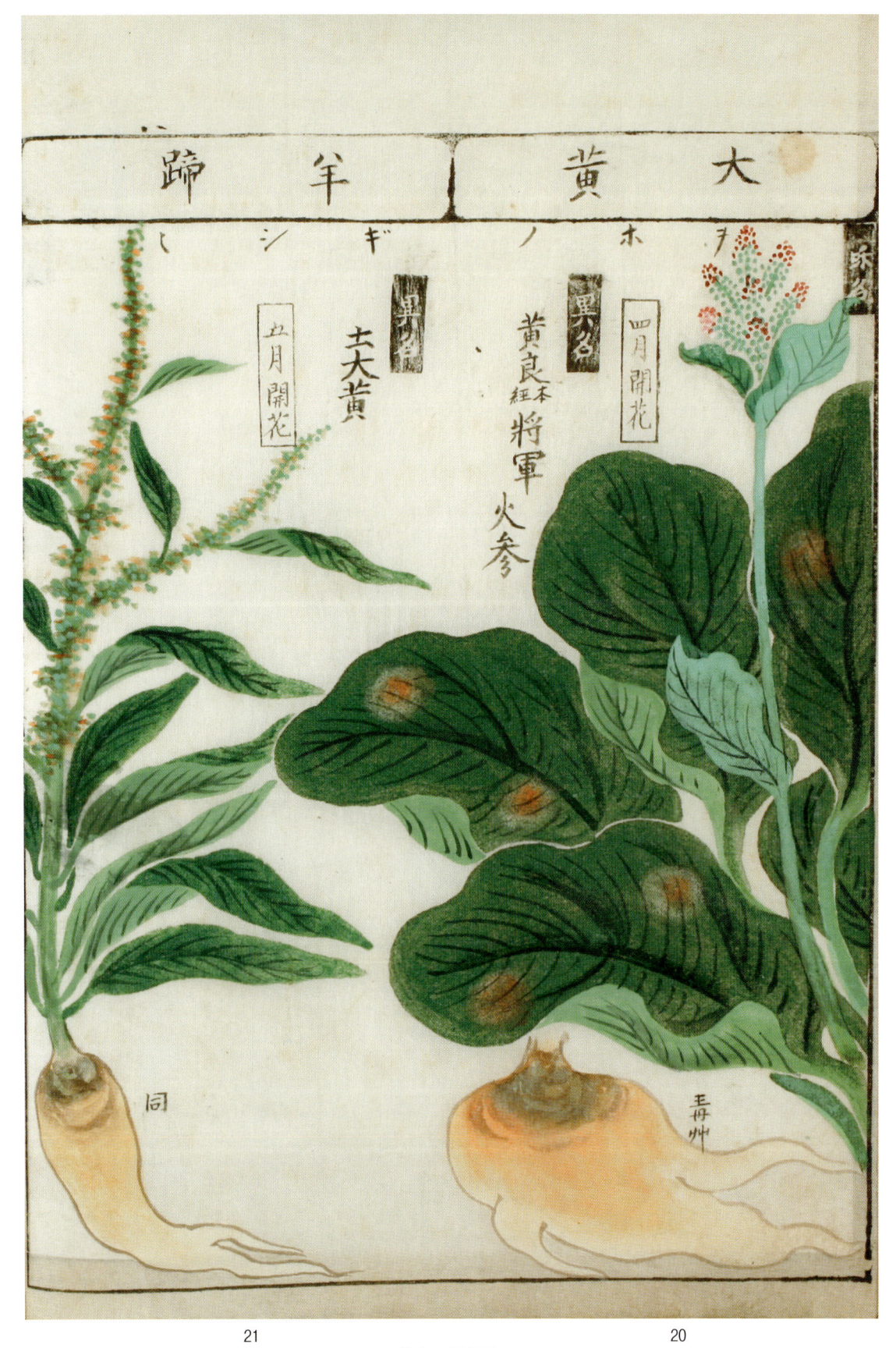

羊蹄
シギノハ
異ノ名
土大黄
五月開花

大黄
ノ木
異ノ名
黄良 本経
将軍
火参
四月開花

同

毒州

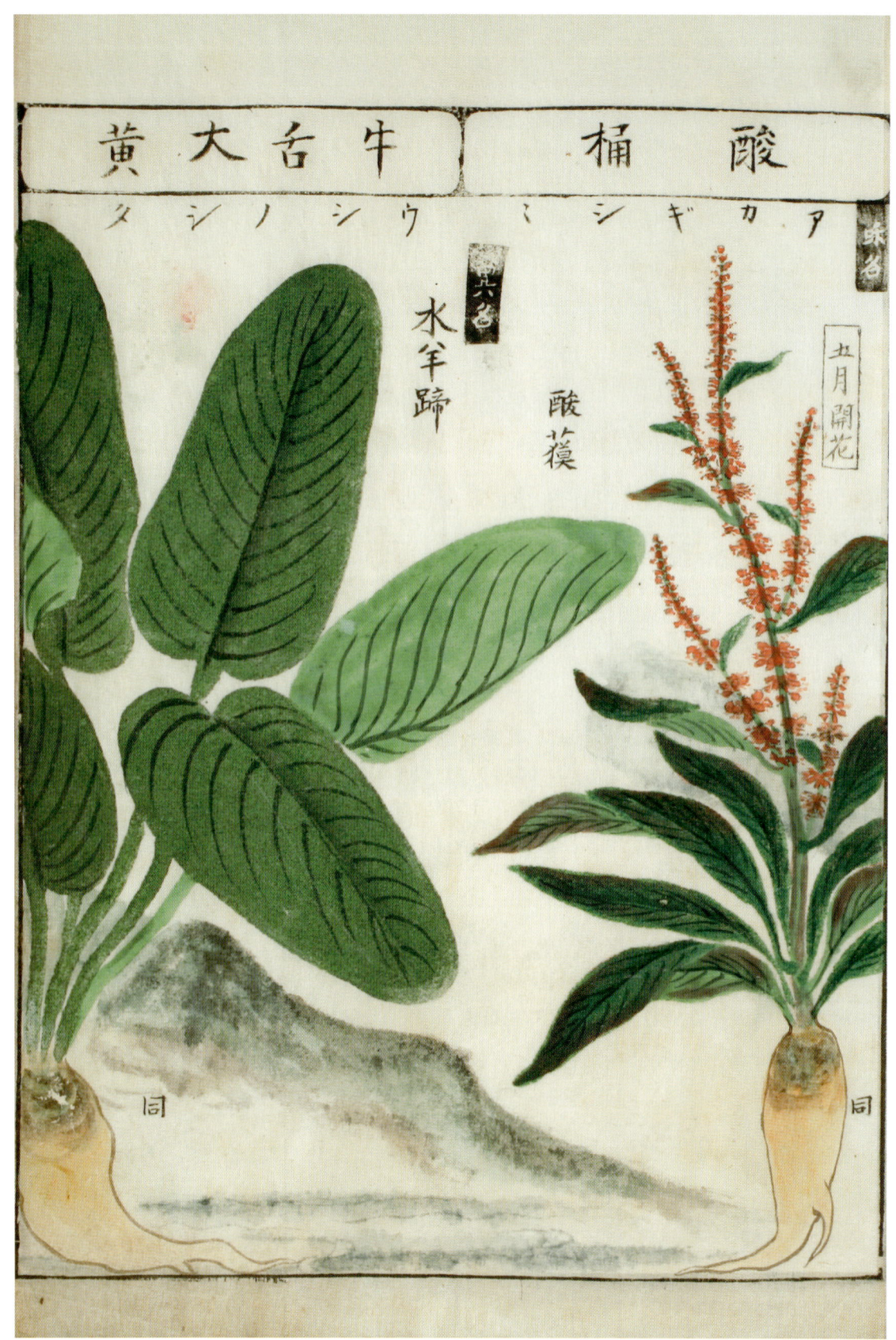

牛舌大黄	酸桶
タシノシウ	マシギカア

六名 水羊蹄

酸模

五月開花

同　　　　　同

| 益母草 | 紫根 |

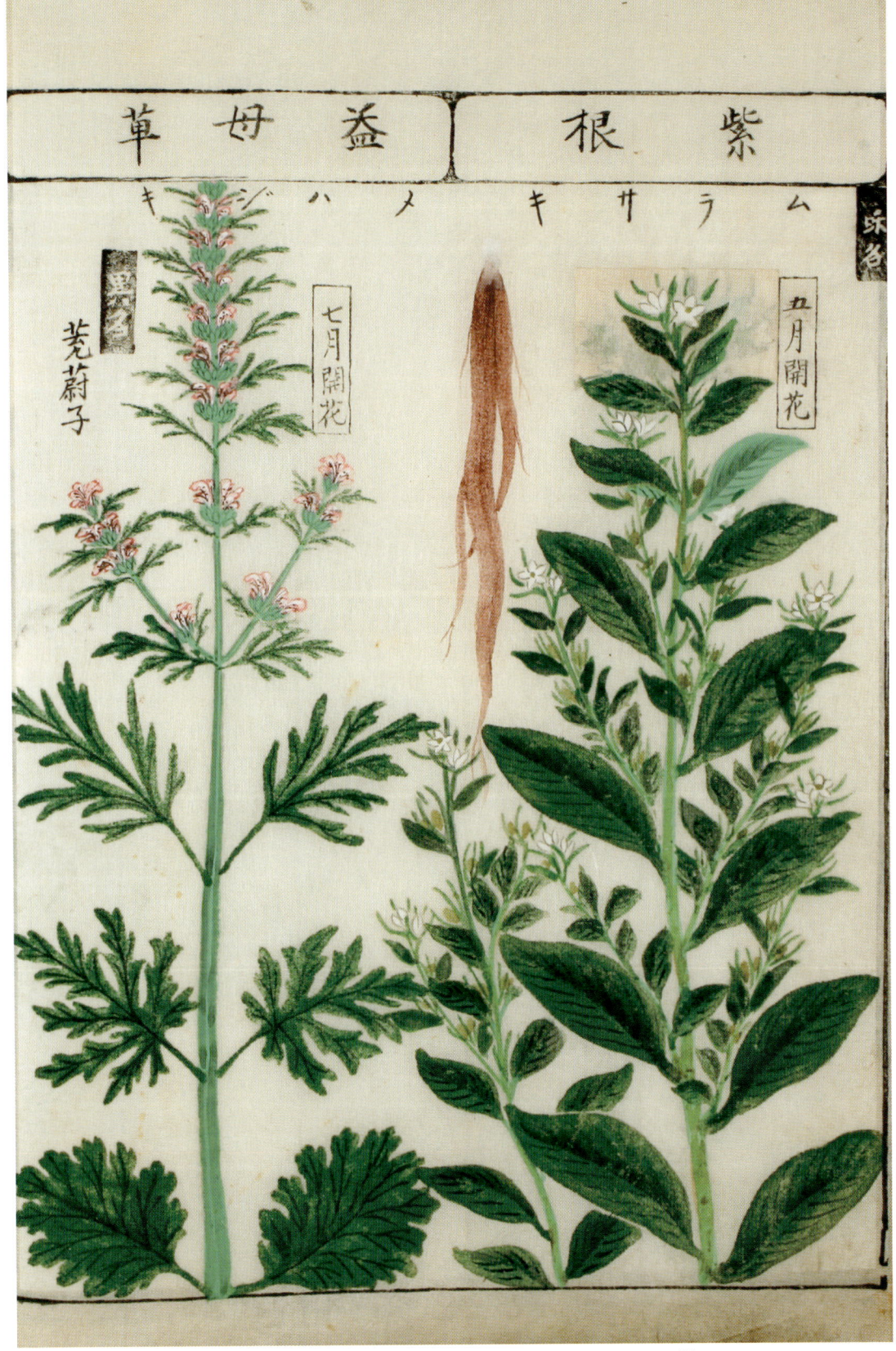

キジハメ　　　ムラサキ

一名　茺蔚子

七月開花

五月開花

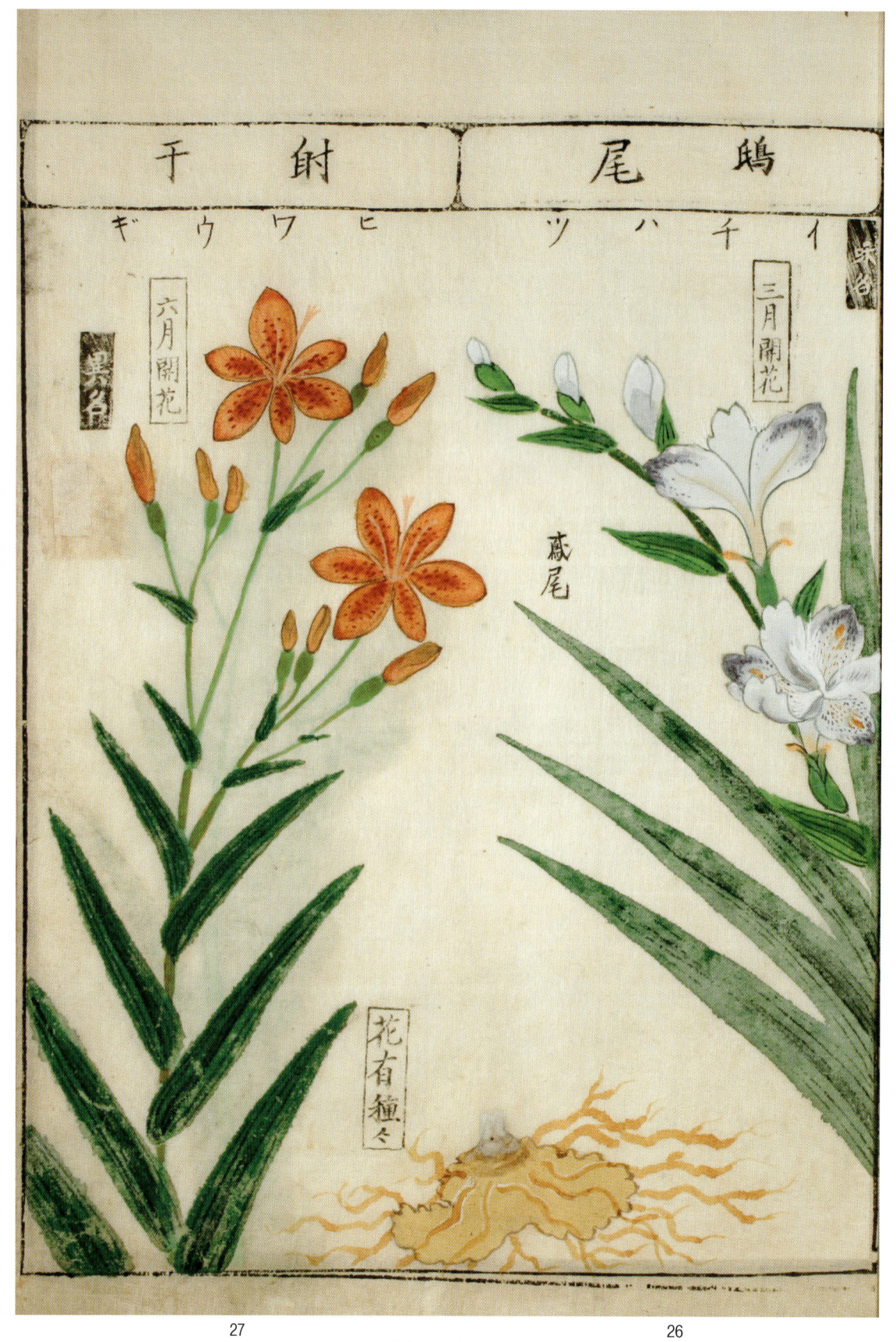

射干	鳶尾
ヒワウギ	イチハツ
六月開花	三月開花
異ノ白	

鳶尾

花有種々

萎蕤　　黄精

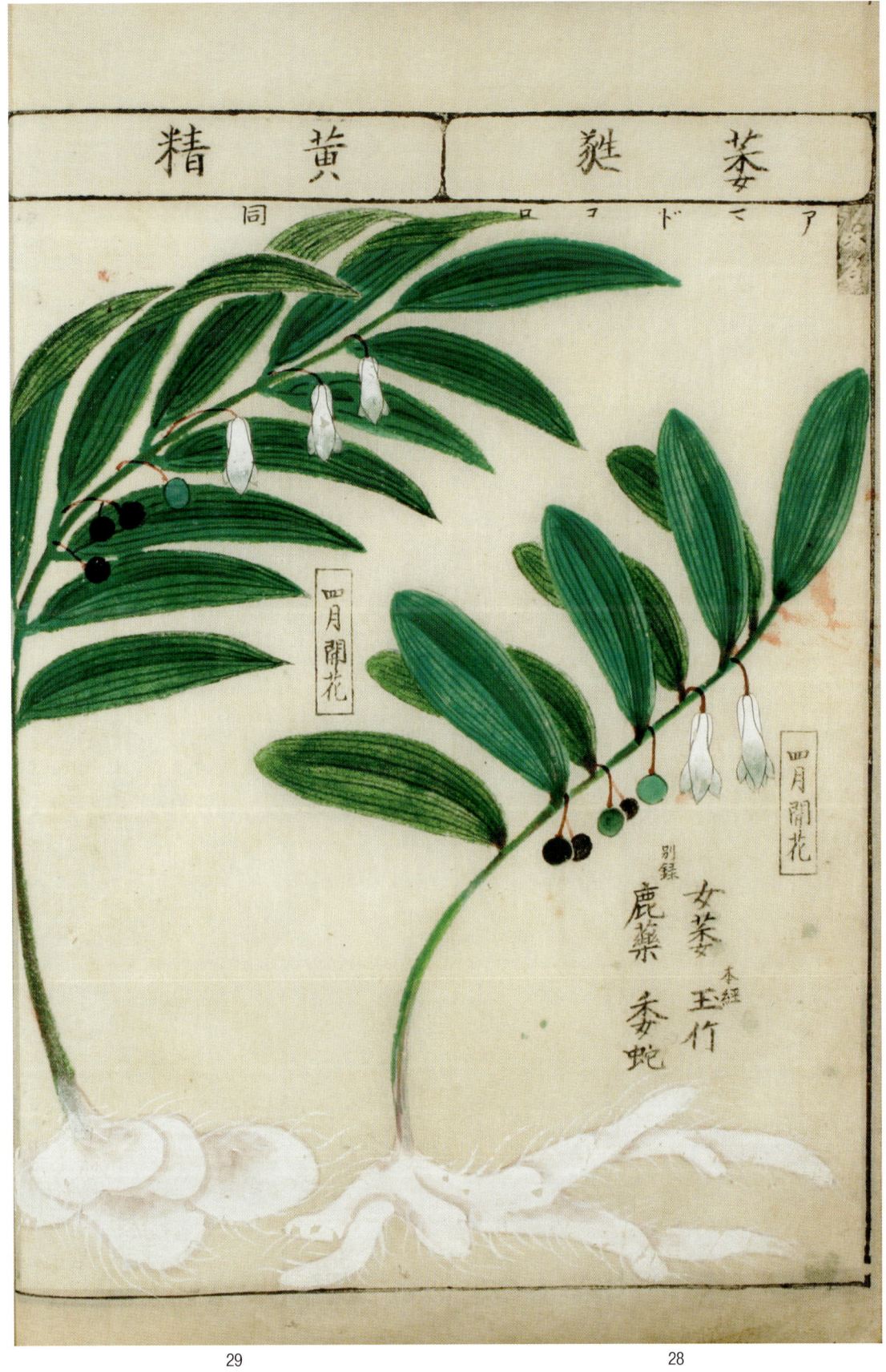

アマドコロ　同

四月開花　　　四月開花

別錄　女萎 本經
鹿藥　玉竹
　　　委蛇

キミカケサウ

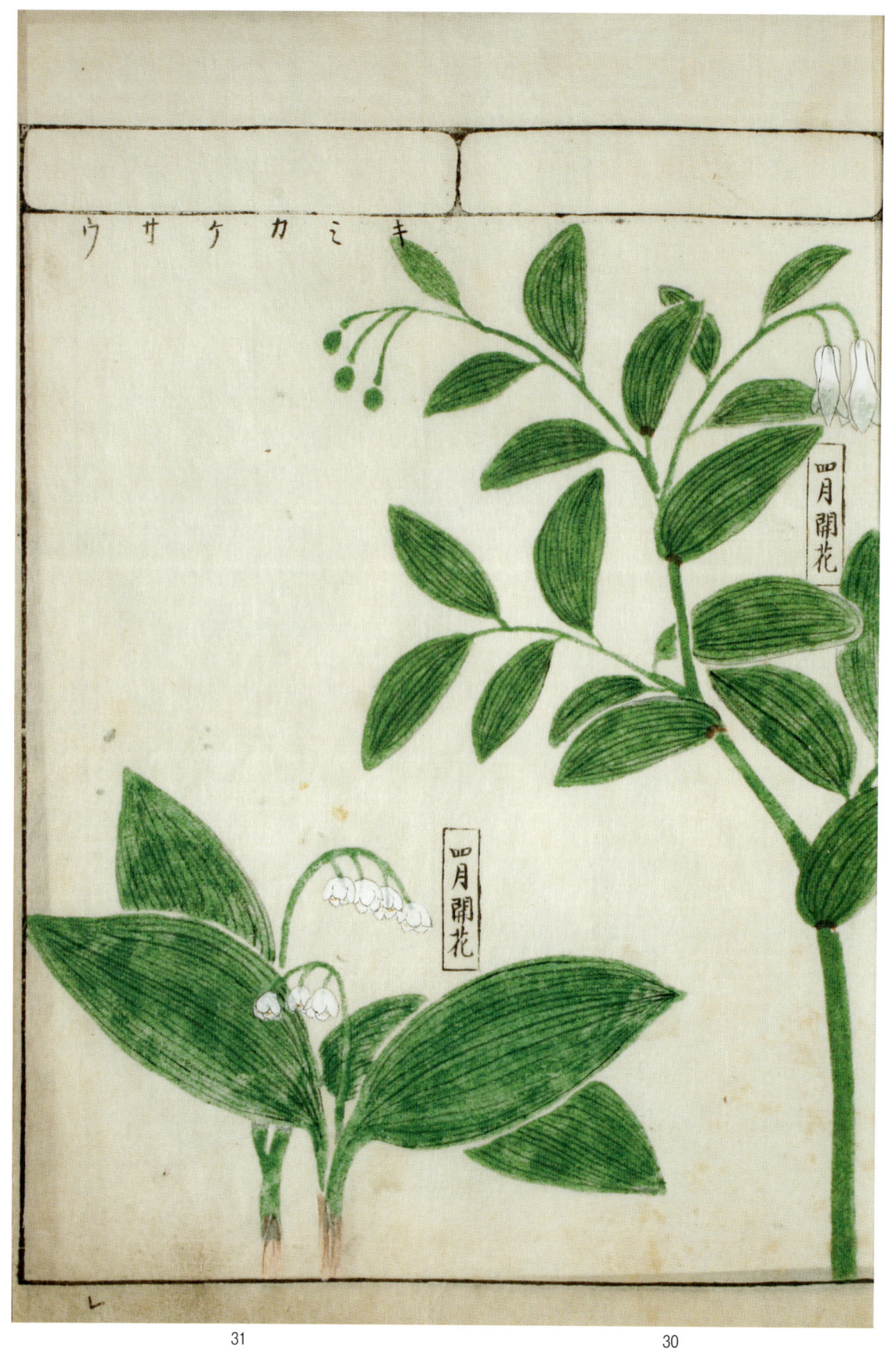

四月開花

四月開花

白及　　茇巳

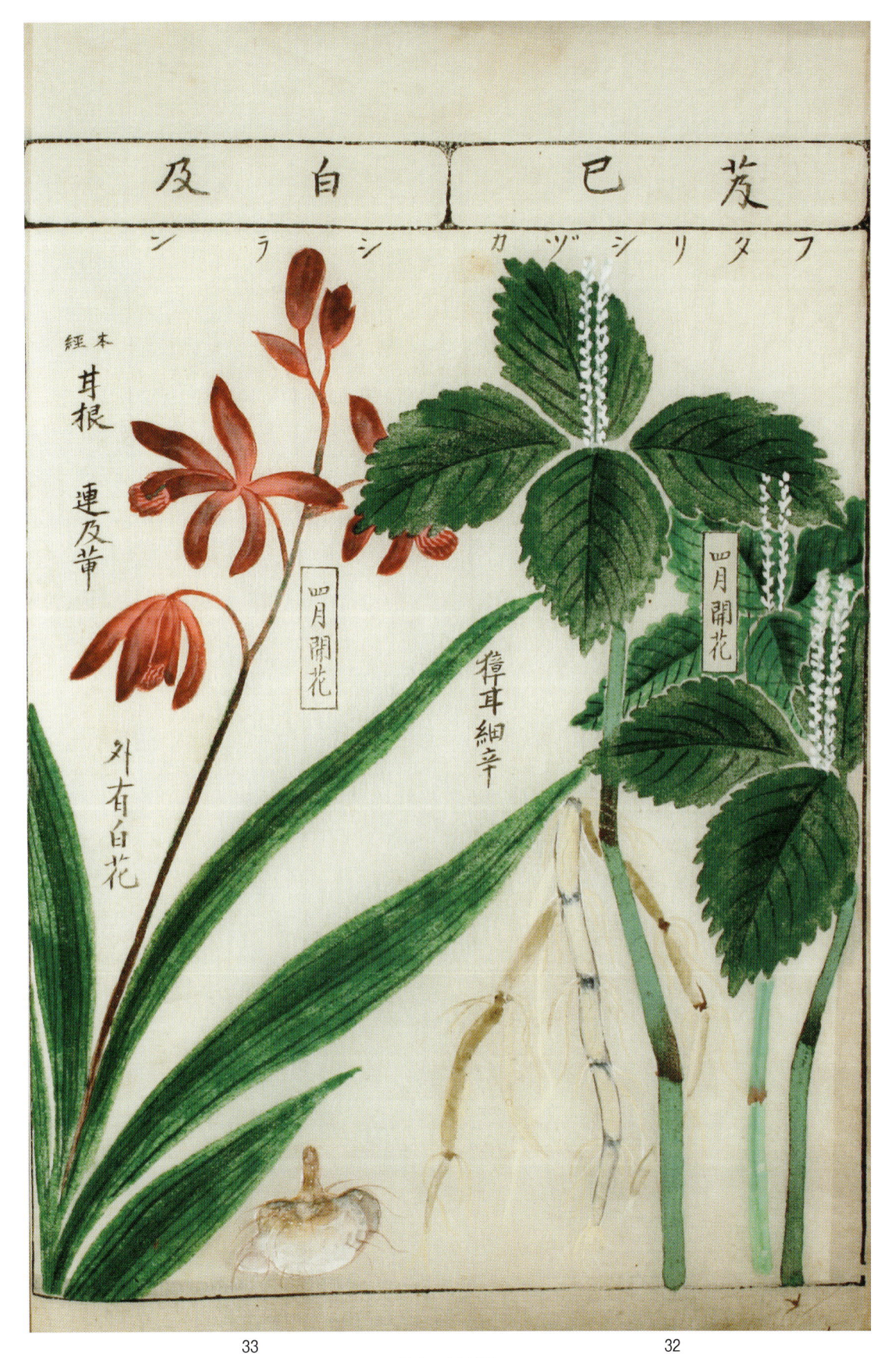

シラン　　フタリシヅカ

本經　　　　　　　　　　　　　獐耳細辛
艼根　連及艸　　四月開花　　　　　　　四月開花
外有白花

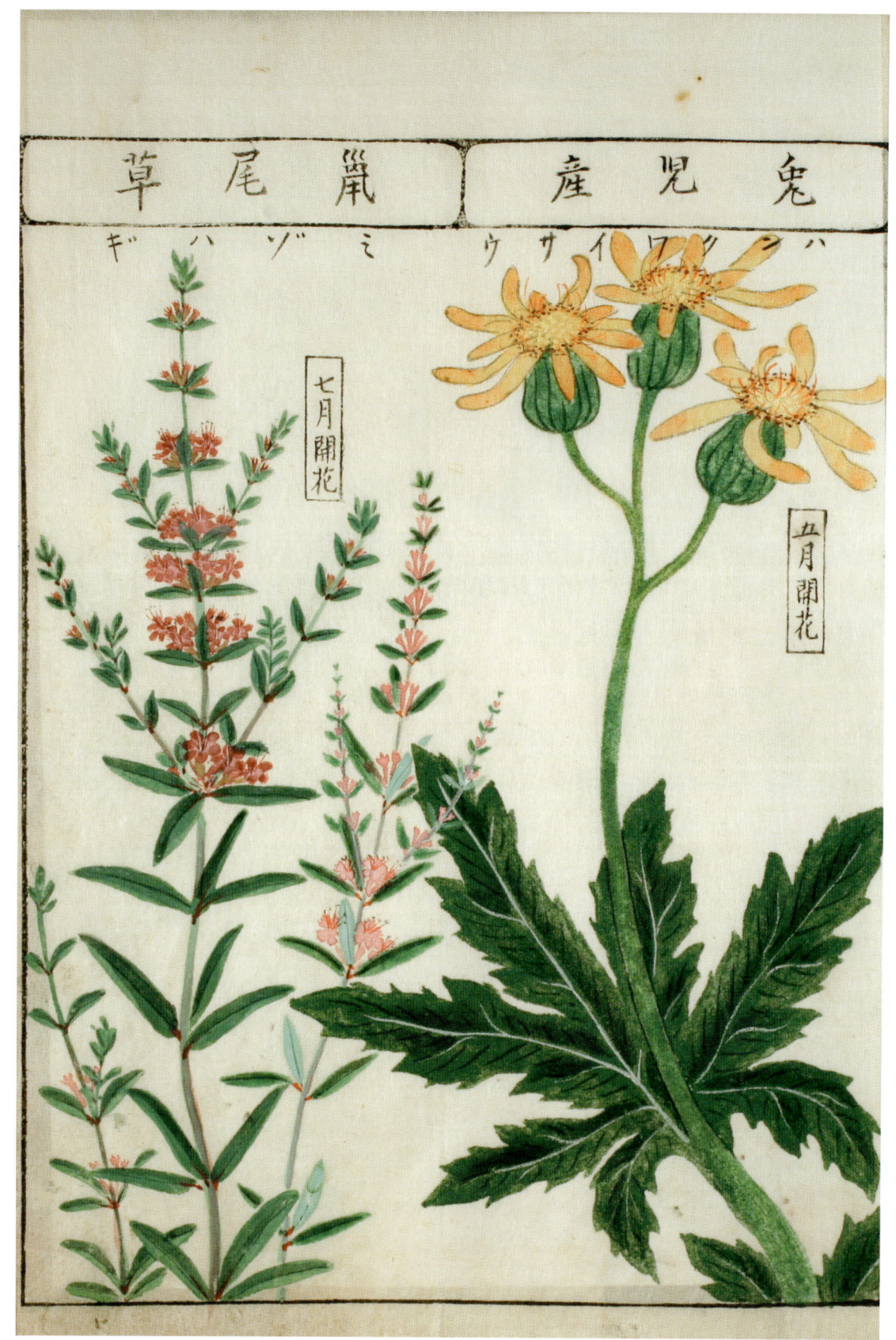

巌尾草	鬼児産
ミゾハギ	ハンクワイサウ

七月開花

五月開花

赤舛麻	舛麻
シヤシリマクデフヅ	

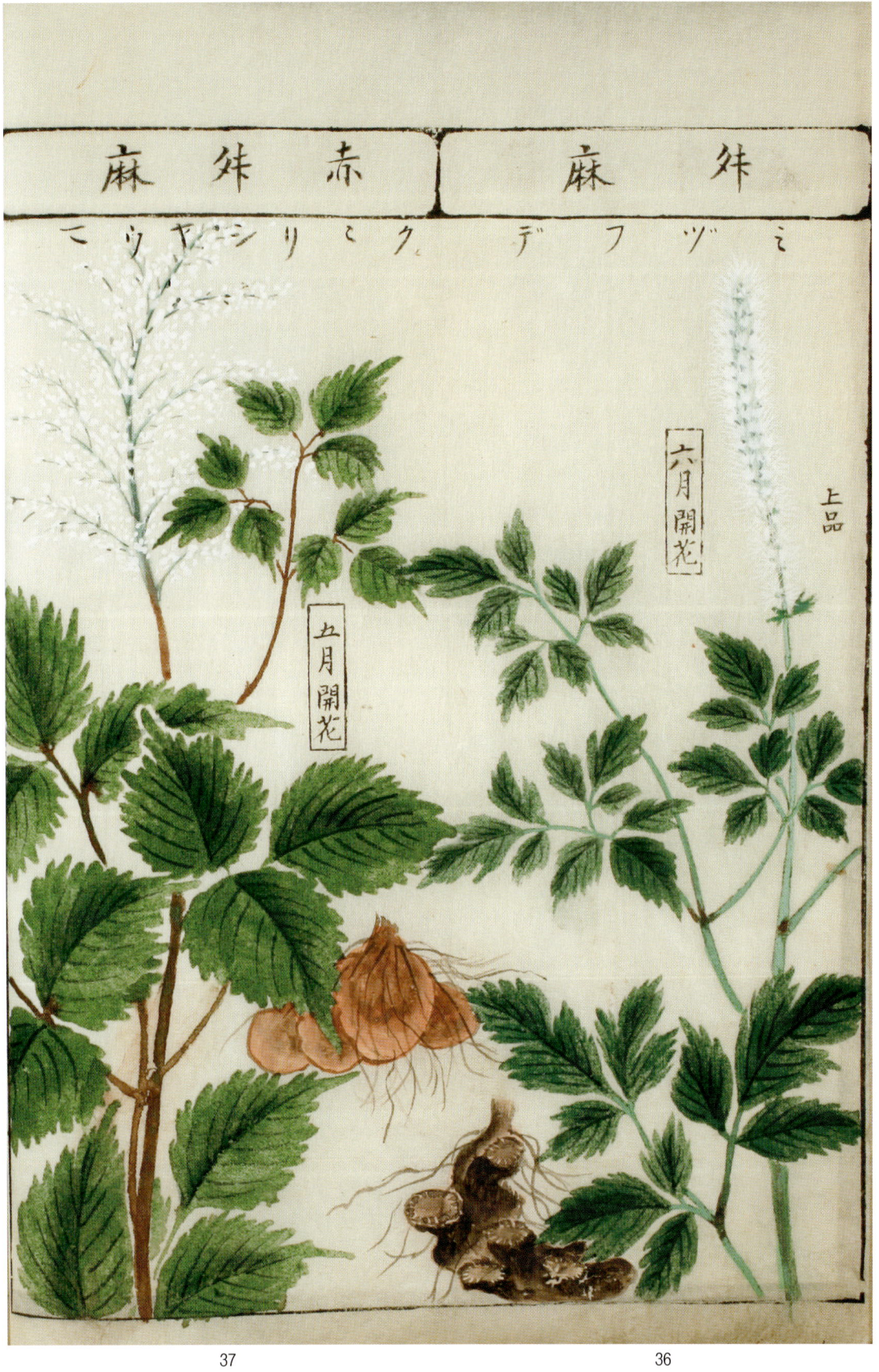

五月開花

六月開花

上品

| 雞骨牜麻 | 落新婦 |
| ア ワ ボ | |

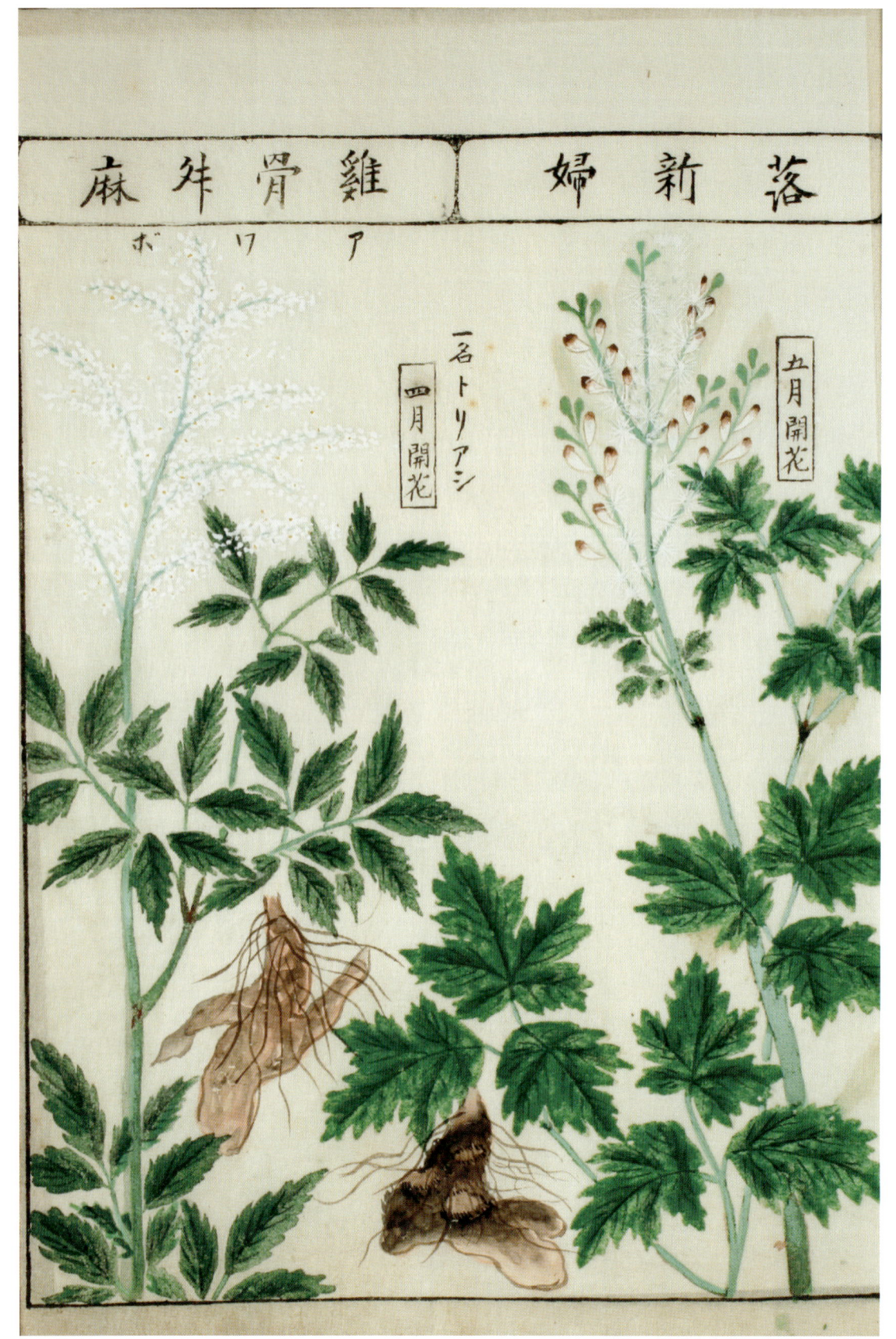

一名トリアシ
四月開花

五月開花

| 冬葵子 | 鬼臉年麻 |

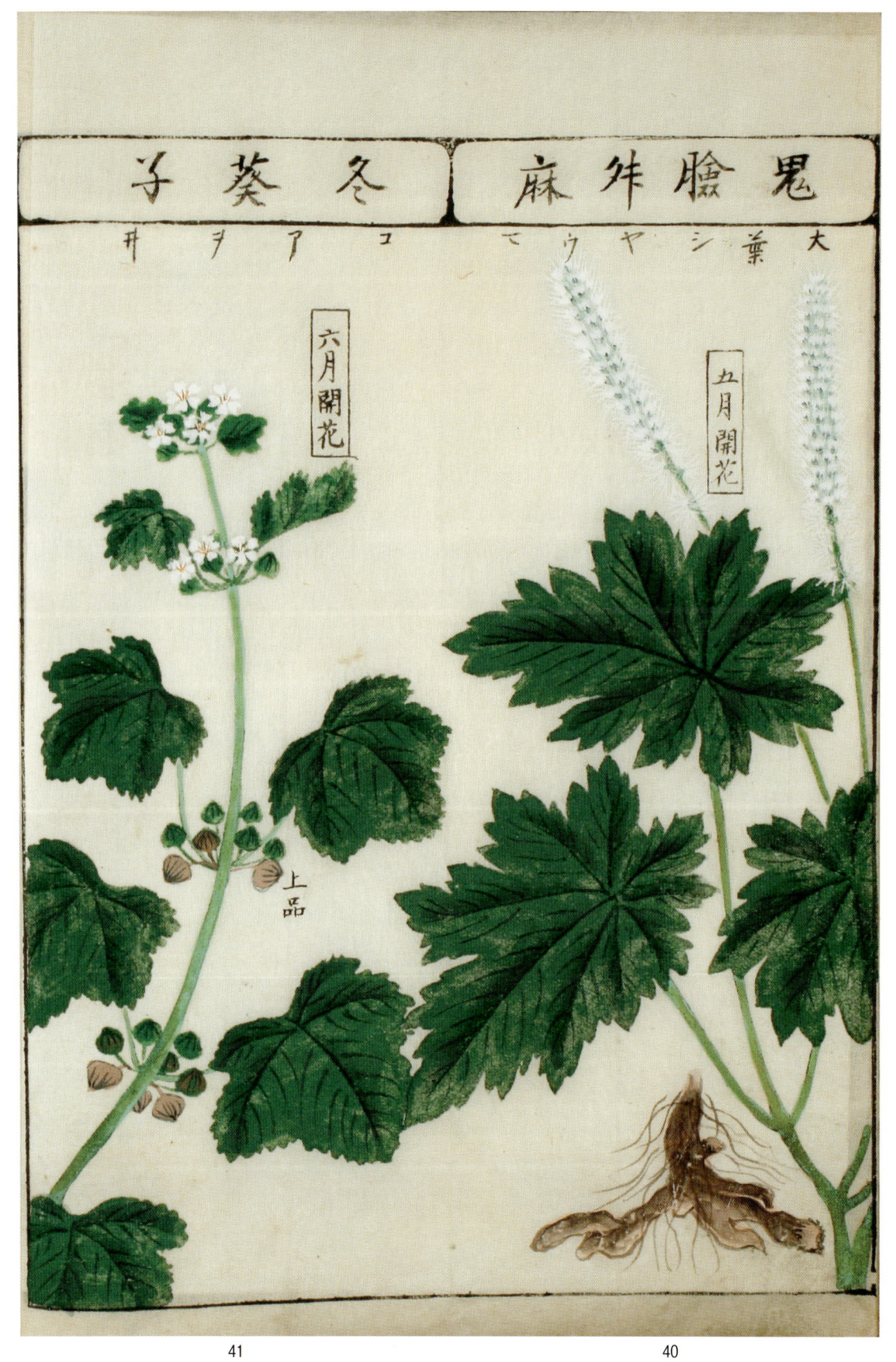

コアヲイ　　大葉シヤウマ

六月開花　　五月開花

上品

| 鐵桿蒿 | 同 |

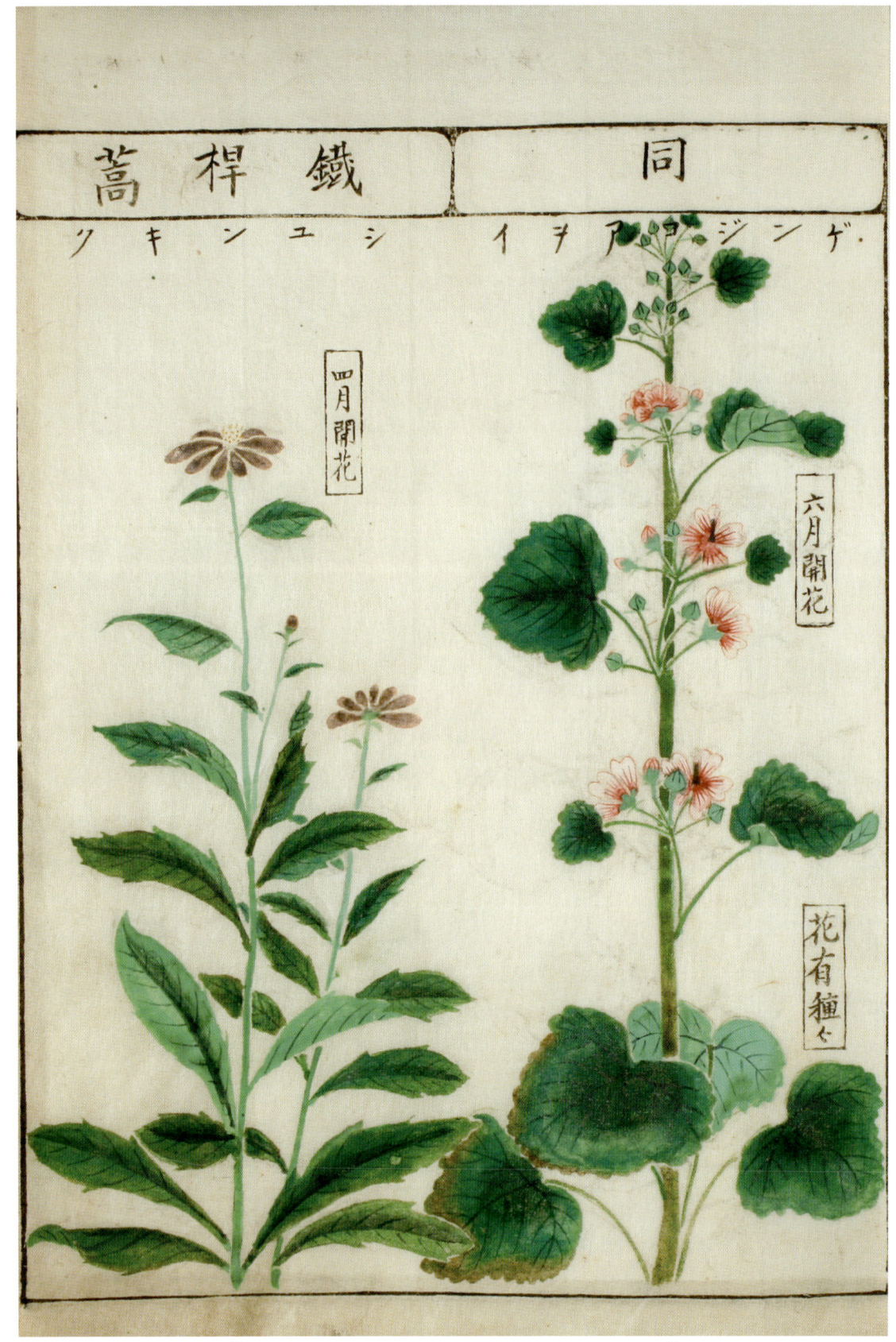

シユンキクノ　　　　ゲンジコアヂイチ

四月開花

六月開花

花有種々

羅勒

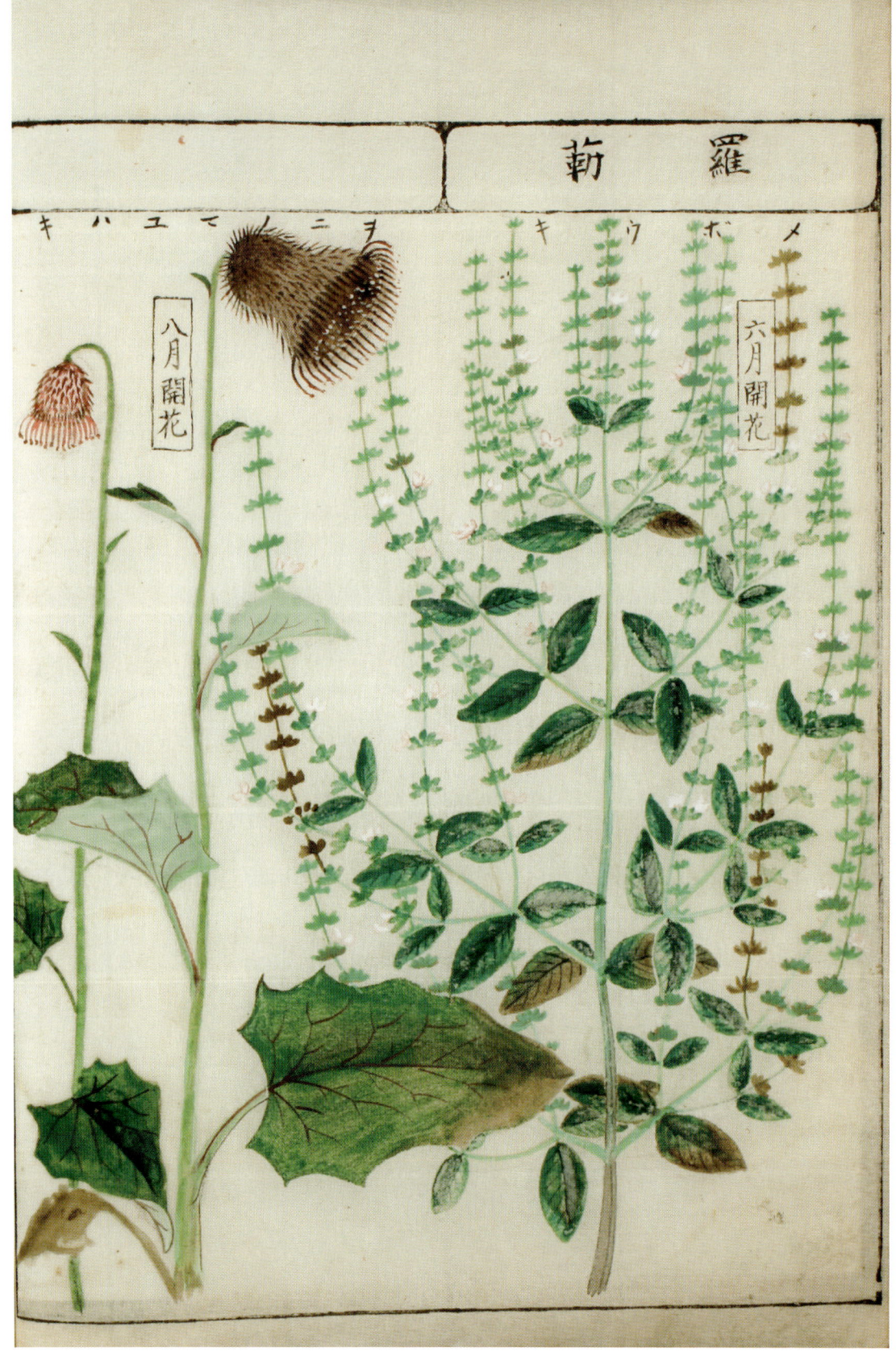

メボウキ

六月開花

ヨニテユハキ

八月開花

澤蘭

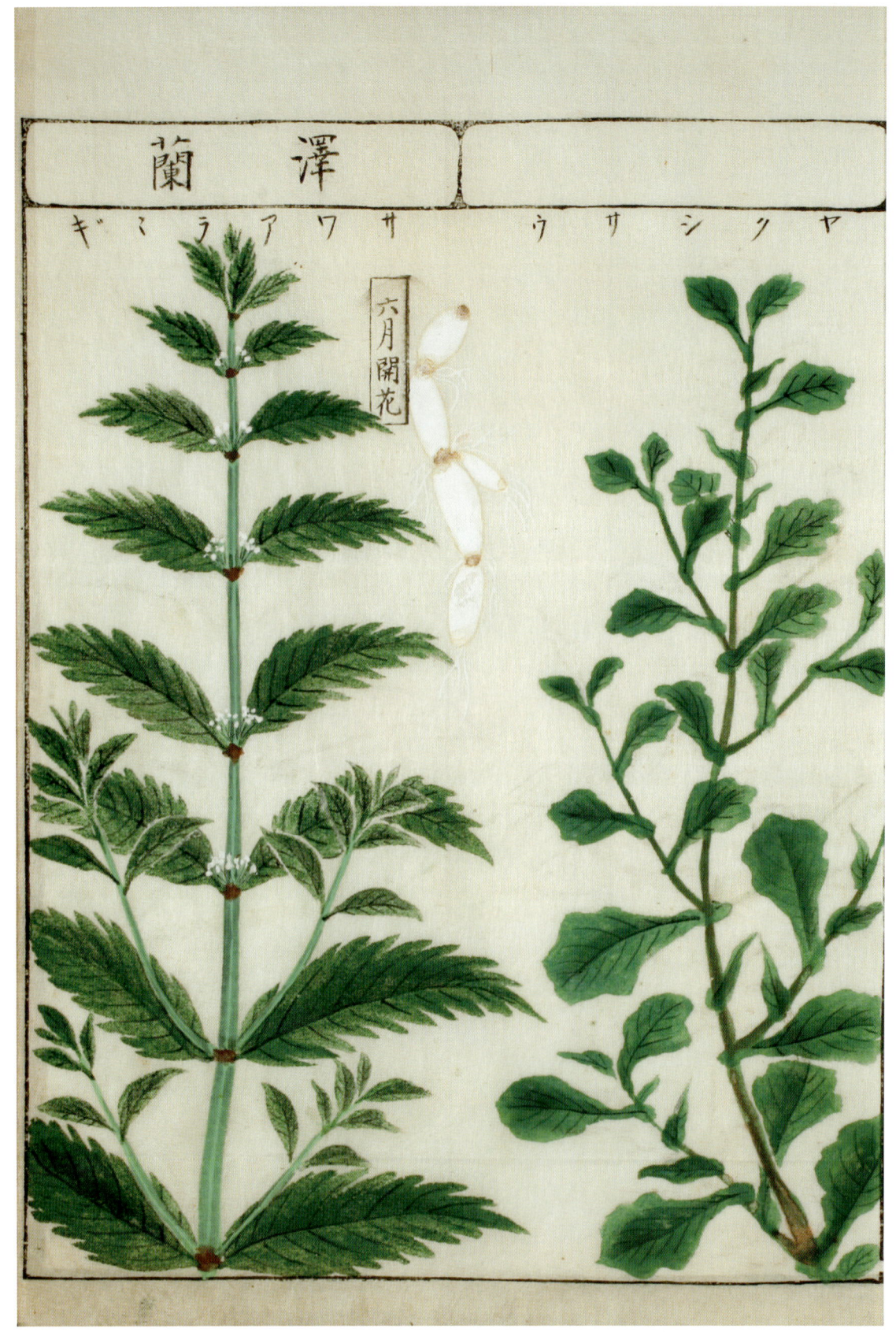

ヤクシサウ　サワアラマギ

六月開花

菊　　同

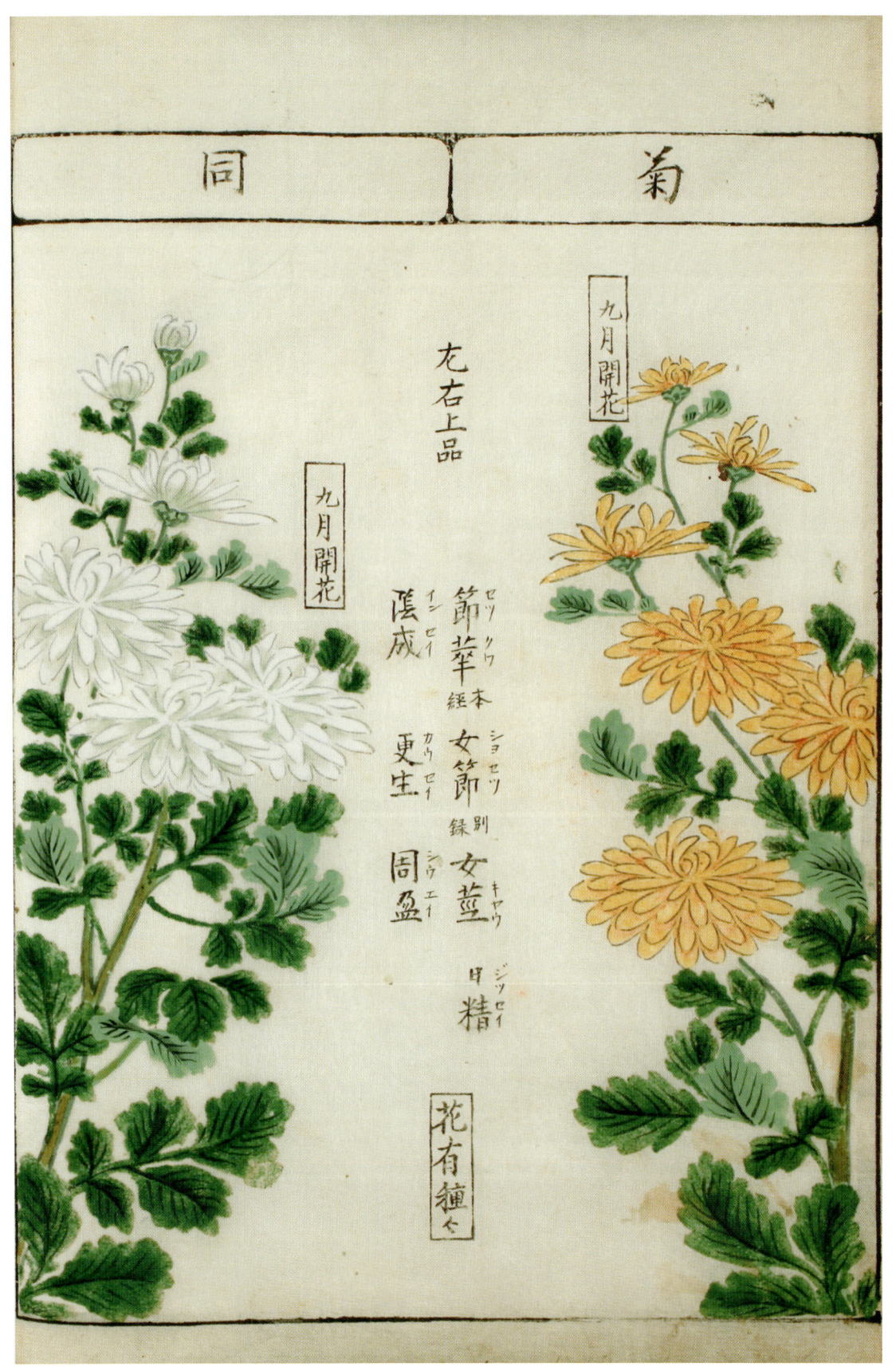

九月開花

左右上品

九月開花

節華〔セツクワ〕 経本
女節〔ヂヨセツ〕
陰成〔インセイ〕 経
女莖〔ヂヨケイ〕 別録
更生〔カウセイ〕
女華〔ヂヨエイ〕
同盈〔ドウエイ〕
精〔ジツセイ〕 甲

花有種〻

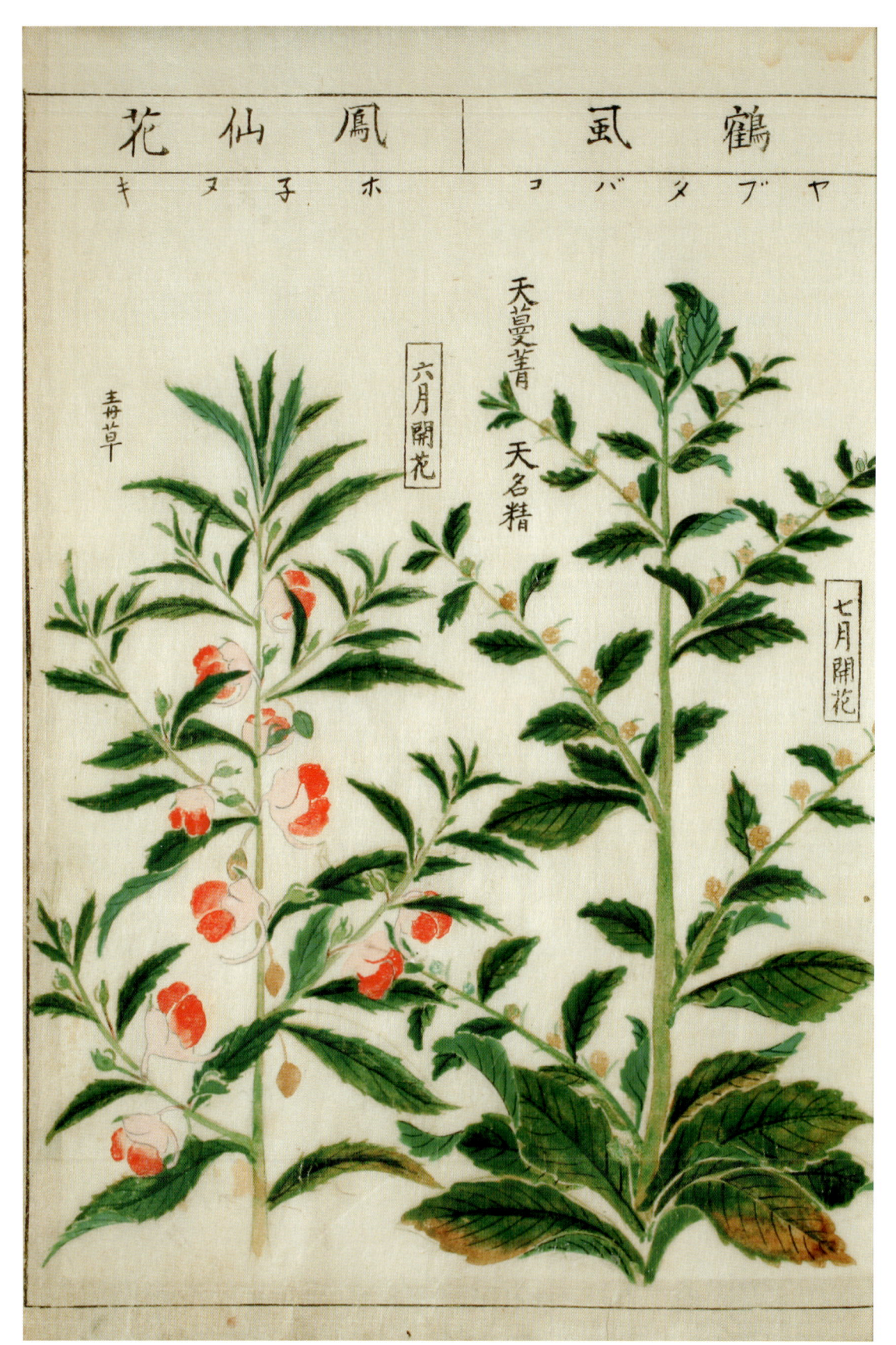

鳳仙花	鶴虱
キヌノコホ	コバヌブヤ

鳳仙花　六月開花　

金毋草

鶴虱　天蔓菁　天名精　七月開花

薑黃
ヤマウコン

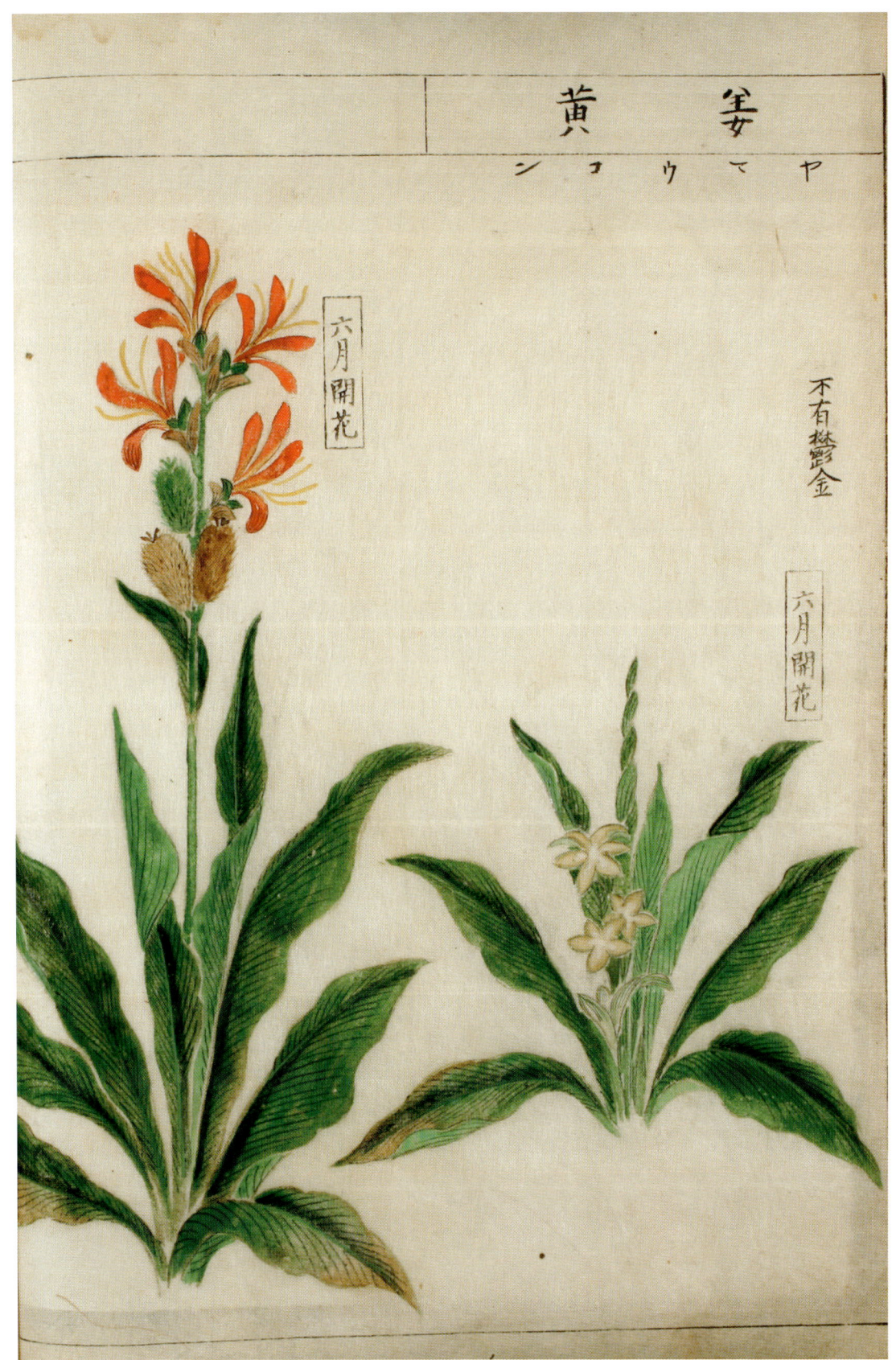

六月開花

不有鬱金

六月開花

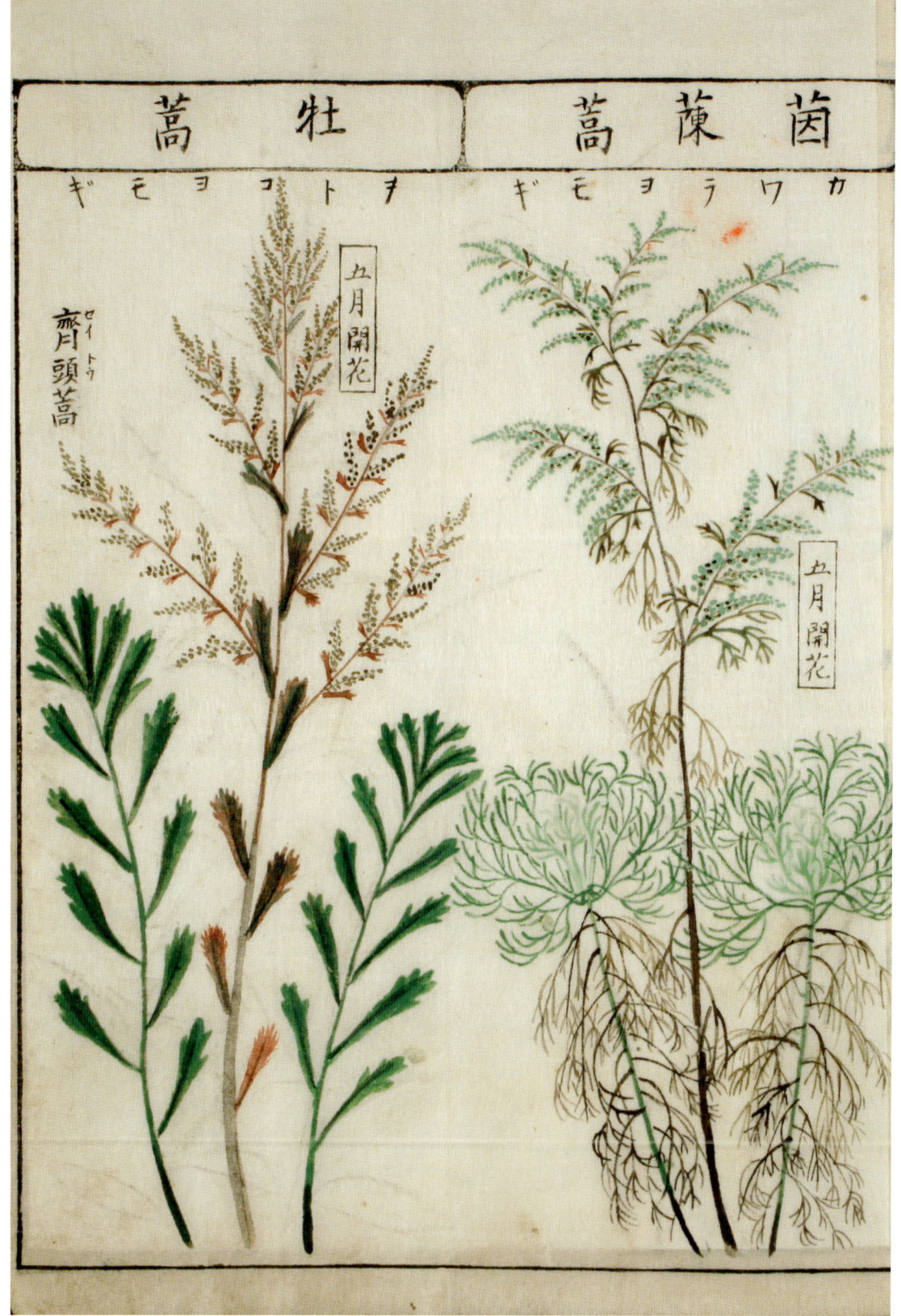

牡蒿	茵蔯蒿
ギモヲトコチ	ギモヲラワカ

五月開花

五月開花

セイトウ
齊頭蒿

桟樹草

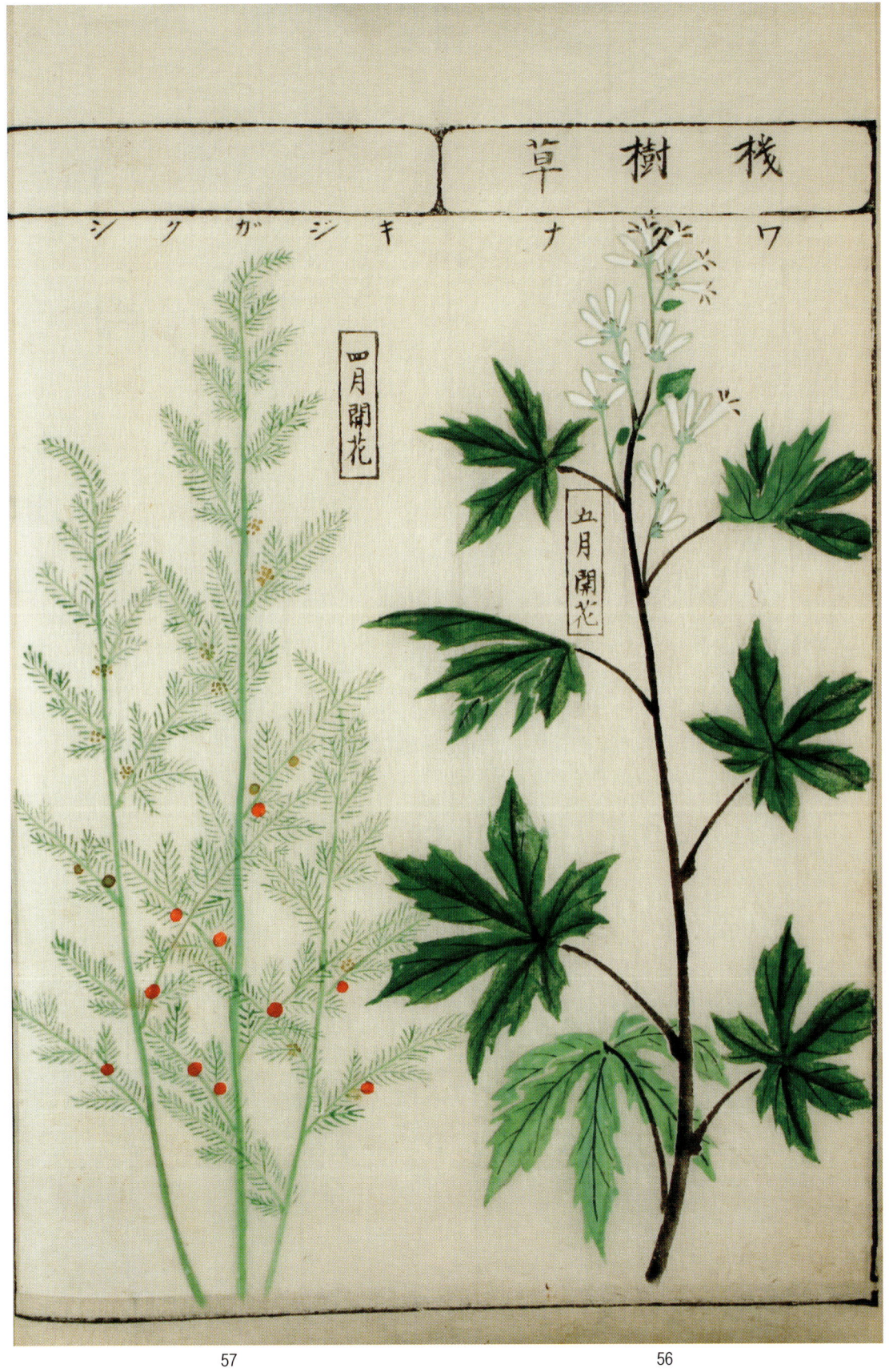

シクガジキ　ナ　ワ

四月開花

五月開花

白蒿　　　鼠麴草

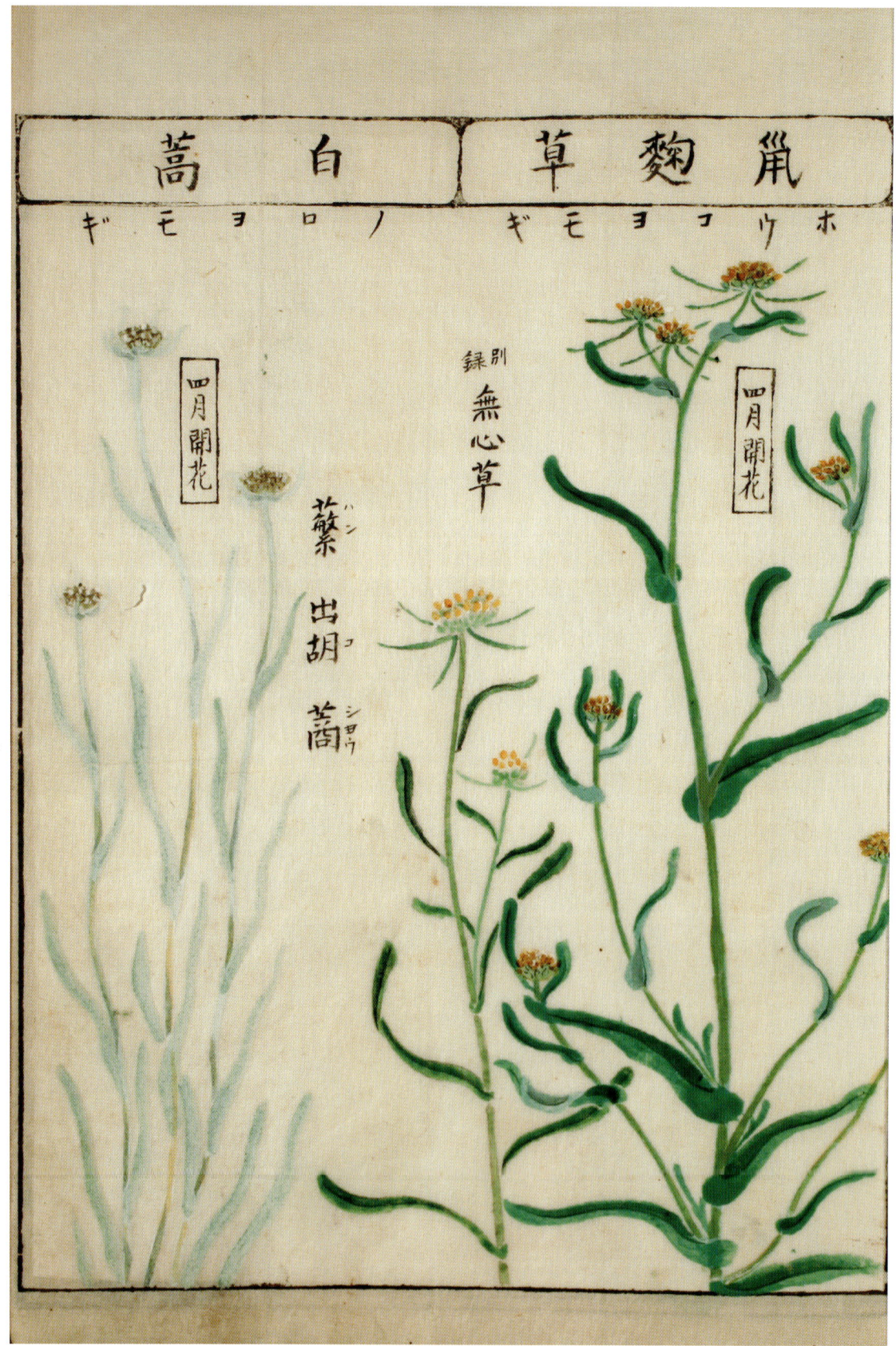

ノロヨモギ　　ホウコヨモギ

四月開花　　　四月開花

別錄無心草

蘩(ハン)
出胡(コ)蒿(シヨウ)

桔梗　　夏枯草

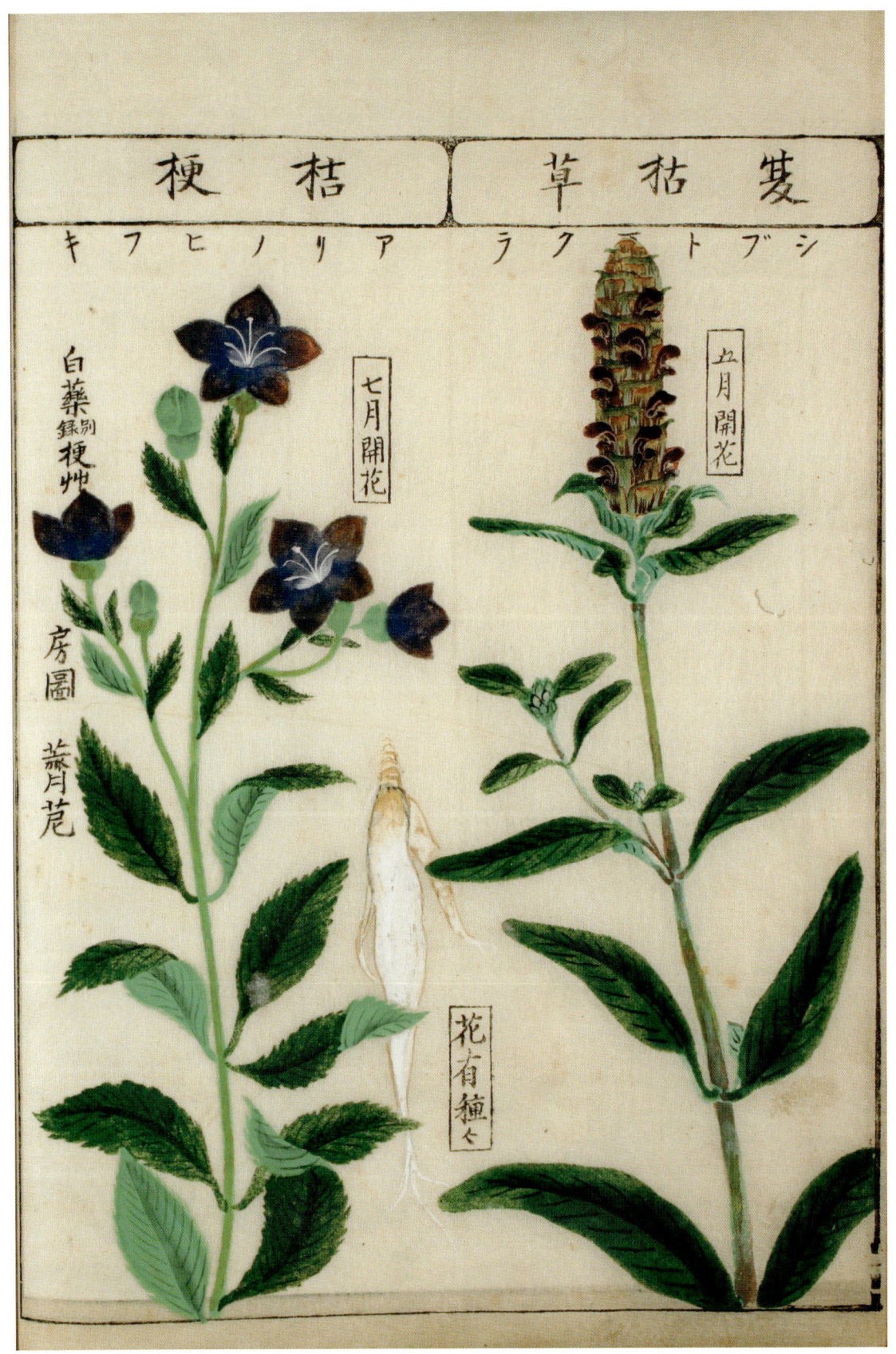

キキョウ　ウツボクサ

桔梗
白藥《別錄》桔艸
房圖
薺苨

七月開花

夏枯草
五月開花

花有種々

| 同 | 貝母 |

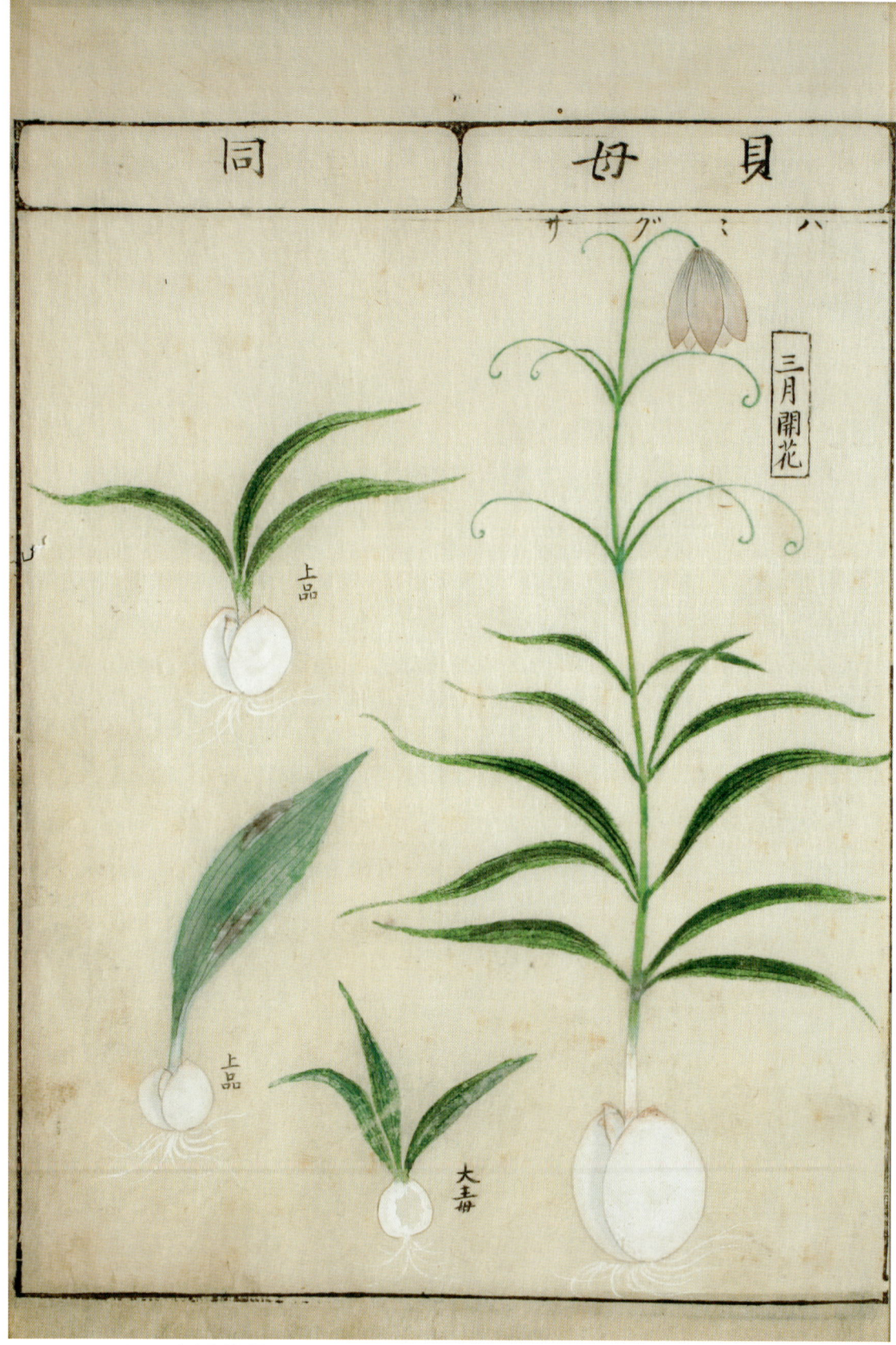

ハ
ミ
グ
サ

三月開花

上品

上品

大主冊

雨点兒菜	白薇
同	フナワラ

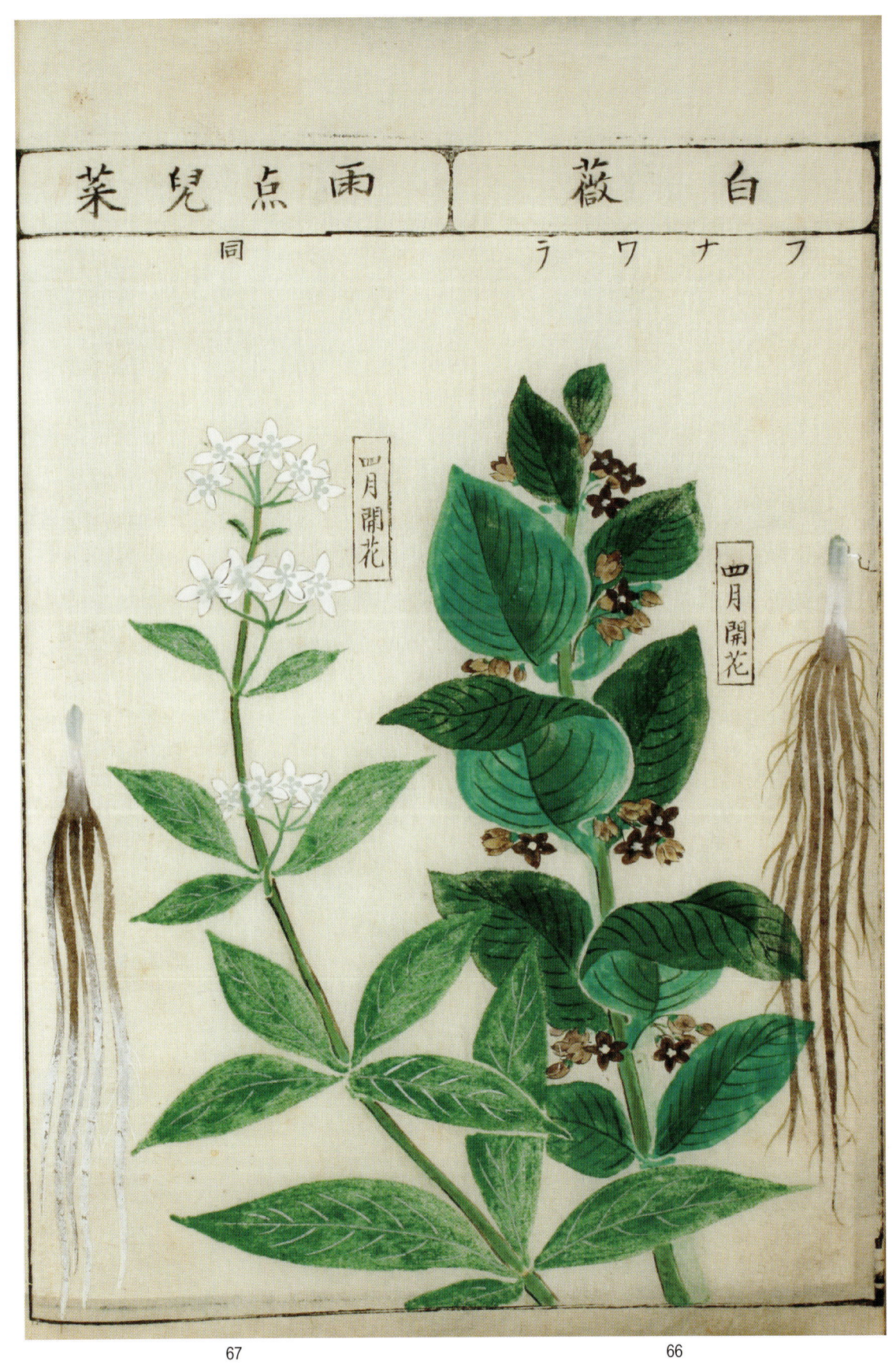

四月開花

四月開花

淫羊藿　　同
イカリ草

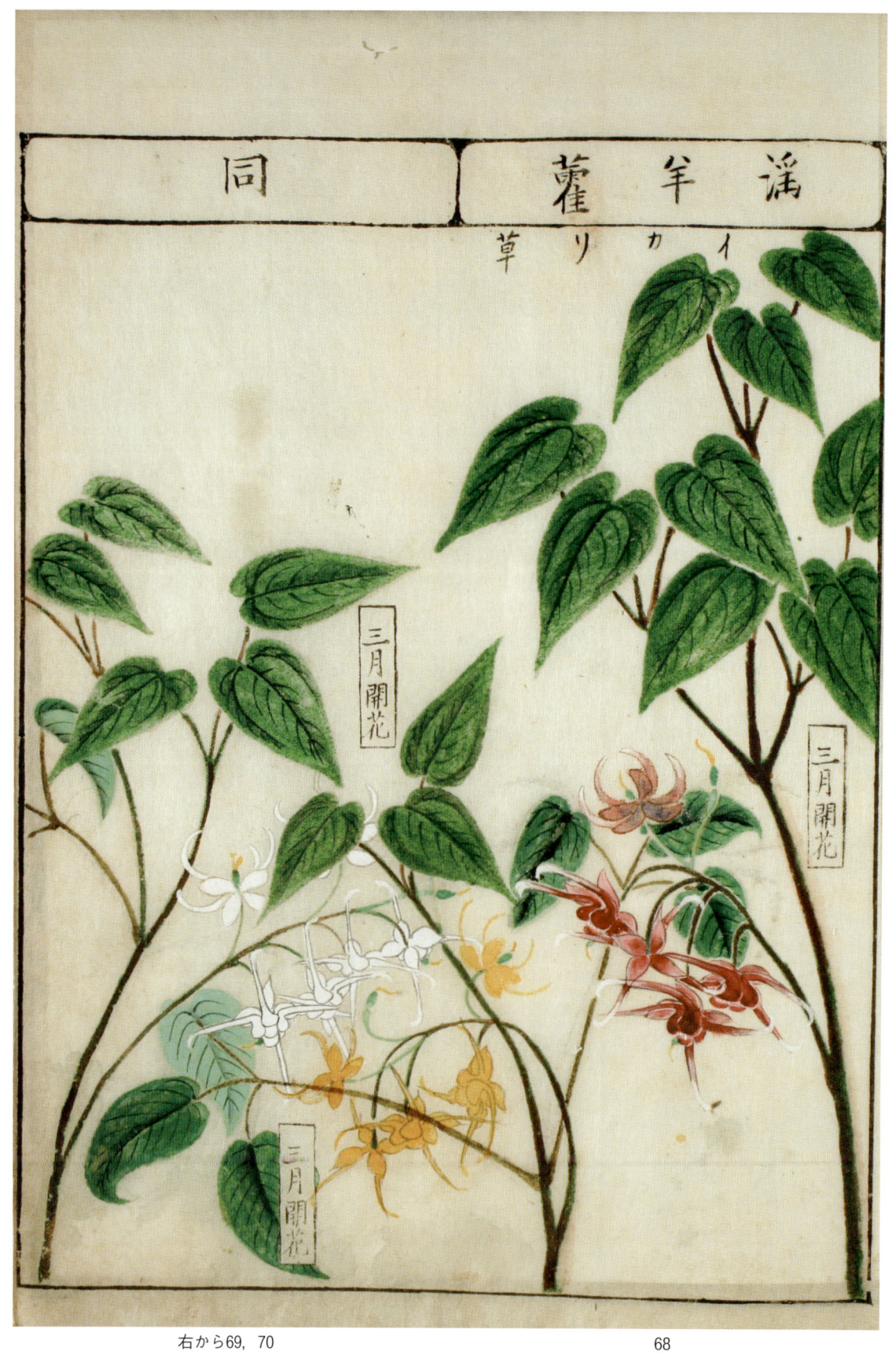

三月開花

三月開花

三月開花

| 同 | 黄連 |

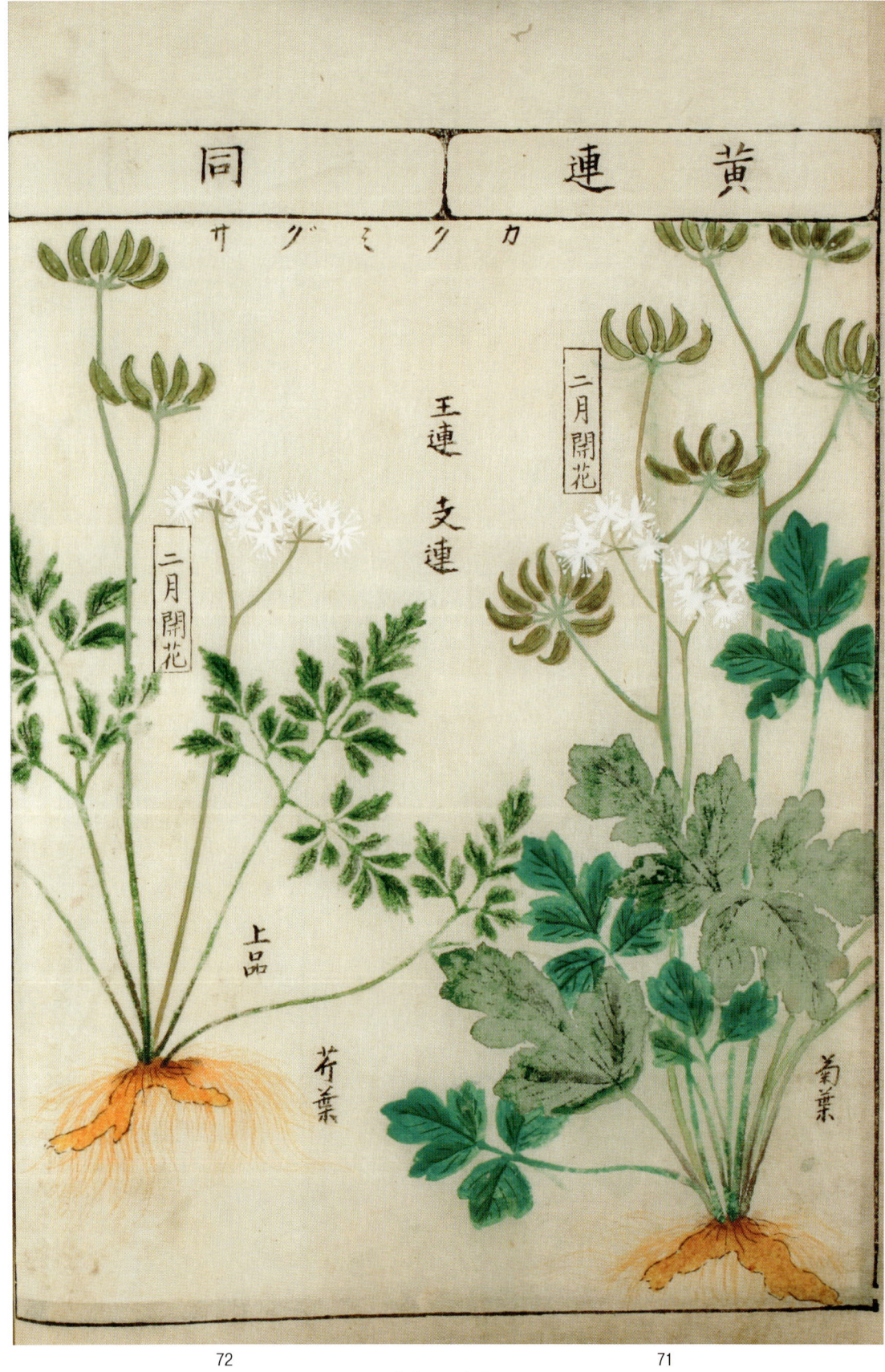

カクミグサ

二月開花 （右）
二月開花 （左）

王連　支連

上品

芹葉　菊葉

大麻	補骨脂
サア	ビチイ

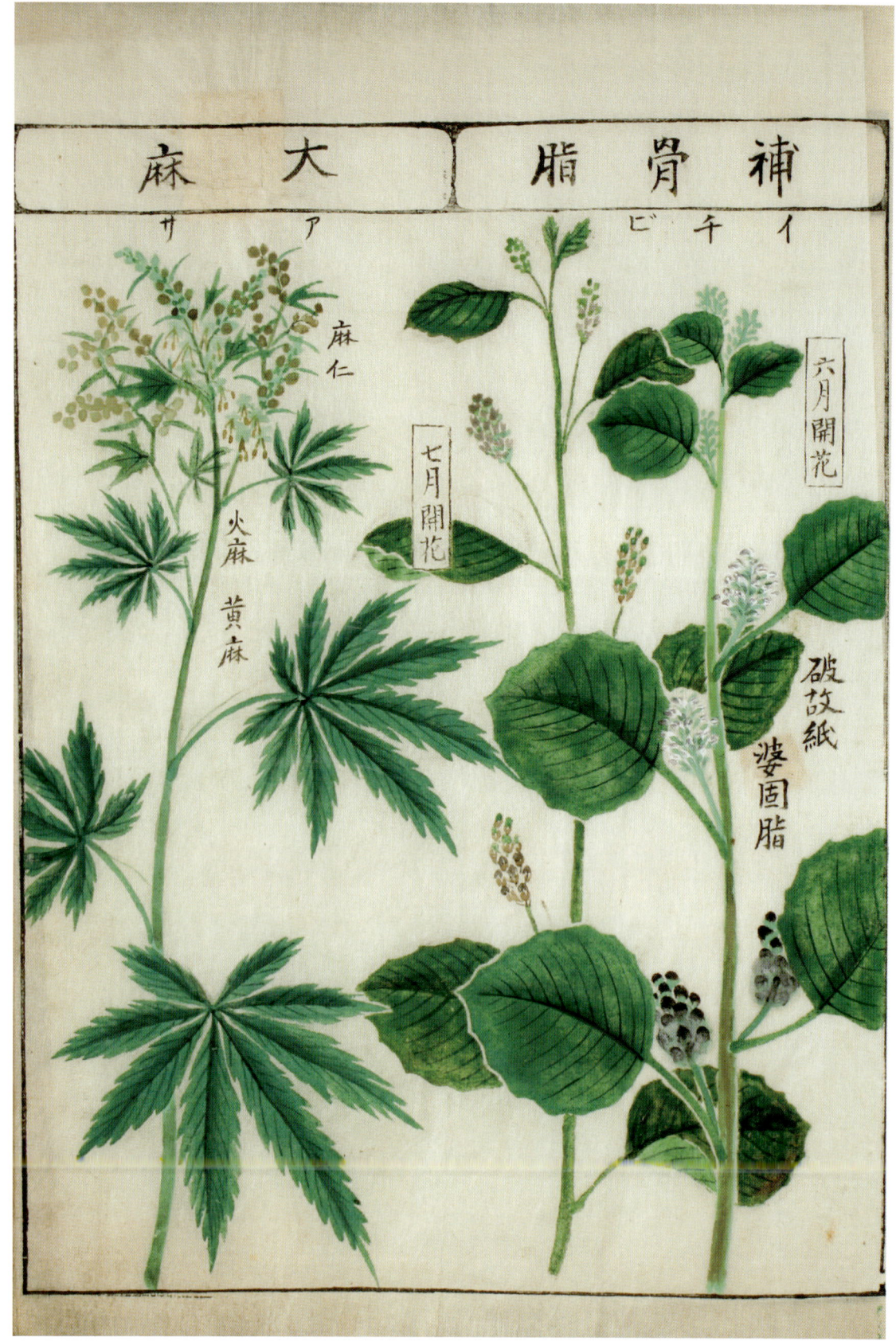

麻仁

火麻 黄麻

七月開花

六月開花

破故紙 婆固脂

蛇床

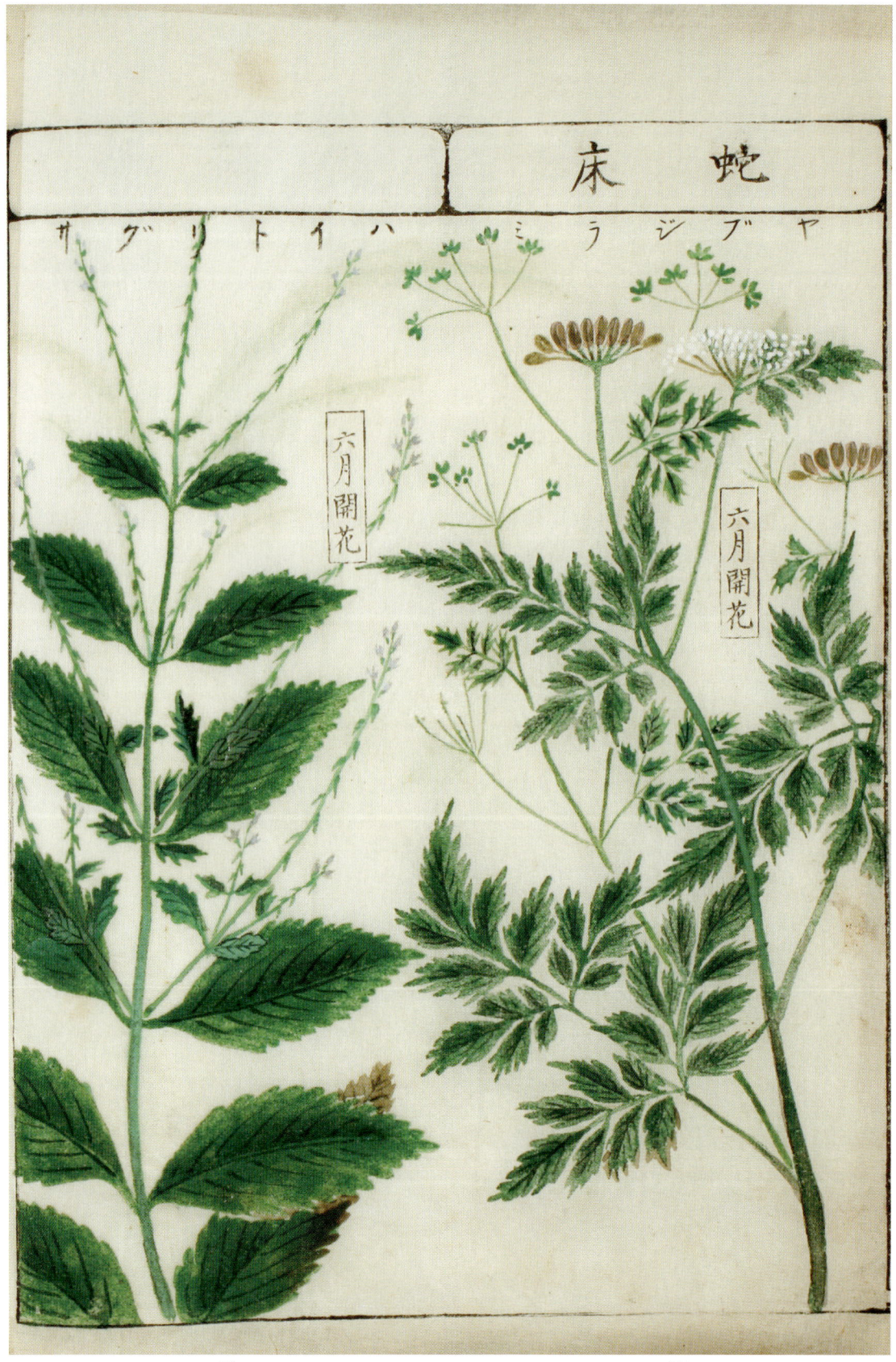

ヤブジラミ　ハイトリグサ

六月開花

六月開花

| 鬼臼 | 威靈仙 |
| マルグヤ | クイカク艸 |

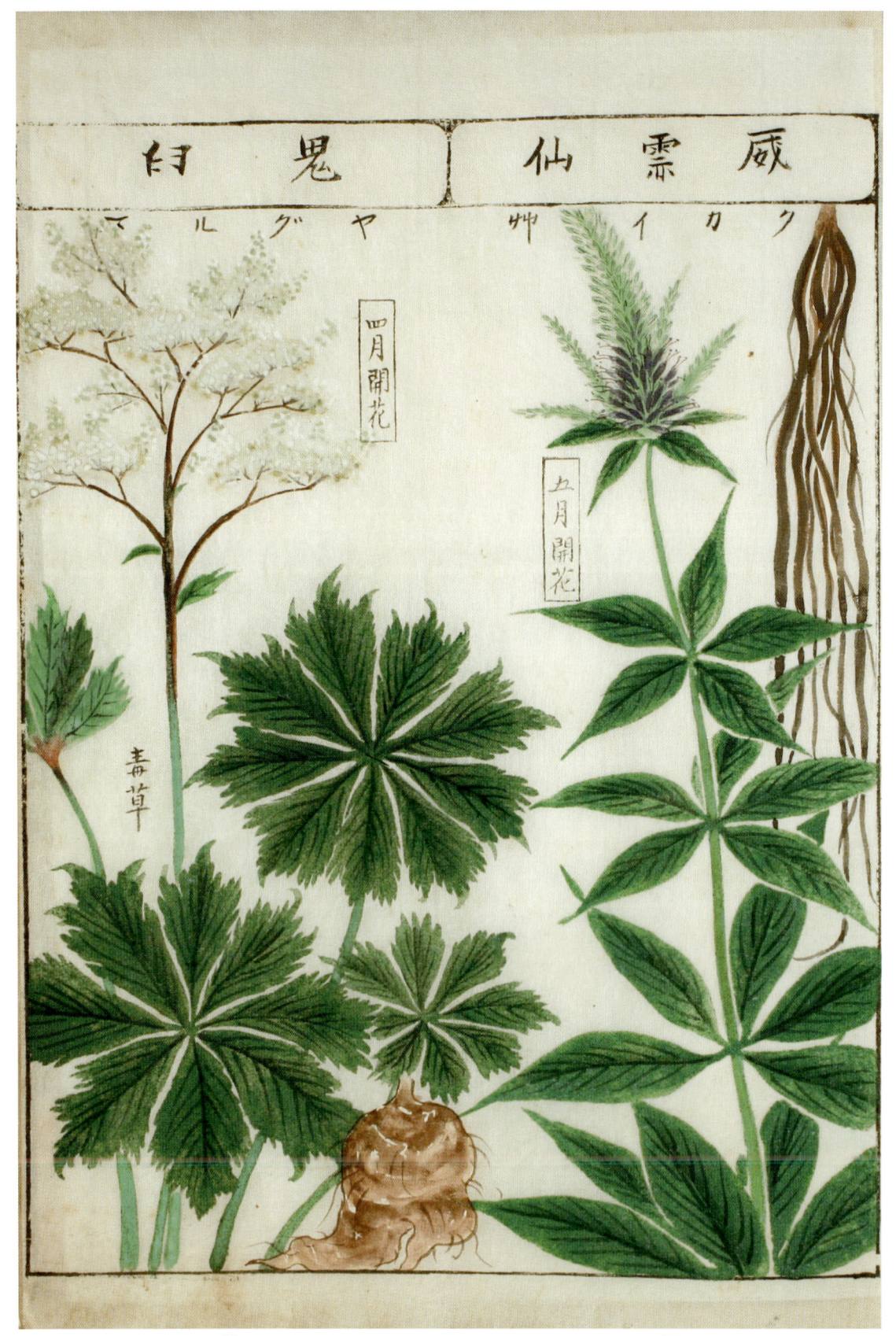

四月開花

五月開花

毒草

| 胡面莽 | 地黄 |
| てゴリシセ | メヒウサ |

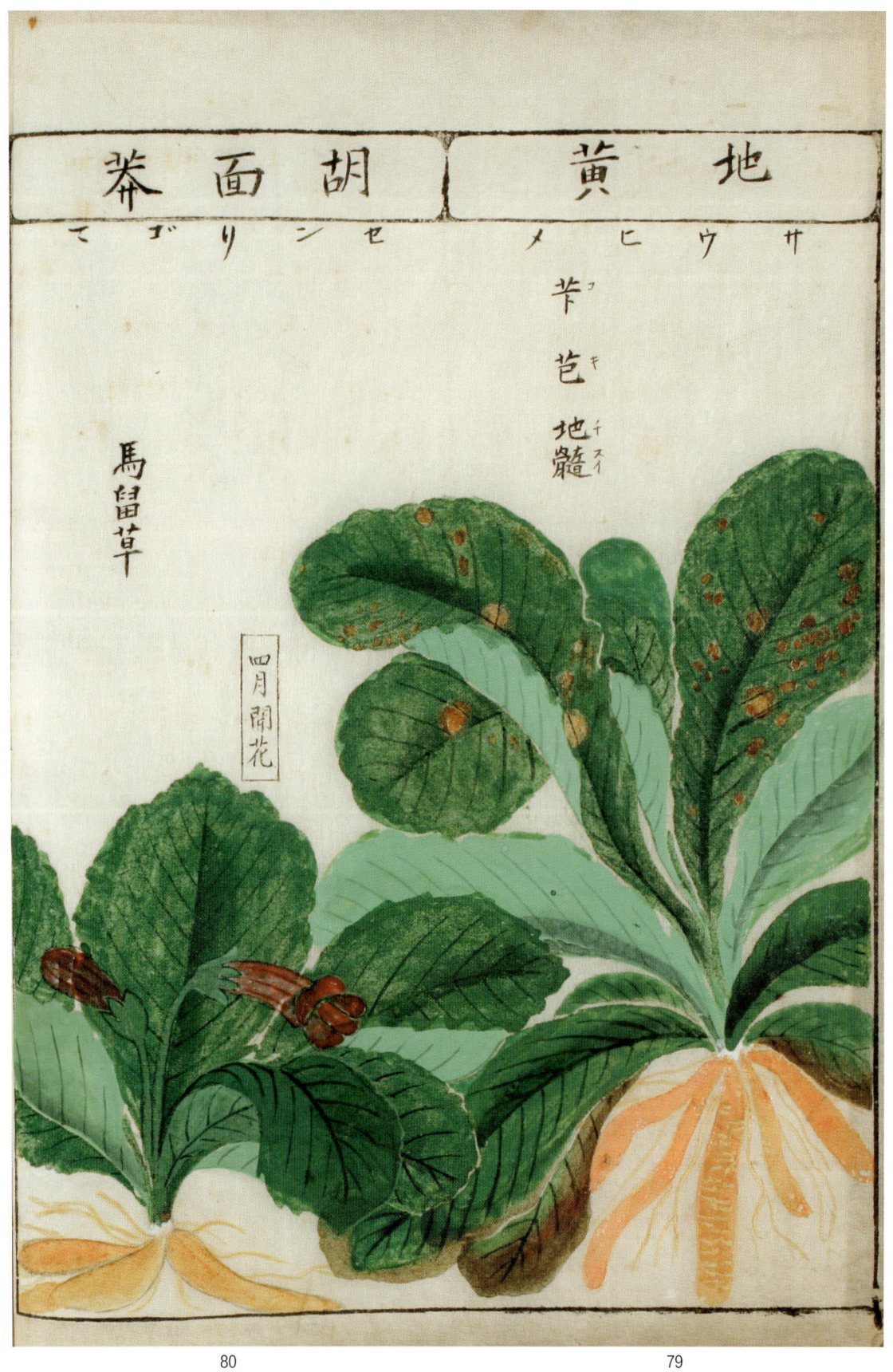

芐
苄（キ）
地髄（チスイ）

馬菖草

四月開花

麥門冬　ジヤウガヒゲ　同

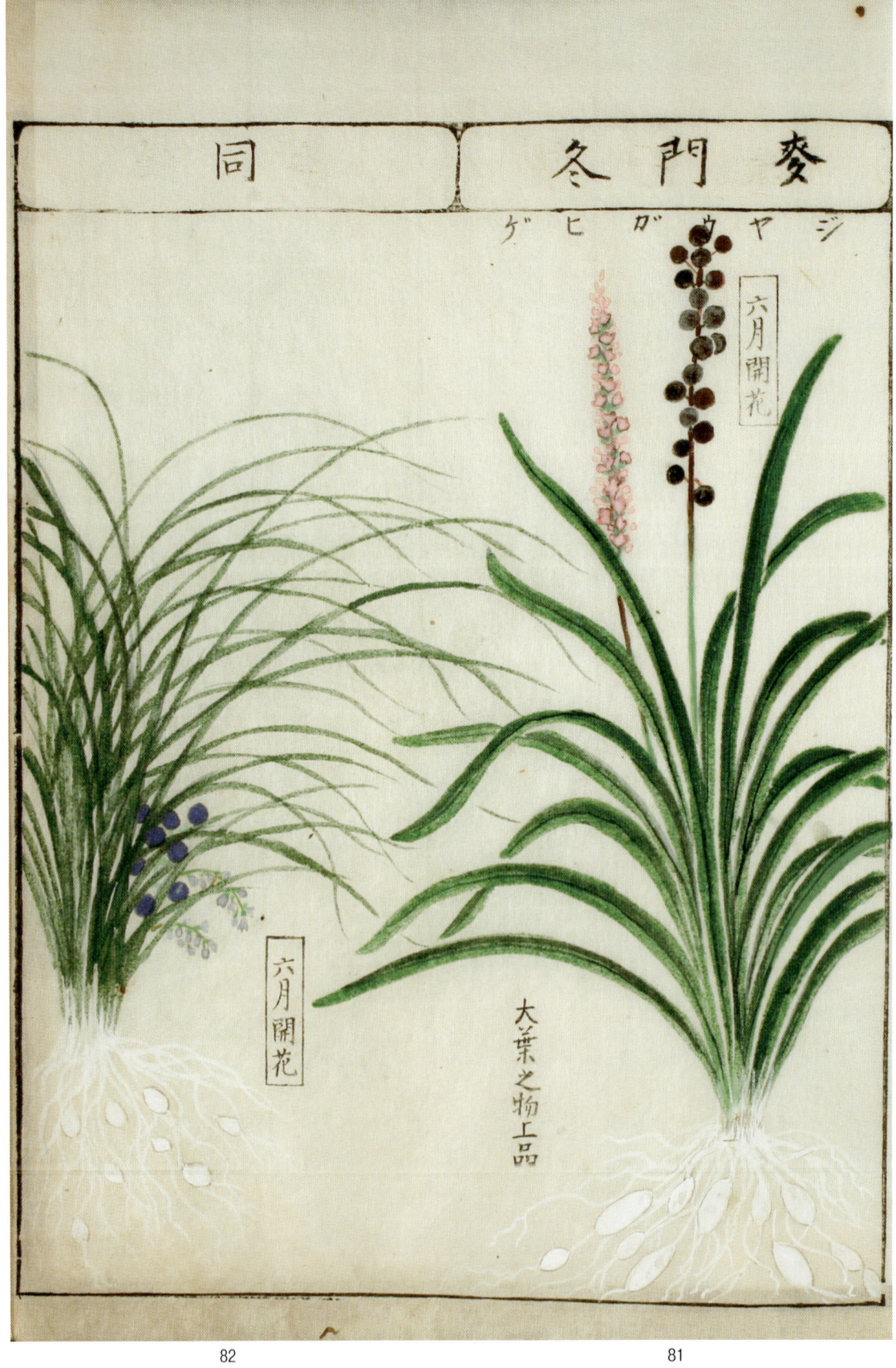

六月開花

大葉之物上品

六月開花

ハナゲサウ

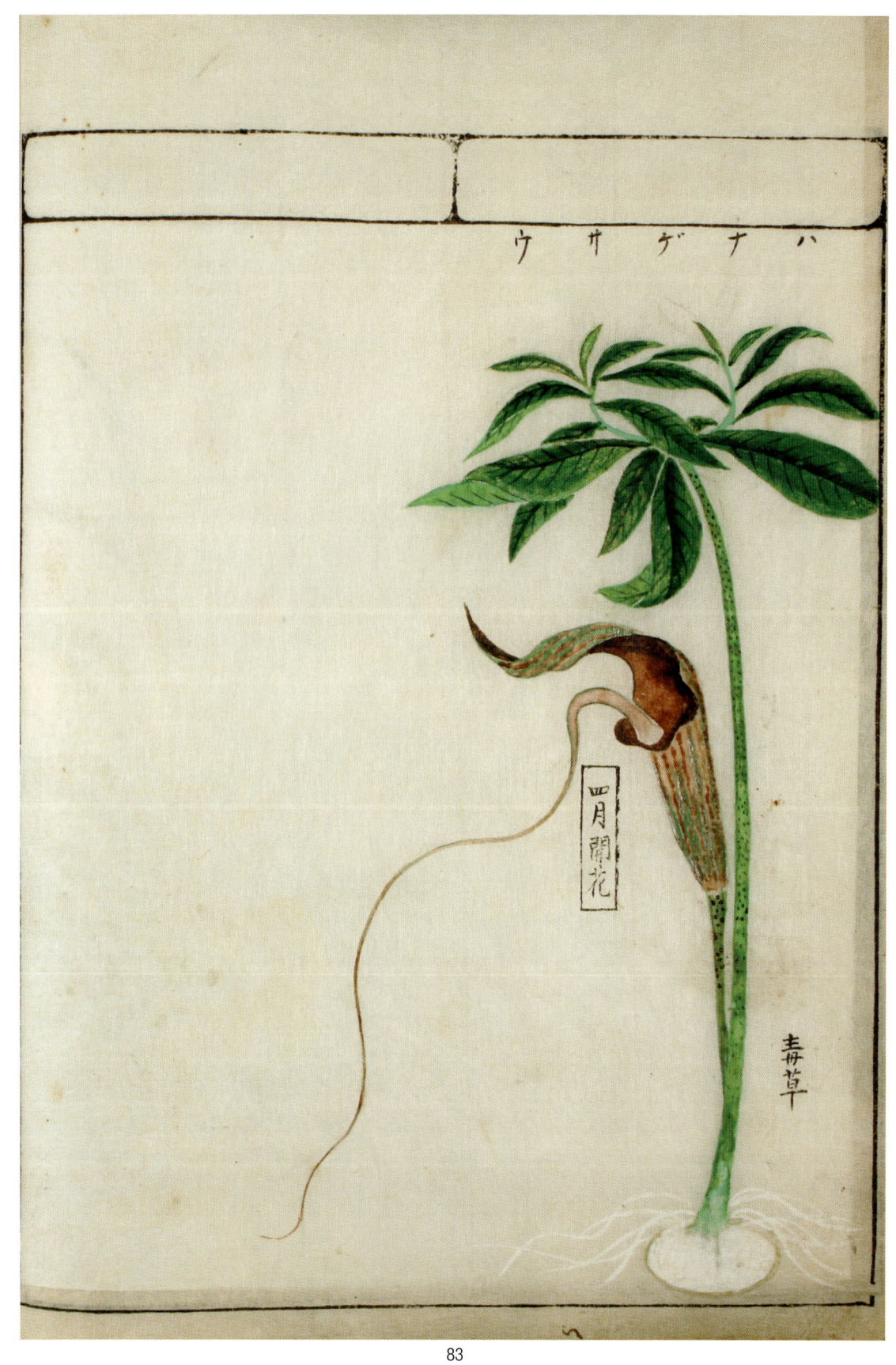

四月開花

青𦫵草

蒟蒻 コウ

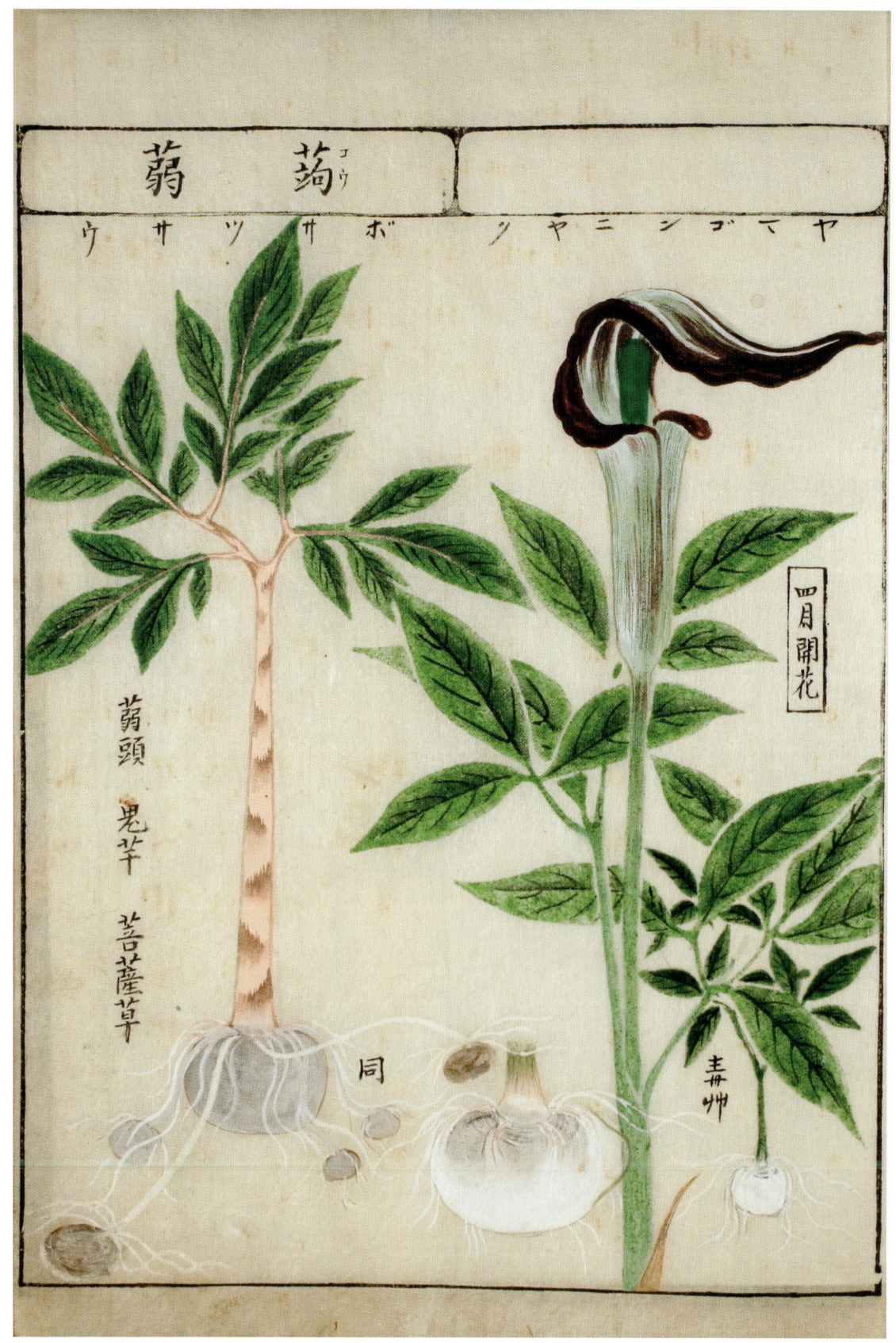

ウサツサボ　クヤニンゴテヤ

四月開花

蒟頭　鬼芋　菩薩草

同

圭卅艸

| 同 | 半夏 |

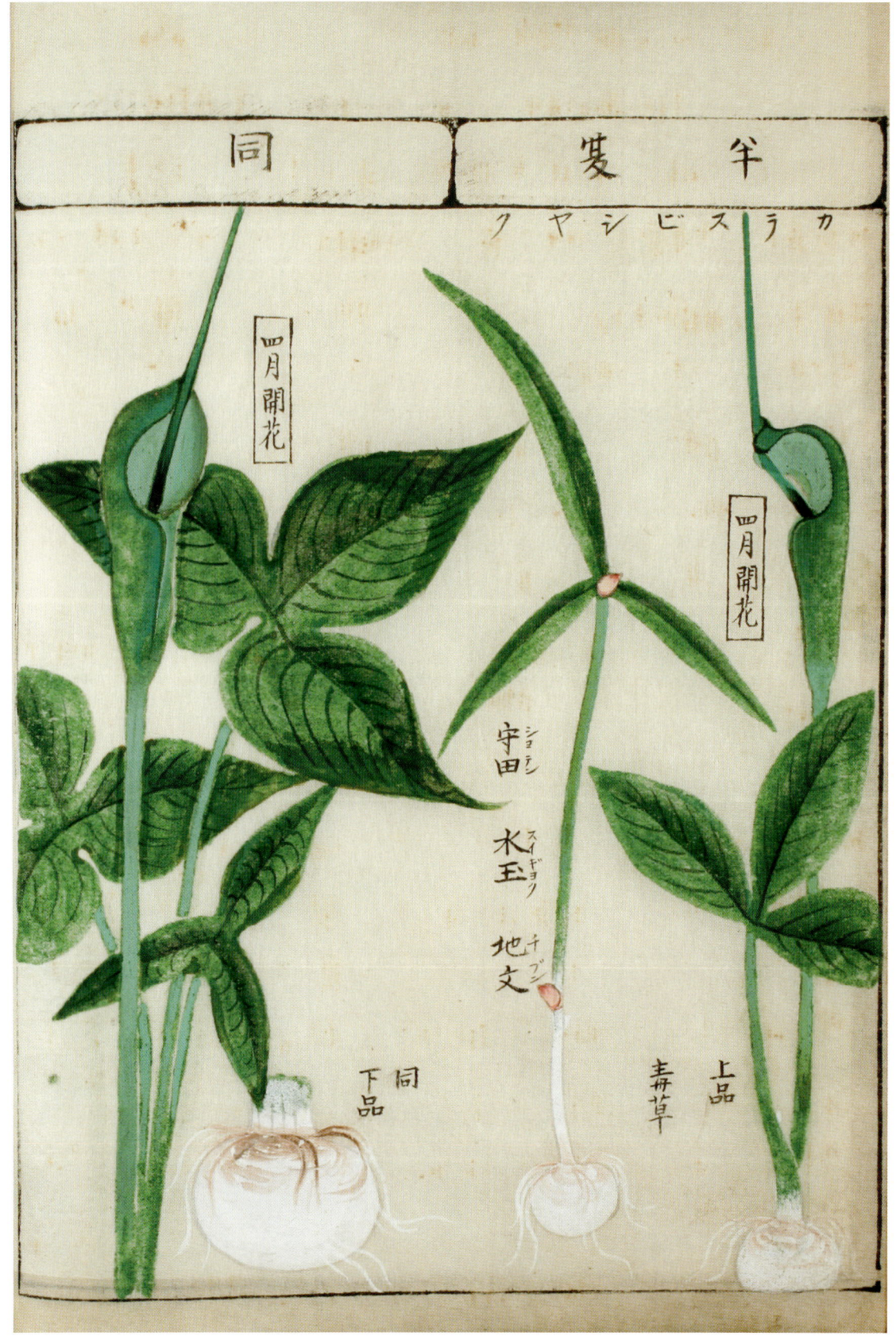

カラスビシヤク

四月開花　　　　　　　　四月開花

ショシ
守田
スイギョク
水玉
チブン
地文

同下品　　上品　毒草

藁本　　土木香

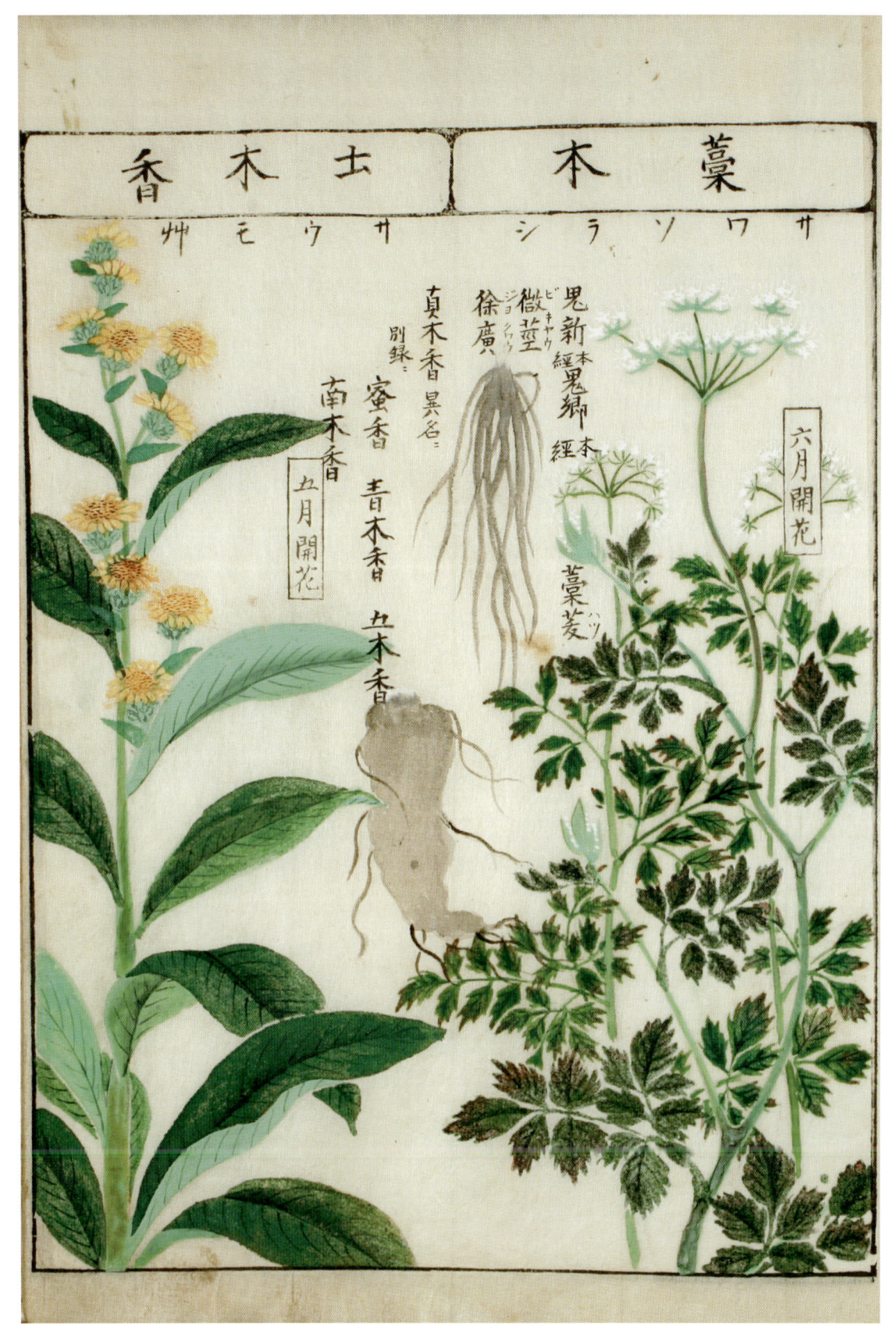

サワソラシ　サウモセ艸

六月開花

鬼新經鬼婦木
微莖 ヒキャウ
徐廣 ジョクヮウ

藁本香 異名
別錄
　蜜香　青木香　五木香
　南木香
五月開花

博洛廻 カサジコウ

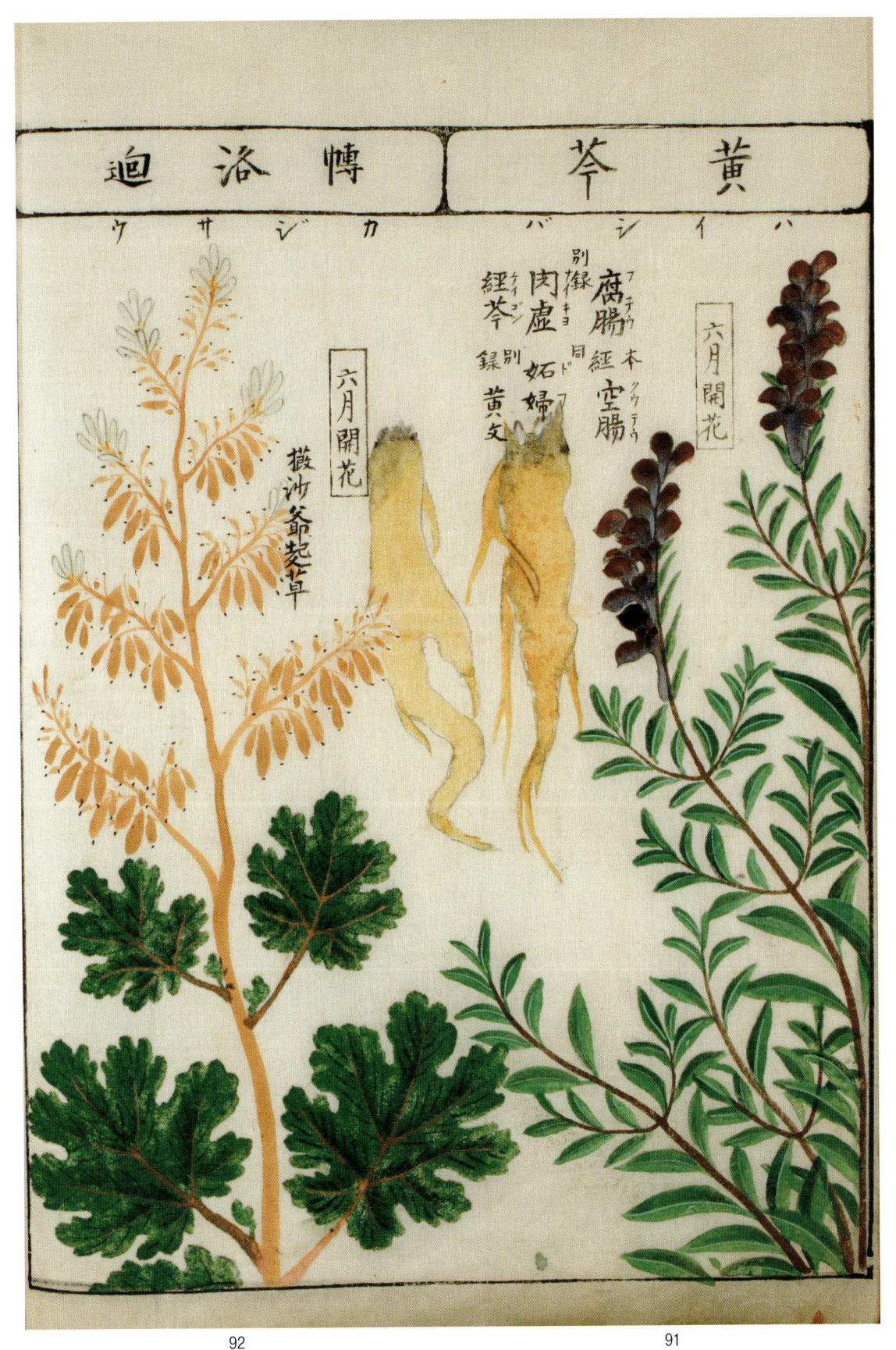

黃芩 ハイシバ

六月開花

撒沙爺麹草

六月開花

本經 腐腸
同上 空腸
別録 肉虛 妬婦
經芩 別録 黃文

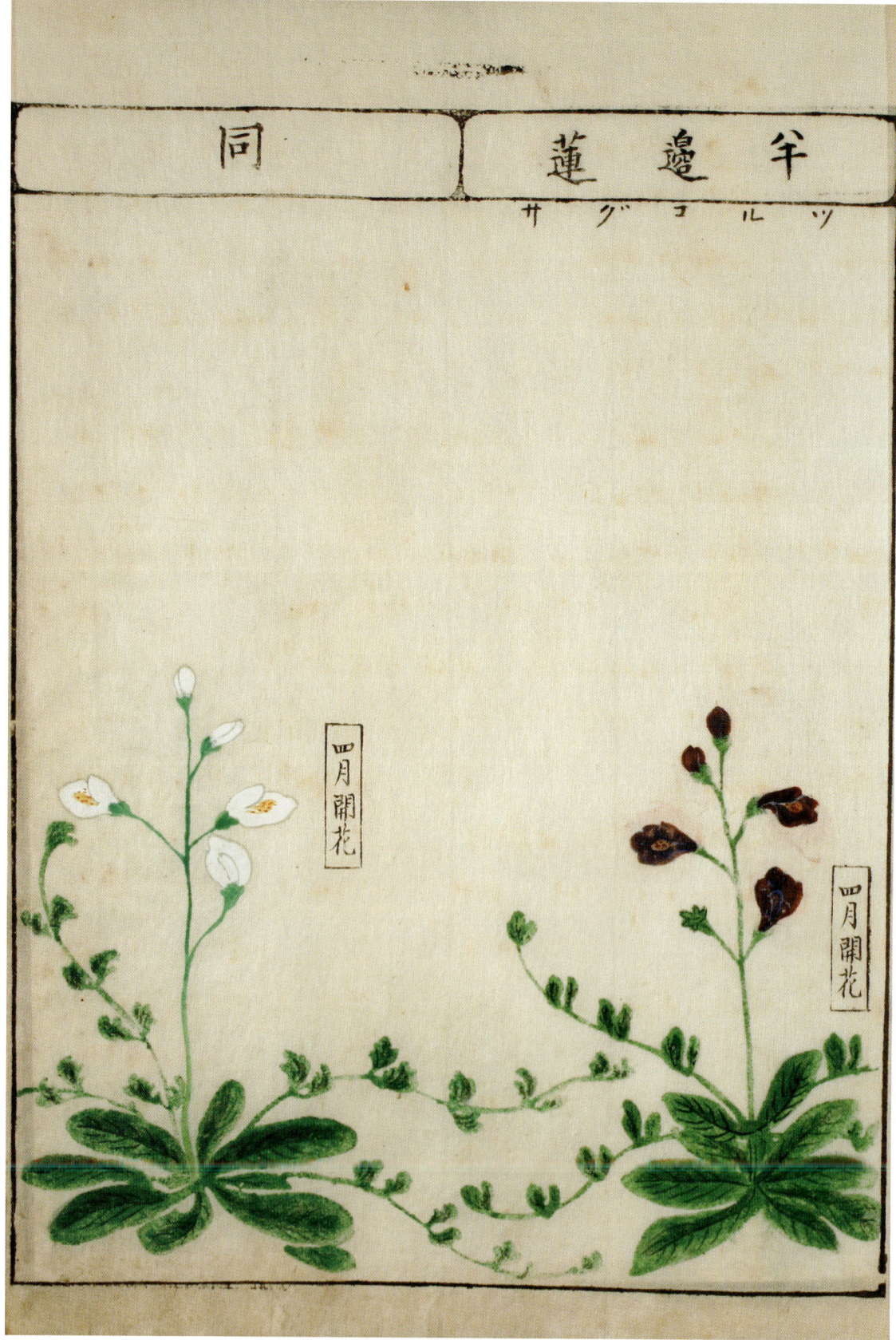

半邊蓮 ツルグコサ	同
四月開花	四月開花

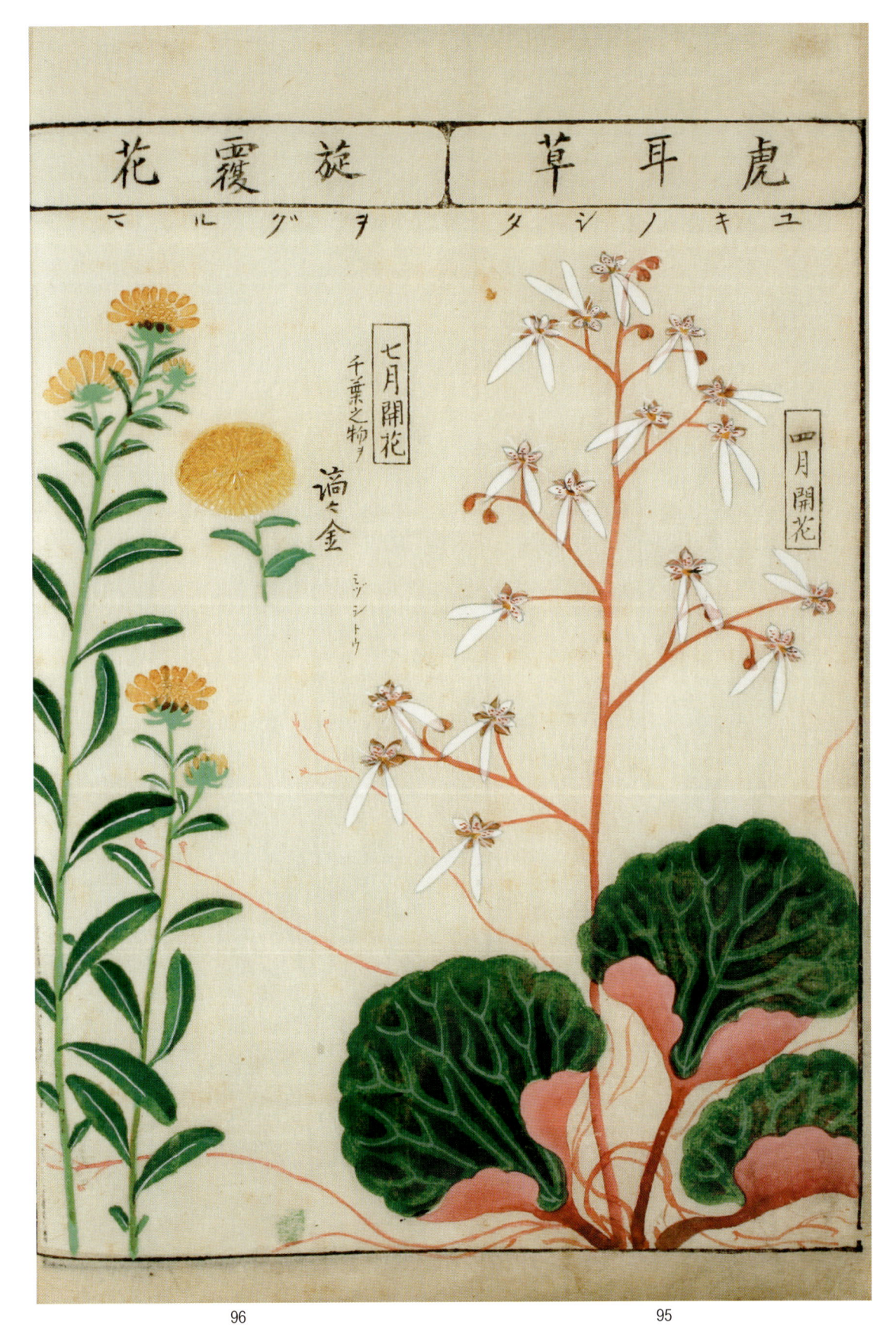

旋覆花	虎耳草
オグルマ	ユキノシタ

七月開花
千葉之物ヲ
謂之金
ミツシトウ

四月開花

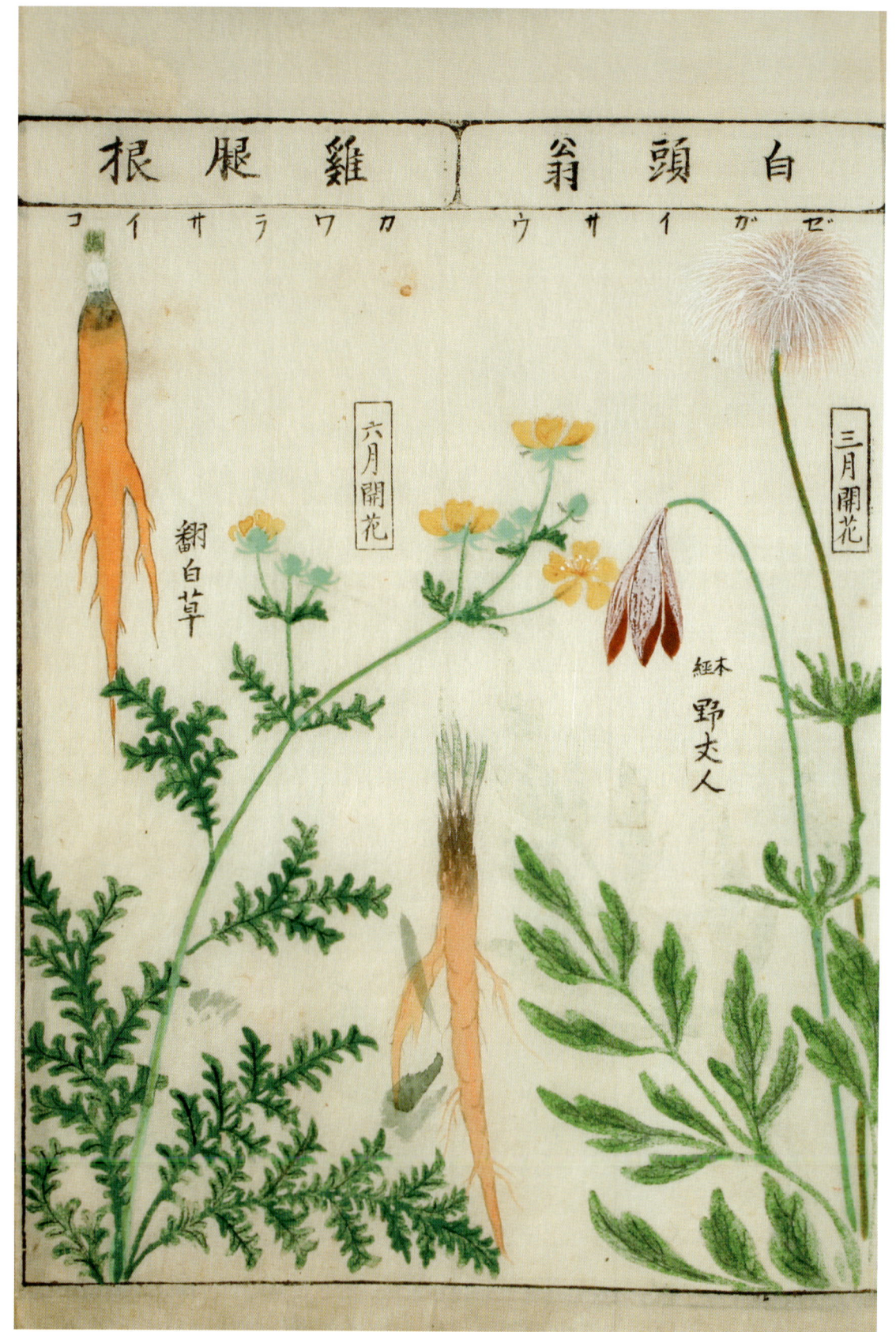

雞腿根	白頭翁
カワラサイコ	ゼイガサウ

六月開花
翻白草

三月開花
經木
野丈人

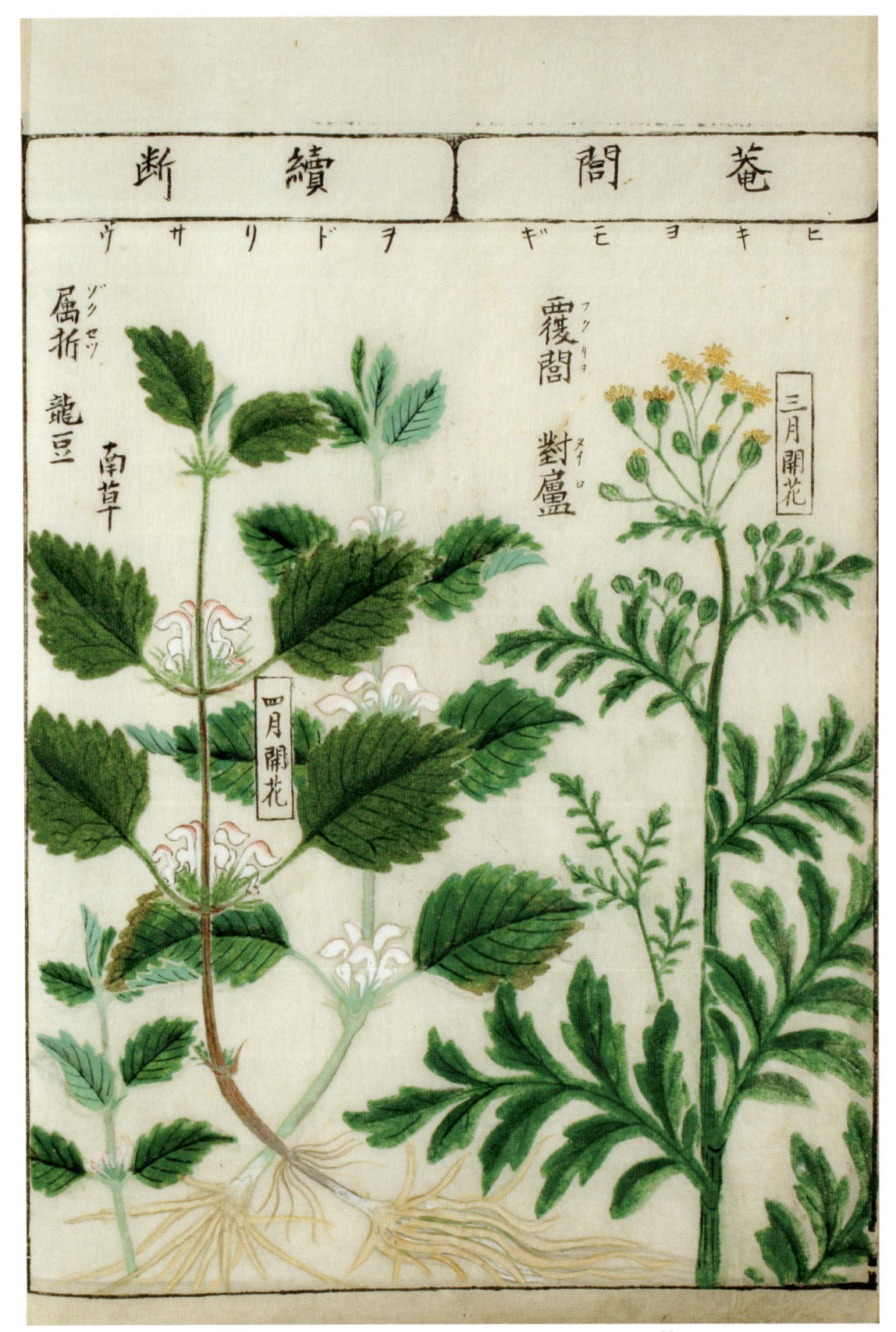

斷續	菴䕡
ウサリドヲ	ギモヨキヒ
ゾクセツ 屬折 龍豆 南草	フクリヲ 覆閭 タイロ 對蘆
四月開花	三月開花

小薊	大薊
メアザミ	ヲアザミ

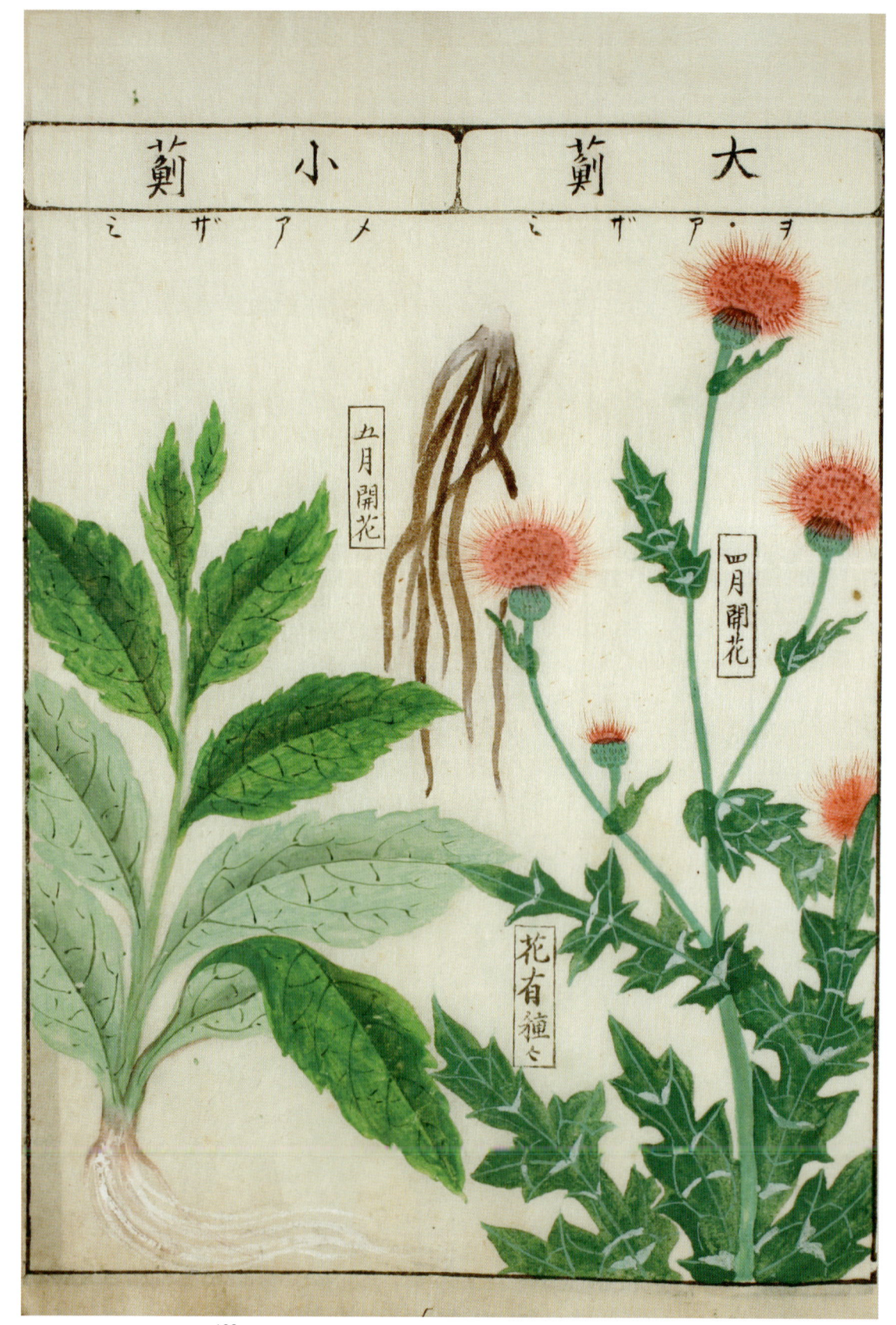

五月開花

四月開花

花有䈠々

商陸　毛茛

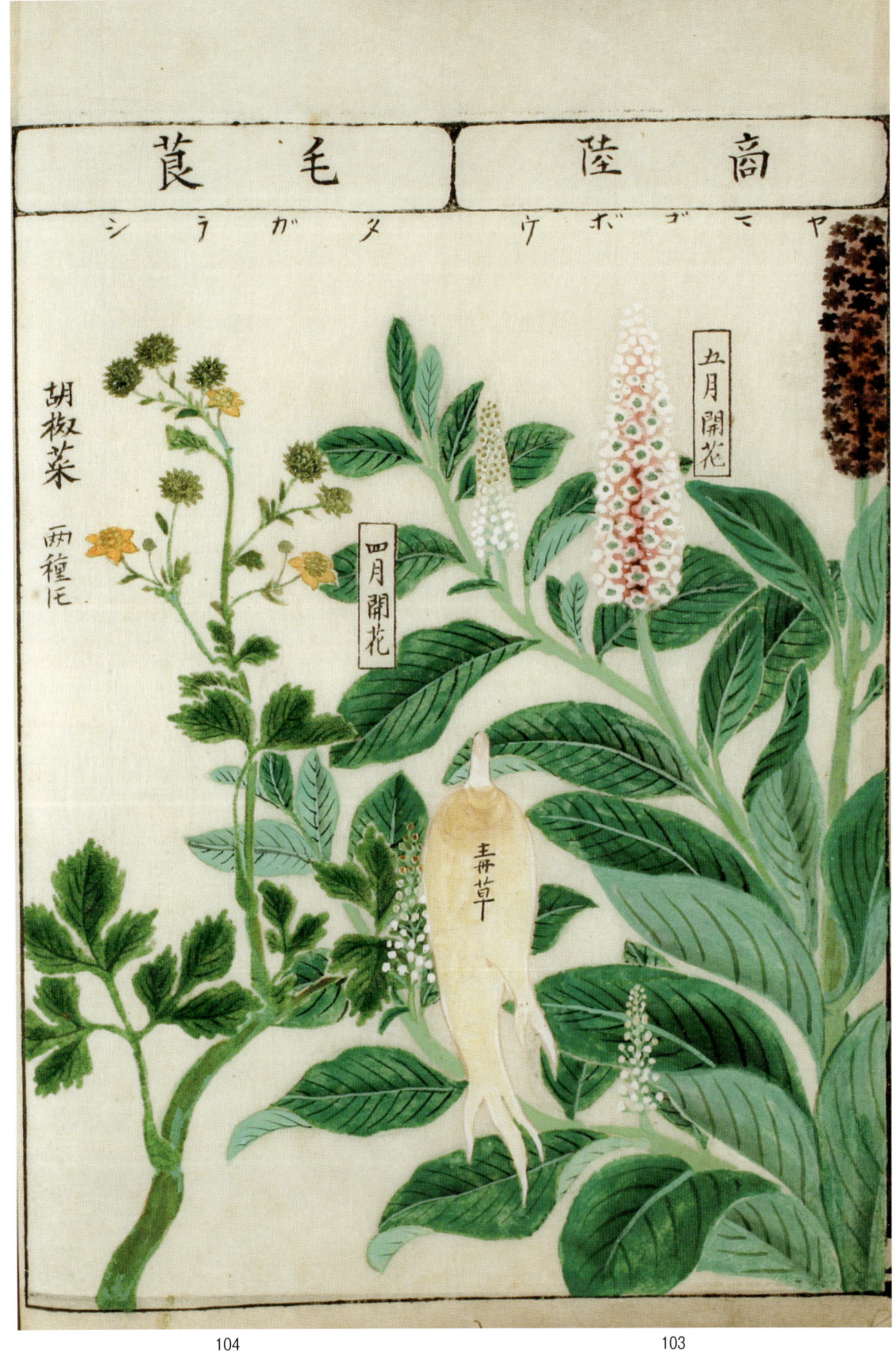

ヤマゴボウ　タガラシ

五月開花

四月開花

胡椒菜 兩種ニ

王丹草

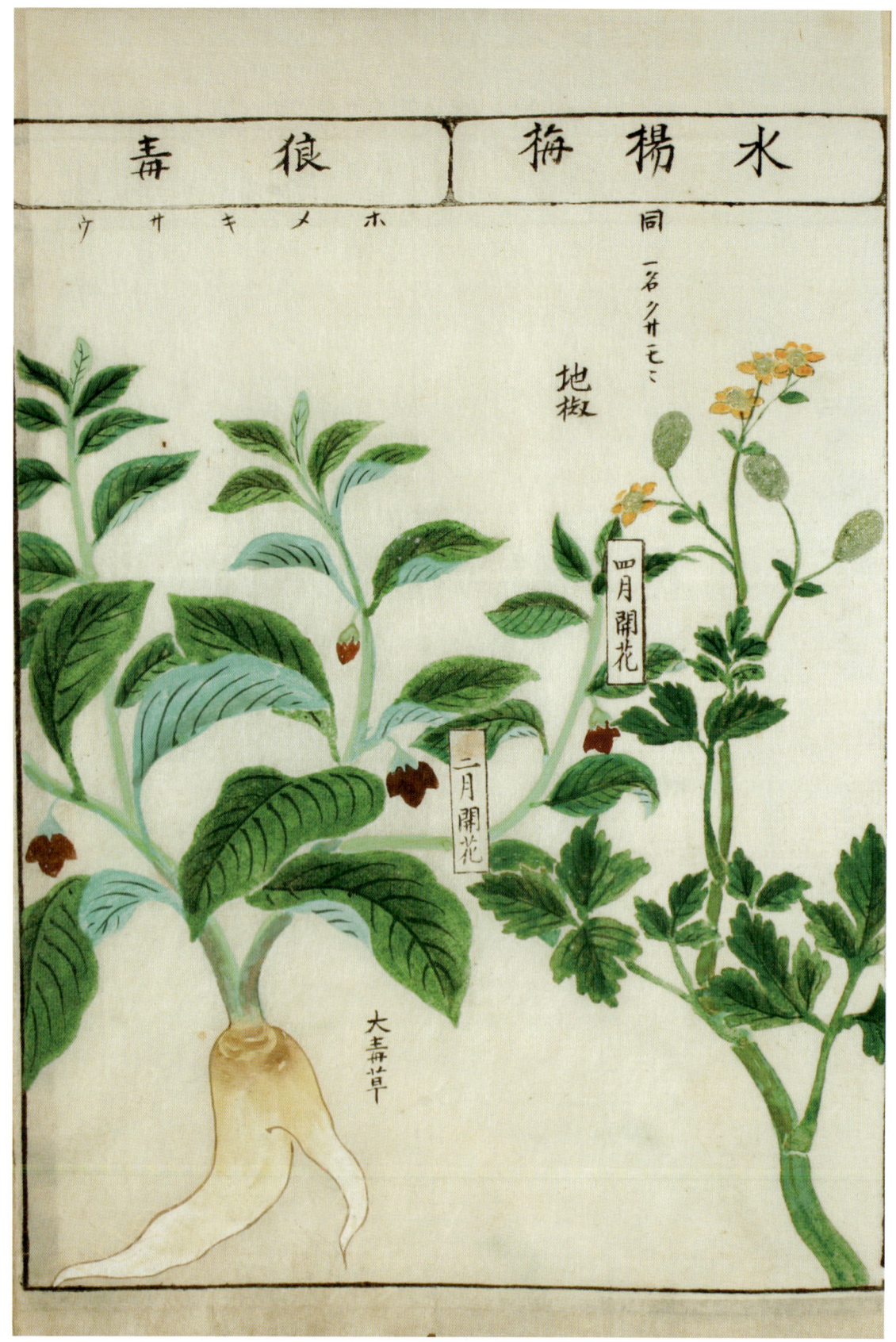

狼毒	水楊梅
ウサギメホ	同 一名クサイチこ

地椒

四月開花

二月開花

大毒草

續隨 | 紫大戟

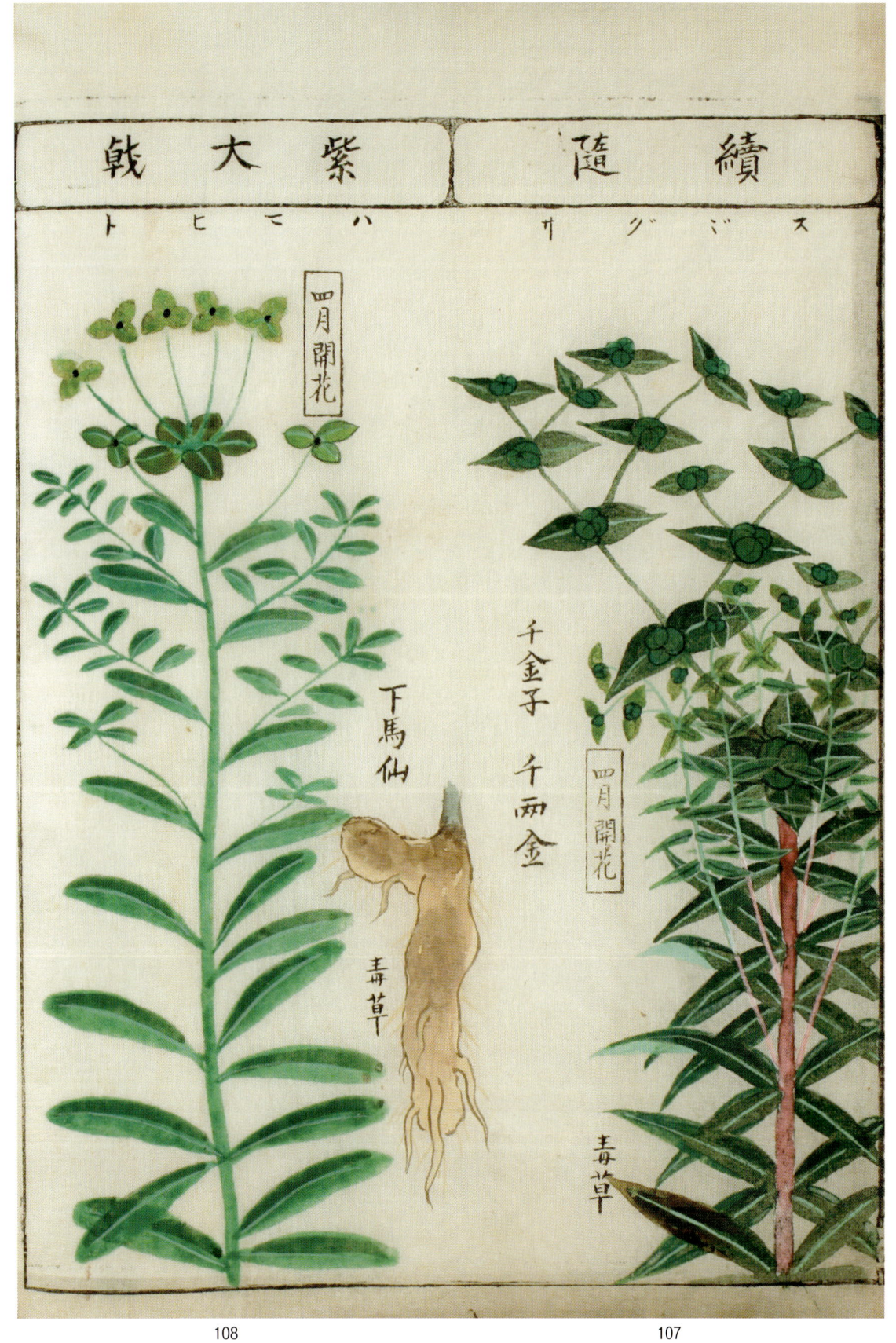

スグビサ | ヒトヒテ

四月開花

下馬仙

千金子　千兩金

毒草

四月開花

毒草

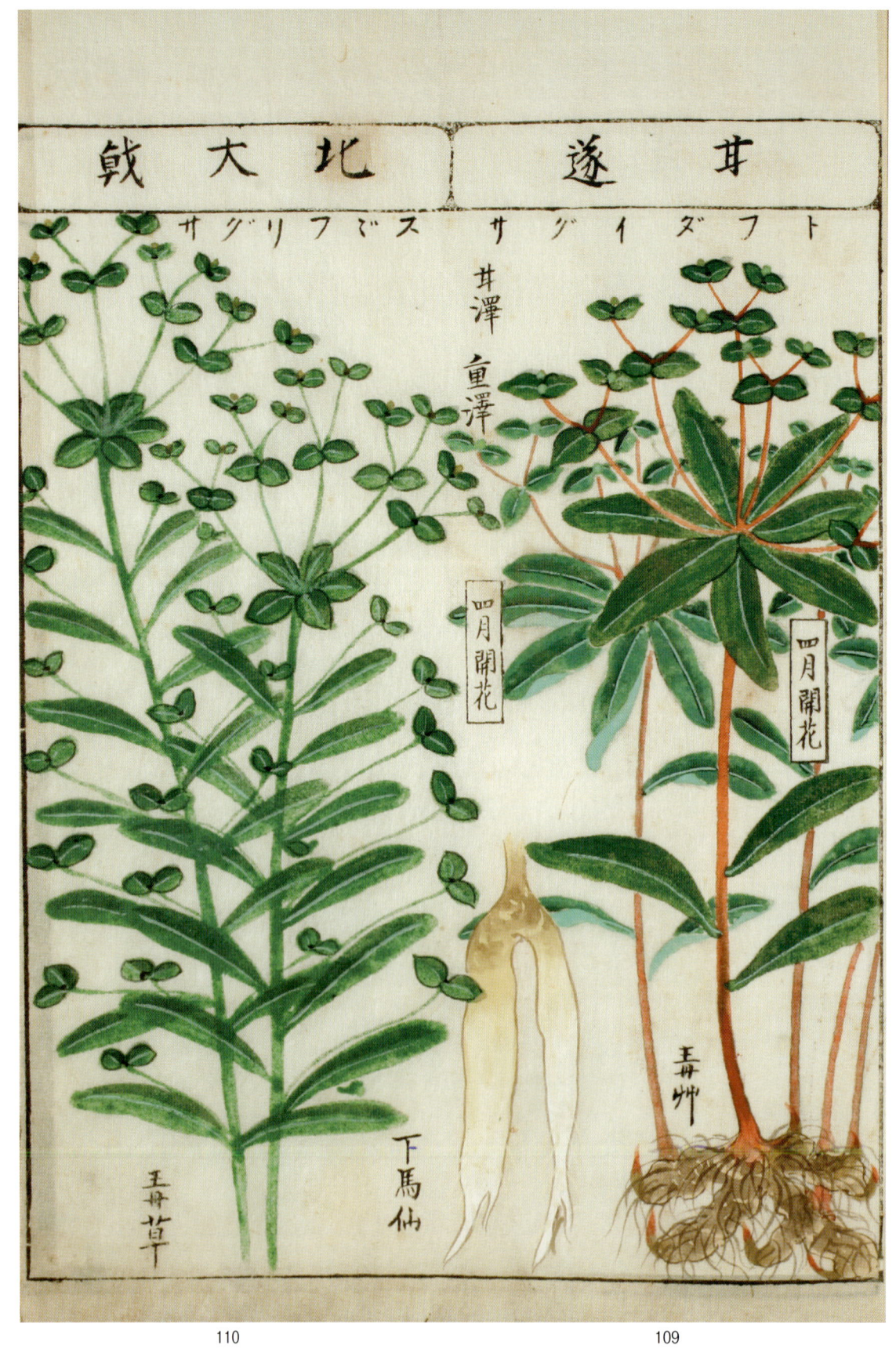

北大戟	甘遂
スビフリグサ	トフダイグサ

甘澤
重澤

四月開花

四月開花

玉笄草

下馬仙

毒艸

| 同 | 剪刀股 |

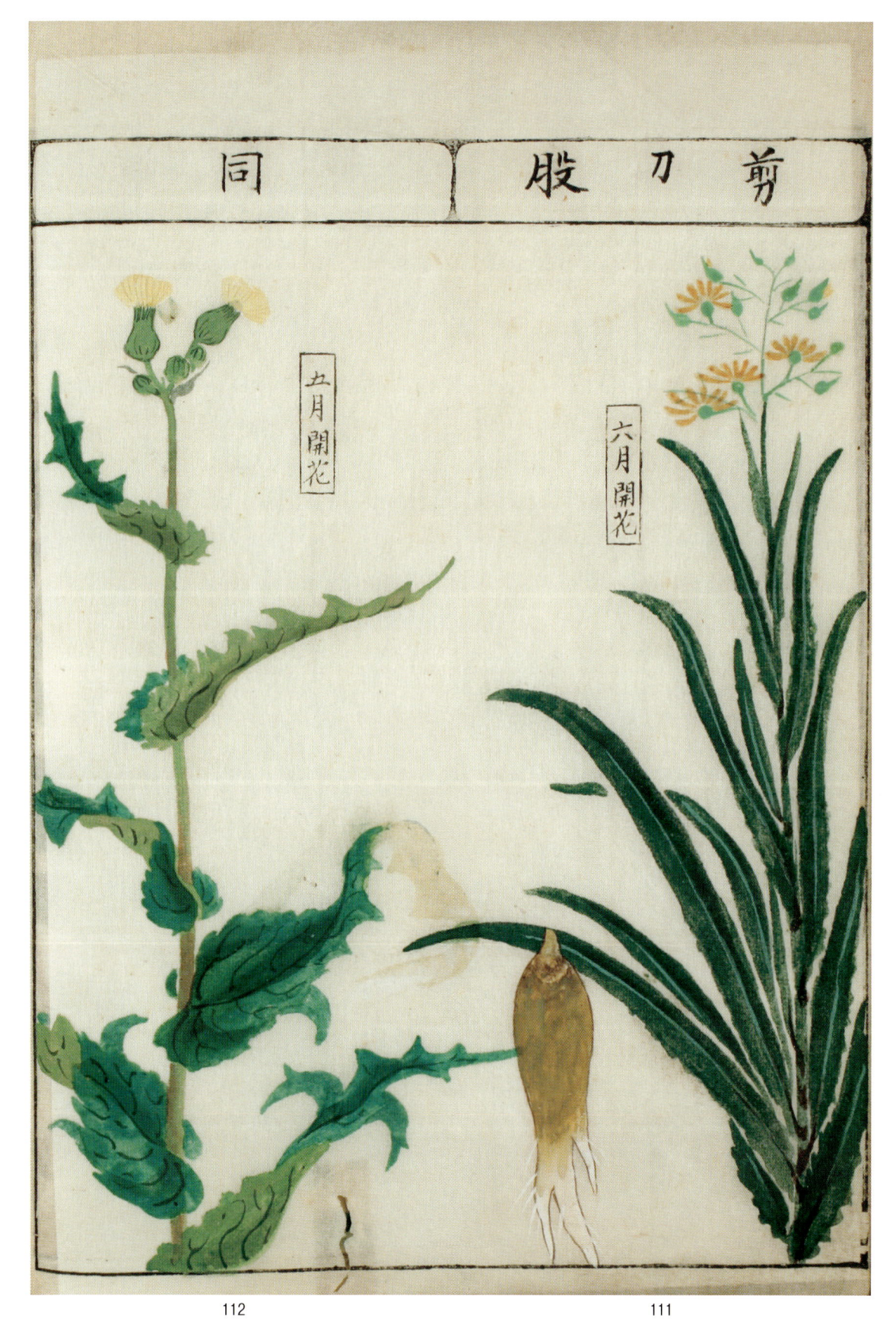

五月開花

六月開花

白屈菜　　野萵苣

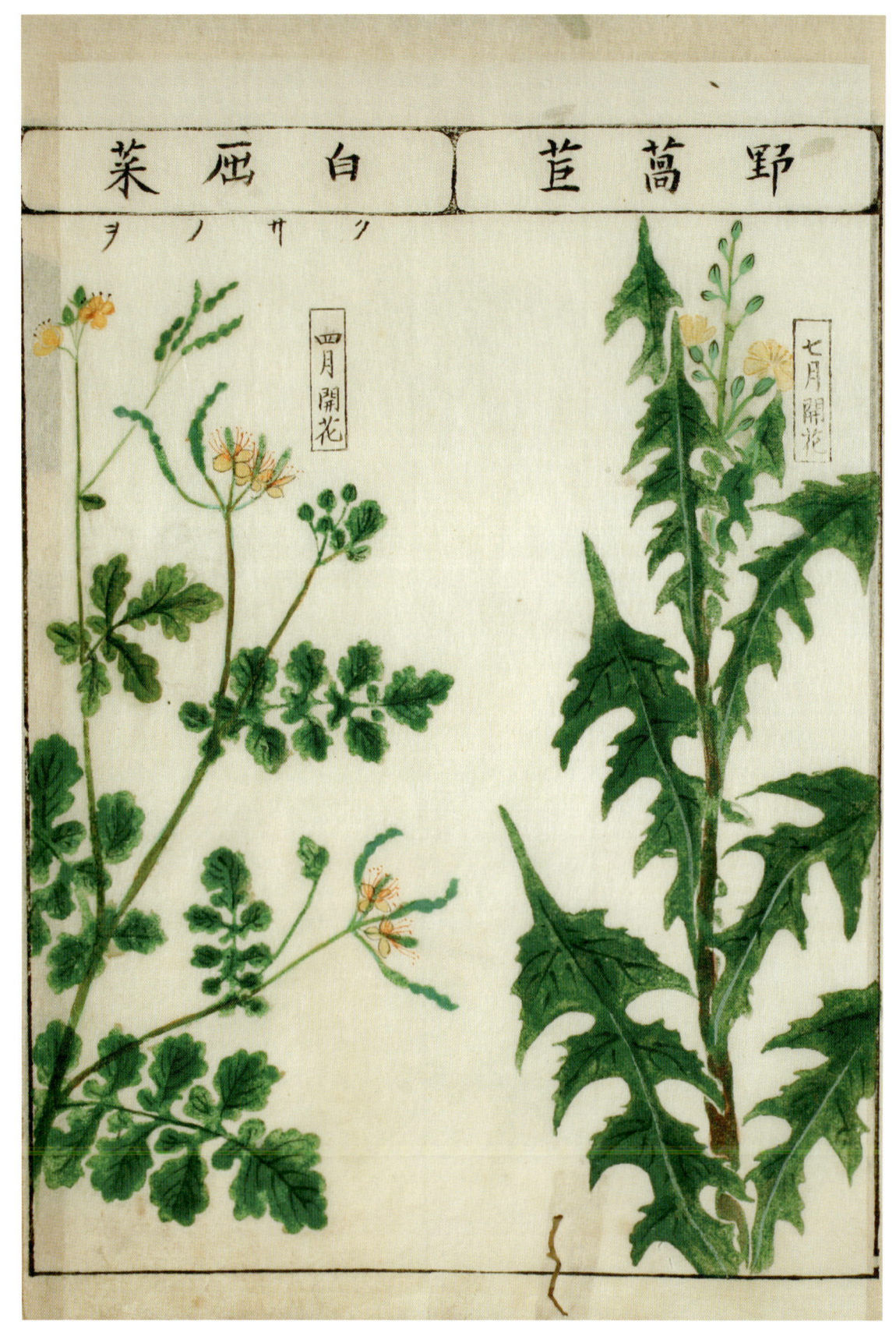

クサノヲ

四月開花　　七月開花

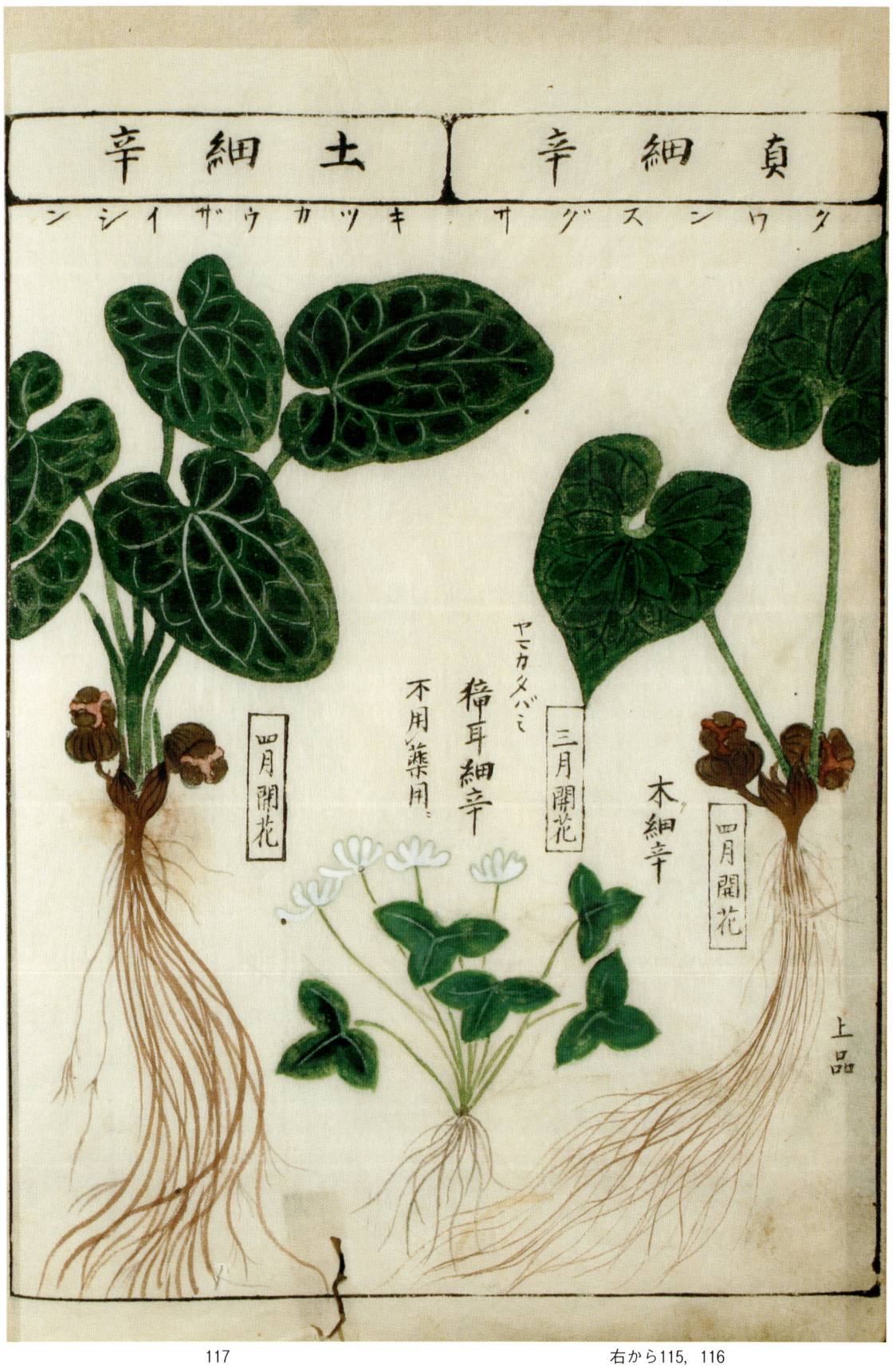

土細辛	真細辛
ツチサイシン	ウスサイシン

四月開花

ヤマカメバミ
猴耳細辛
不用薬用ニ

三月開花

木ノ細辛

四月開花

上品

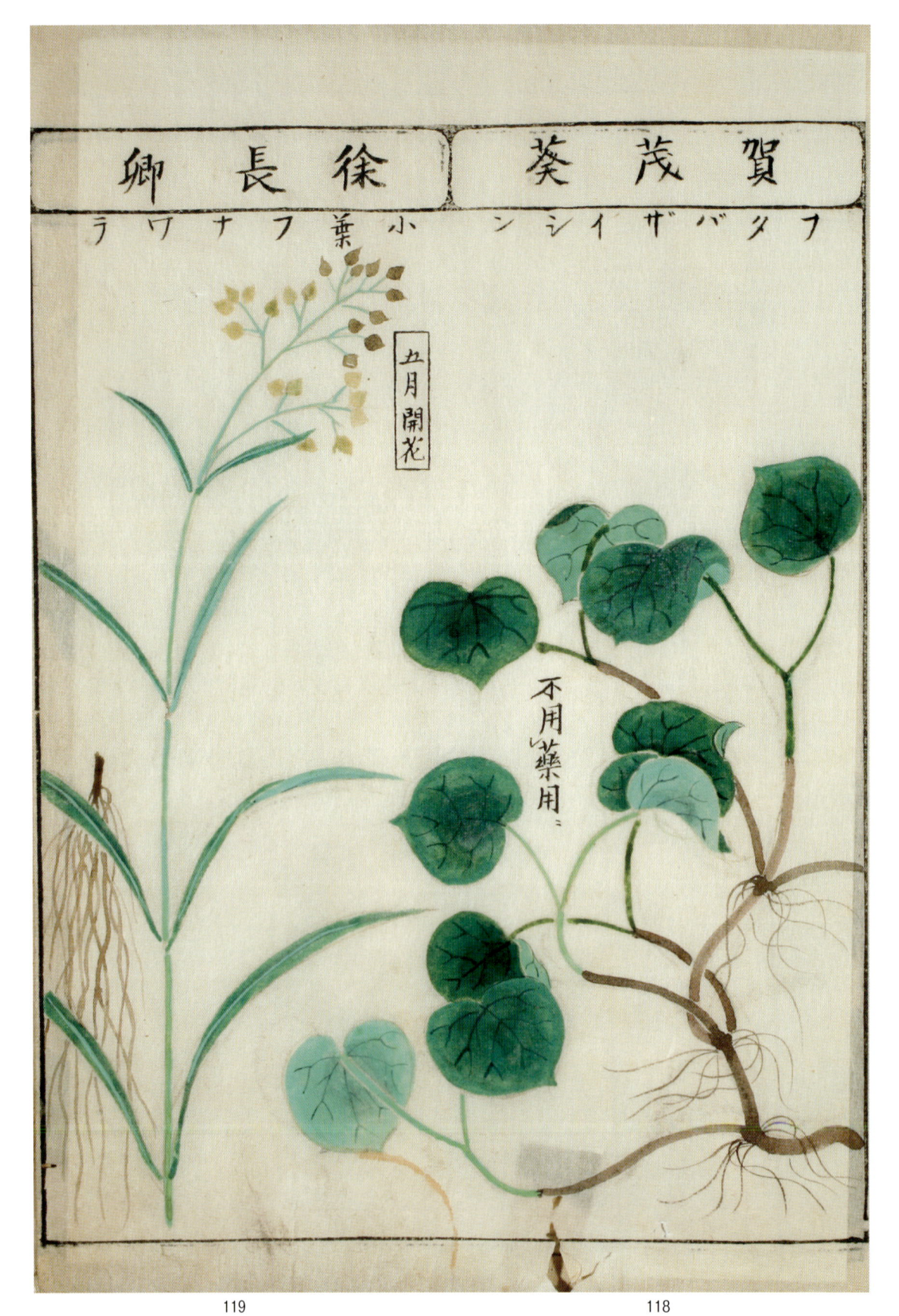

徐長卿	賀茂葵
コヤウナフハ小	ンシイザバタフ

五月開花

不用ニ藥用ニ

山蘭	真蘭
同	フジバカマ

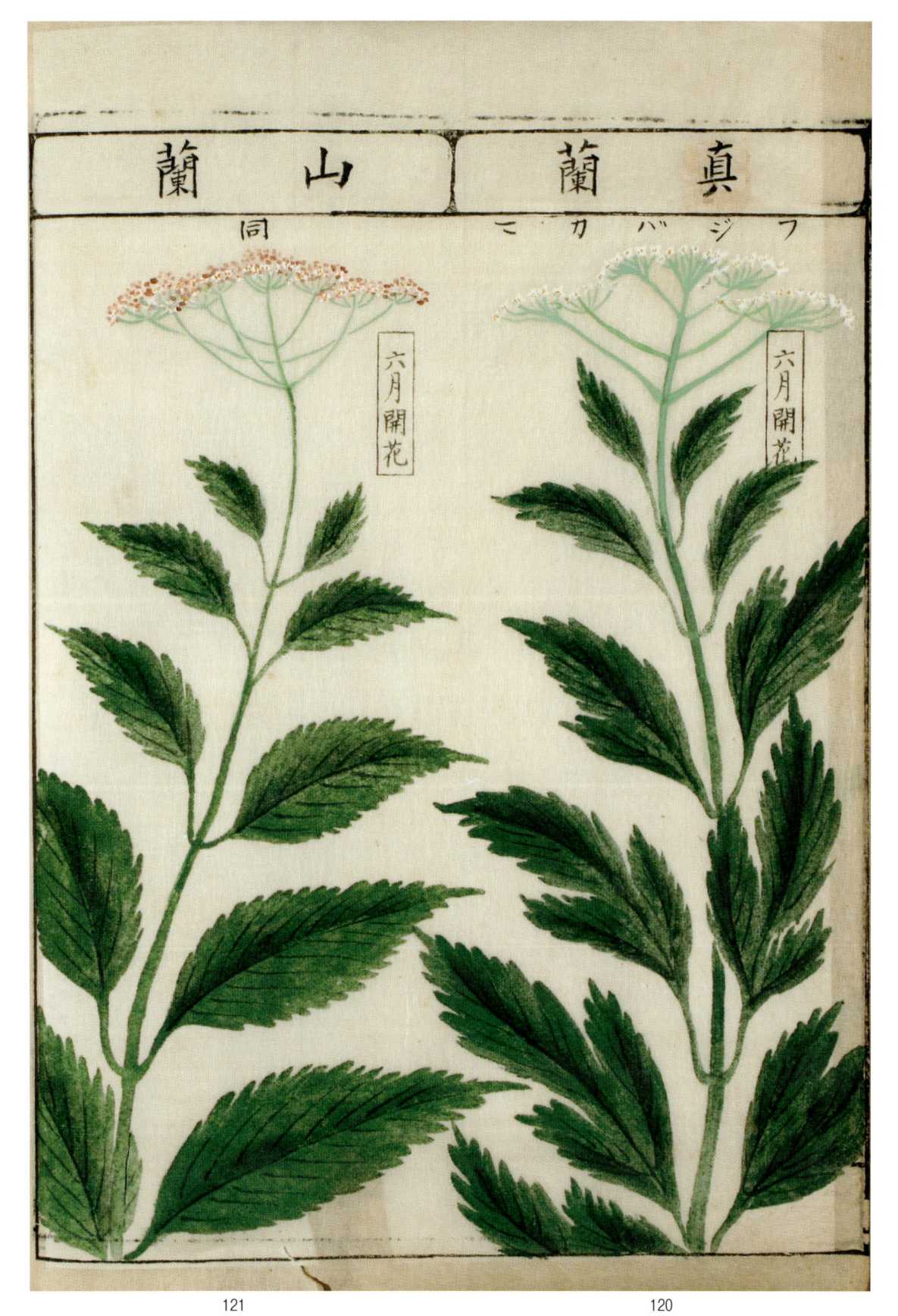

六月開花　　六月開花

松山本草 草 下

三十下

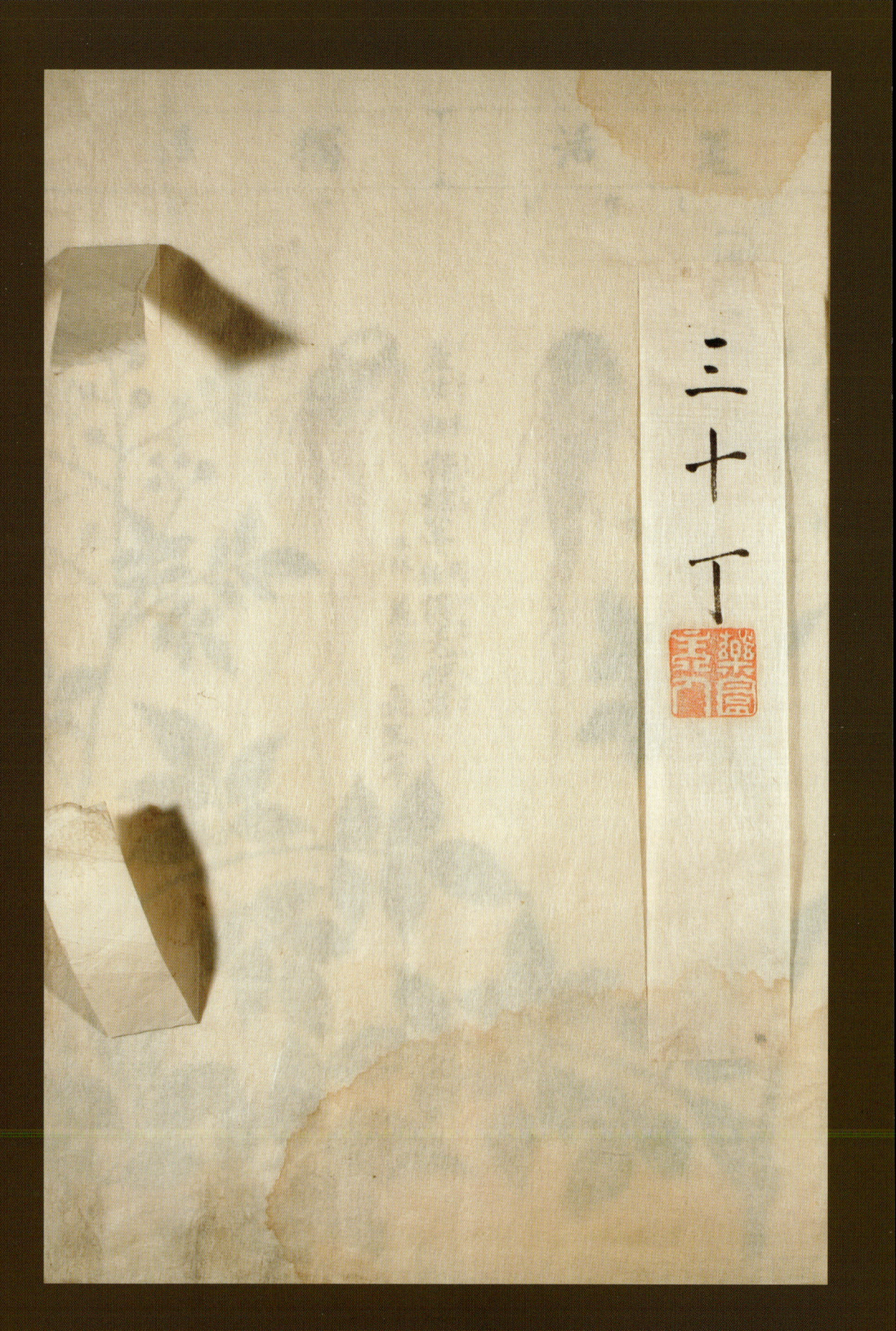

獨活　羌活

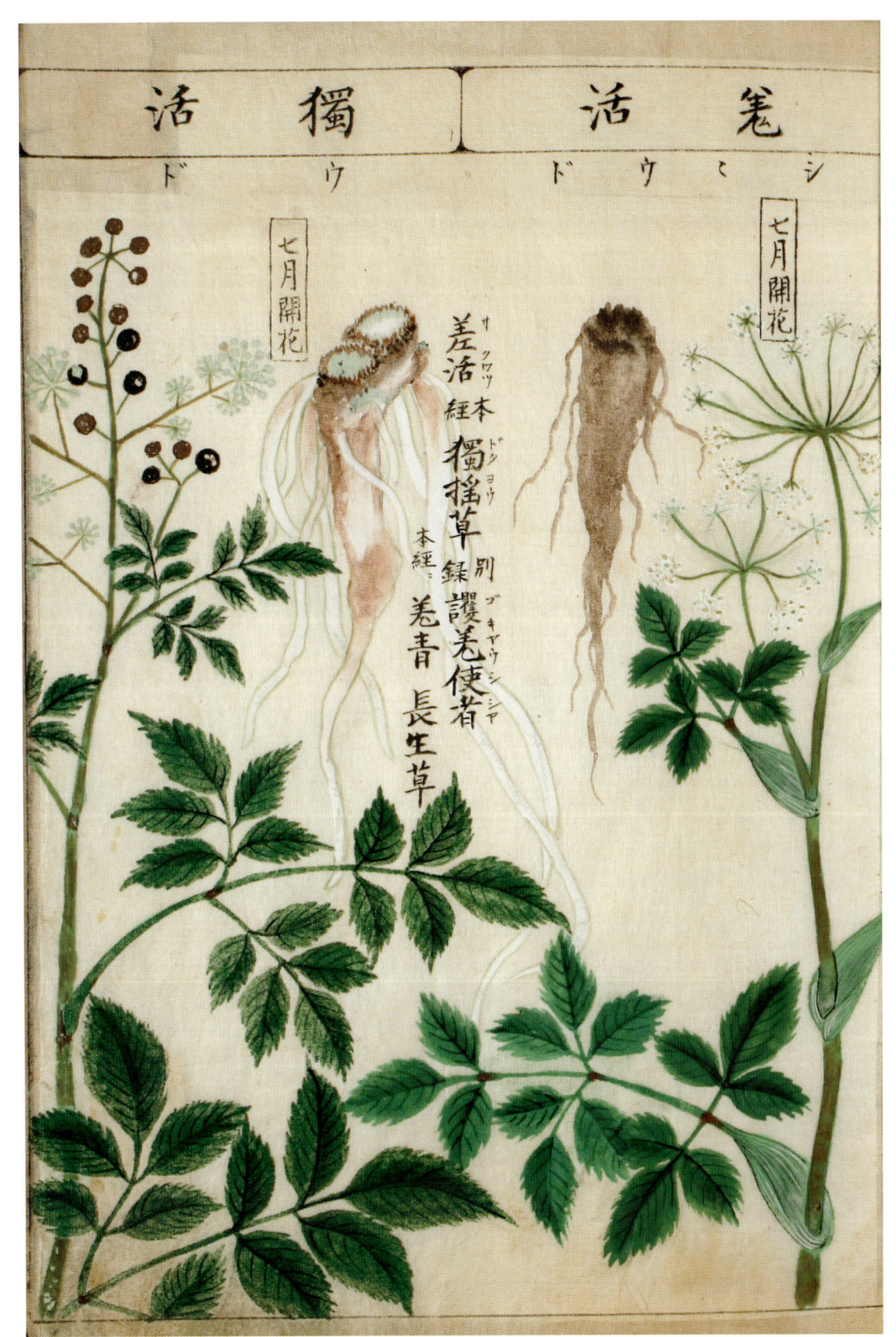

ドウクワツ　シャウドウクワツ

七月開花　　　七月開花

サクワツ
羌活 本經
獨搖草 ドクヨウサウ 別錄
護羌使者 ブキヤウシシャ
羌青 本經
長生草

防風　同

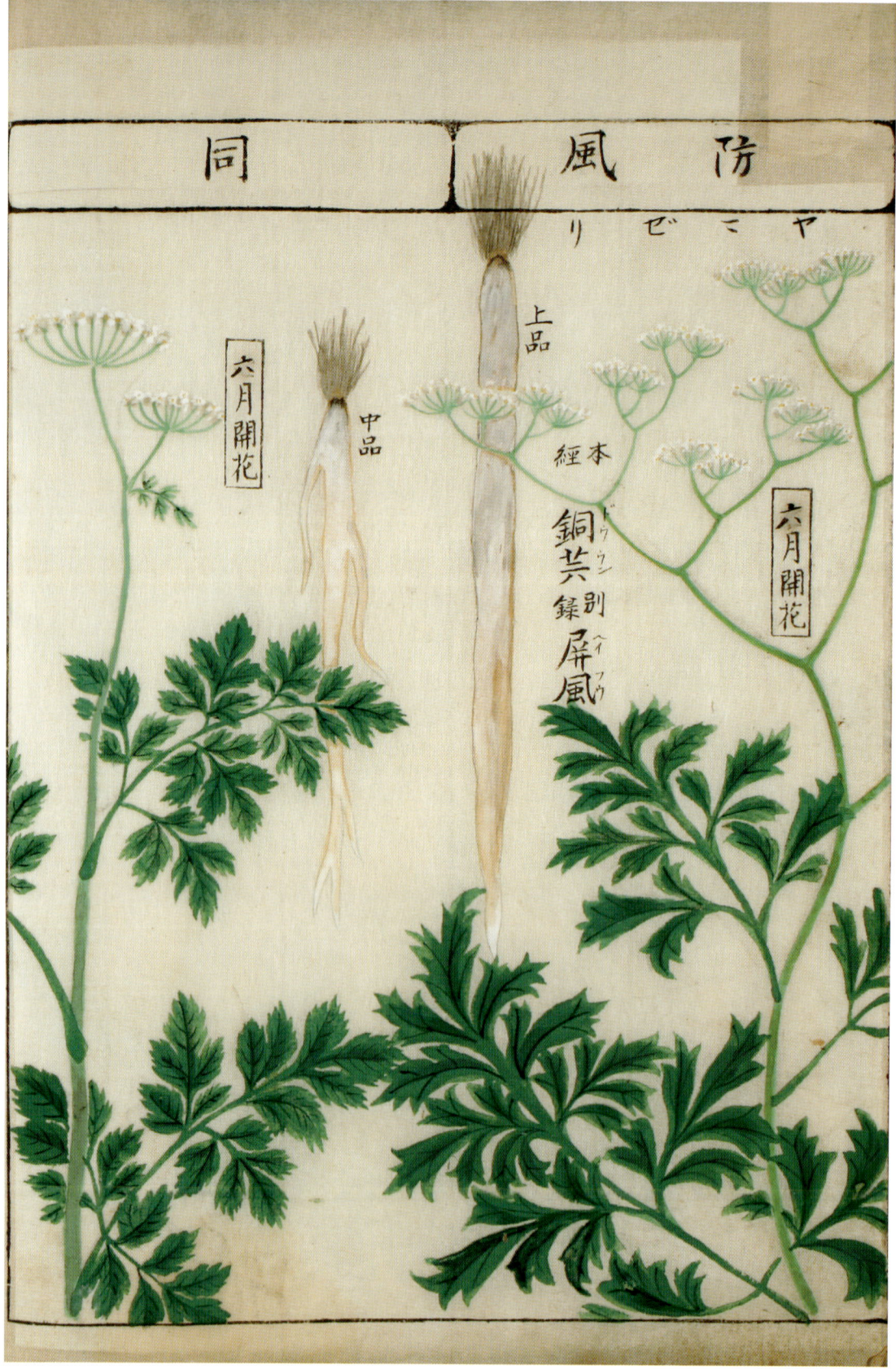

ヤマゼリ

上品

中品

本經
銅芸（ドウウン）別錄屏風（ヘイフウ）

六月開花

六月開花

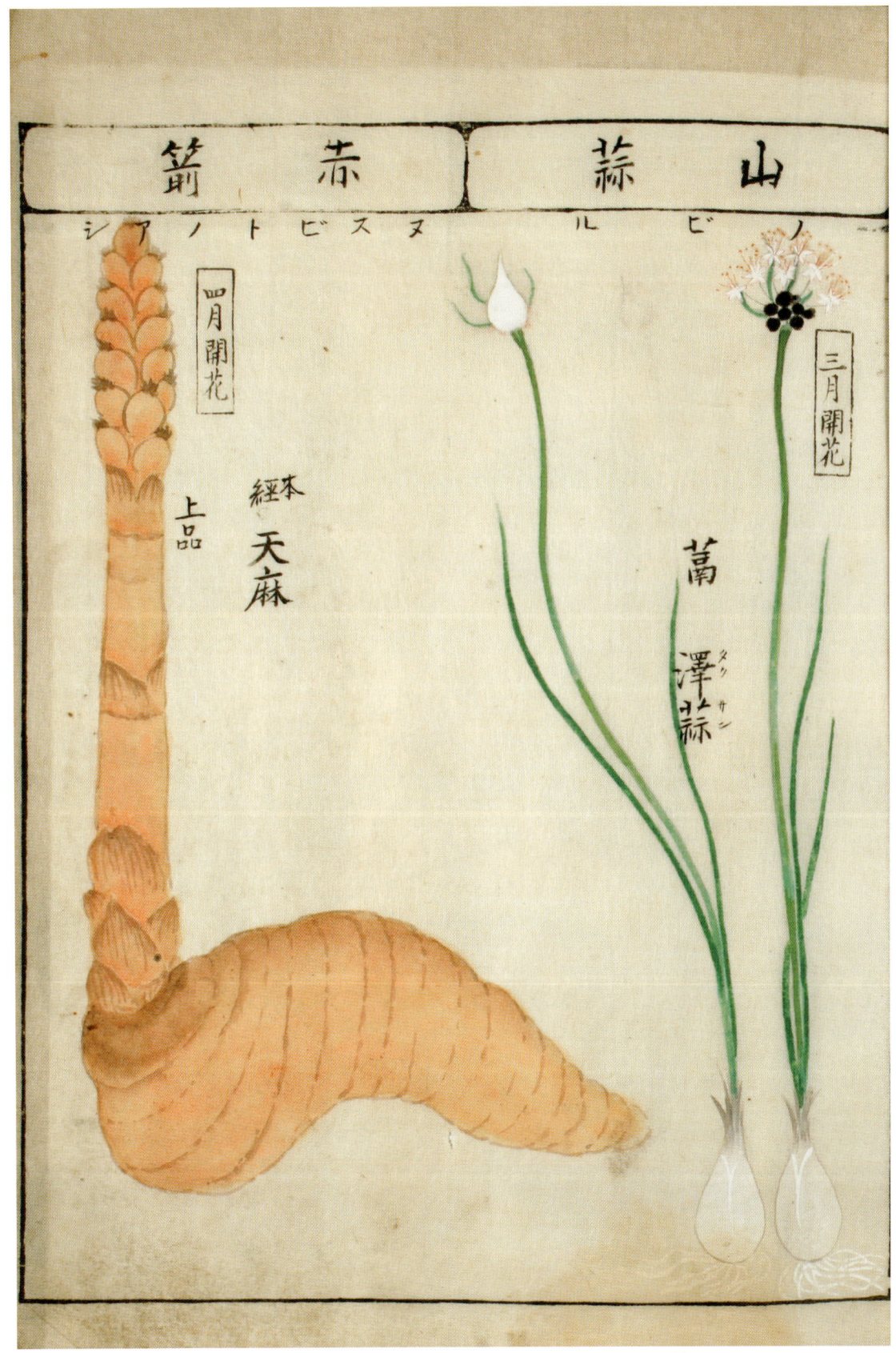

赤箭	山蒜
シアノトビスヌ	ノビビル
四月開花	三月開花
本經 天麻	蒚 澤蒜(タクサン)
上品	

木賊　　麻黄
トクサ　　イヌドクサ

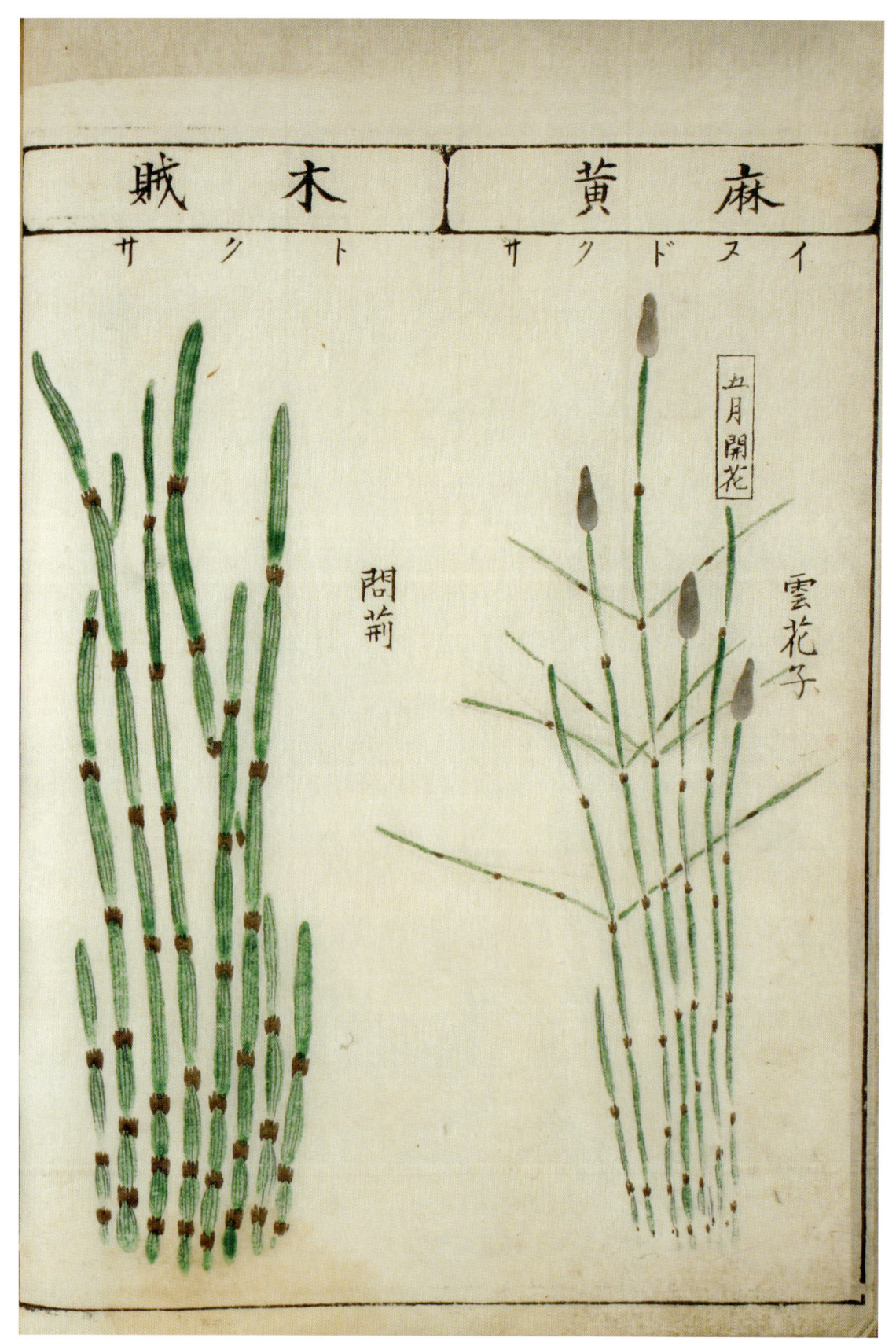

問荊

五月開花

雲花子

水蘵
ジヤカウサグ

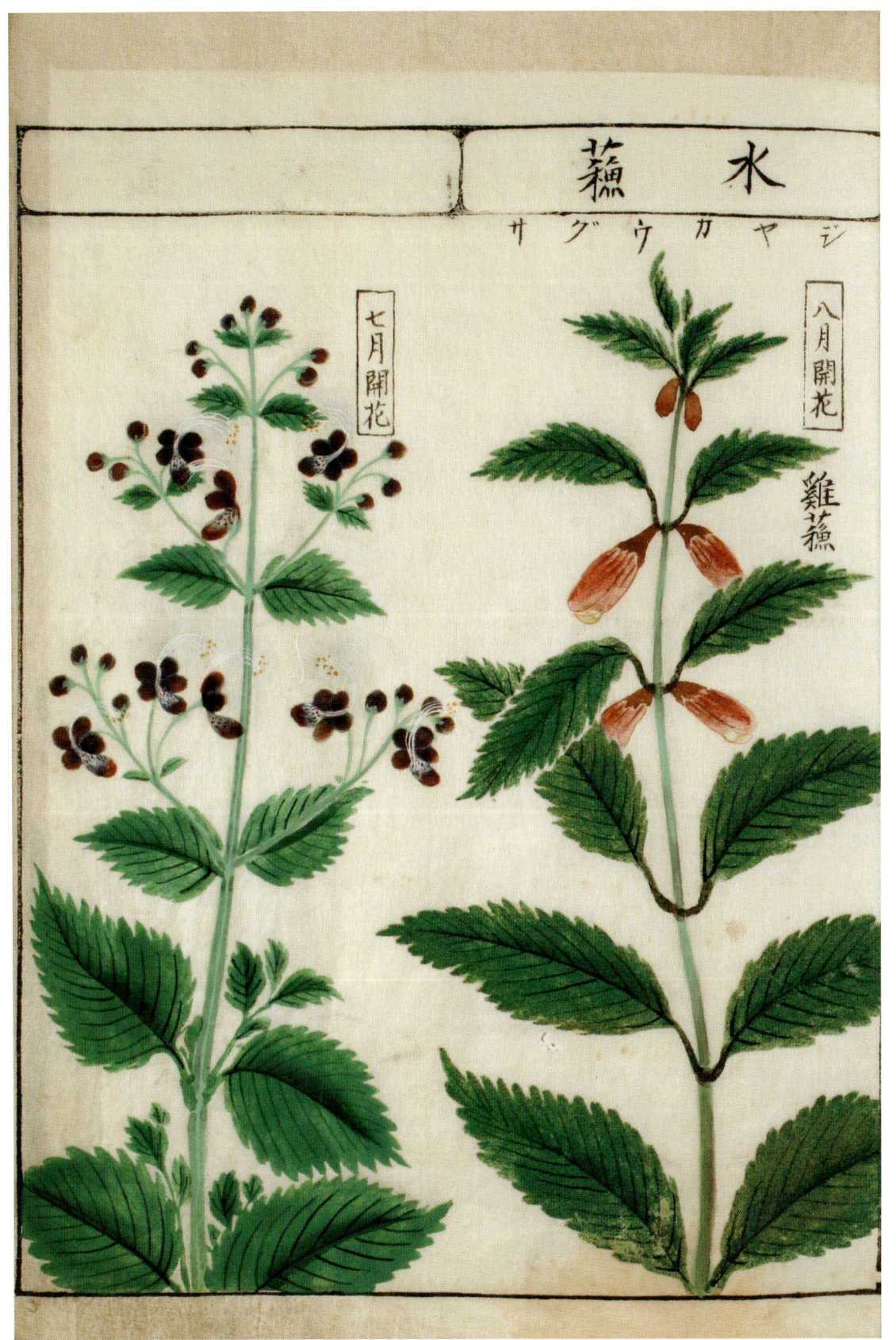

八月開花

雞蘵

七月開花

藿香　｜　薄荷

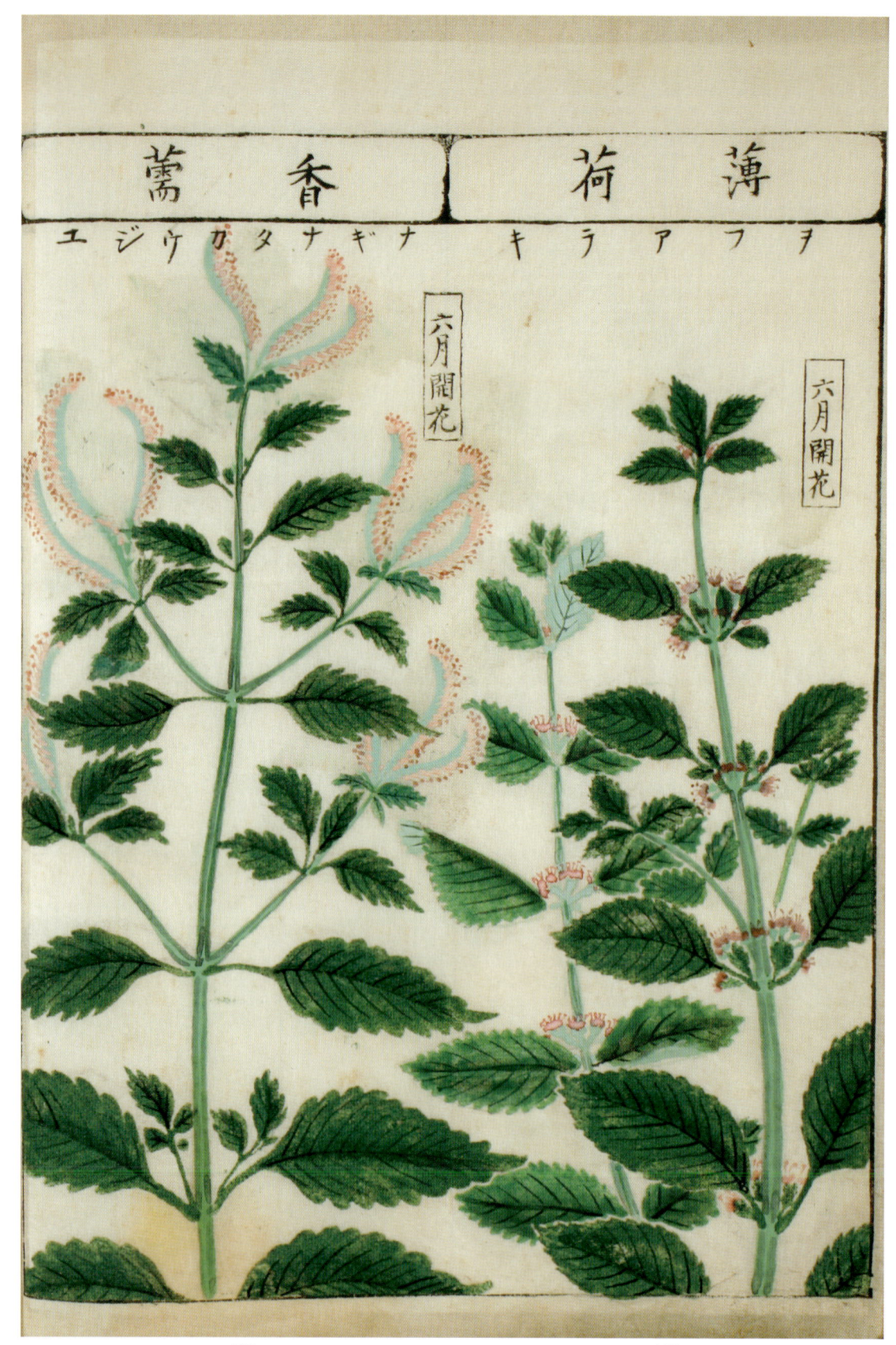

ユジウカタナギナ　　キラアフヲ

六月開花

六月開花

延胡索 | 同味物

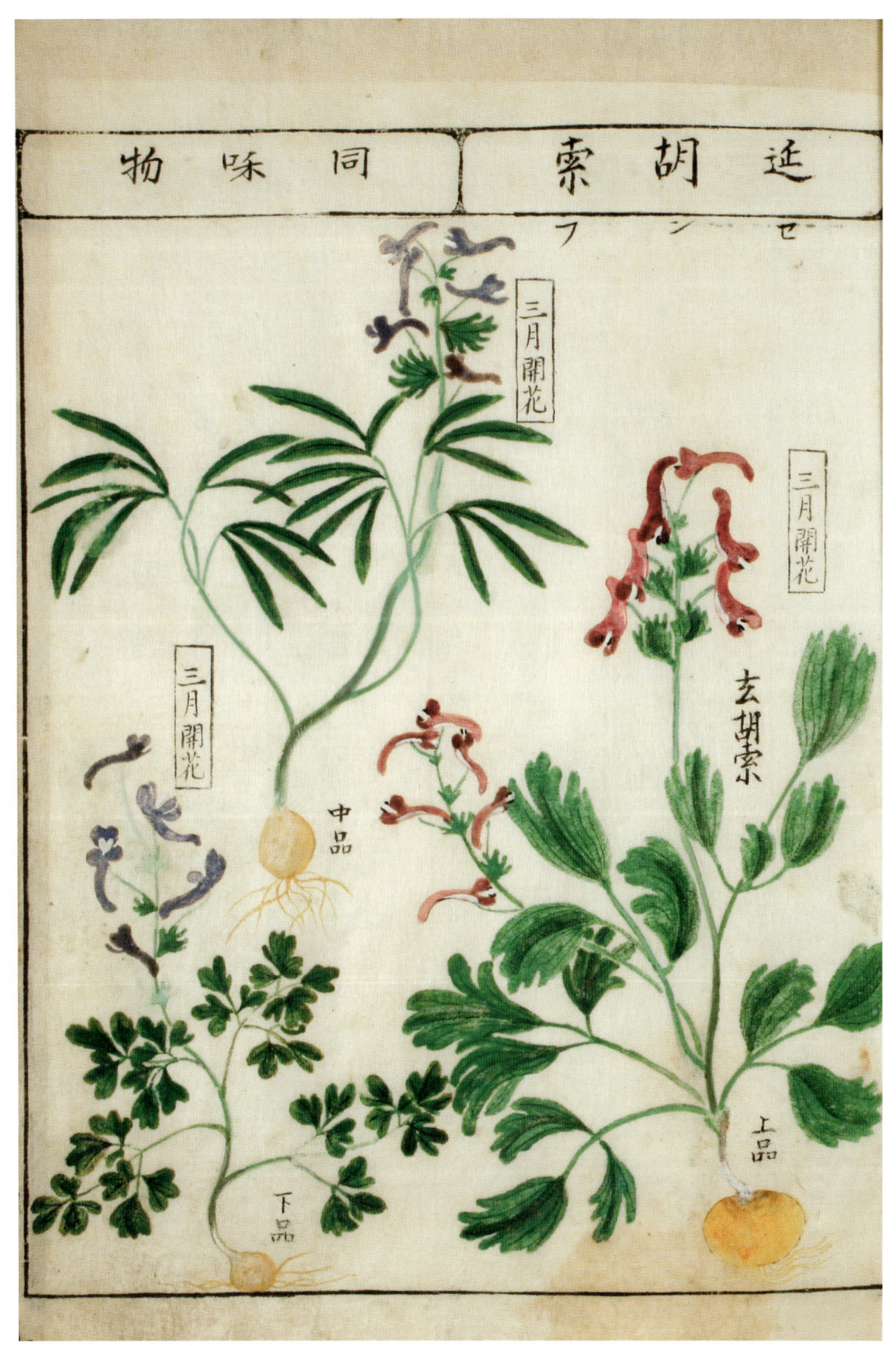

フシ

三月開花

三月開花

玄胡索

三月開花

上品

中品

下品

胡荽　　　　王不留行
シニマ　　　サクサカ

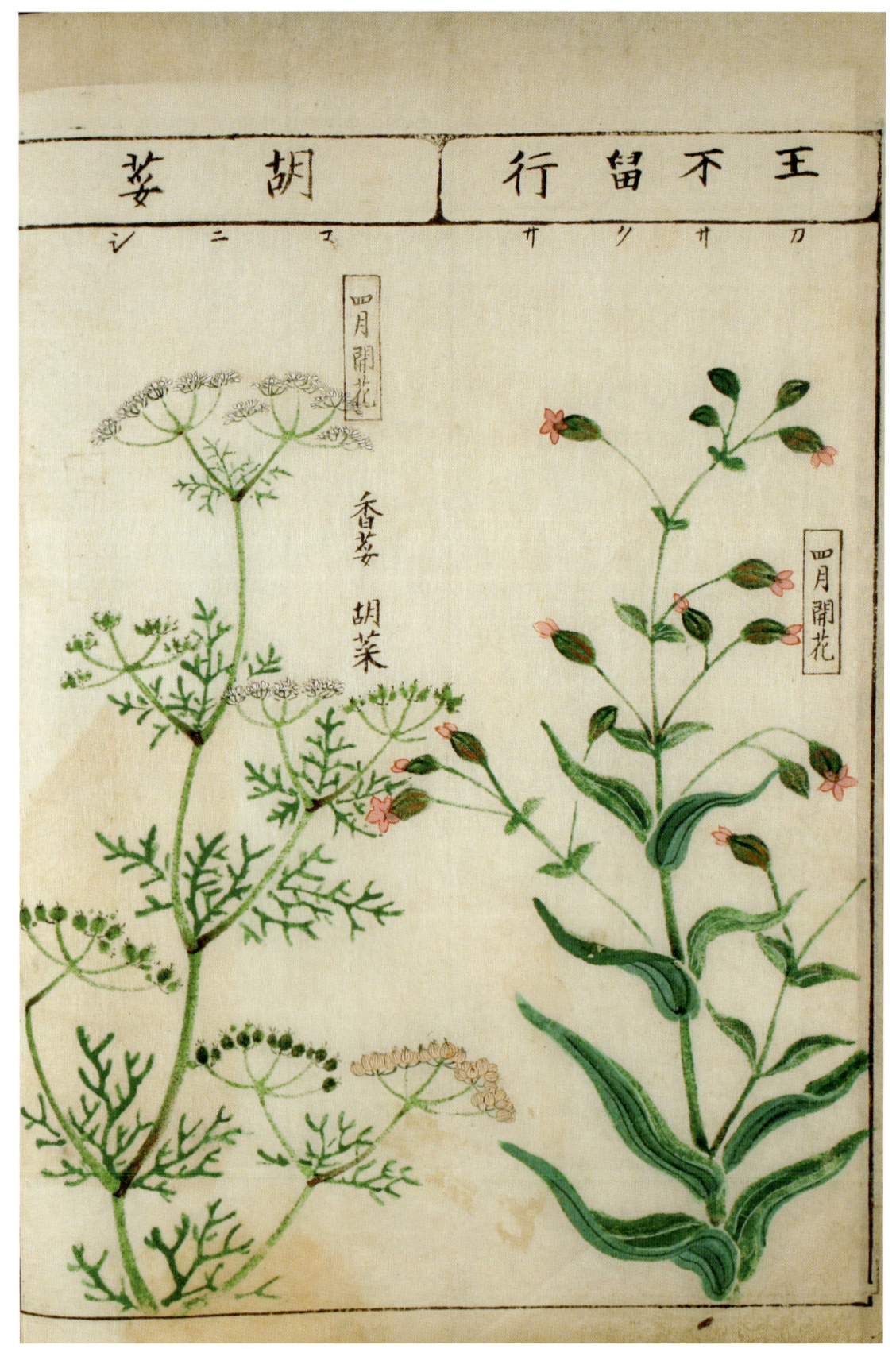

四月開花

香荽　胡荽

四月開花

同	敗醬
シメコトヲ	シメナシキ

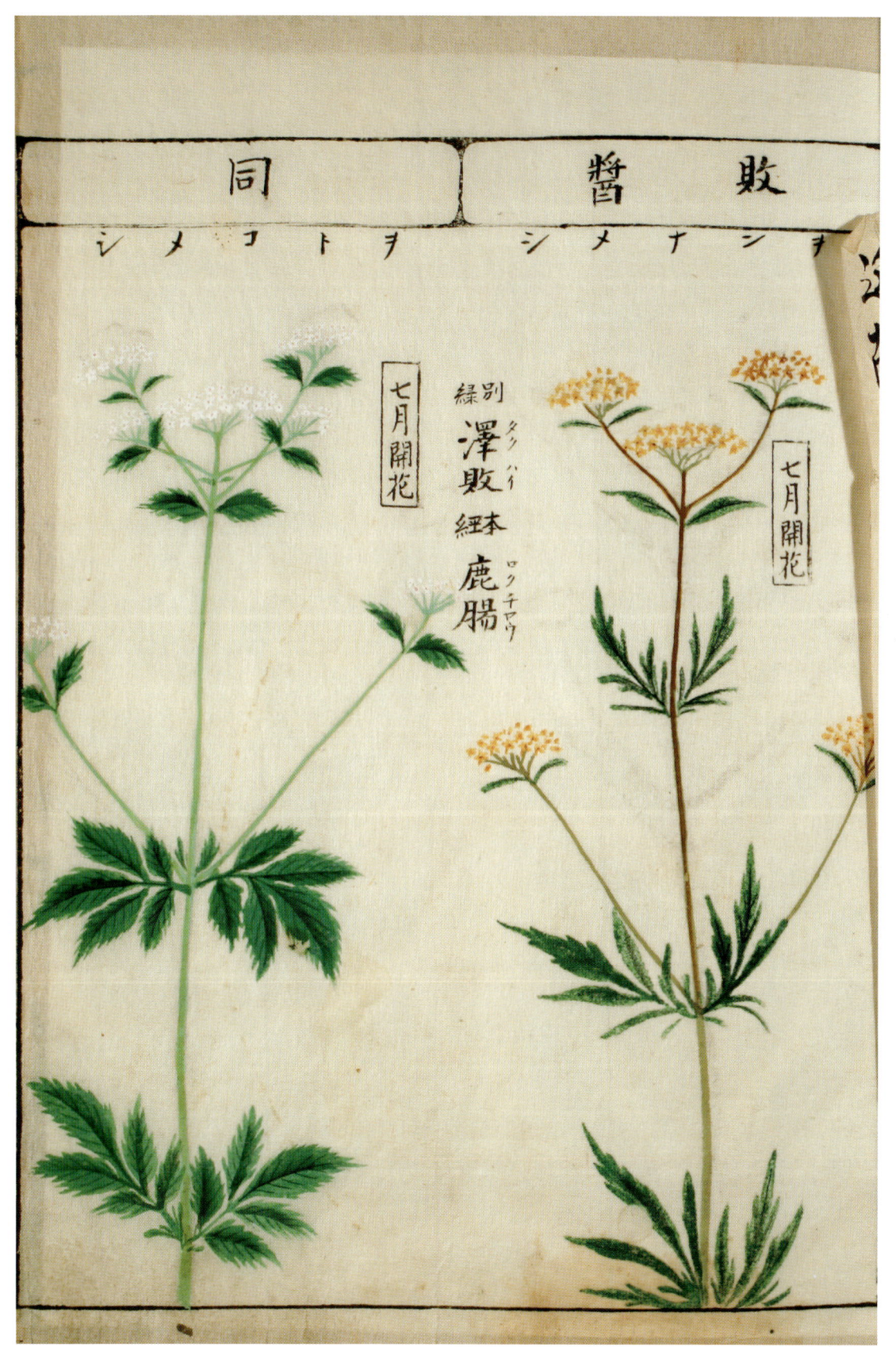

別緑 澤敗 經本 鹿腸
タクハイ
ロクチヤウ

七月開花

七月開花

白菀	紫菀
同	シヲン

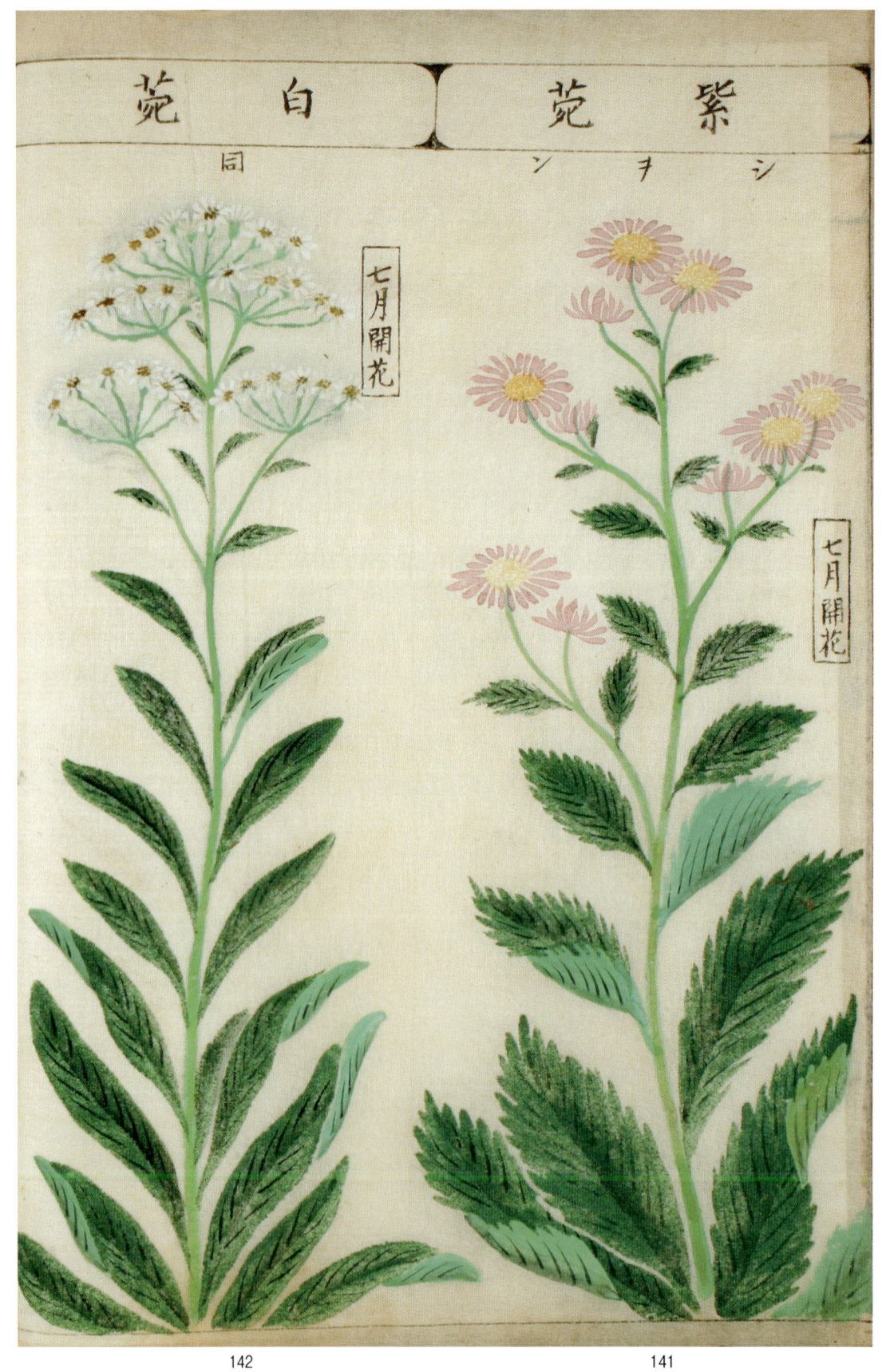

七月開花

七月開花

兎兒尾苗
トラノヲ　ルリトラ

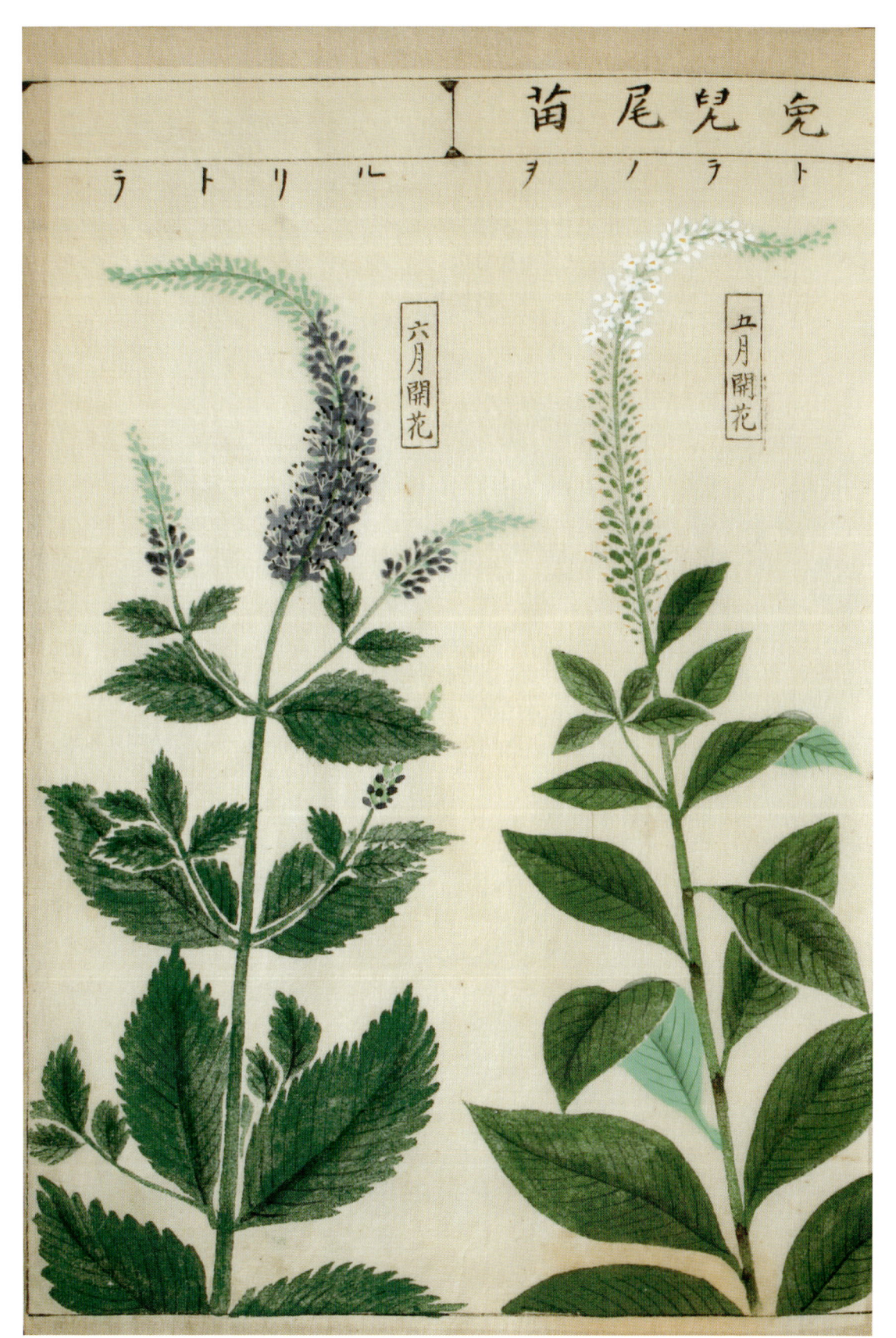

六月開花

五月開花

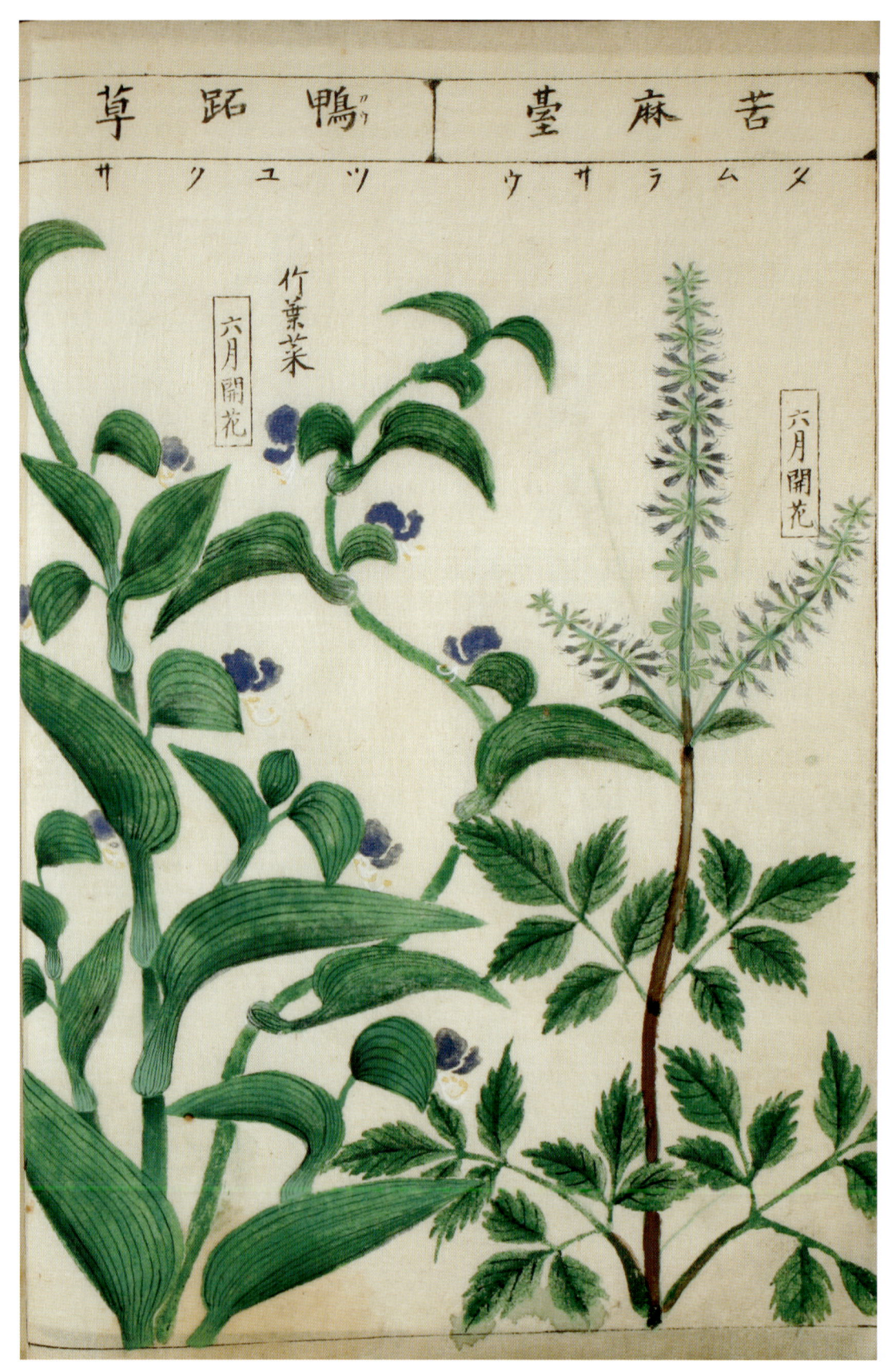

鴨跖草 ワツ	苦麻薹
ツユクサ	タウサラムシ

竹葉菜
六月開花

六月開花

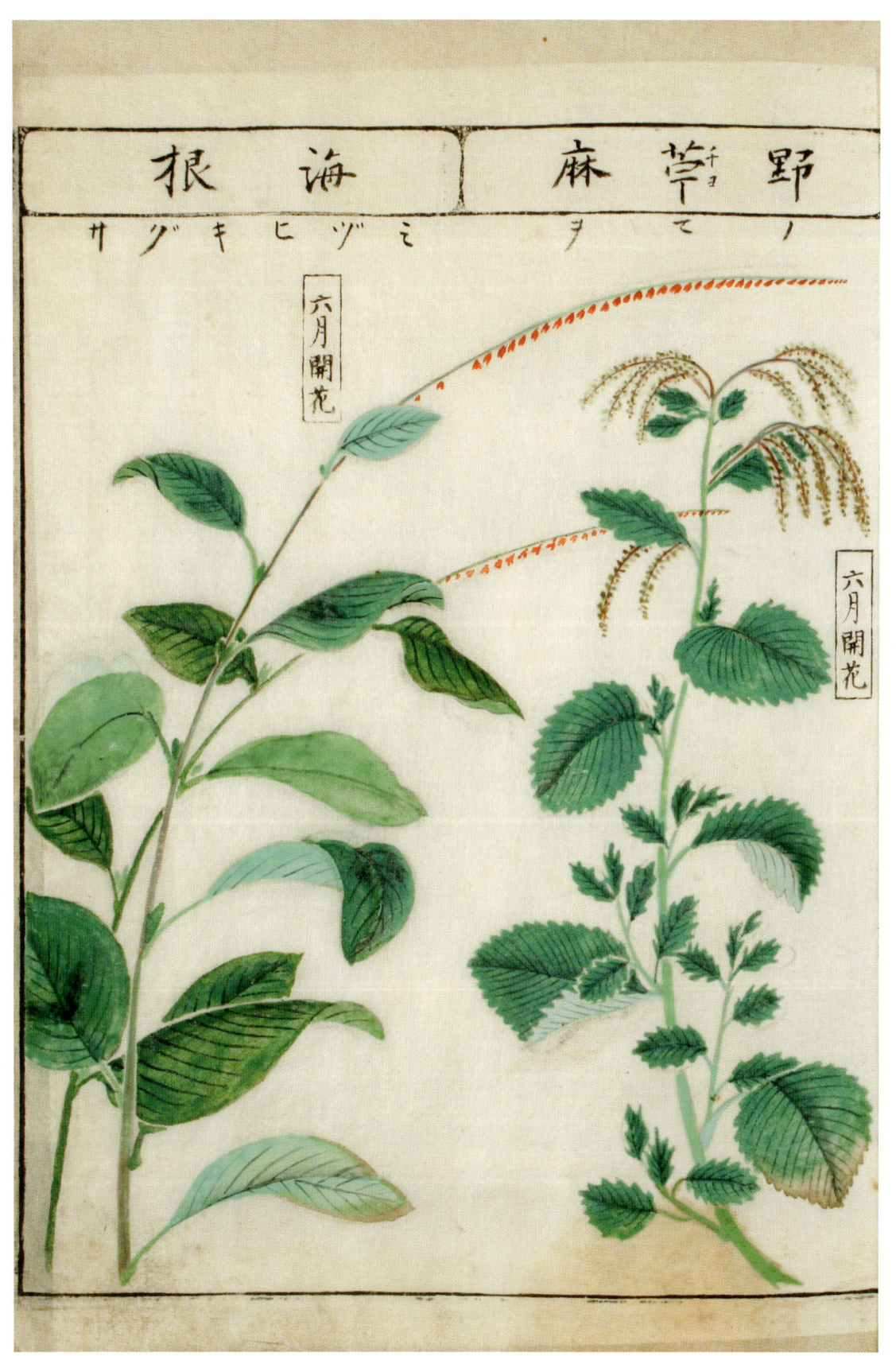

海根	野苧麻(チョマ)
サグキヒヅミ	ノてヲ

六月開花

六月開花

蕁(ジン)麻

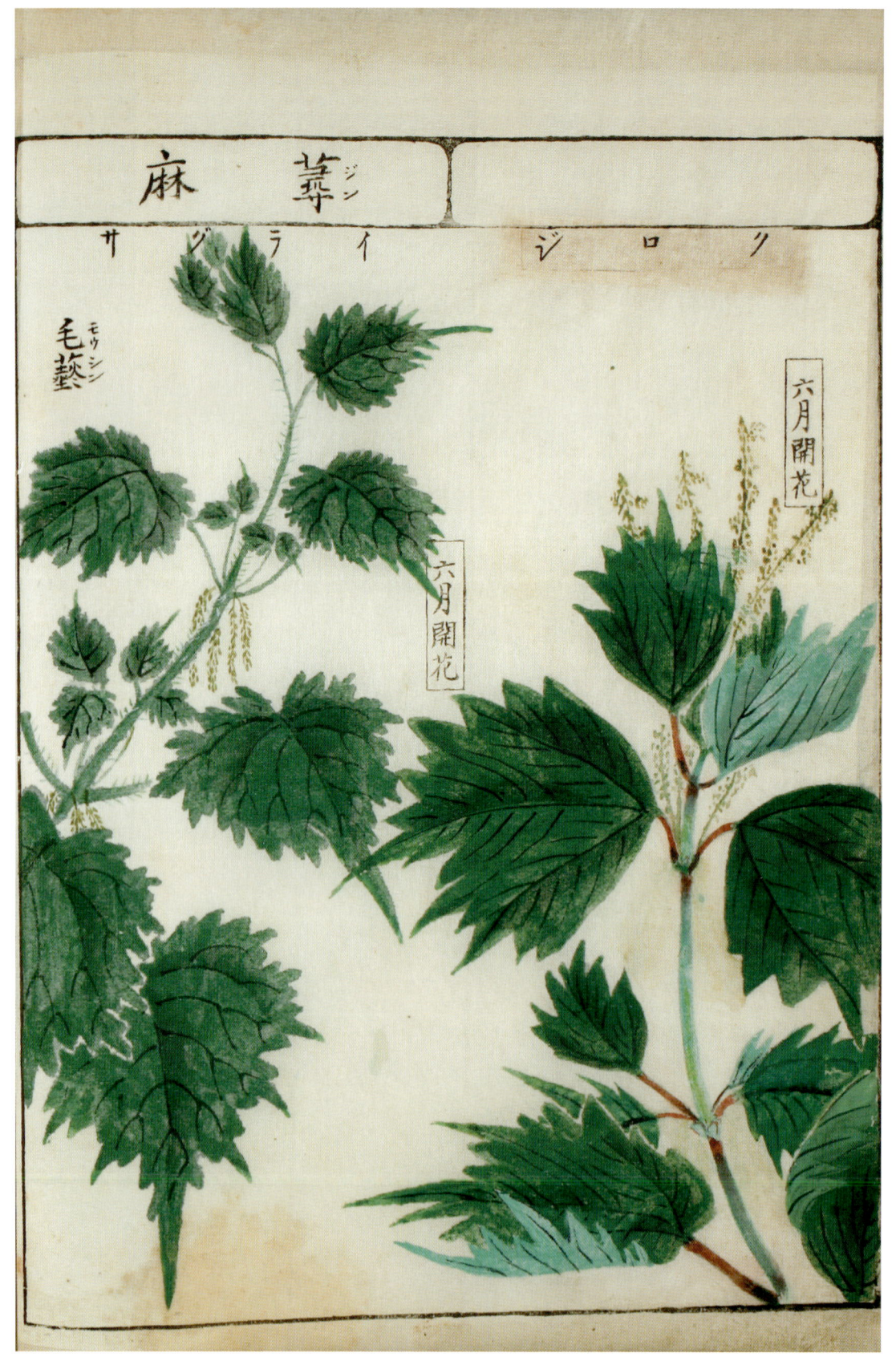

サグライ　クロジ

毛藝(モウシン)

六月開花

六月開花

苘麻

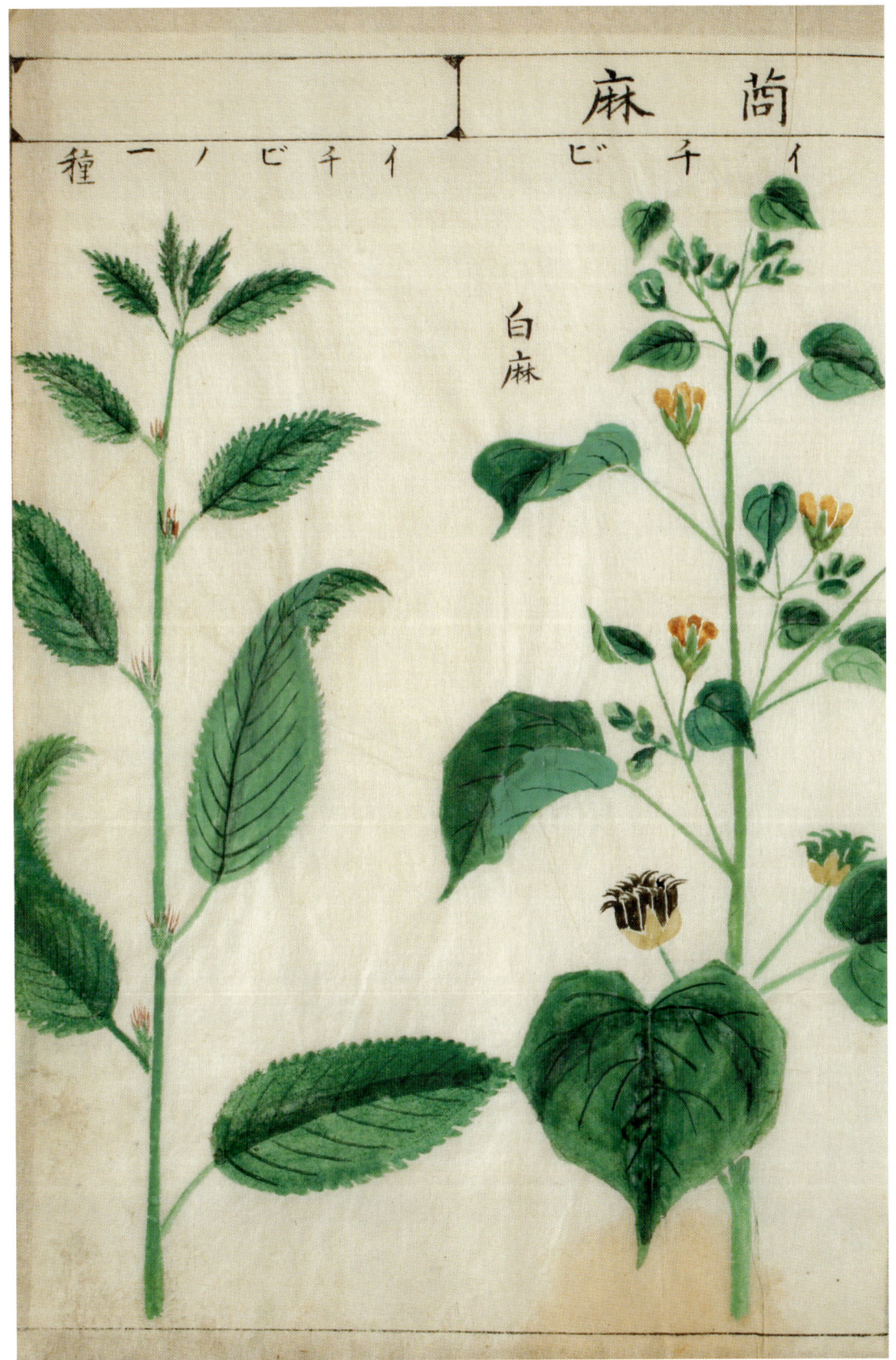

イチビ　　　イチビノ一種

白麻

馬鞭草　｜　翻白草

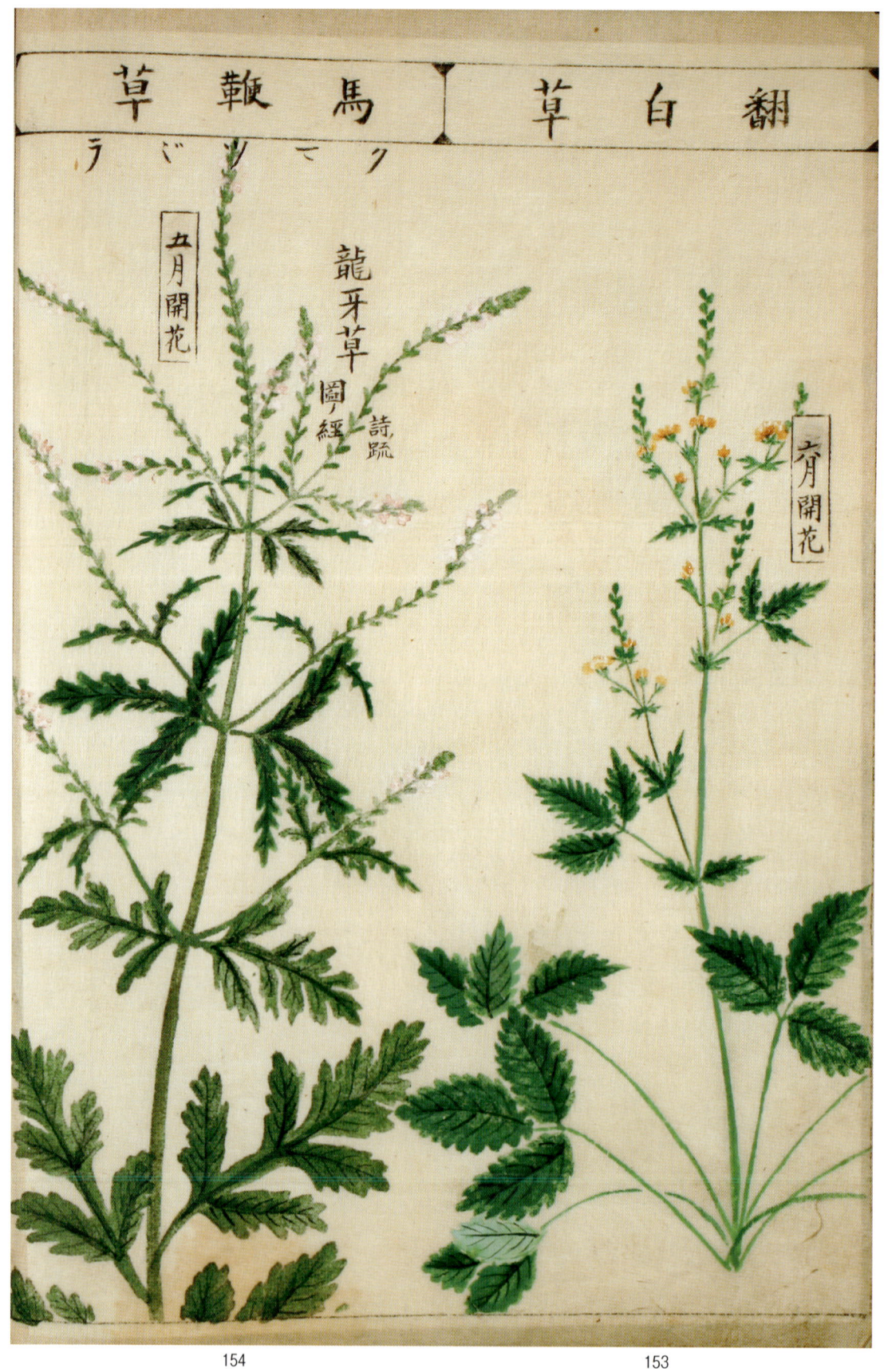

クマツゞラ

五月開花

龍牙草
圖經
詩疏

六月開花

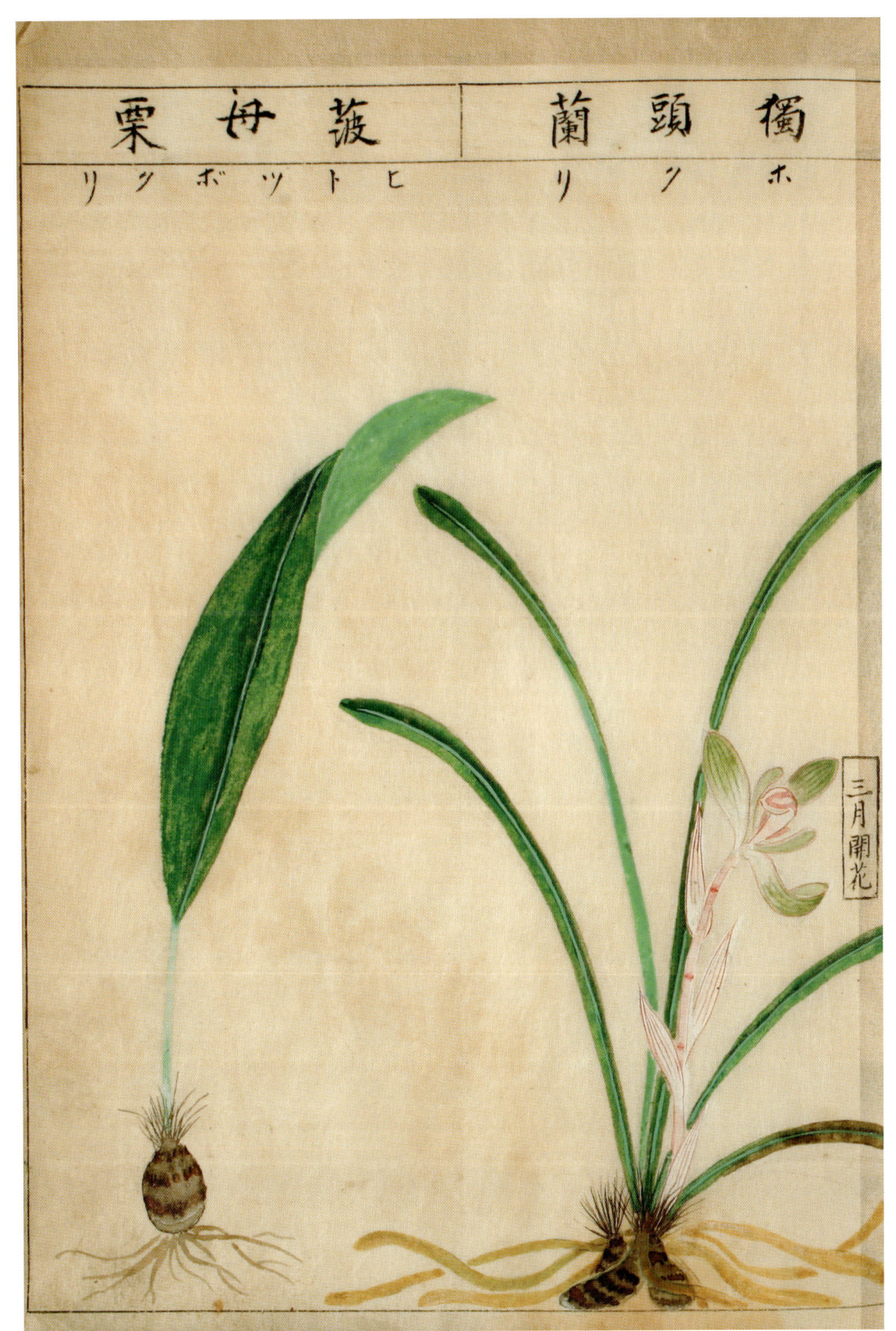

蒦毋栗	獨頭蘭
ヒツトボクリ	ホクリン

三月開花

水斗葉
フキ　チリソウ

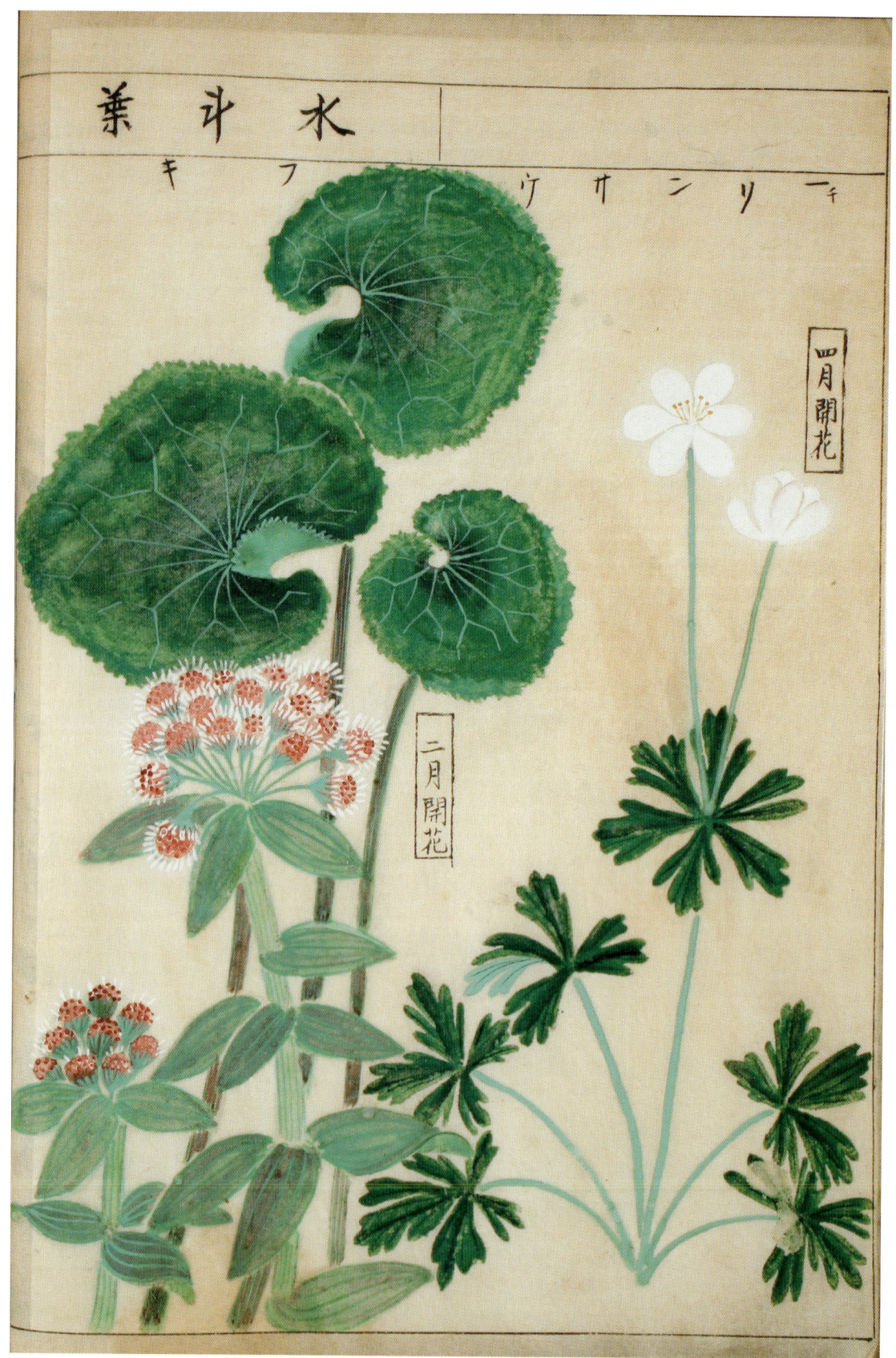

四月開花

二月開花

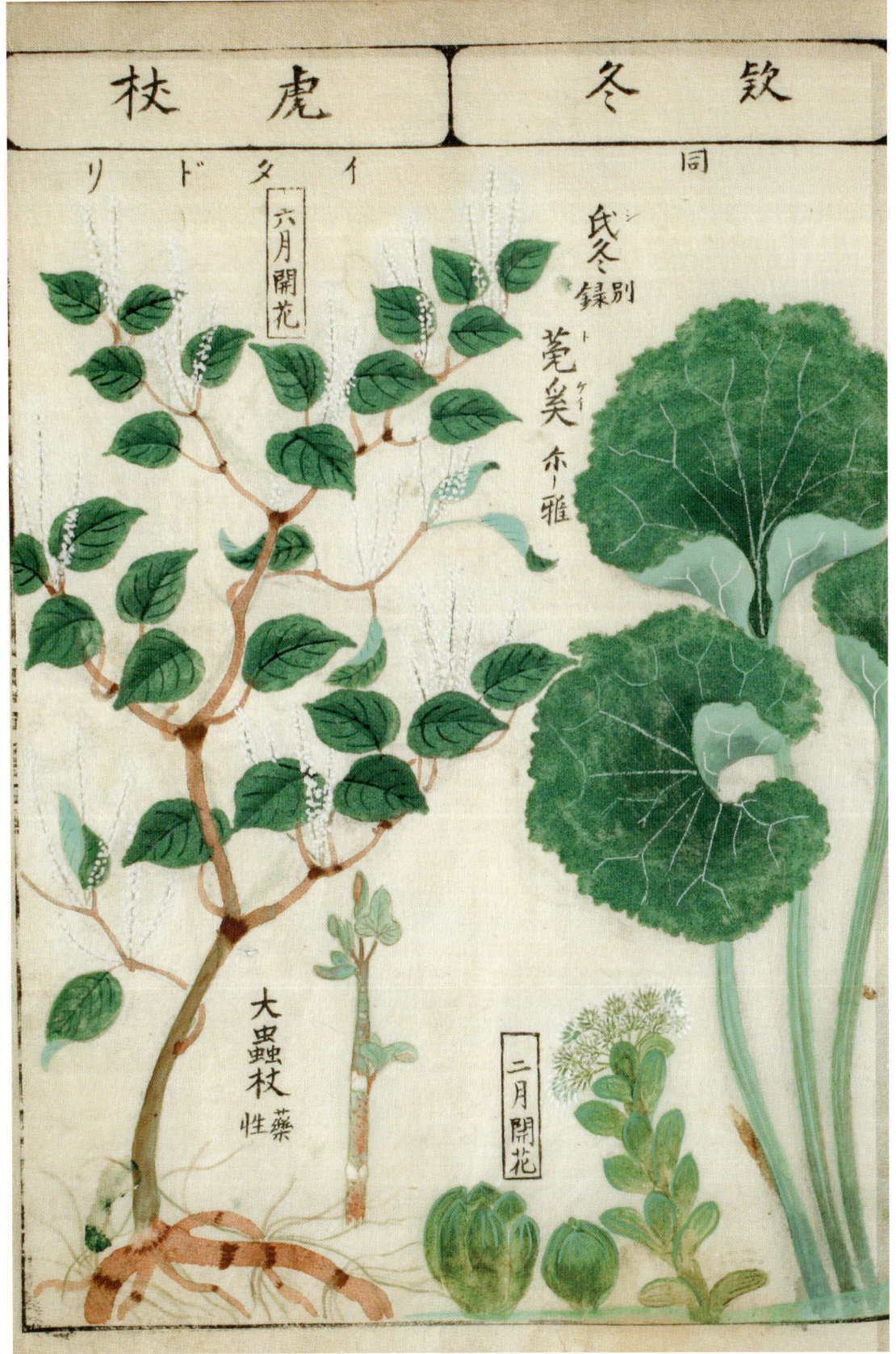

虎杖	款冬
イタドリ 六月開花	同 シ氏冬別錄 菟奚(トケイ)ホノ雅

大蟲䗪杖 藥性

二月開花

玄參	藿香
サグシヲ	リドミワカ

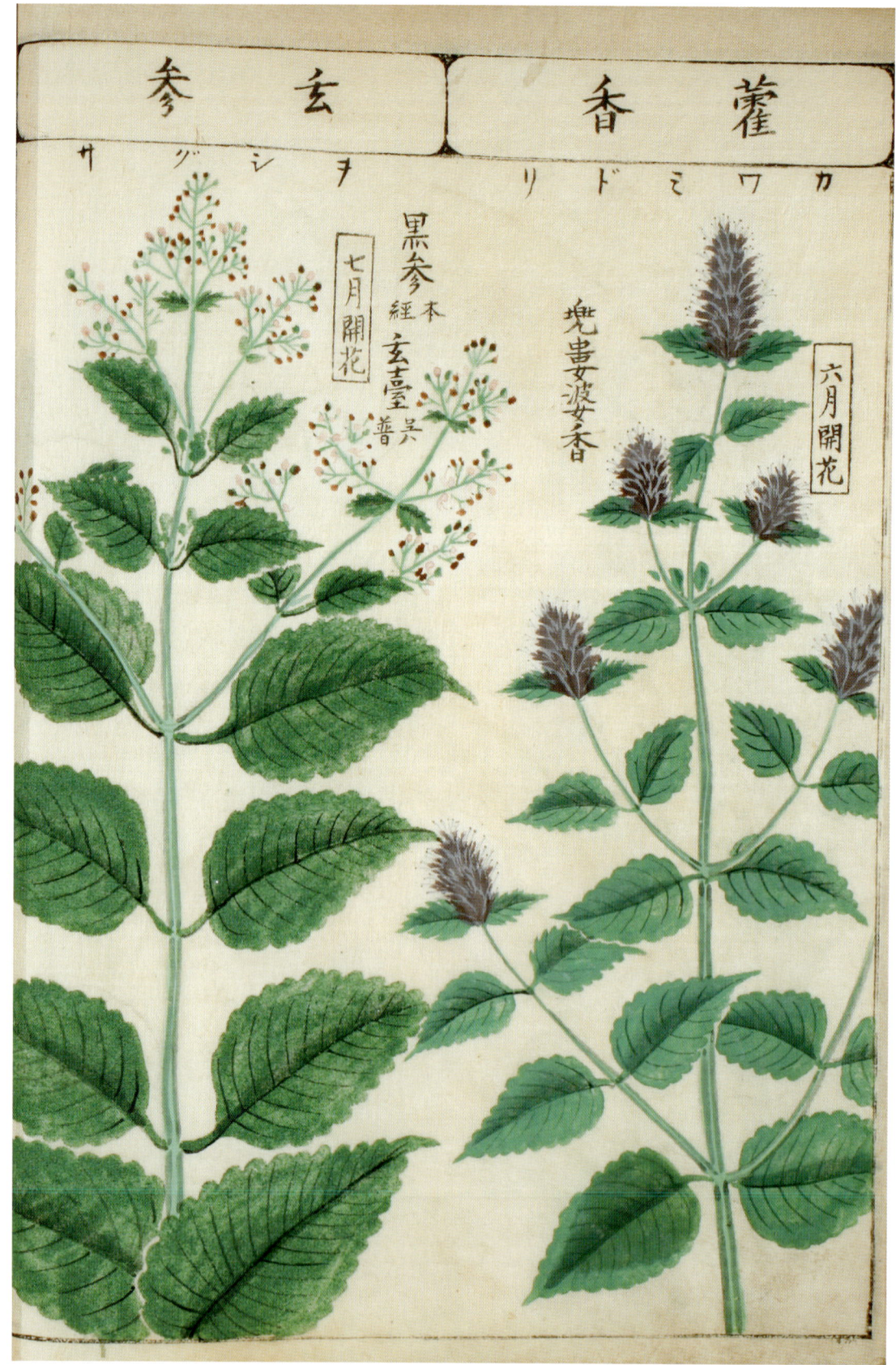

黒參 本經
玄薹 吳普
七月開花

蔠婁婆女香
六月開花

薏苡

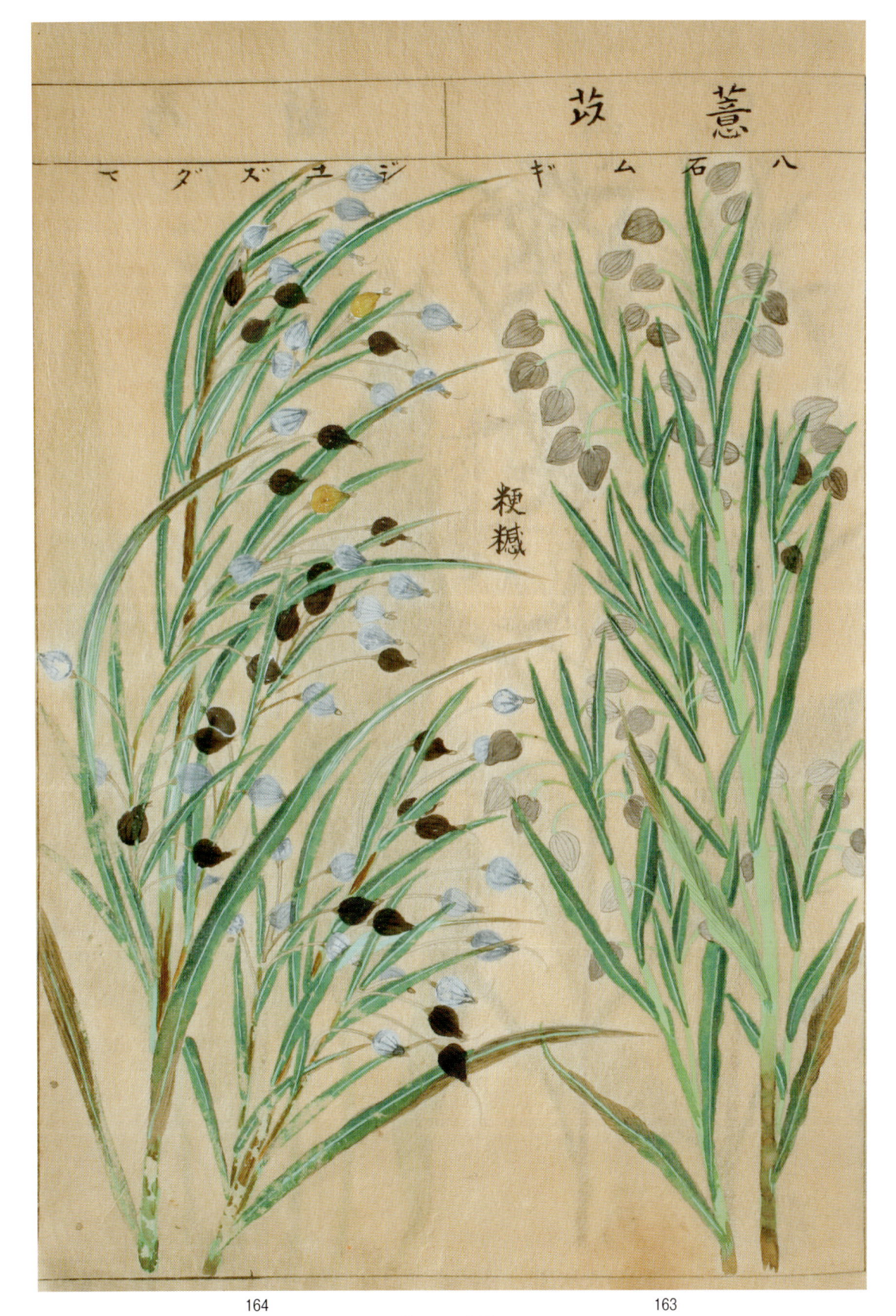

ハ石ムギジュズダマ

粳糩

馬蘭

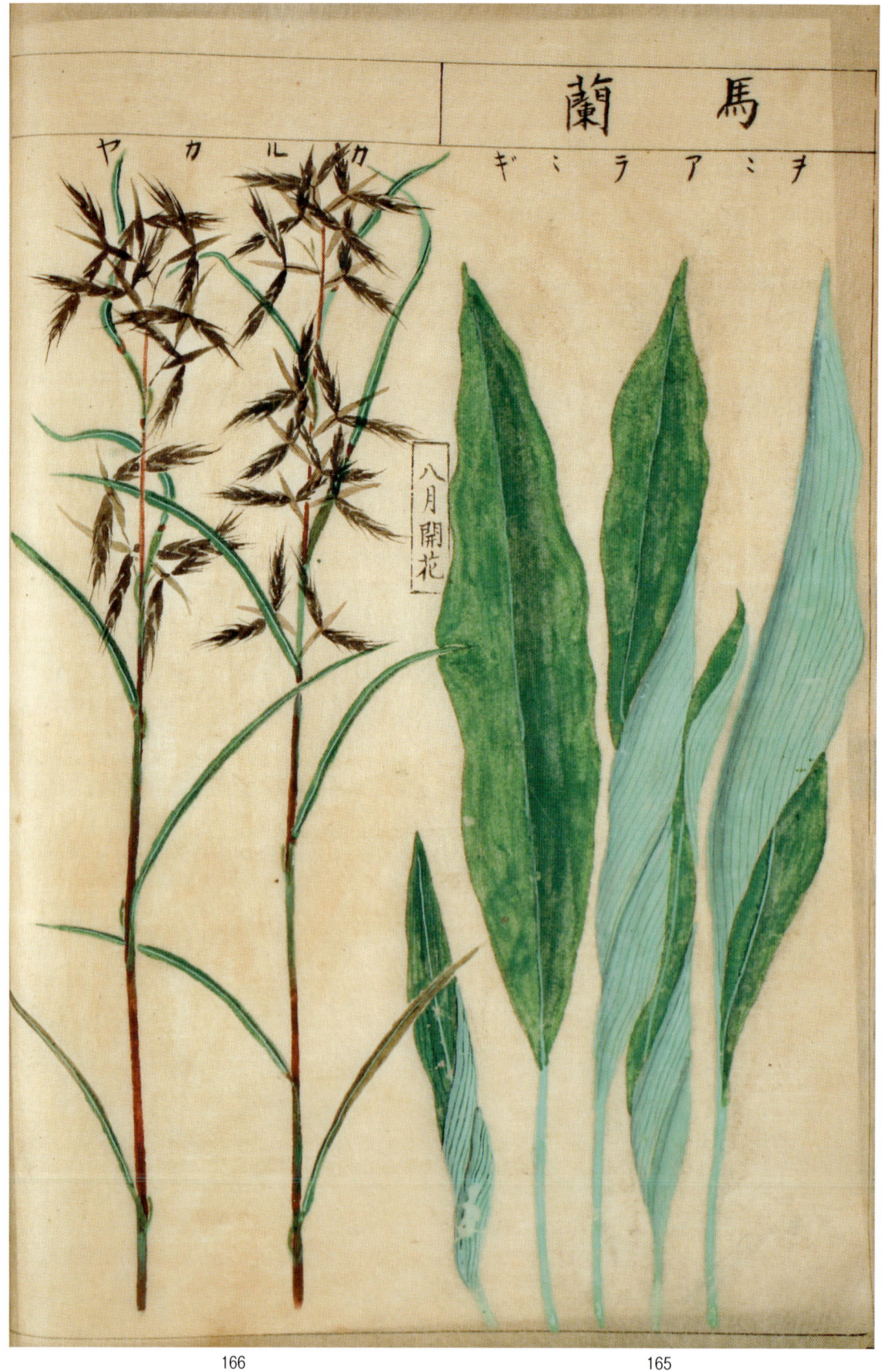

チミアラミギ　カルカヤ

八月開花

旱藕

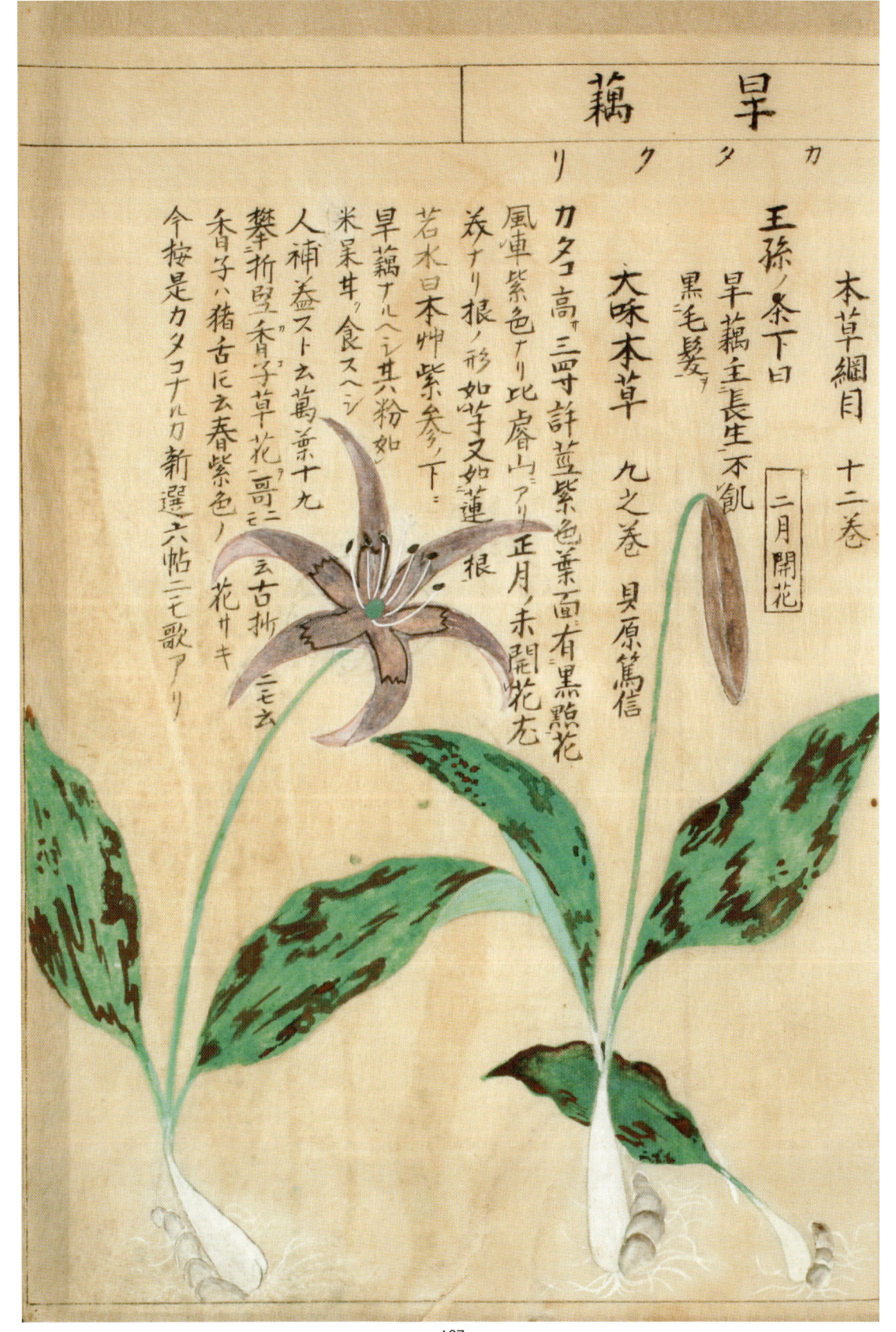

カ　タ　ク　リ

本草綱目　十二巻

王孫ノ条下曰　旱藕主長生不飢
　　　　　　　　　　　　　　　二月開花
黒毛髪ヲ

大味本草　九之巻　貝原篤信

カタコ高ニ三寸許莖紫色葉面ニ有黒點花
風車紫色ナリ比叡山ニアリ正月ノ末開花ス
茭ナリ根ノ形如芋又如蓮根
若水曰本艸紫参ノ下ニ
旱藕ナルヘシ其八粉如
米呆牛ヲ食スヘシ
人神益スト云萬葉十九
攀折堅香子草花ヲ哥ニ
香子ハ猪古ニ云春紫色ノ花サキ
今按是カタコナルカ新選六帖ニモ哥アリ

| 曼陀羅花 | 萱草 |

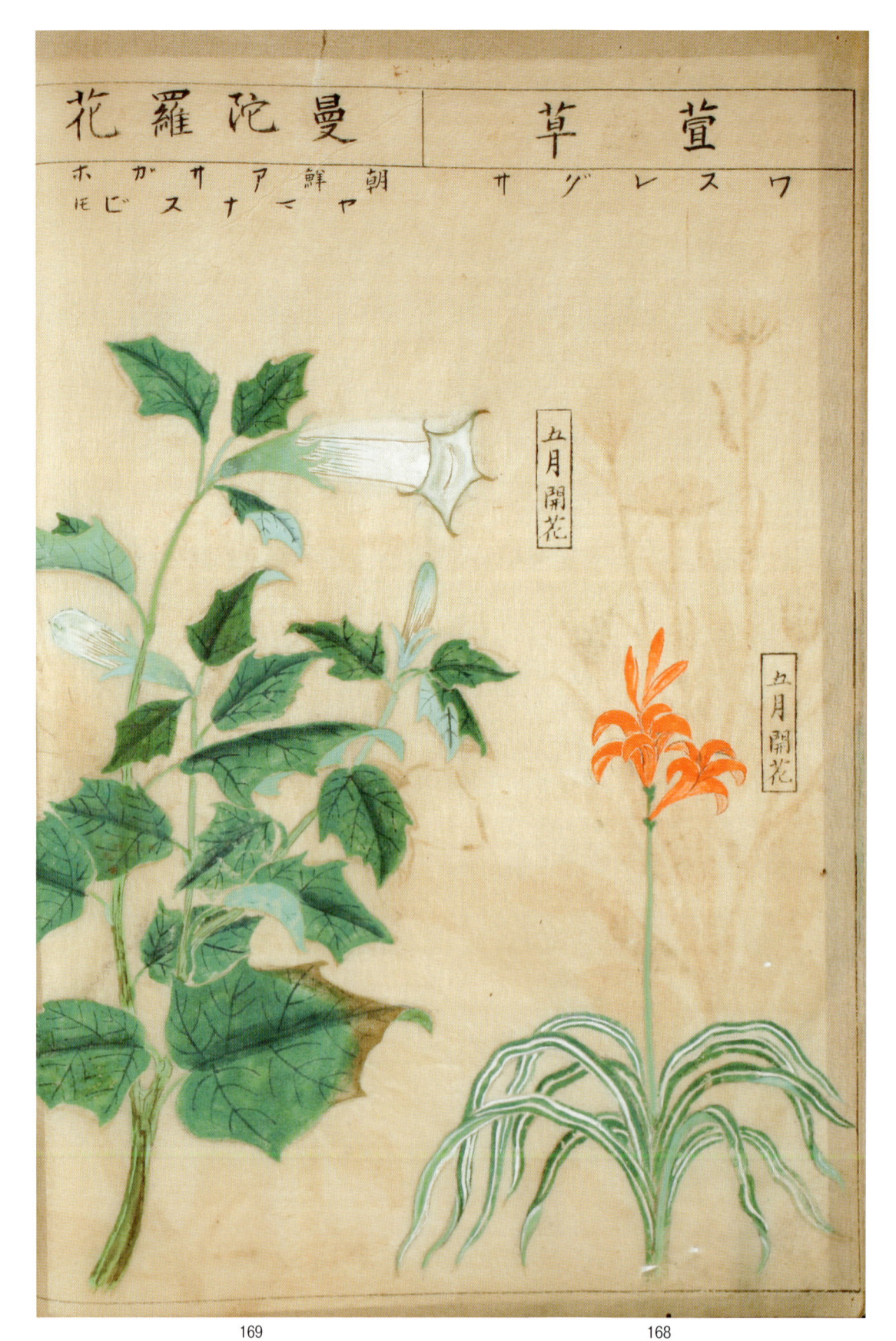

ホガサアア鮮朝　　サグレスワ
モビスナマヤ

五月開花

五月開花

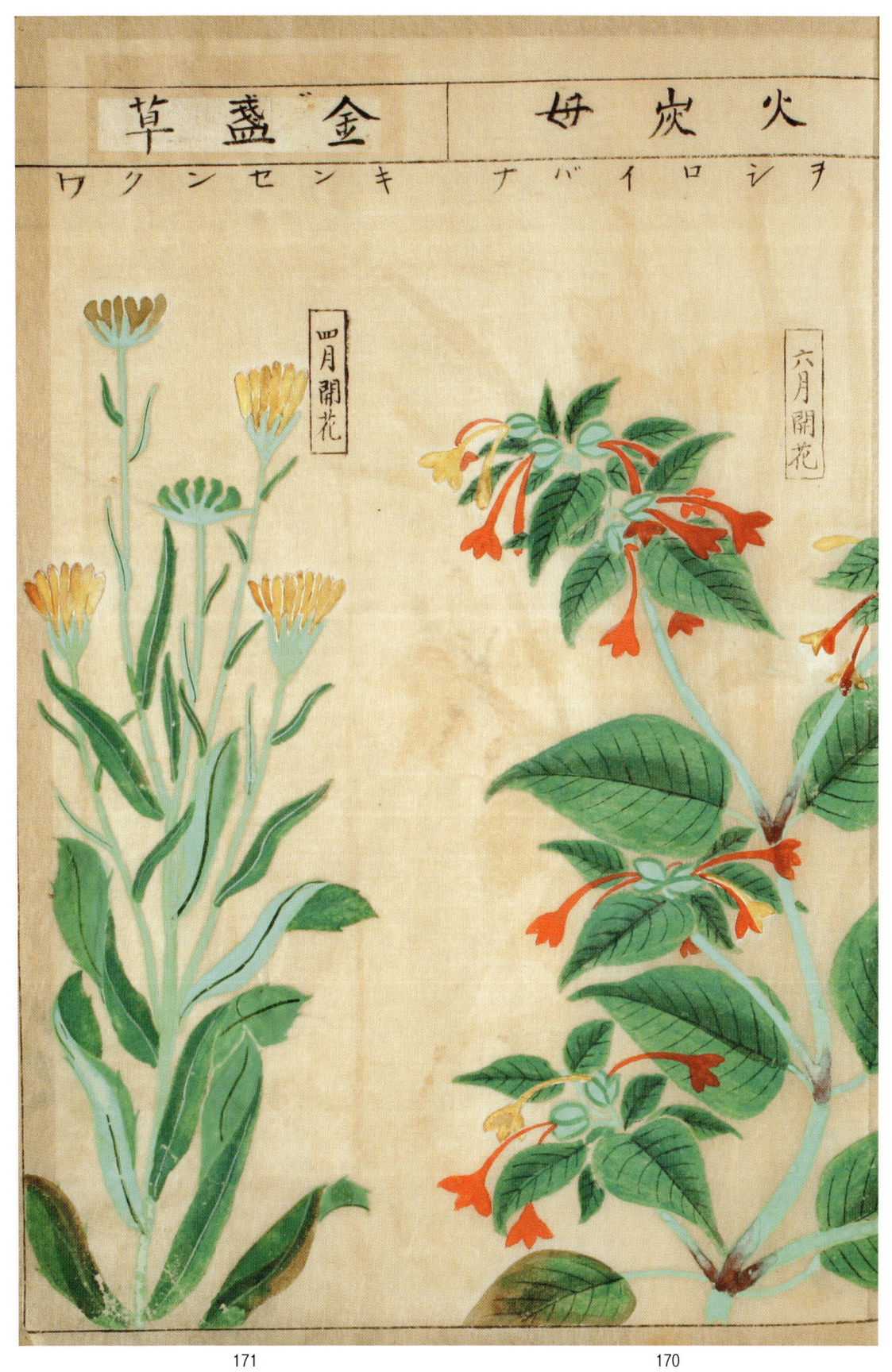

金盞草	火炭母
キンセンクワ	ヲシロイバナ

四月開花

六月開花

水仙	綬草
キ ハ ニ	リ ズ ジ モ 〈シユ〉

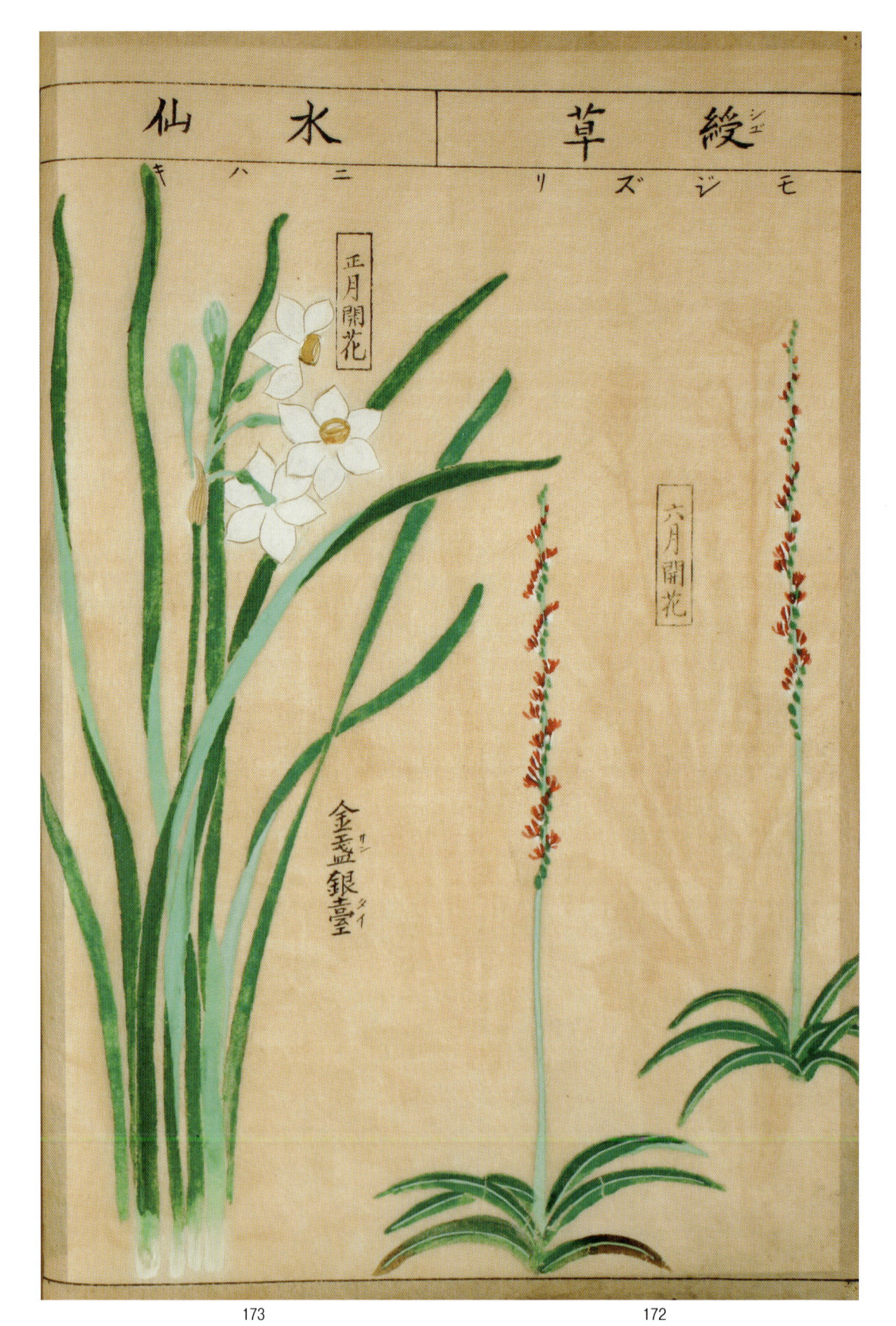

正月開花

六月開花

金盞銀臺〈サン　タイ〉

七月開花

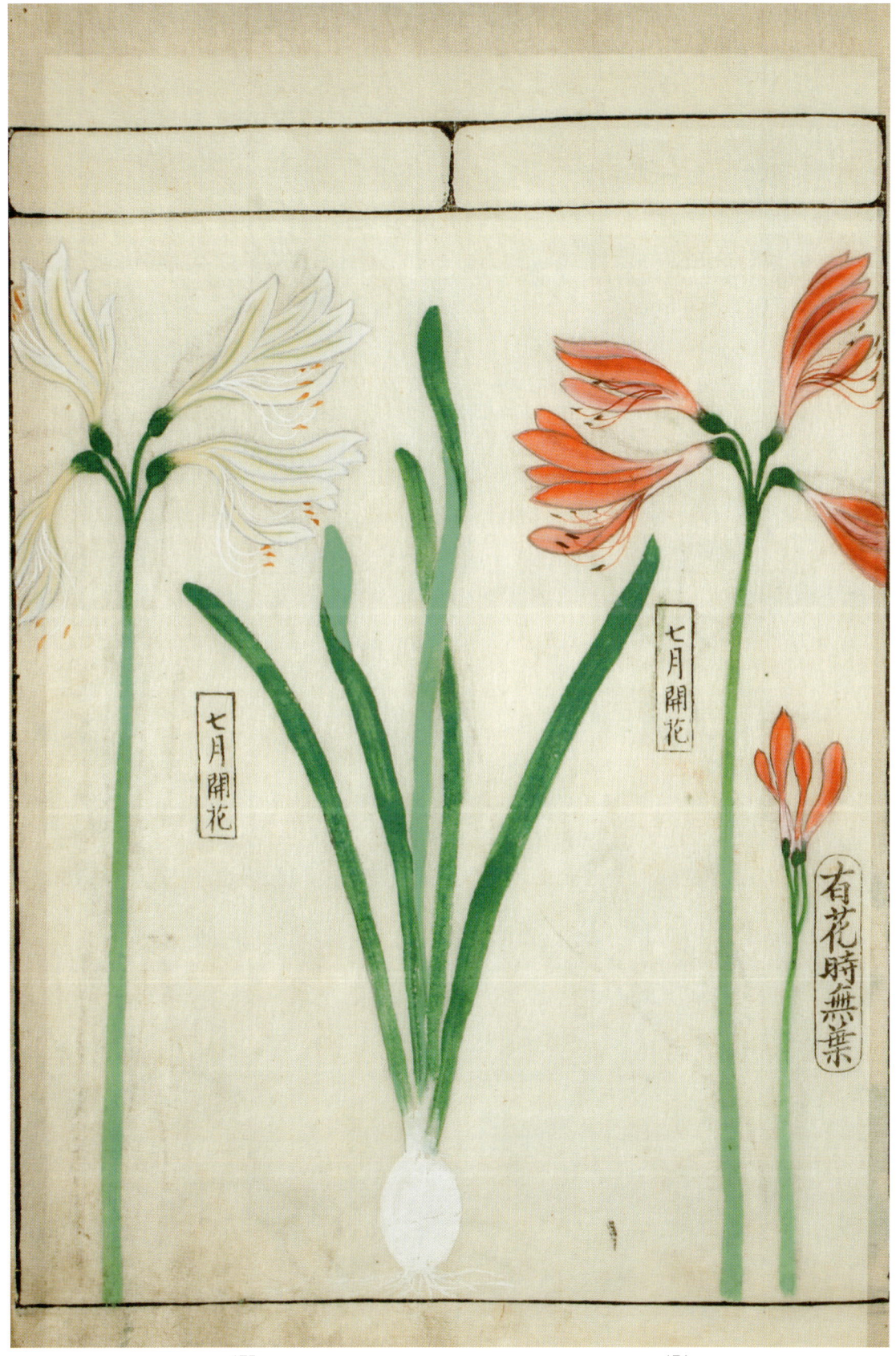

七月開花

有花時無葉

| 同大葉 | 茈胡 ナイ |

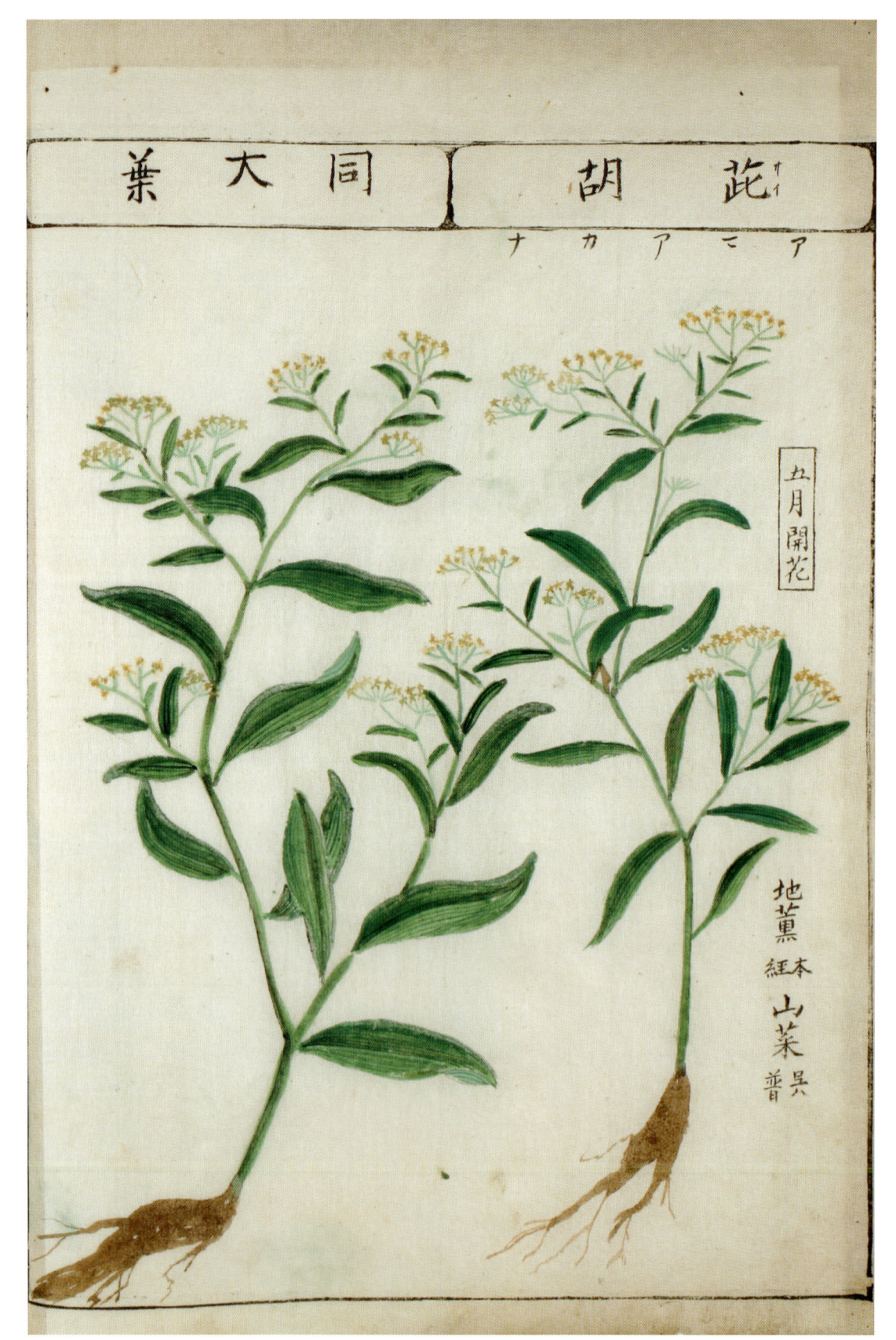

ナカアマア

五月開花

地薫
本經
山菜
吳普

千載草

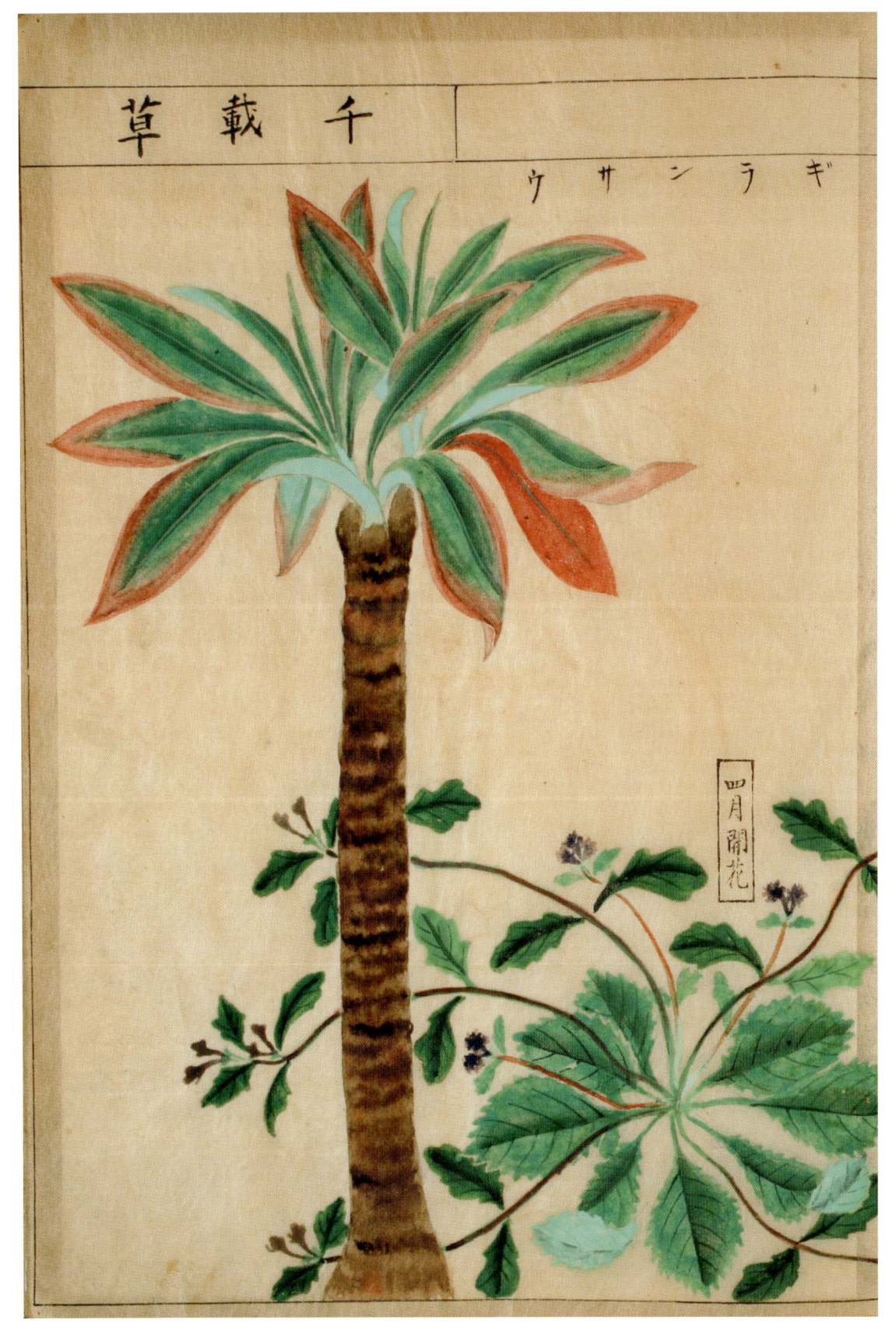

ギサンラウ

四月開花

草荵蓉

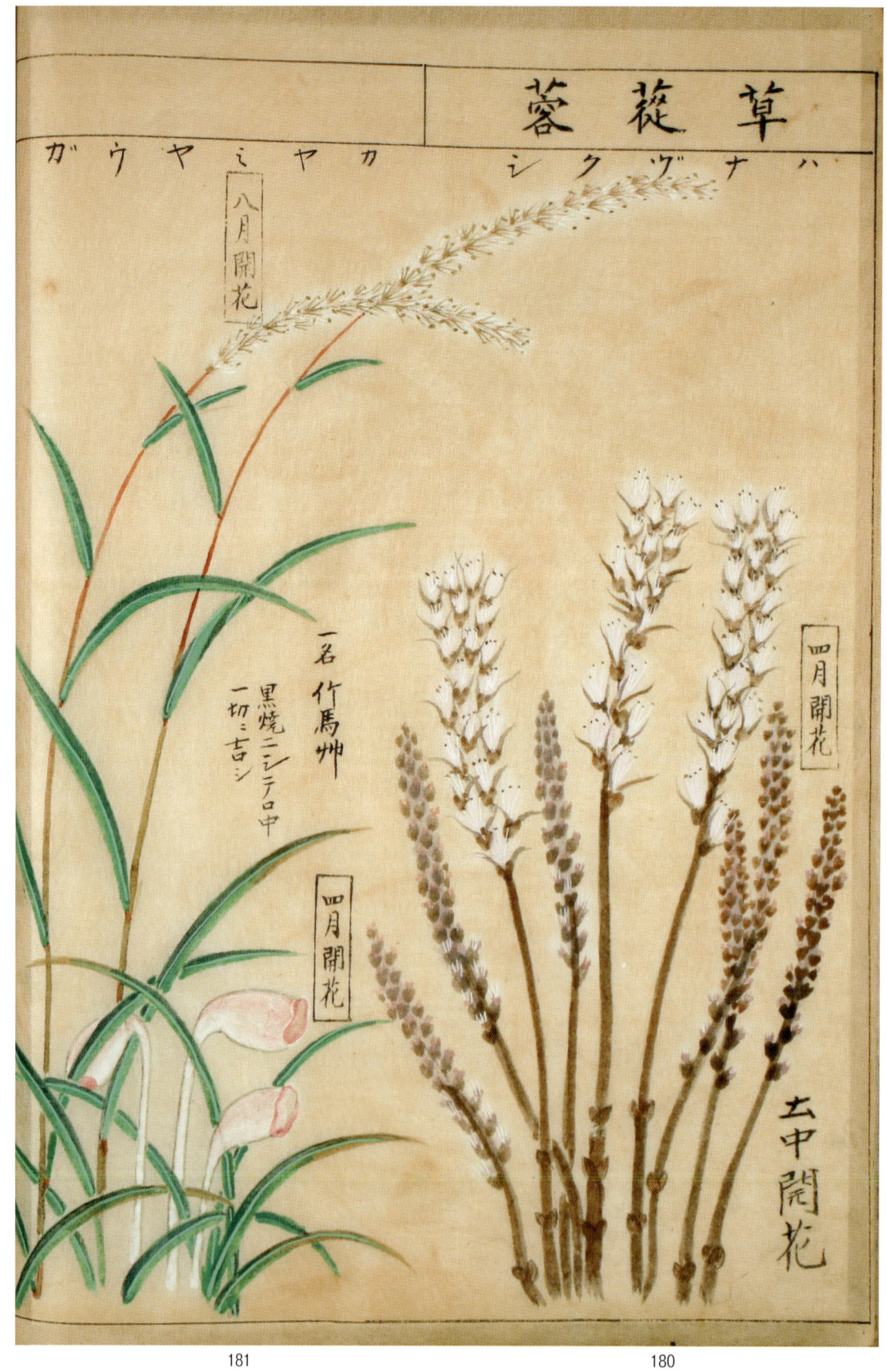

ハグナクシ　カヤミ(ミヤガウ?)

八月開花

四月開花

一名 竹馬卅
黒燒ニシテ口中
一切ニ吉シ

四月開花

土中開花

蓀尾草 シュン スヤリカ	地筍 カヤ

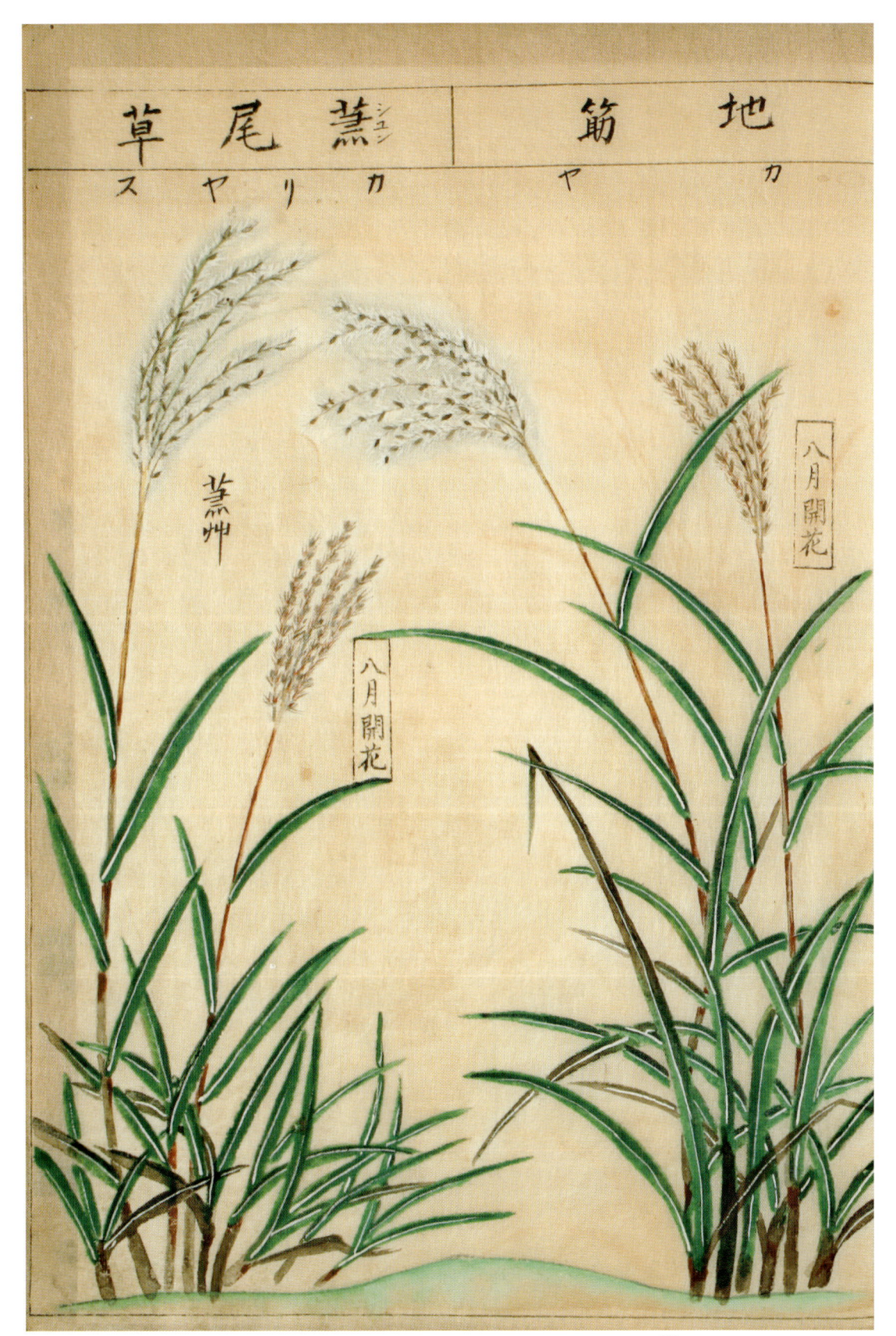

蓀艸

八月開花

八月開花

秋牡丹

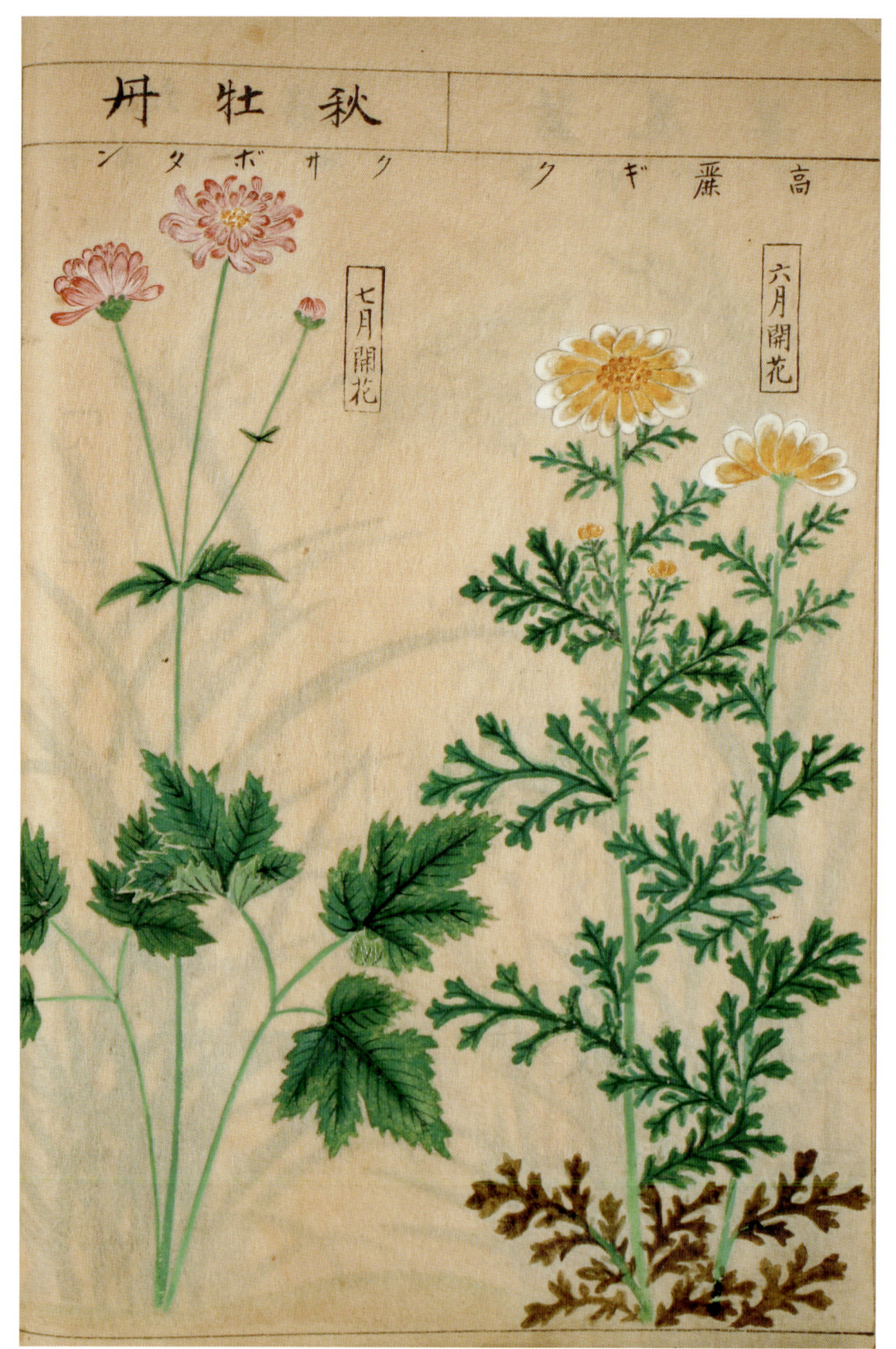

クサボタン

七月開花

高麗ギク

六月開花

味胡黄連
クヤウト

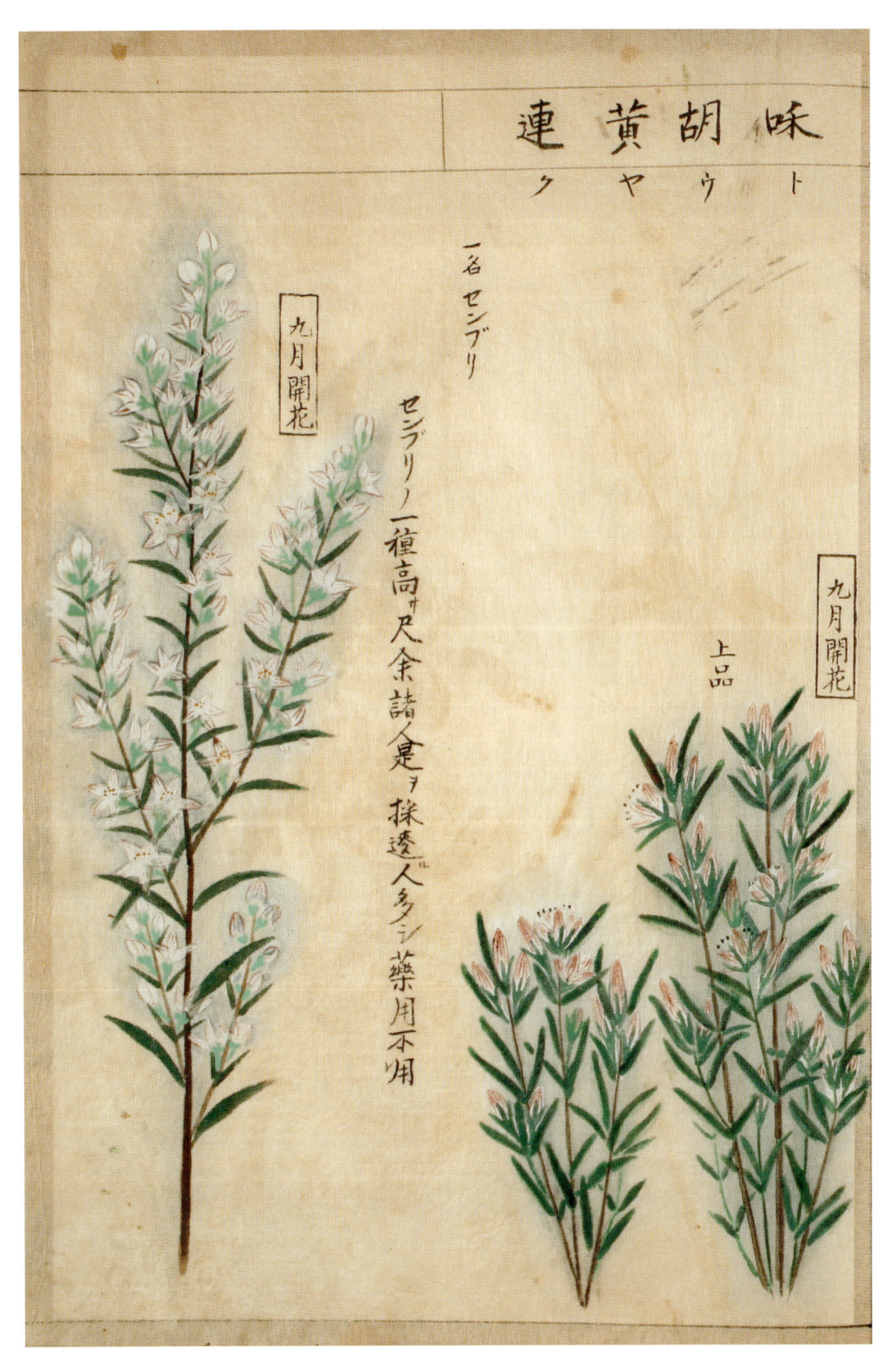

一名 センブリ

センブリノ一種高サ尺余諸人是ヲ採逵ニ人多シ藥用不用

九月開花

九月開花

上品

蒼木　　白木

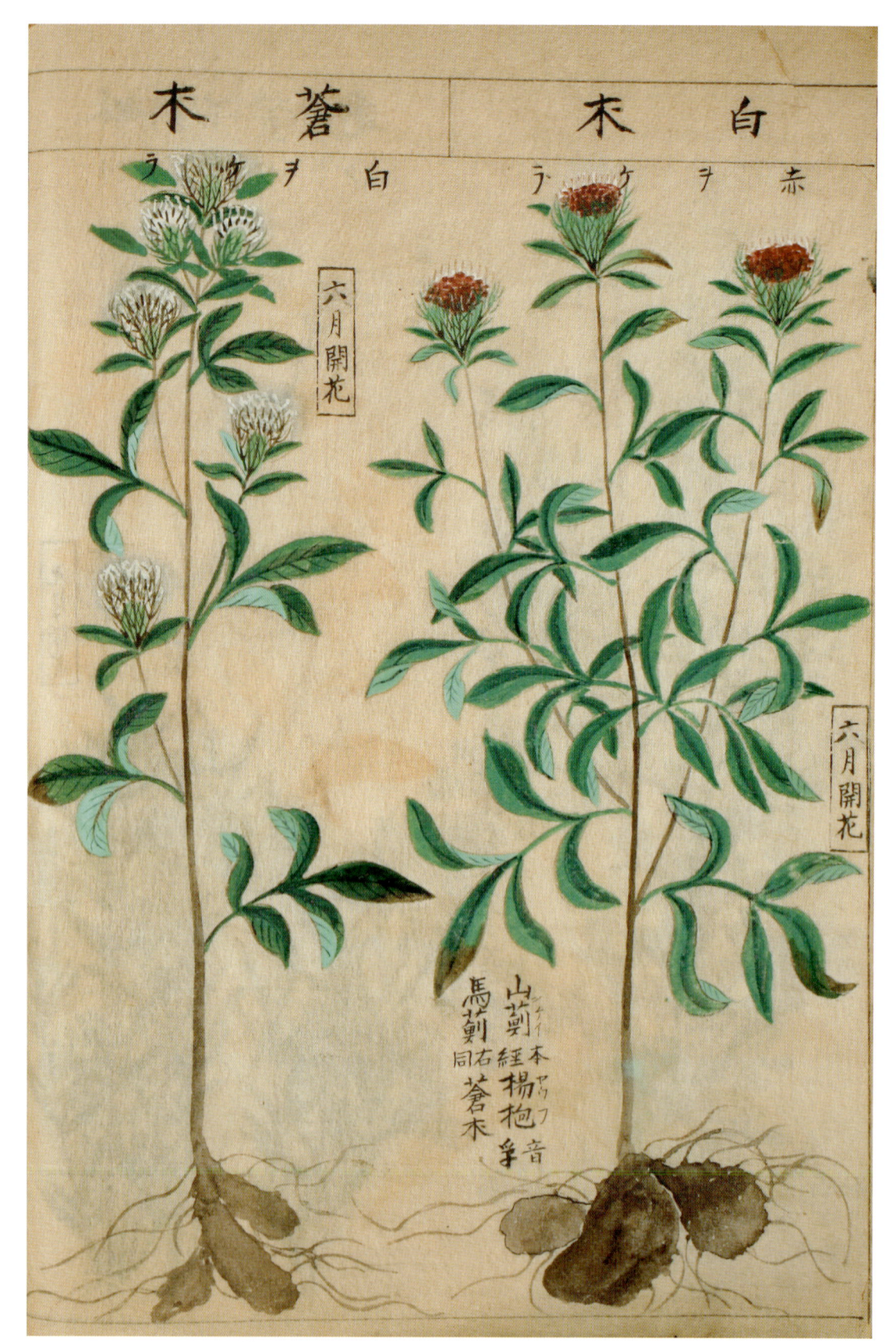

ウヲチ白　　ウケチ赤

六月開花

六月開花

シナイ
山薊　本ヤゥフ音
馬薊　經楊抱羊
同右　蒼木

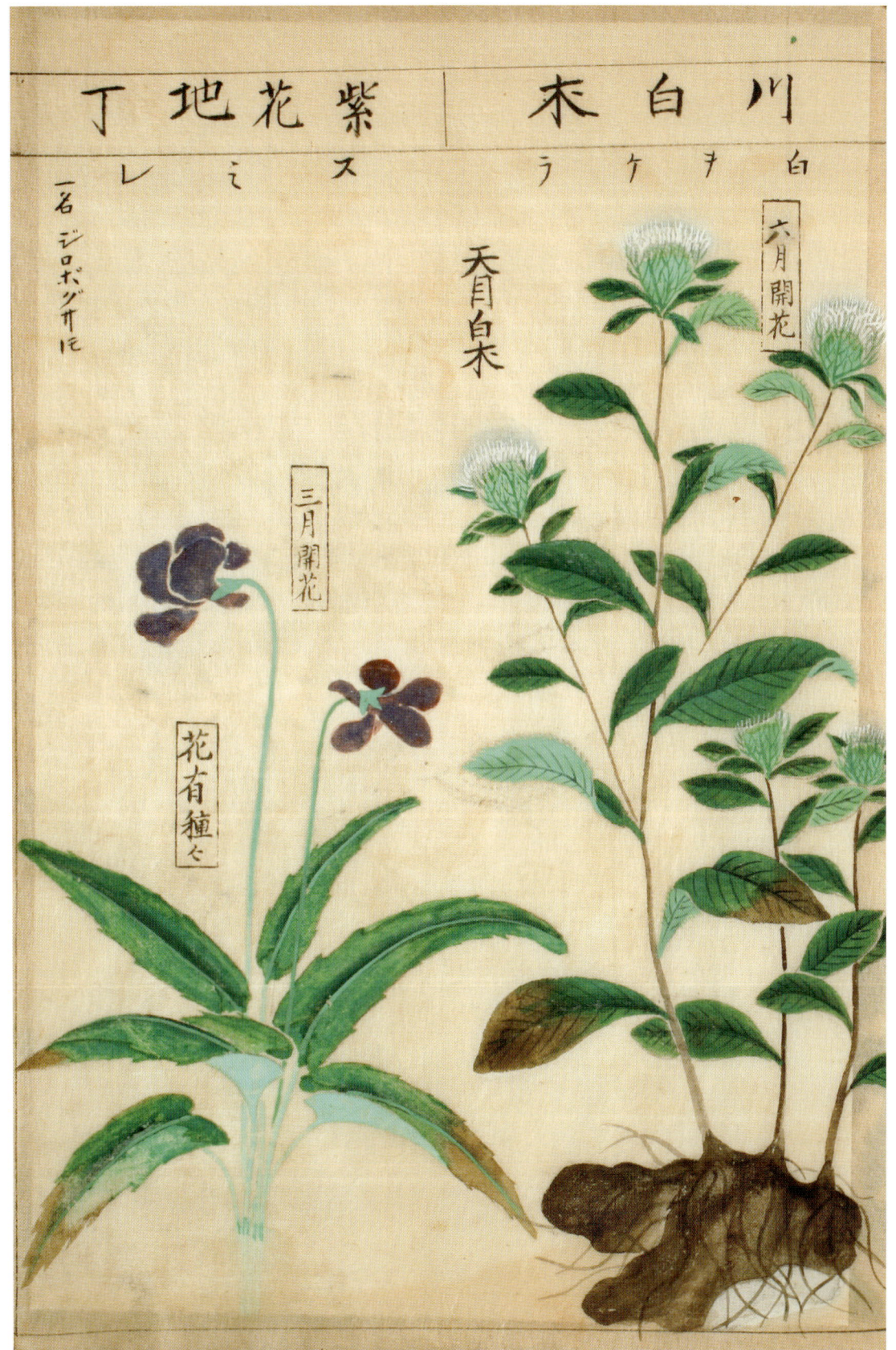

| 紫花地丁 | 川白朮 |
| ミスミレ | 白キケラ |

一名 ジロボウスミレ

天目白朮

六月開花

三月開花

花有種々

草龍膽

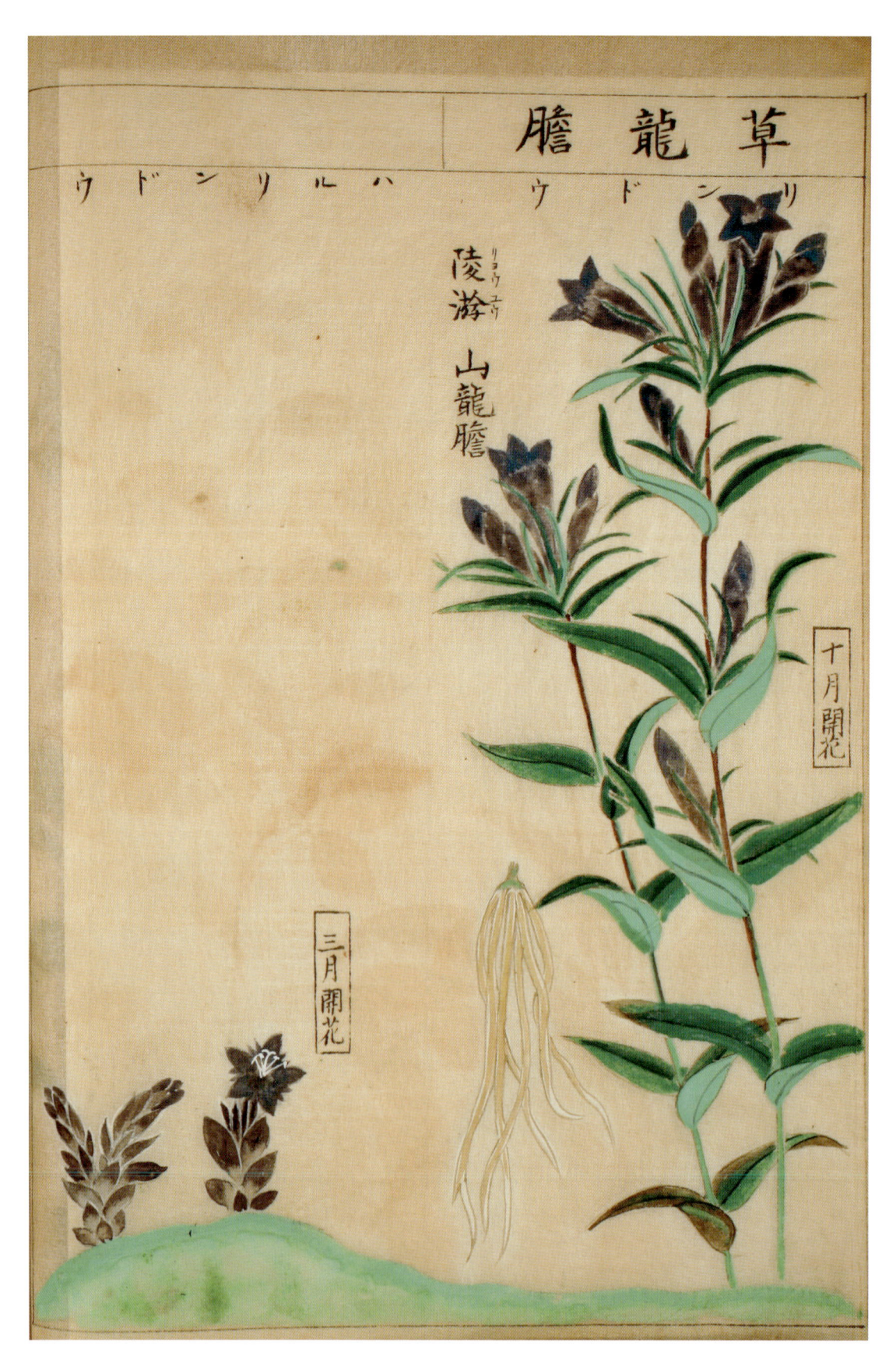

ハルリンドウ　リンドウ

陵游　山龍膽
リョウユウ

十月開花

三月開花

金絲梅

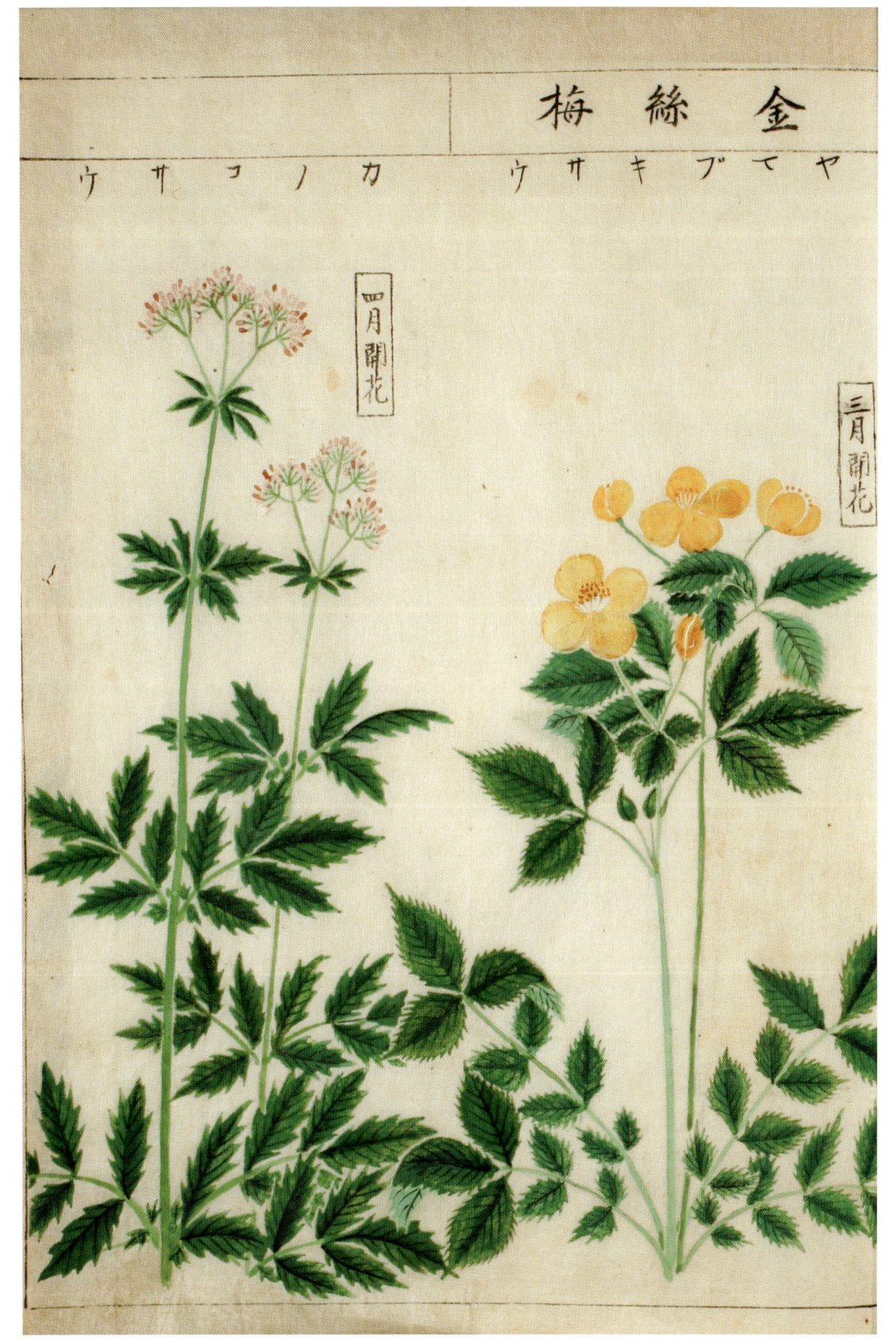

ヤマブキサウ　　カノコサウ

四月開花

三月開花

クサフジ

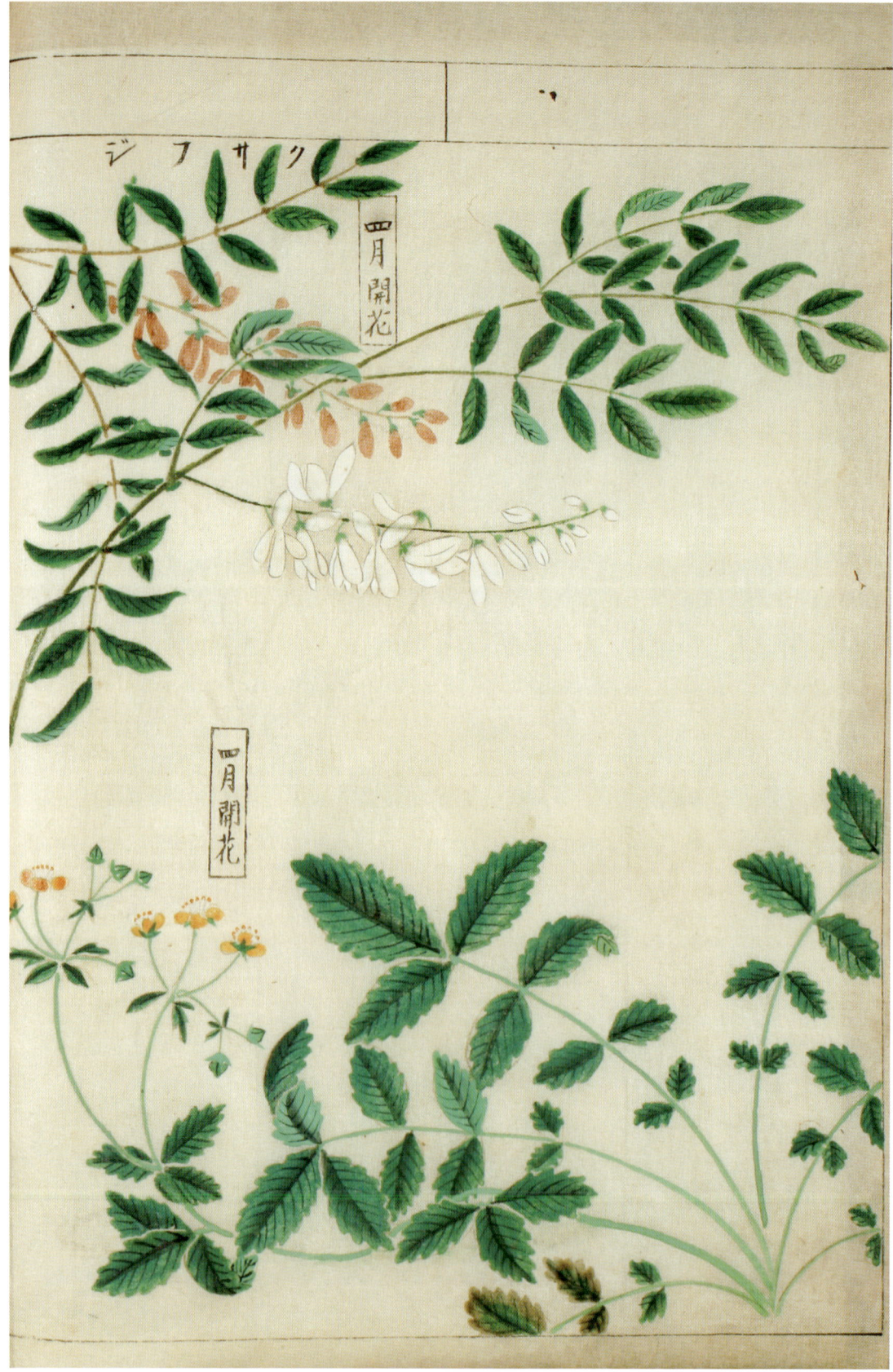

四月開花

四月開花

千日紅

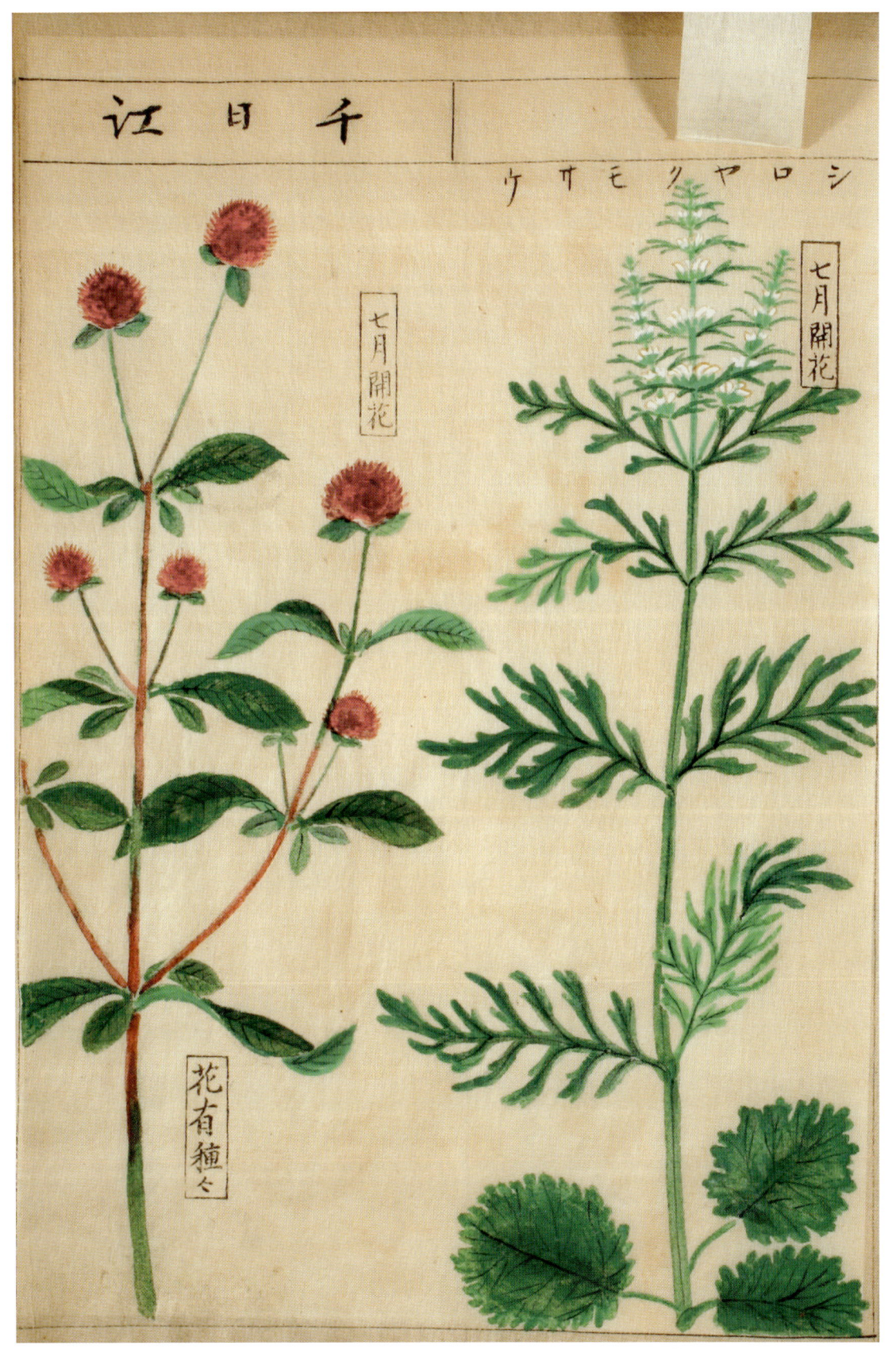

シロノヤクモソウケ

七月開花

七月開花

花有種々

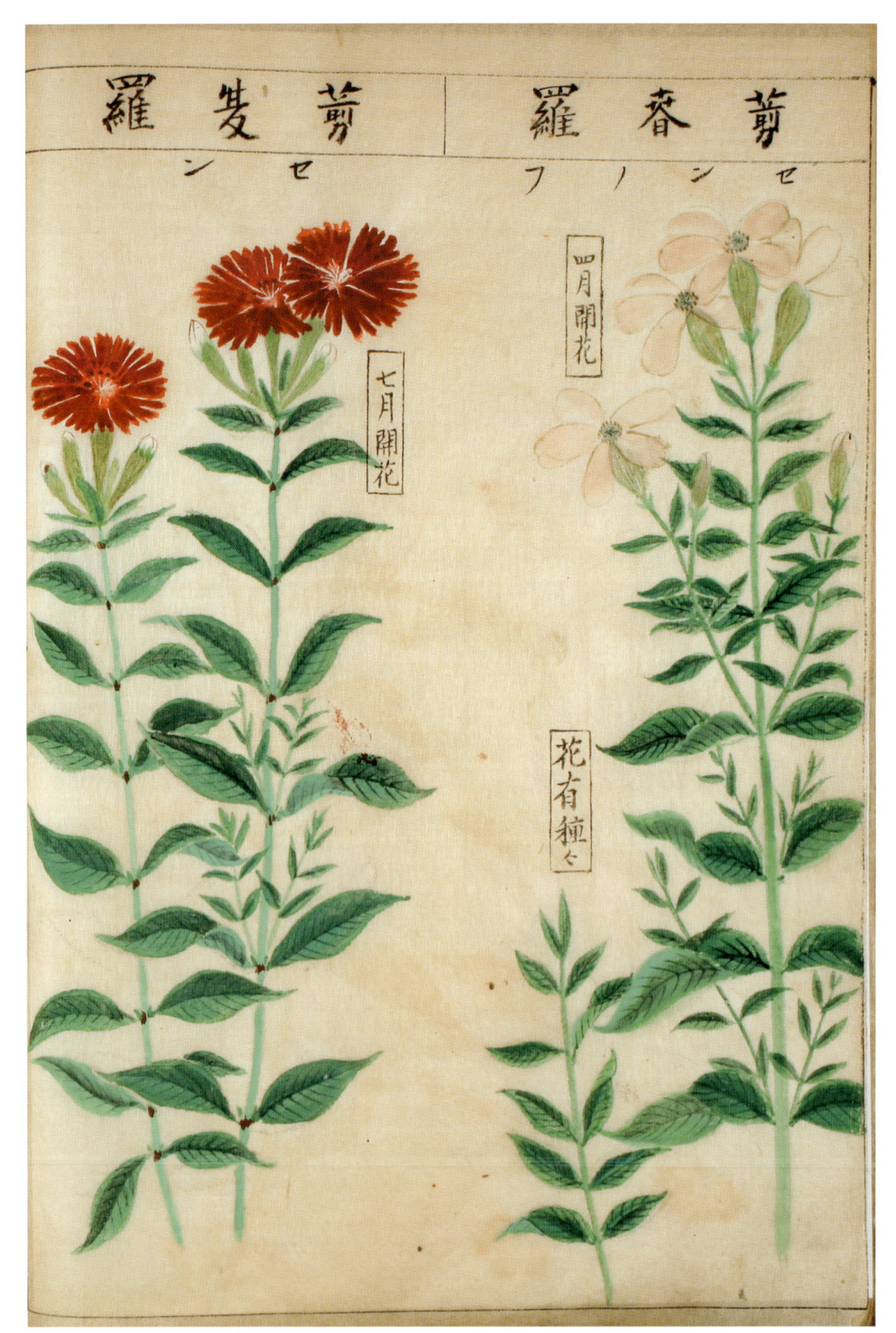

| 剪荵羅 | 剪春羅 |
| センソウ | センシュンラ |

七月開花

四月開花

花有種々

牛蒔花　　剪秋羅
ヒンガ

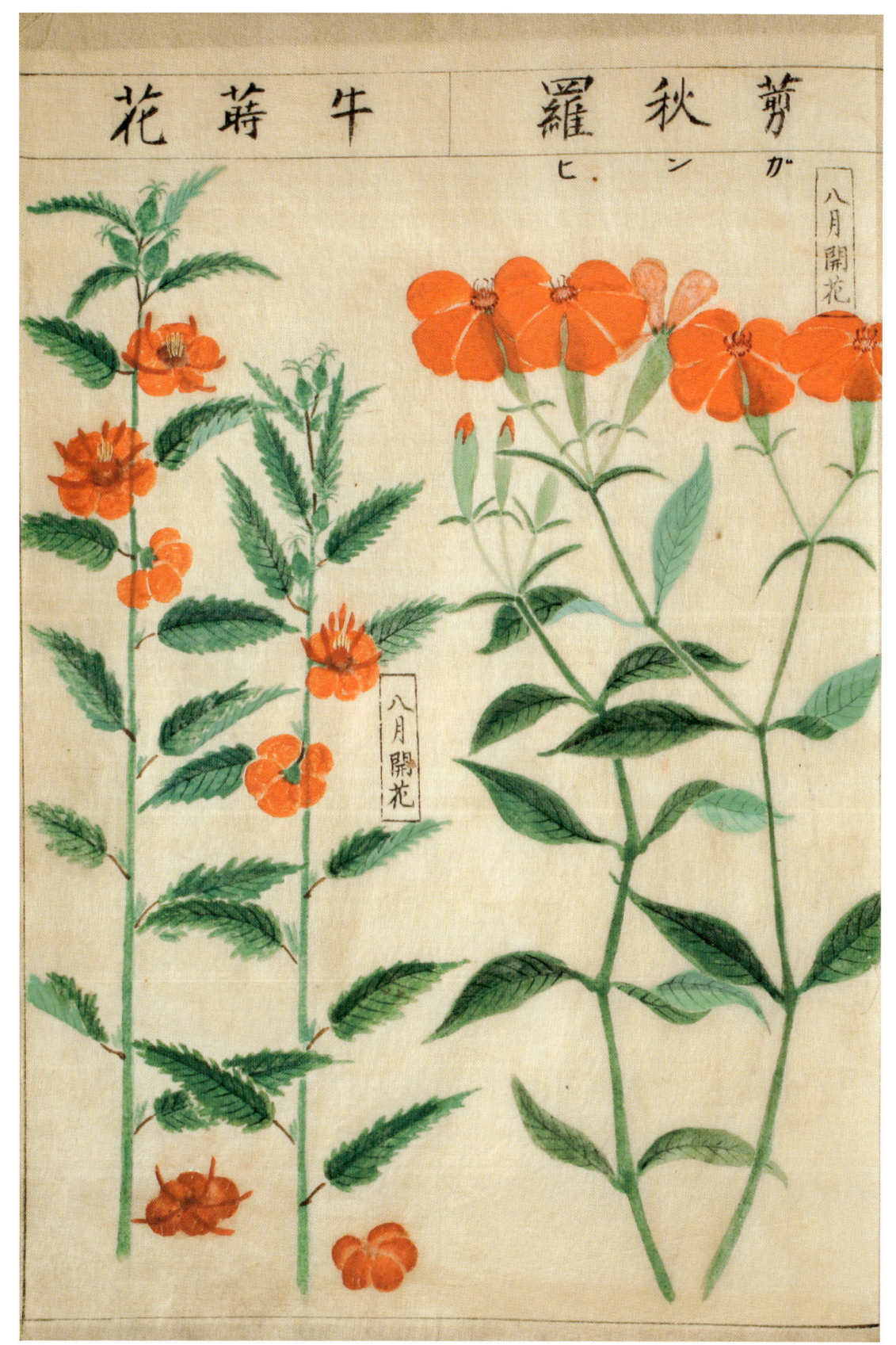

八月開花

八月開花

覇王樹
サボテン

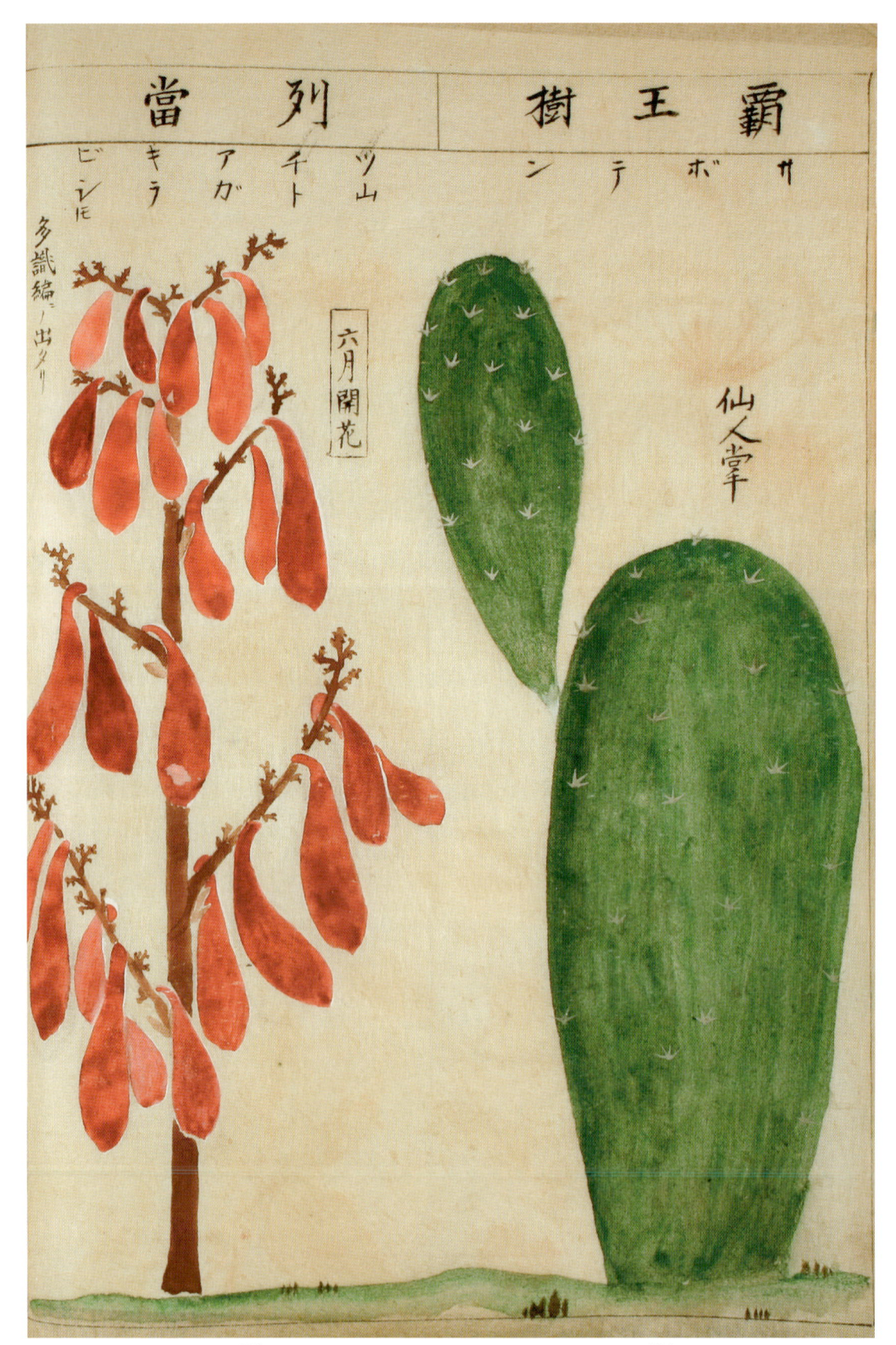

仙人掌

列當
ツ山 チト アガ キラ ビシモ

六月開花

多識編ニ出タリ

削防風　　　シウカイドウ

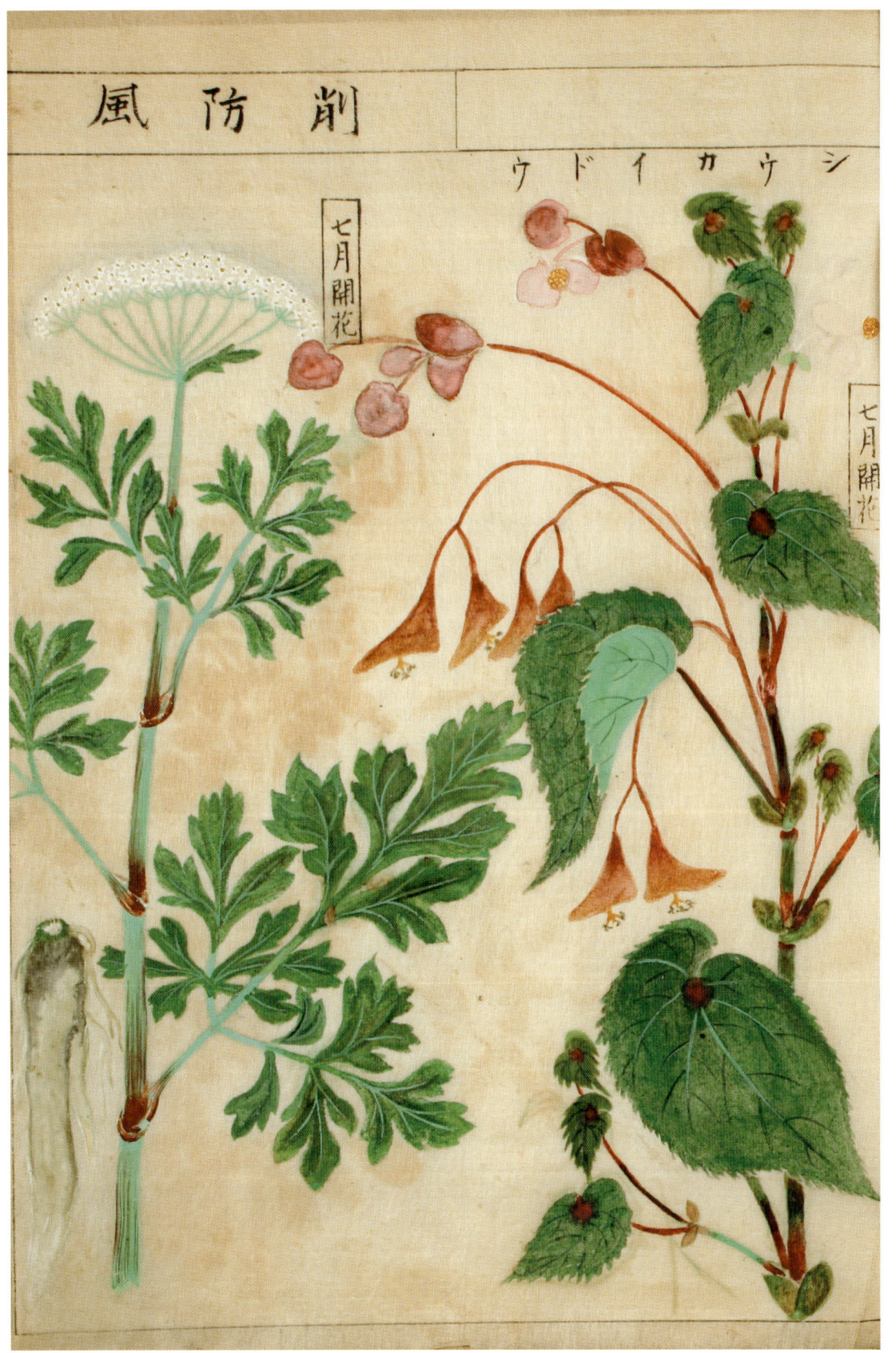

七月開花

七月開花

| 明決草 | 馬蹄決明 |

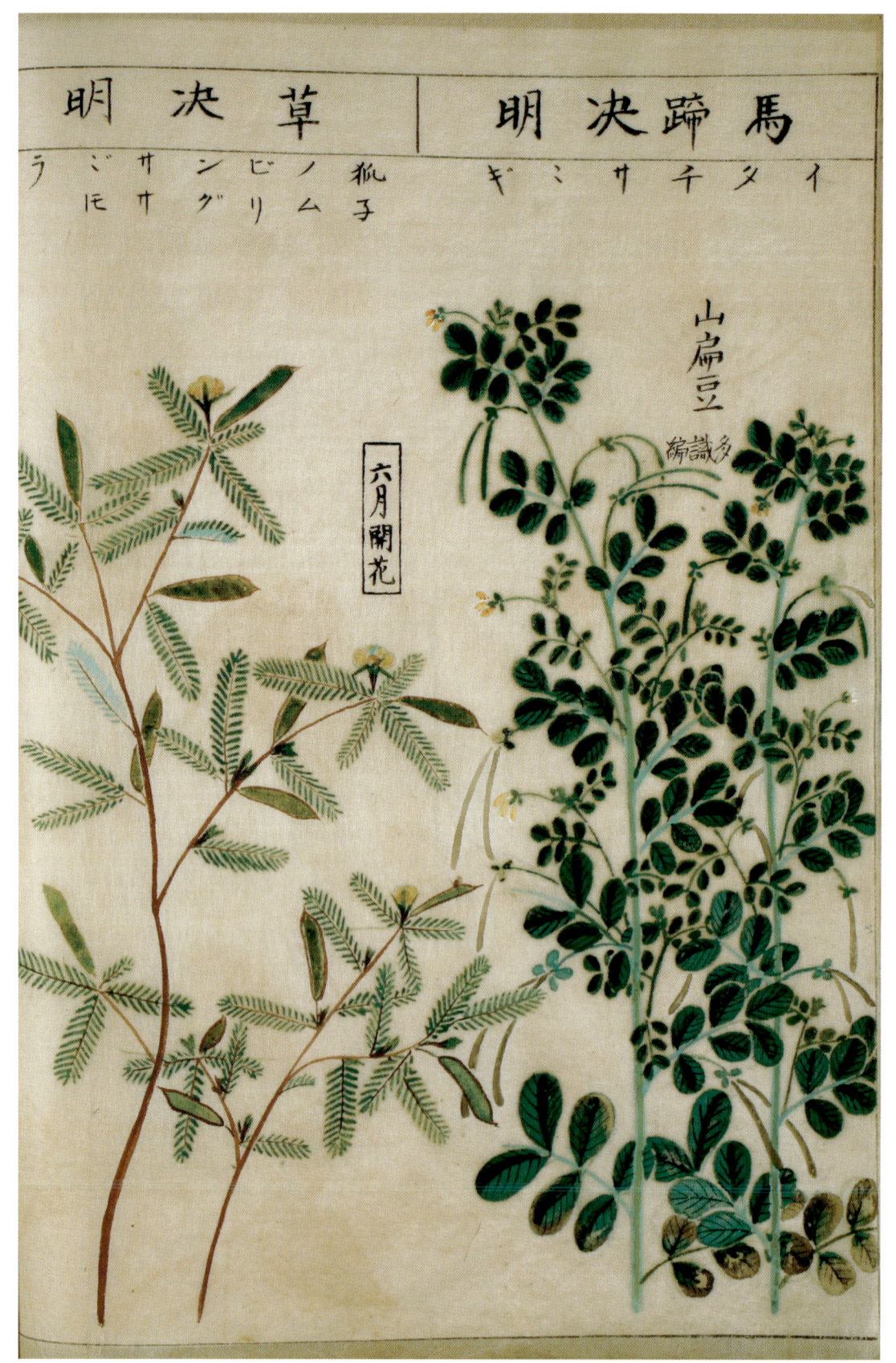

草下　原本頁45

ハシナノブ

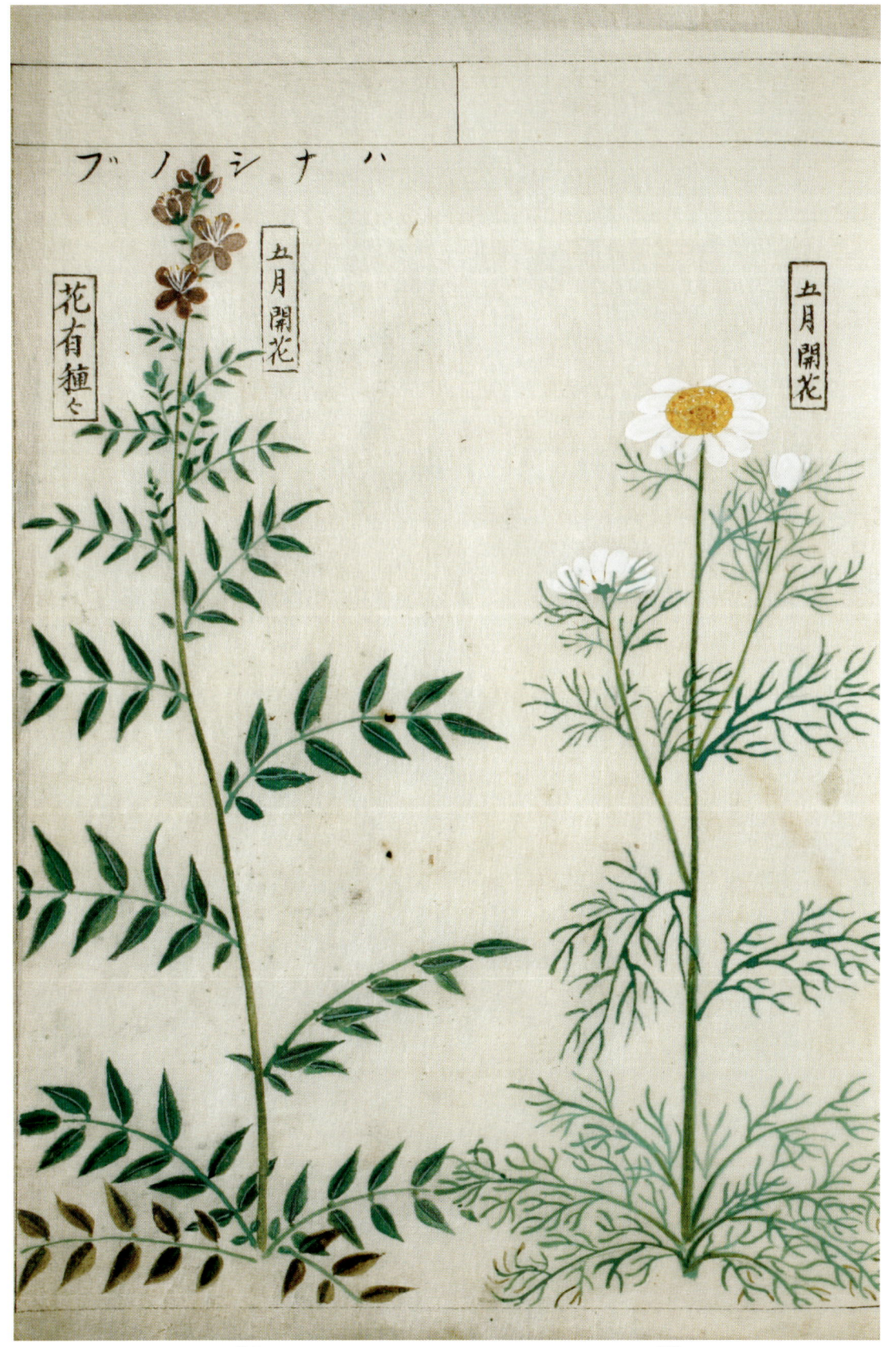

花有種々

五月開花

五月開花

萹麻　　白茨菊

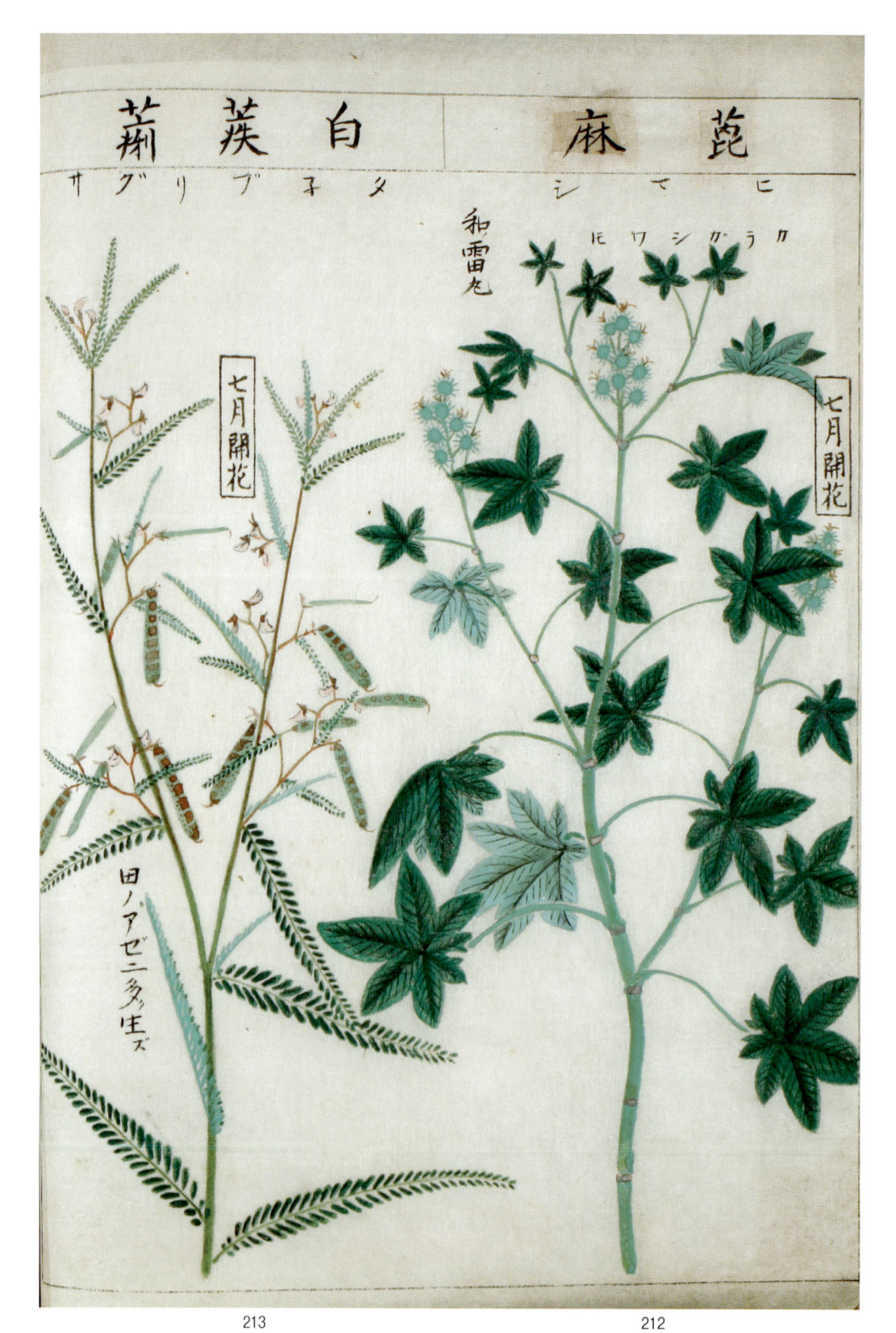

ヒ　　　　　　タブクリグサ
カラシガワニ
和雷丸

七月開花　　七月開花

田ノアゼニ多ク生ズ

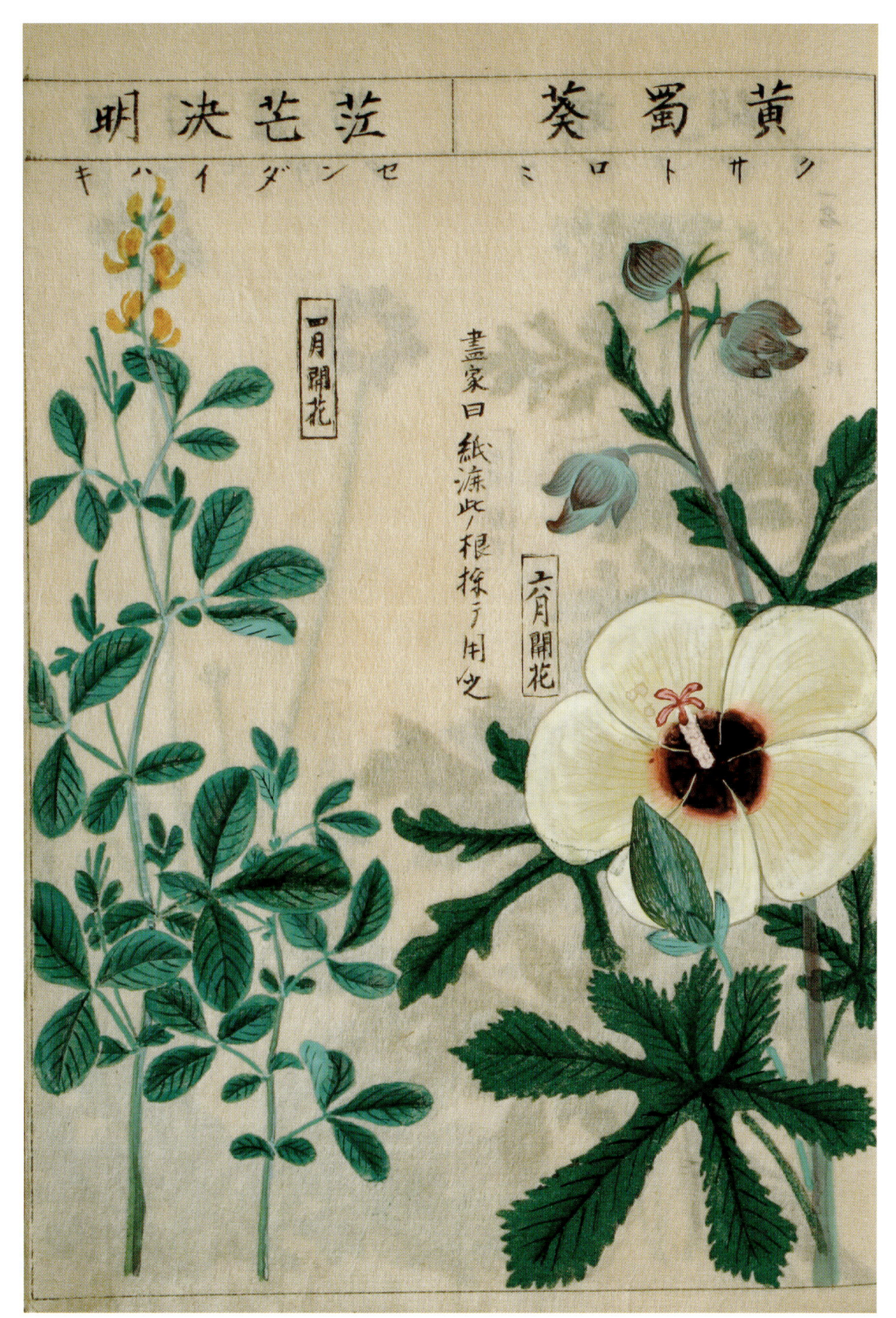

| 茳芒決明 | 黄蜀葵 |
| キハイダンセ | クサトロミ |

一月開花

畫家曰
紙漿此ノ根
採テ用之

六月開花

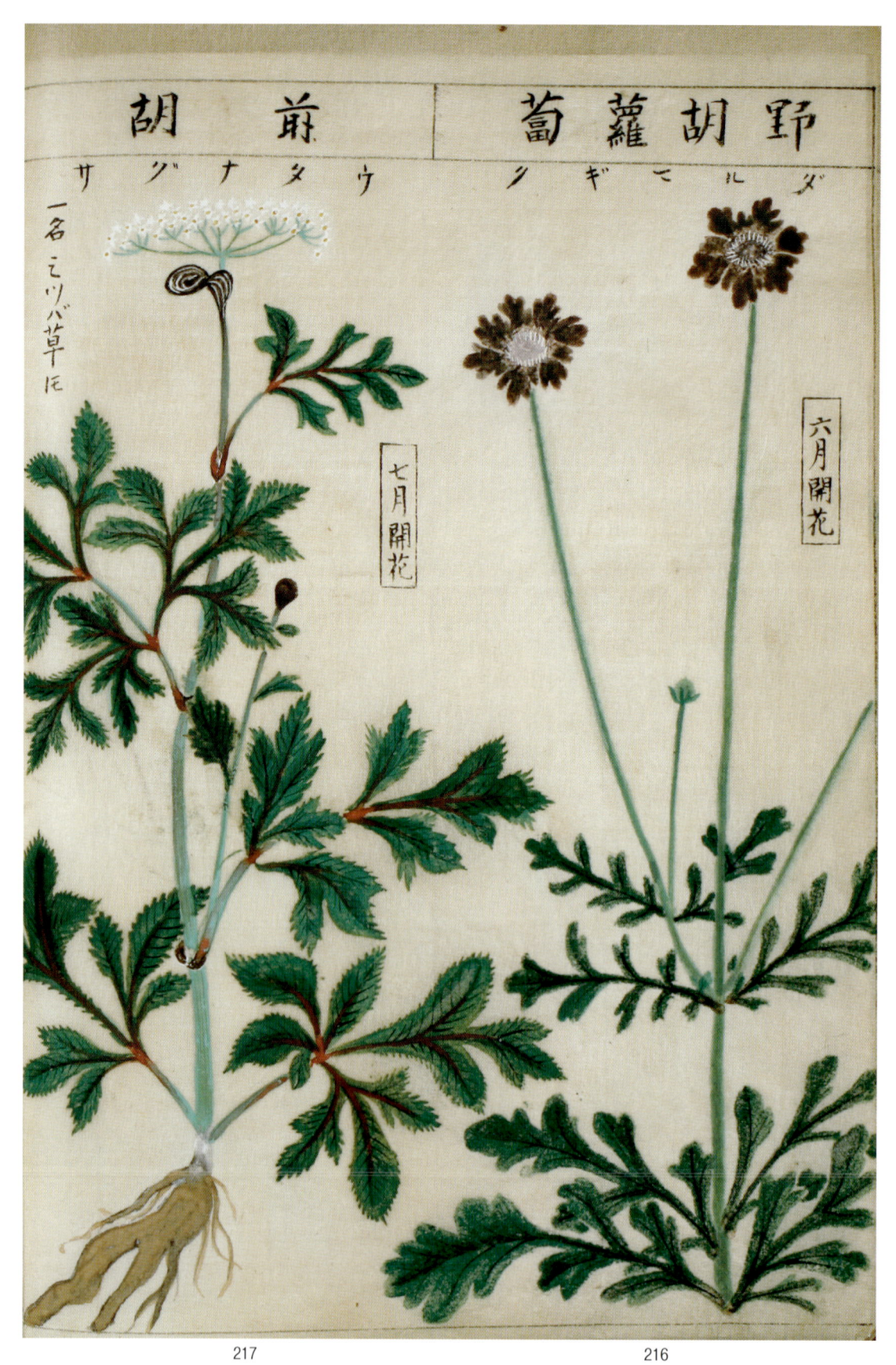

野胡蘿蔔	前胡
ダルニンジン	ウタナグサ

七月開花

六月開花

一名ニツバ草ニ

	兔兒傘
サクサウ	ヤブレガサ

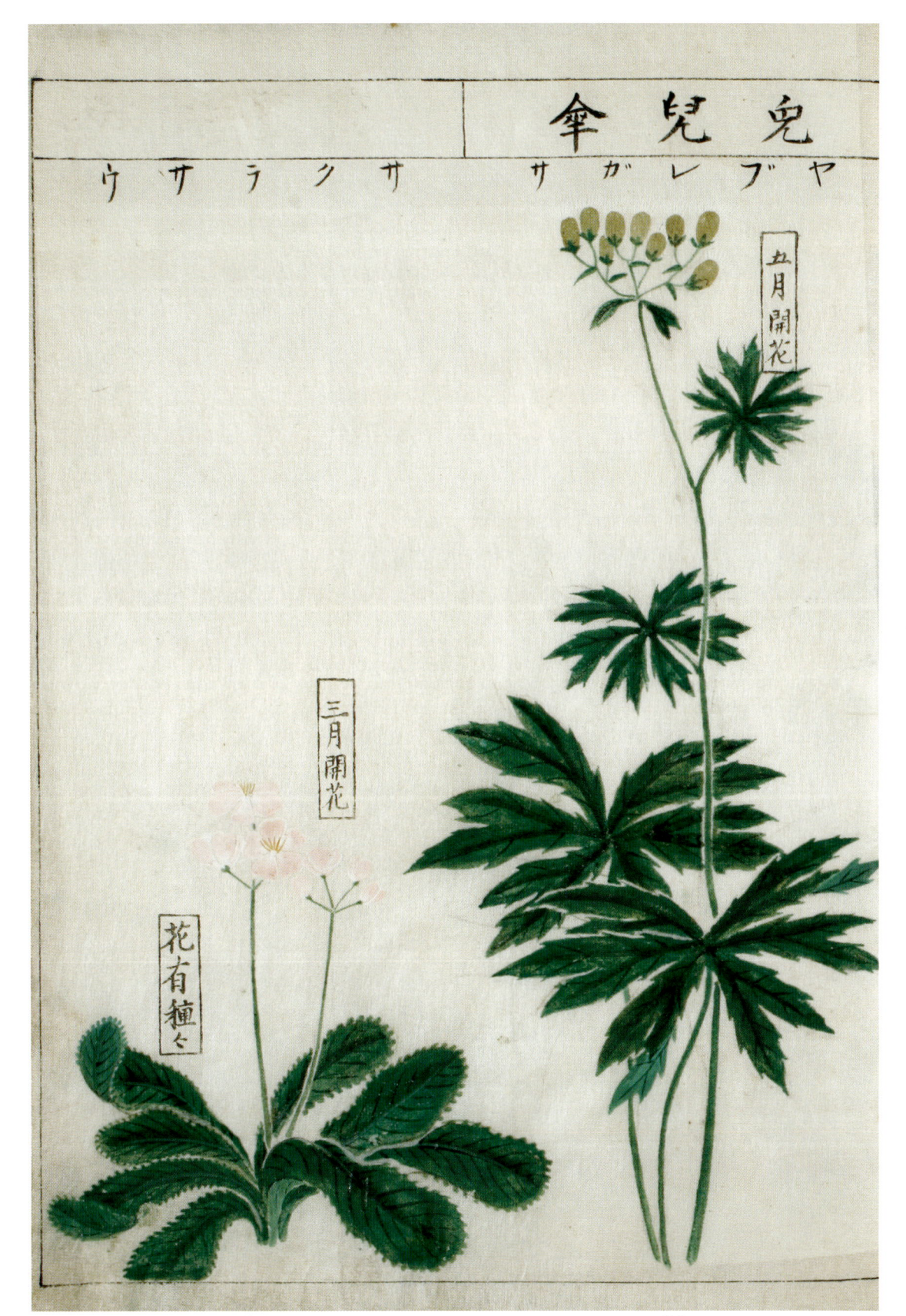

五月開花

三月開花

花有種々

菊蘆

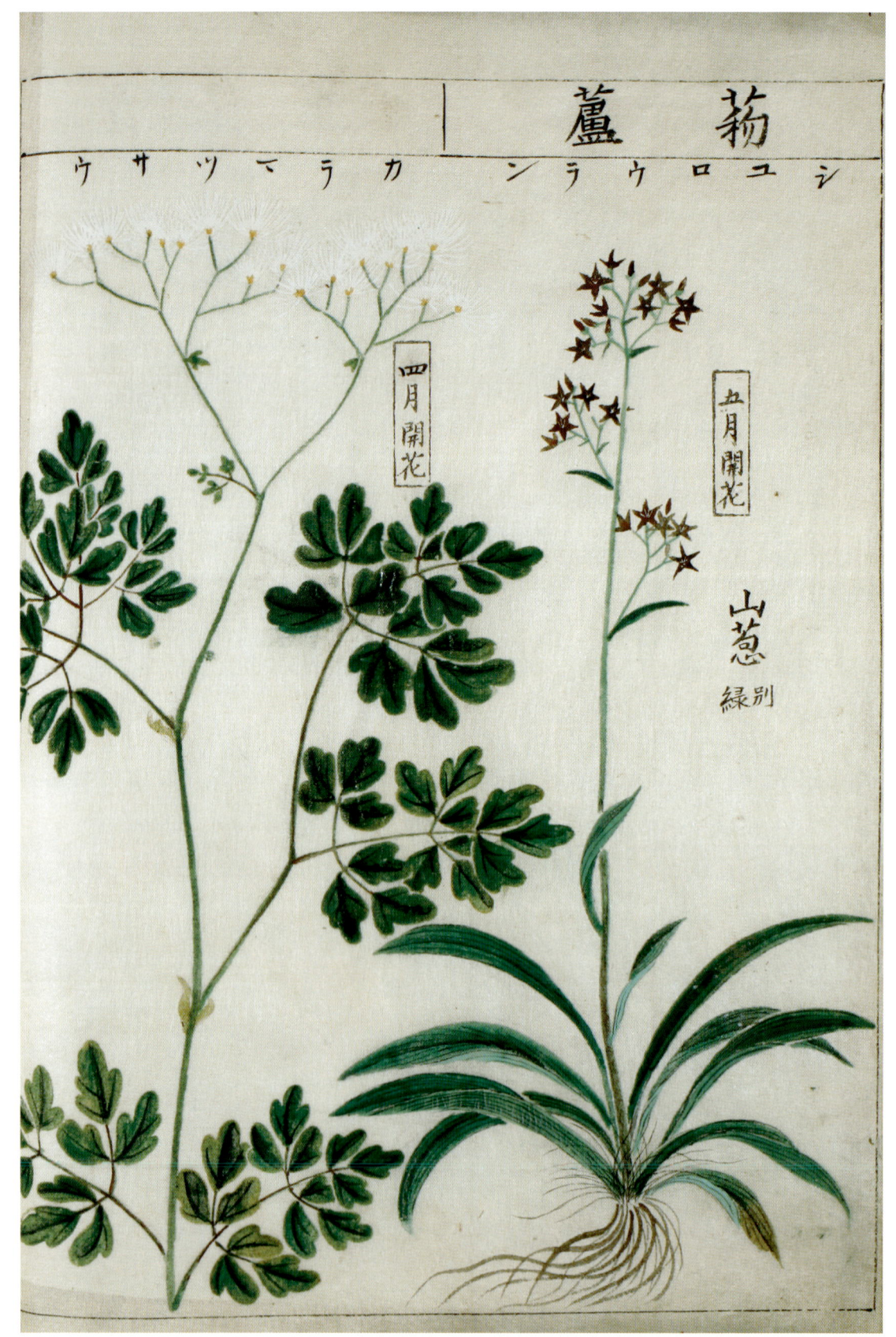

シユロウラン カラテツサウ

四月開花

五月開花

山葱
別緑

鬼督郵
ヲニトヽシ

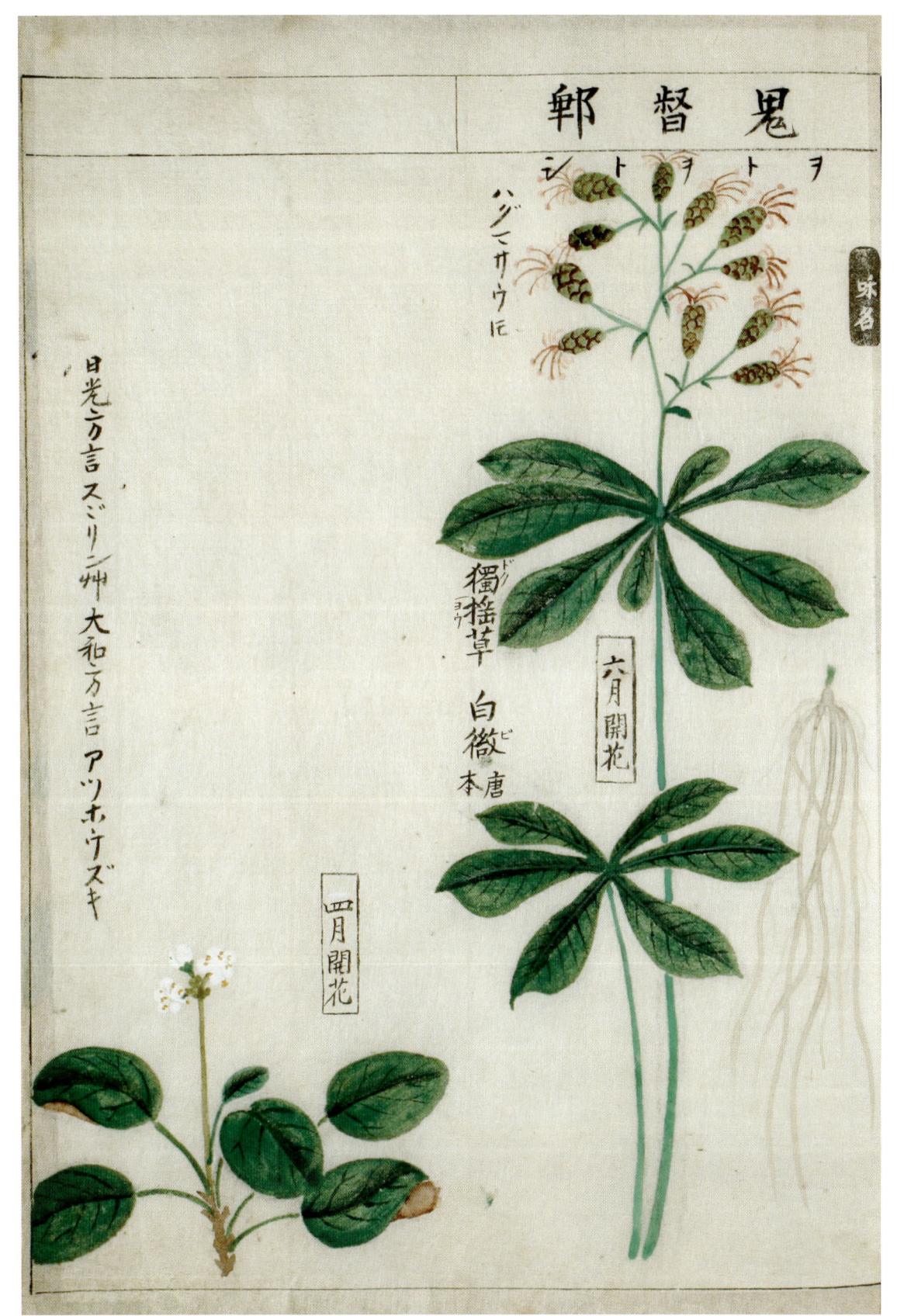

ハグマサウニ

獨搖草 白薇 本唐
ドク ヨウ　　ビ

六月開花

四月開花

日光ノ方言スゞリン州 大和方言 アツホウズキ

毛蓼

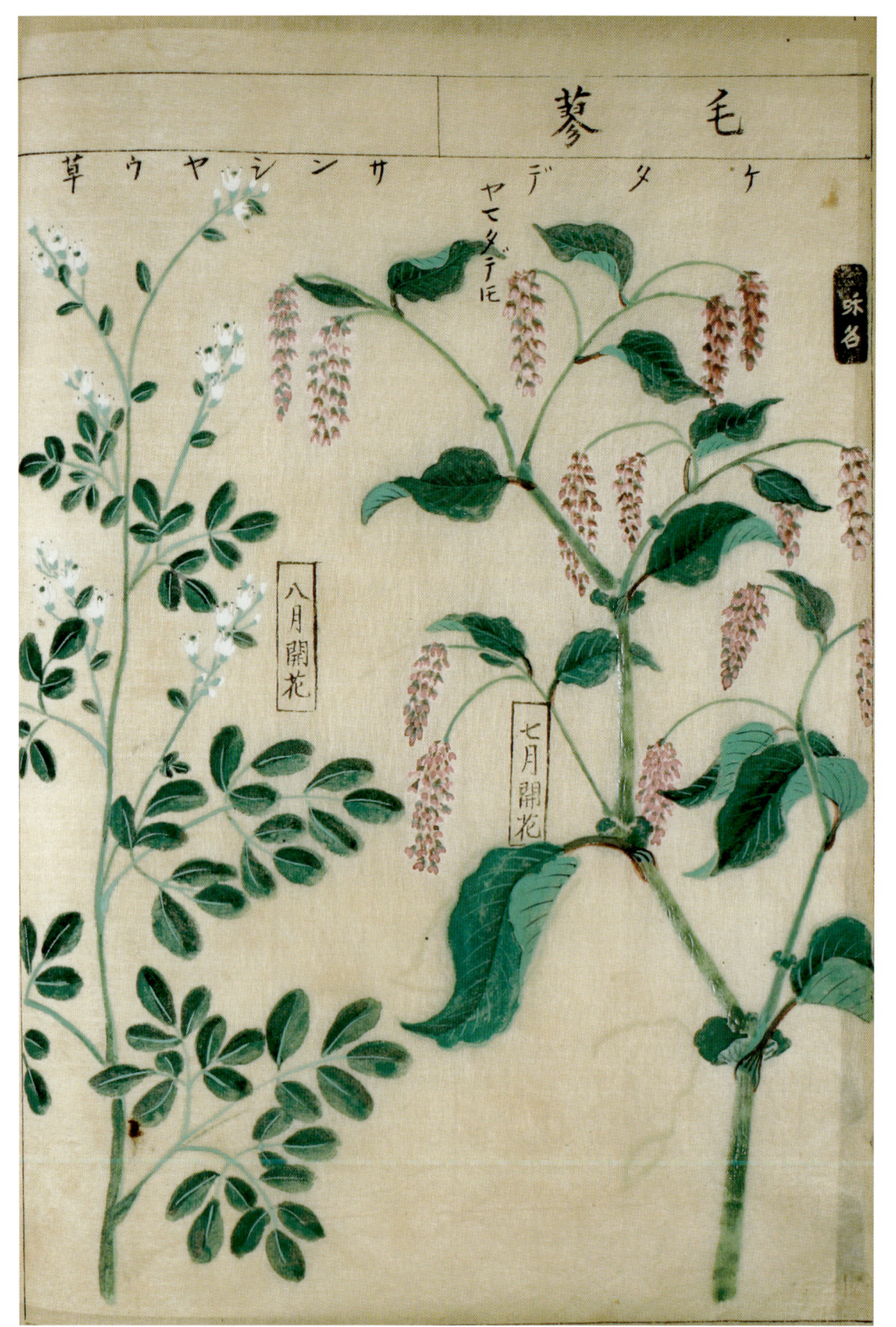

ケタデ
ヤナタデ
ニモ

サシヤウ草

七月開花

八月開花

水紅花
イヌタデ

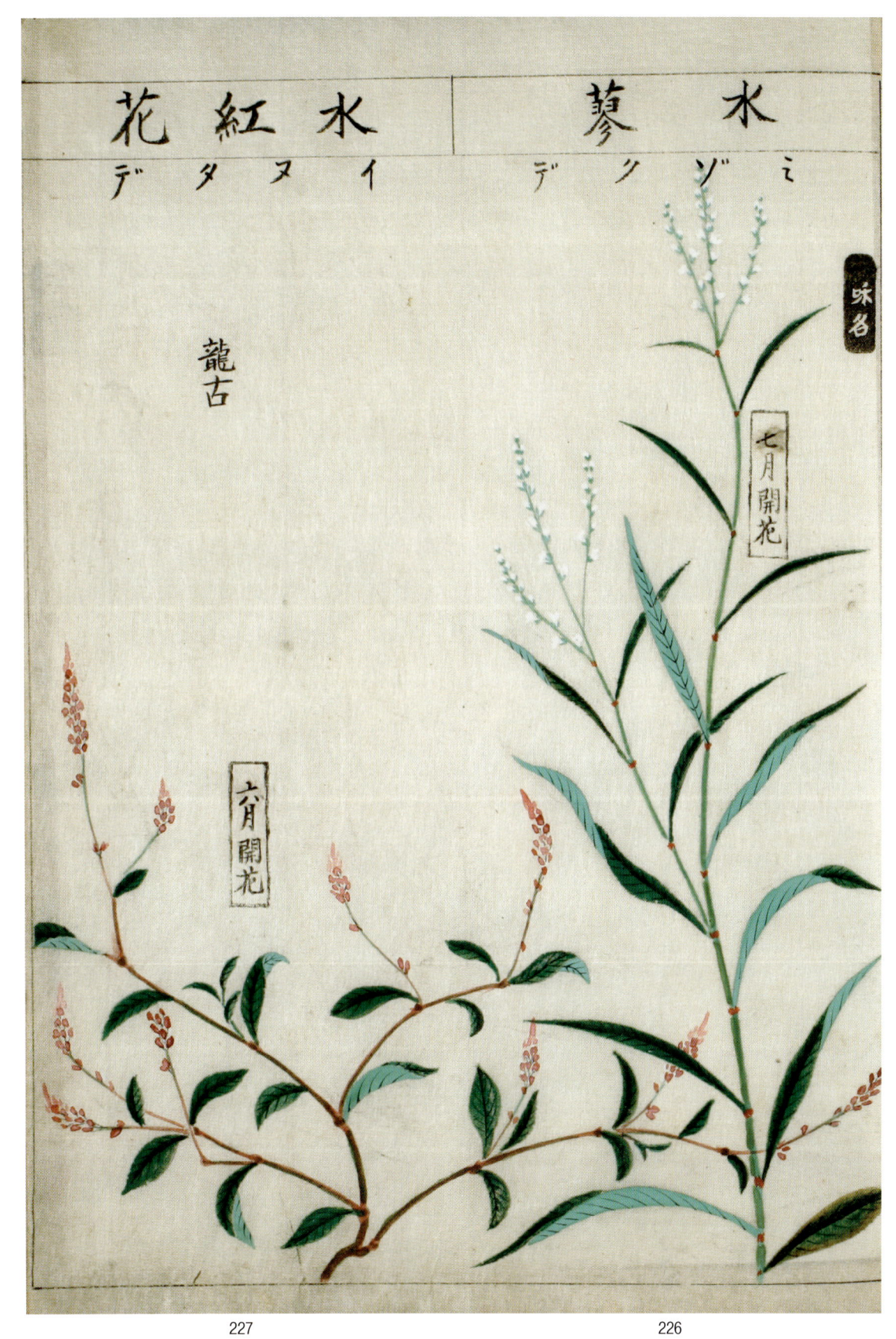

龍古

水蓼
ミゾクデ

七月開花

六月開花

| 藍蓼 | 葒蓼 |
| デタヰア | デタカア |

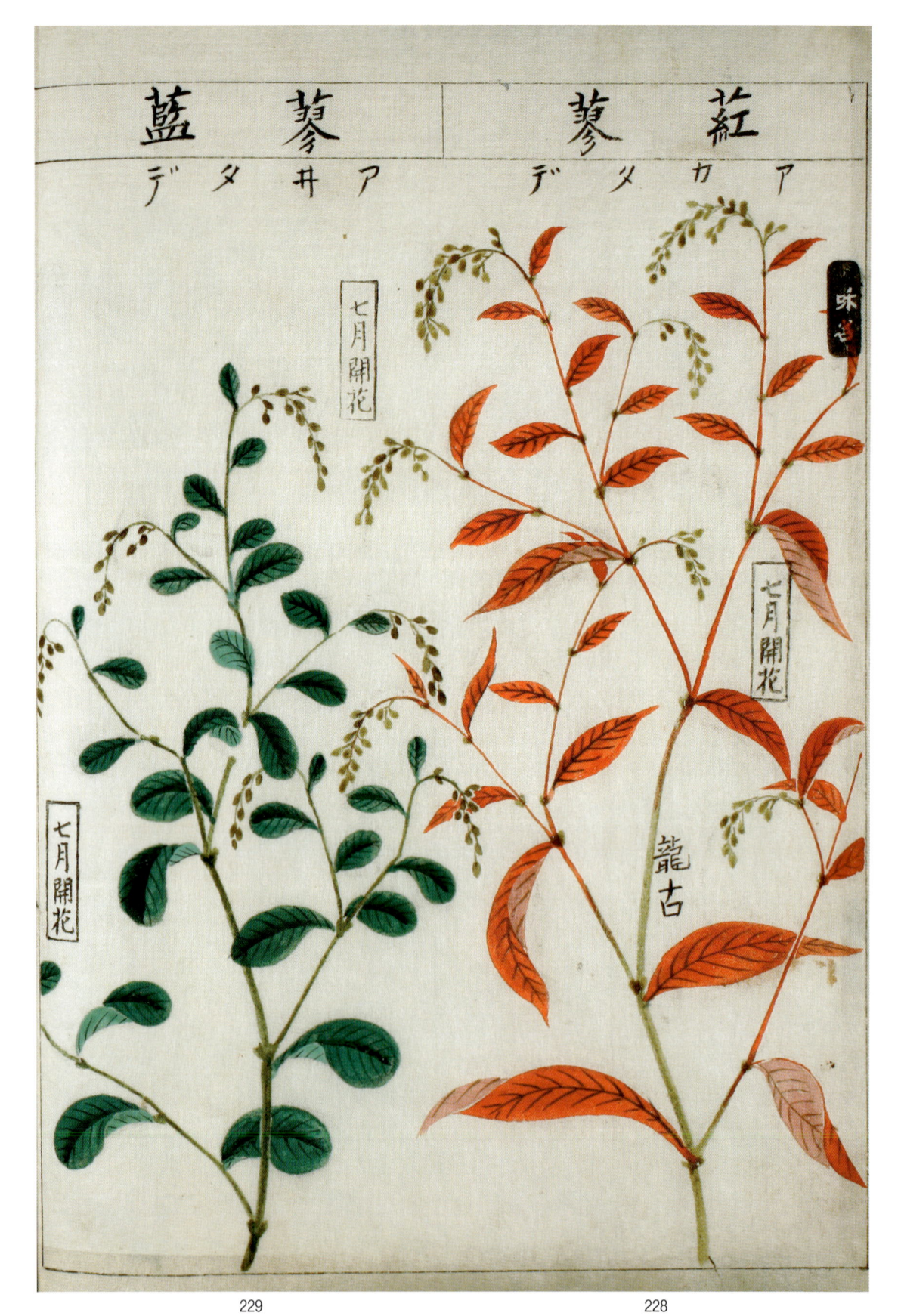

七月開花

七月開花

七月開花

龍古

| 白茅 バウ | 問荊 |
| ツバナ | スギナ |

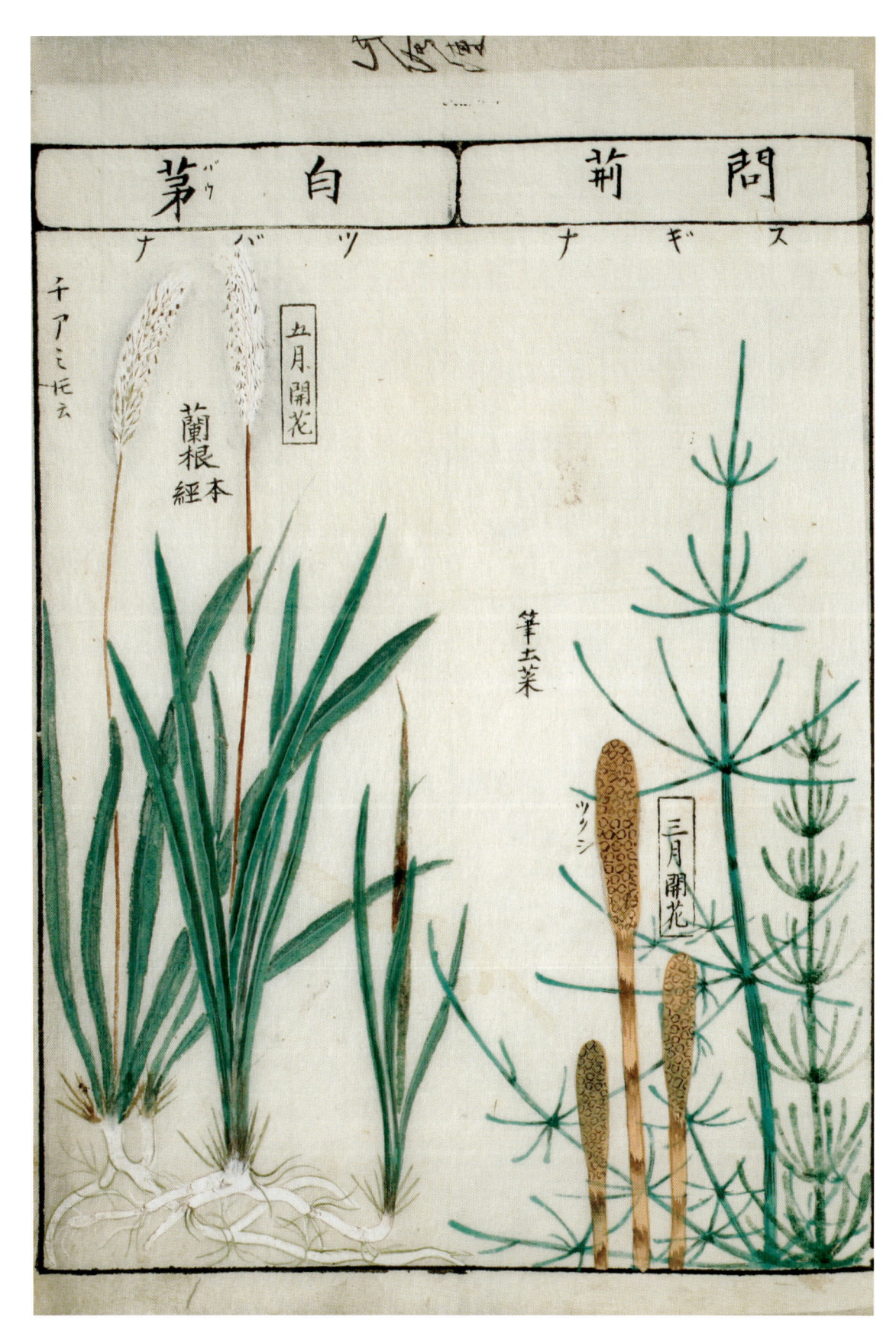

五月開花

蘭根 本
經

千アミ㔟云

筆土菜

ツクシ

三月開花

萹蓄	知母
ニハヤナギ	ハシヤ

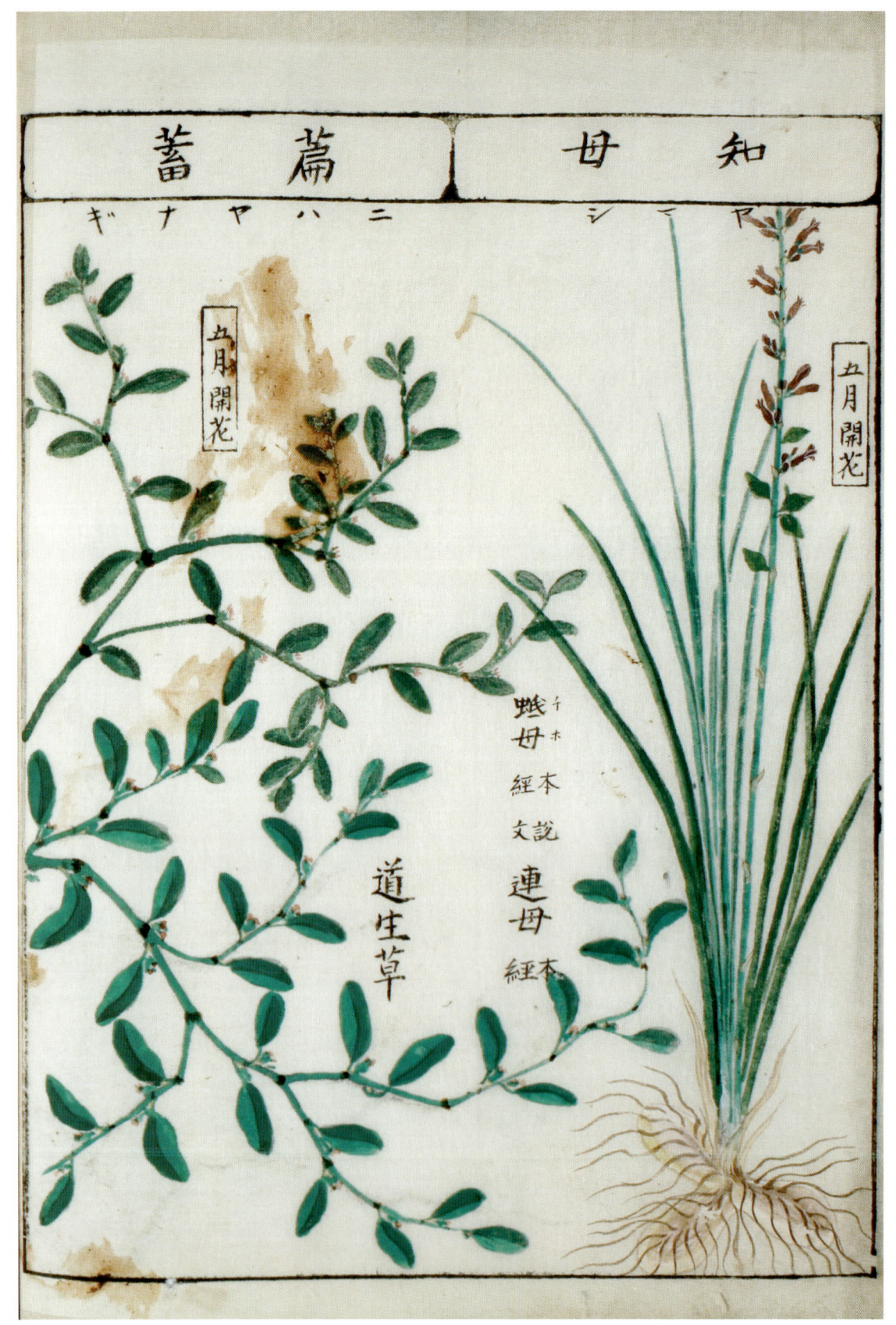

五月開花

五月開花

萹蓄
道生草

蝭母 千木
本經文 連母
本經

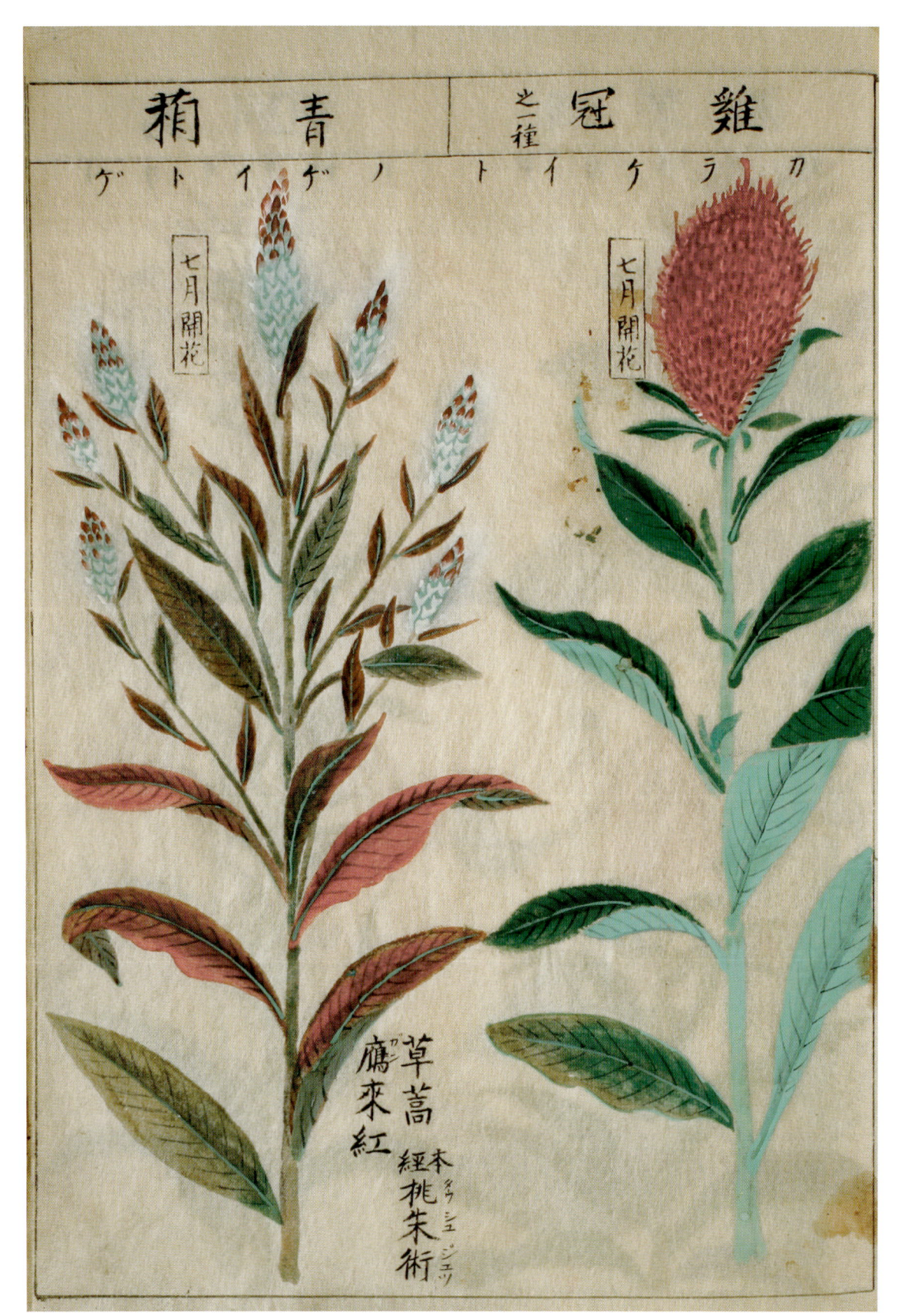

靑葙	雞冠 之一種
ゲトイゲノ	トイケラカ

七月開花

七月開花

草蒿
鴈來紅 經桃朱術
（タウシェジェツ）

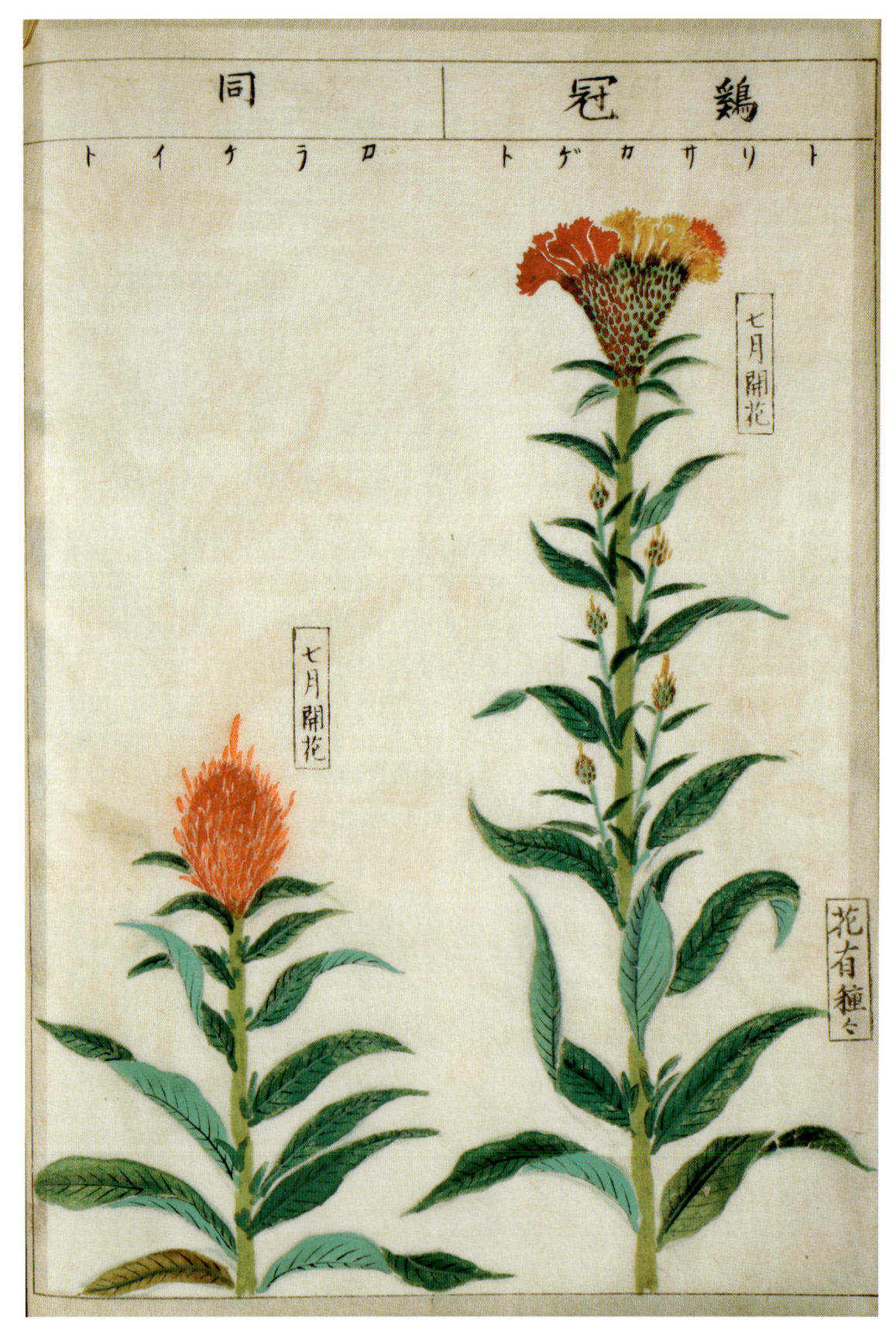

同	鶏冠
ロウラケイトウ	トリノサカカサゲイトウ

七月開花

七月開花

花有種々

| 雁來紅 | 同 |

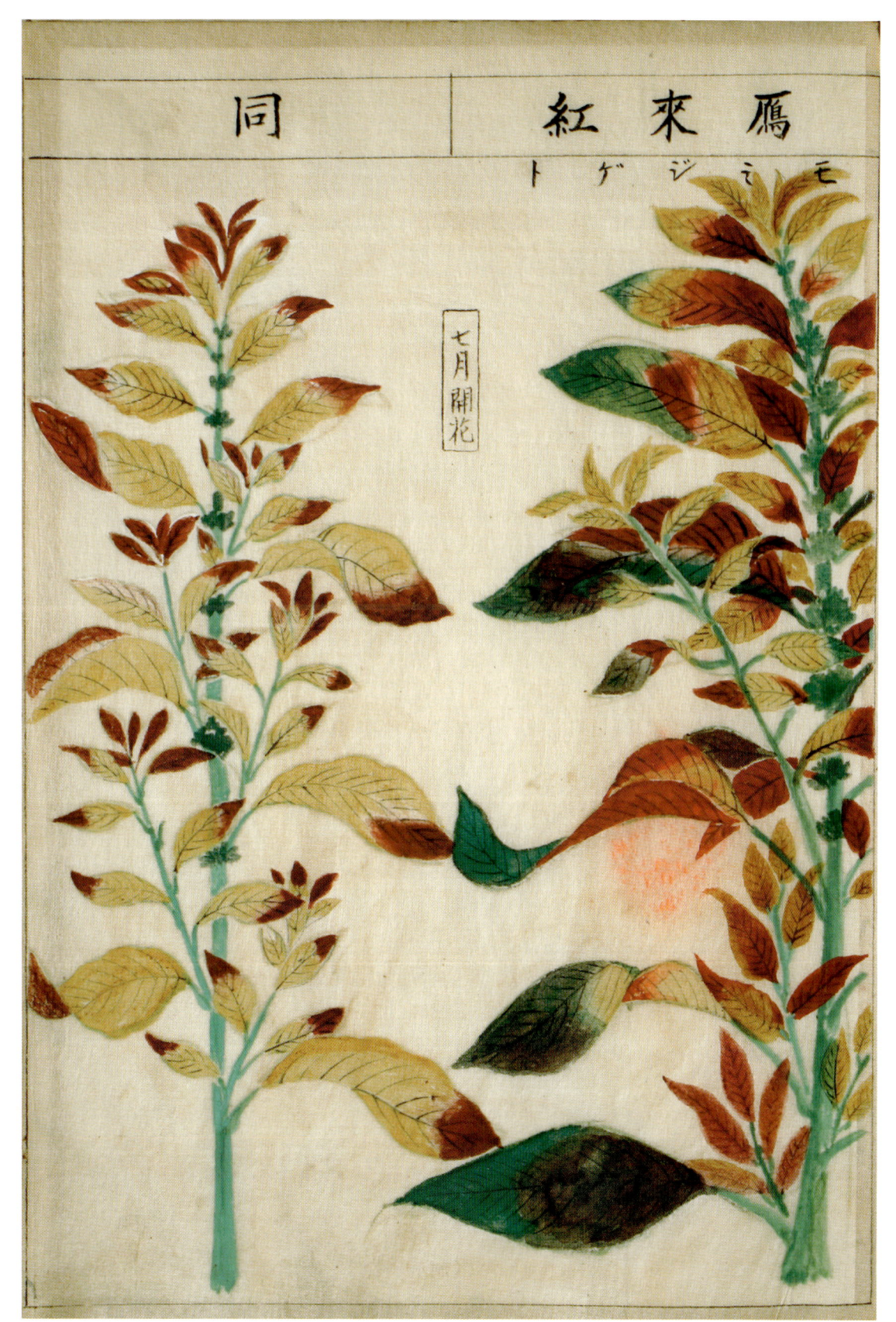

モミジゲイトウ

七月開花

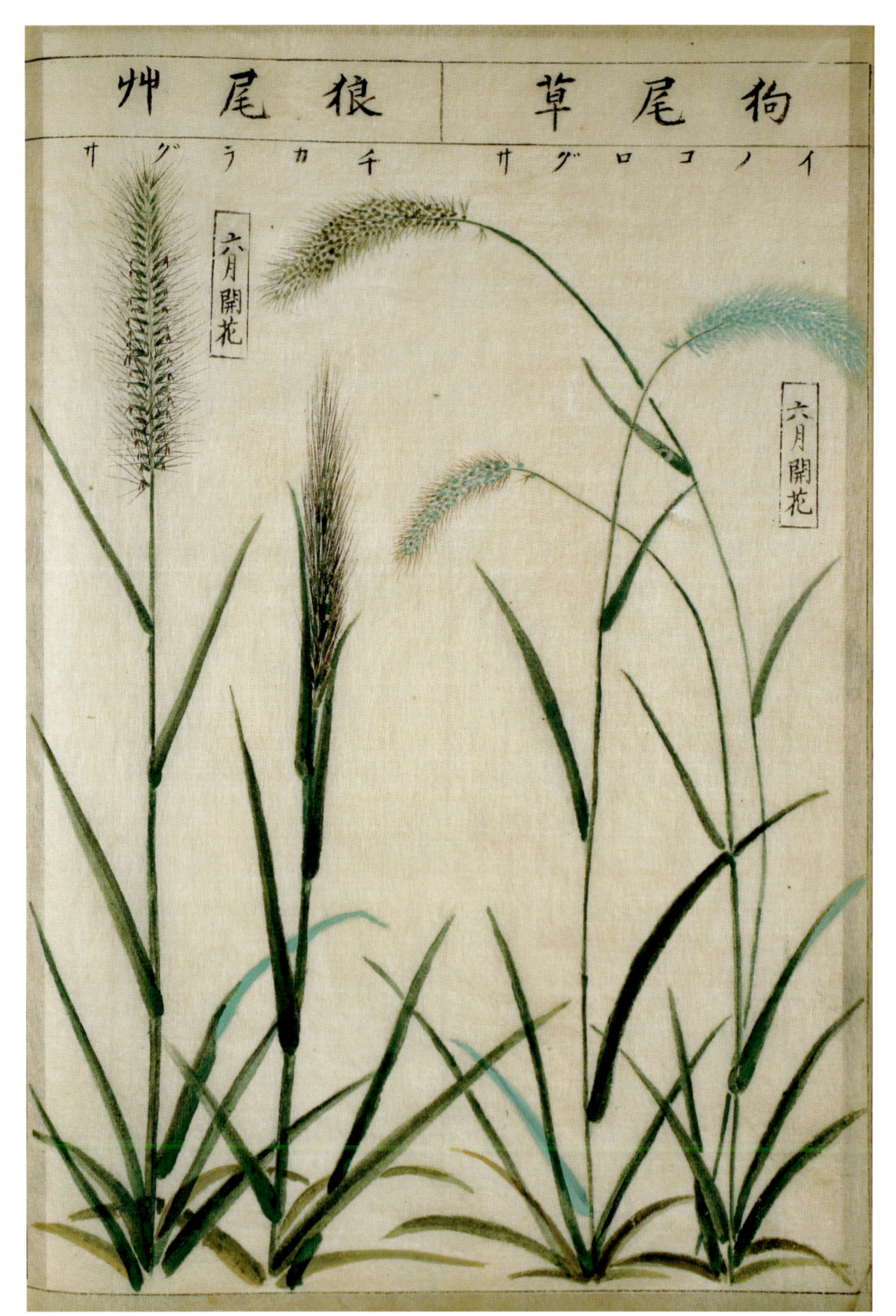

狼尾艸　　狗尾草
チカラグサ　　イノコログサ

六月開花

六月開花

松山本草

蔓草藤

二十六丁

薐薁	紫葛
シラミトリ	エビヅル

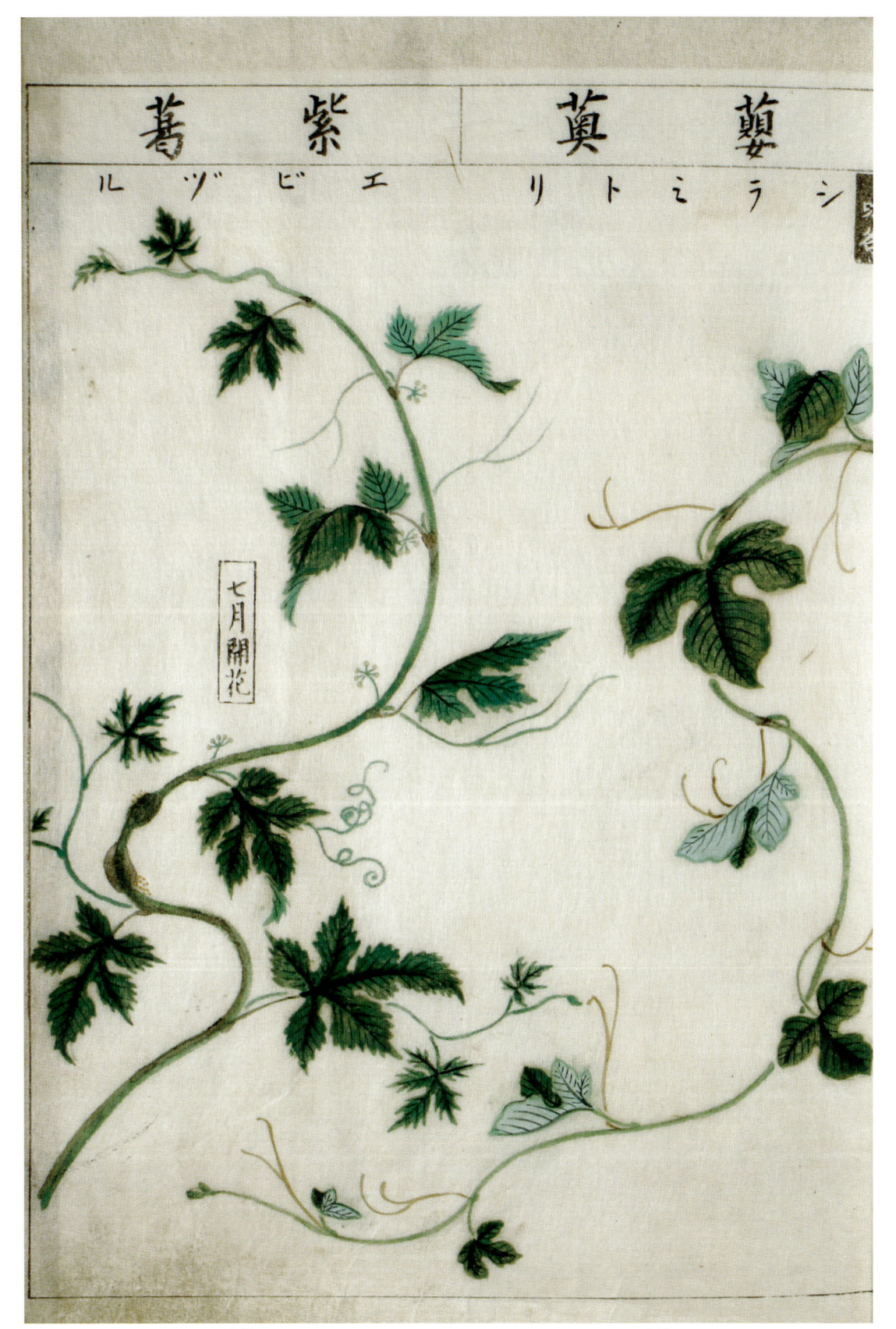

七月開花

| 土茯苓 カテクサ | 琉山歸来 |

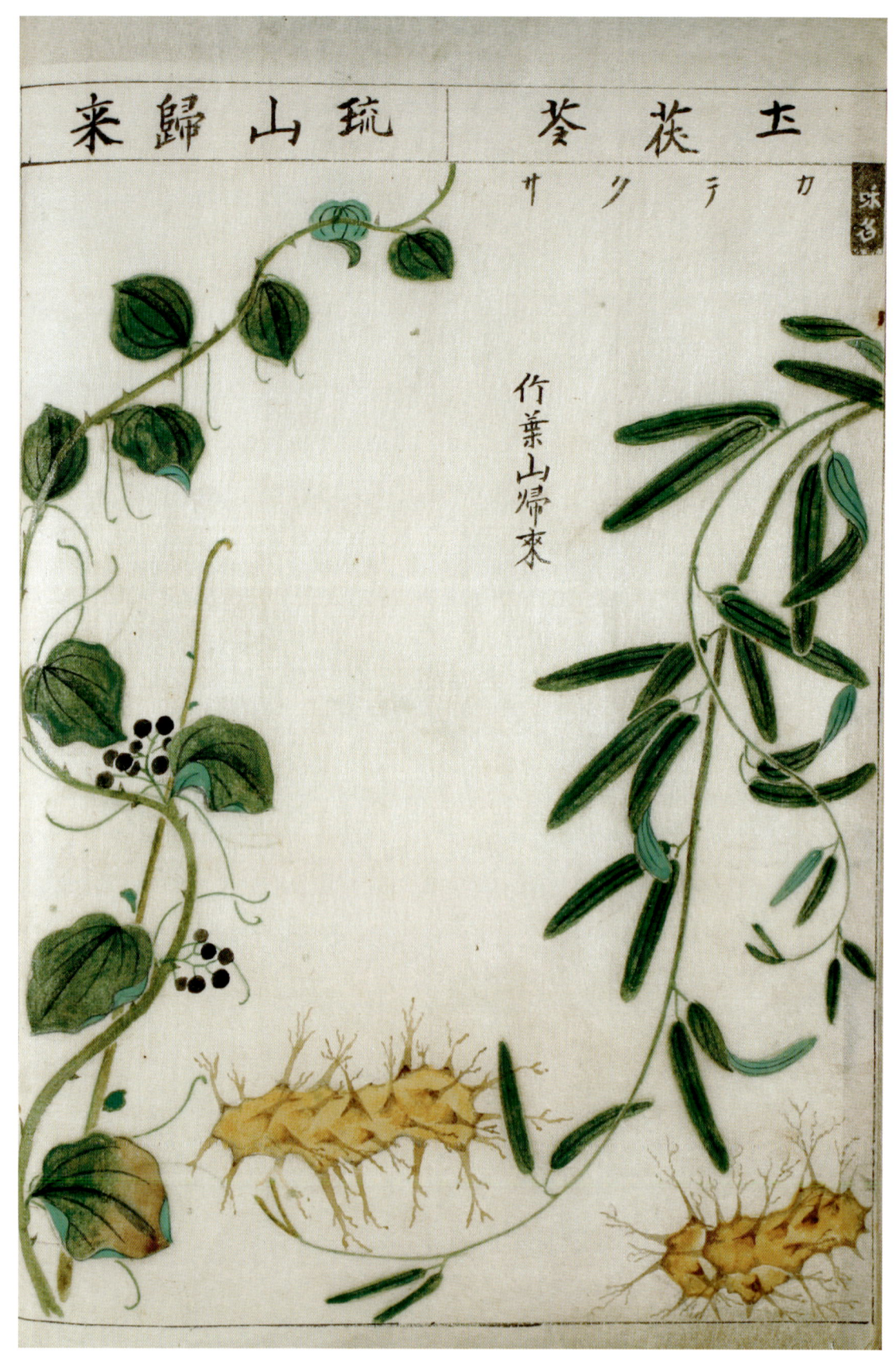

竹葉山帰來

菝葜　　防已

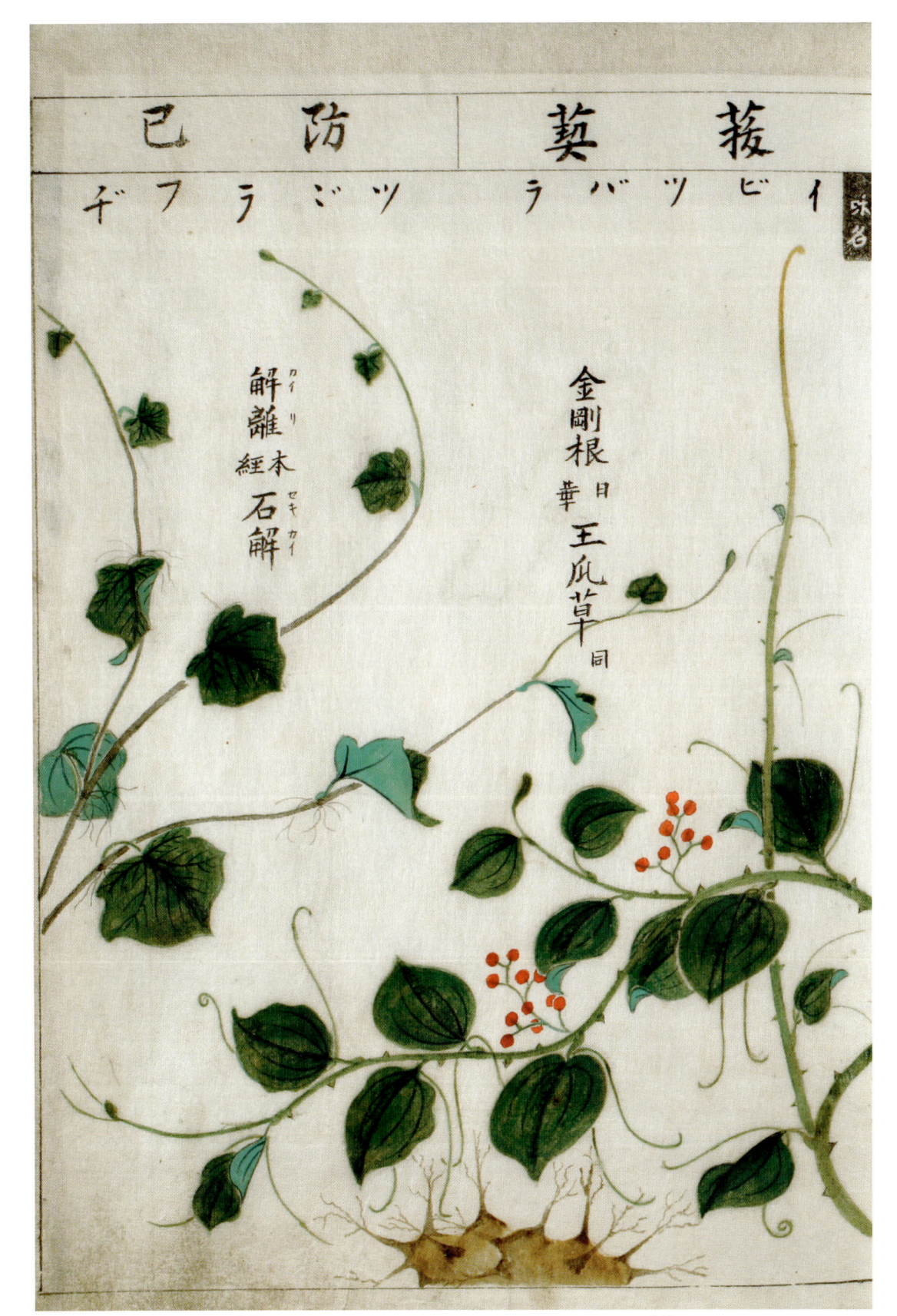

イビツバラ　　ツジフラギ

金剛根 日華
王瓜草 同

解離 木
經石解
カイリ
セキカイ

釣草通
藤 草通
カギヅル アキビ

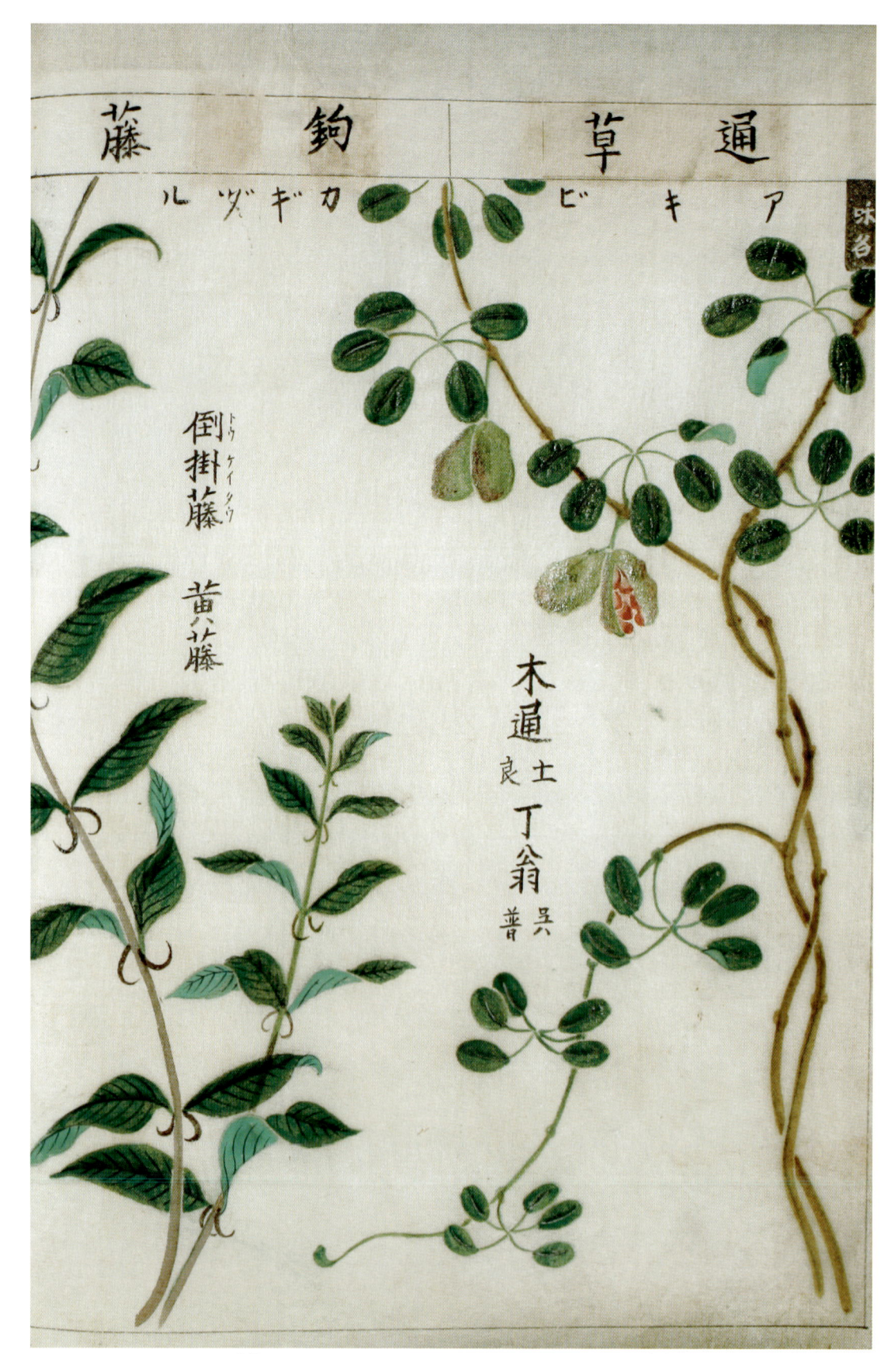

倒掛藤
トウケイトウ
黃花藤

木通
土丁翁
良 呉
普

豌豆	野綠豆
エンドウ	ブンドウ

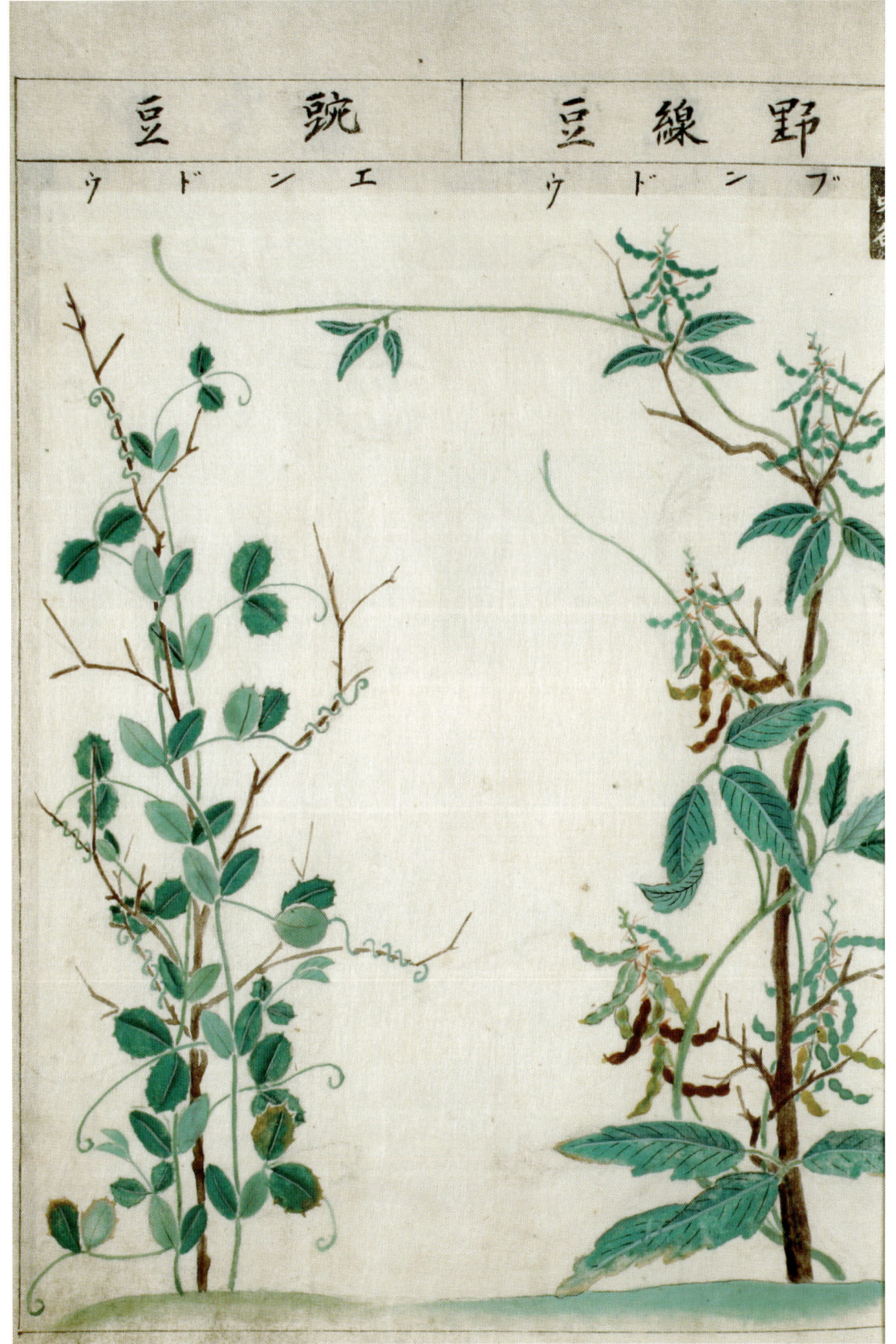

瓢 ／ 壺盧

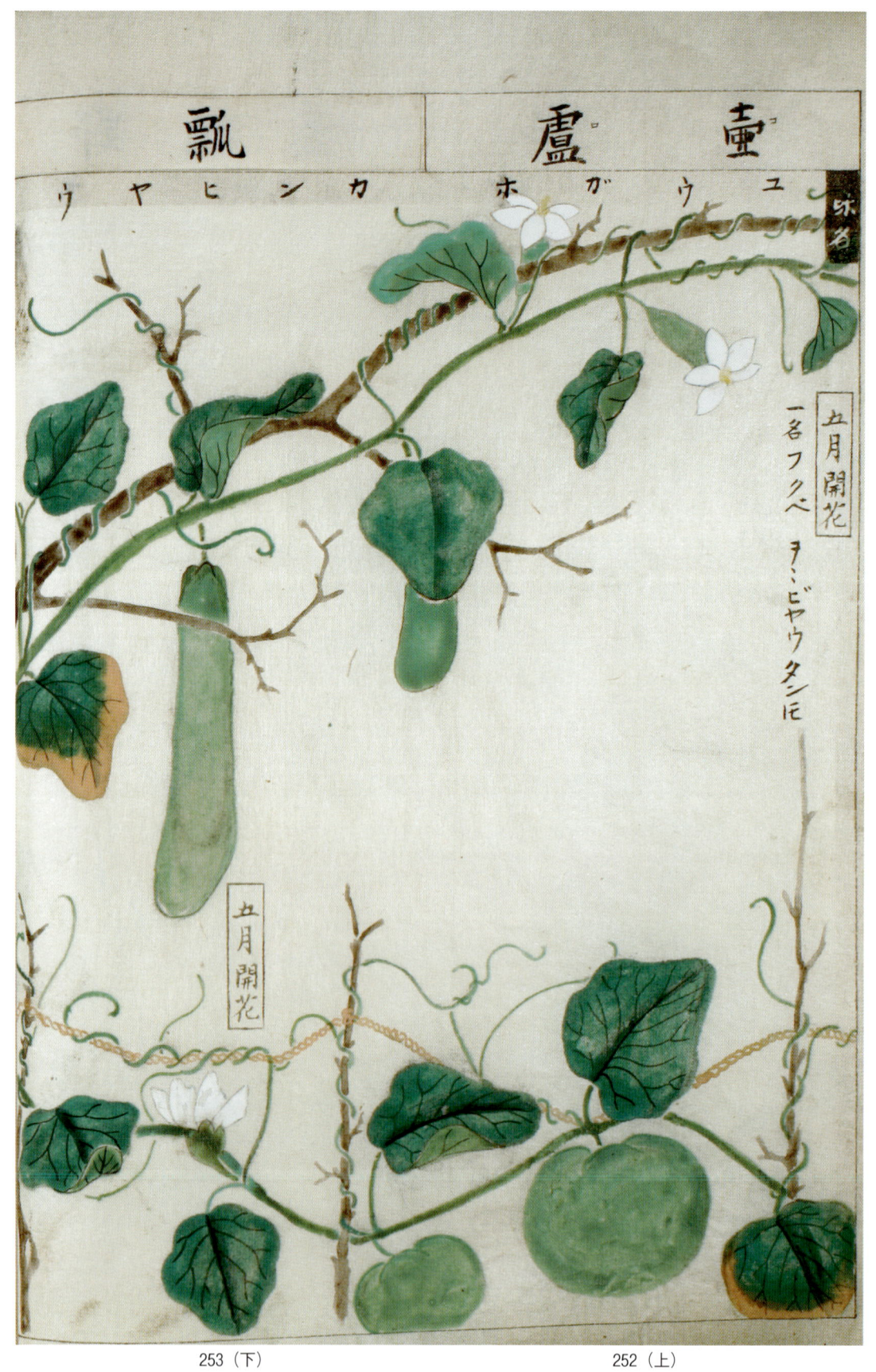

ウヤヒンカ　ホガウ　ユ　俗名

五月開花

一名フクベ　ヲミビヤウタンニ

五月開花

水雲艸	牛尾菜
サクメトチ	シホデ

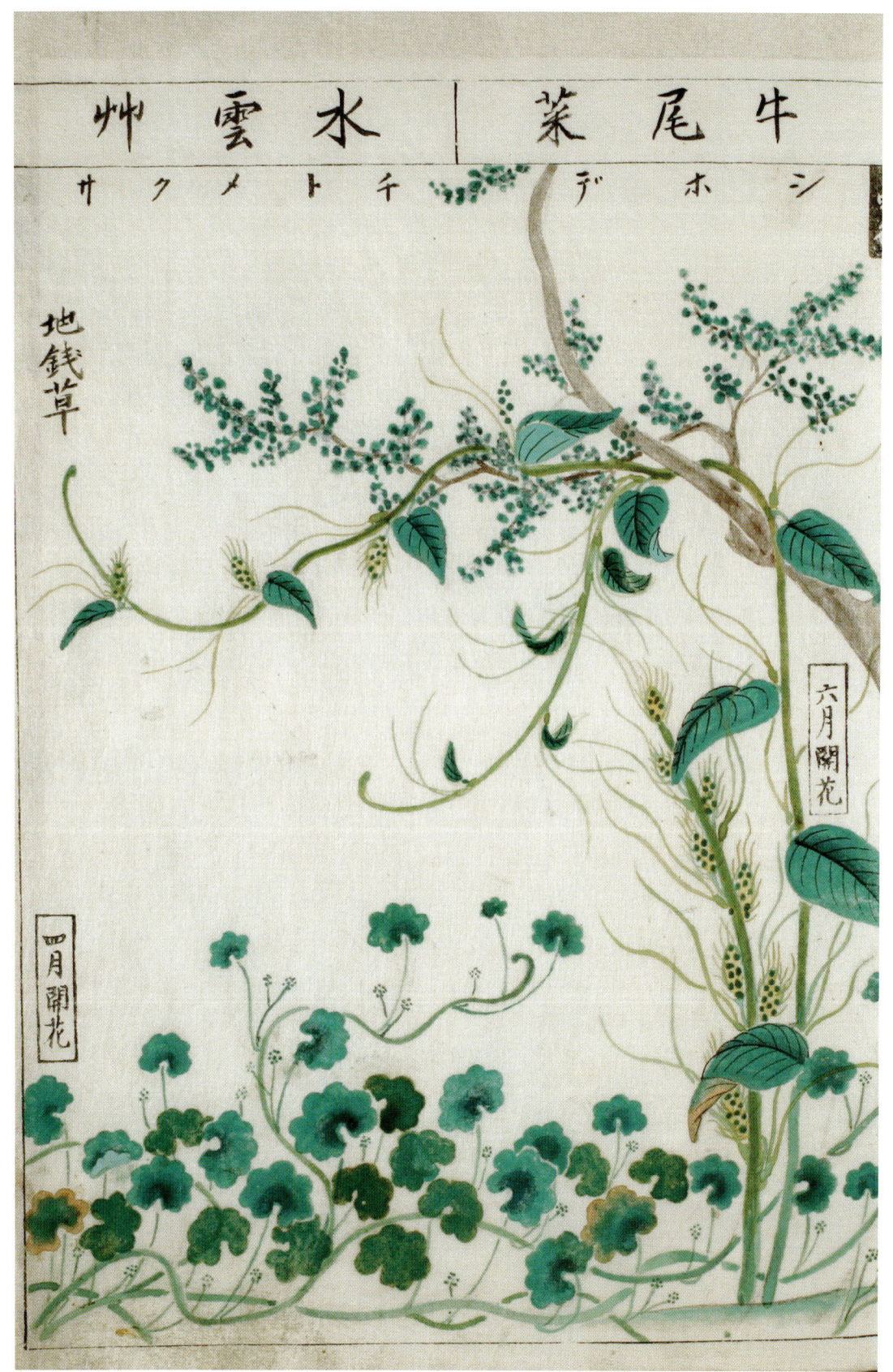

地銭草

六月開花

四月開花

菟絲子

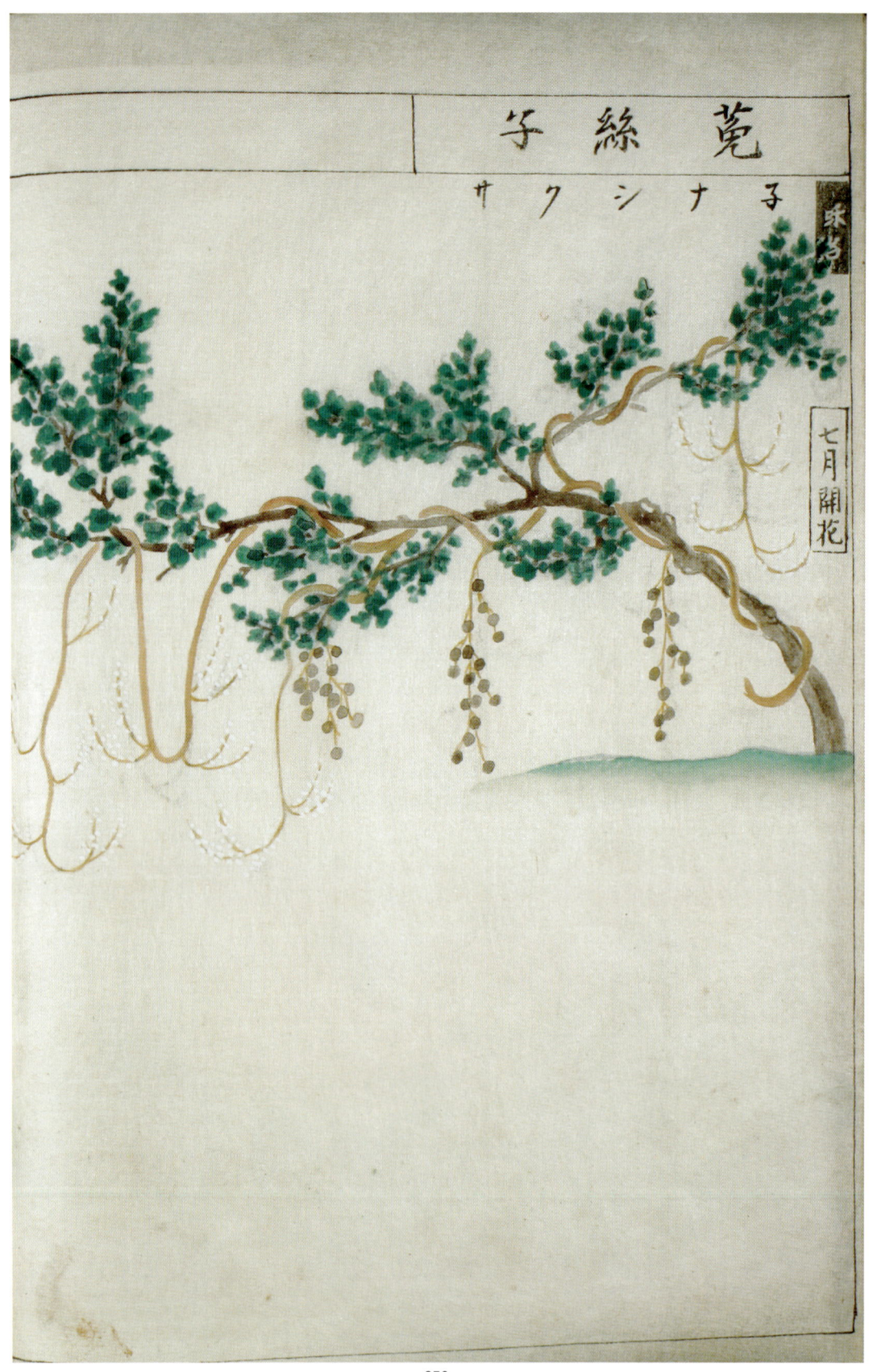

サクシナ子

七月開花

白牽牛子　同
アサガホ

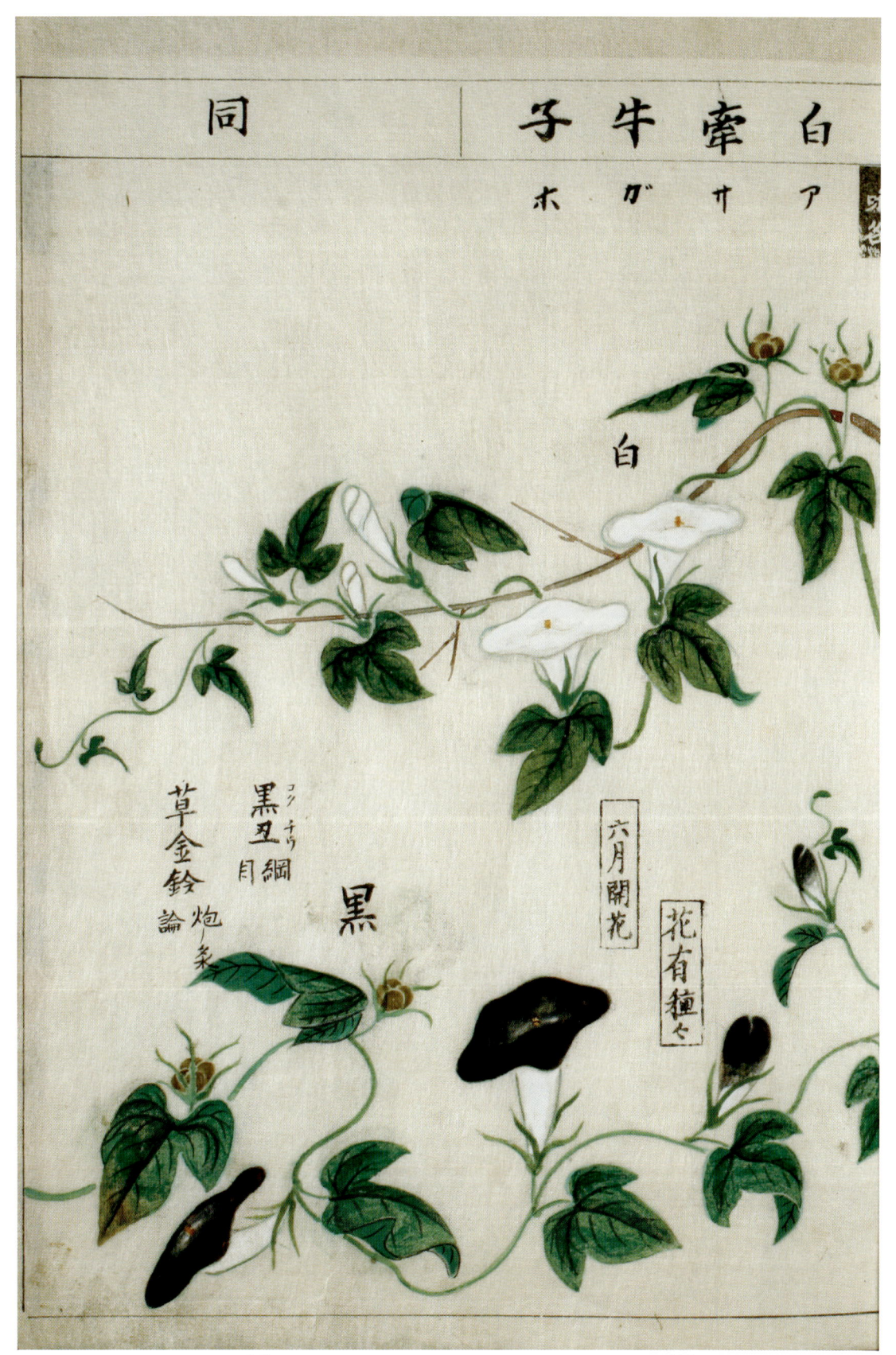

白

六月開花

花有種々

黒
コクナサ
黒丑　綱目
草金鈴　炮炙
　　　論

黄芪　　白箭
ヤワラクサ　　カミミクサ

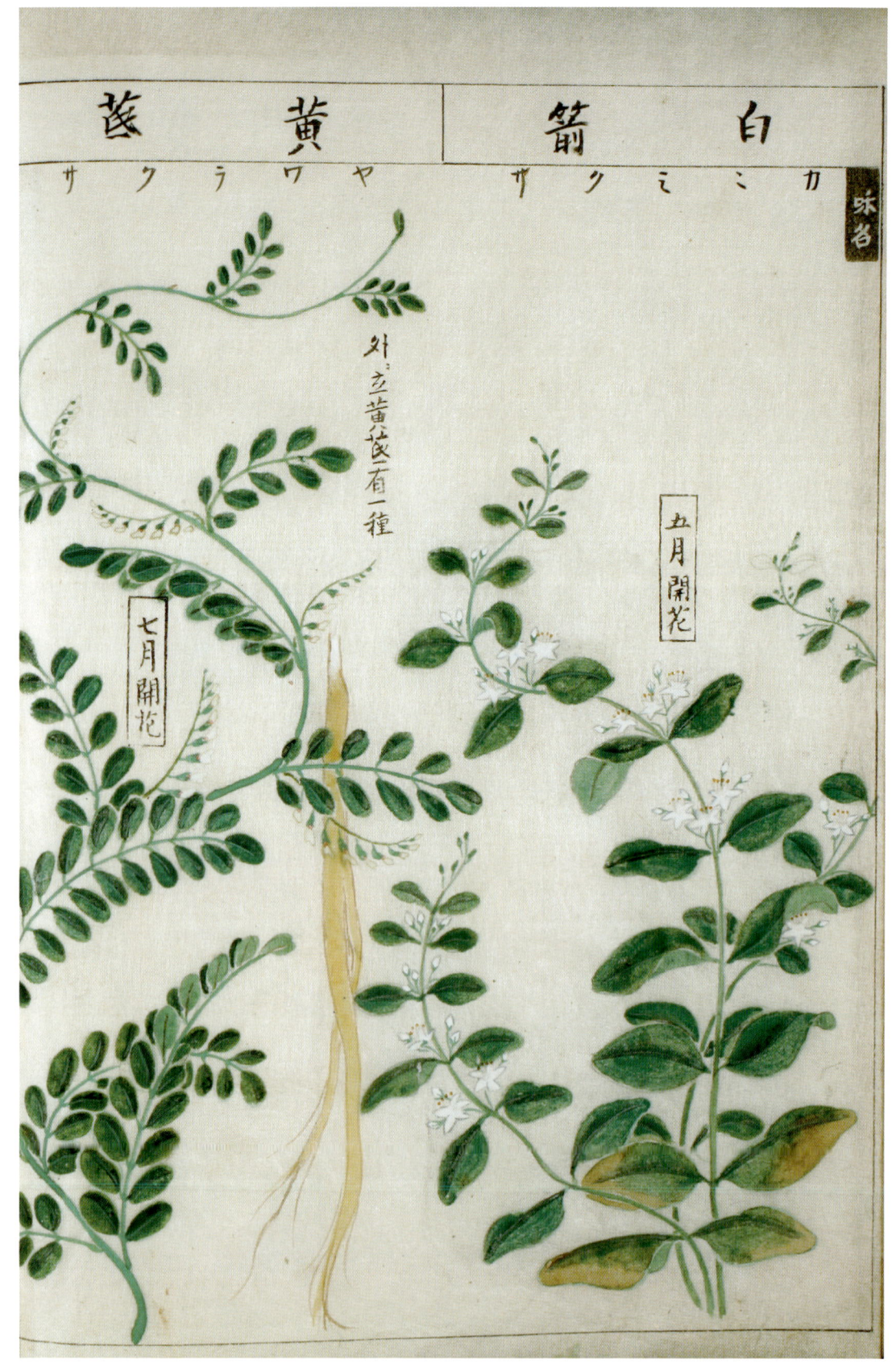

外立苗茋有一種

七月開花

五月開花

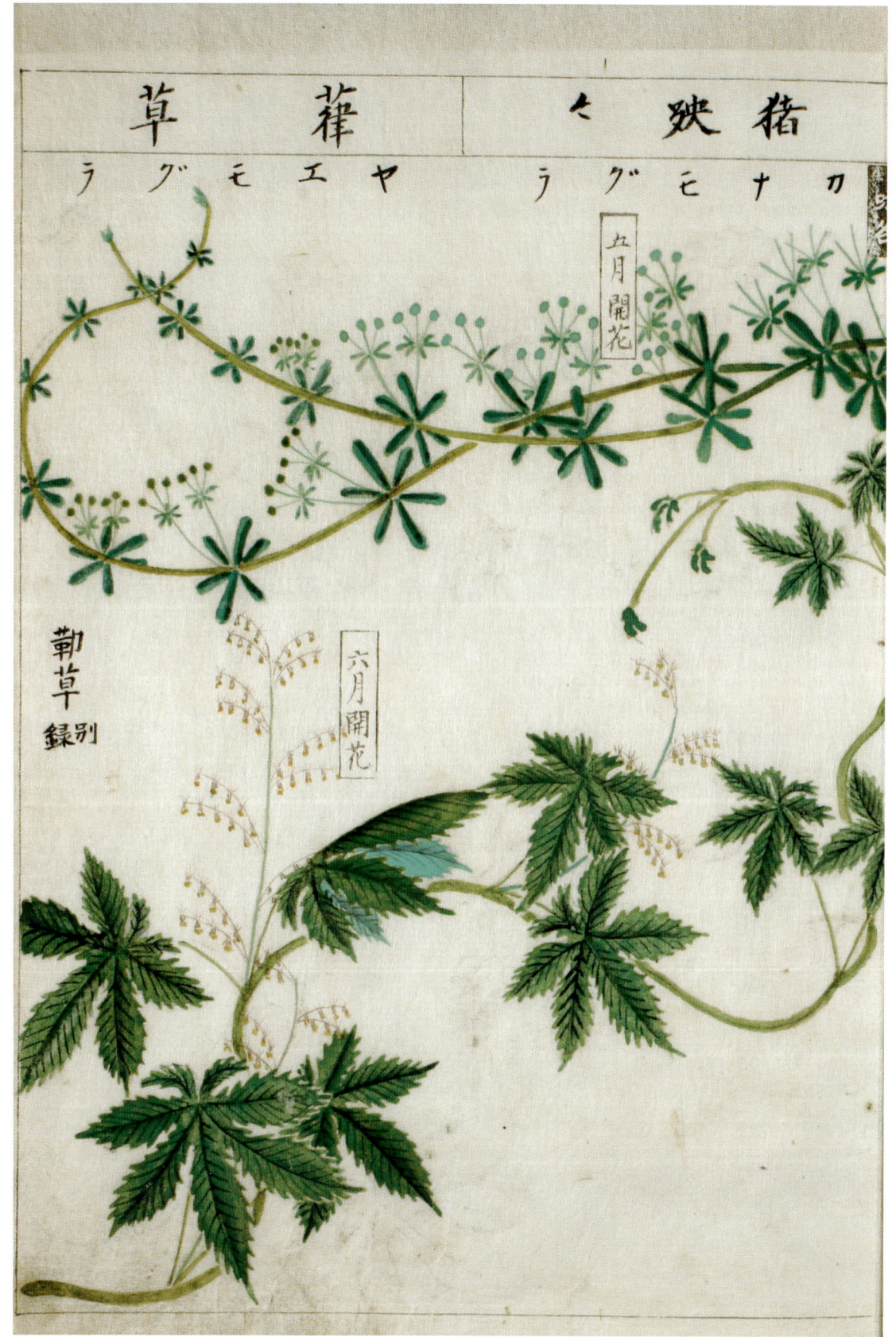

葎草	猪莢と
ヤヱモグラ	カナモグラ

五月開花

六月開花

勒草
録別

蔓草藤　原本頁12

赤地利	鼓時花
	ヒルガホ

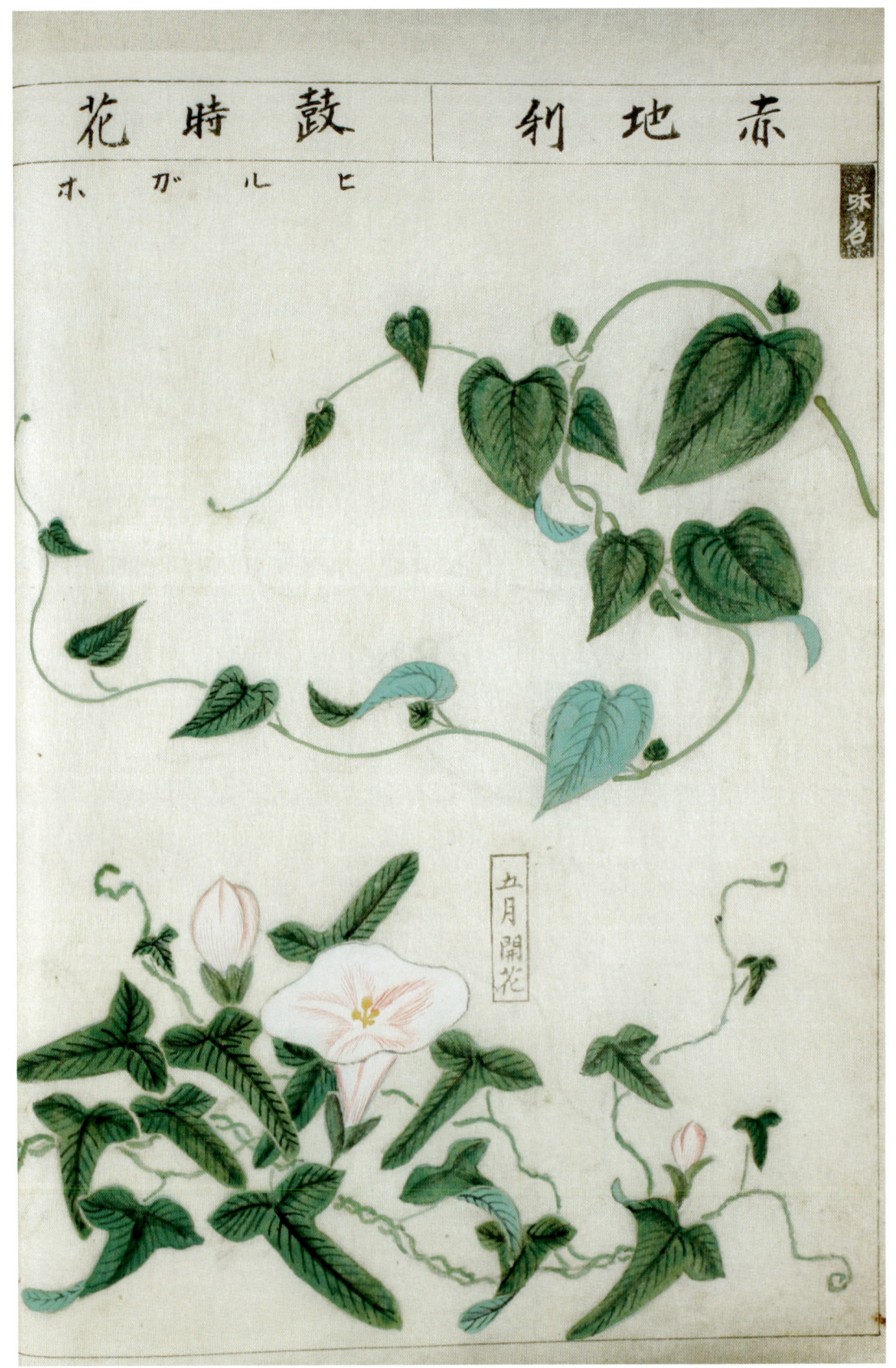

五月開花

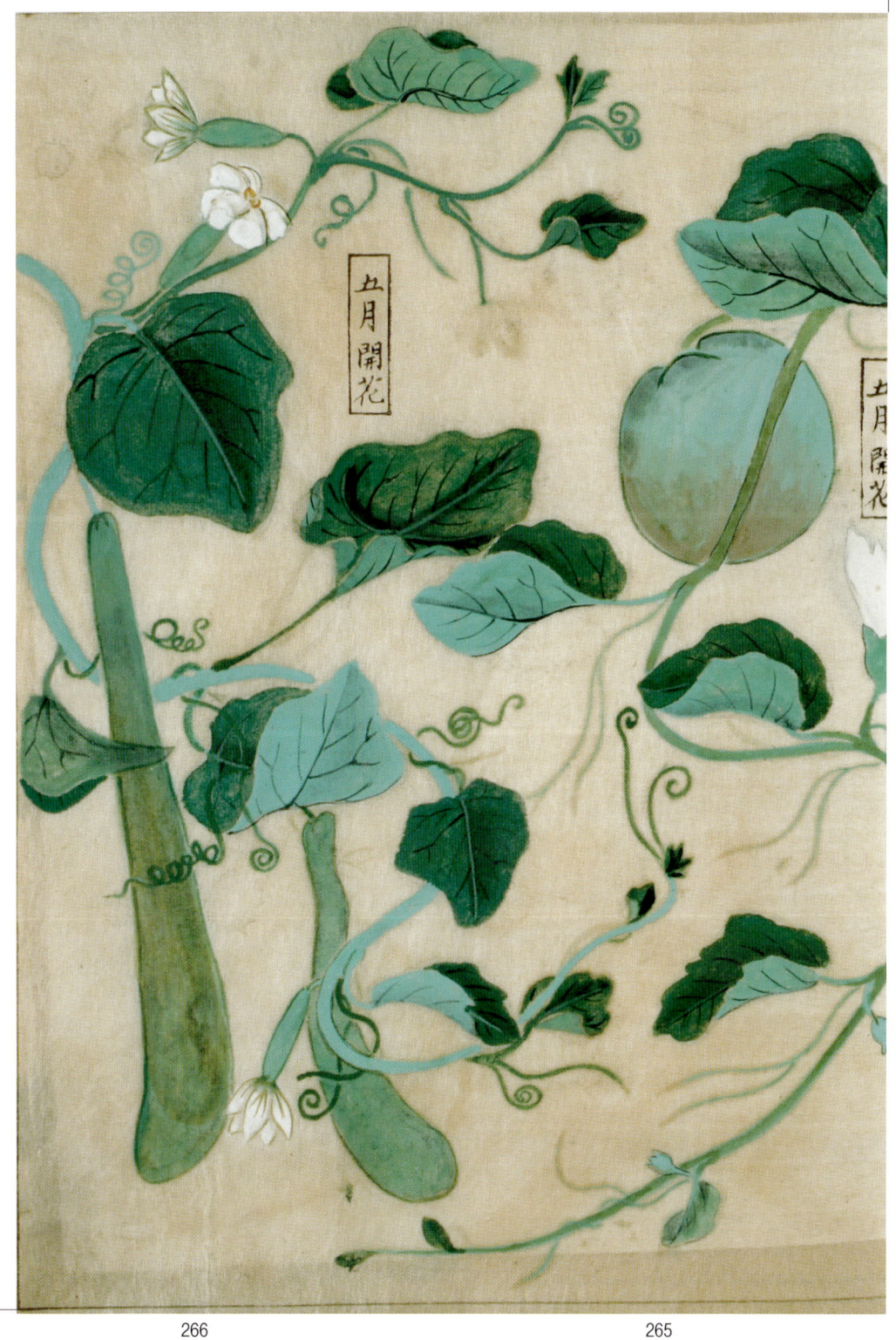

蔓草藤　原本頁14
（上部名称欄がない小さい用紙に描かれ、とじられている）

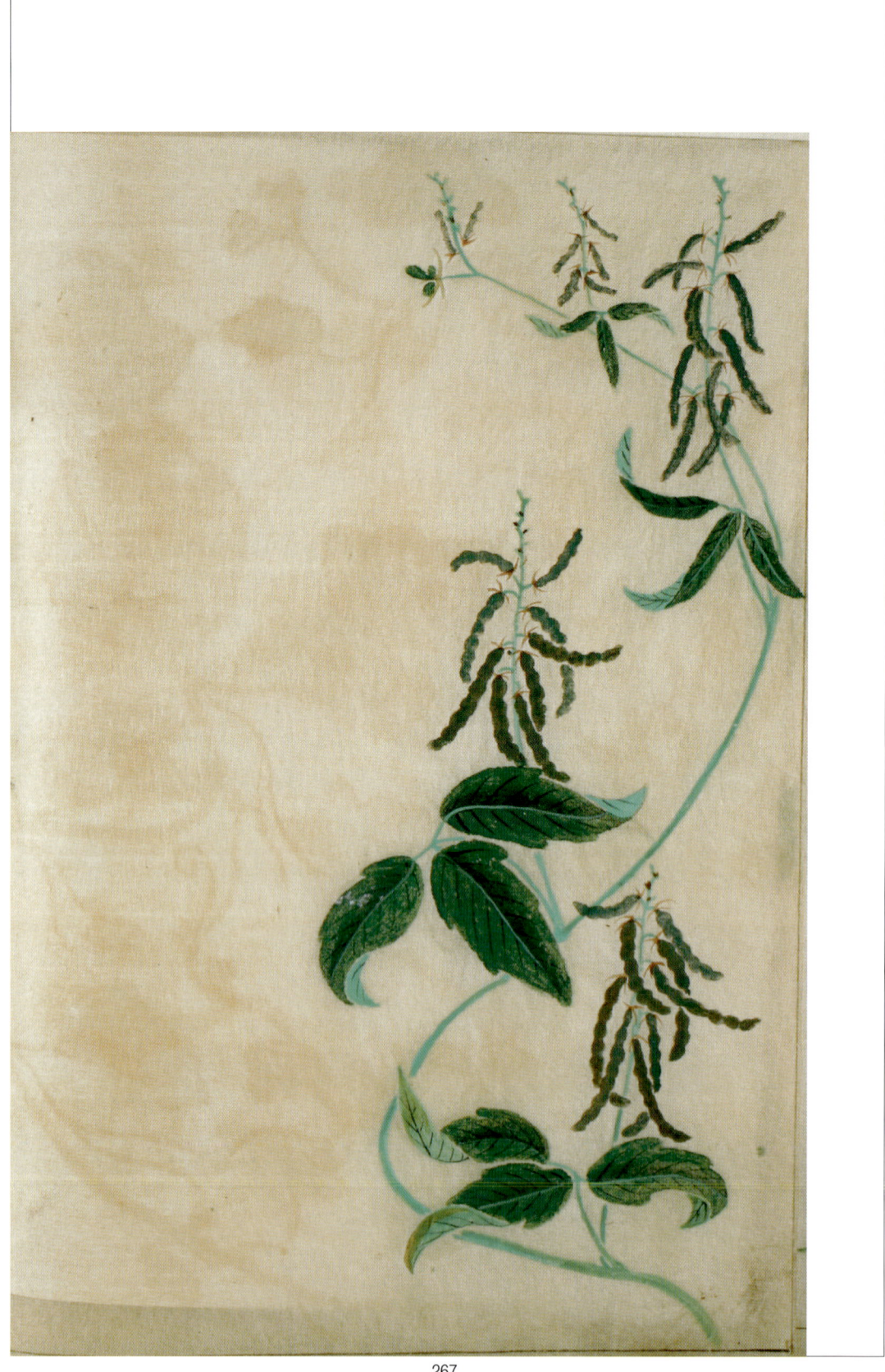

267
蔓草藤　原本頁15
（上部名称欄がない小さい用紙に描かれ、とじられている）

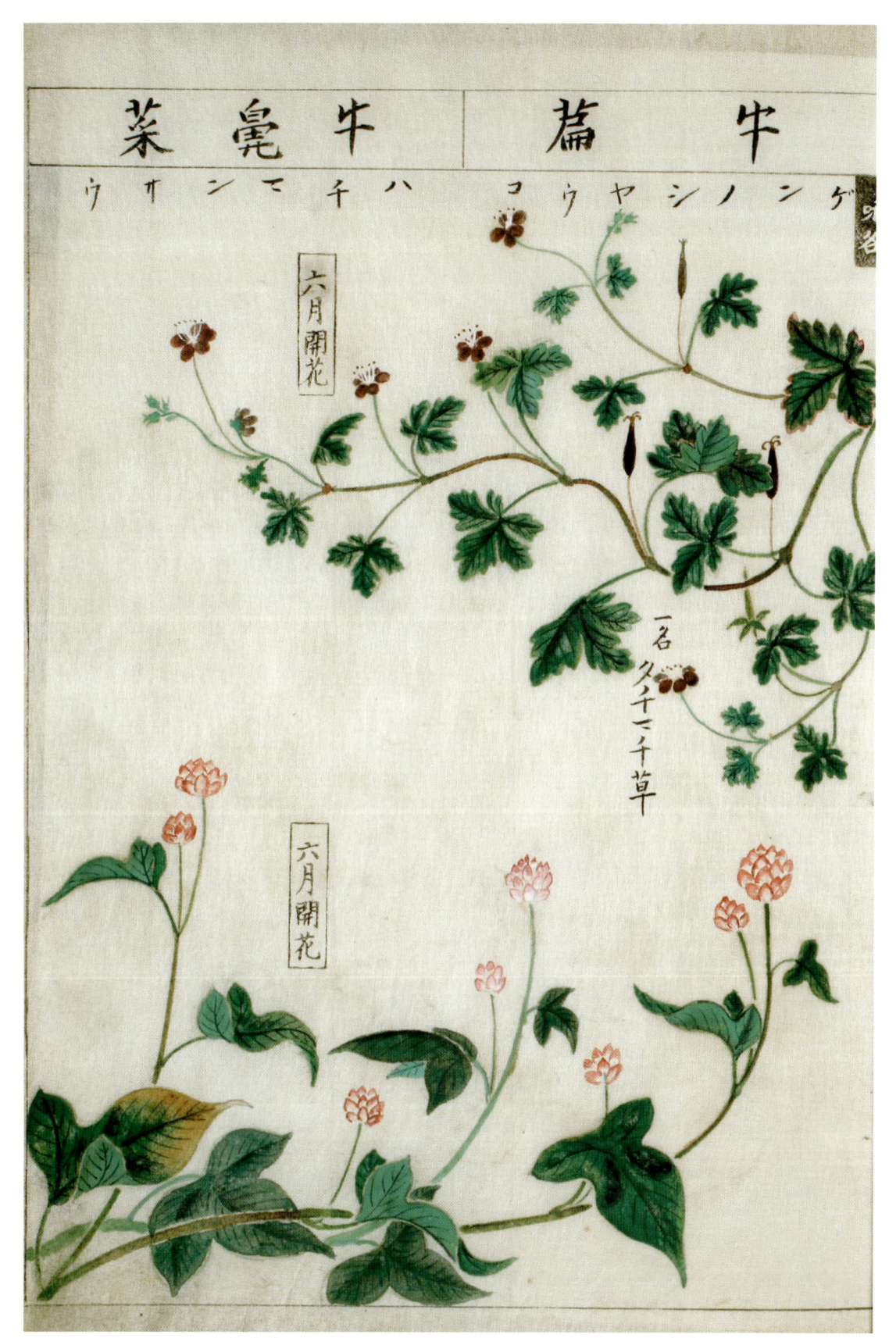

牛扁　牛毛菜
コウヤシノゲ　ハチてンサウ
一名 タイマ千草
六月開花
六月開花

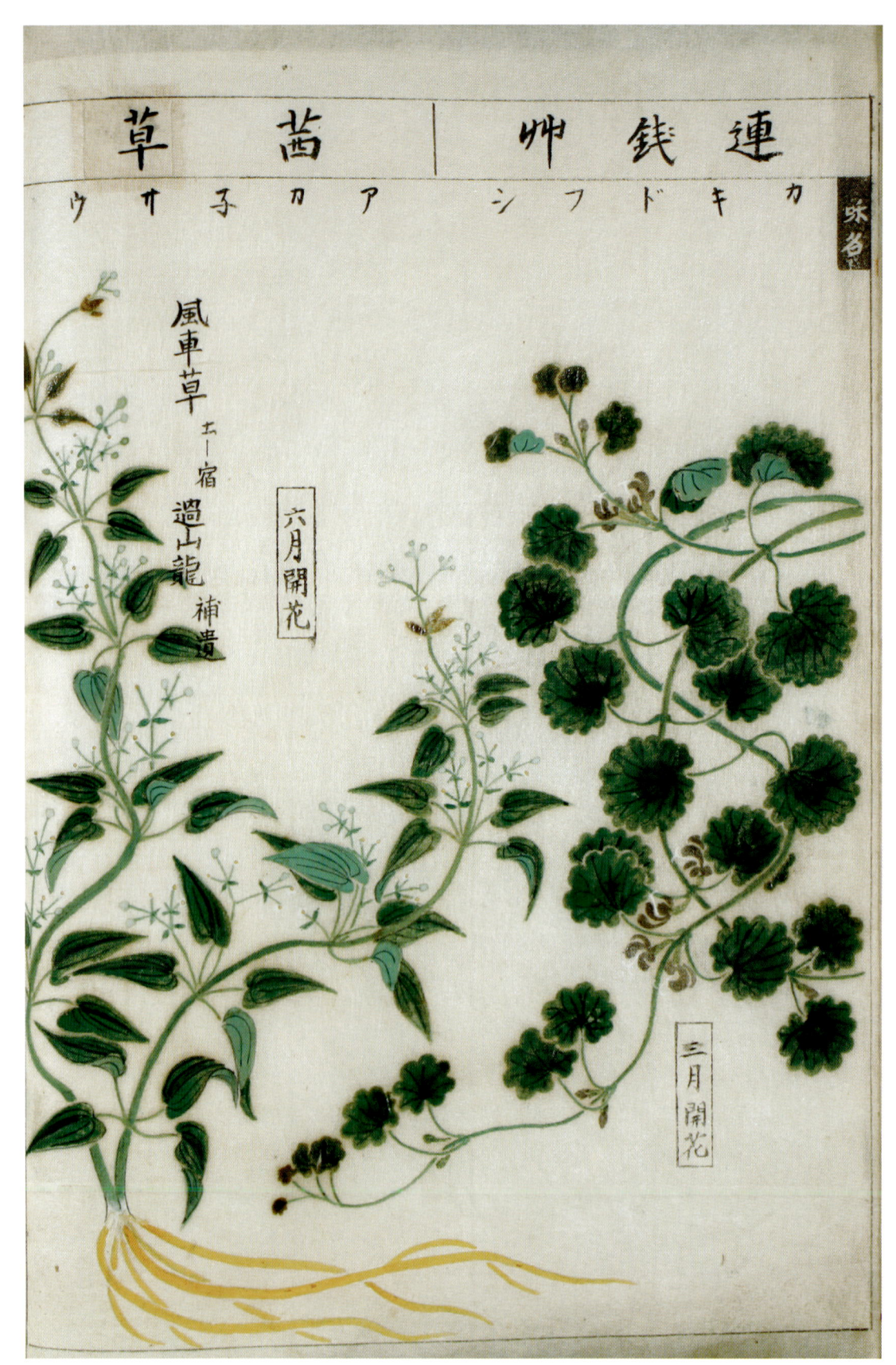

草茜　｜　艸錢連
ウサ子カア　シフドキカ

風車草
土一宿
過山龍 補遺

六月開花

三月開花

| 刀タウ豆ヅ | 落花生 |

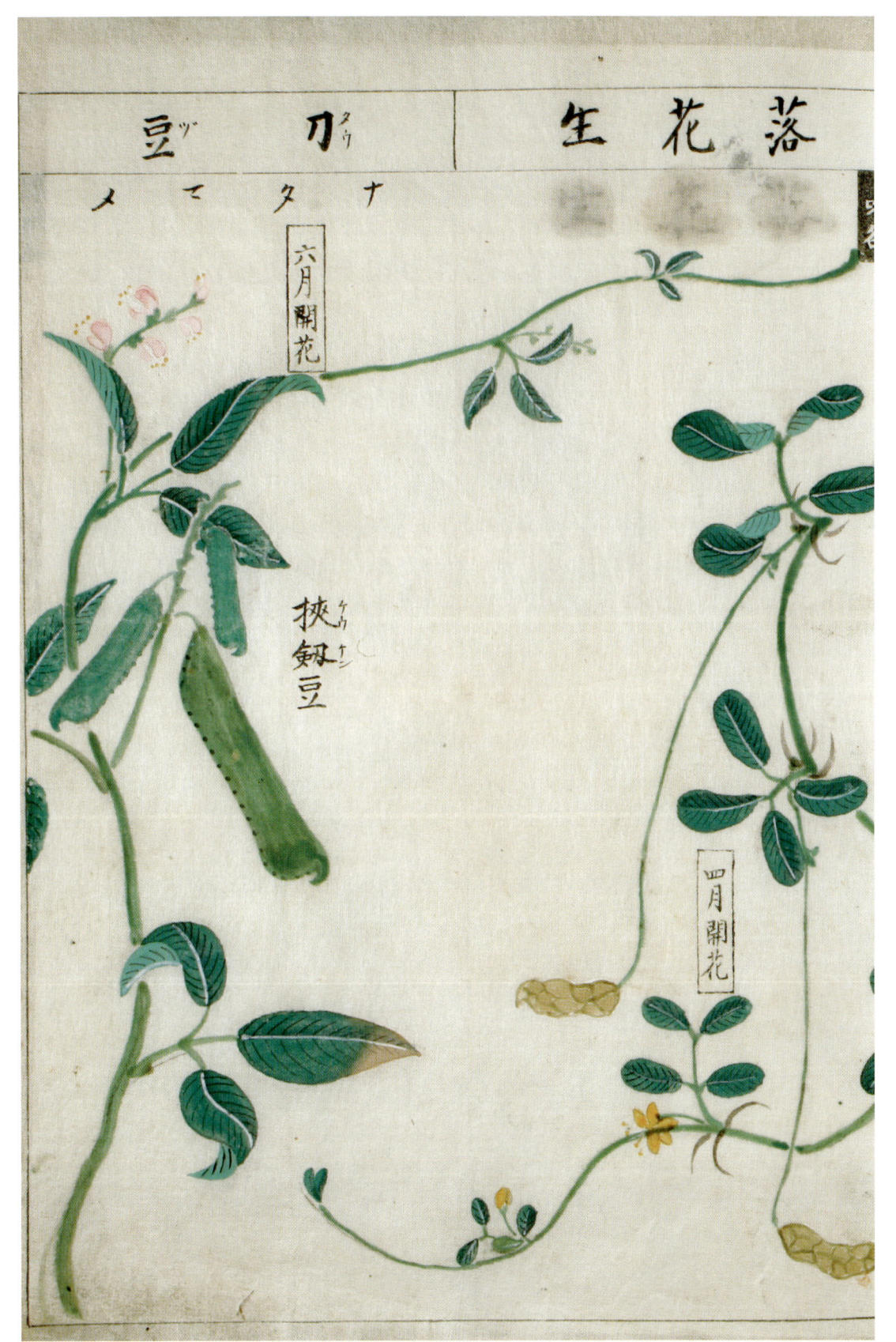

ナタマメ

六月開花

挾剱豆ケンナン

四月開花

｜同菊葉｜忍冬
　　　　　スイカヅラ 〔和名〕

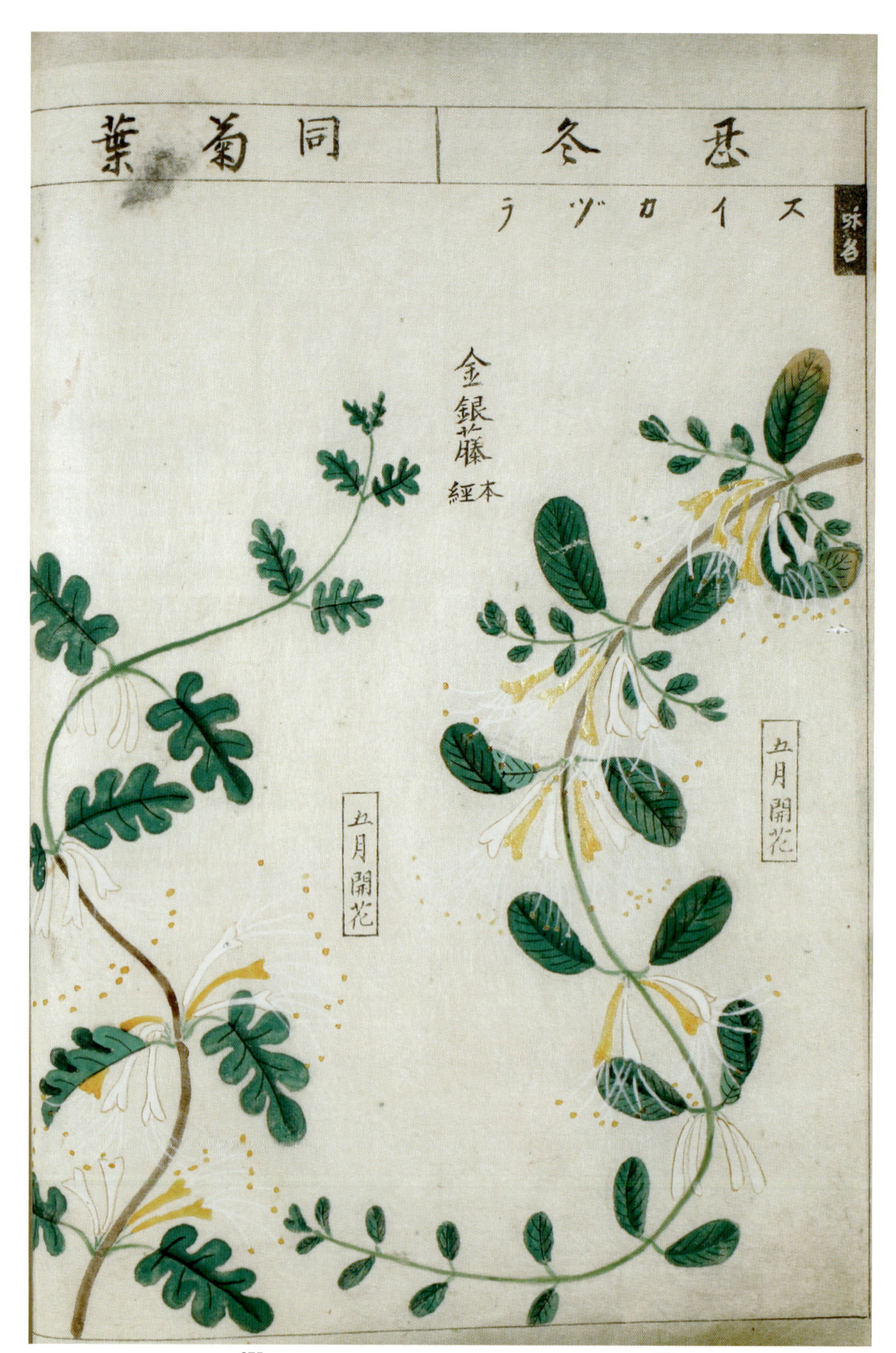

金銀花藤
經本

五月開花

五月開花

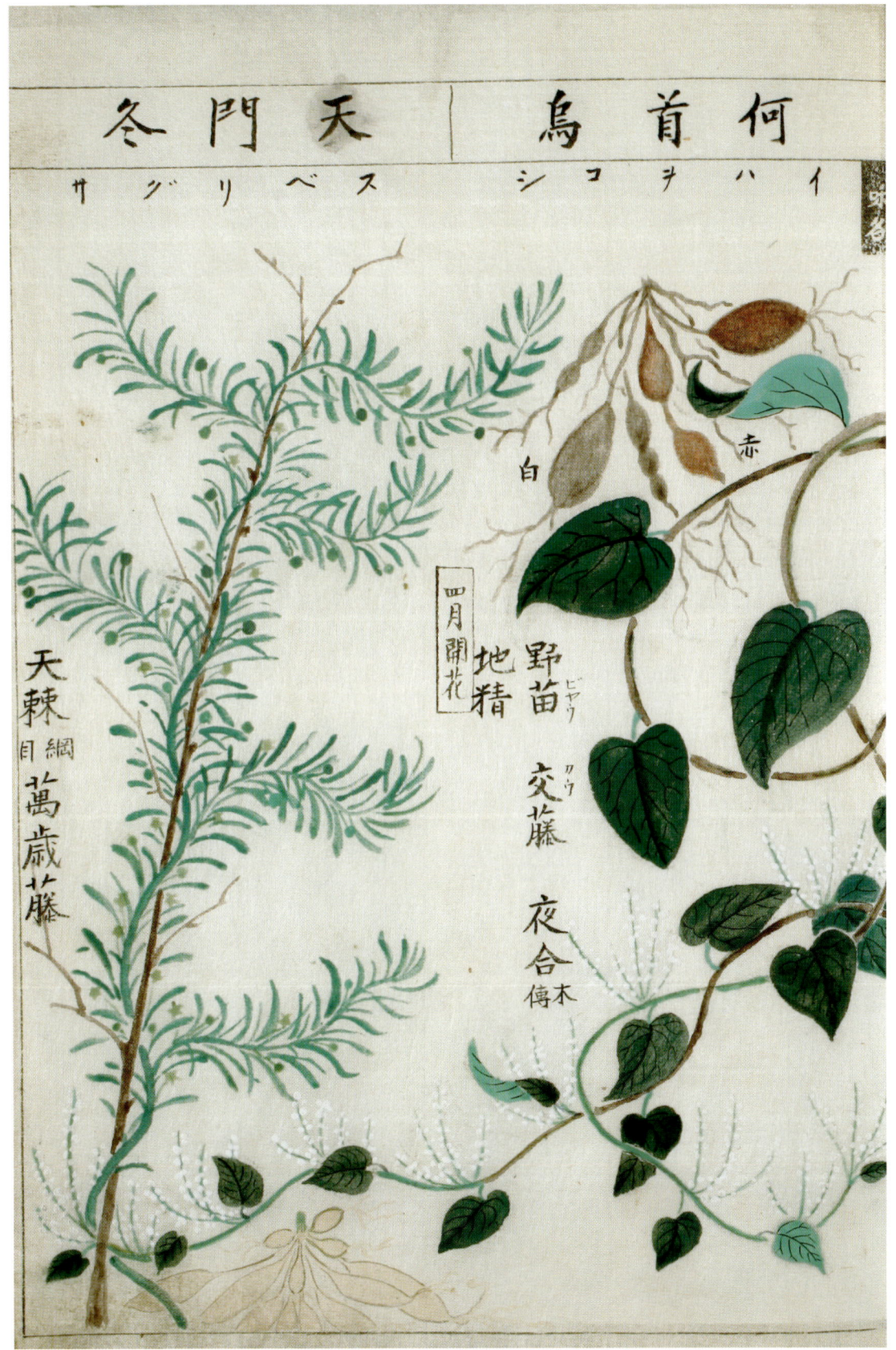

天門冬　　｜　何首烏
スベリグサ　　　　イヲチハシコ

白　　赤

野苗　ビャウ
交藤　カウ
夜合　木傳

四月開花
地精

天棘
綱目
萬歳藤

土卯　　同

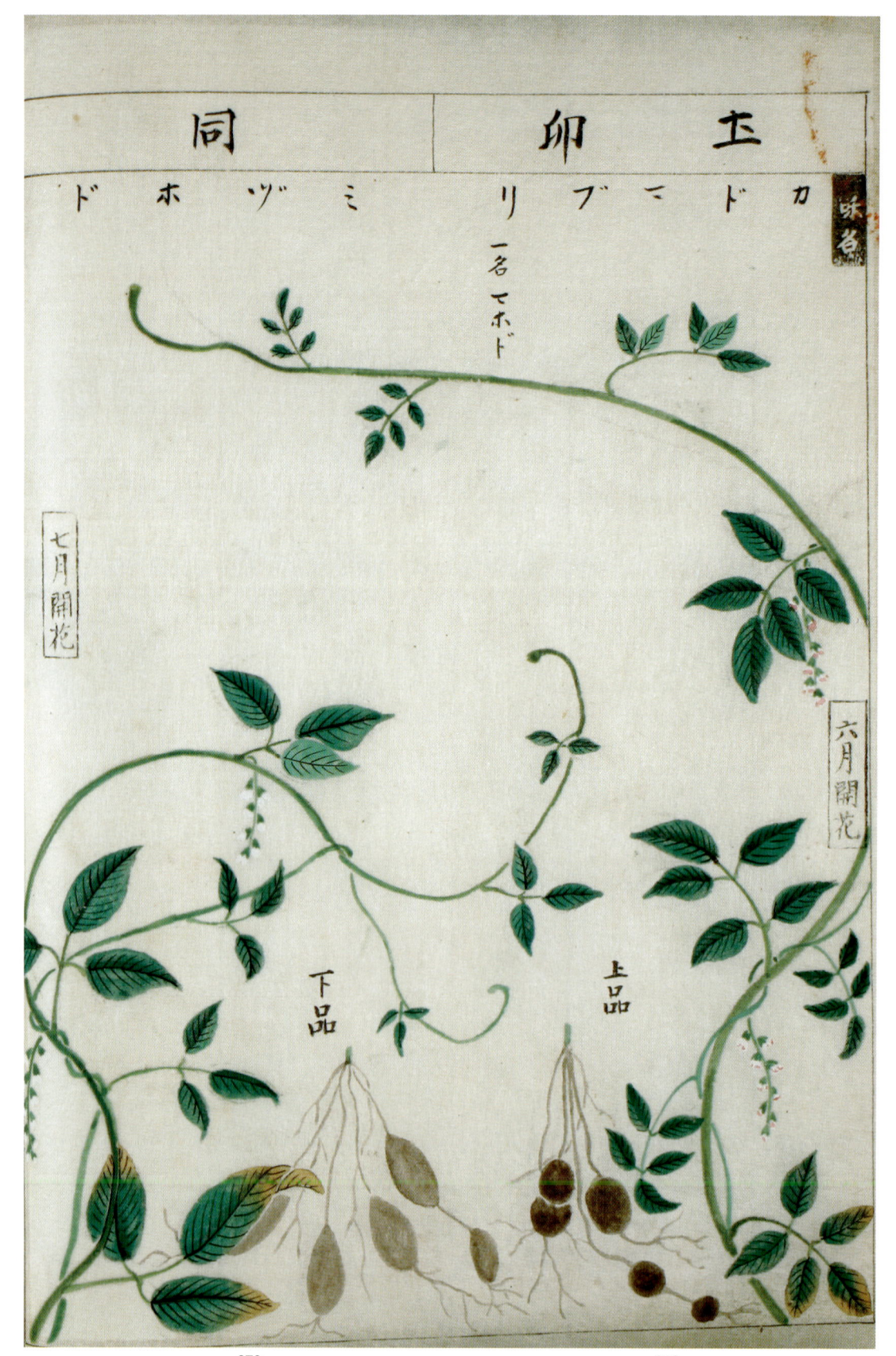

カドマブリ　　ミヅホド
一名マホド

七月開花

六月開花

下品　　上品

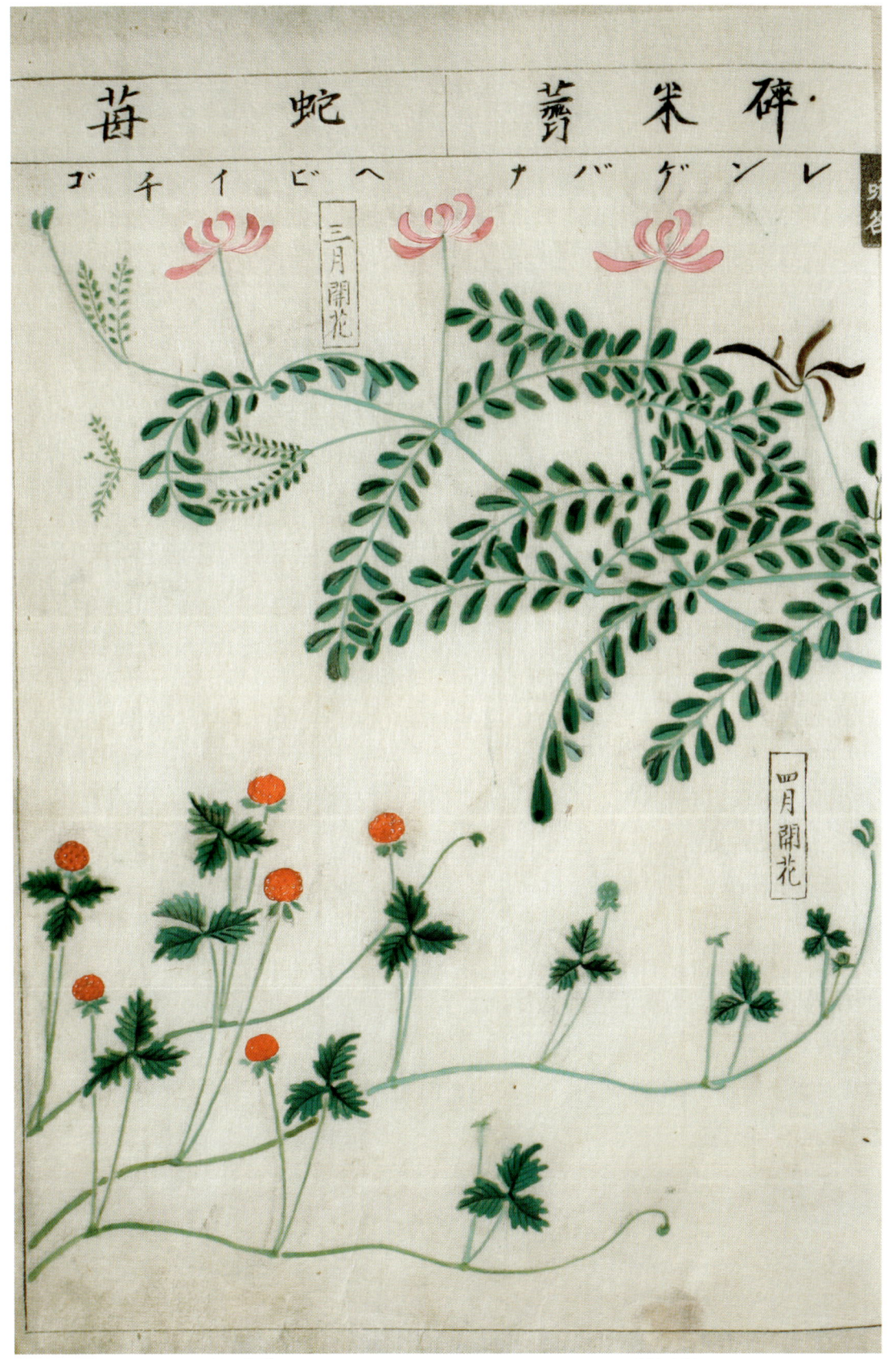

碎米薺	蛇苺
レンゲバナ	ヘビイチゴ
三月開花	四月開花

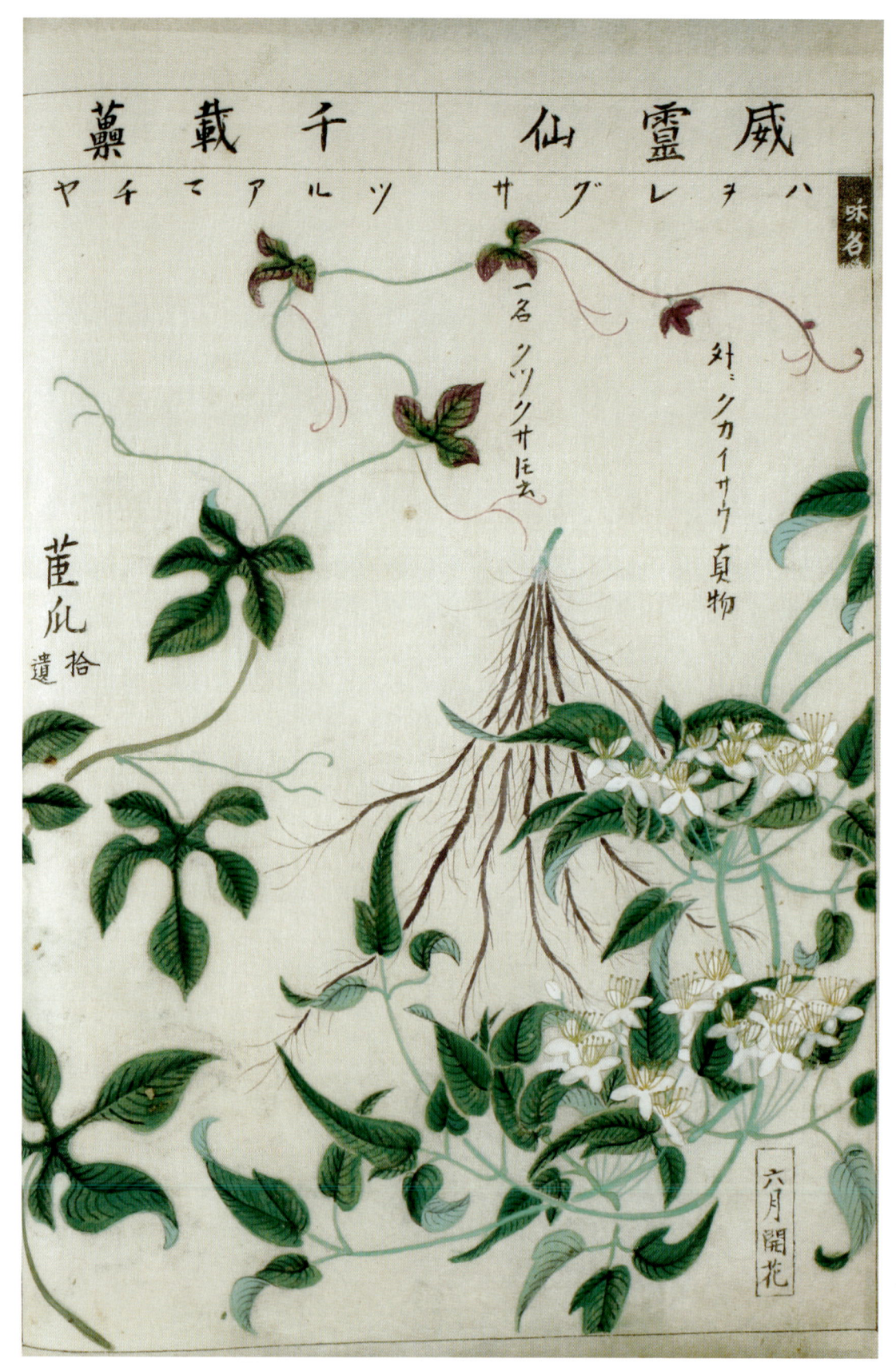

威靈仙 チハ サグレ
一名 クツクサにヱ
外ニ ツカイサウ貞物

千載藁 ツルアテチヤ

菫瓜 拾遺

六月開花

黄蘗蓁葽	婆々納
キハコベ	ハコベ

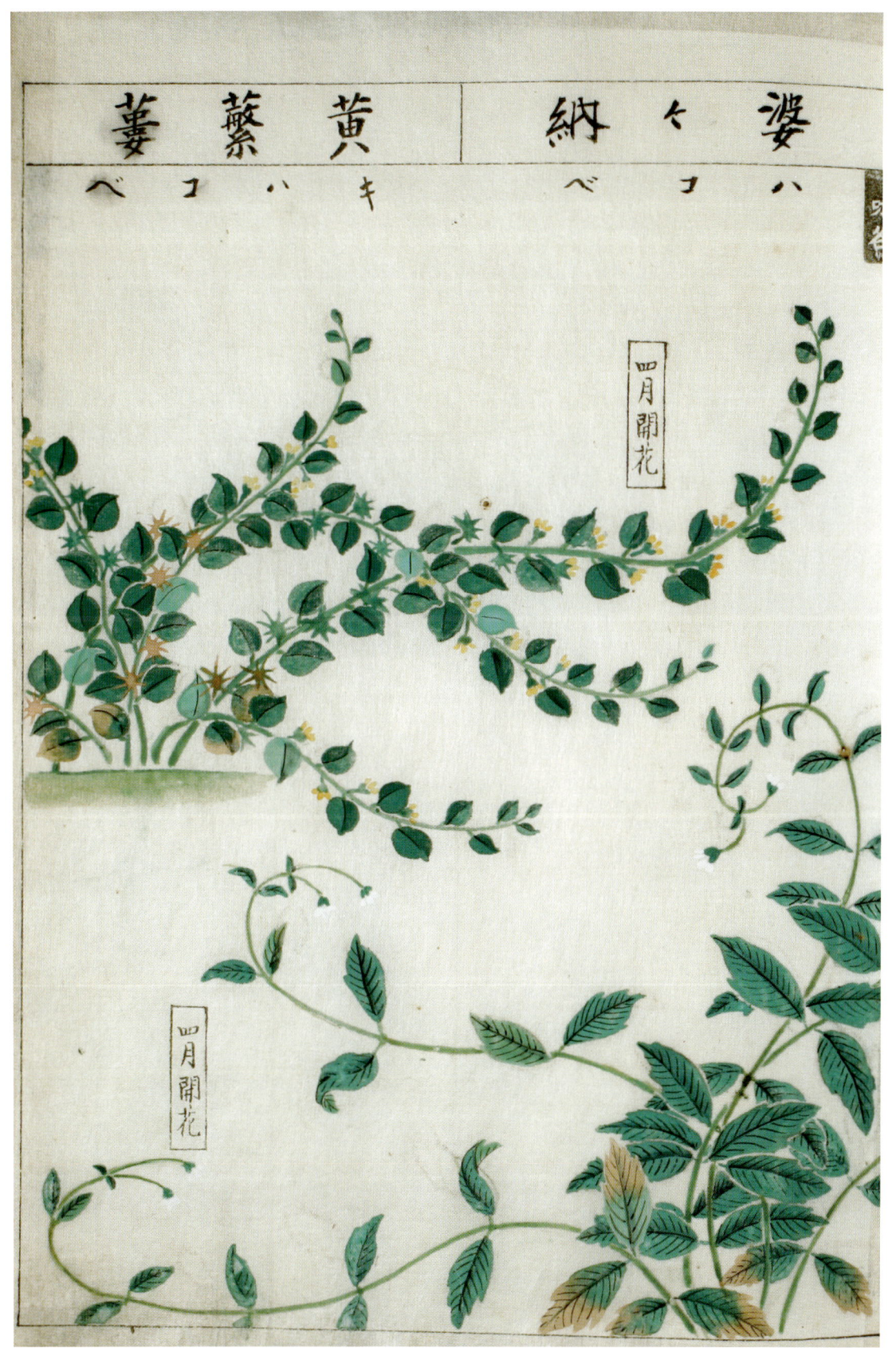

四月開花

四月開花

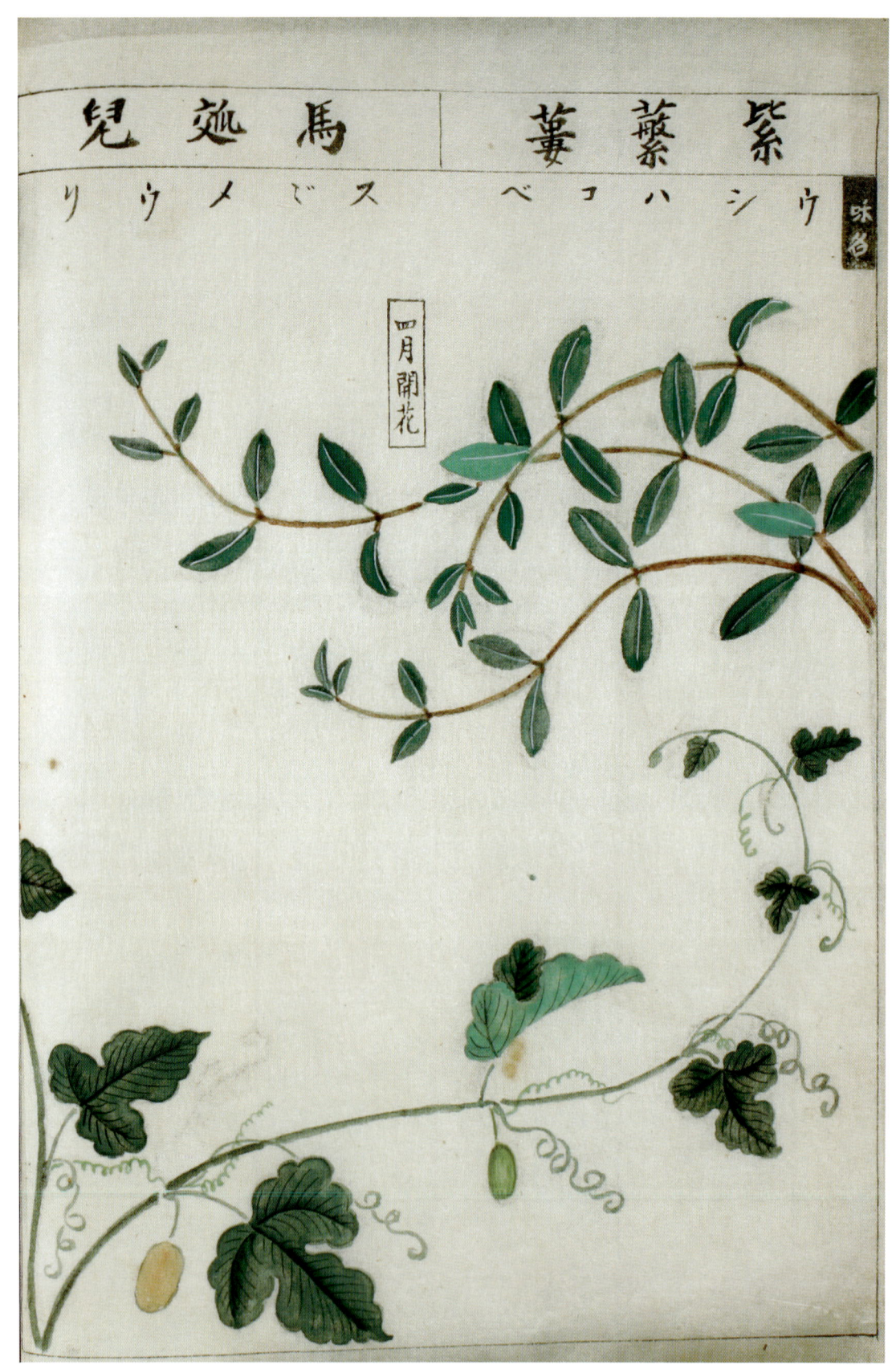

馬𠙽兒	紫葹
スベメドウリ	ウシハコベ

四月開花

薯蕷	同
ヒラ イモ ジジン子ジヤウ	

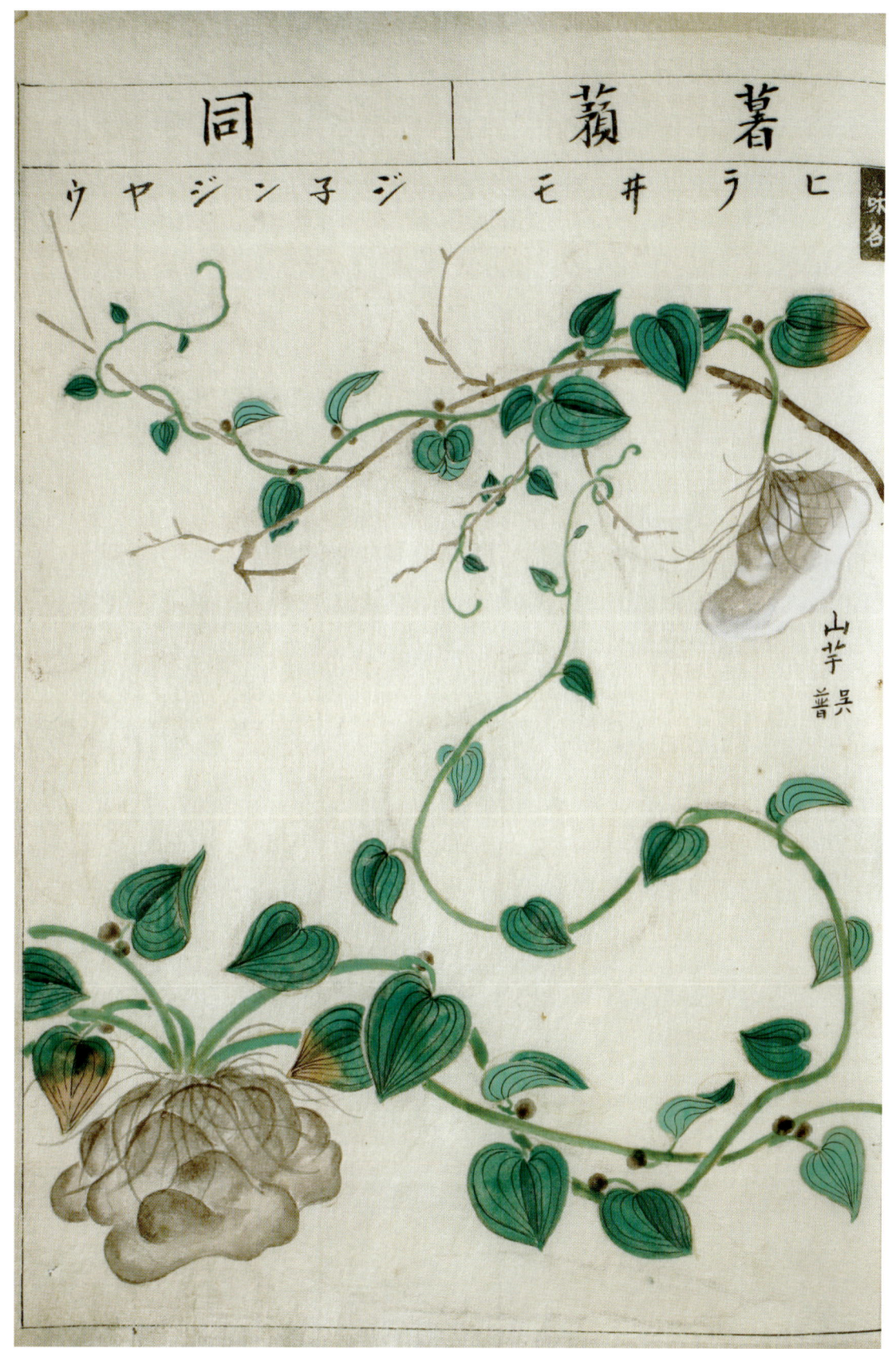

山芋 呉普

百歛

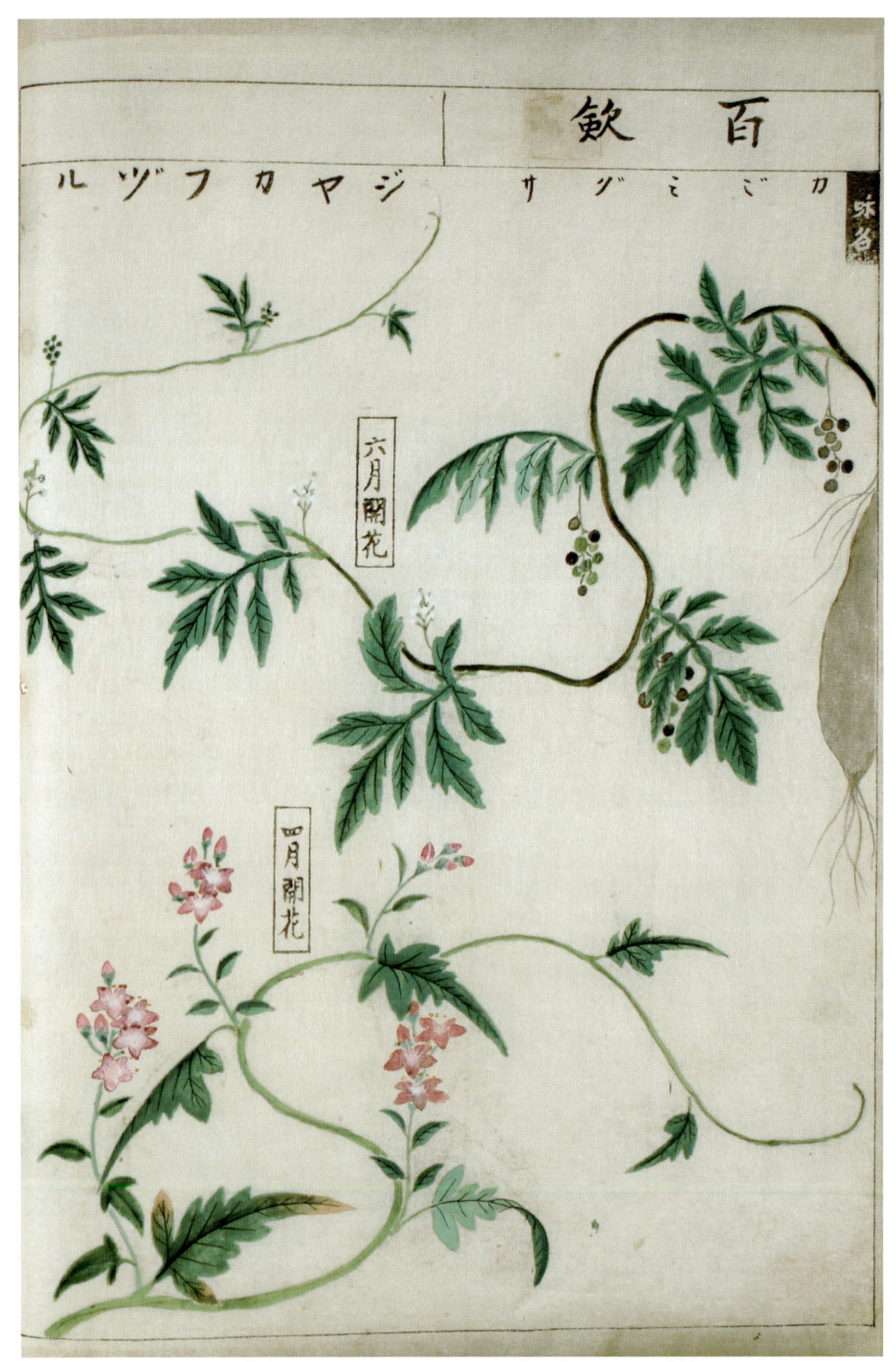

カミミグサ　ジャカマフヅル

六月開花

四月開花

同	薯蕷
ハイダイモ	ジシンジヤウ

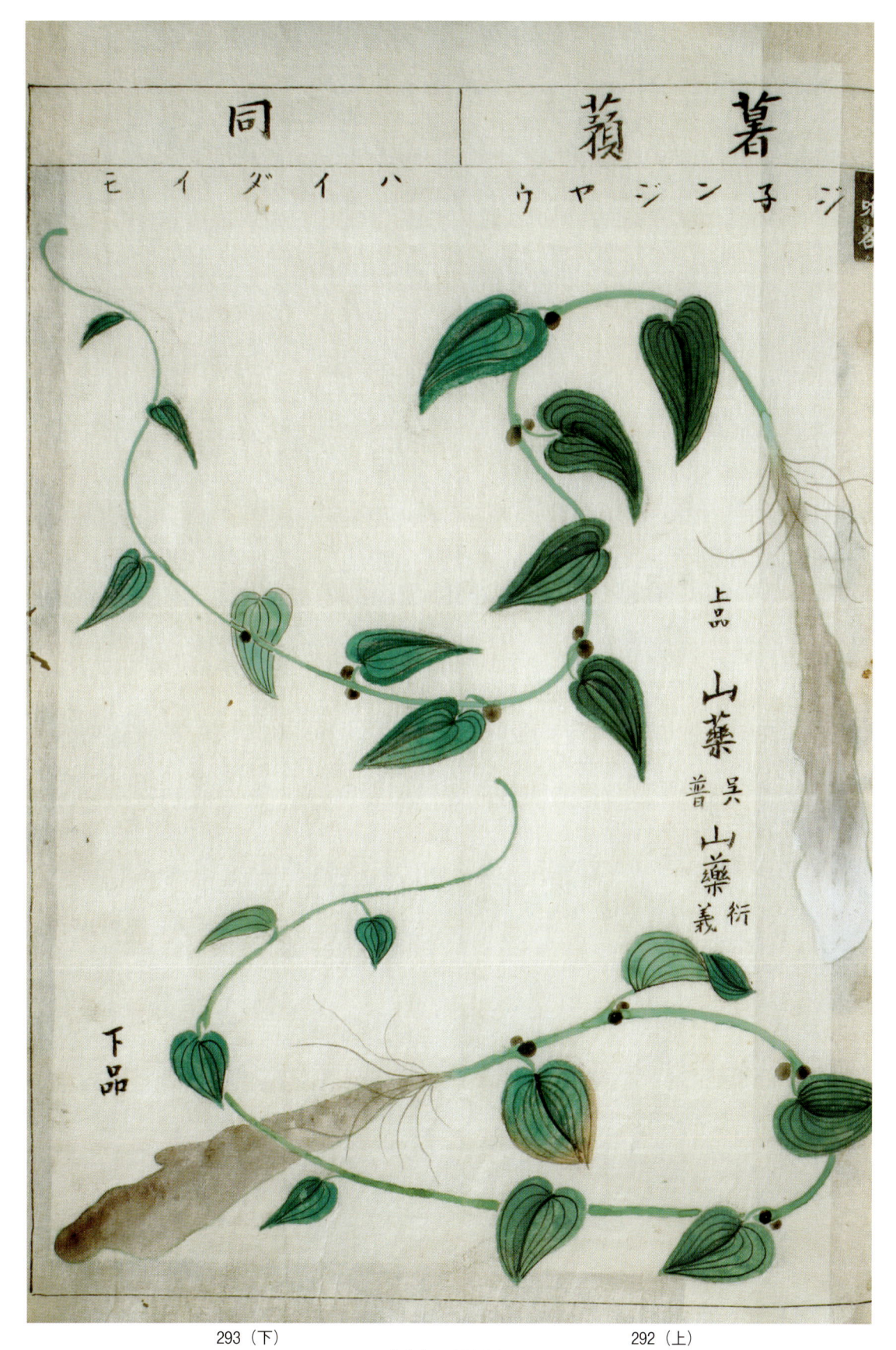

上品 山藥 呉
普 山藥 義衍

下品

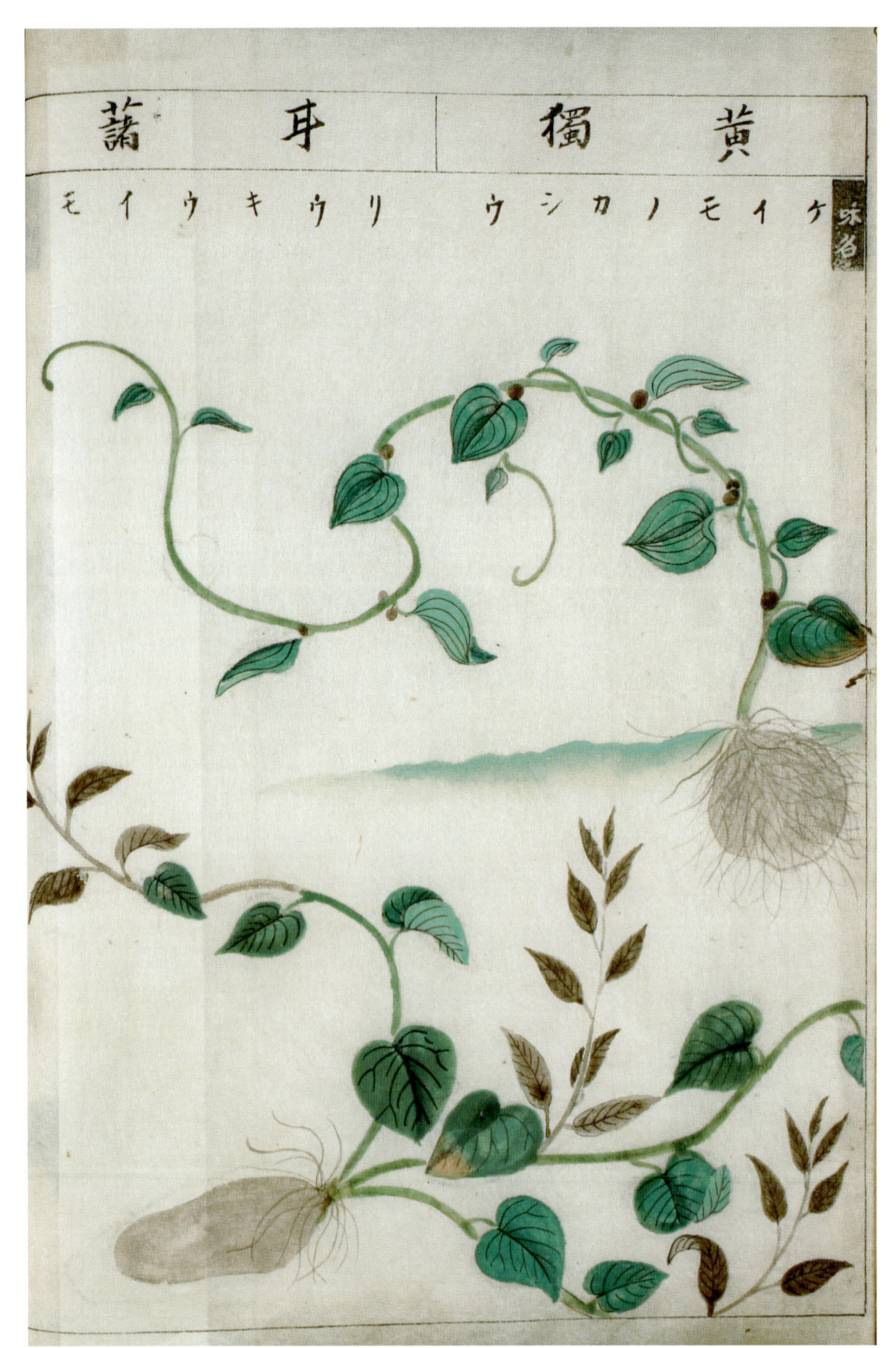

黃獨	薯耳
ケイモノカシウ	リウウキウイモ

| 花 稍 零 | 葡 萄 |
| ノフゼン | ブドフ |

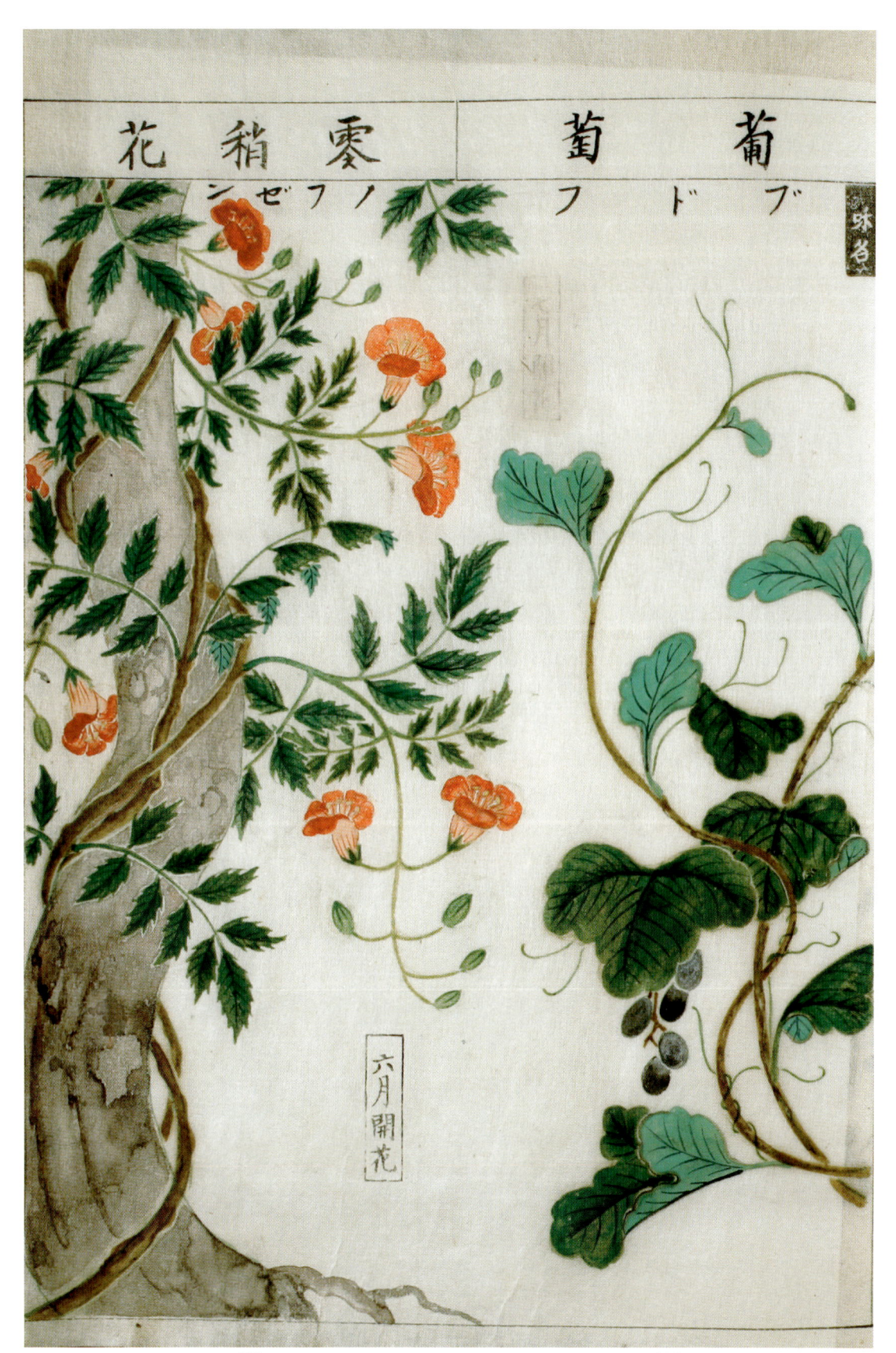

六月開花

蔓草藤　原本頁30

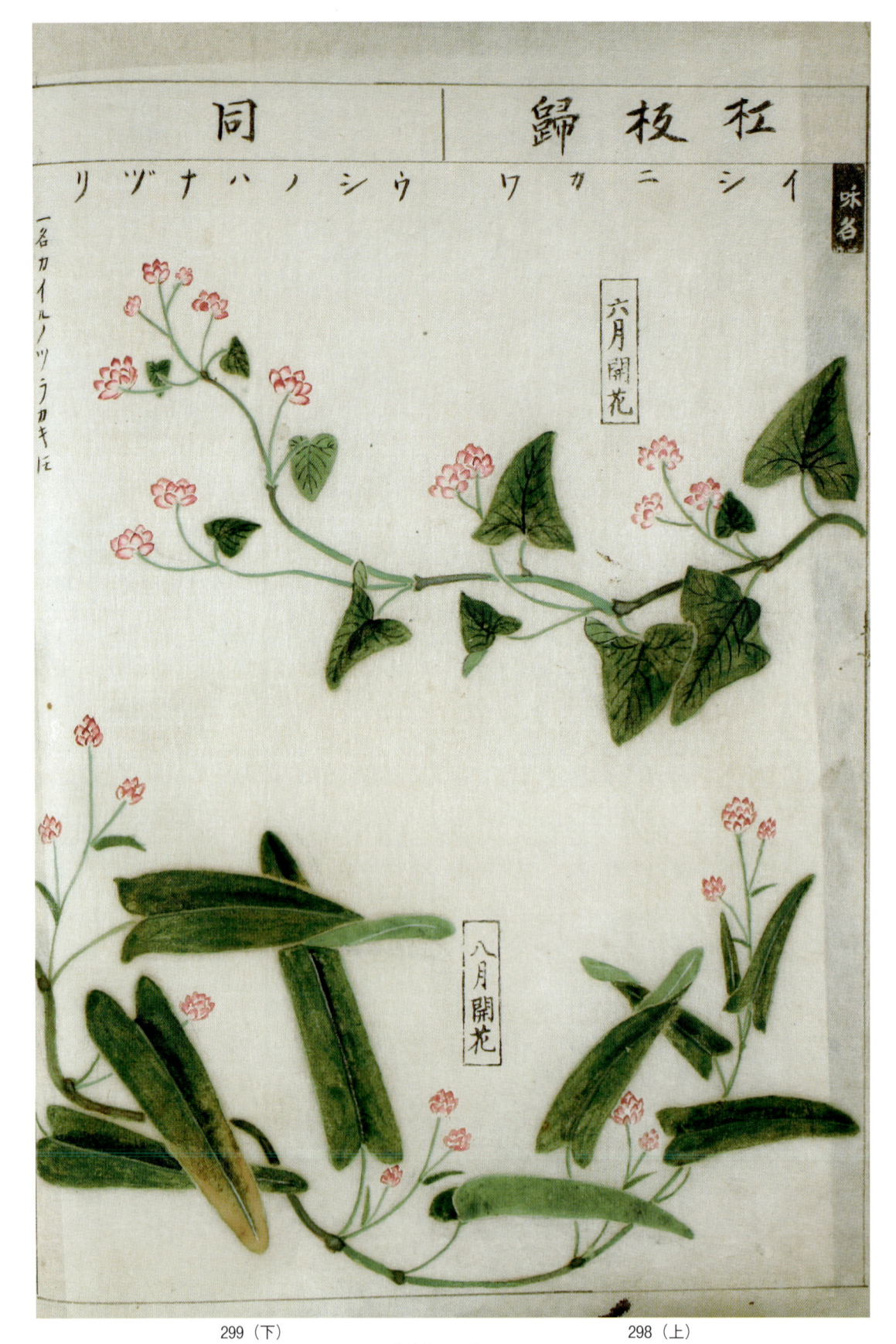

同	杠枝歸
リヅナハノシウ	ワカニシイ 味各

一名カイルノツラ加キ仁

六月開花

八月開花

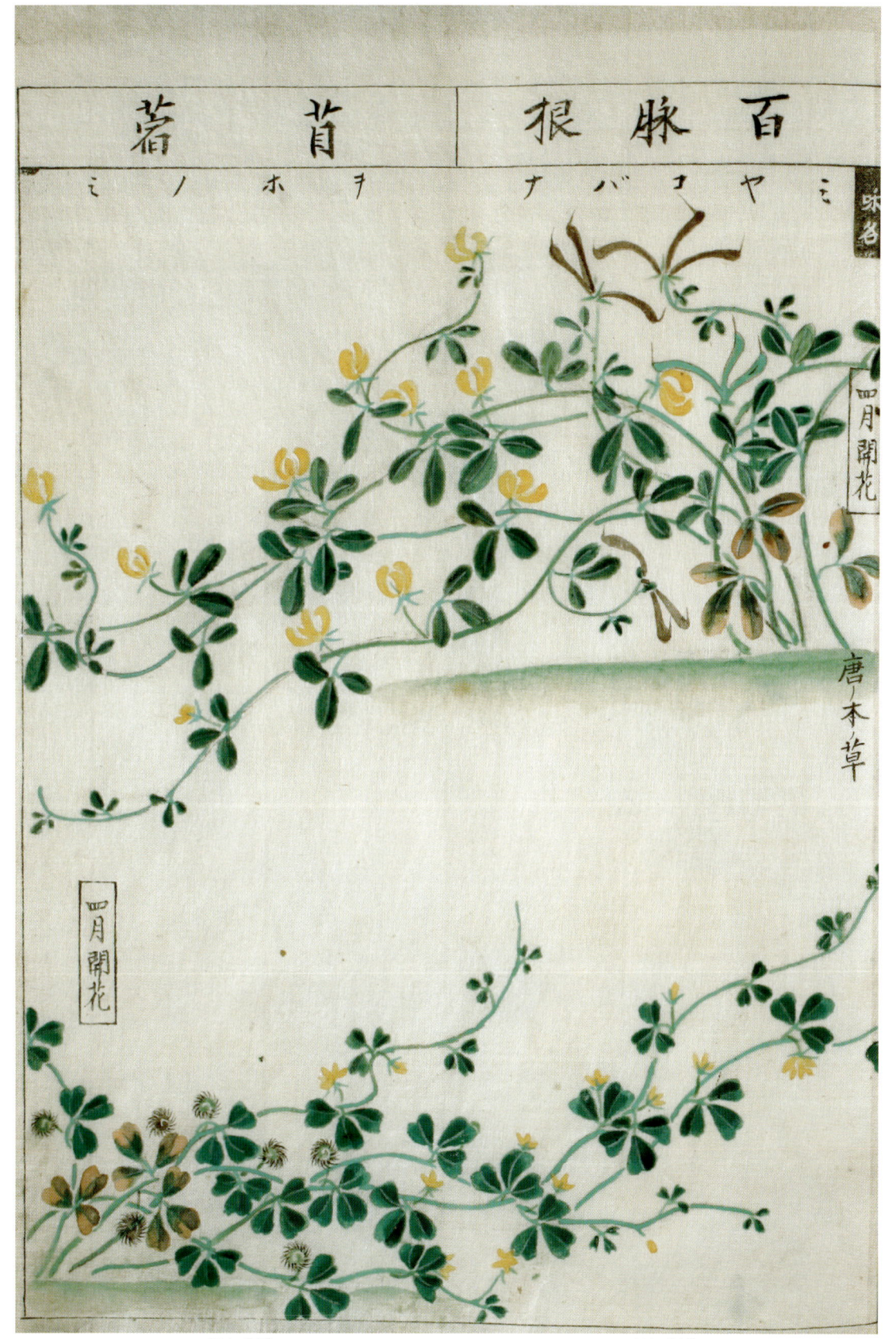

苜蓿	百脉根
ミノホヂノ	ミヤバコナ

四月開花

唐ノ本草

四月開花

女青

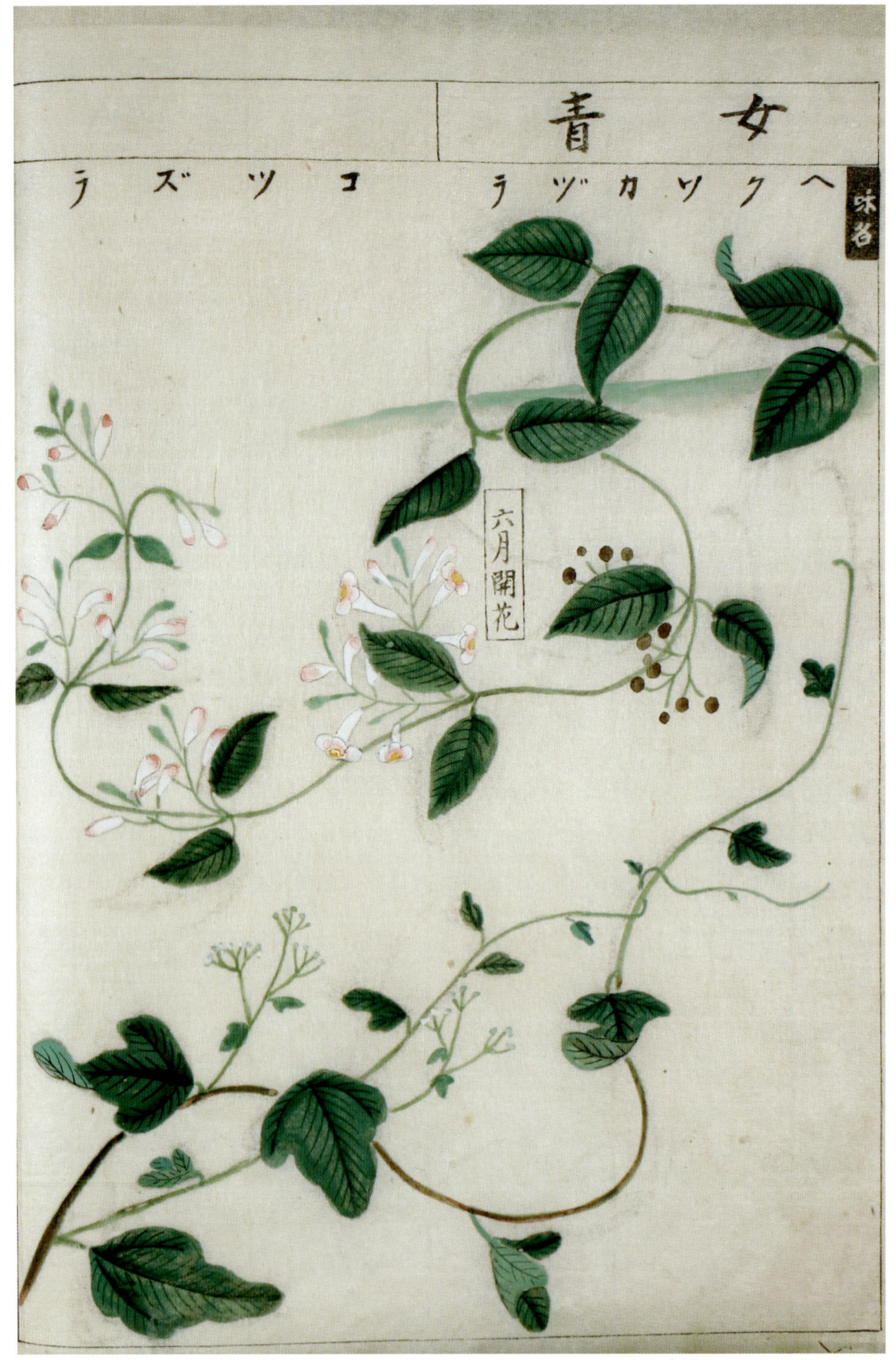

ヘクソツカヅラ　コツヅラ

六月開花

穭豆　羅摩

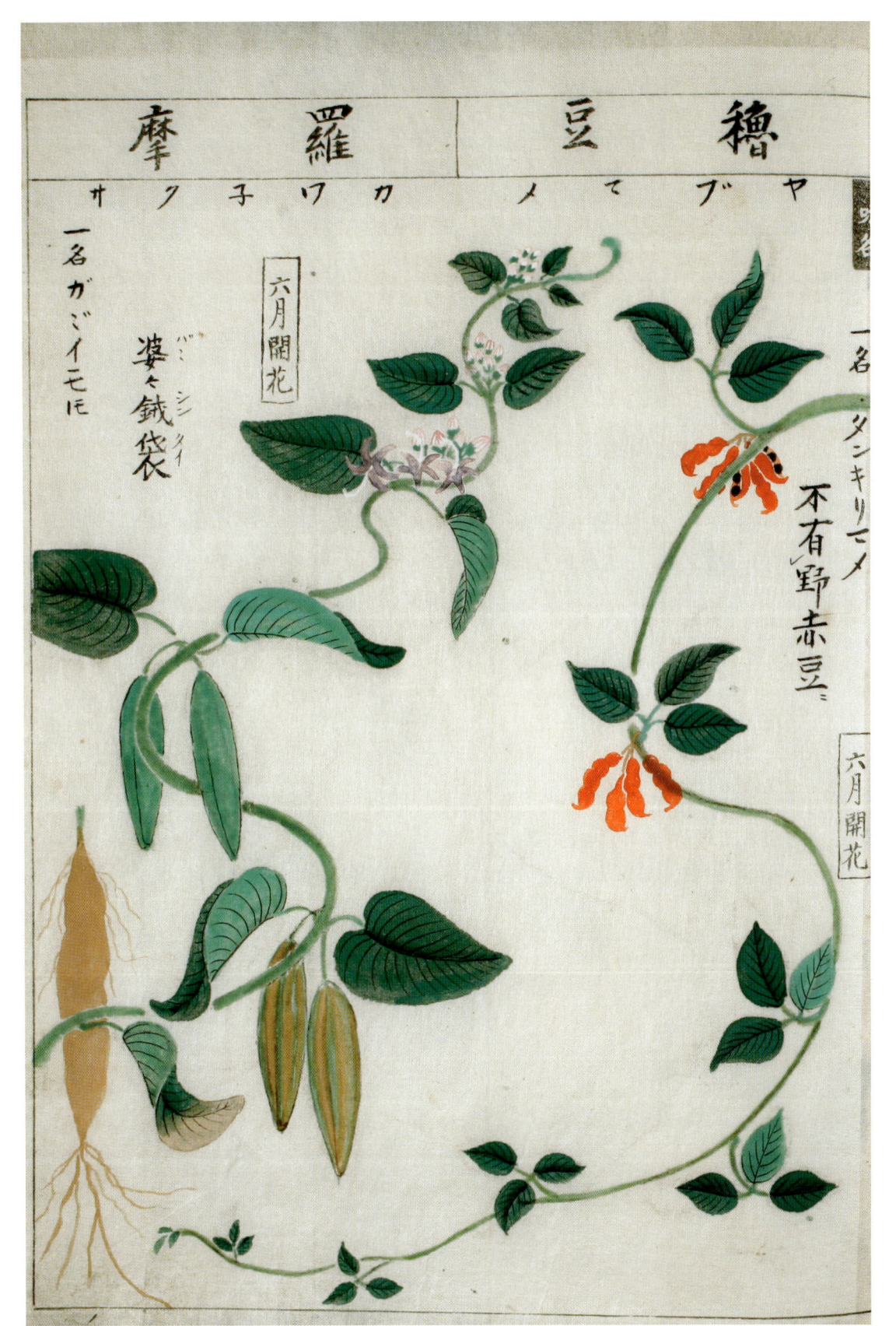

ヤブマメ　カワラマメ　クサマメ
一名ガゴイモニ
婆々銭袋
バヾシンタイ
六月開花

一名タンキリマメ
不有野赤豆
六月開花

木天蓼　　鉄鞭

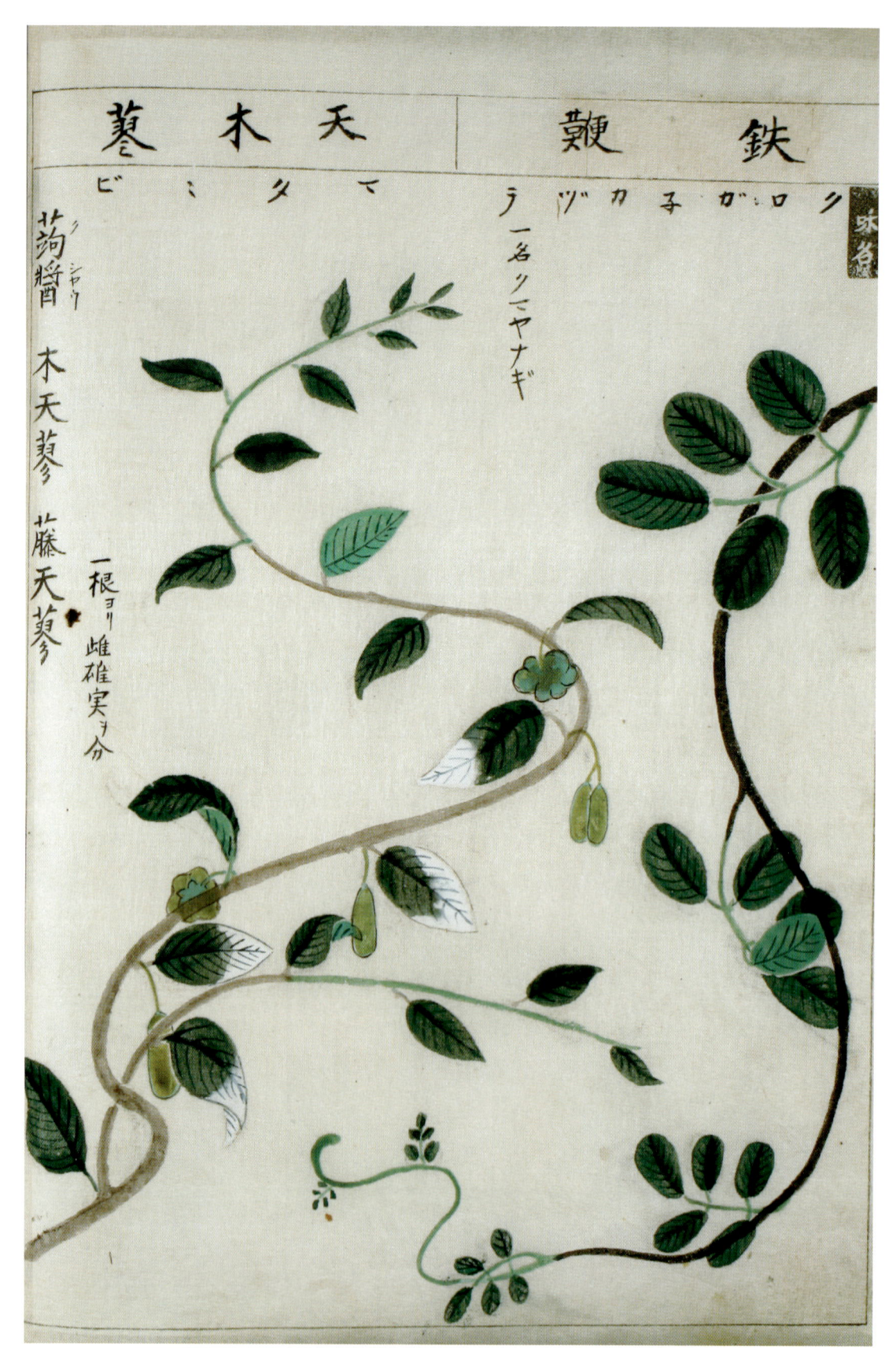

ビテマ　　クロガネムチ

一名クロヤナギ

蒟醬
木天蓼
藤天蓼

クシャウ

一根ヨリ雌雄實ヲ分

馬兜鈴　青木香

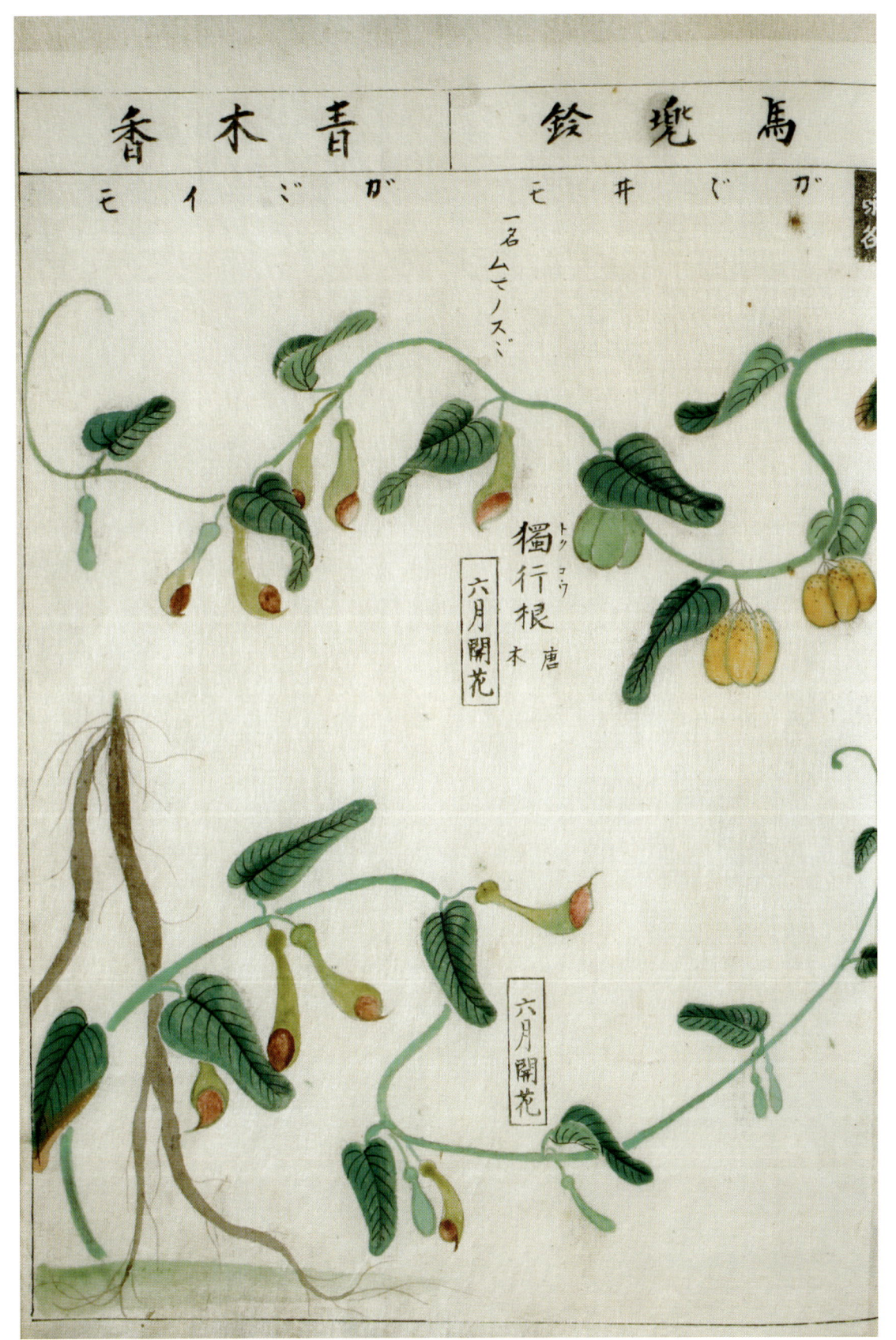

ガゞイモ　ガゞヰモ　　　　ガゞイビモイ
　　　　　モ　　　　　　　　　　　モ
　　一名ムヘノスゞ

獨行根 唐木
六月開花

六月開花

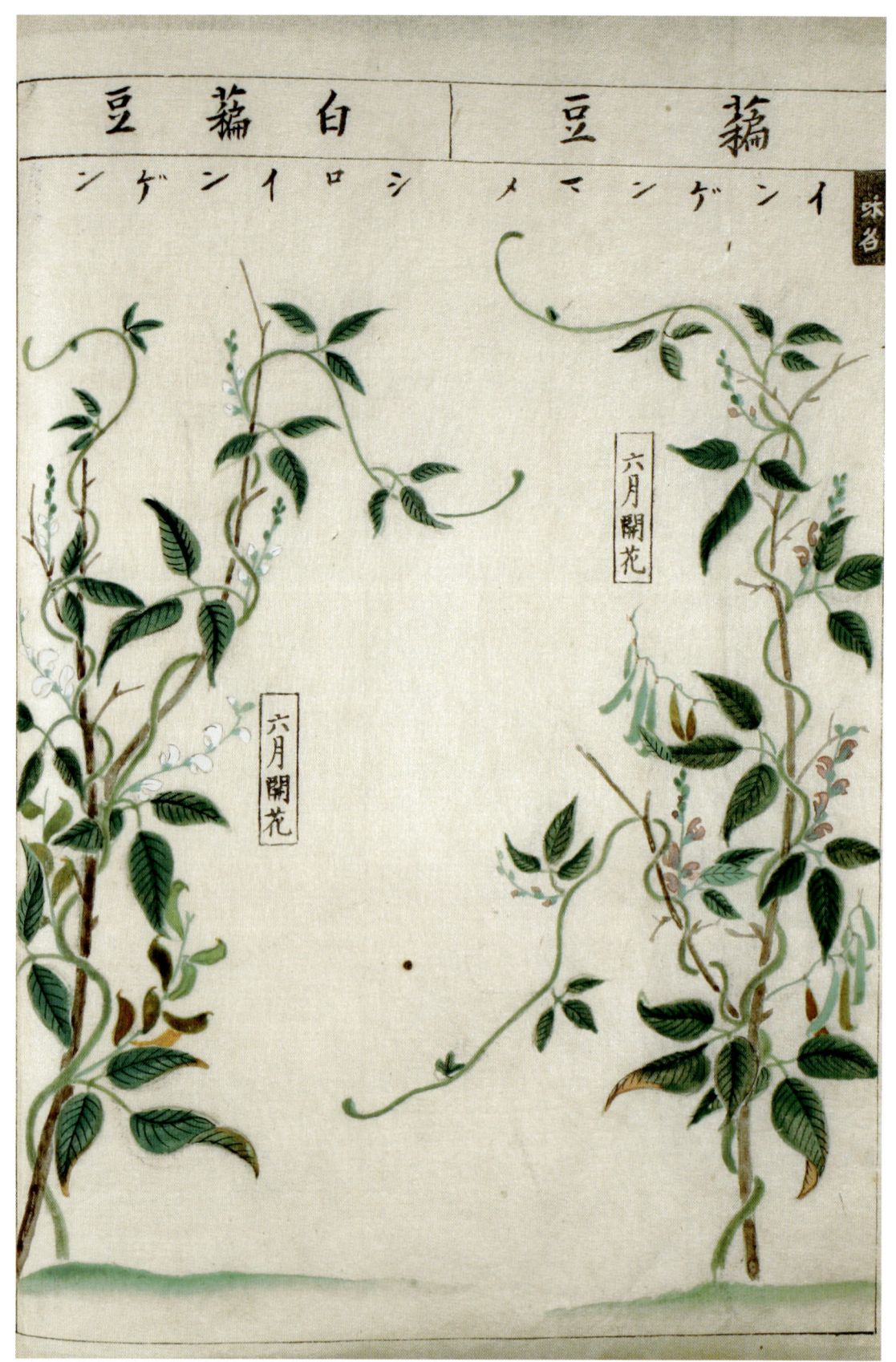

白萹豆	萹豆
シロインゲン	インゲンマメ
六月開花	六月開花

百部根

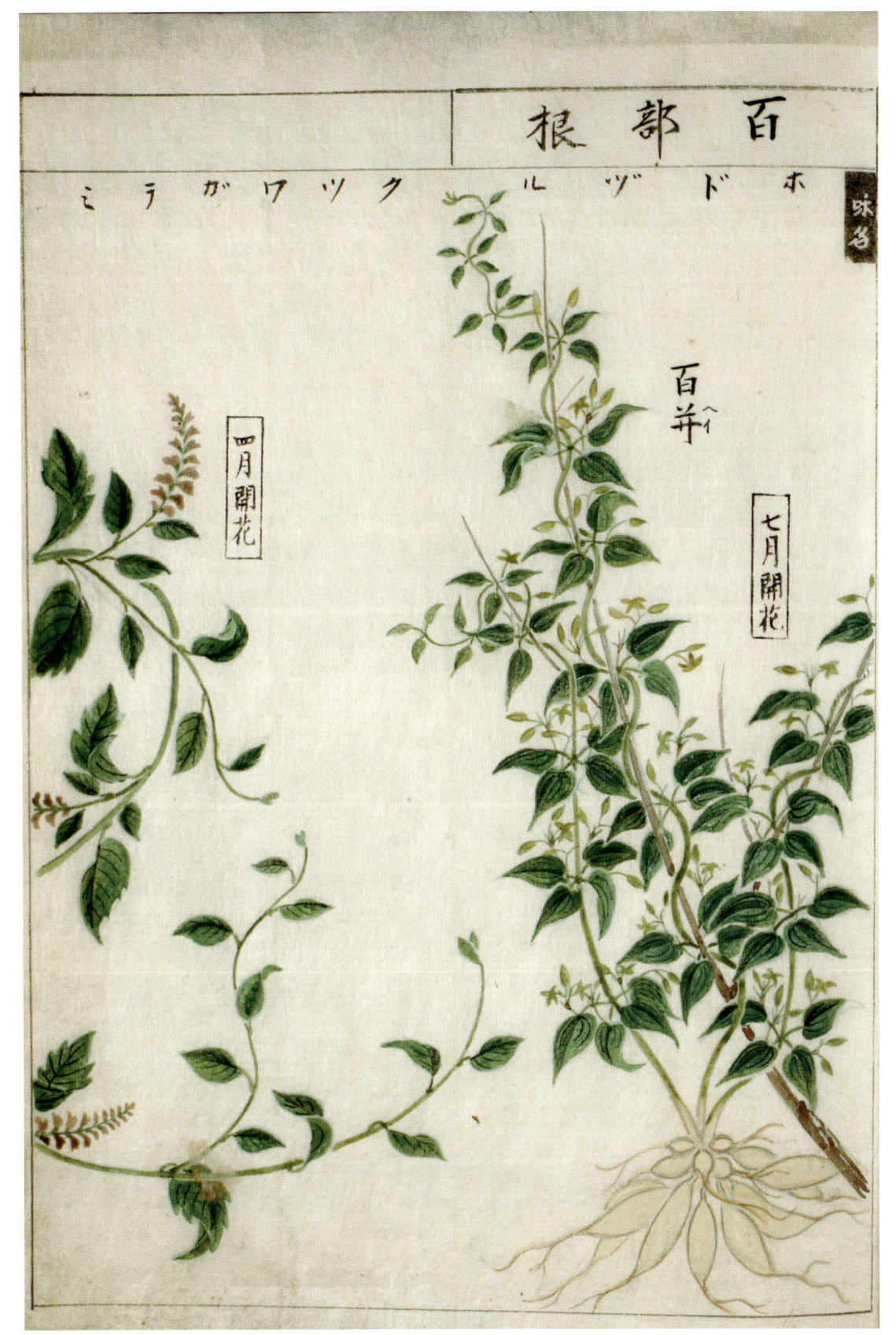

ホドツヅル クワツガラミ 味名

百芥(ヘイ)

四月開花

七月開花

葛	金文子
ジフズク	サヅマタ 味各

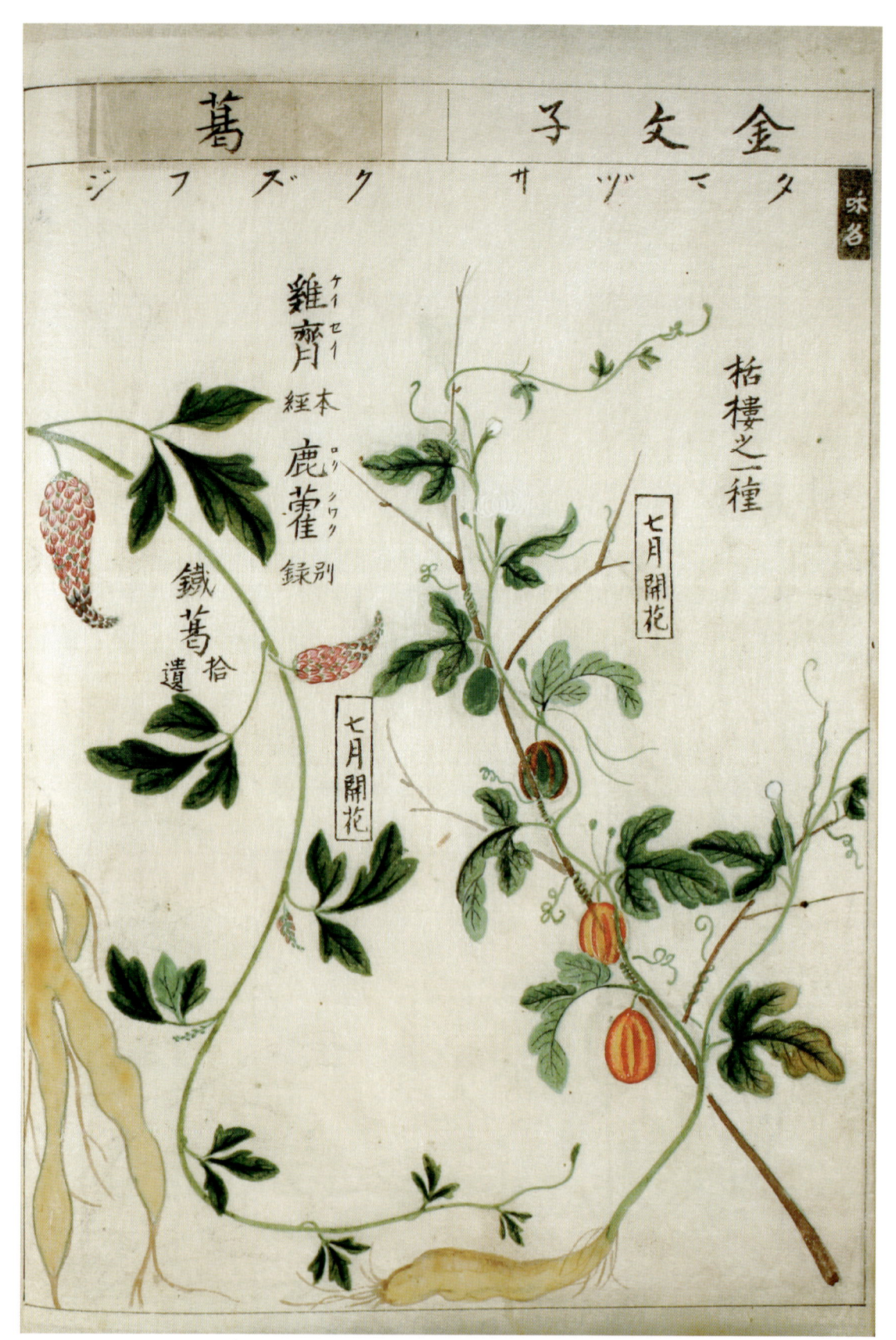

雞齊 ケイセイ 本經
鹿藿 ロクワク 別錄
鐵葛 拾遺

栝樓之一種

七月開花

七月開花

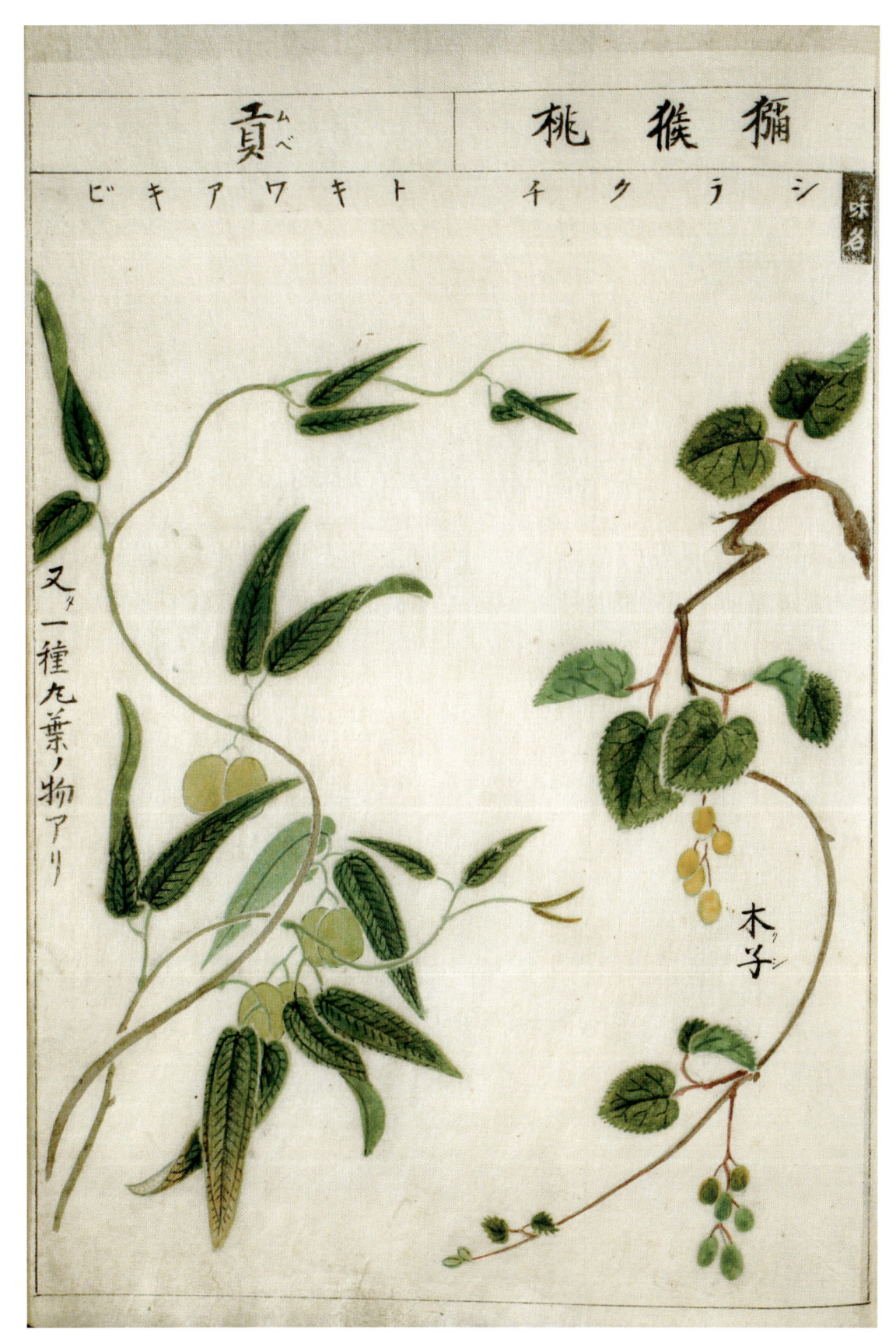

獼猴桃	茵(ムベ)
シラクチ トキワアケビ	

又一種九葉ノ物アリ

木子(ノシ)

草解	女萎
ヲニドコロ	トコロ

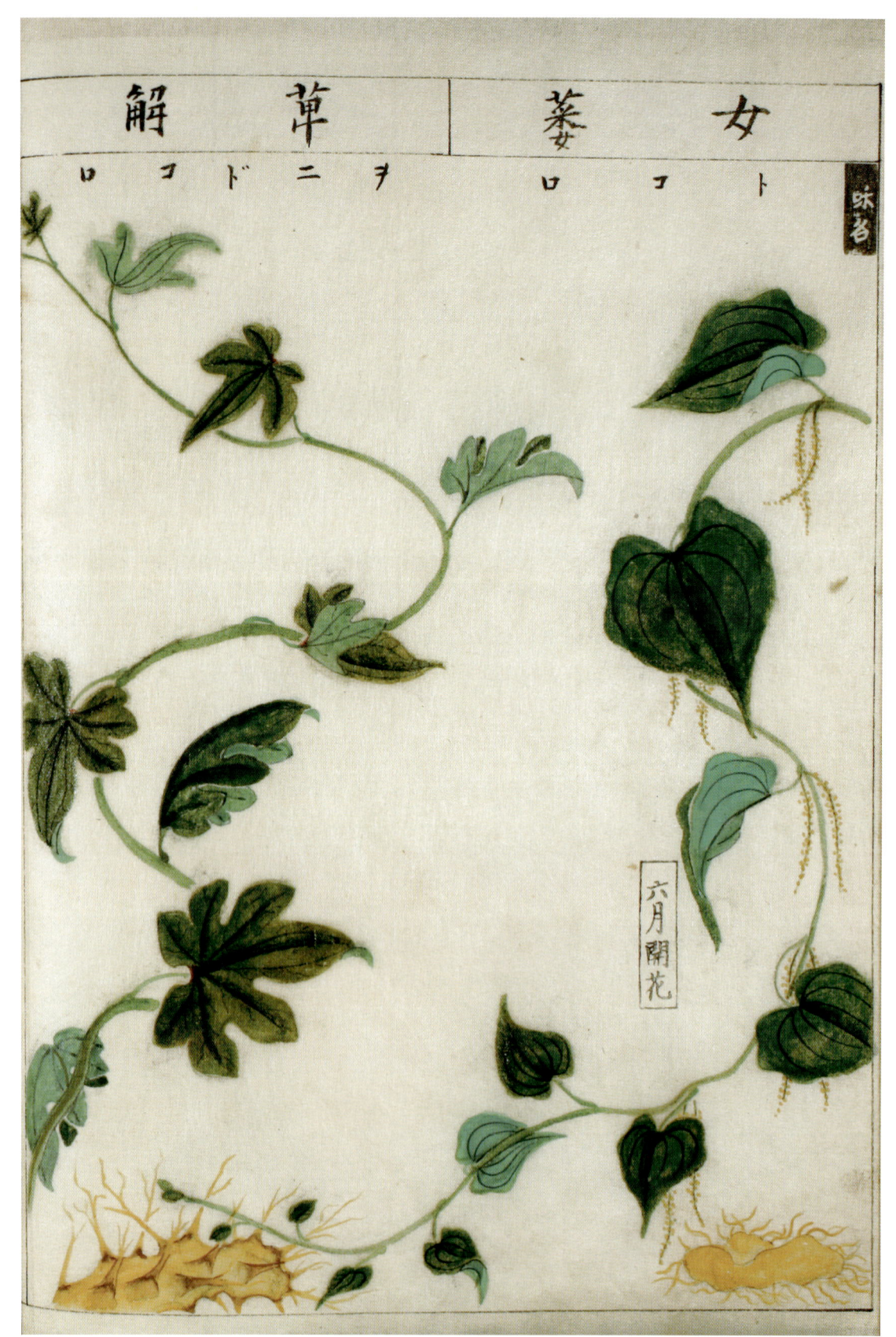

六月開花

胡椒　　鐵線

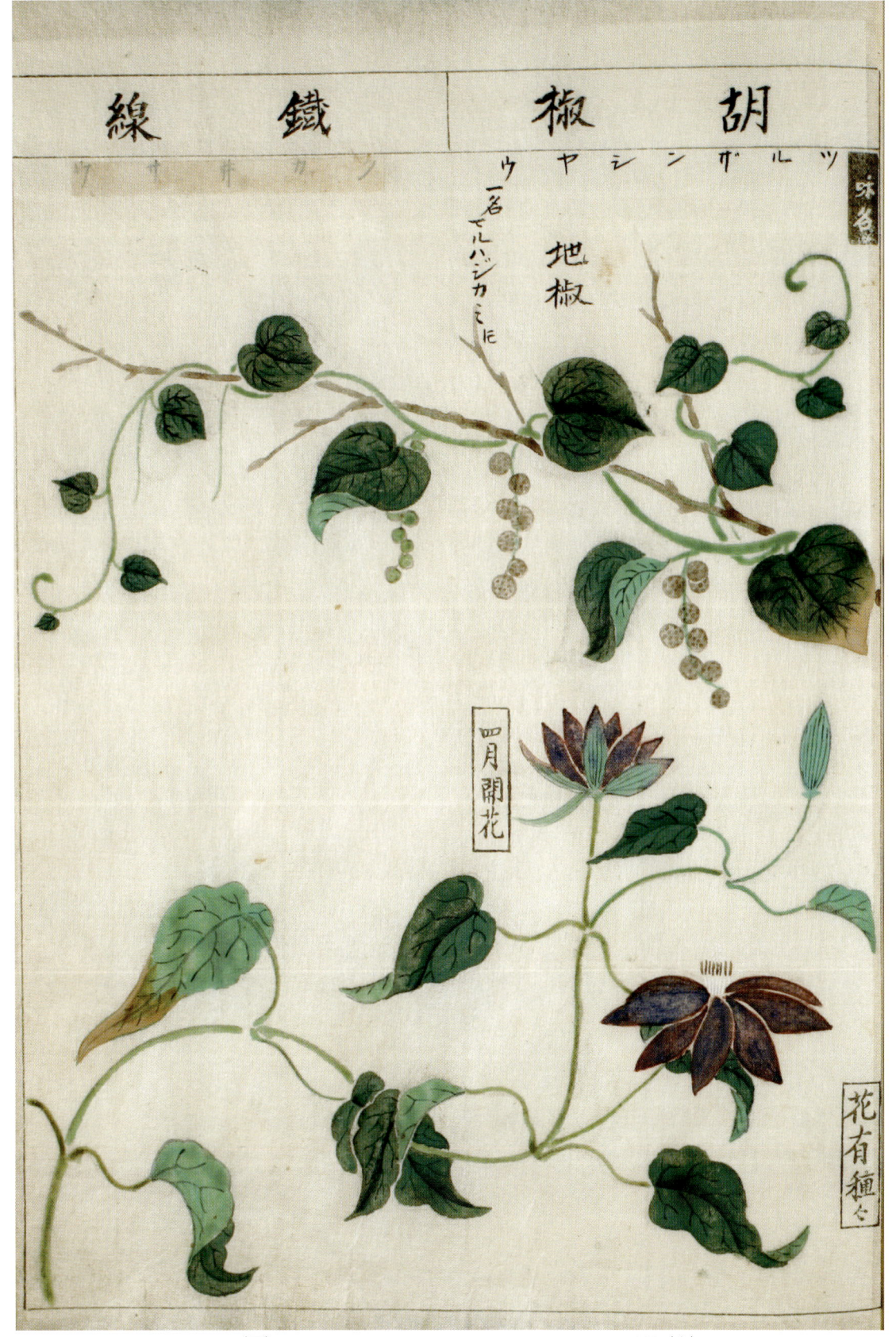

ツルサンシヤウ　　ツサヰカツラ

地椒

一名でルハジカミに

四月開花

花有種々

絡石　南藤

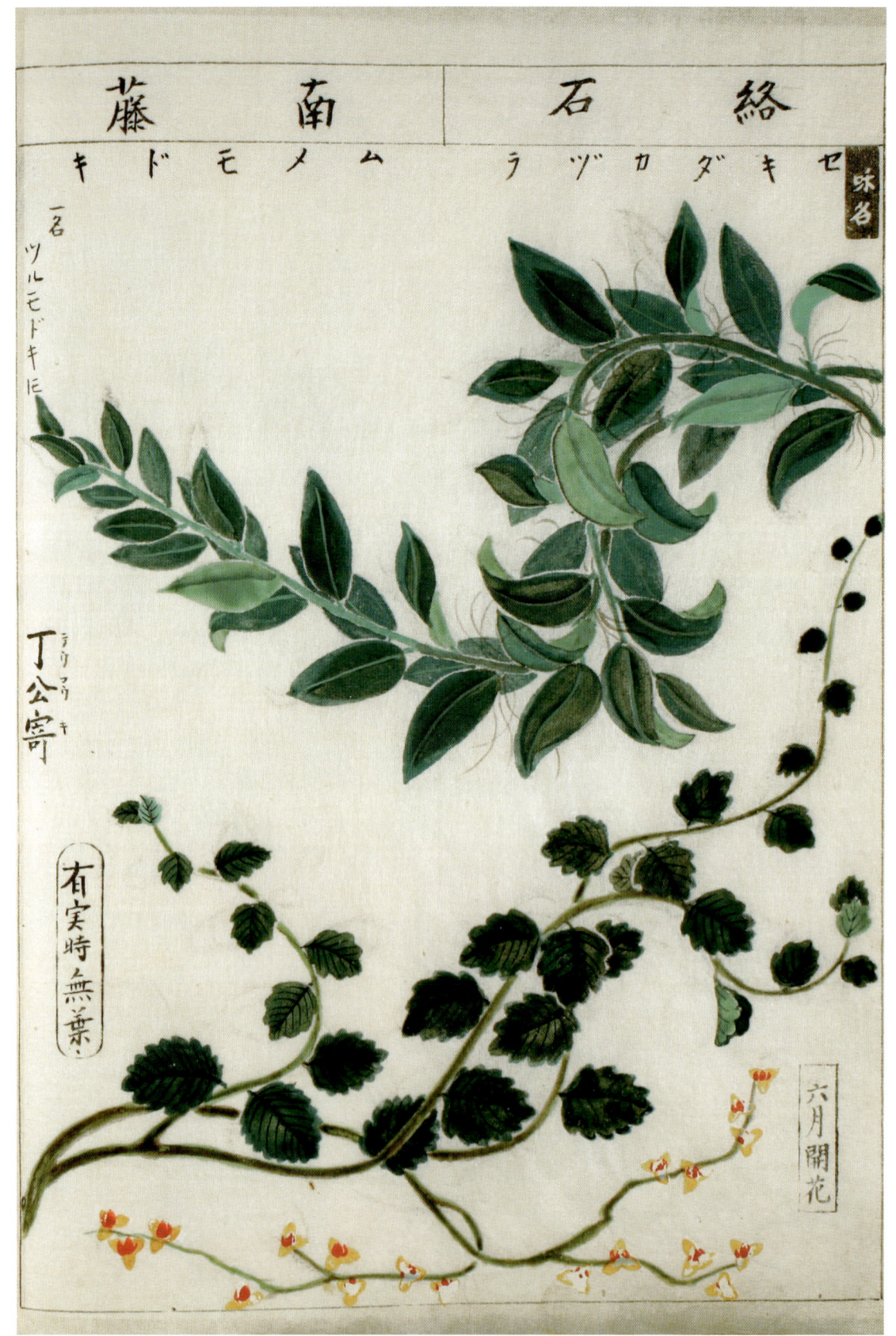

セキダカヅラ　ムメモドキ

一名ツルモドキニ

丁公寄（テイコウキ）

有実時無葉

六月開花

蒺藜 ハマビシ

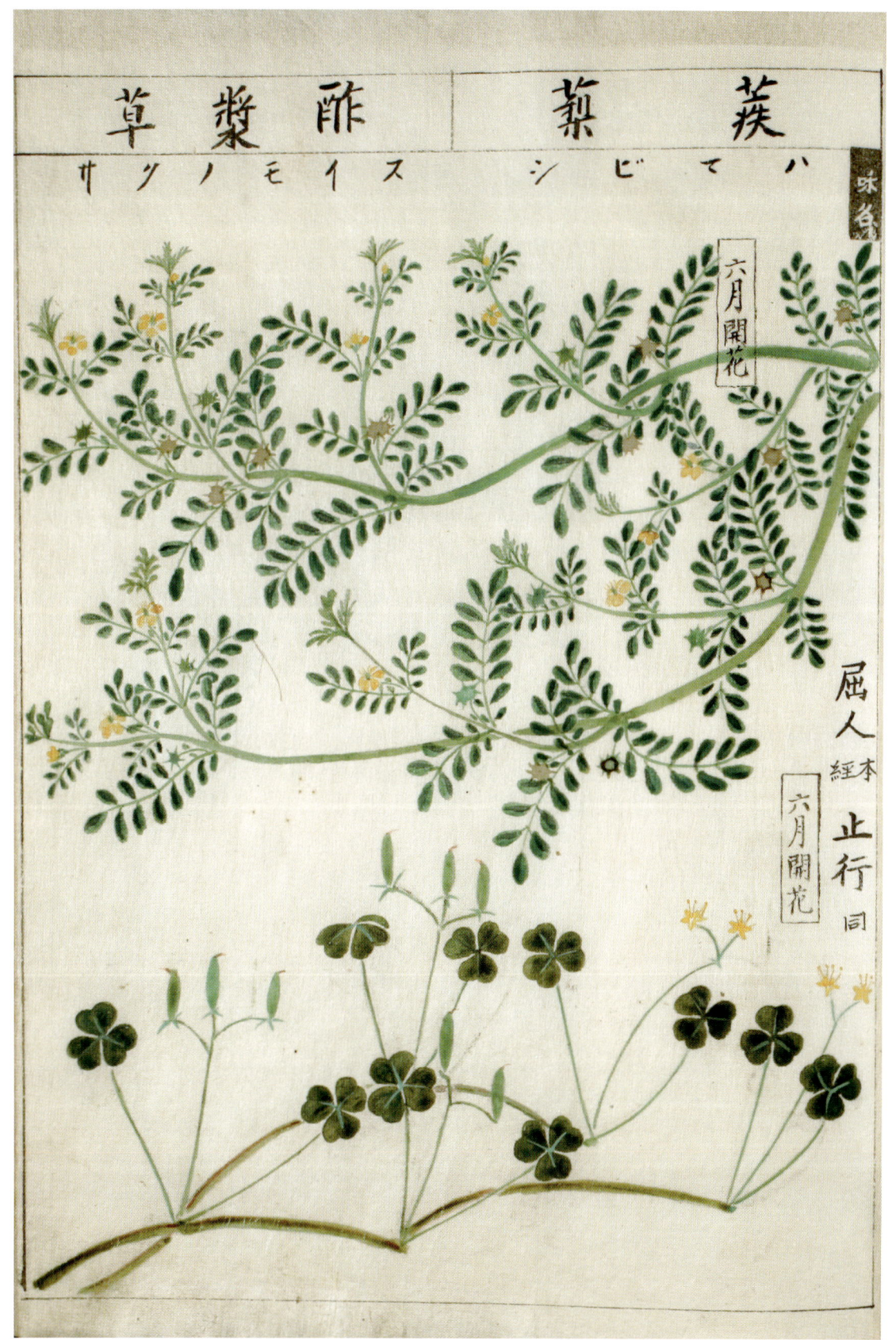

酢漿草 スイモノクサ

六月開花

本經 屈人 止行 同

六月開花

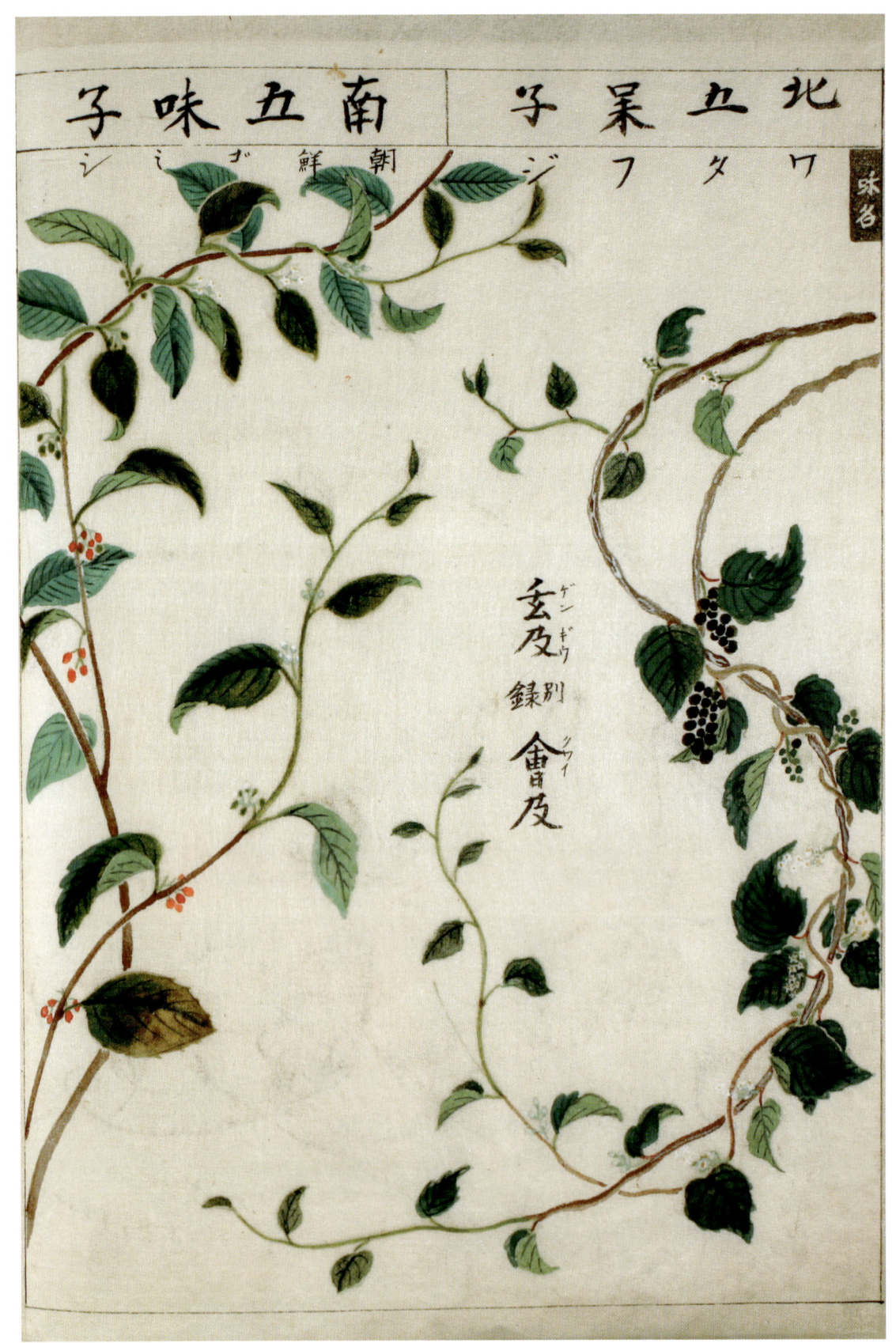

北五昧子	南五味子
ワタフジ	シゝゞ 朝鮮

味名

ゲンギウ
玄及
別錄
會及 ツワイ

白英 エイ

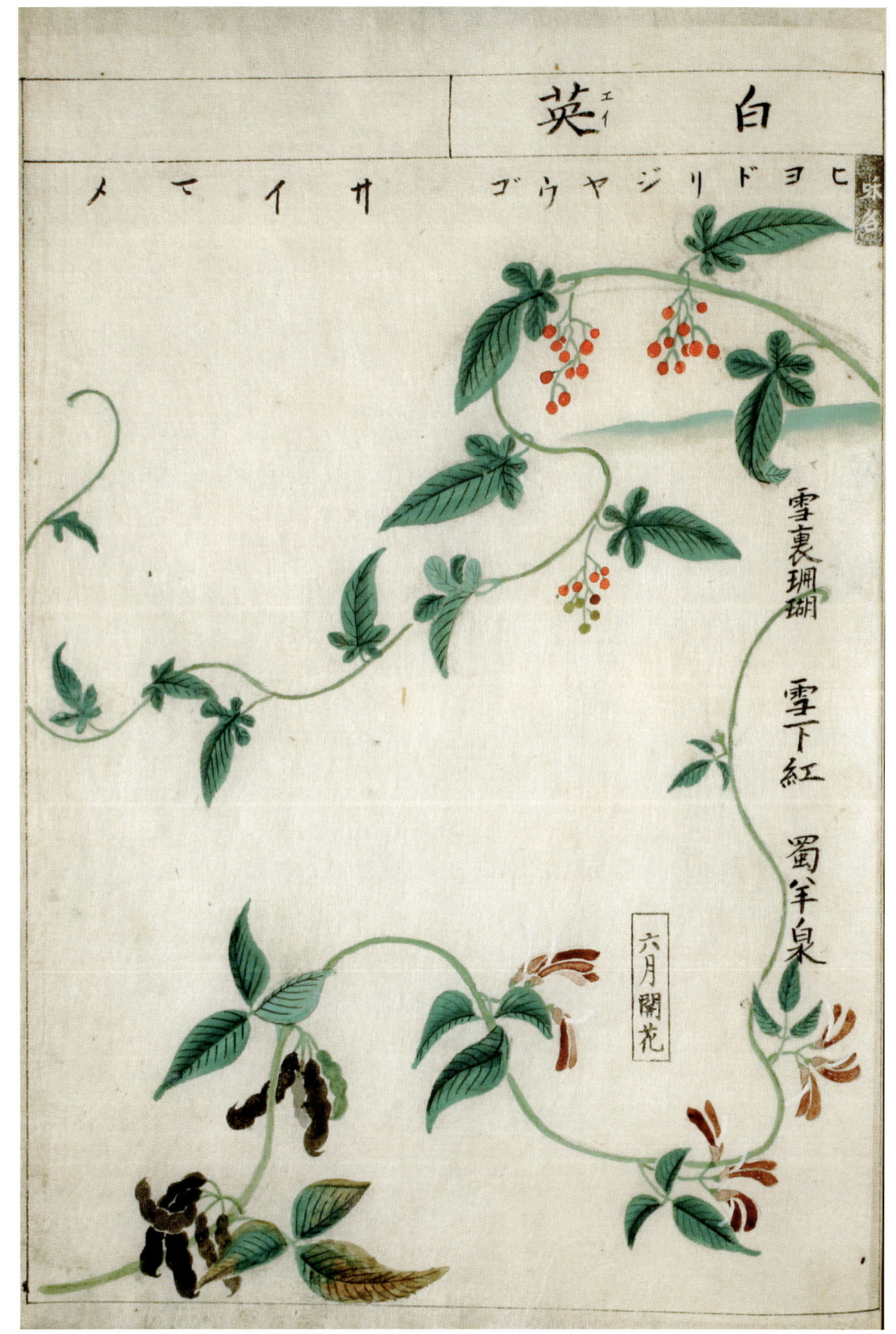

ヒヨジリドヤウゴ　サイテメ

雪裏珊瑚　雪下紅　蜀羊泉

六月開花

栝樓(クワロウ)　同

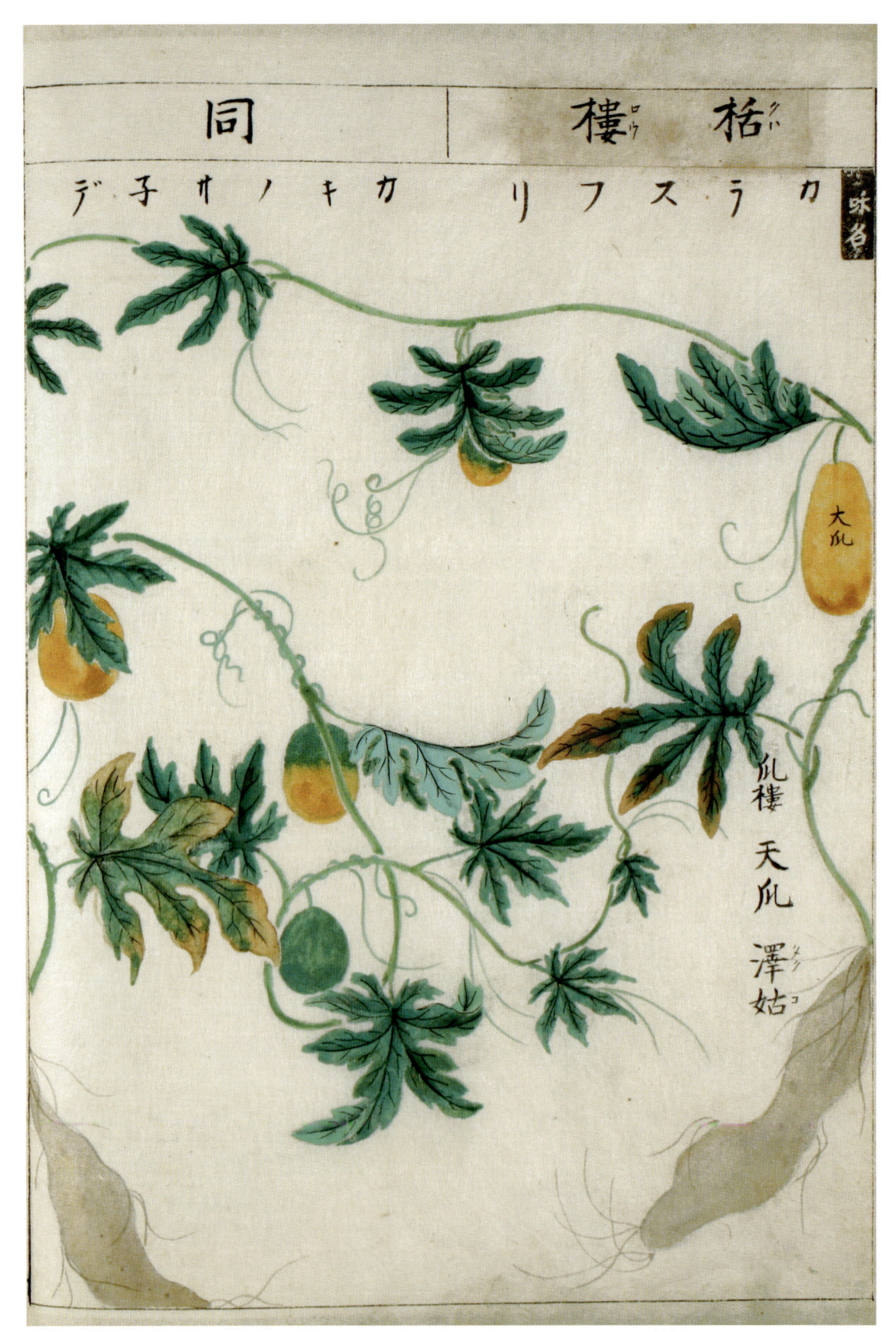

カラスフリ　カキノオ子デ

栝樓　天瓜　澤姑(タクコ)

大瓜

越瓜　冬瓜

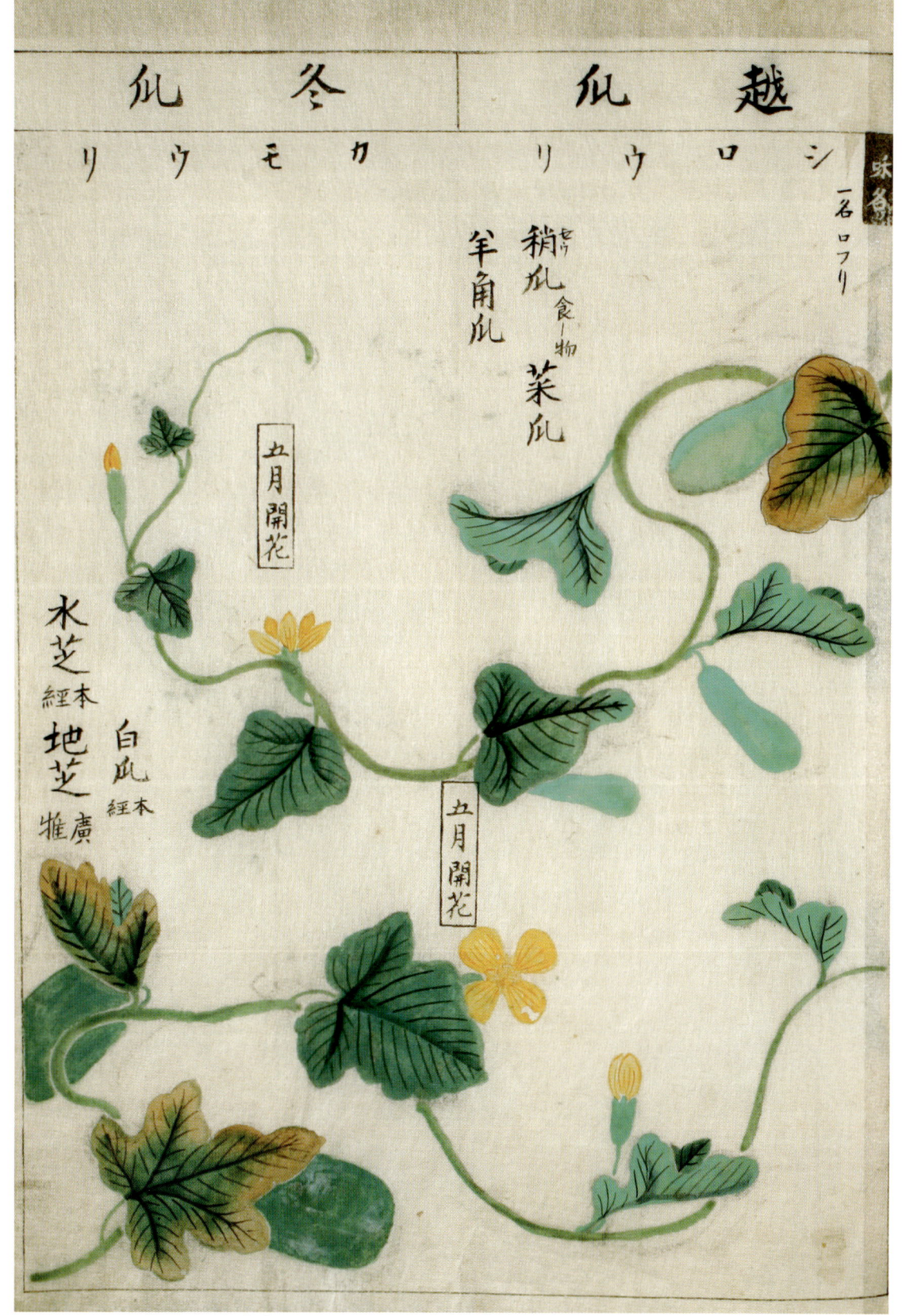

シロウリ　カモウリ

一名口フリ

稍瓜 食物
羊角瓜
菜瓜

水芝 本經
地芝 廣雅
白瓜 本經

五月開花

五月開花

| 絲仦 | 若仦 |

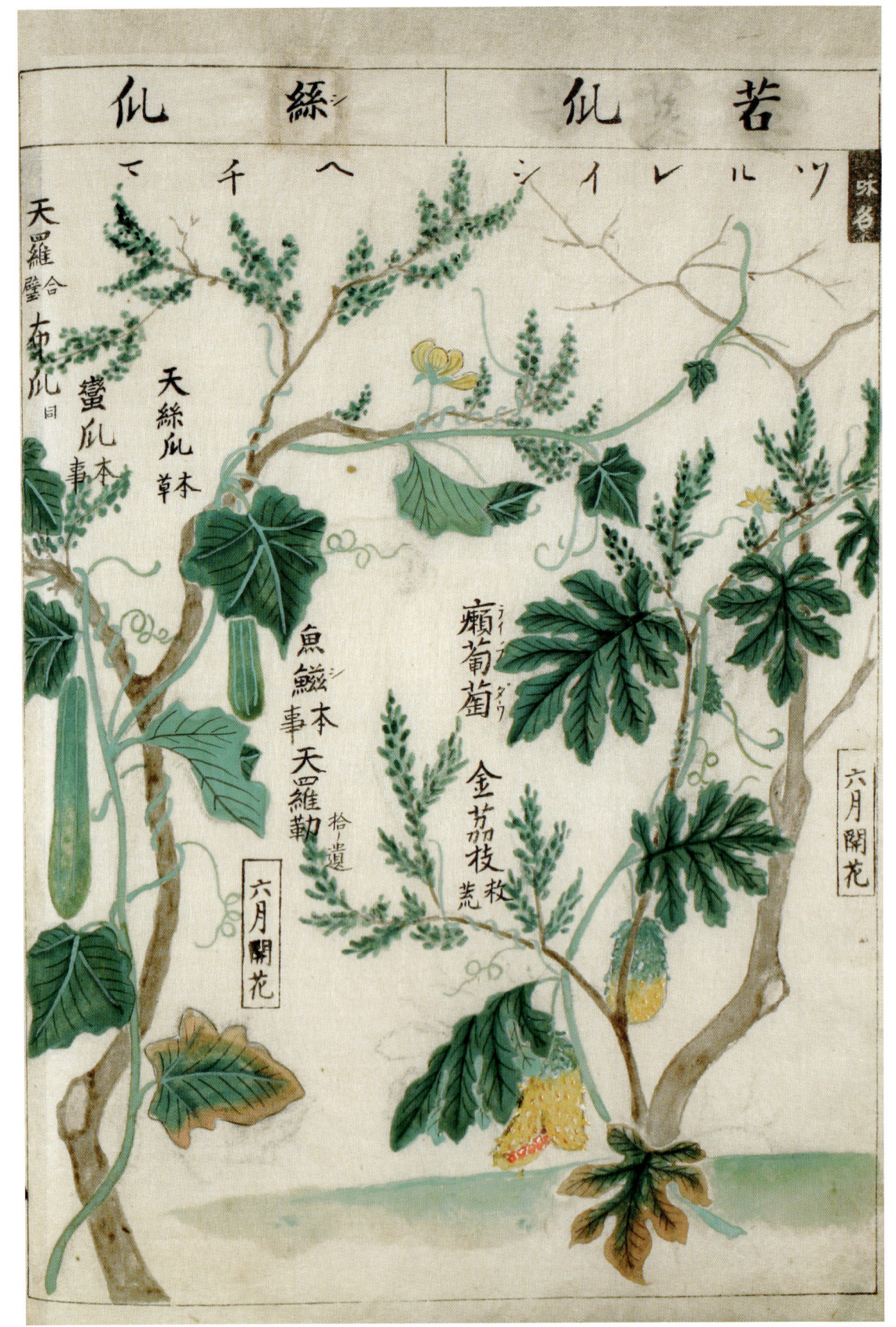

ツルレイシ　ヘチマ

天羅礕合 布仦同

螢仦事本

天絲仦事本草

魚鰦事本天羅勒 拾ノ遺

癩葡萄 ライシ タウリ

金茘枝救荒

六月開花

六月開花

味名

西瓜	胡瓜
スイクワ	キウリ

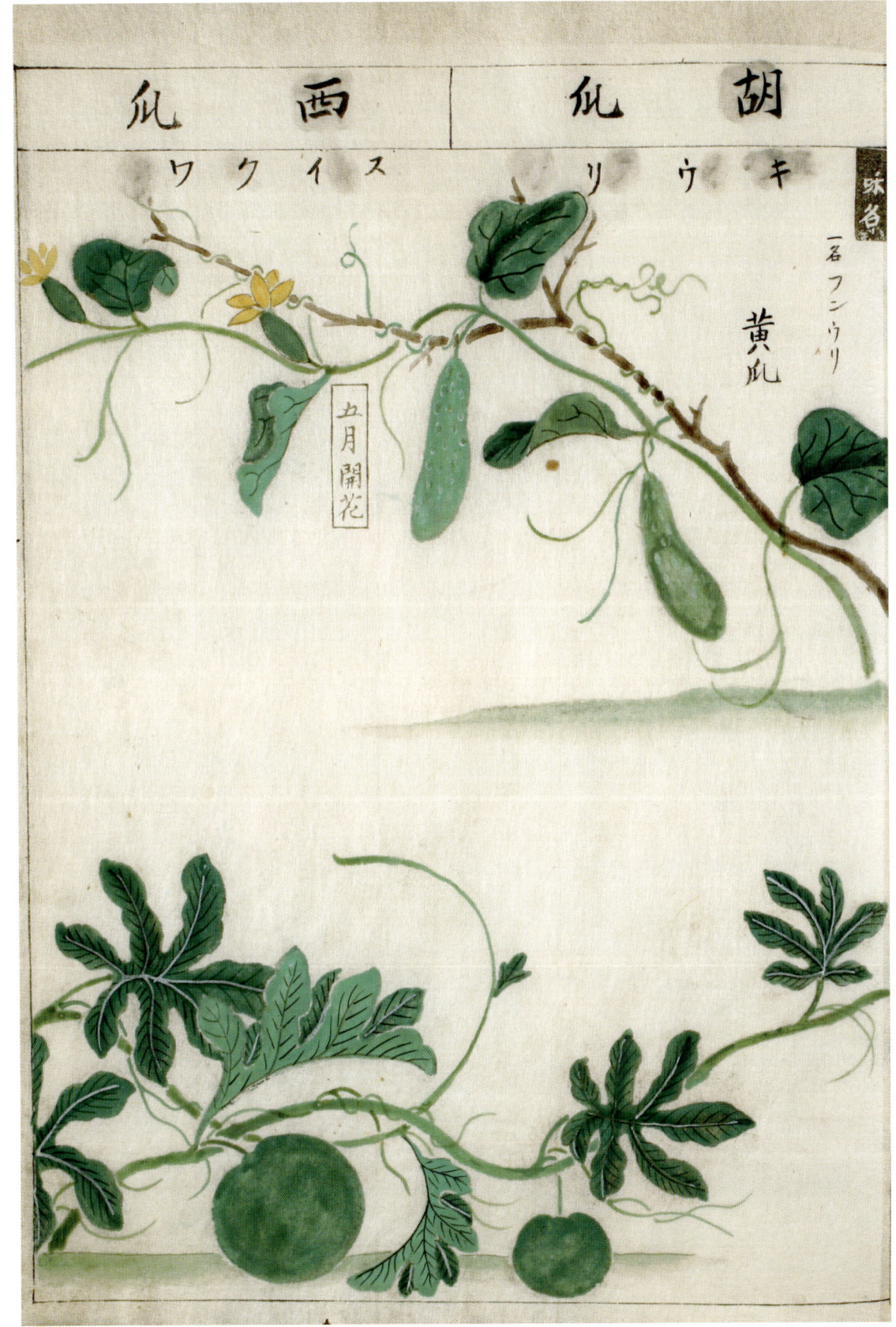

五月開花

一名フシウリ
黄瓜

壺盧　南瓜

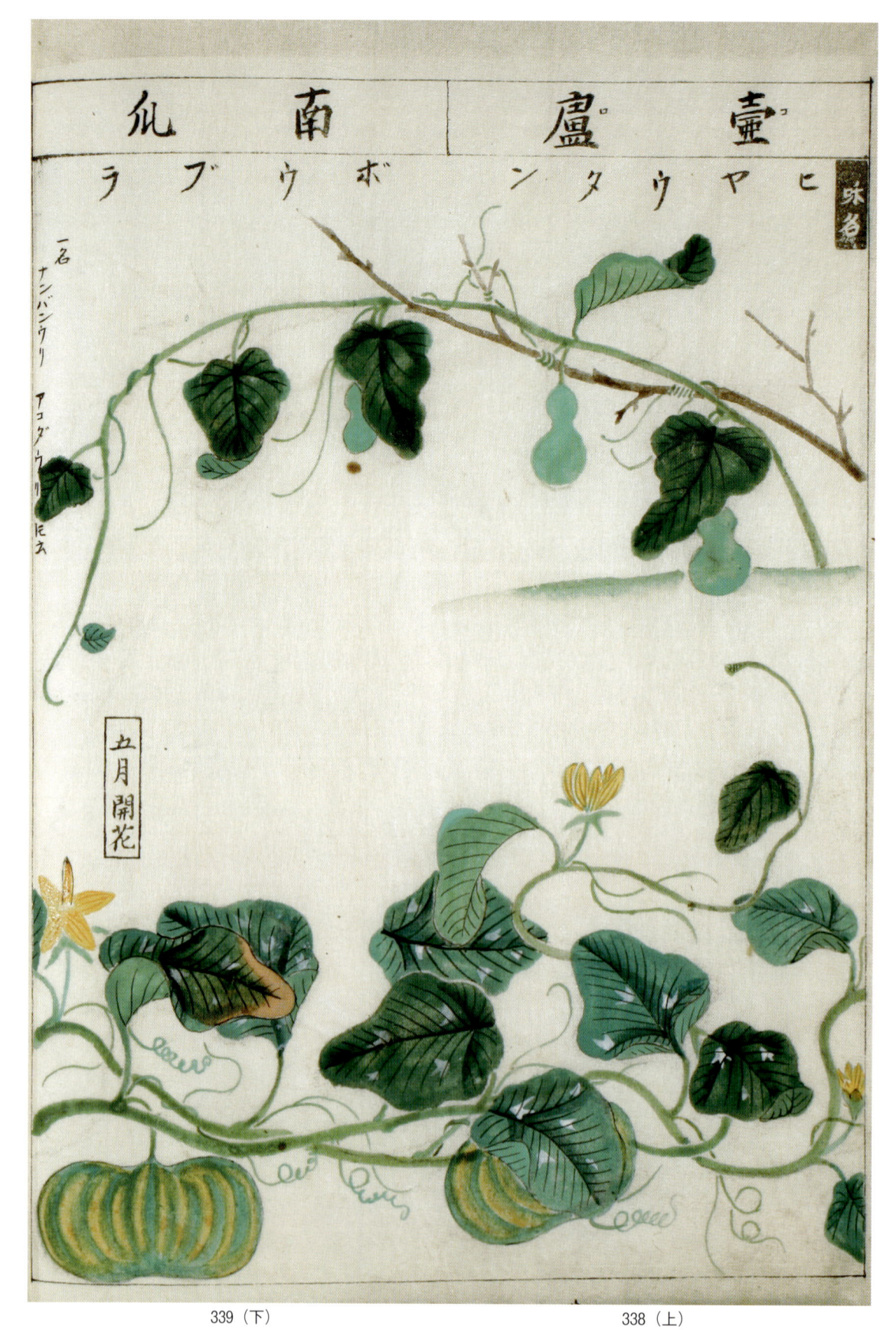

ヒャウタン　ボウブラ

一名ナンバンウリ　アコダウリトモ

五月開花

玉モ 藤

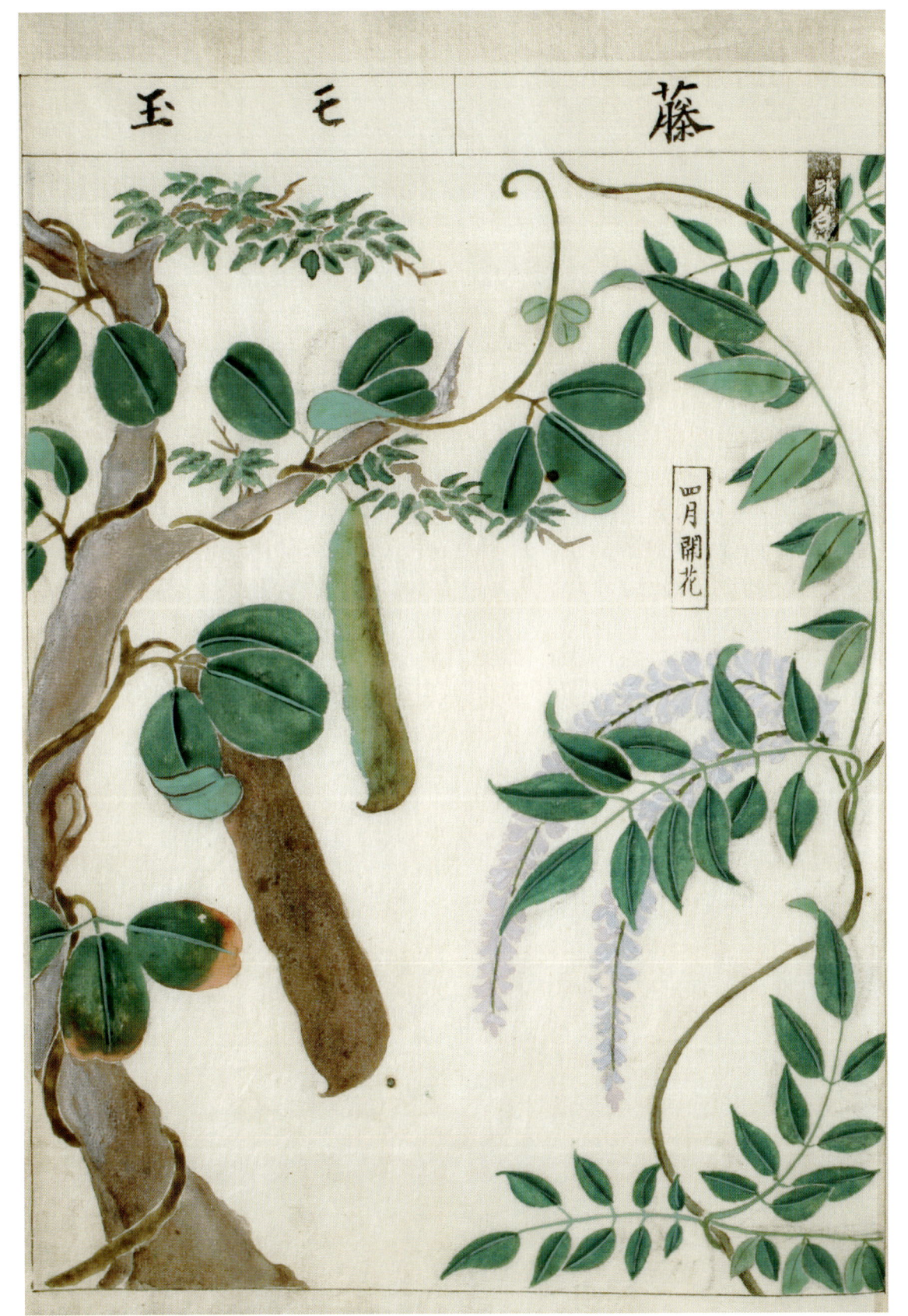

四月開花

松山本草　末　芳草灌木

九丁

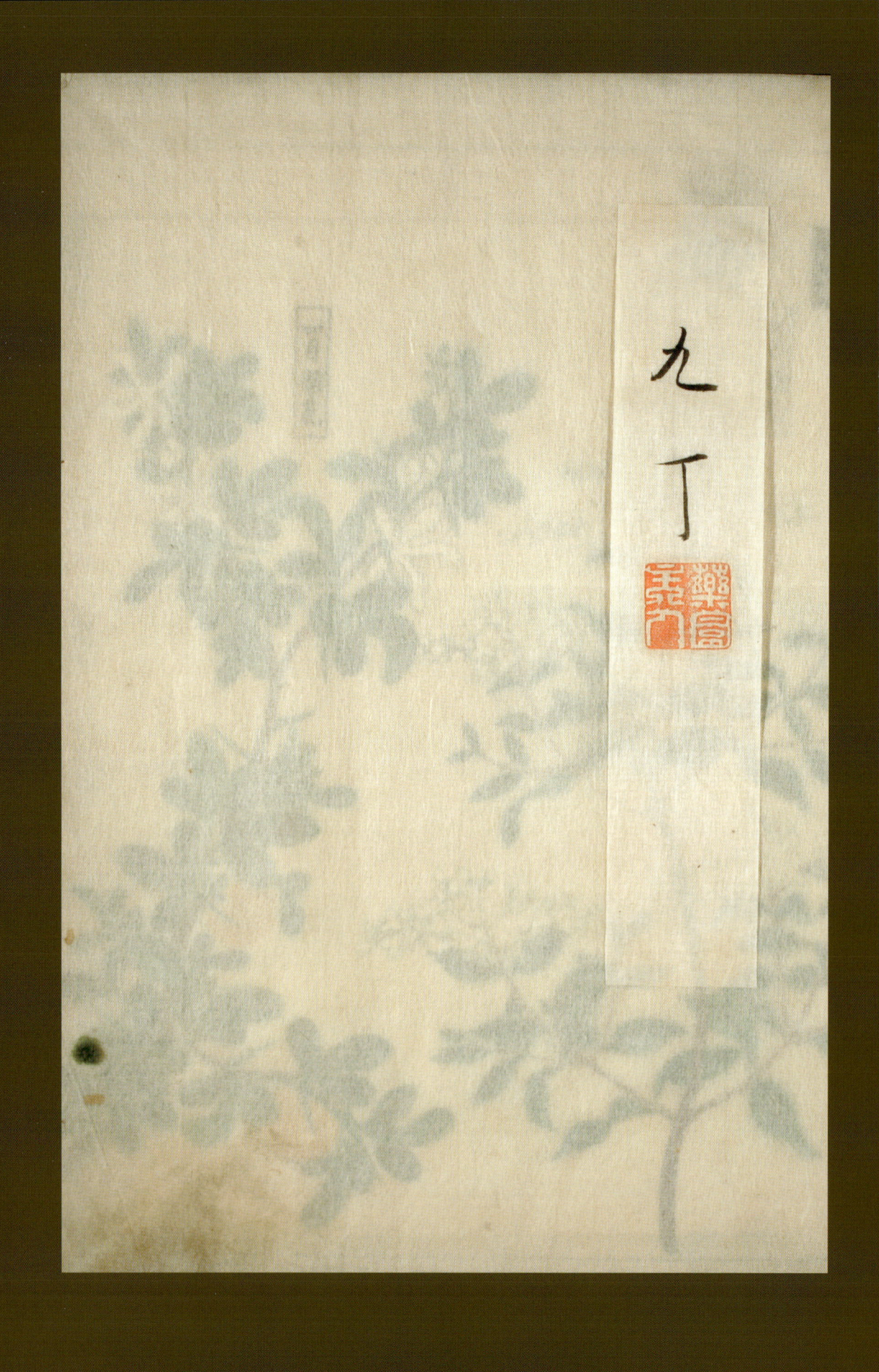

四月開花

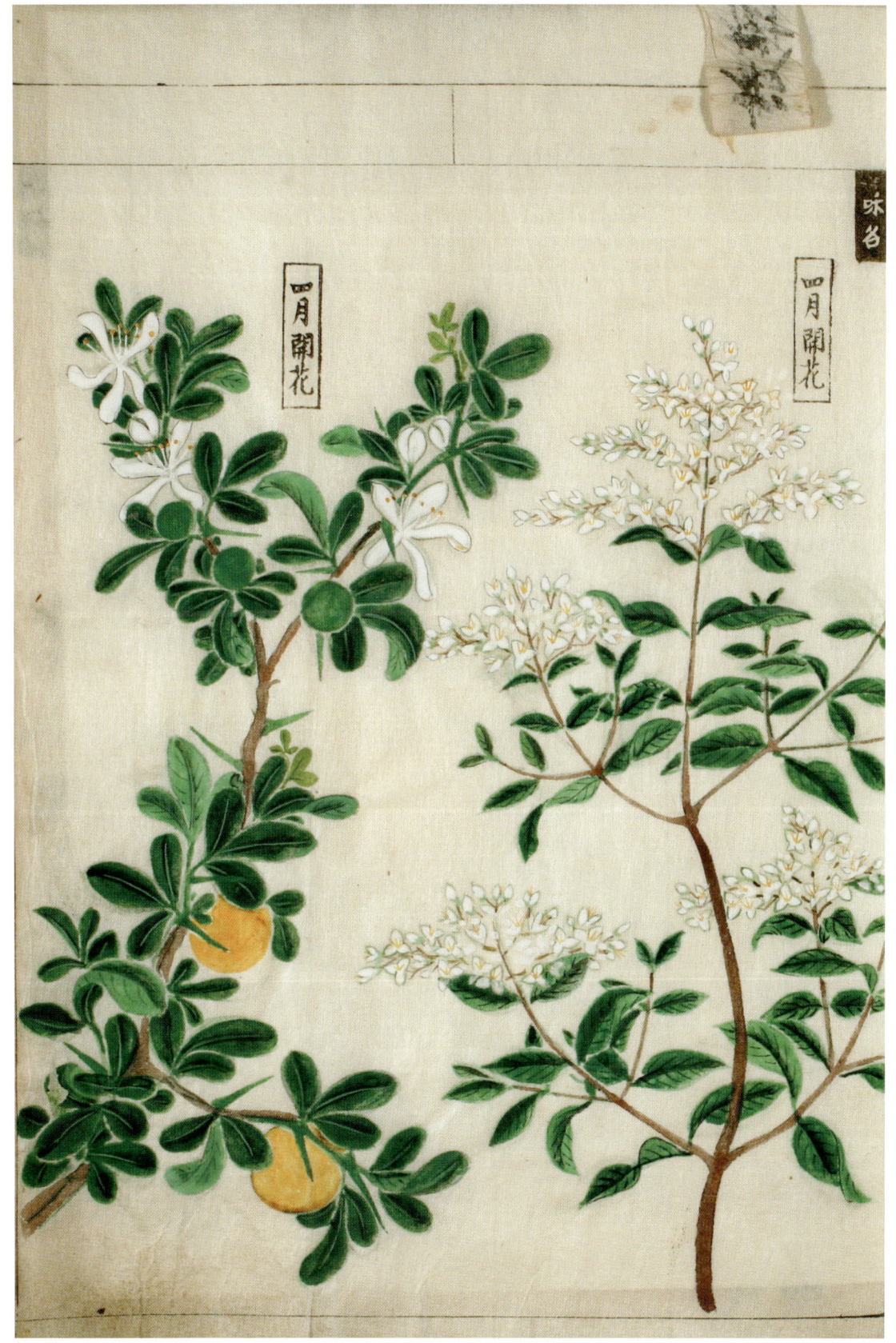

四月開花

味名

五月開花

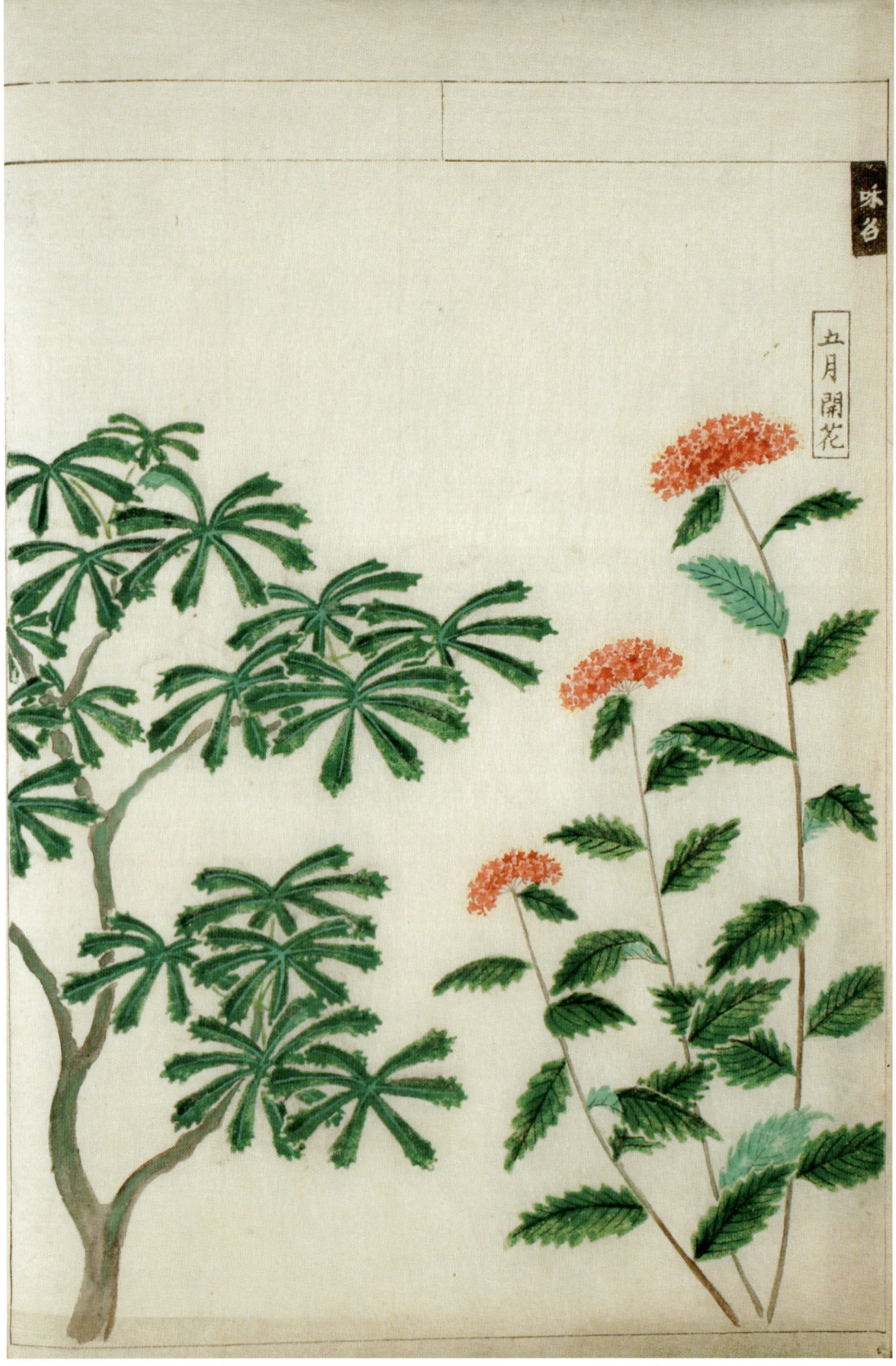

味名

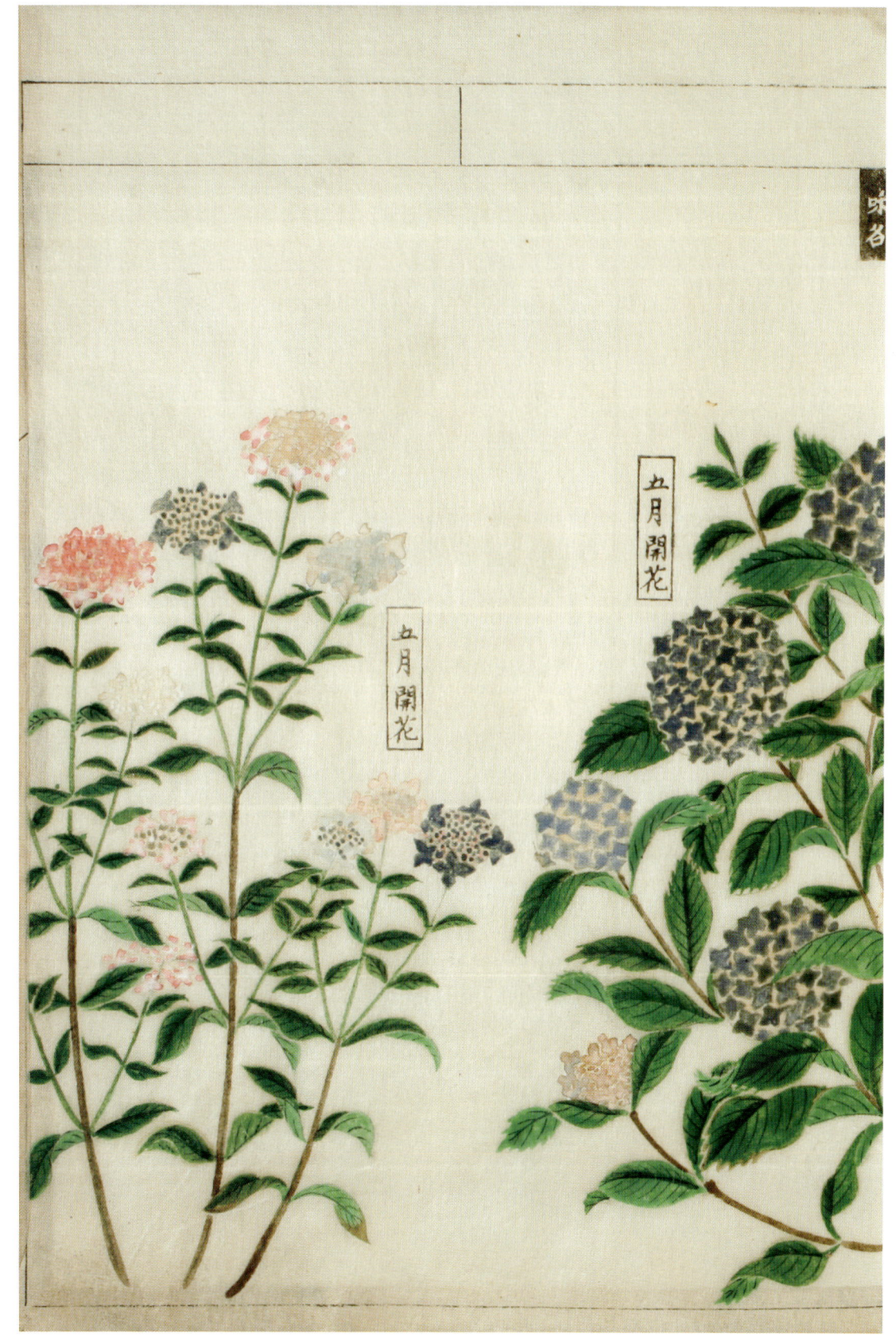

五月開花

五月開花

七月開花

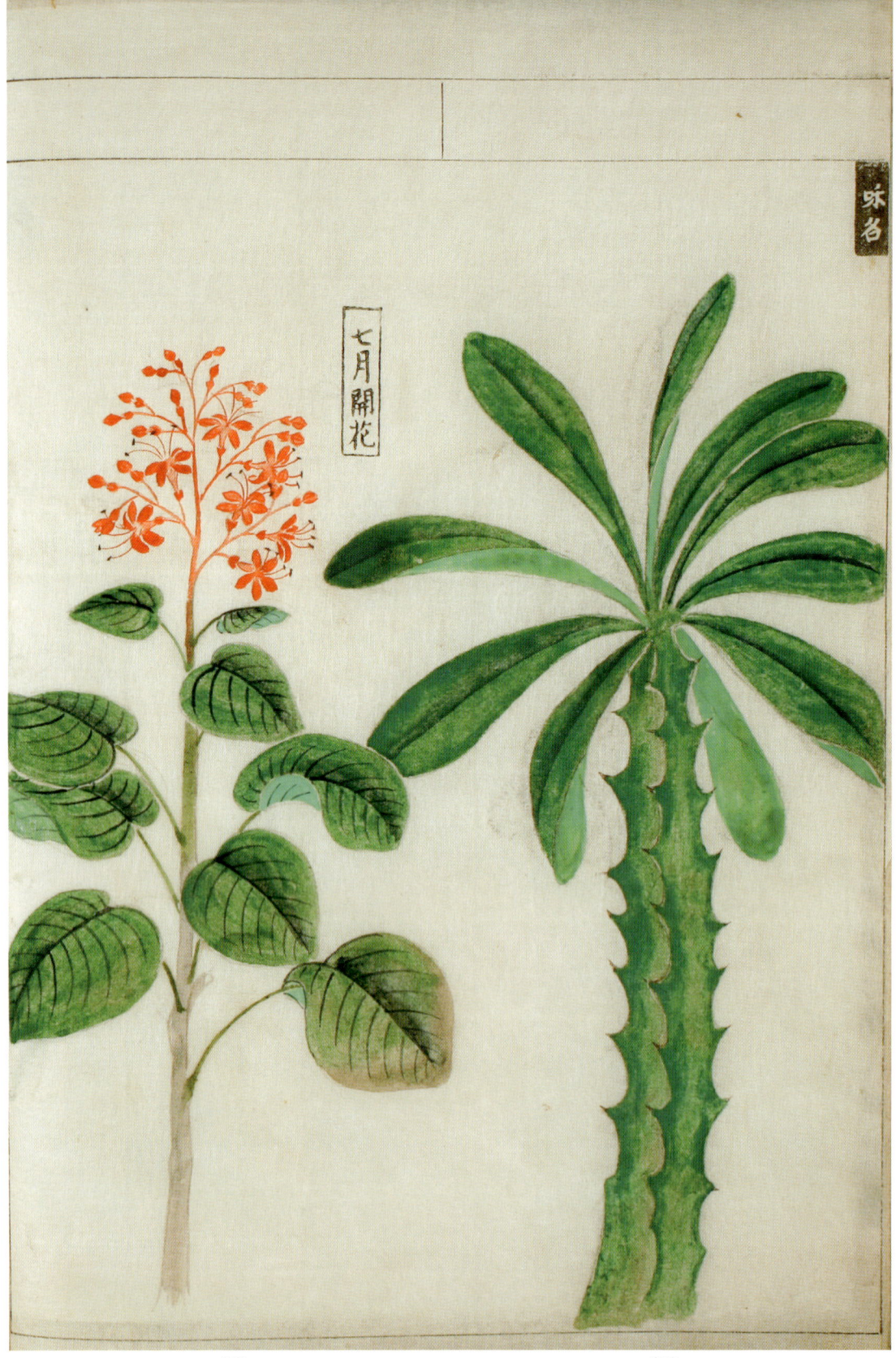

三月開花

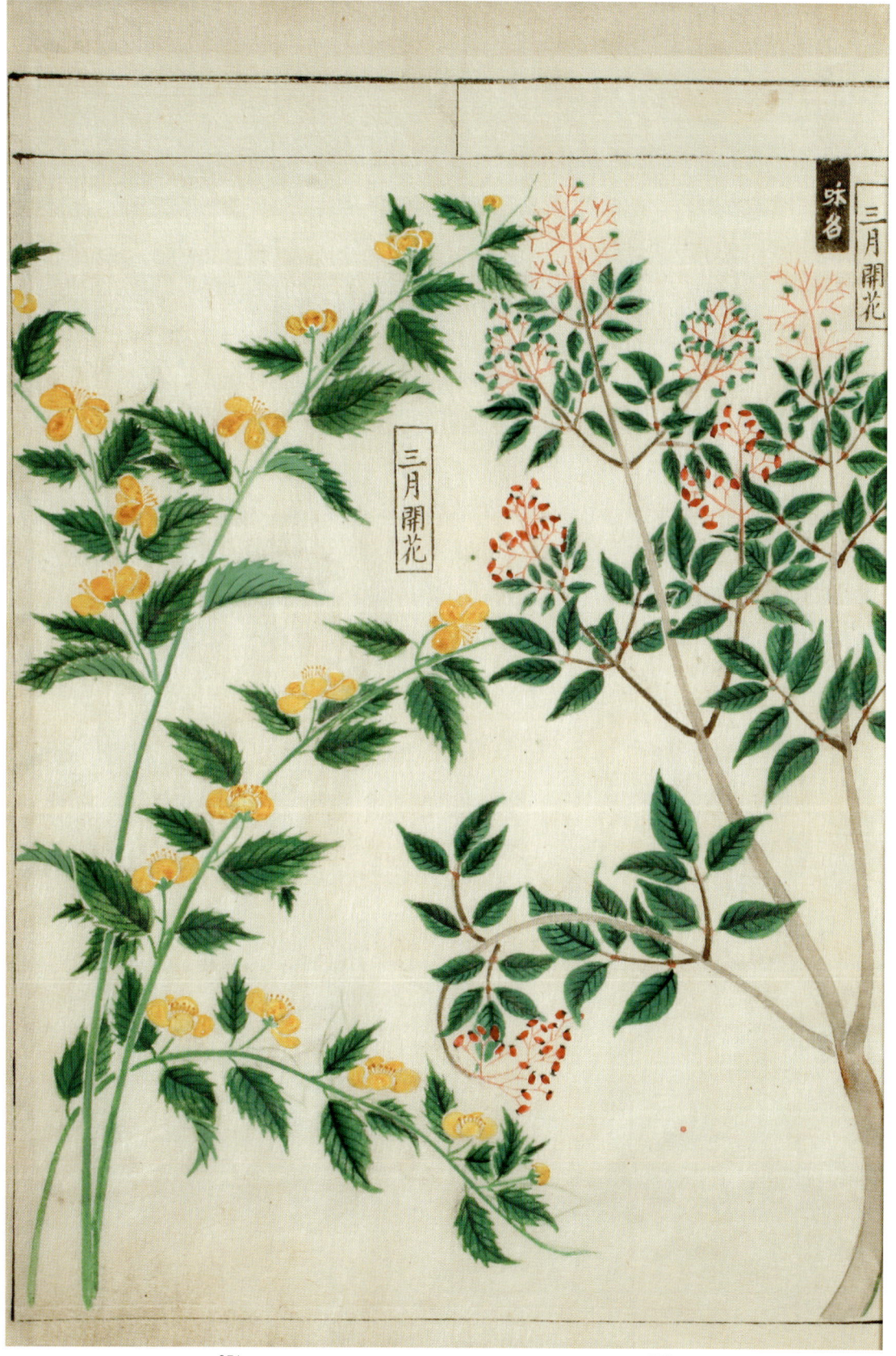

三月開花 味名

味名

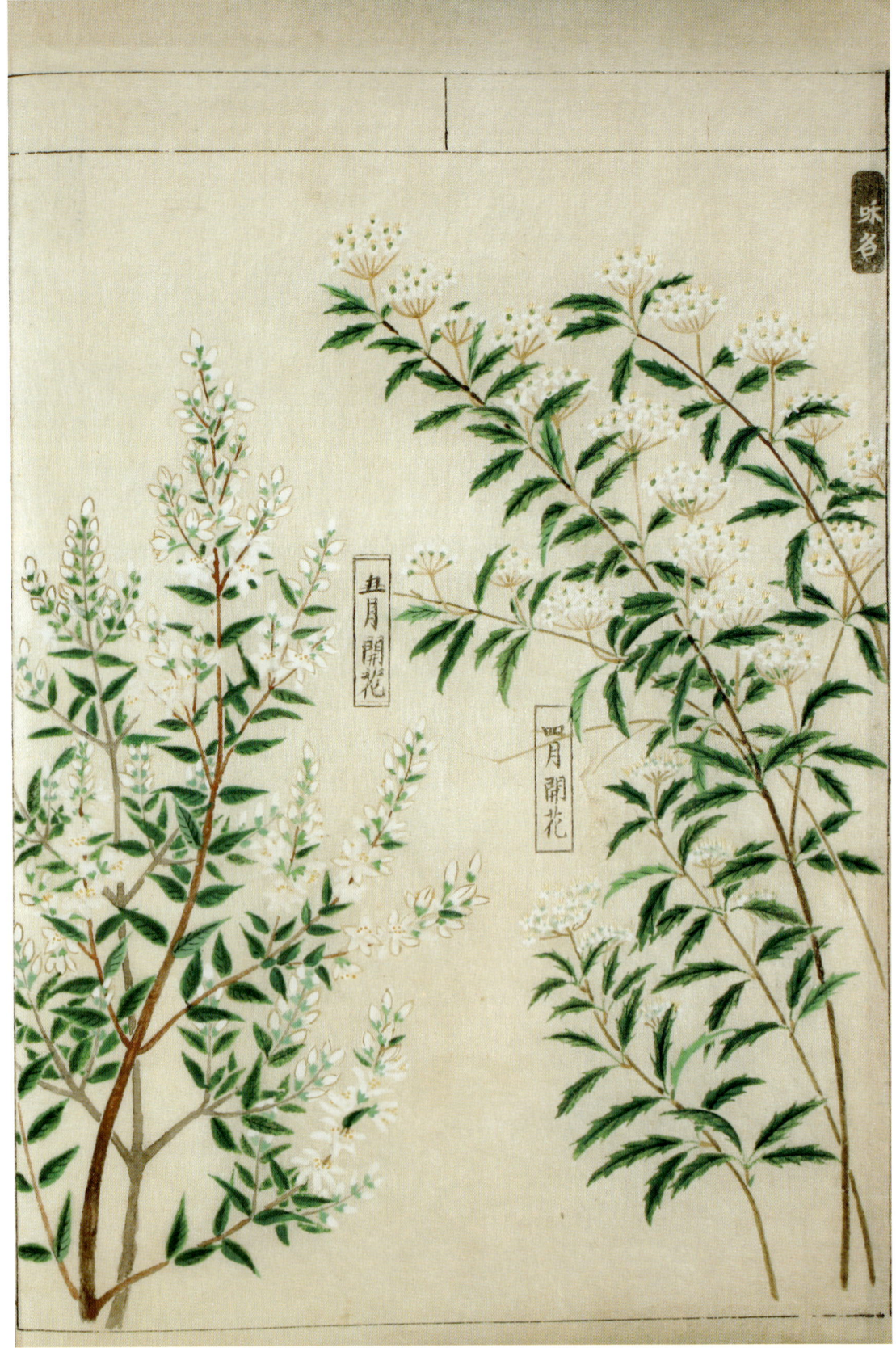

五月開花

四月開花

六月開花

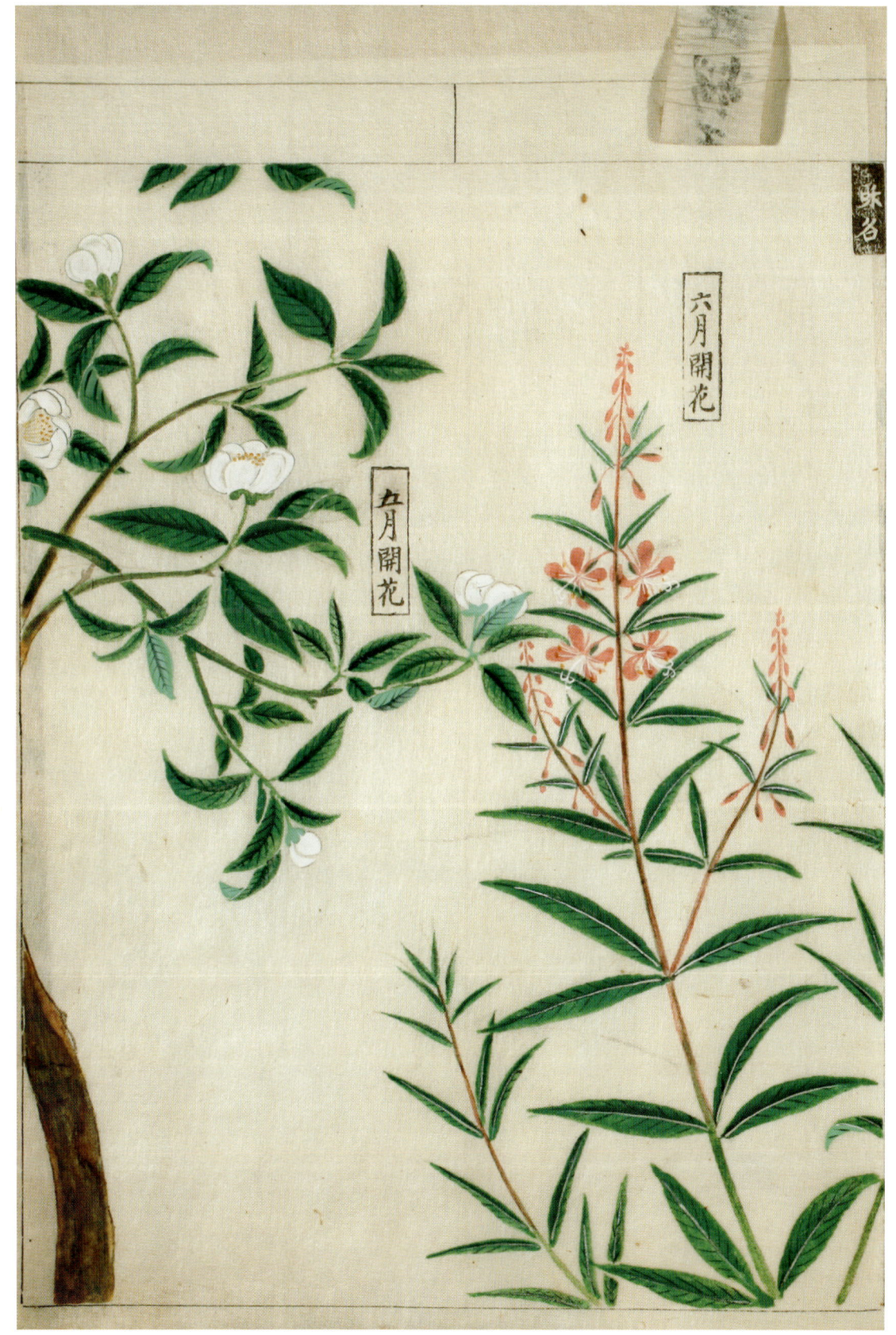

五月開花

五月開花

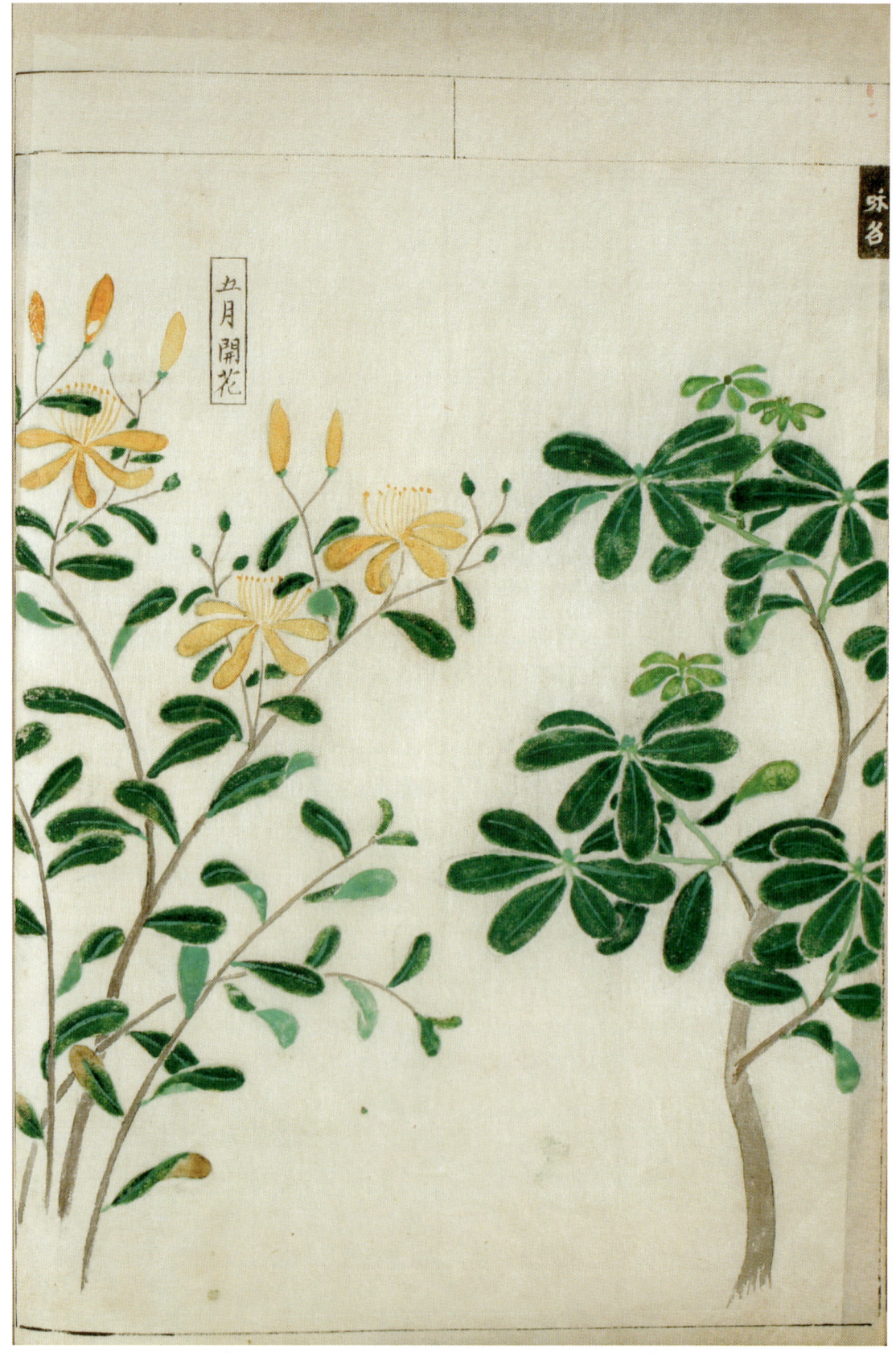

六月開花

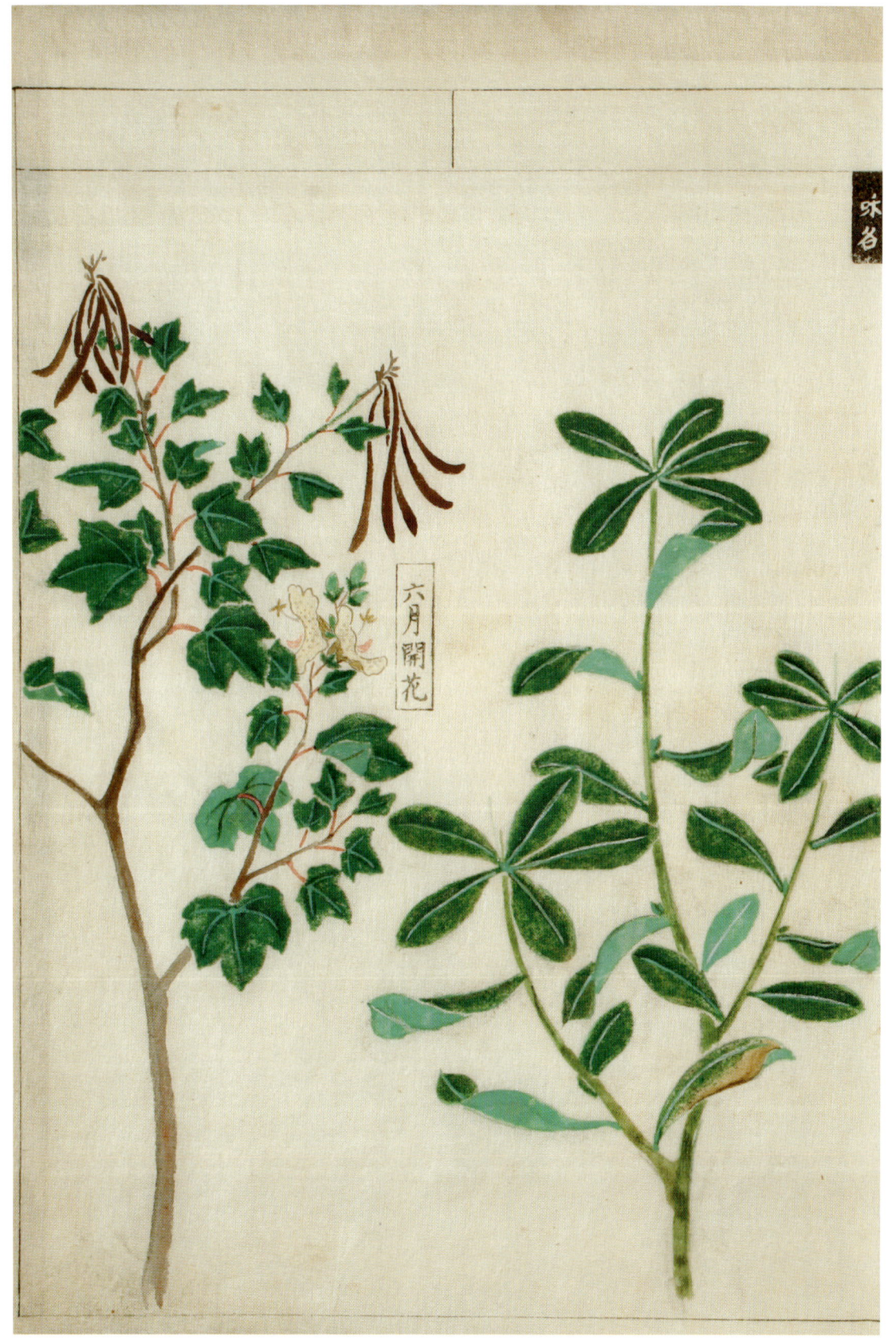

芳草・灌木　原本頁11

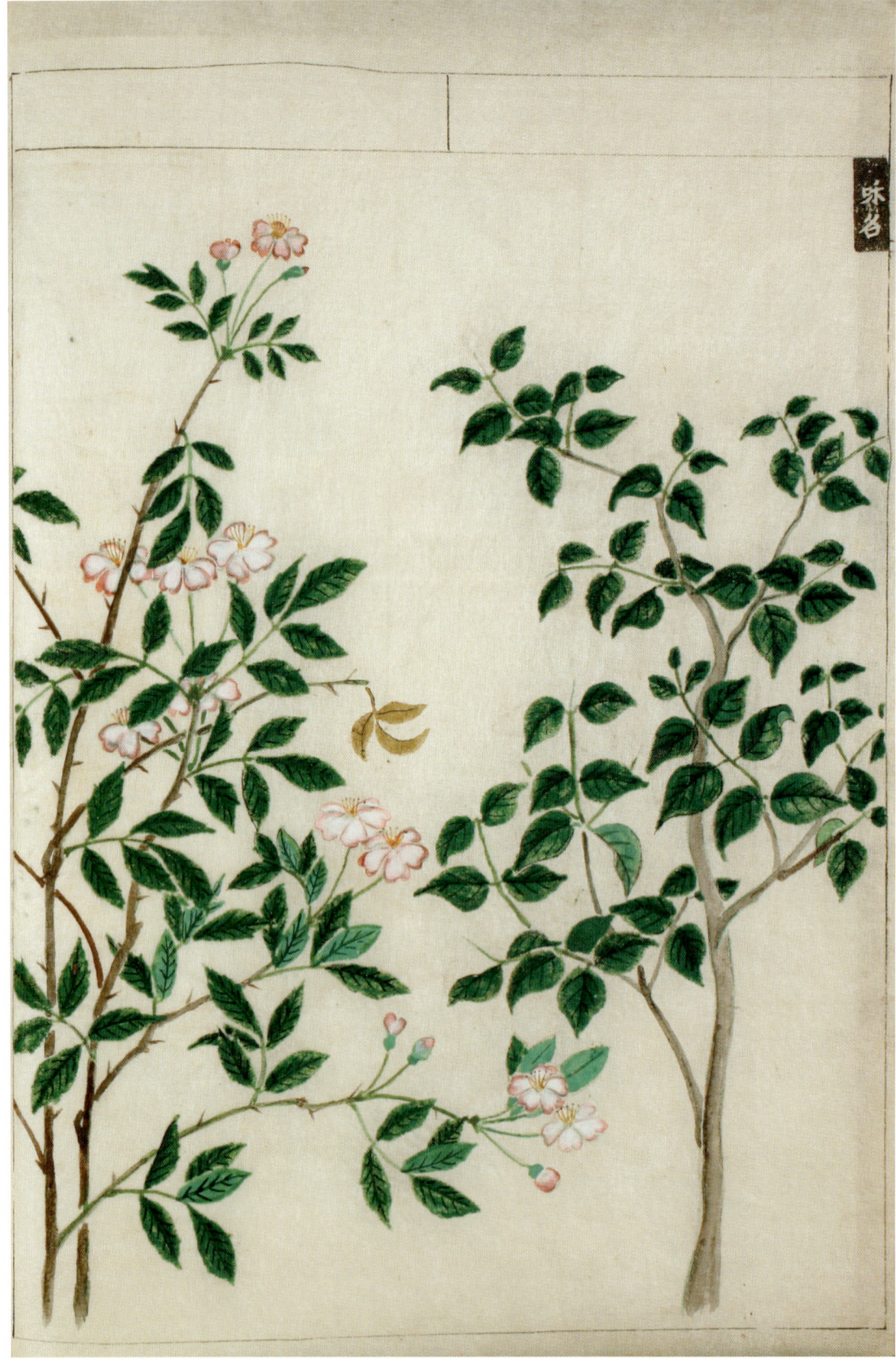

七月開花

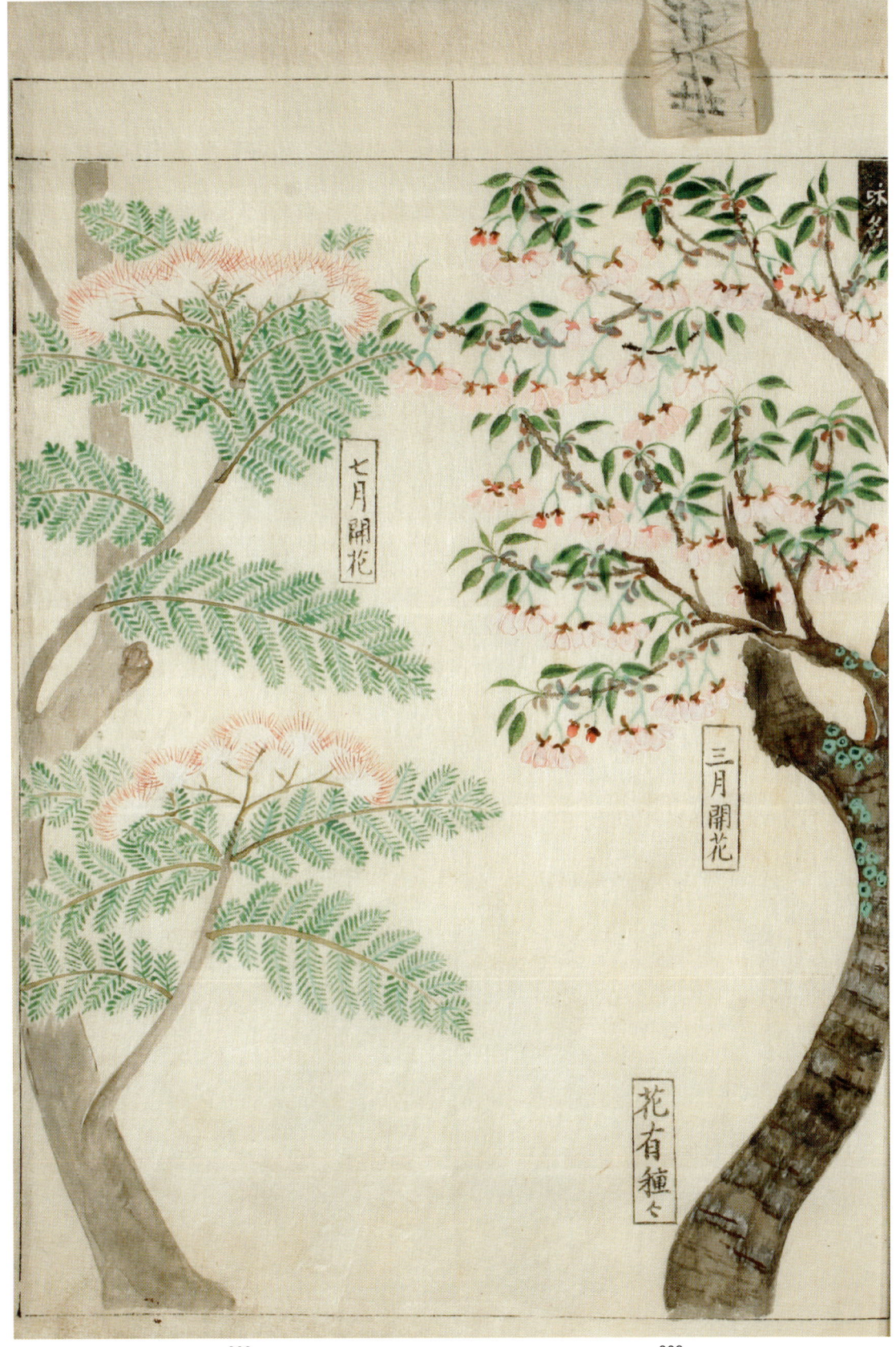

三月開花

花有種々

咏名

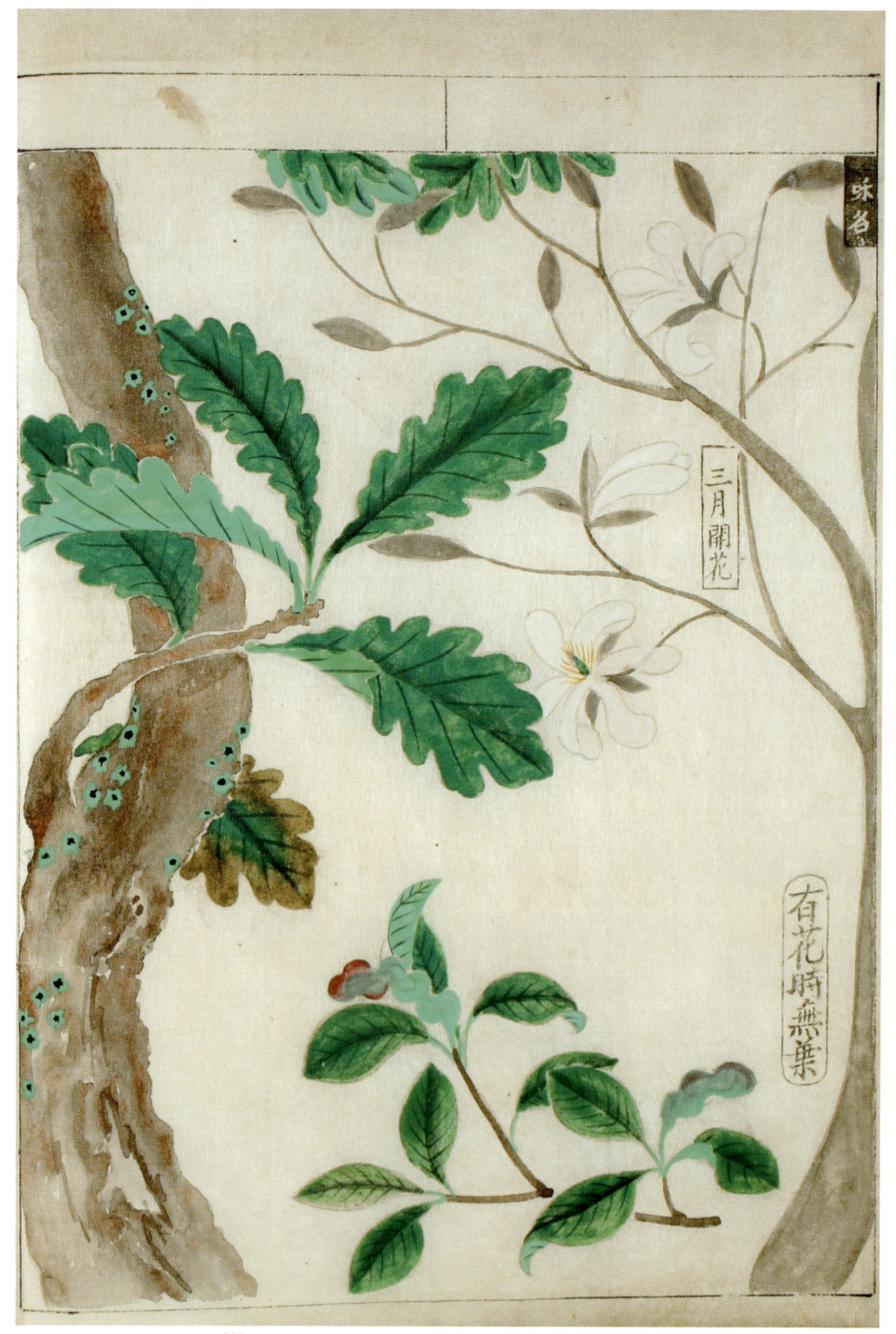

三月開花

有花時無葉

芳草・灌木　原本頁13

二月開花

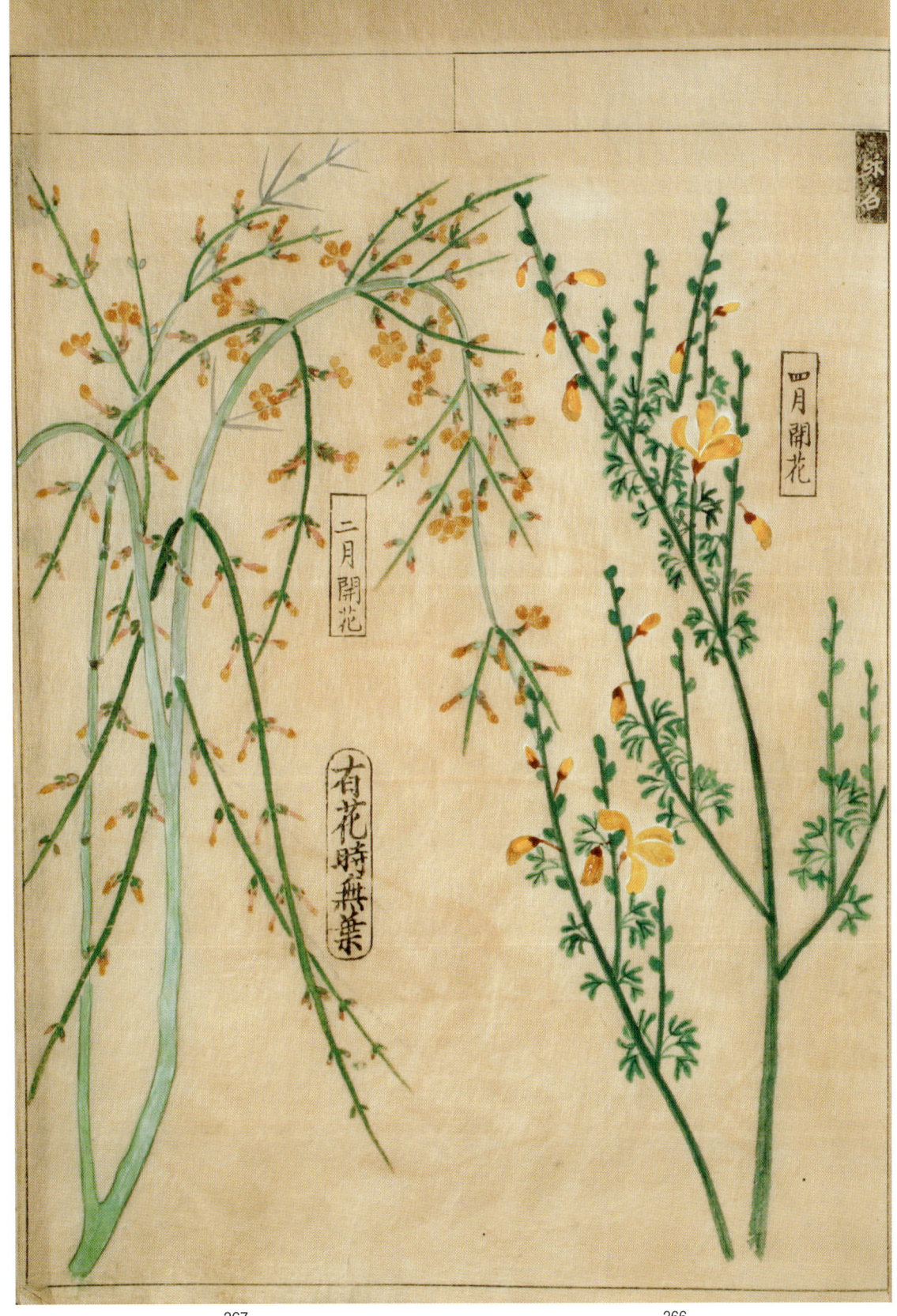

有花時無葉

四月開花

味名

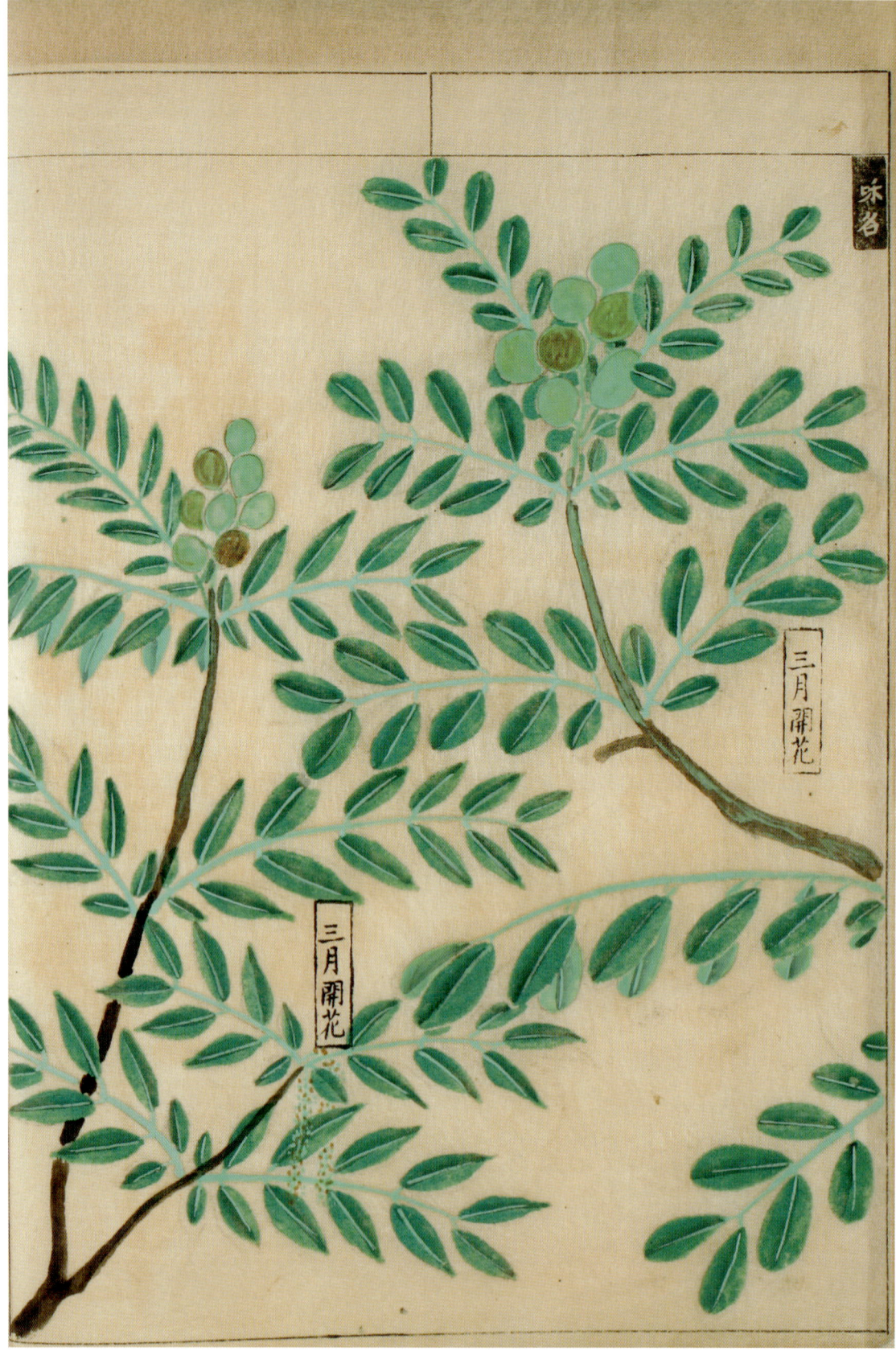

三月開花

三月開花

芳草・灌木　原本頁15

五月開花

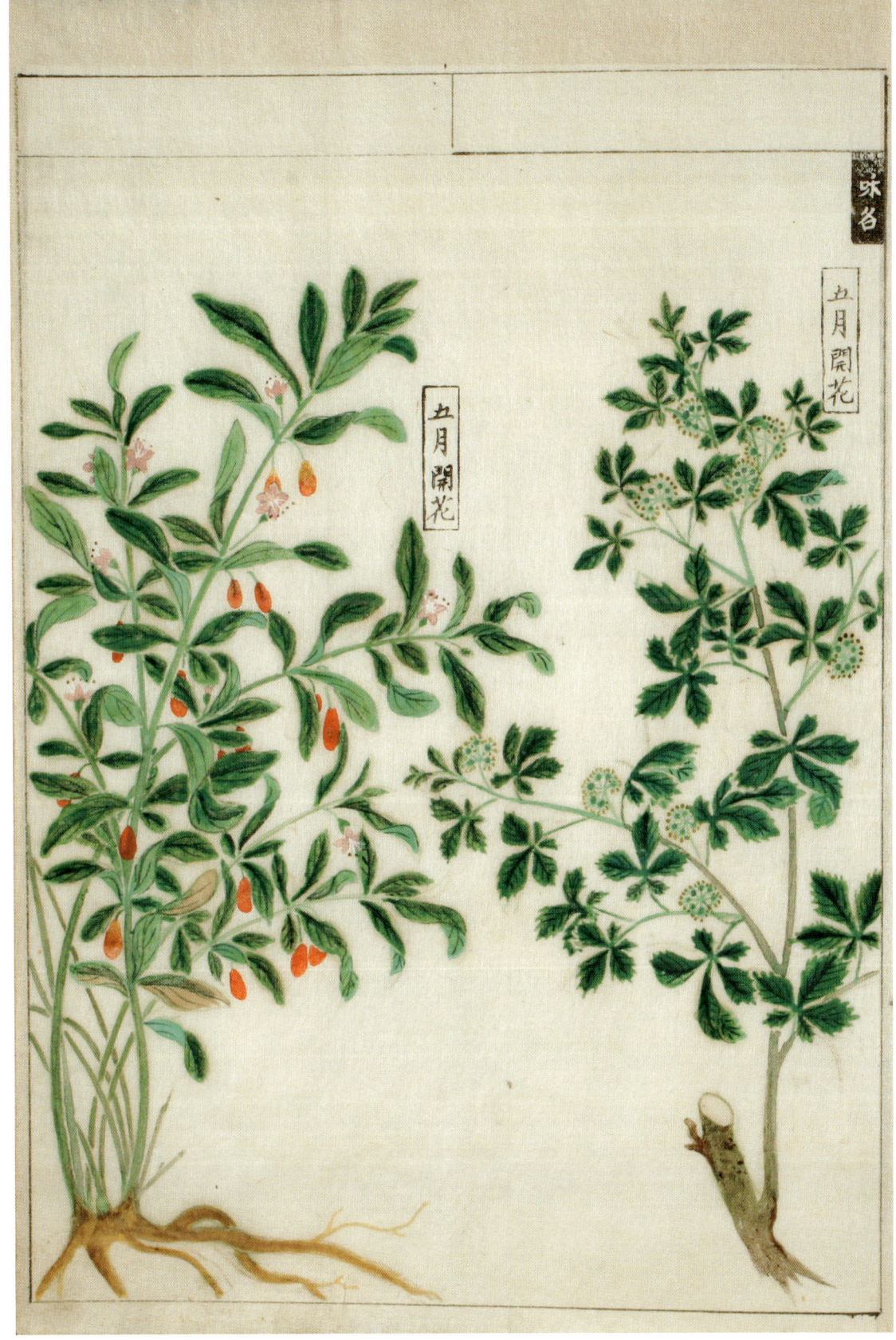

五月開花

芳草・灌木　原本頁16

四月開花

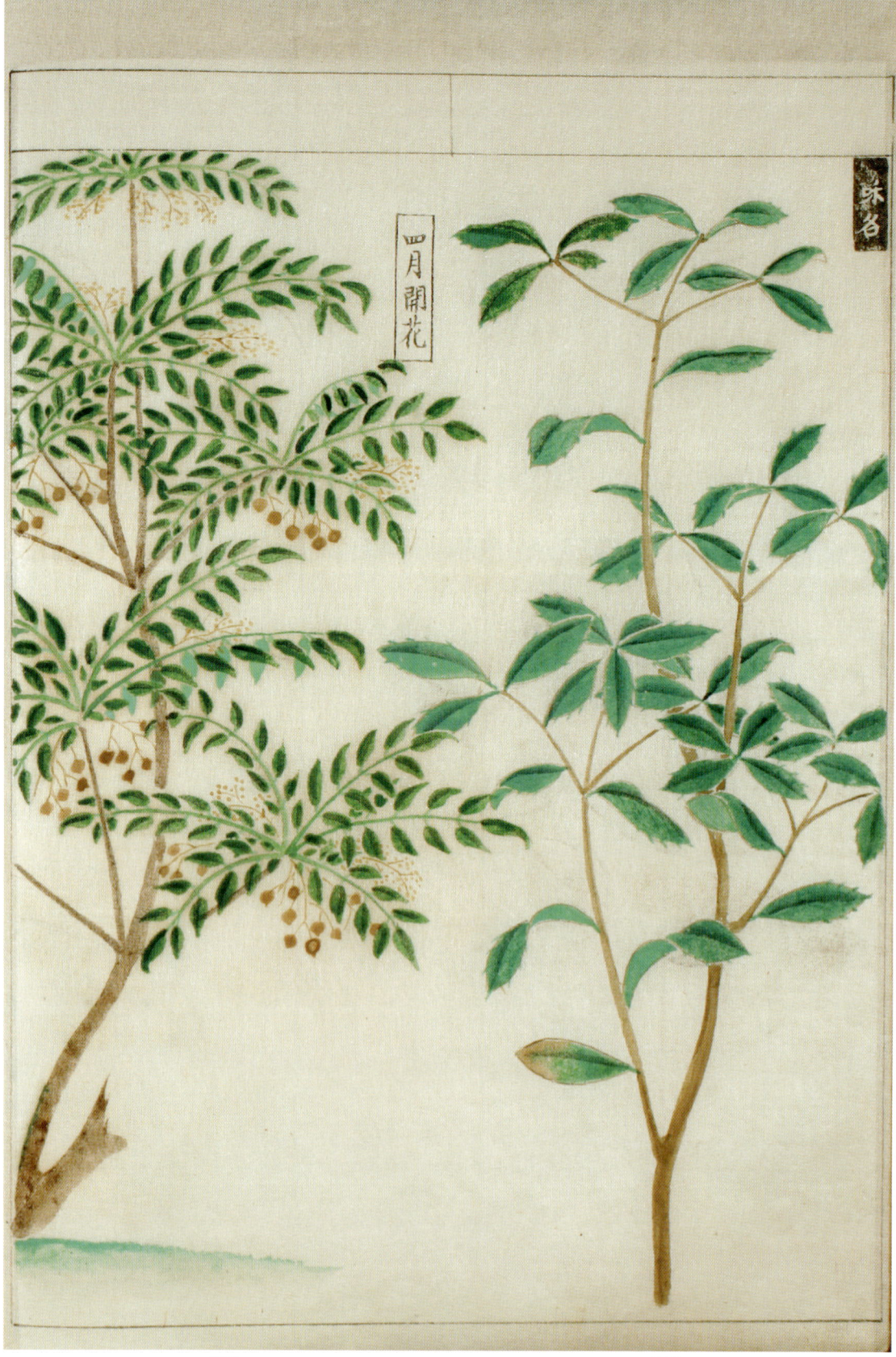

芳草・灌木　原本頁18

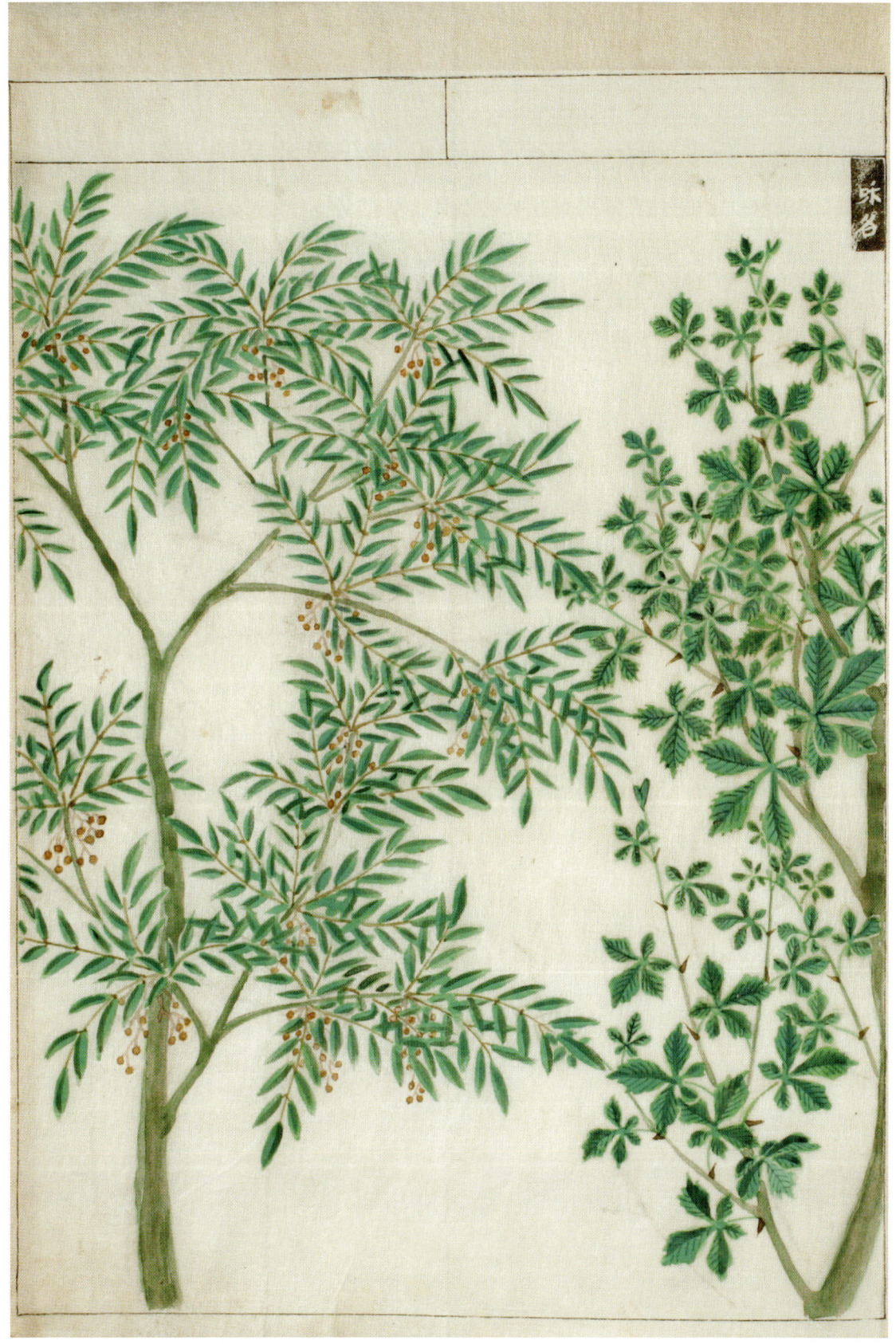

芳草・灌木　原本頁19

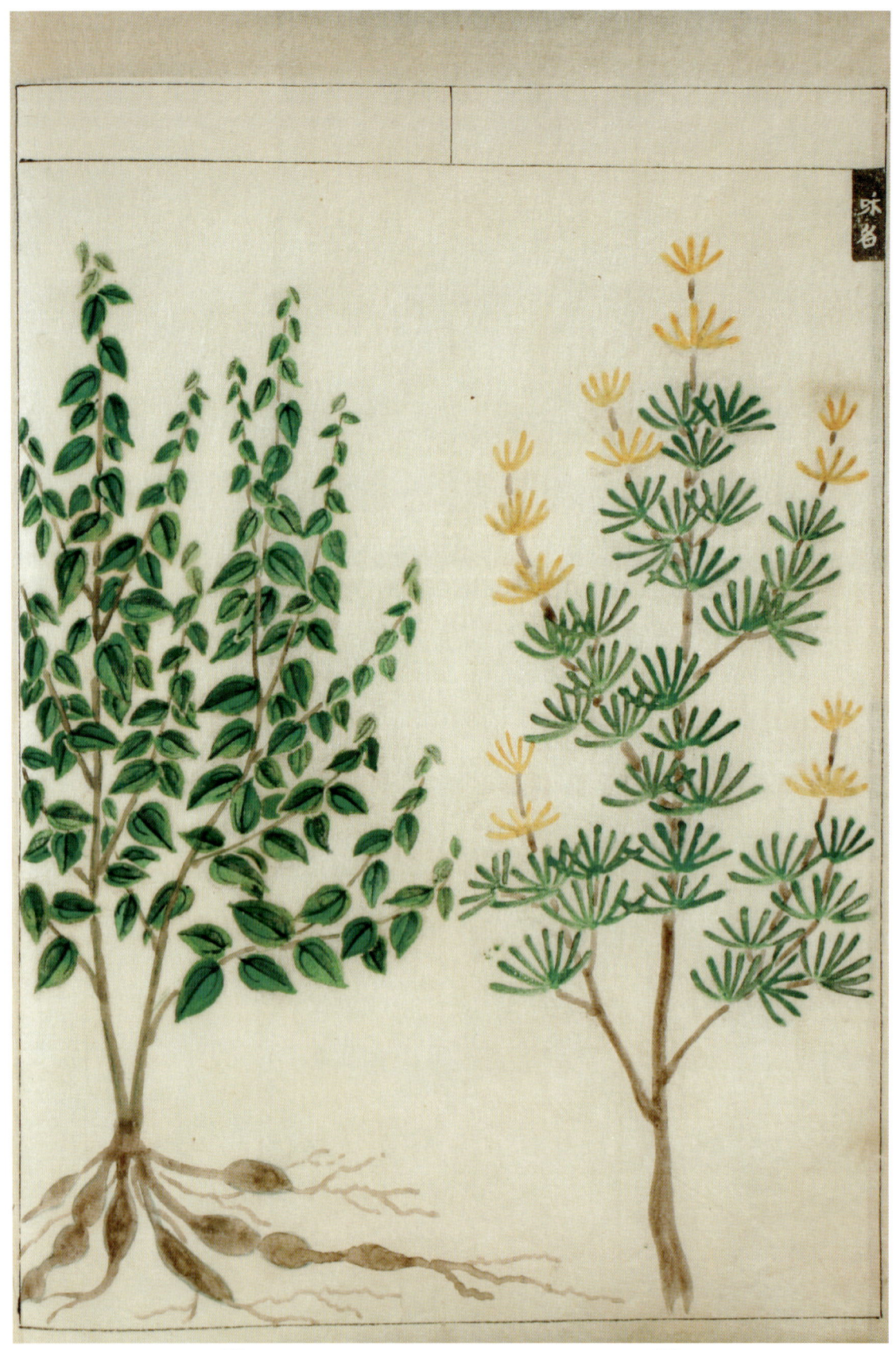

松山本草　山艸湿　毒草

二十一

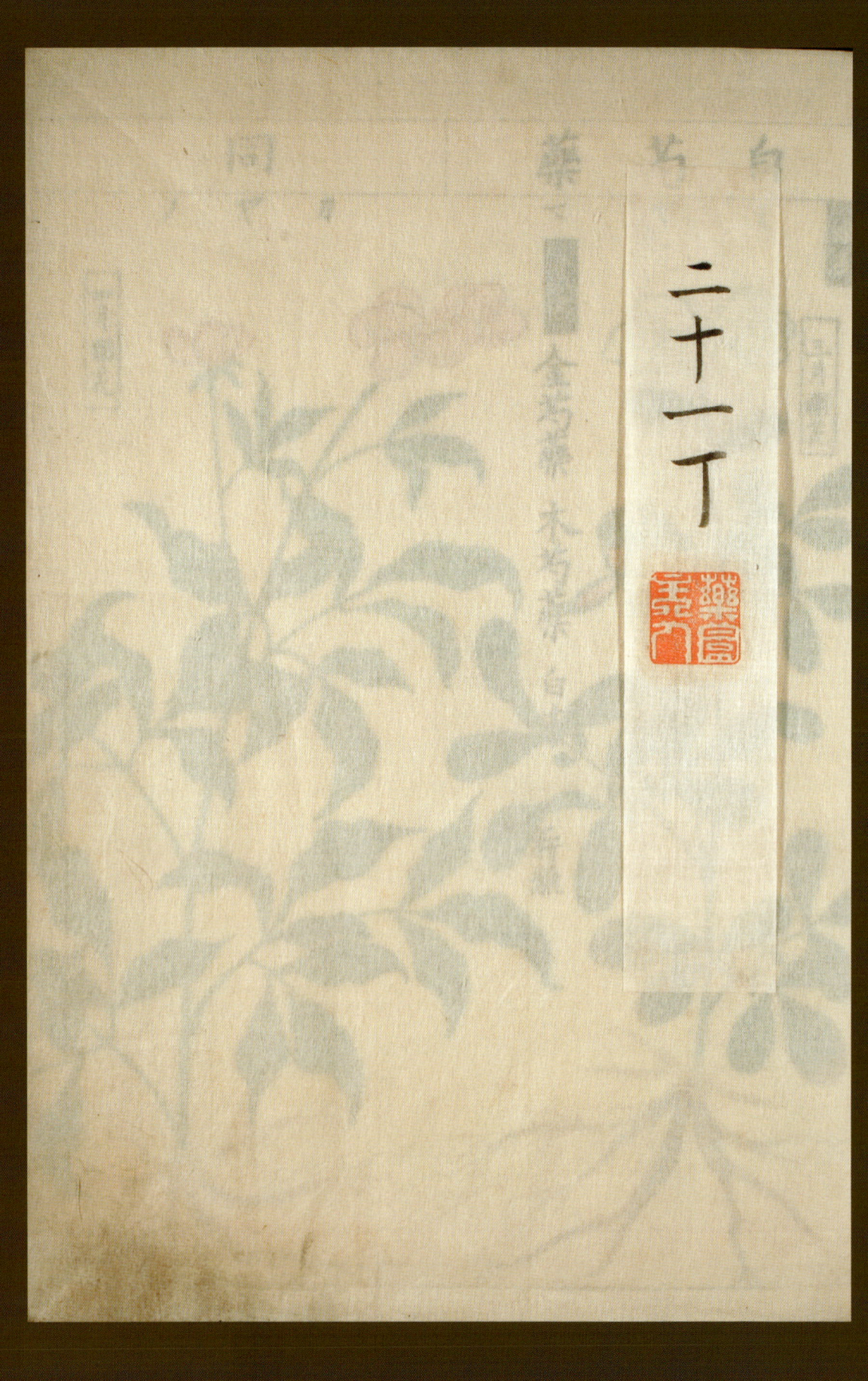

同	白芍藥
カヤノ	ミヤコ

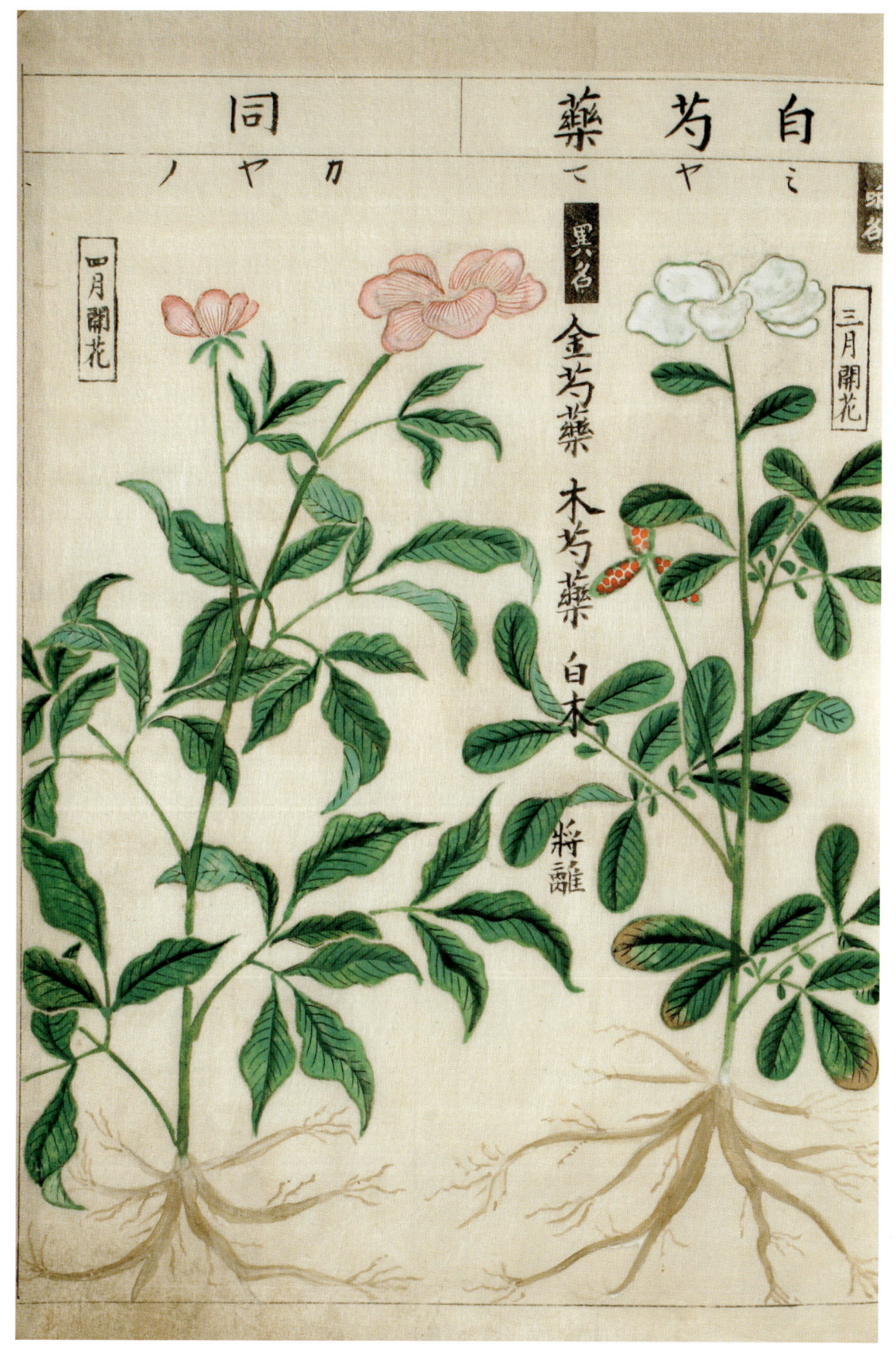

四月開花

三月開花

異名
金芍藥 木芍藥 白朮 將離

山豆根　　白箭

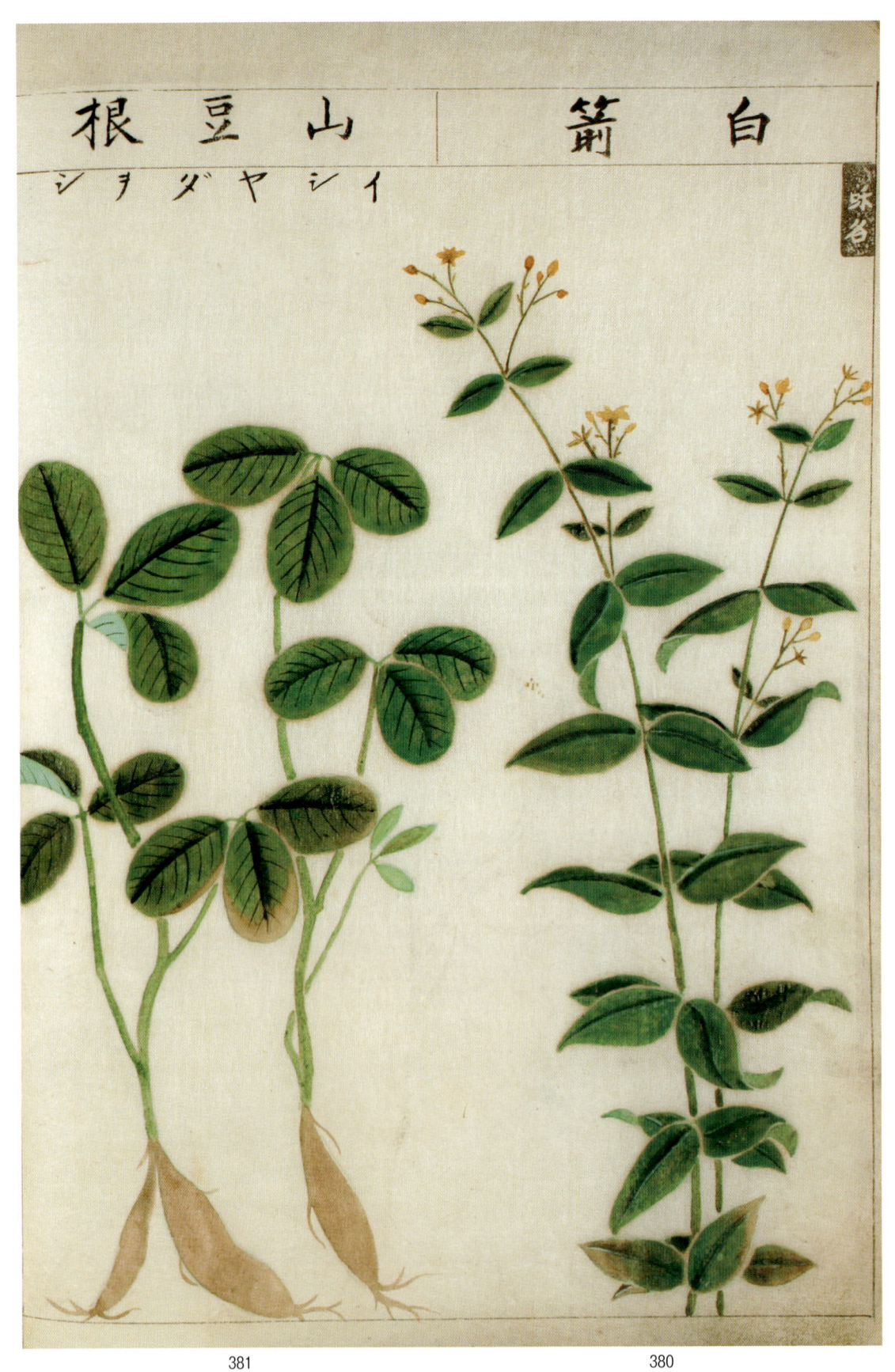

シイダヤヲシ

草茴香　伊之年登
クレノヲチモ

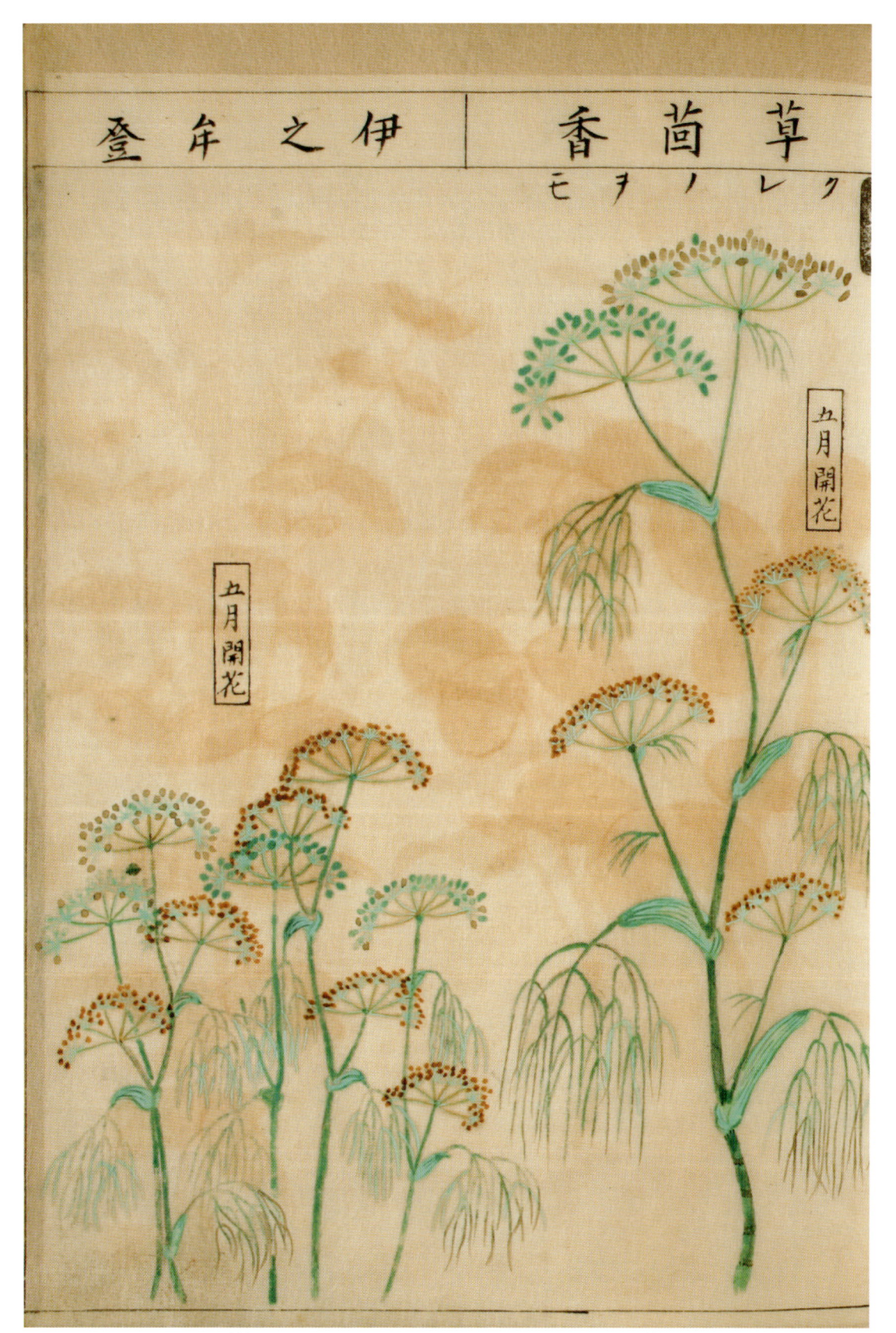

五月開花

五月開花

紫牡丹　　赤芍薬
　　　　　　　サグヨヲカ

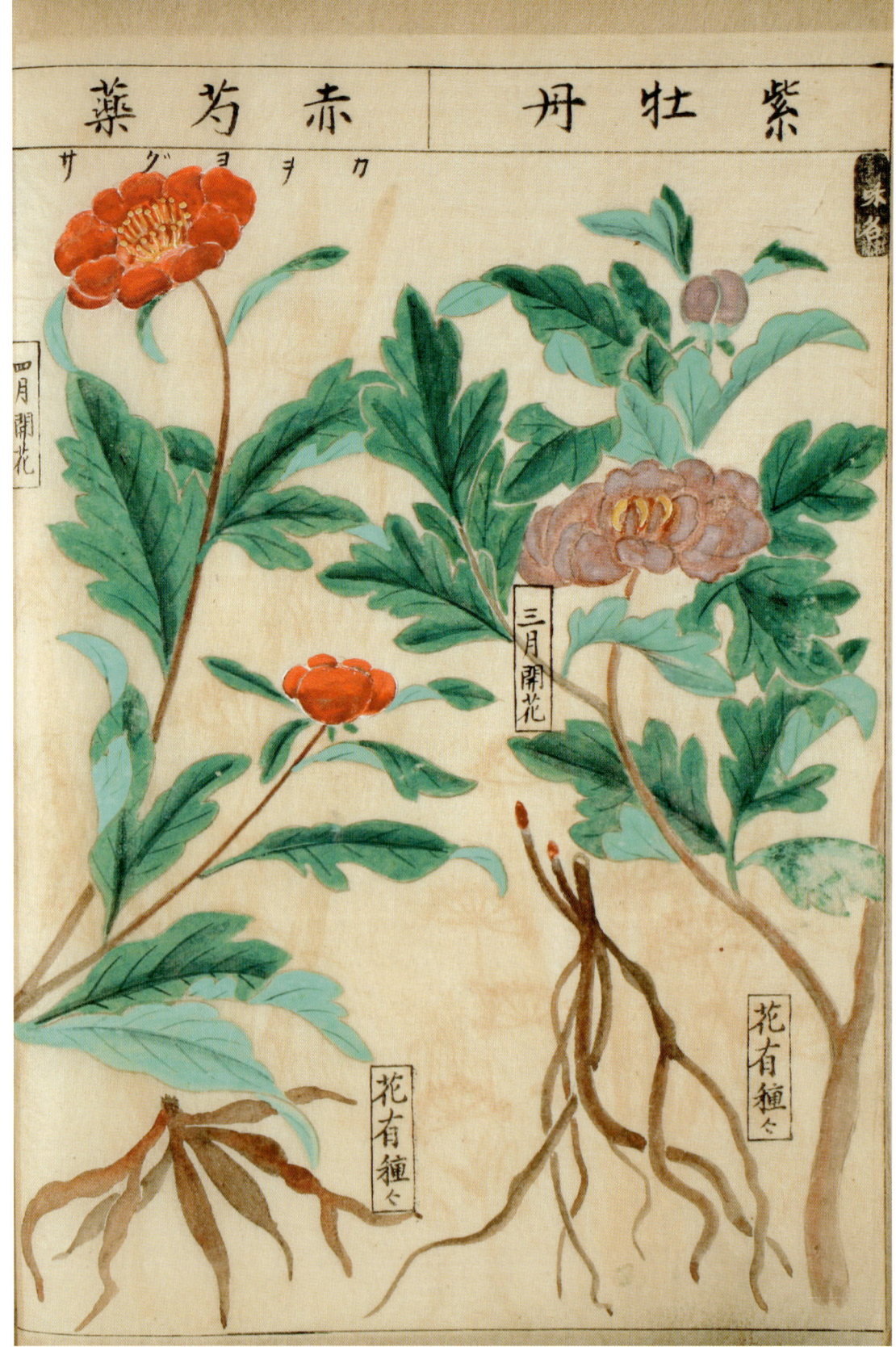

三月開花　　四月開花

花有種々　　花有種々

バリシヤアヤメ

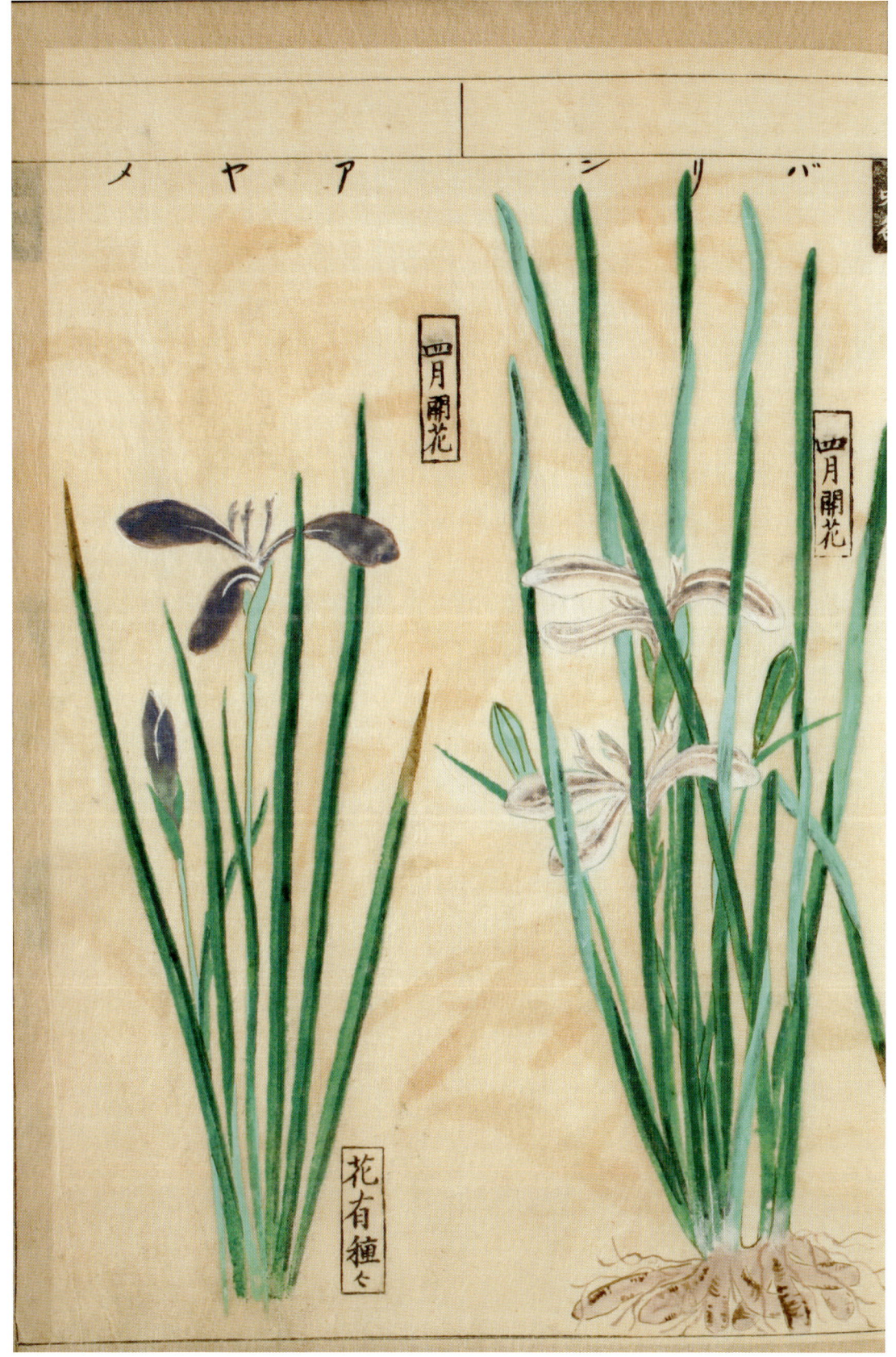

四月開花

四月開花

花有種々

味各

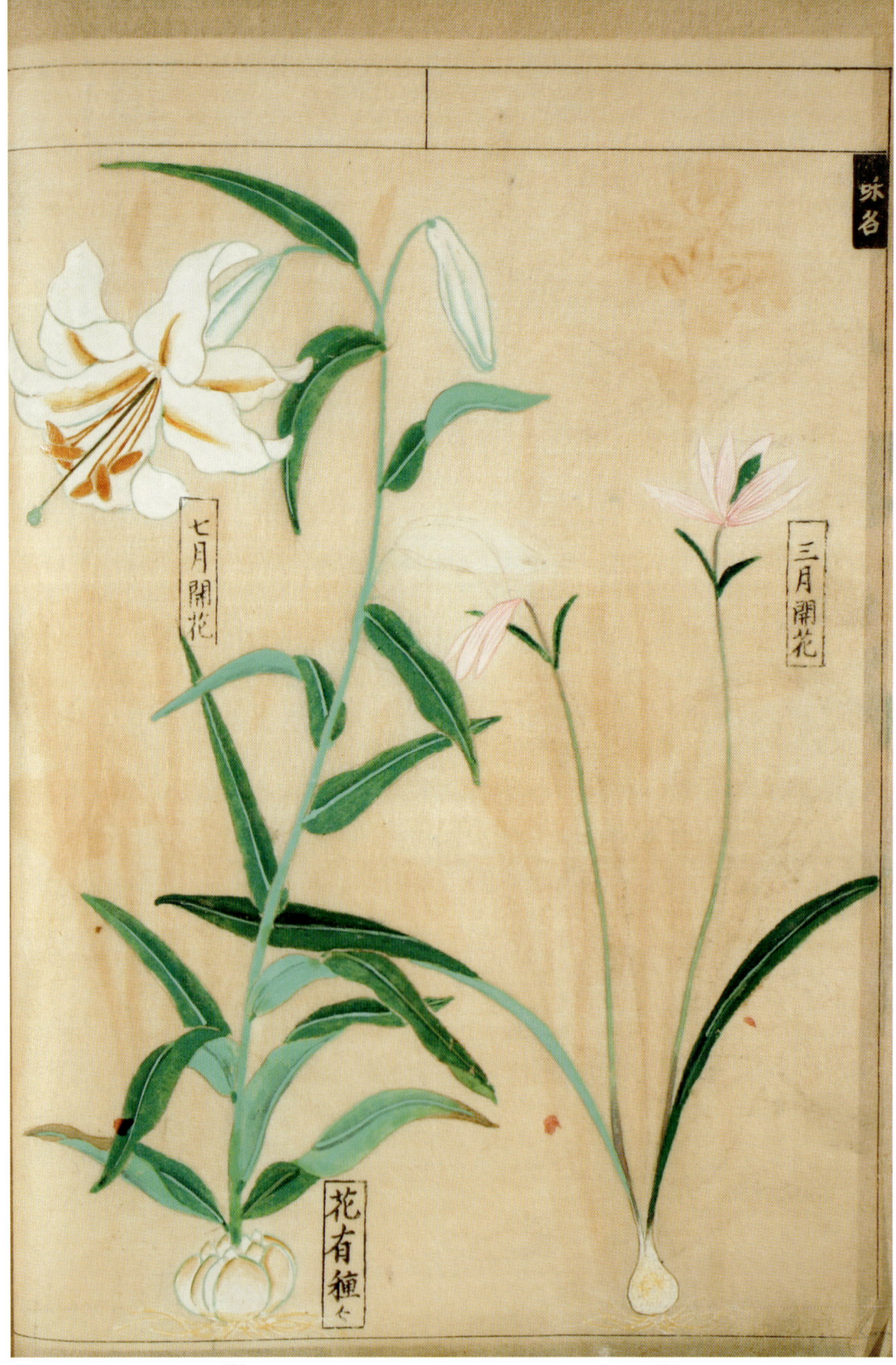

七月開花

三月開花

花有種𛂱

通和

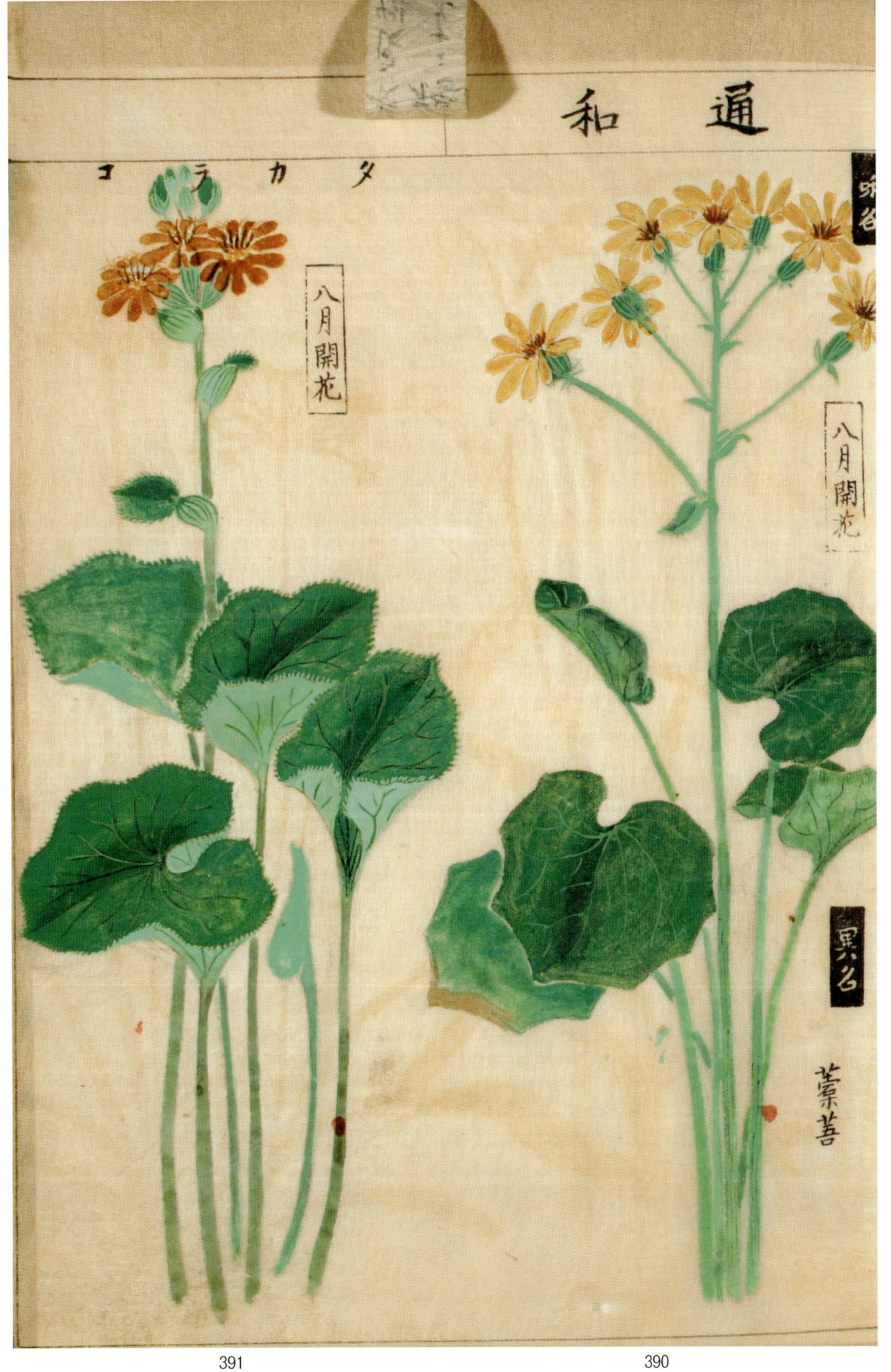

タカラコ
八月開花

八月開花
異名
蕐菩

石蒜 シタコシケ

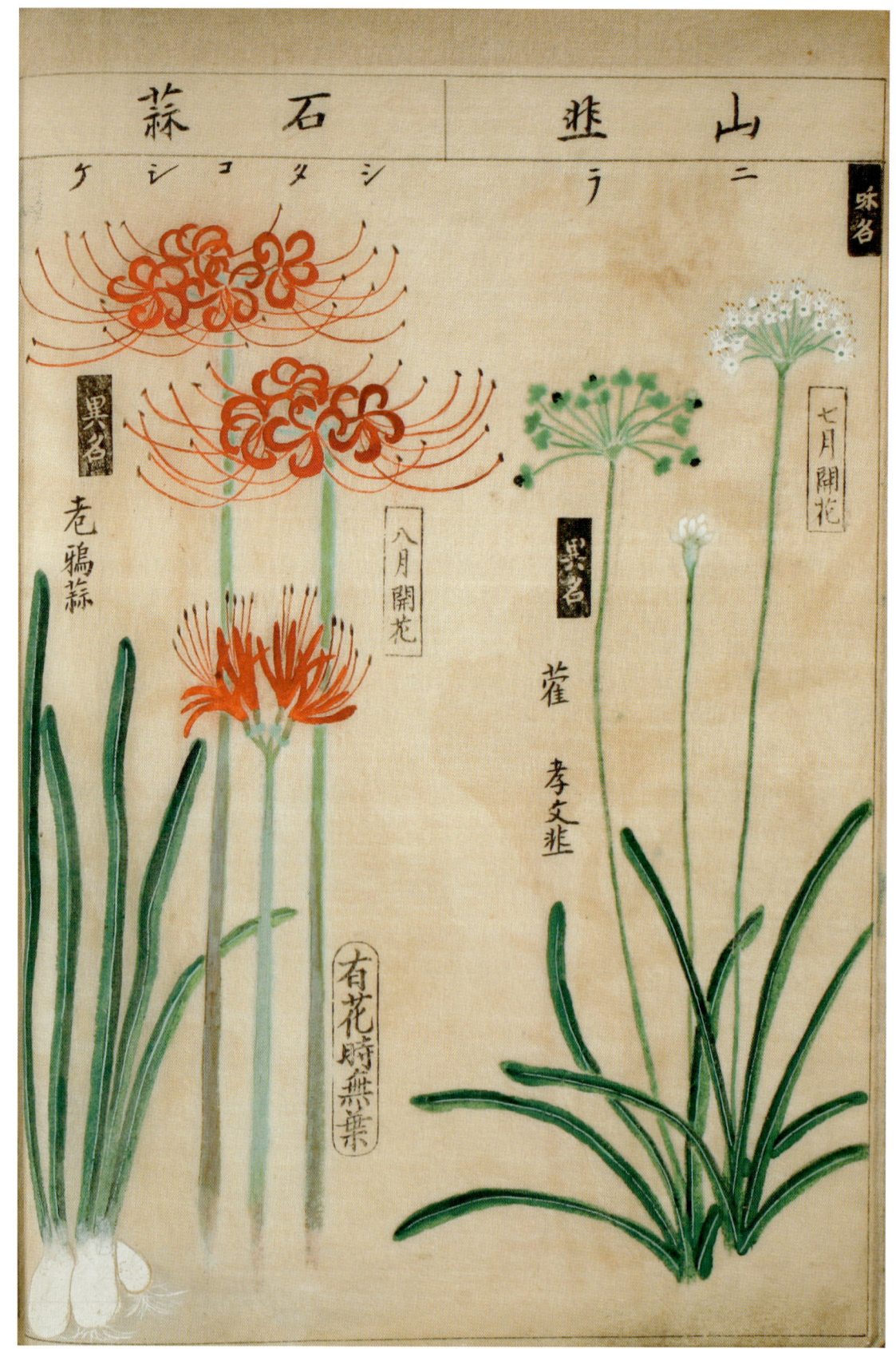

黒名 老鴉蒜

八月開花

有花時無葉

山韮 ニラ

味名

黒名 萑 孝文韭

七月開花

卷丹	百合
ヒメユリ	タメトモ

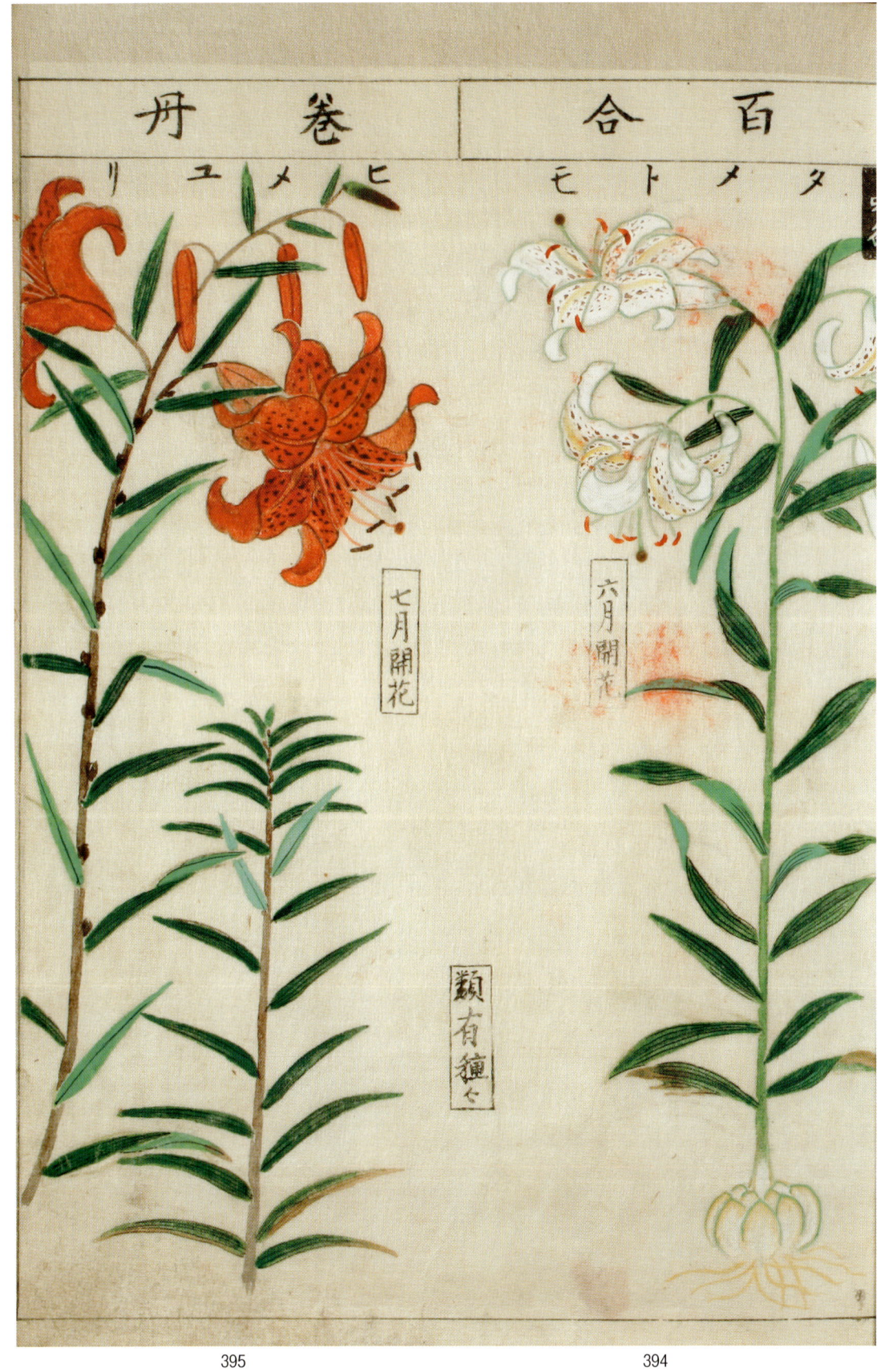

七月開花

六月開花

顆有鍾七

蘼芜

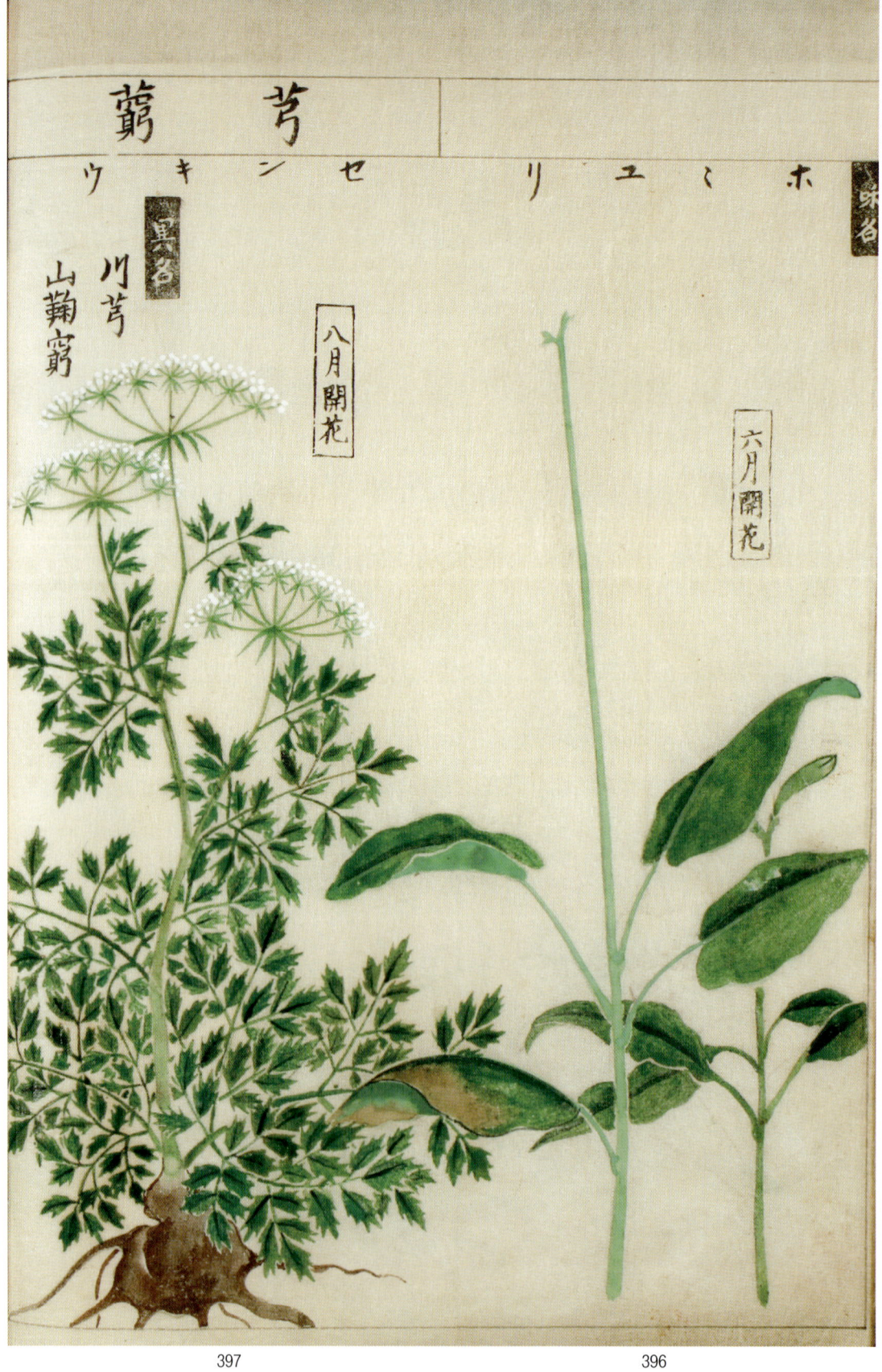

ホ　ンユリセンキウ

味名

異名
川芎
山鞠窮

八月開花

六月開花

黄花菜 タンホポ

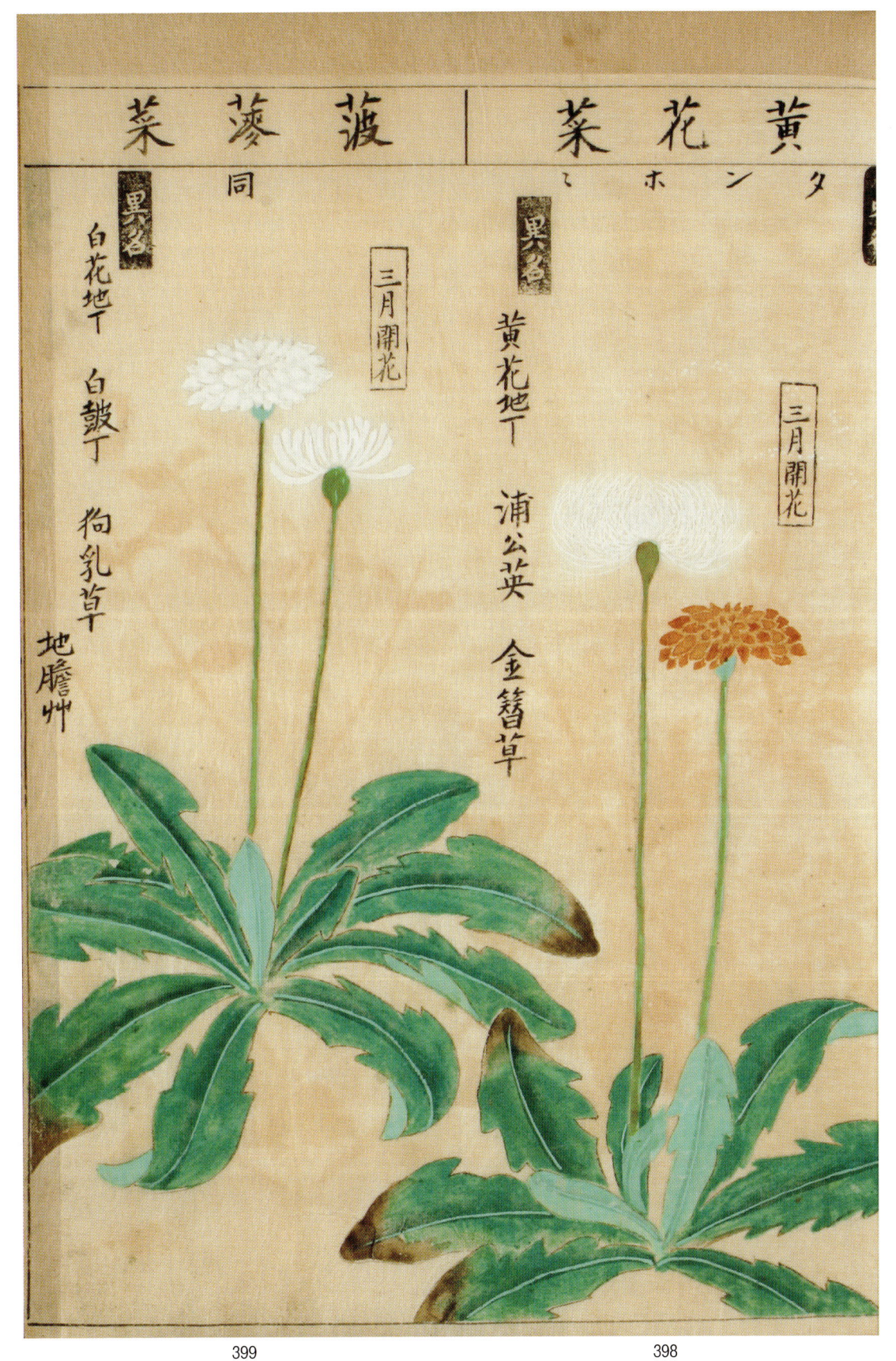

[異名]

[三月開花]

黄花地丁　浦公英　金簪草

蔐蔘菜 同

[異名]

白花地丁　白鼓丁　狗乳草　地膽艸

[三月開花]

耳蒼　　　　稀薟

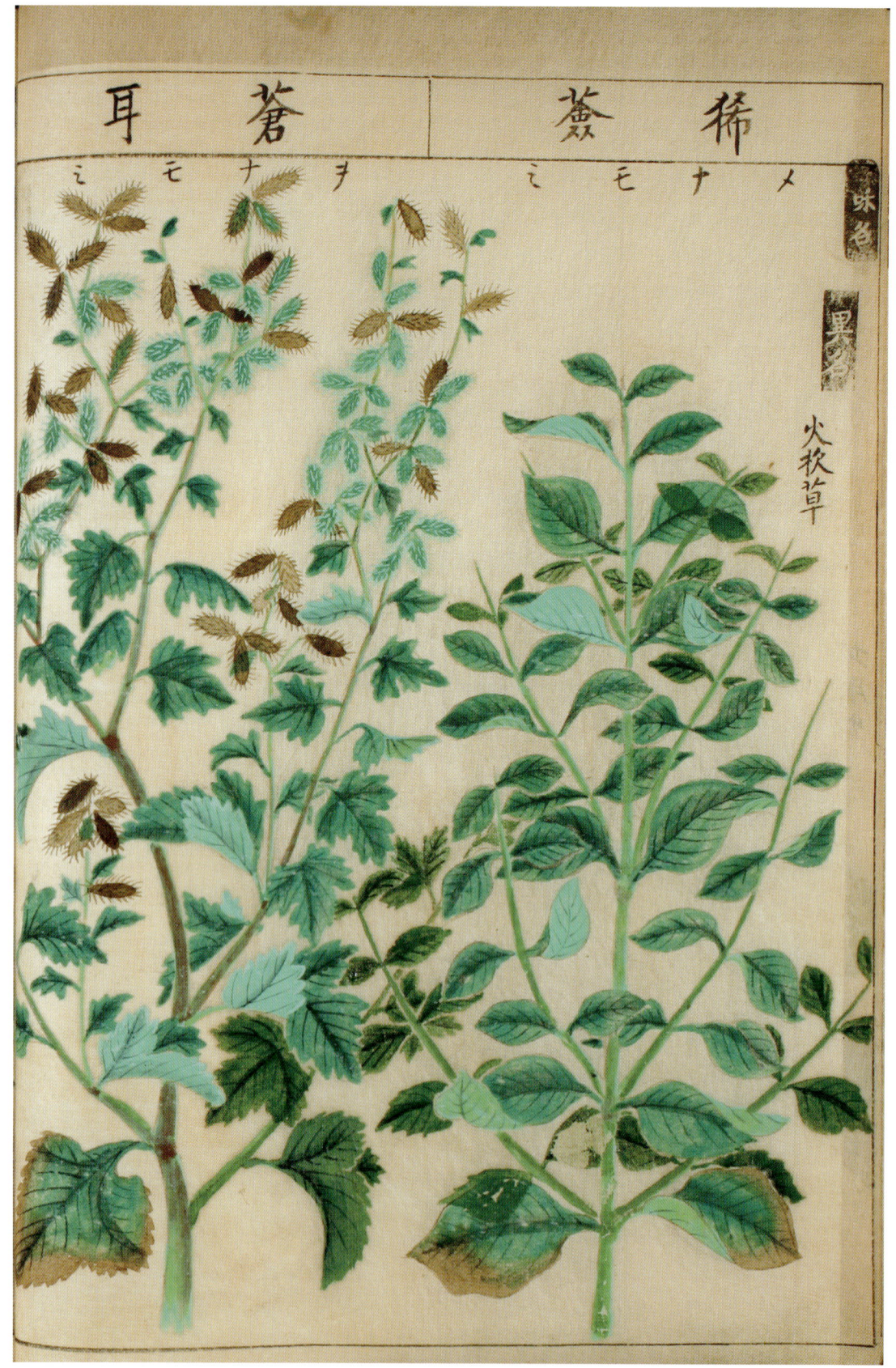

ミモナヲ　　　ミモナメ

味色

異名

火枚草

草注格　荊芥

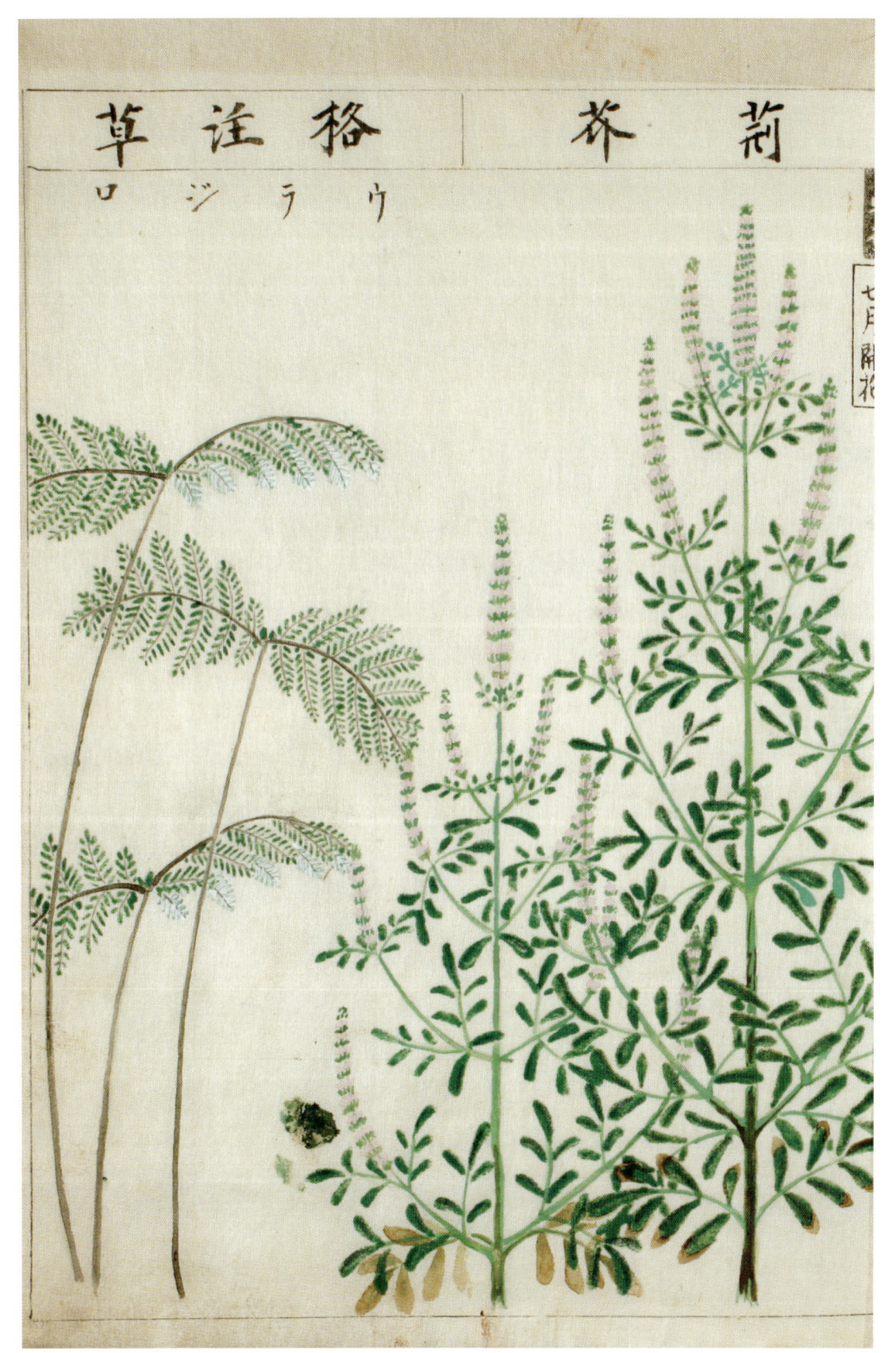

ウテジロ

蓍 艸　　烟草

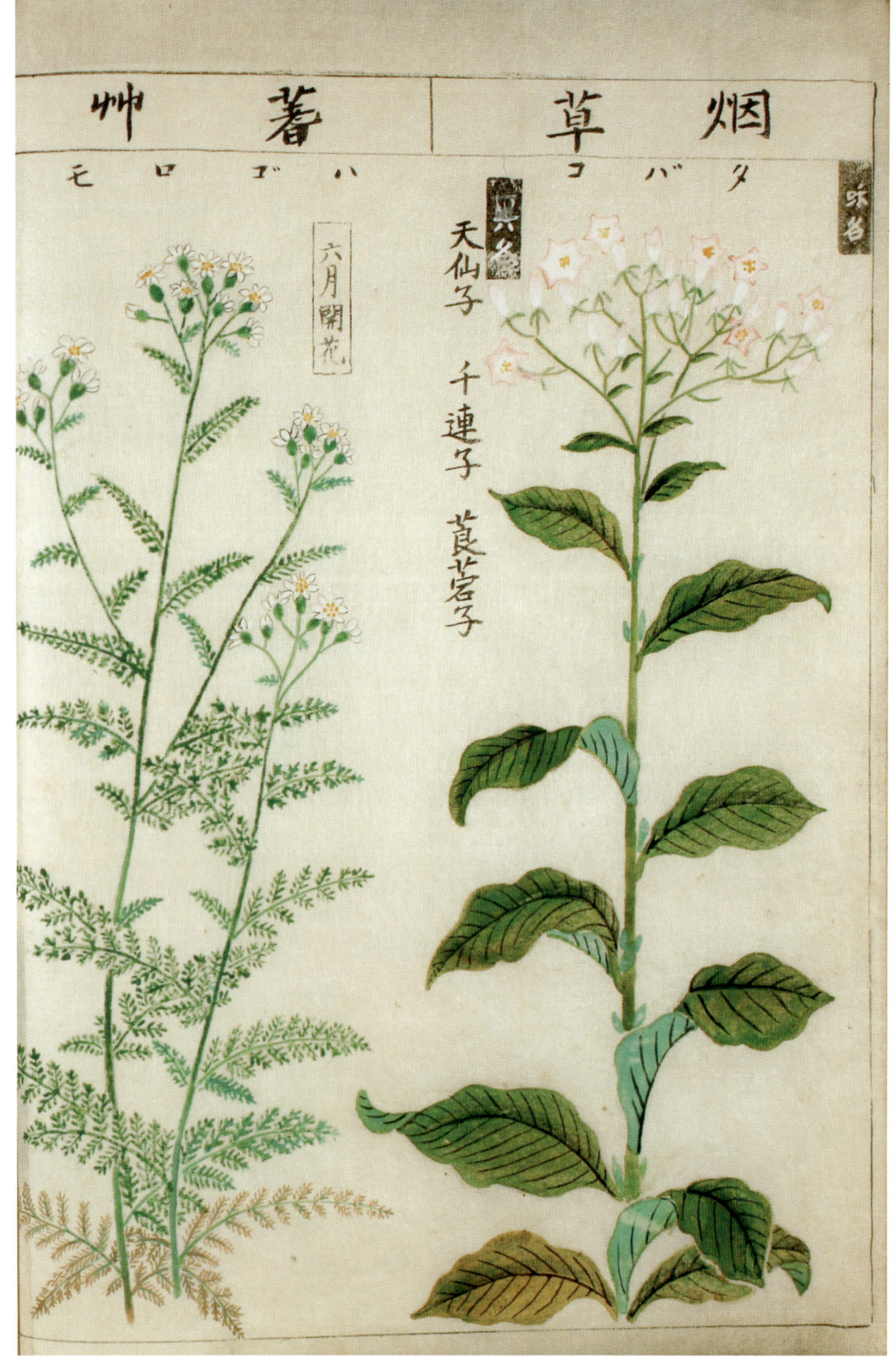

モロゴハ　　コバタ

其名
天仙子
千連子
莨䓴子

六月開花

白芷 ヨロイグサ

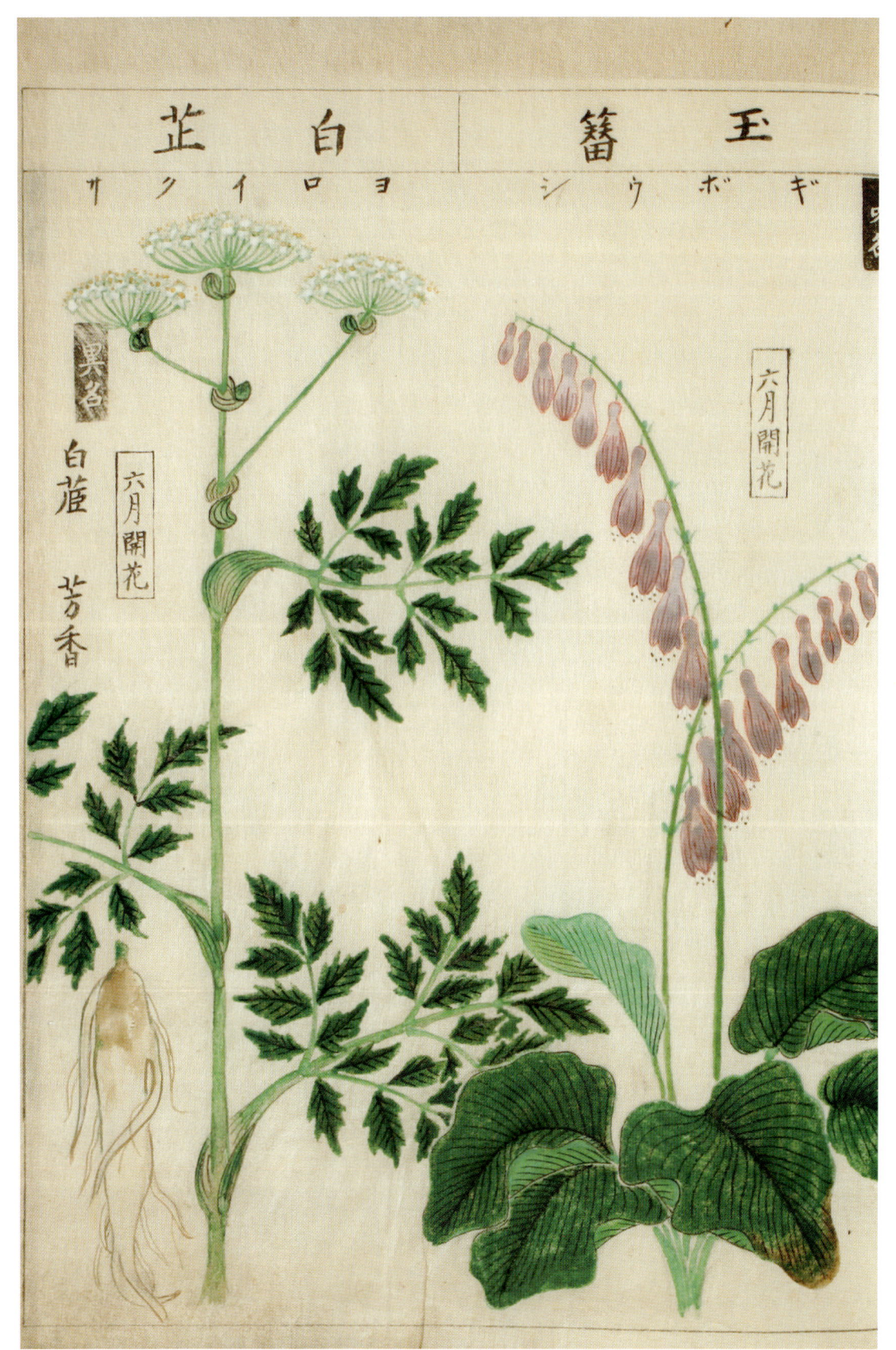

異名
白茝 芳香

六月開花

玉簪 ギボウシ

六月開花

一種白芷　　景天

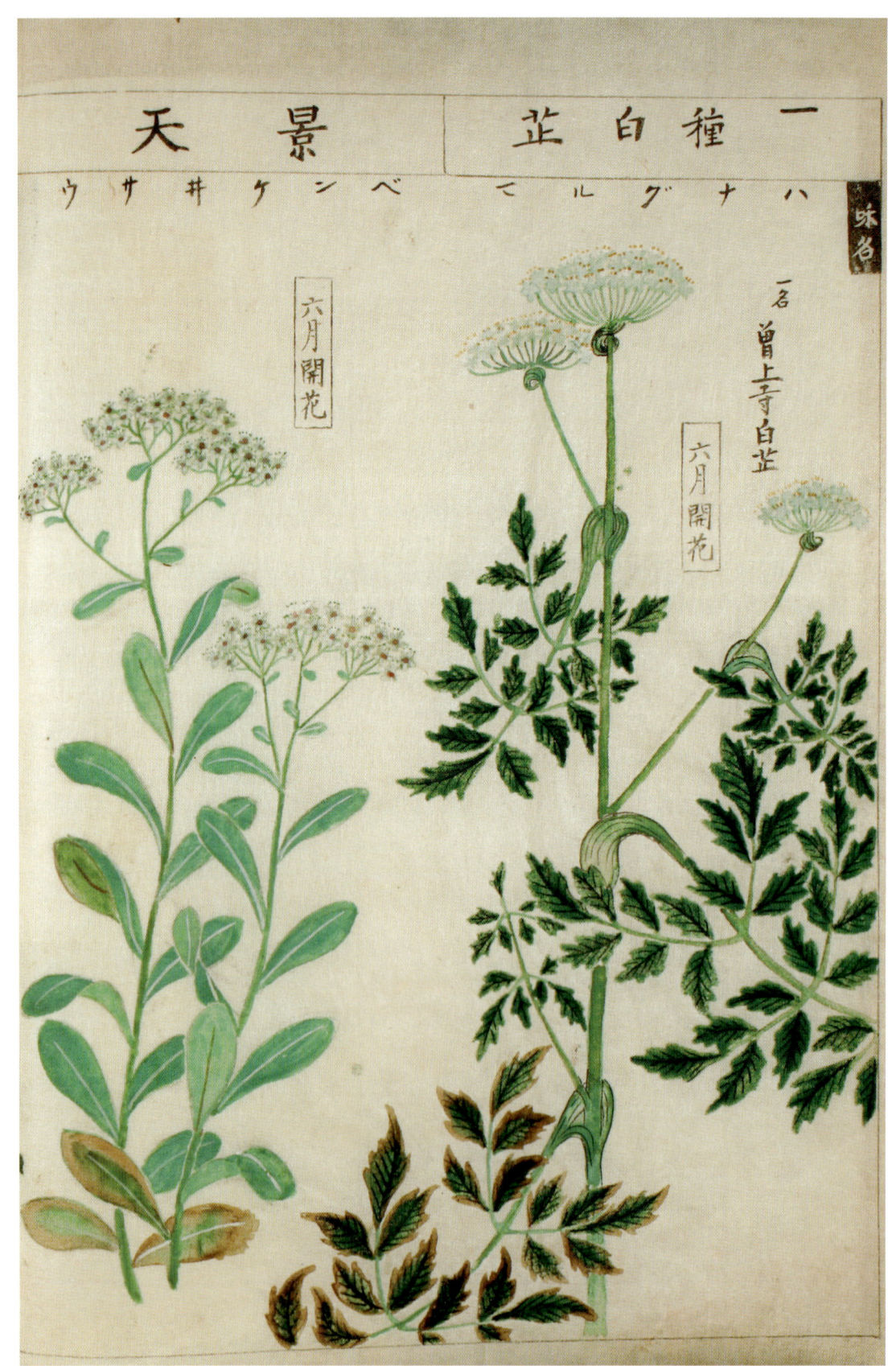

ハナグルテベルゲンサイウ

一名曽上寺白芷

六月開花

六月開花

當歸

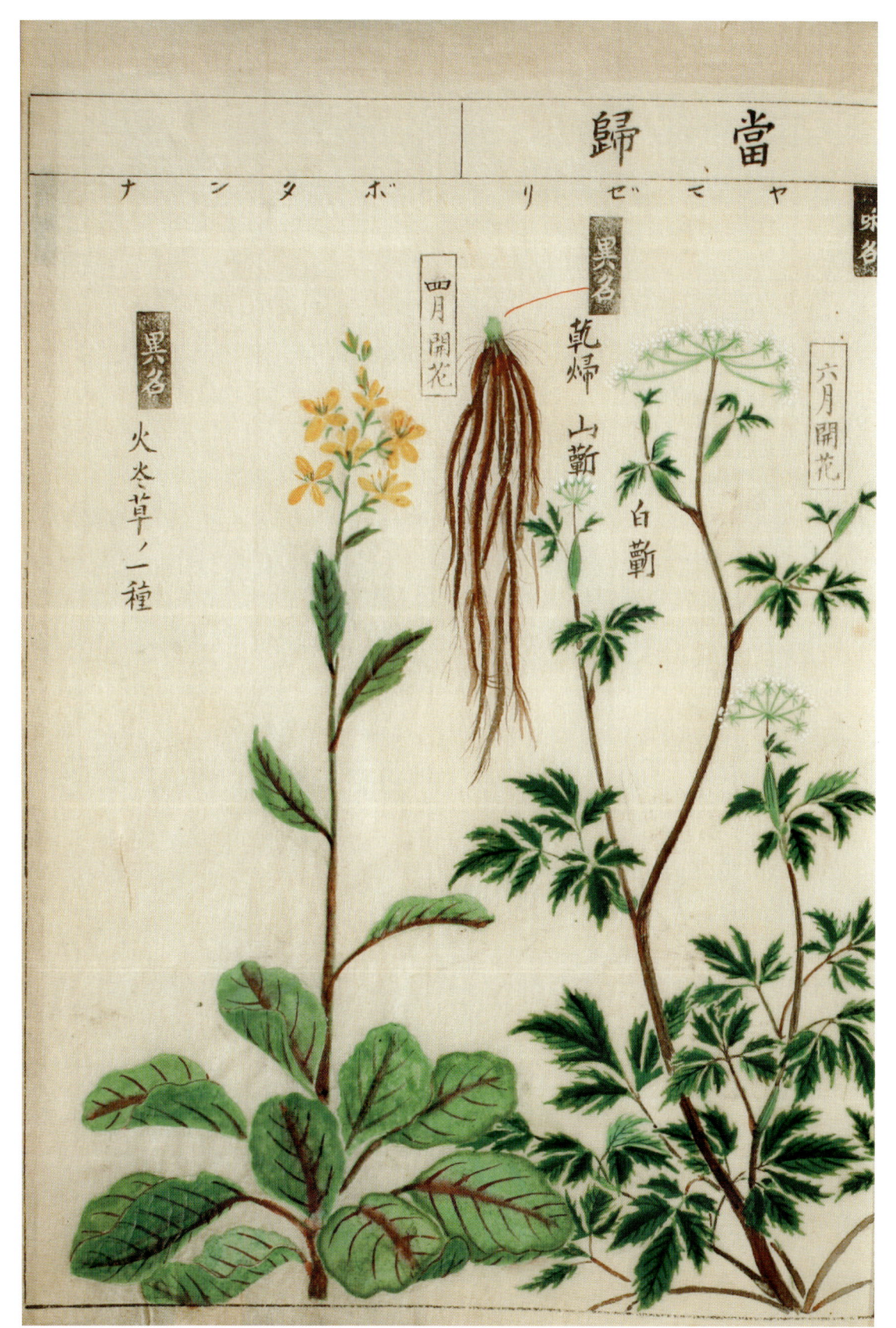

ヤマゼリ ボタンナ

六月開花

異名 白薊

異名 乾帰 山薊

四月開花

異名 火㚒草ノ一種

香附子

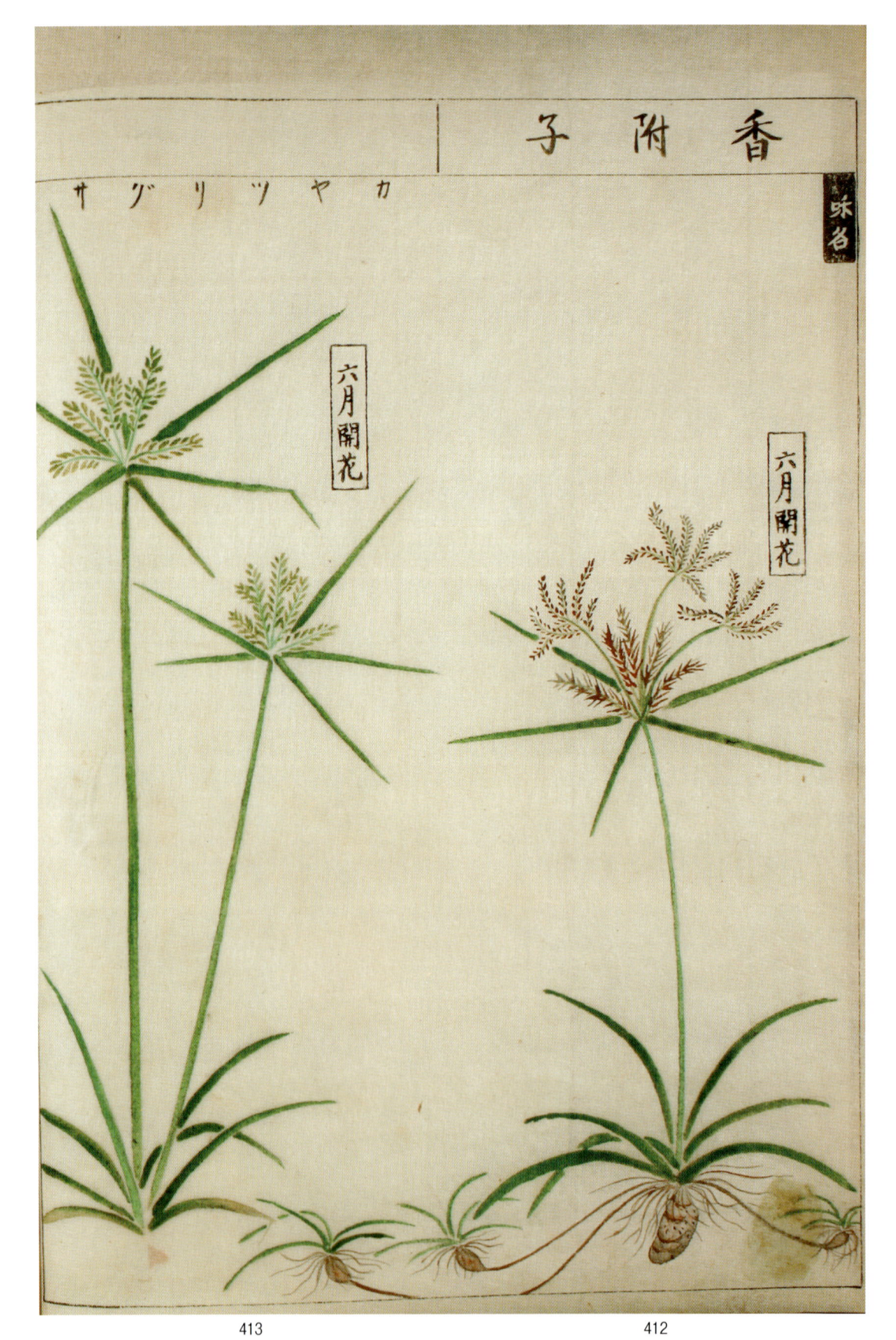

カヤツリグサ

六月開花

六月開花

劉寄奴

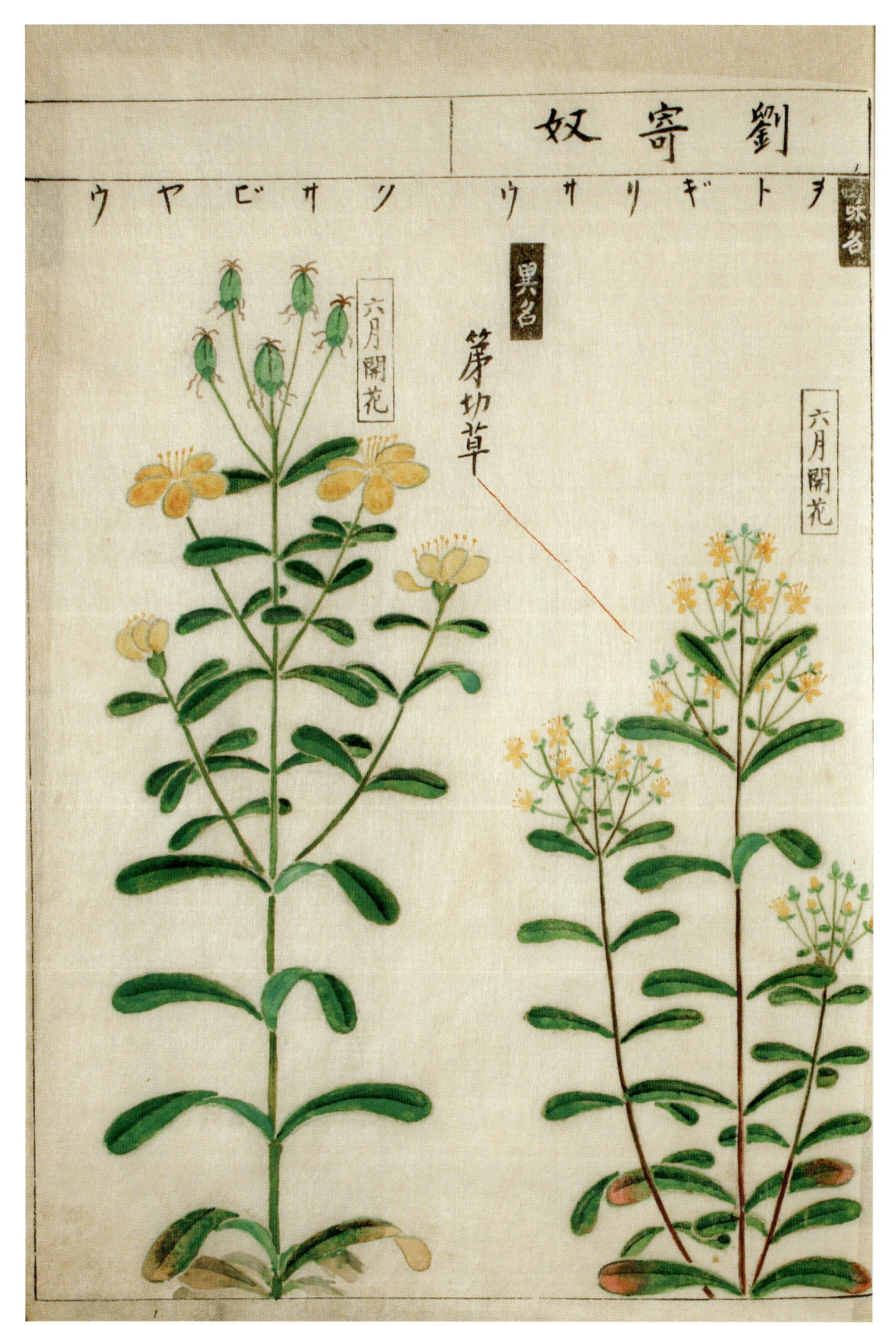

ヲトギリサウ　ソサビヤウ

異名
箒切草

六月開花

六月開花

	辛苦
クギマツアミラク	味名

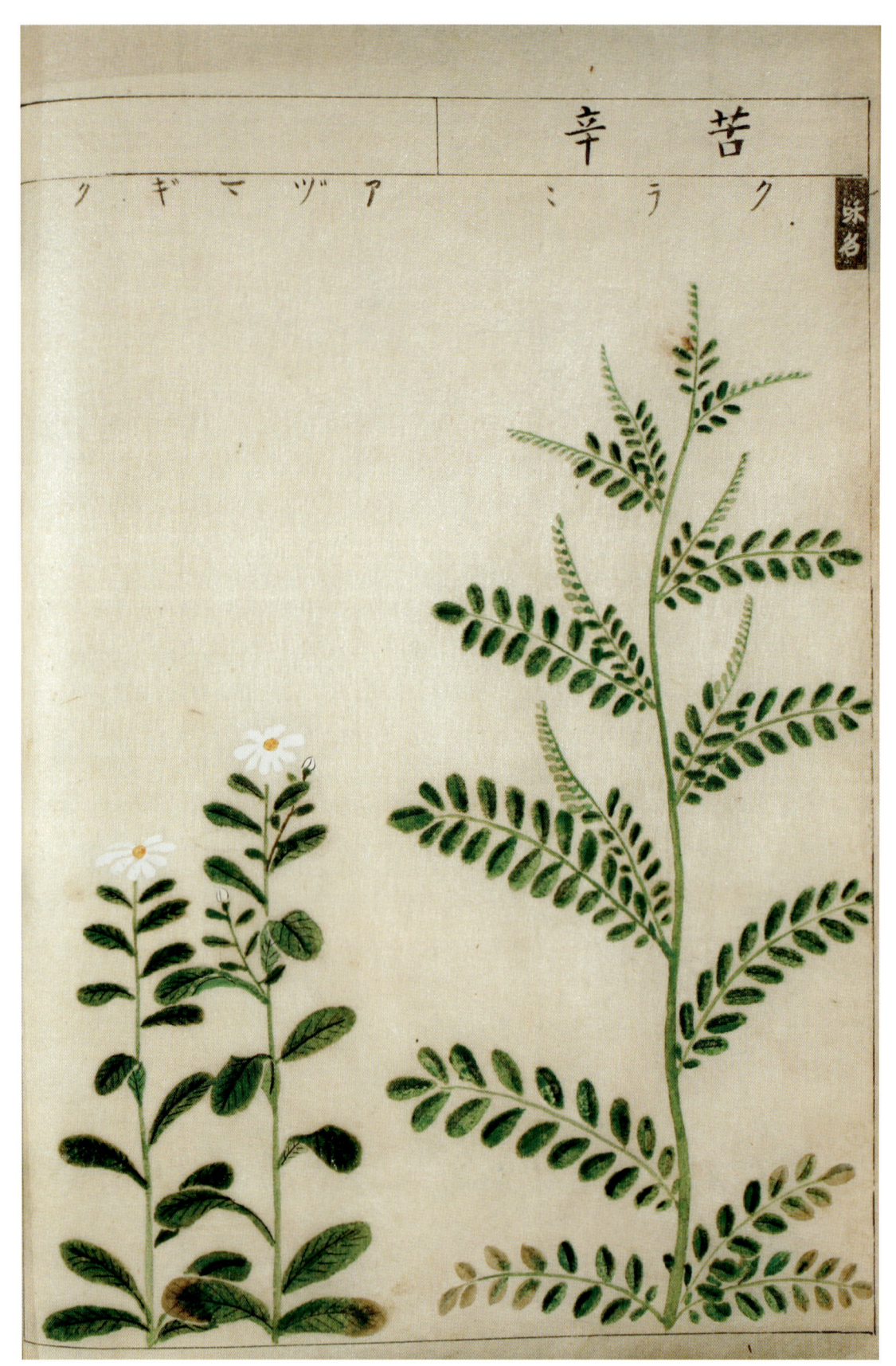

家包牡丹
キエンビケンテオンウ

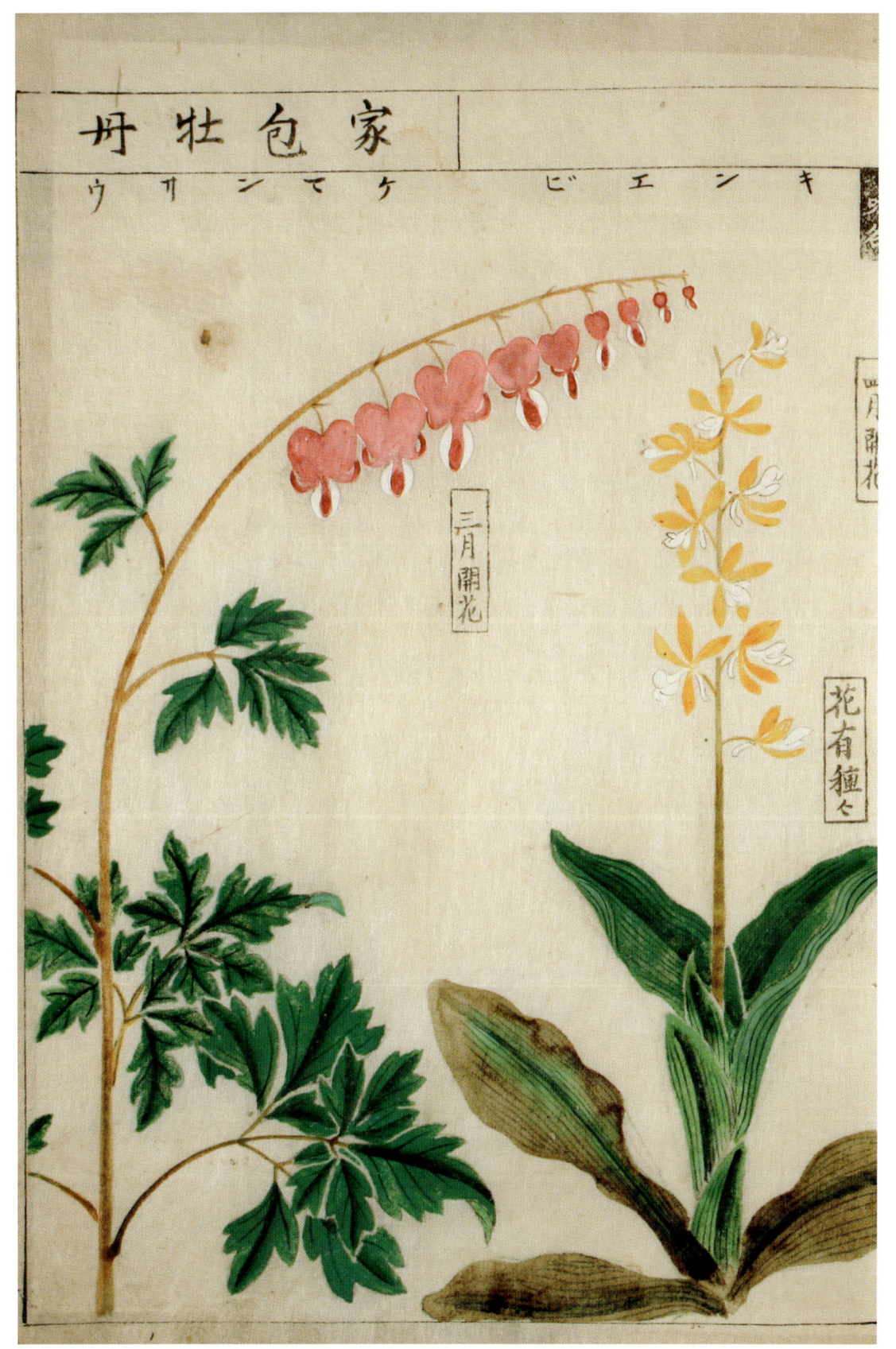

三月開花

四月開花

花有獨々

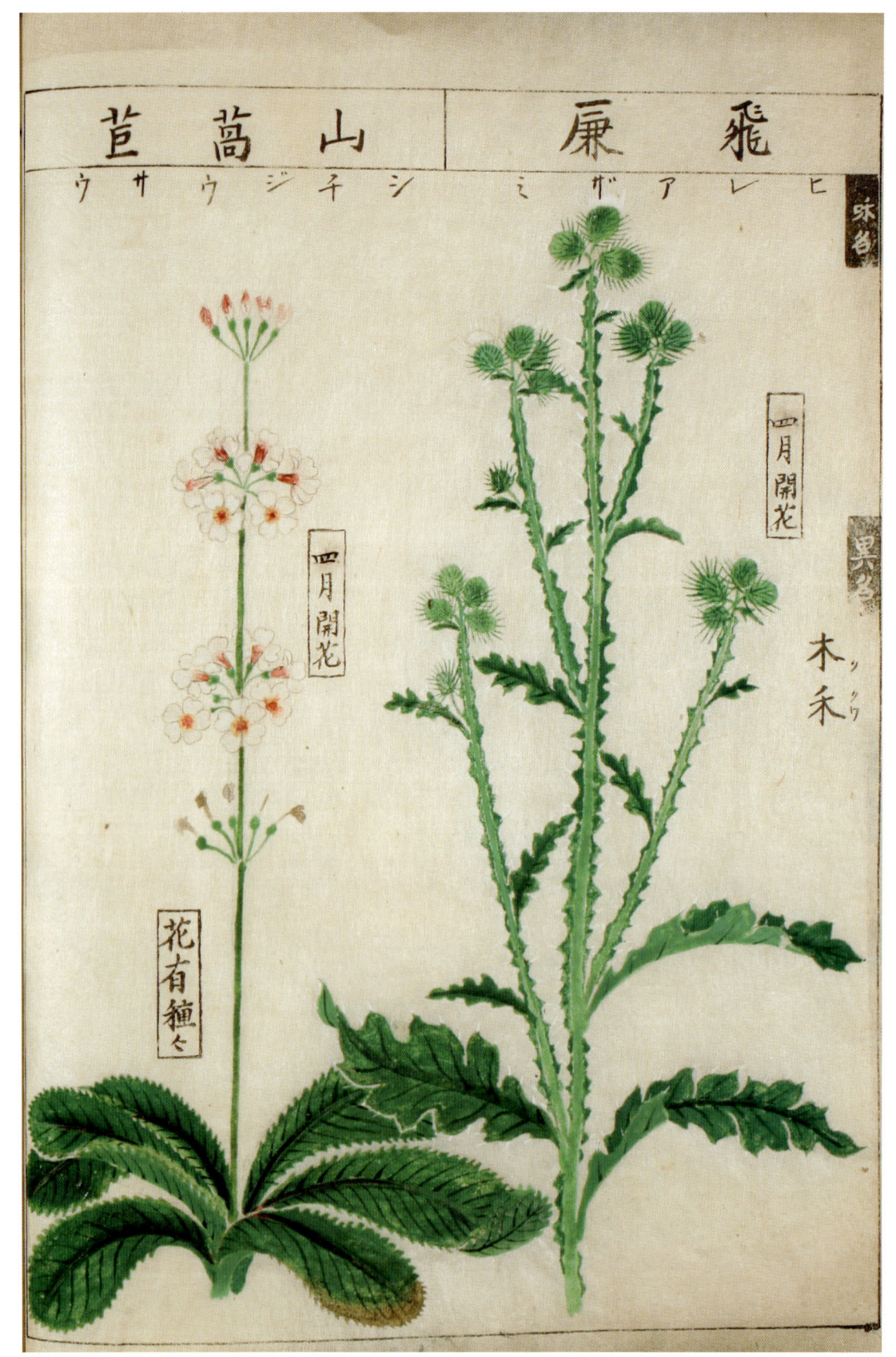

山萵苣　｜　飛廉
ウサウジチシ　｜　ミザアレヒ

四月開花

花有種々

四月開花

異名
木禾(ツクリ)

クシモツケ ホタルブクロ

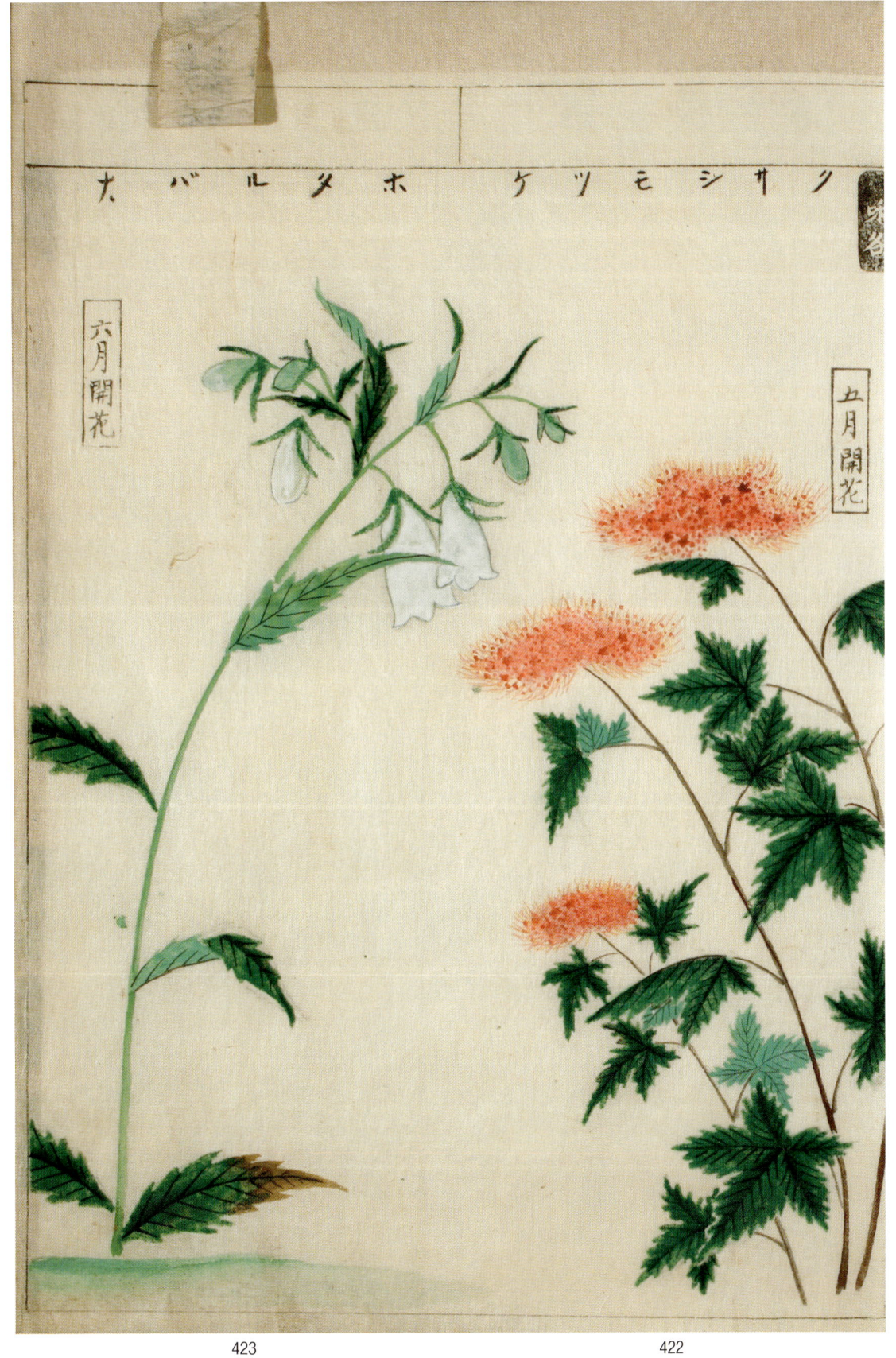

五月開花

六月開花

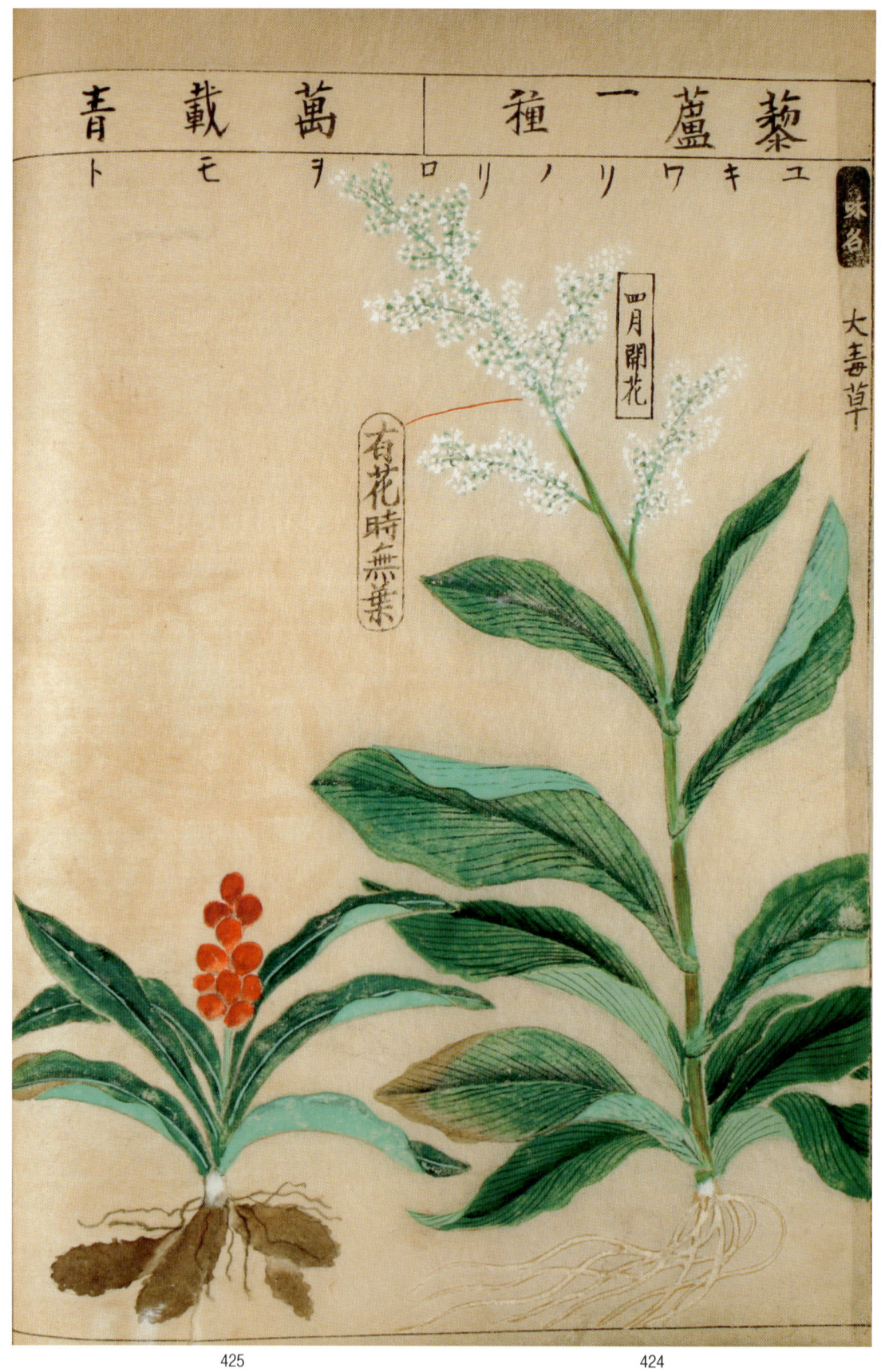

萬戴青	藜蘆一種
トモヲモト	ユキワリノリロ

味名 大毒草

四月開花

有花時無葉

水壺蘆苗

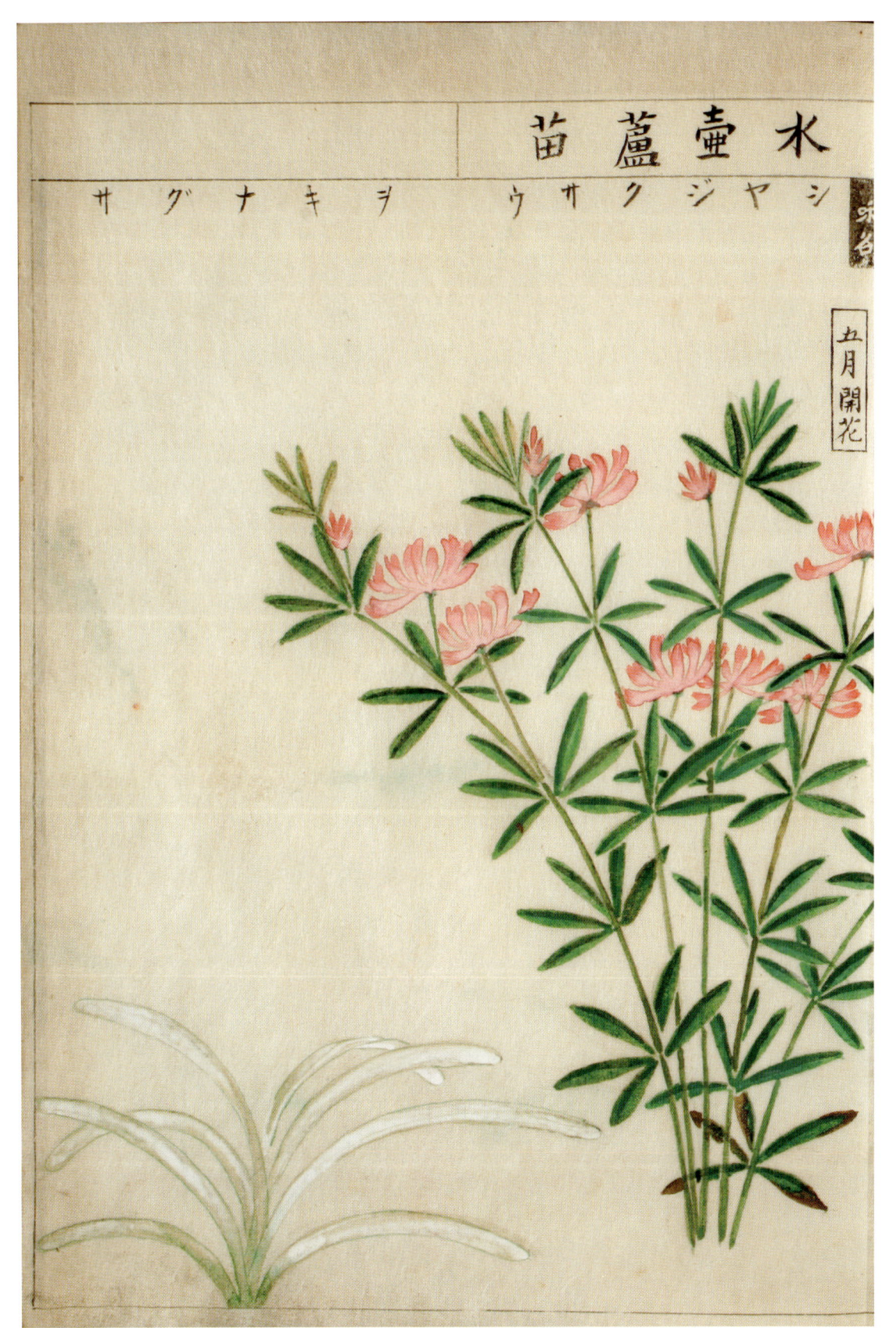

シヤジクサウ ヲキナグサ

五月開花

金燈篭

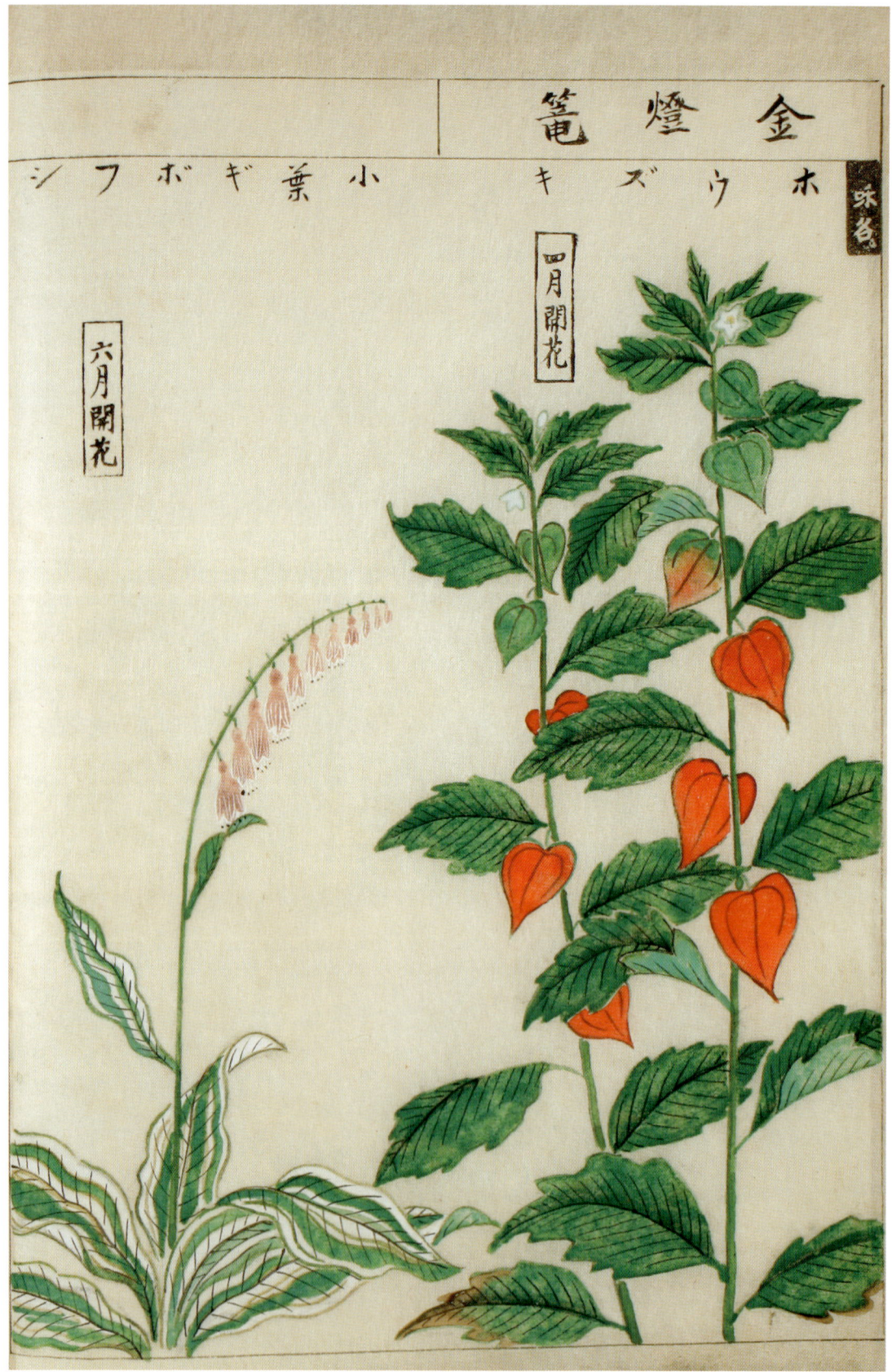

ホウズキ　四月開花

小葉ギボウシ　六月開花

角蒿一種

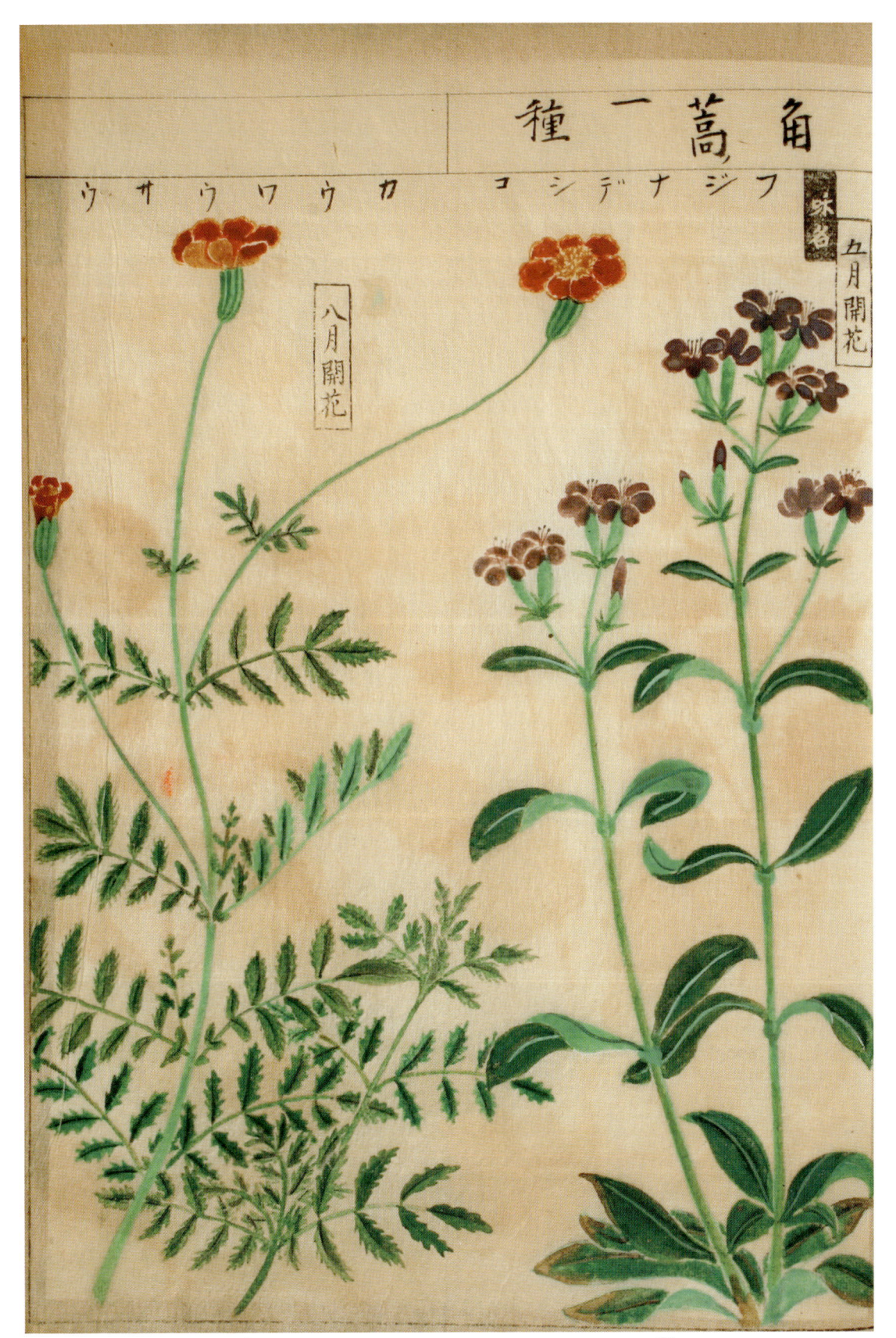

フジナデシコ　　カウワウサウ

五月開花

八月開花

馬先蒿

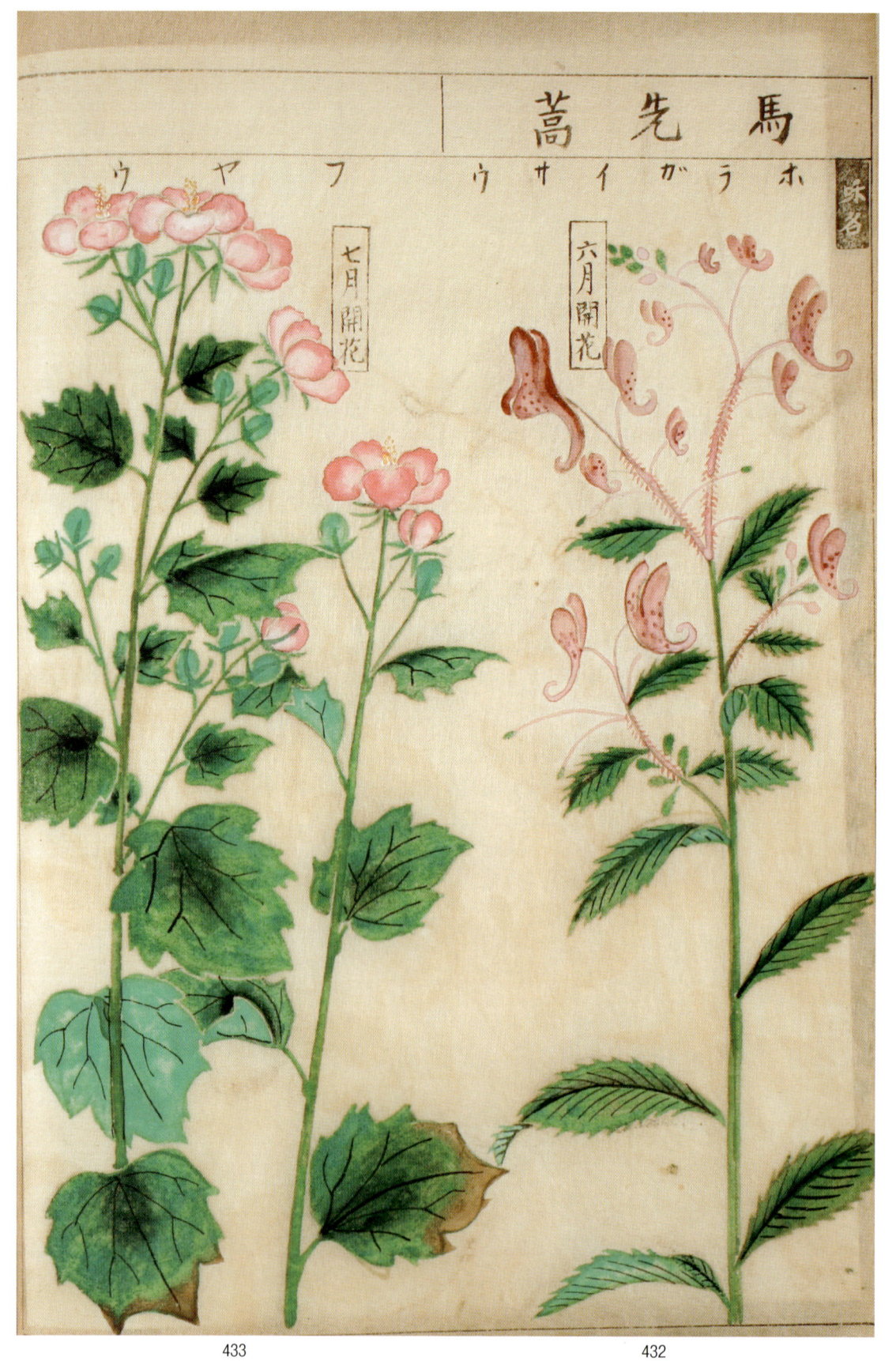

ホラガイサウ　フヤウ
六月開花　七月開花

牛膝

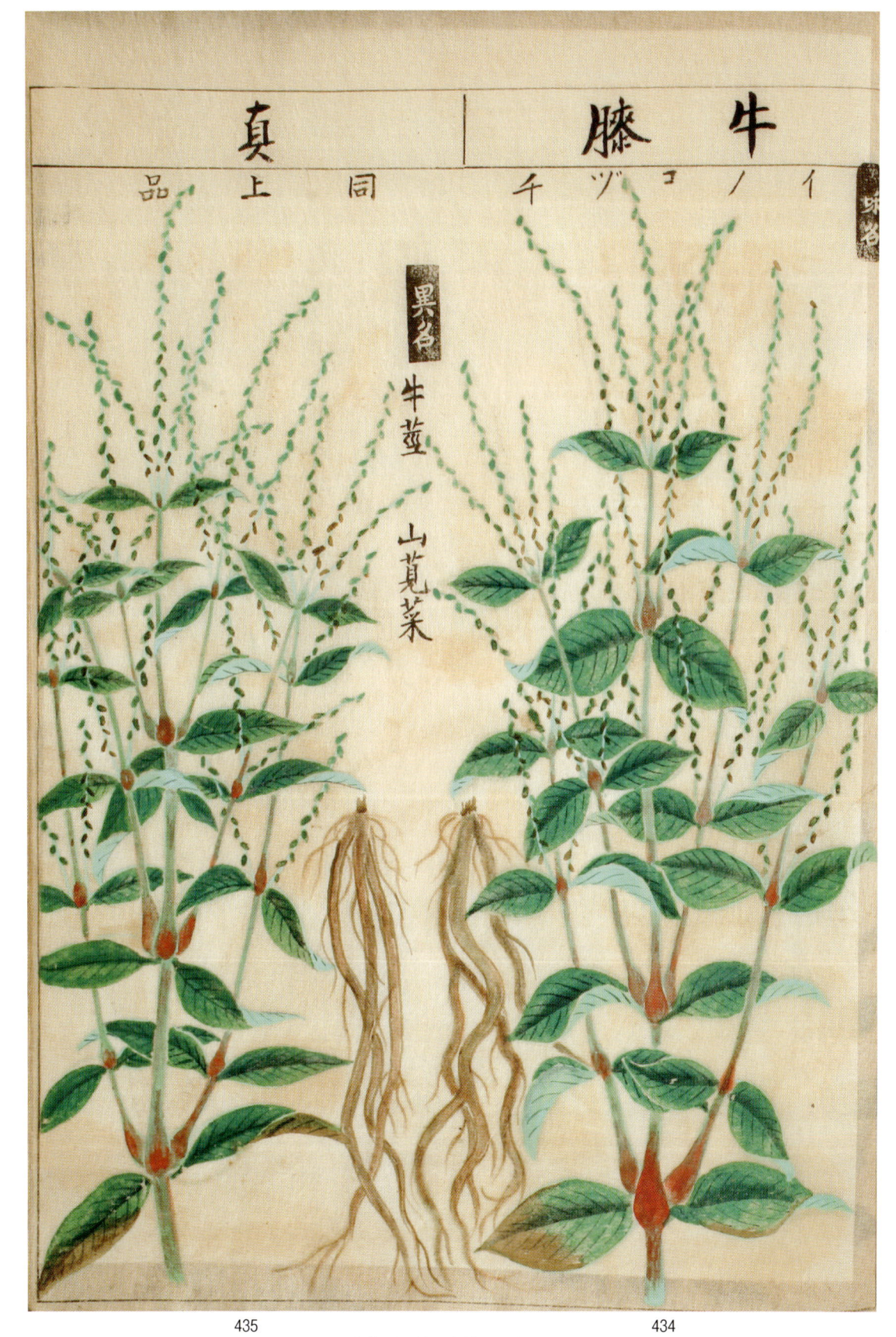

イノコヅチ

真

同上品

異名

牛莖　山莧菜

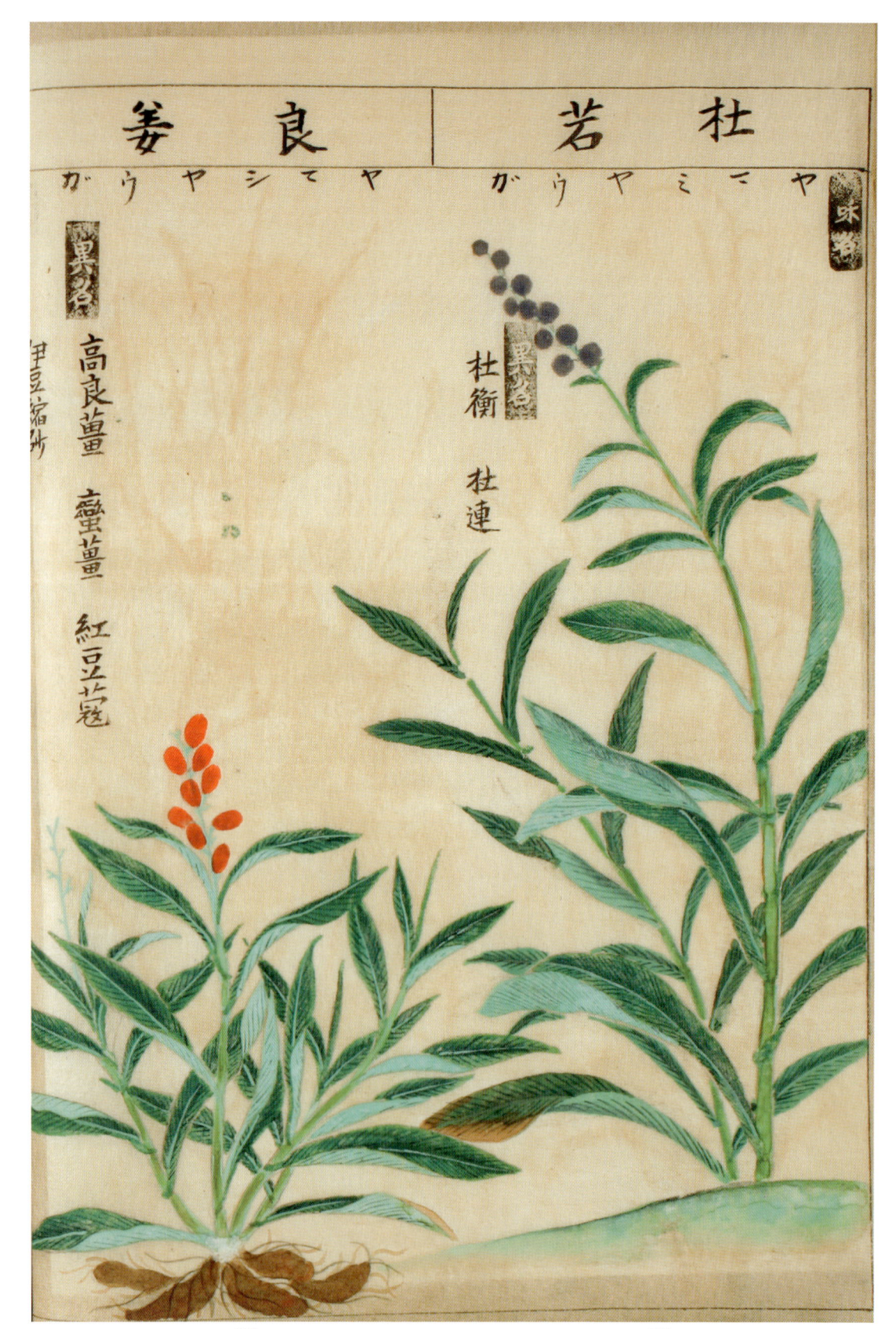

姜 良	若 杜
ガウヤシテヤ	ガウヤミテヤ

味第

異ノ名
杜衡　杜連

異ノ名
高良薑　蠻薑　紅豆蔲

伊豆宿州

キバンサイウヲダマキ 四月開花

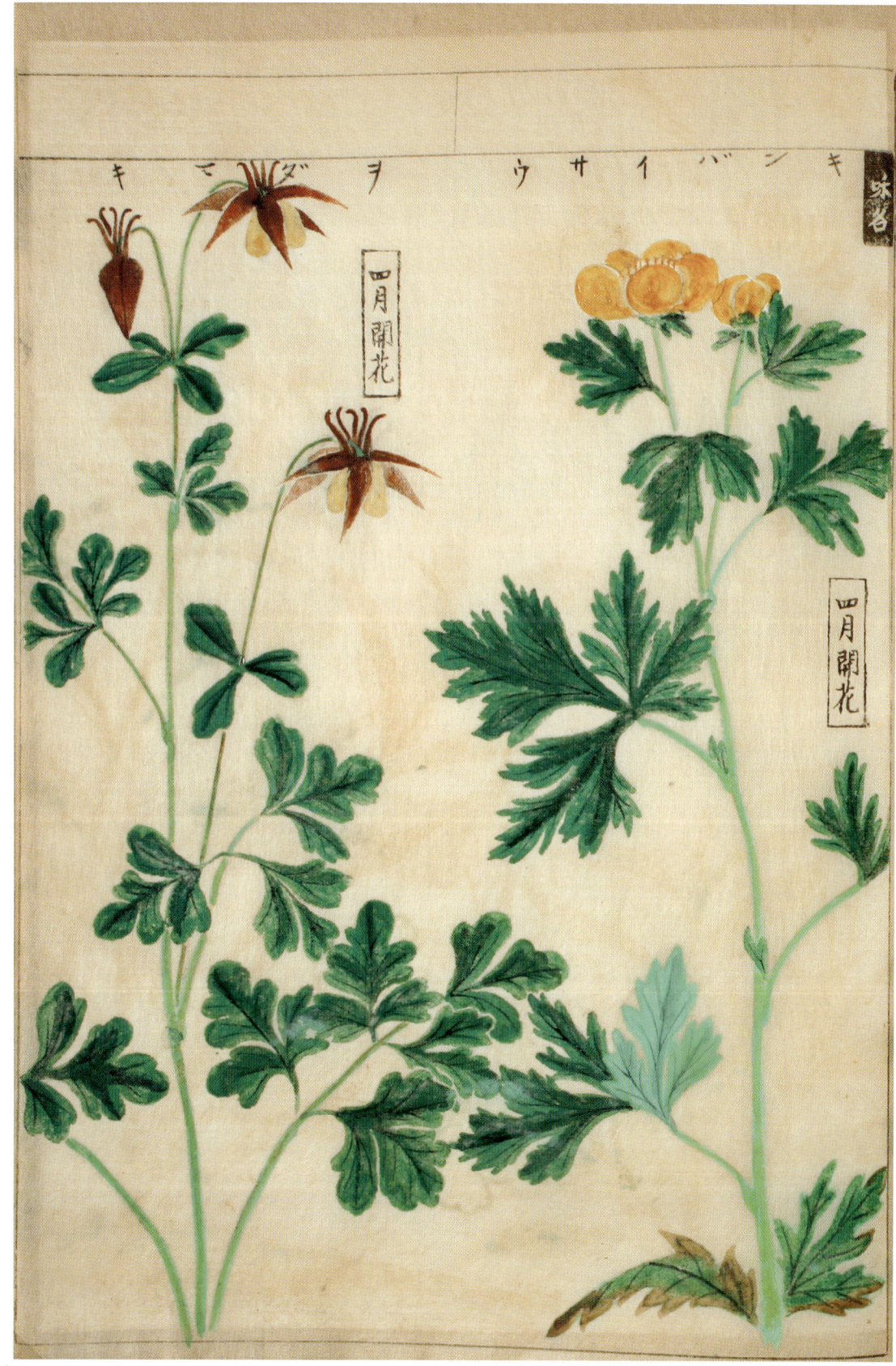

四月開花 味苦

菊 丈

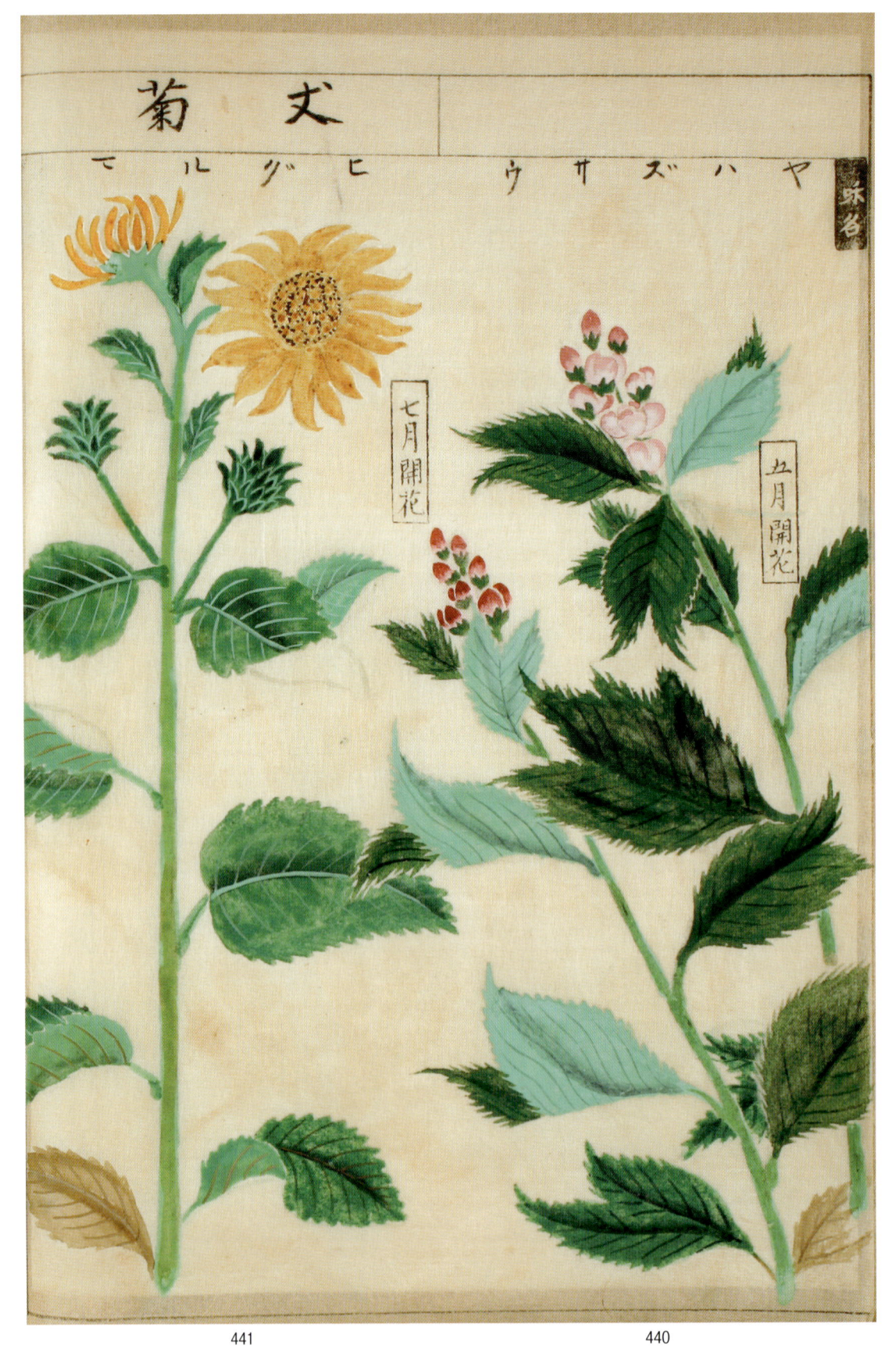

ヤハズサウ　　ヒグルマ

味名

七月開花

五月開花

伊吹艾葉
エモギグサ

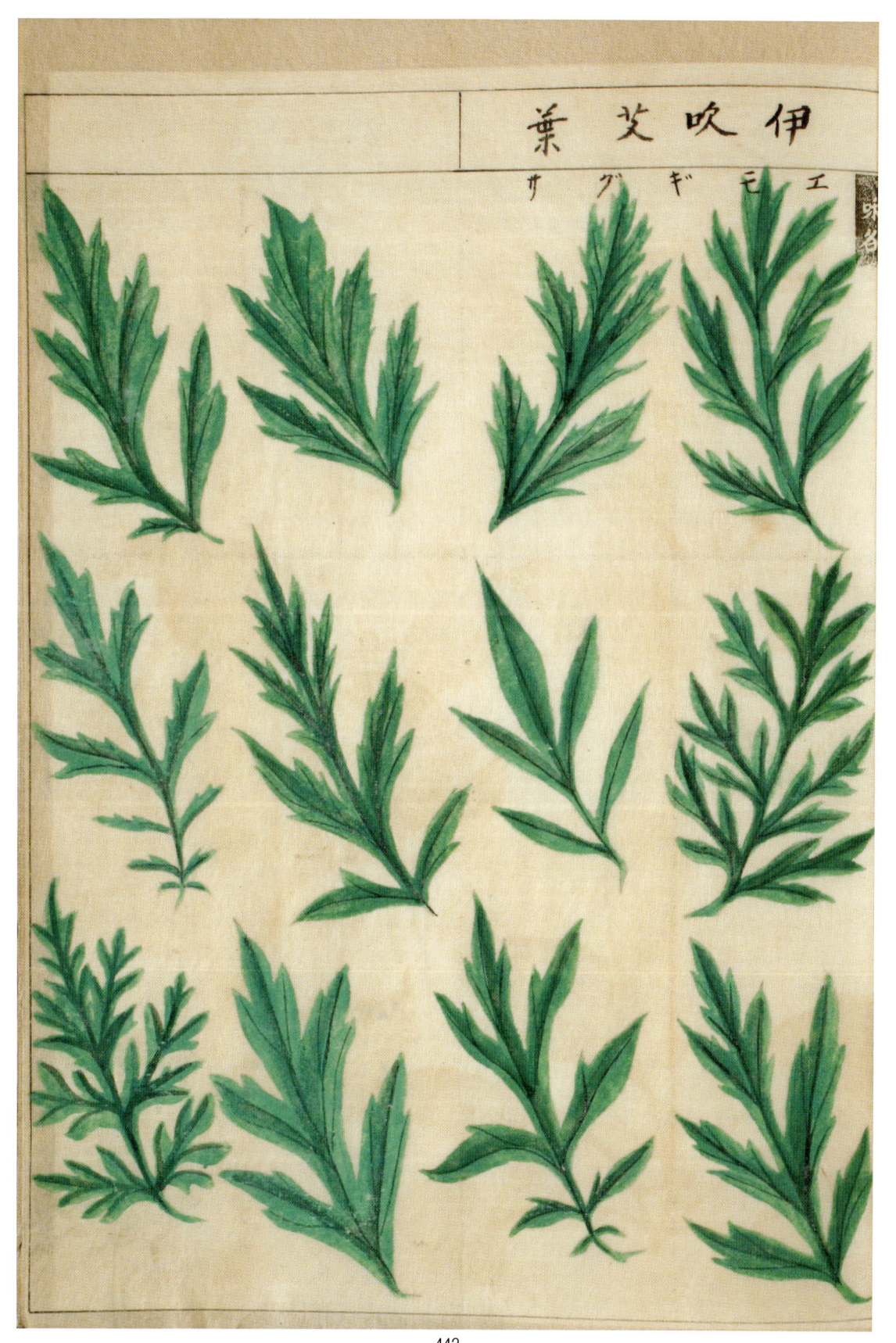

車前　エンレイ草
オホバコ

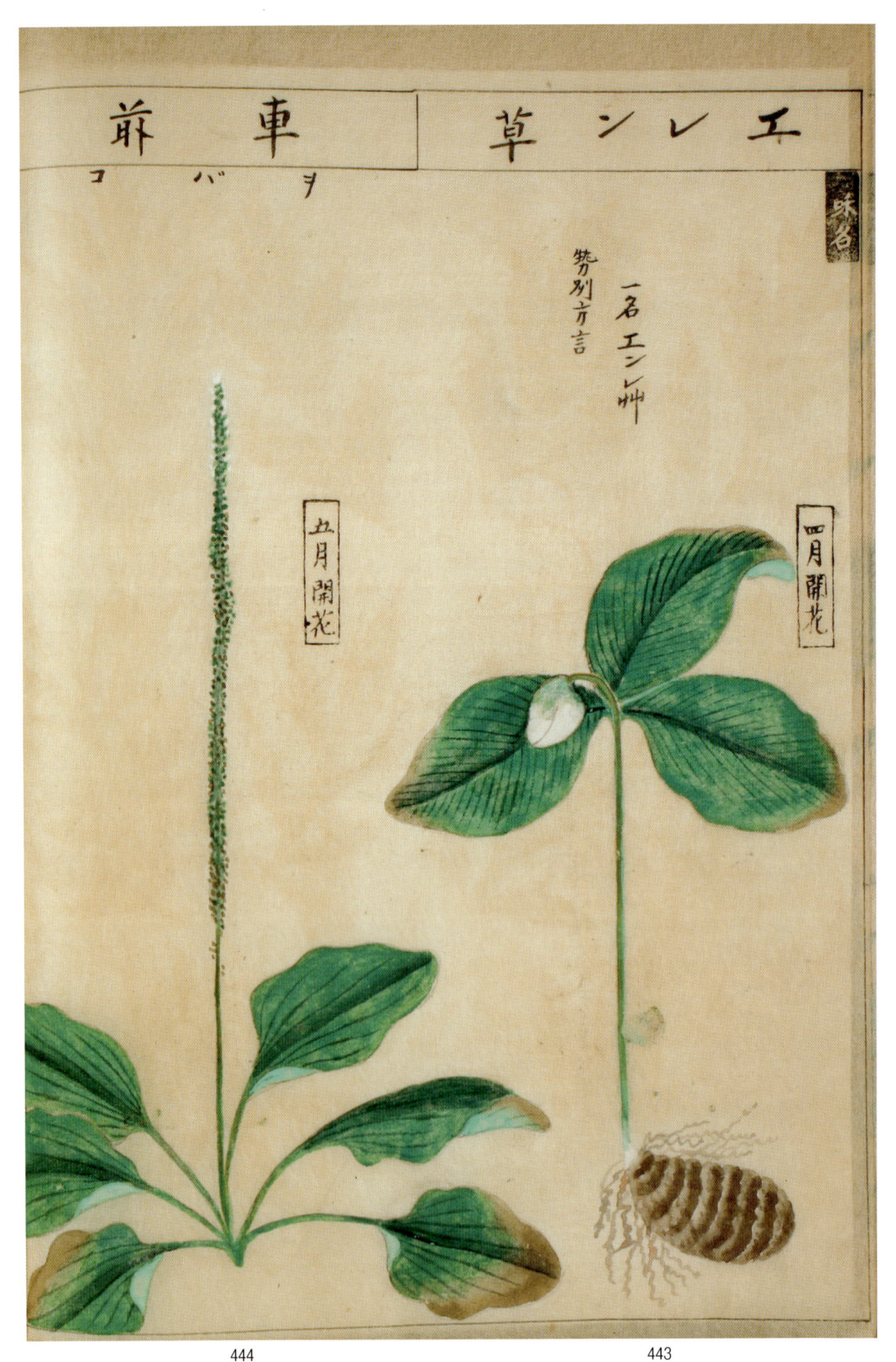

一名エンレイ艸
勢列方言

五月開花　四月開花

三七草

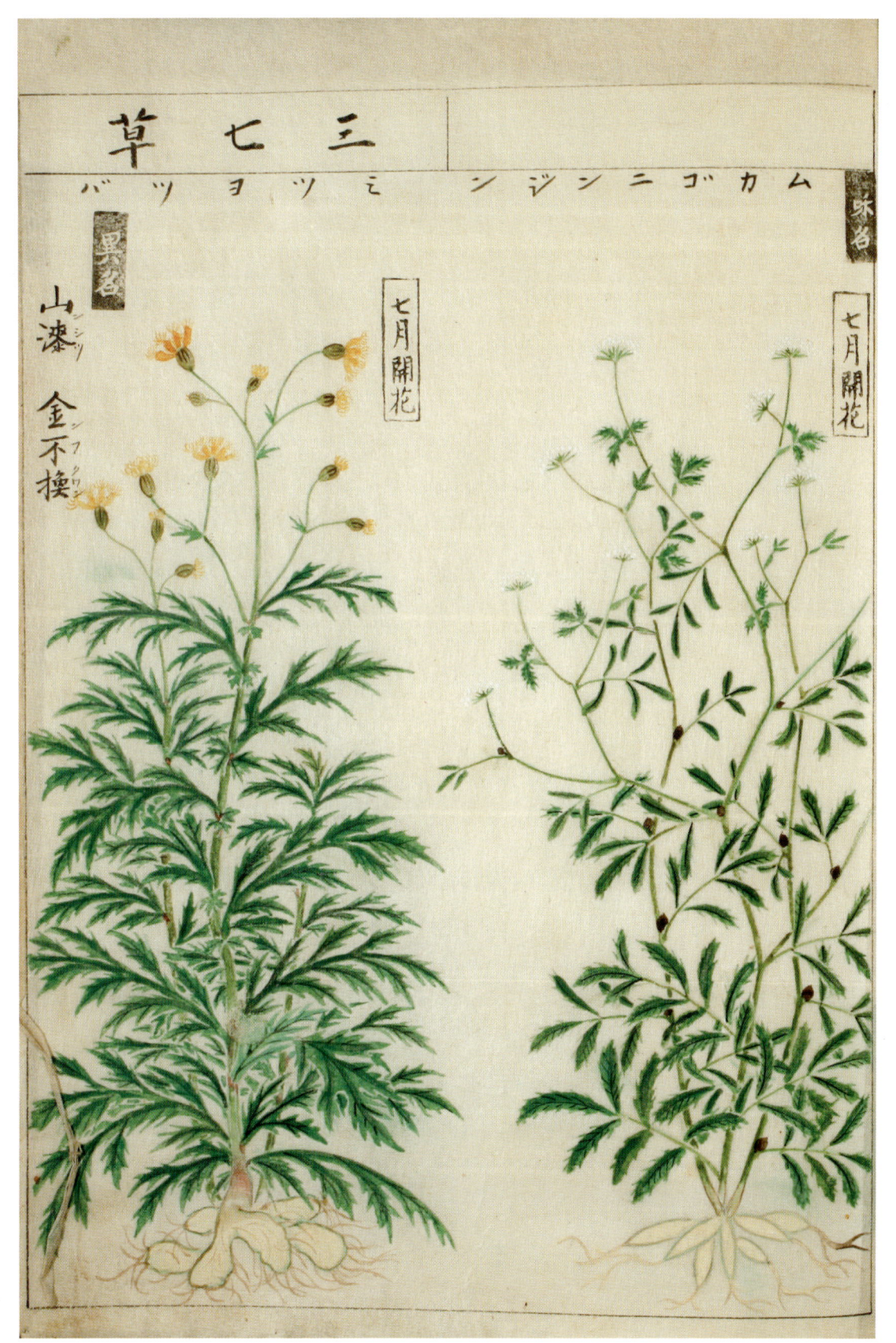

ムカゴニンジン ミツヲツバ

異名
山漆（シッシッ）
金不換（シフクワン）

七月開花

七月開花

芫蓁 サグリガト

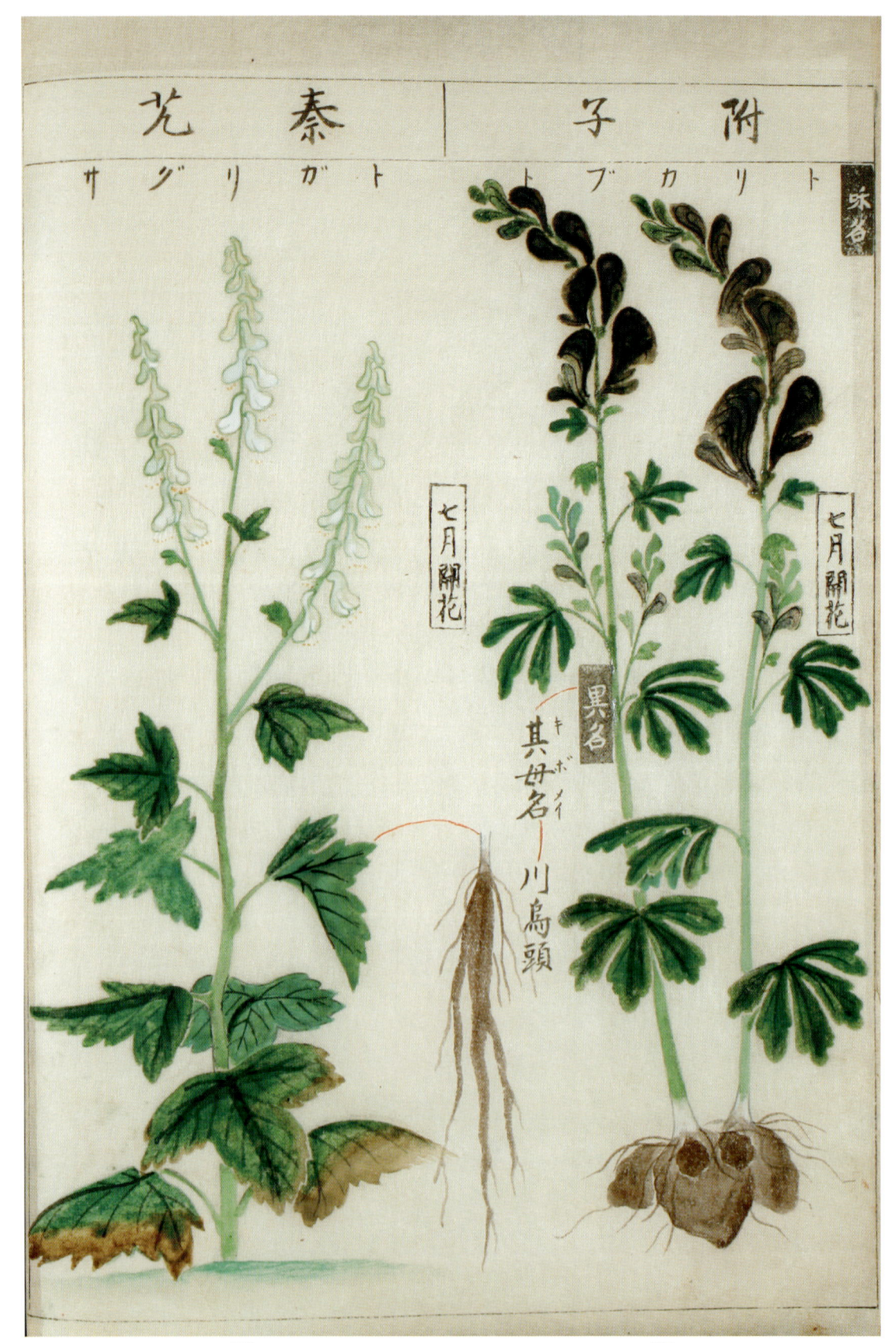

附子 トブカリト

七月開花

異名 キボメイ 其母名 川烏頭

七月開花

紫蘇 シソ

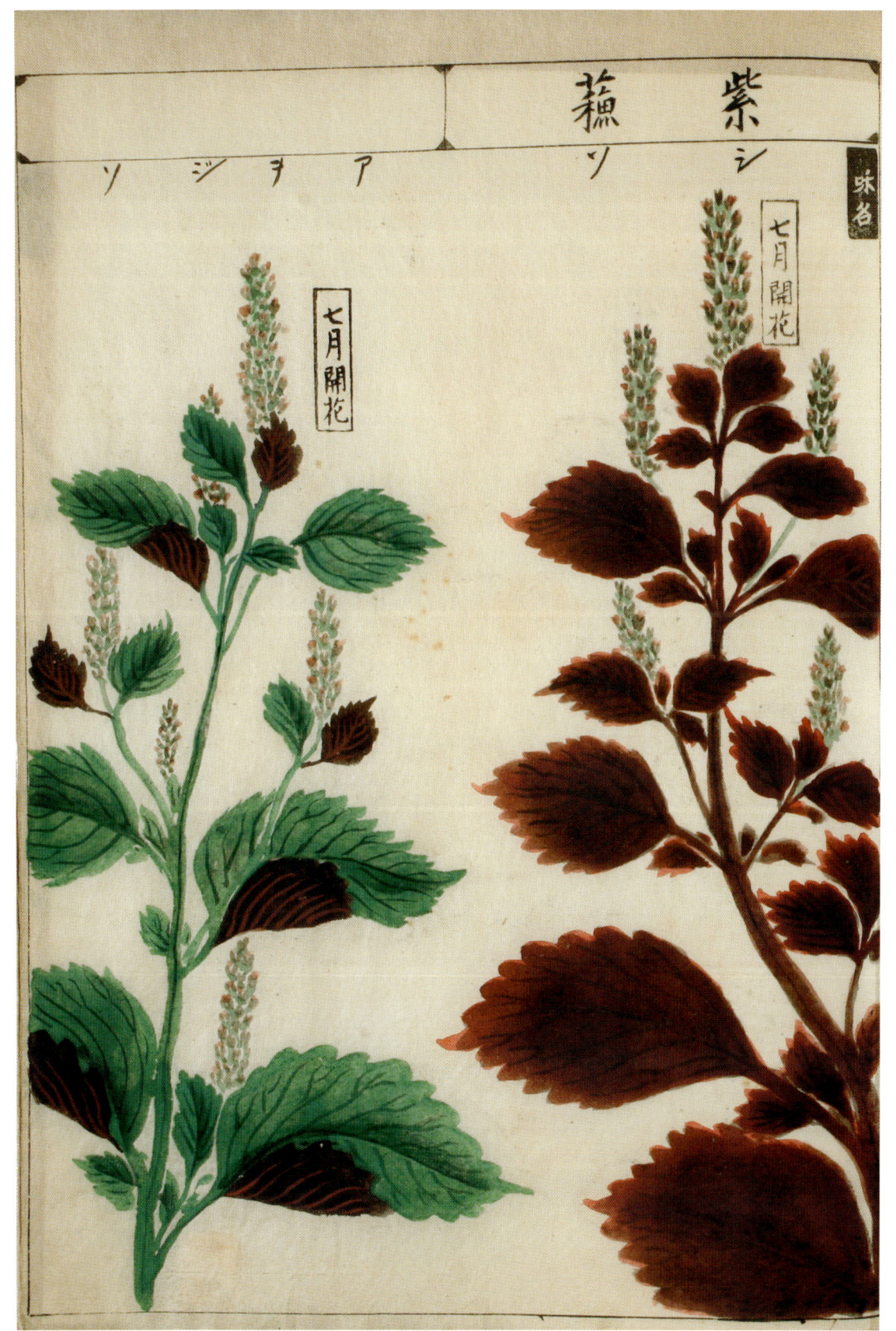

味名

七月開花

アヲジソ

七月開花

瞿麥　ナデシコ　セキチク

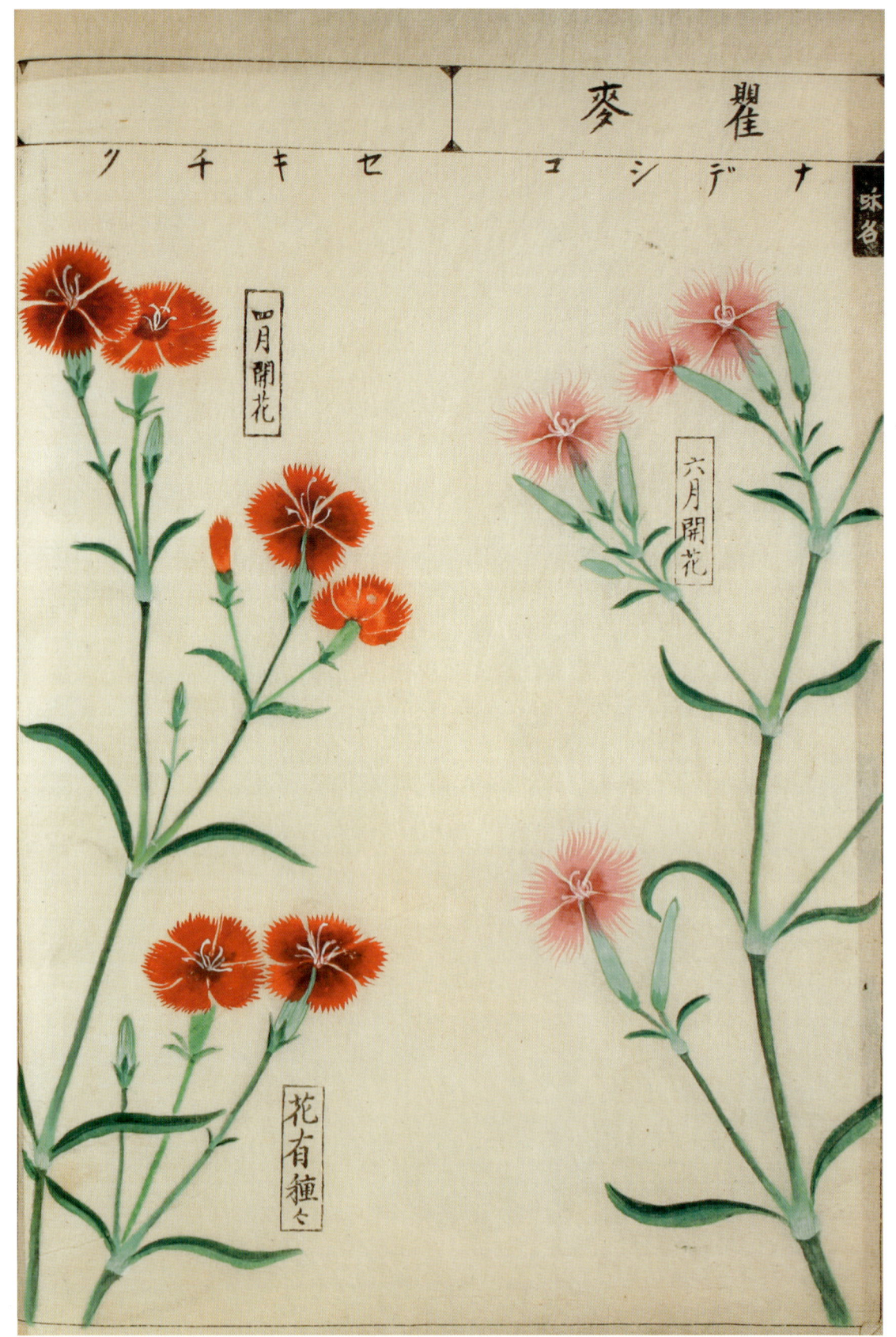

四月開花

六月開花

花有種々

八月開花

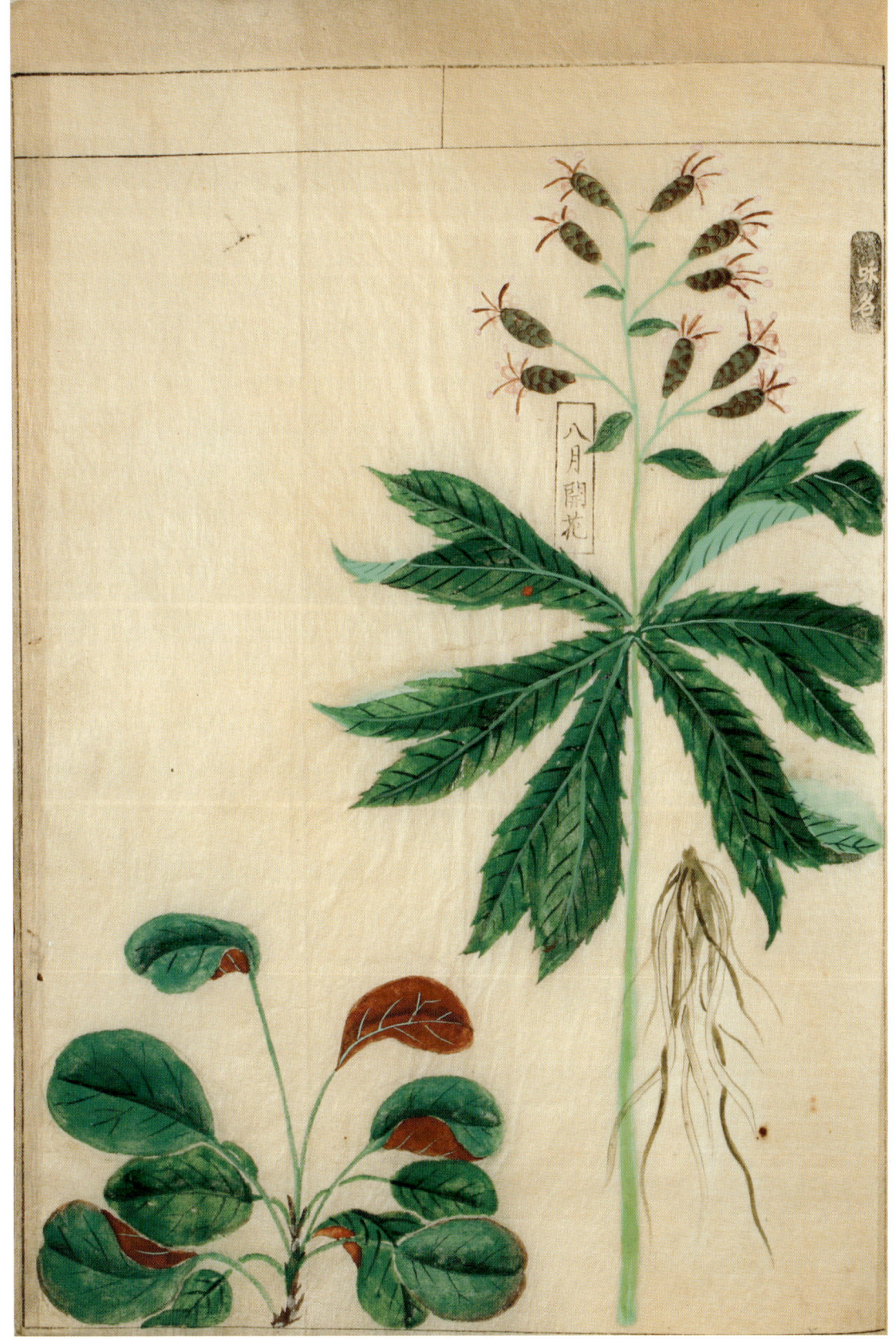

劉寄奴

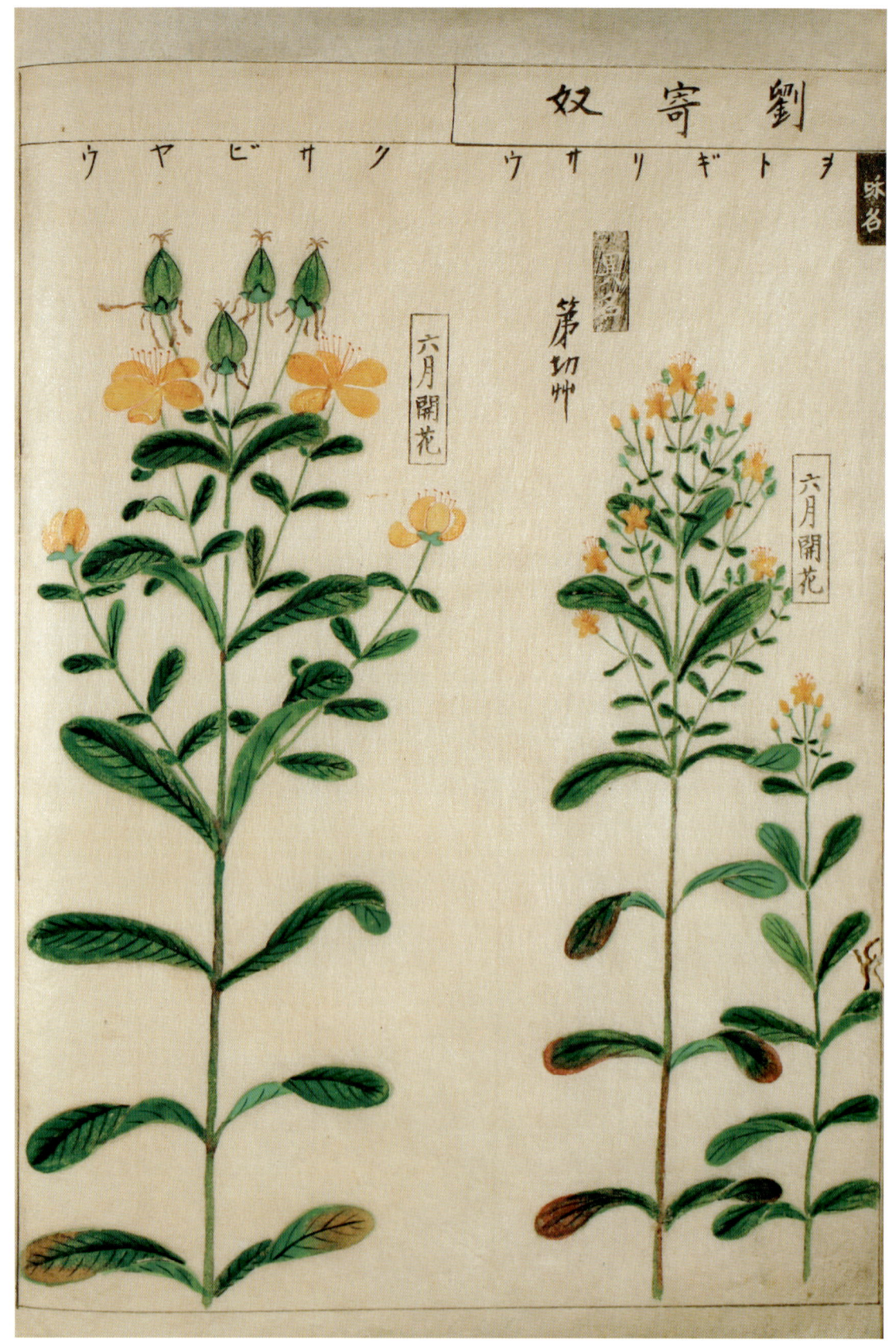

クサビヤウ　ヲトギリサウ

萟切艸

六月開花　　六月開花

サチクキ

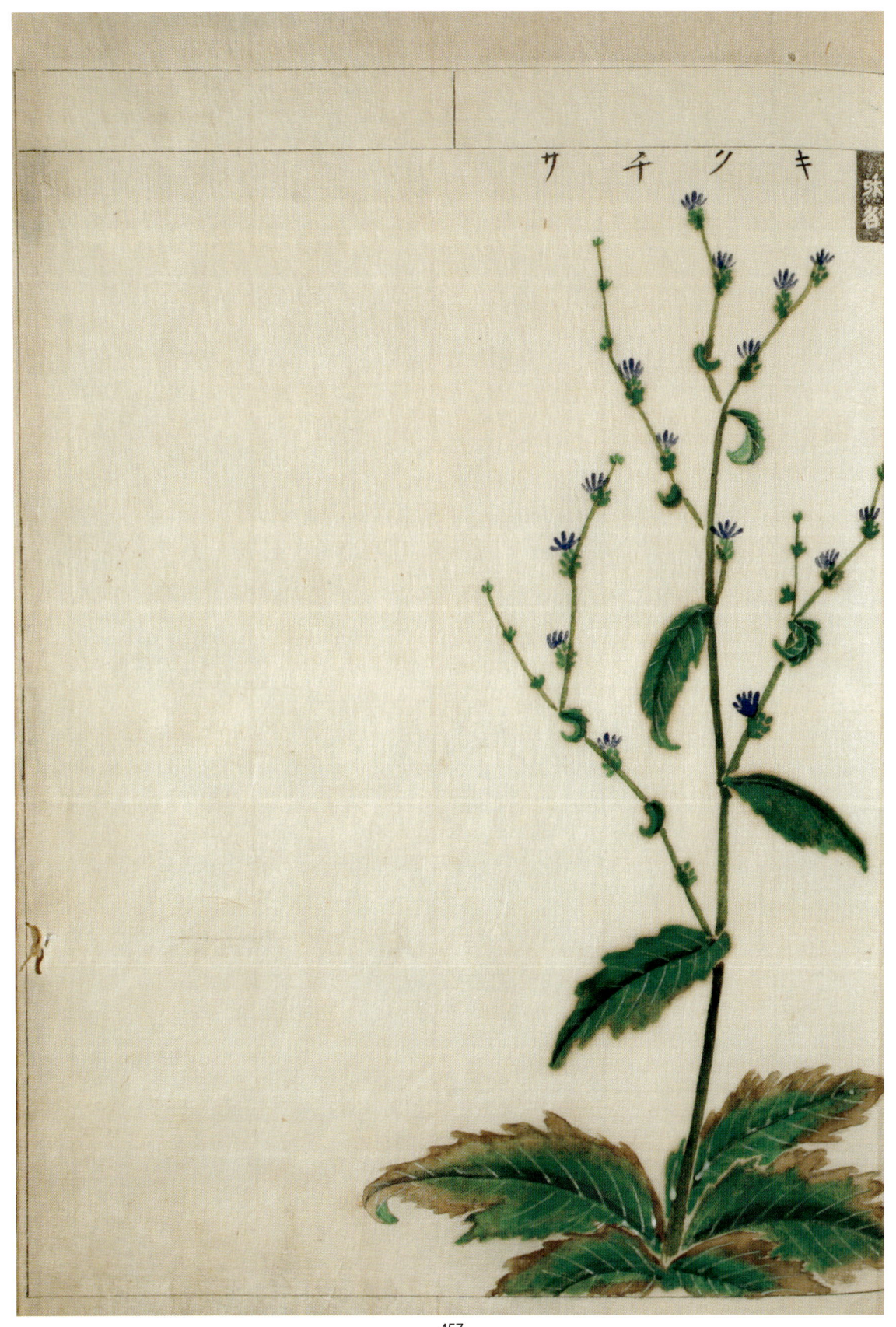

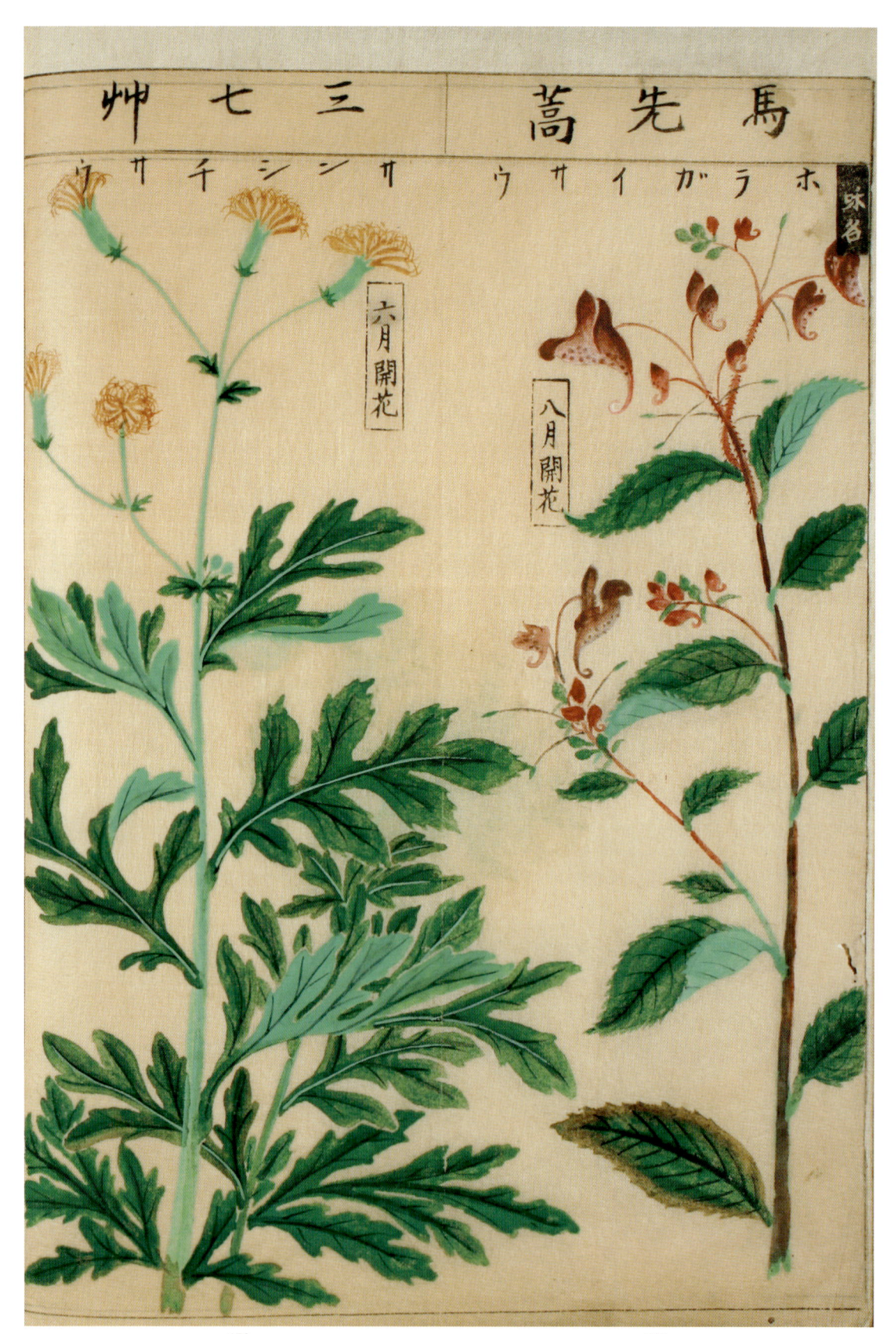

三七艸	馬先蒿
サンシチサウ	ホラガイサウ 一名
六月開花	八月開花

松山本草 水草
石

十五丁

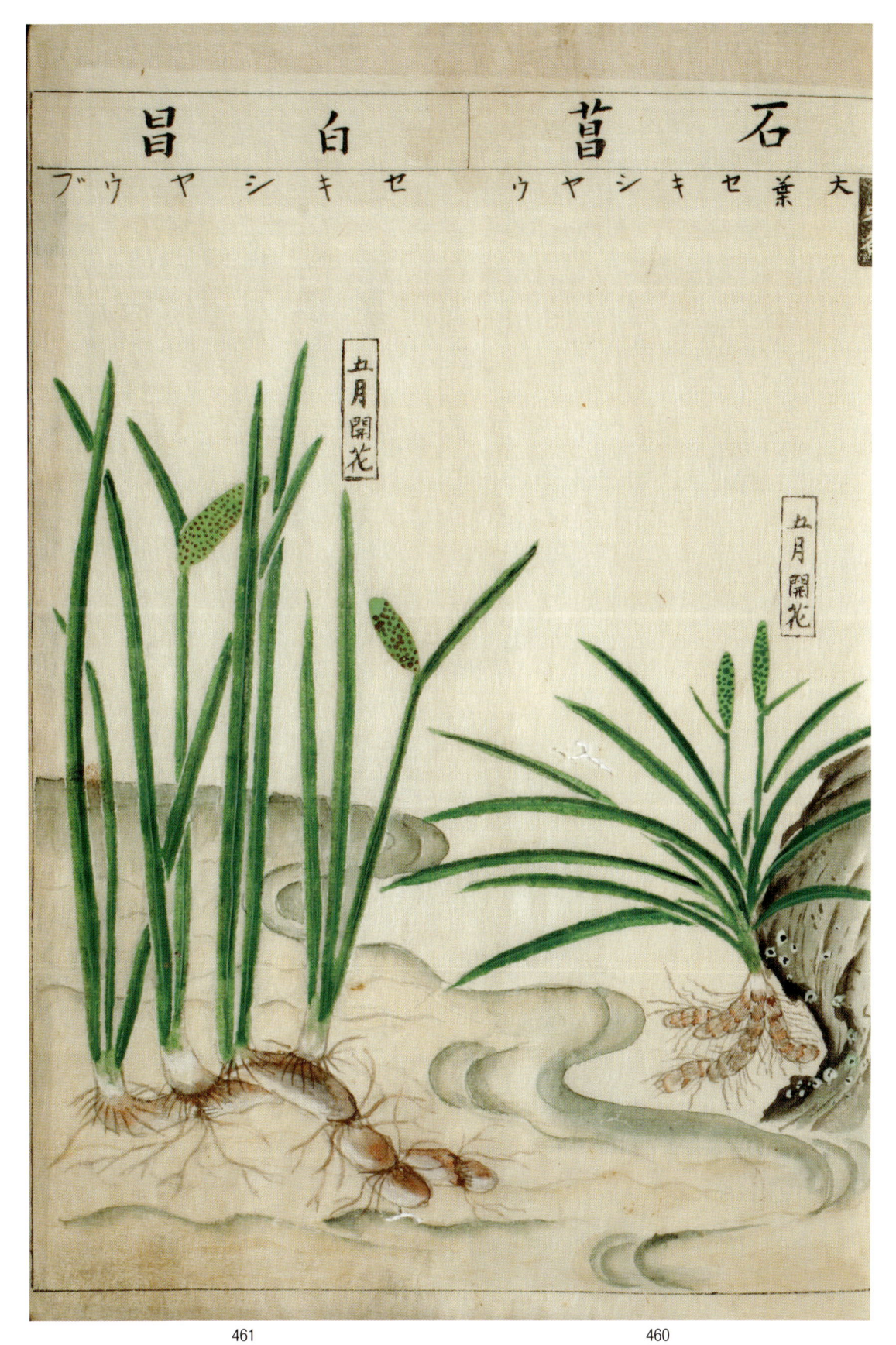

白菖	石菖
セキシヤウブ	セキシヤウ　大葉

五月開花

五月開花

三稜　芰実
カワスゲ　チニバス

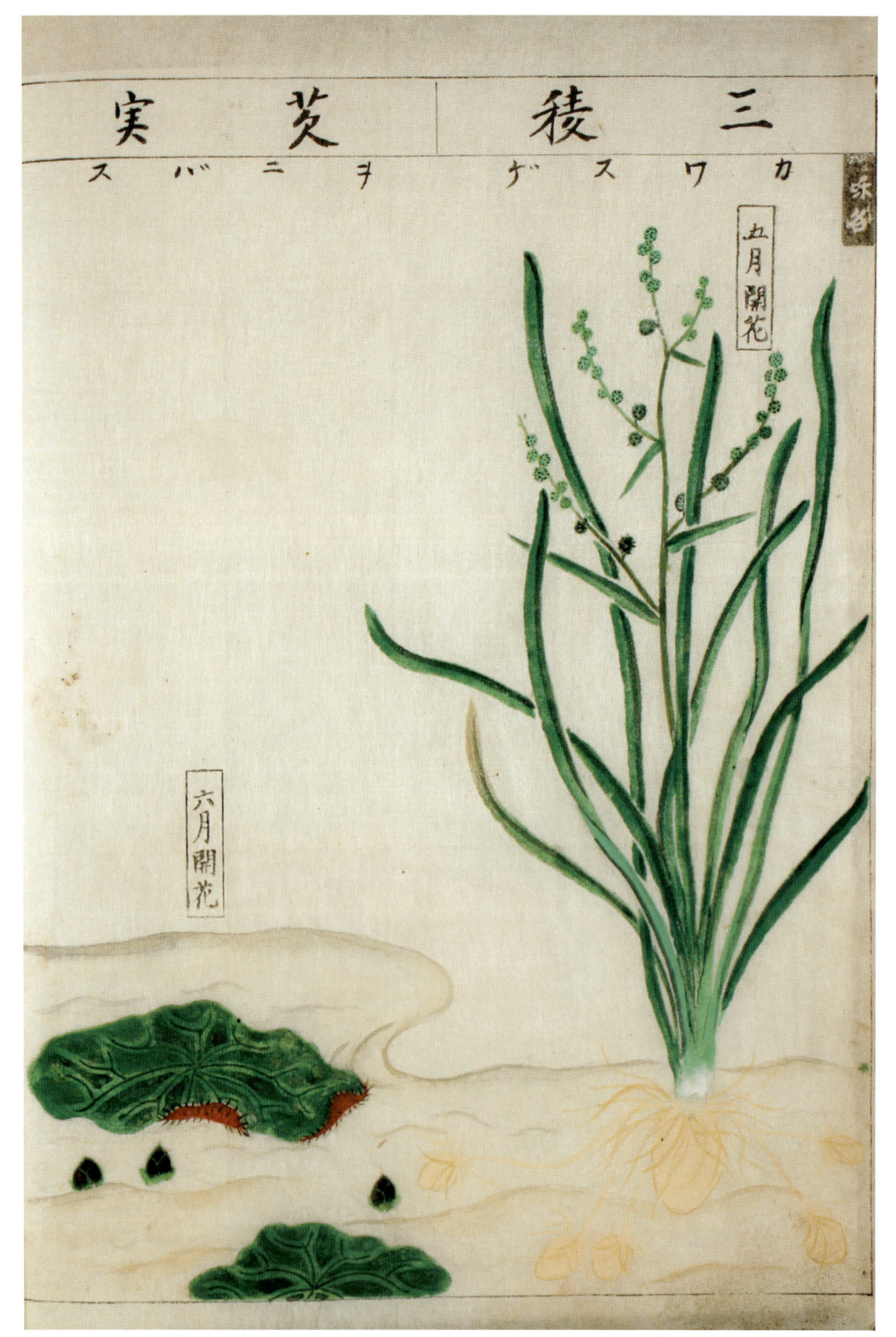

五月開花

六月開花

水草・石草　原本頁3

三白草	菱
サグロシタカ	ヒシ

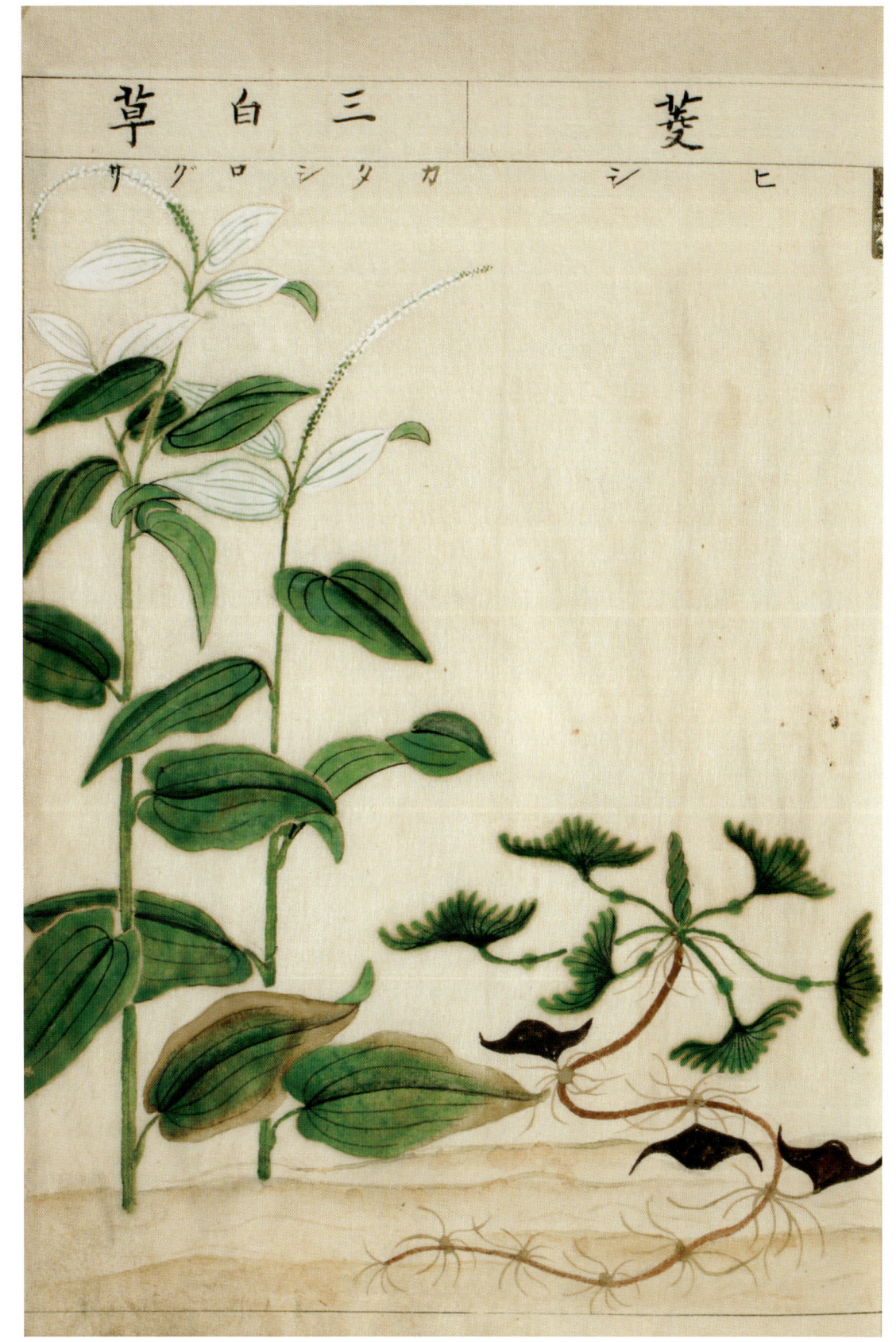

菰	鶴菜
コモグサ	ウサギサ

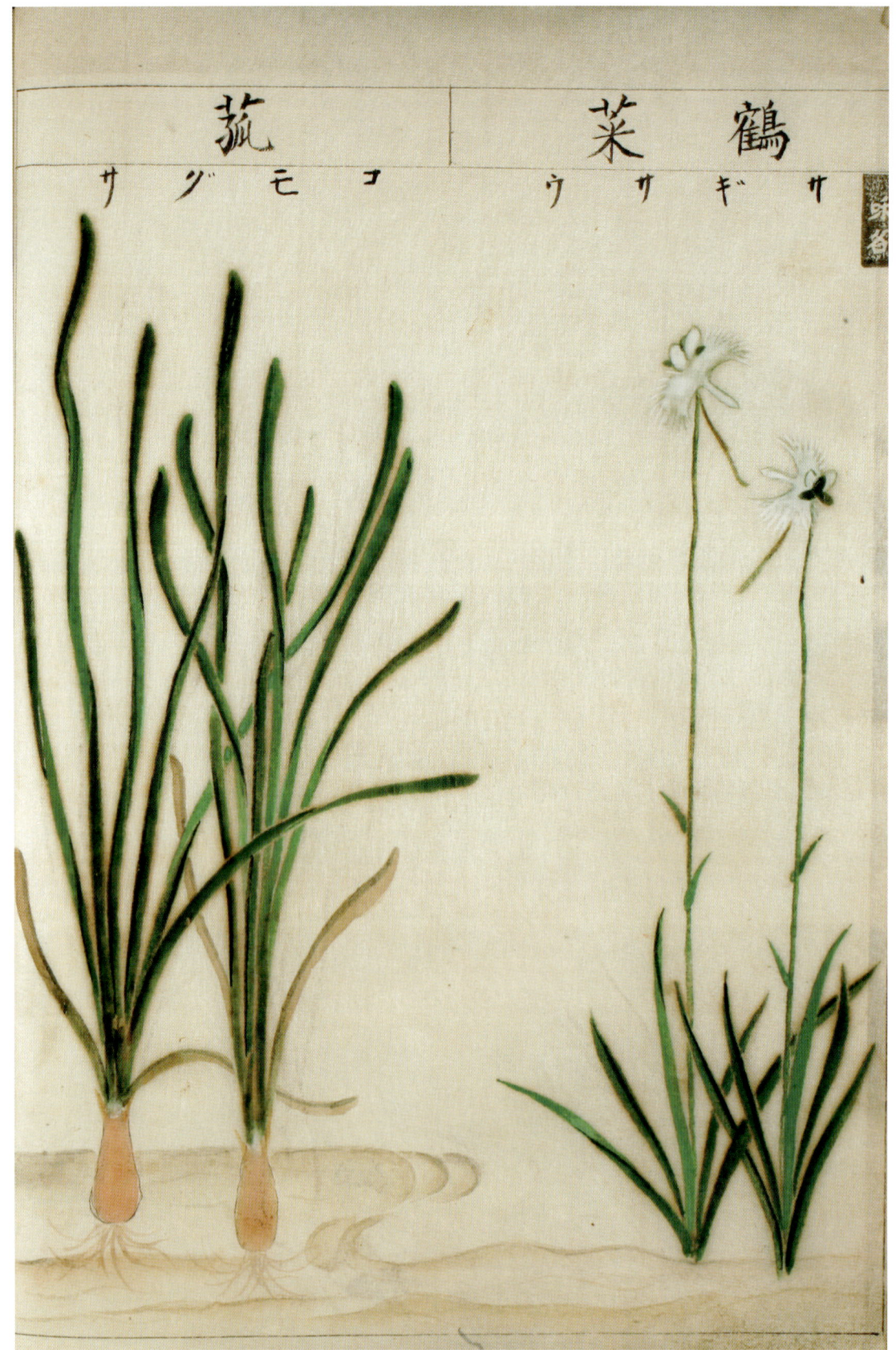

草常龍	葱　水
ウサンシフト	イトフ

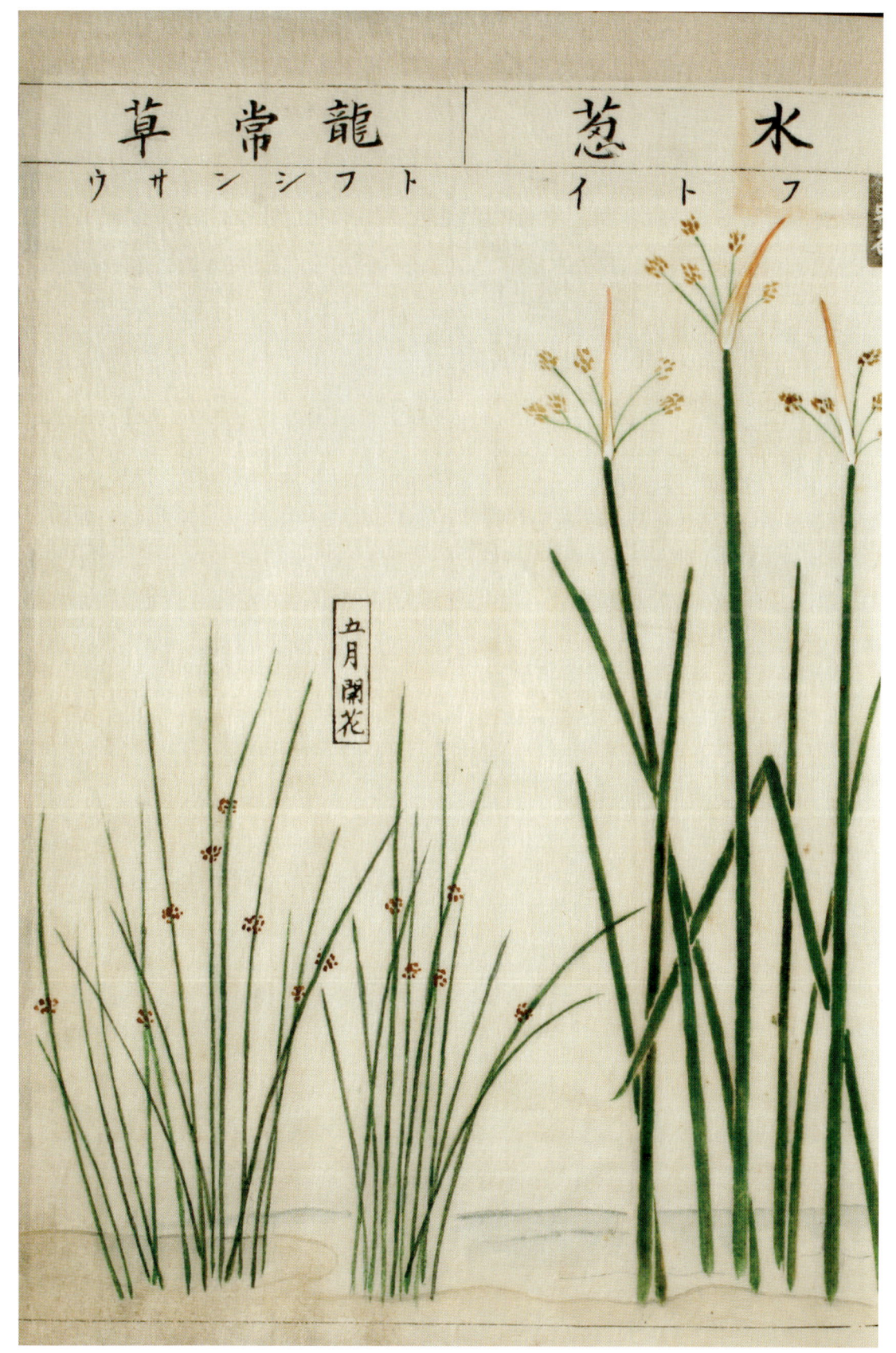

五月開花

蘆 シ　ア　葭 シ　ヨ

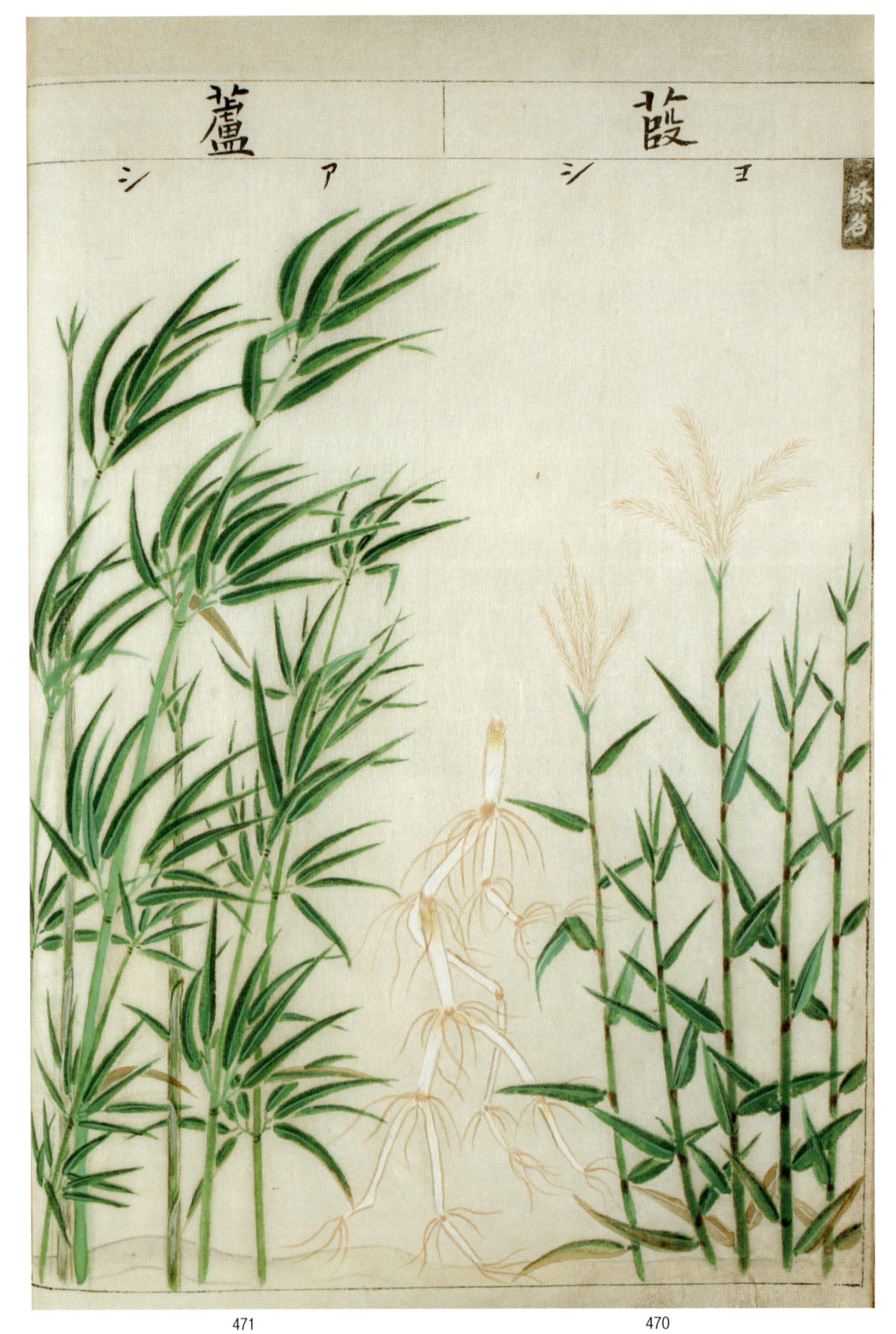

俗名

蓮

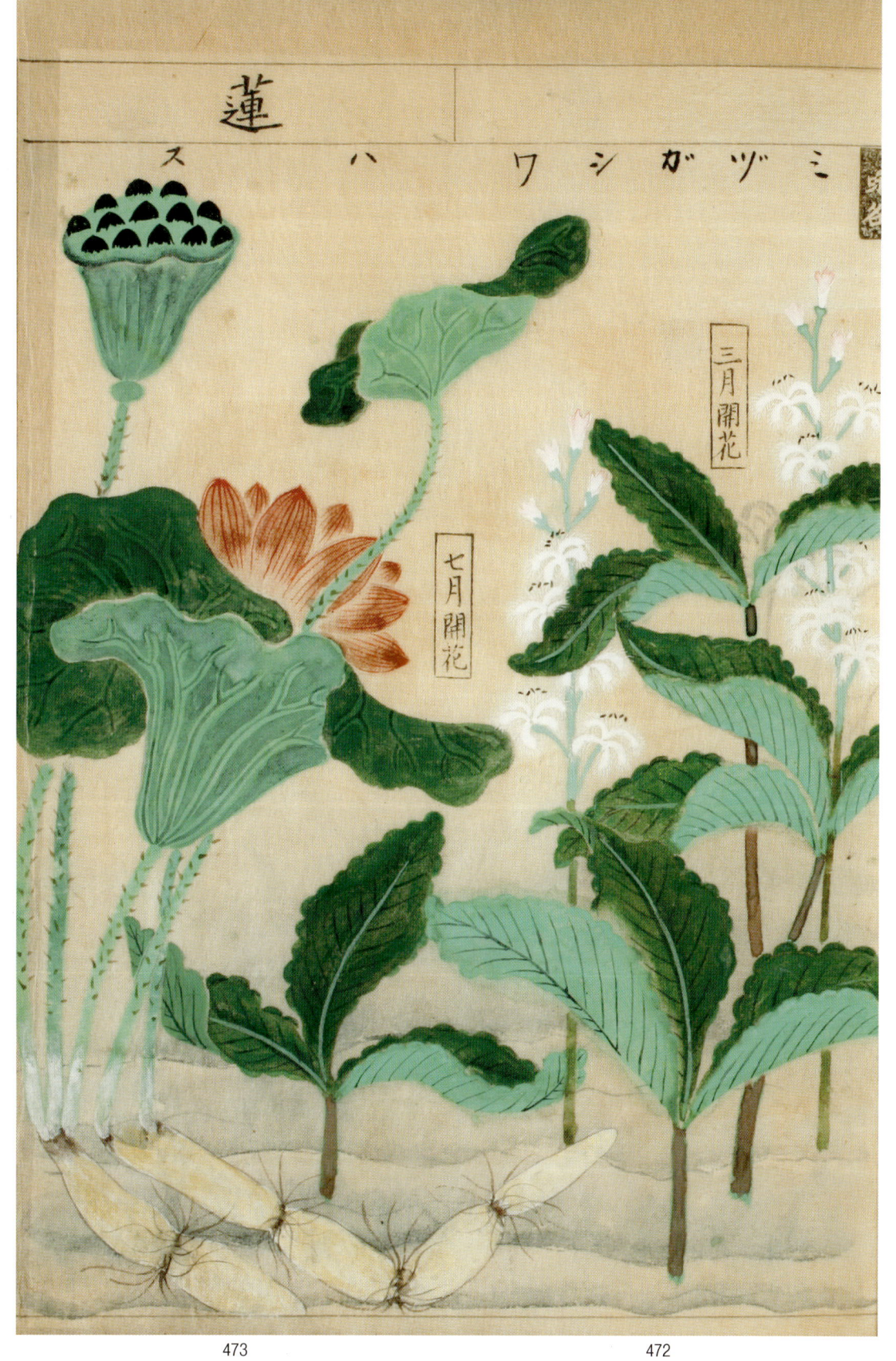

ハスワシガヅミ

七月開花

三月開花

水草・石草　原本頁 8

金蓮　　杏菜
アサぐ　　同

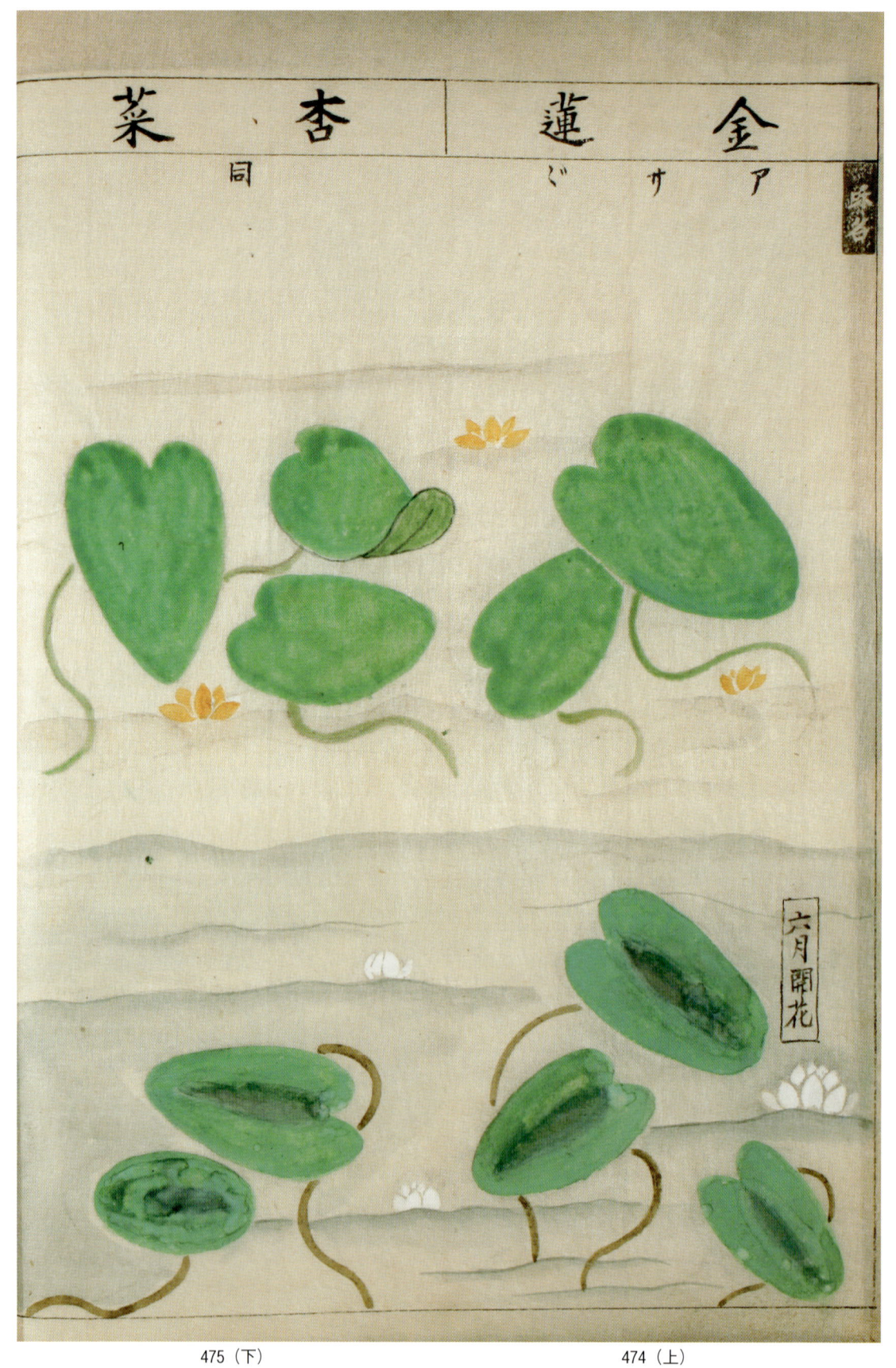

六月開花

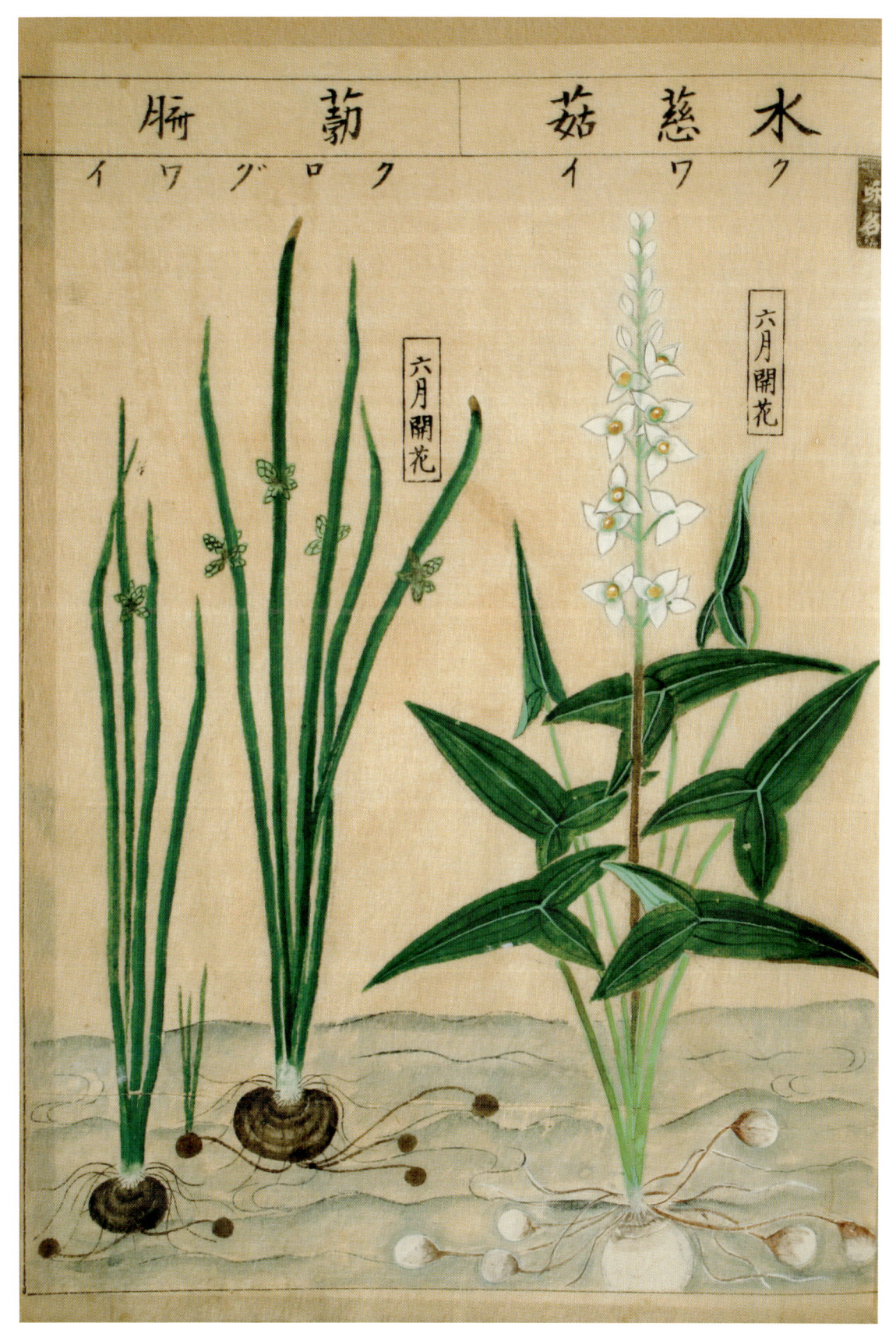

蔍蓿 クログワイ	水慈菇 クワイ
六月開花	六月開花

杜若	水萵苣
カキツバタ	カワヂサ

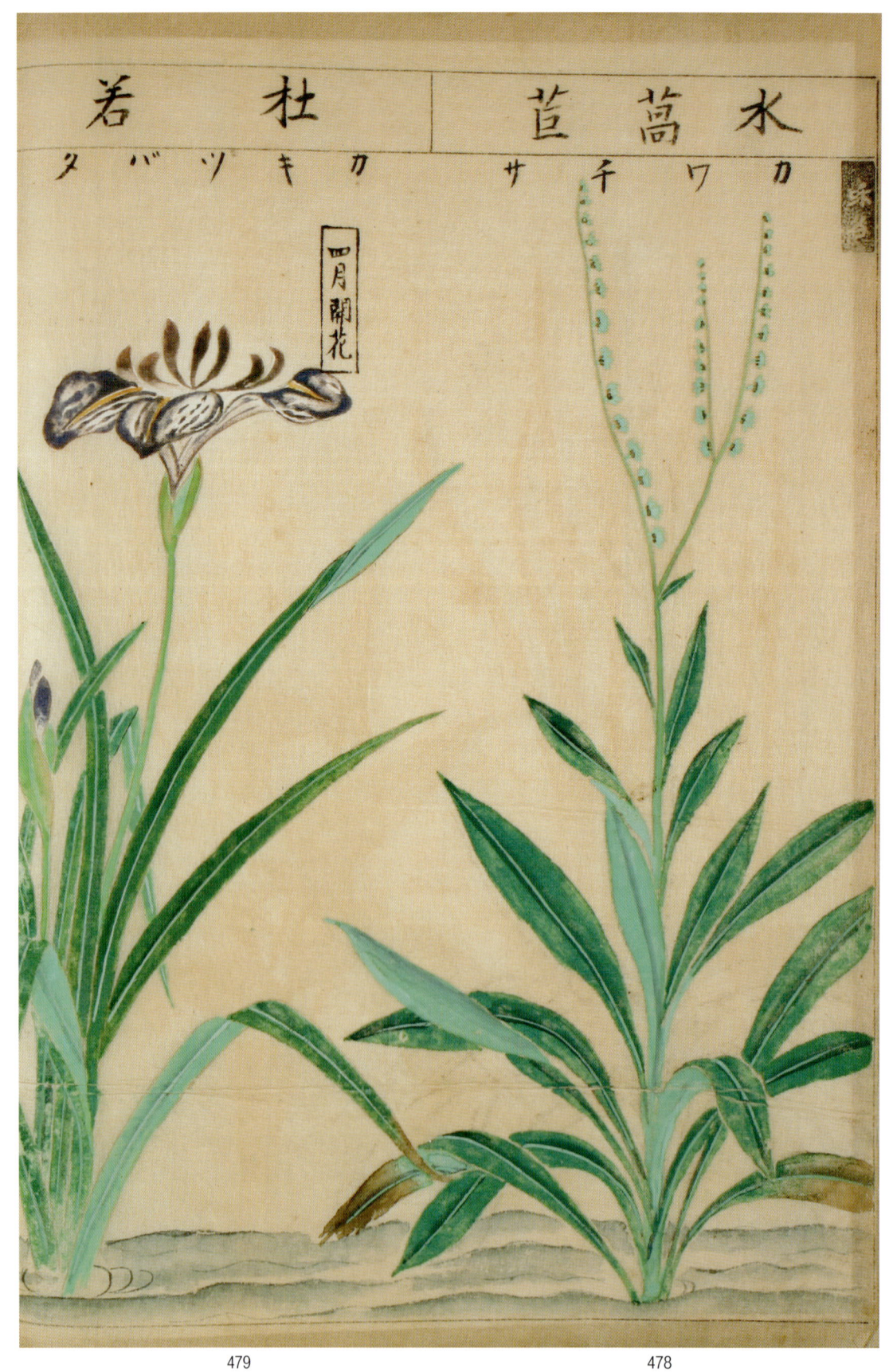

四月開花

浮薔

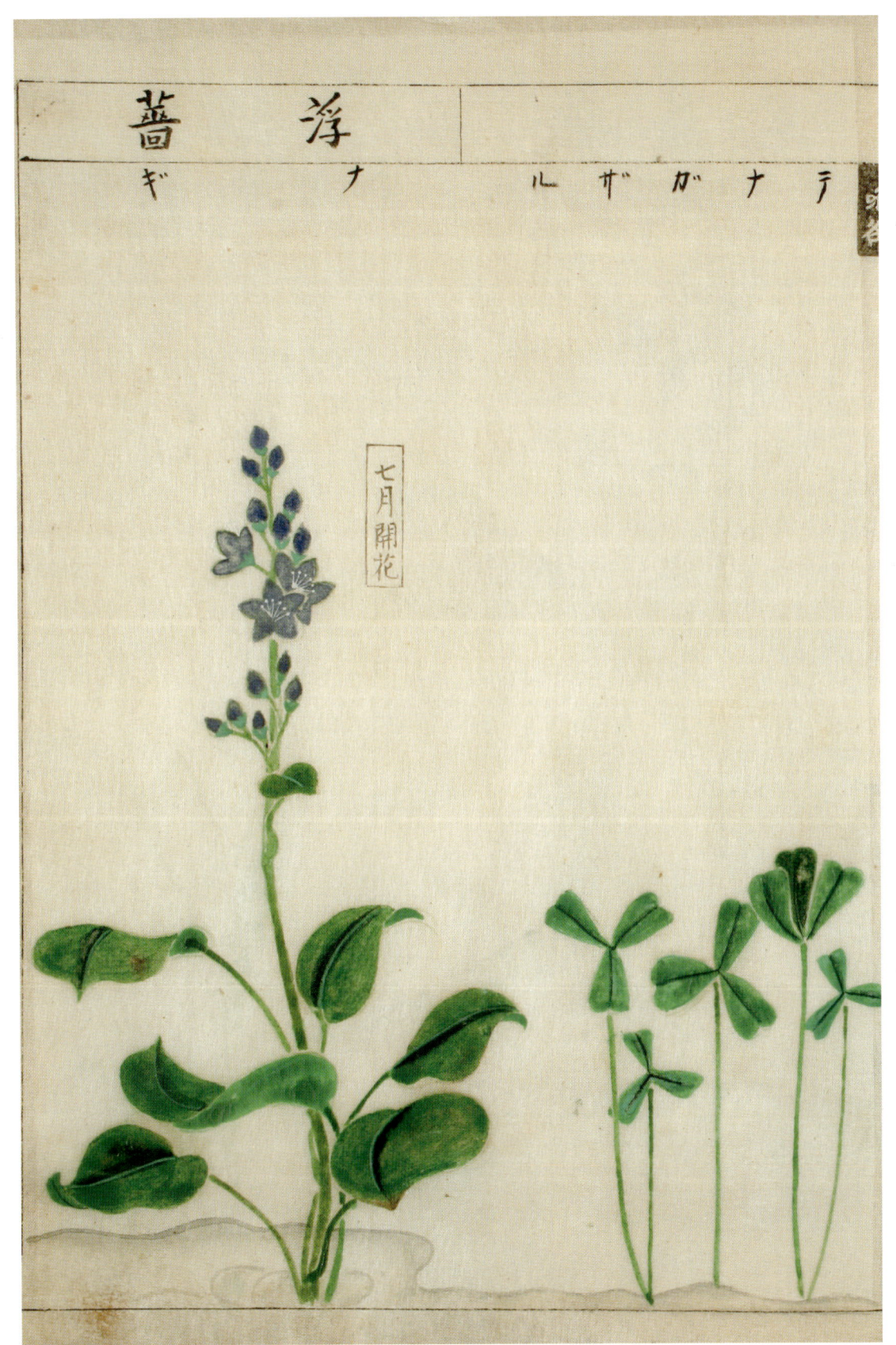

テナガザル　ナギ

七月開花

萍蓬草	浮萍
カハホネ子	ニシグサ

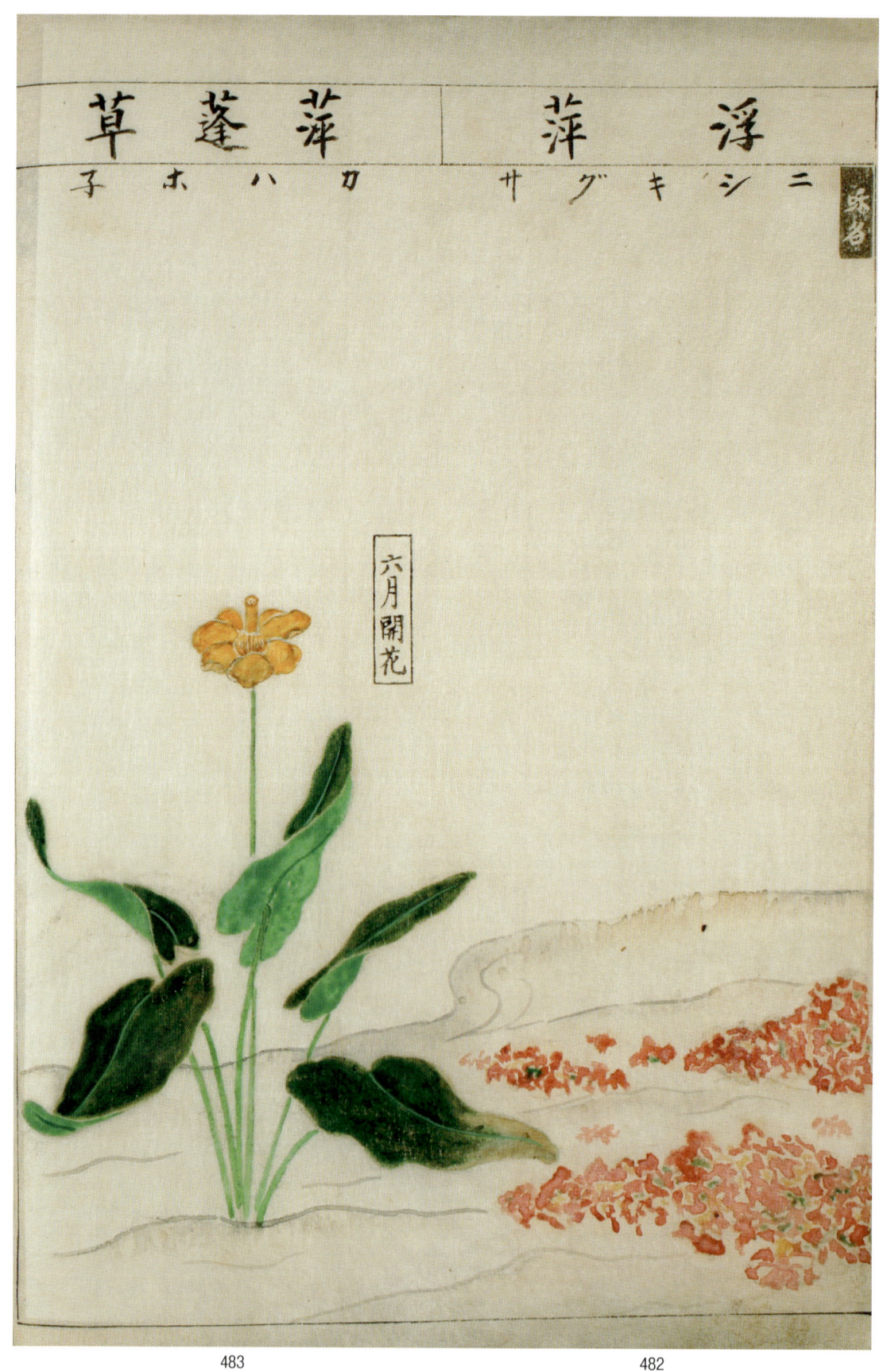

六月開花

三白草	菱
カタシログサ	ヒシ

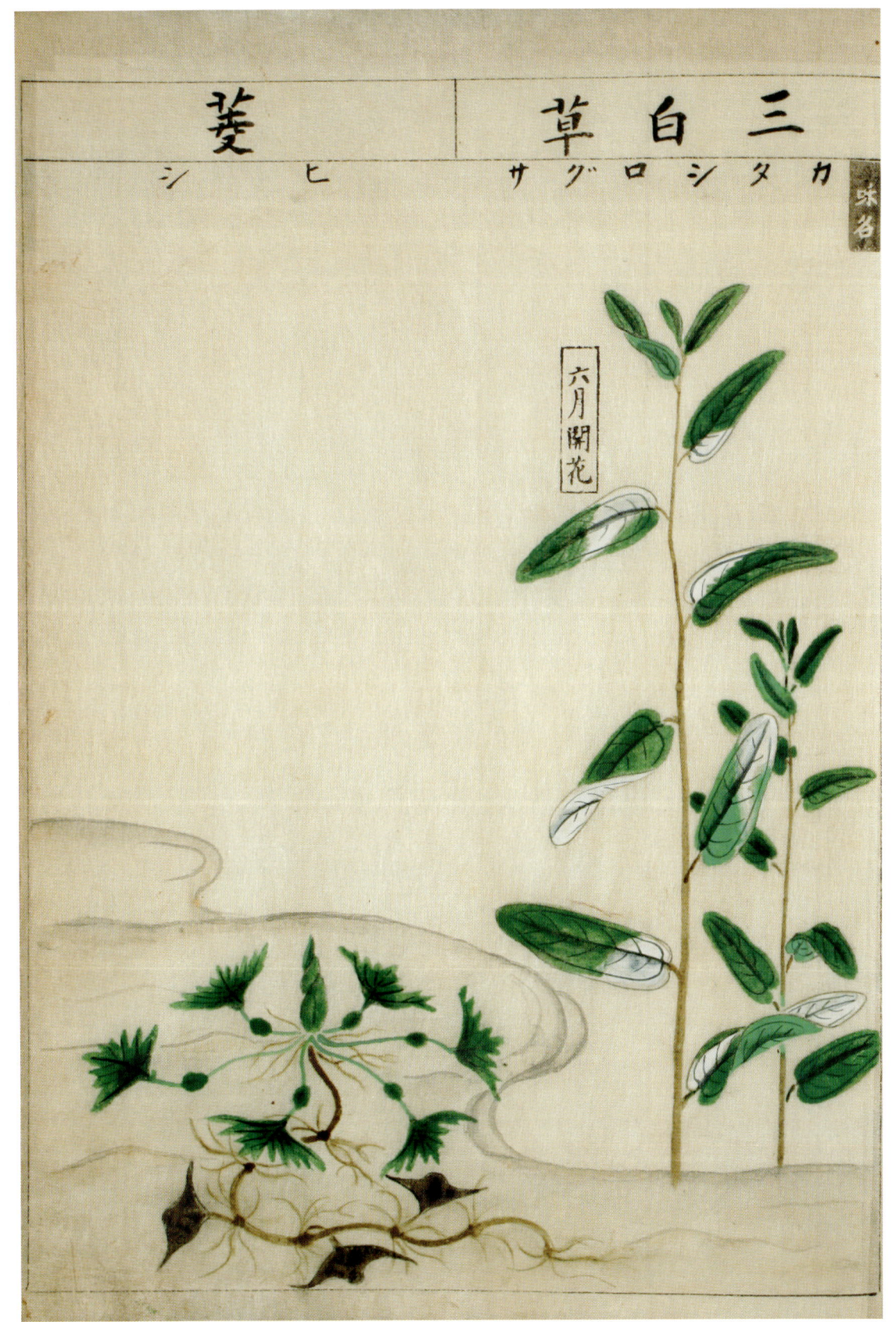

六月開花

蓏　　　鶴菜

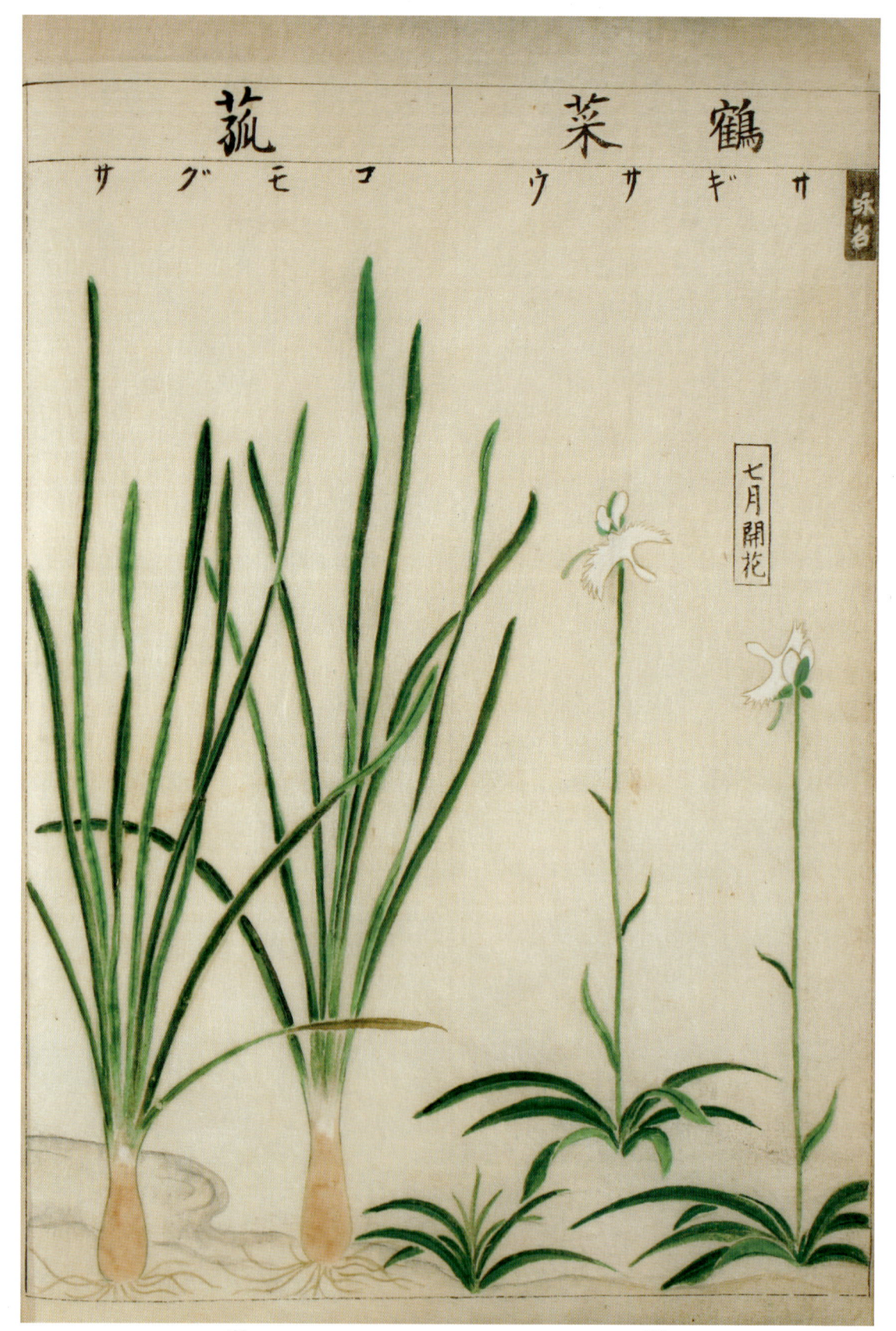

コモグサ　　サギサウ

七月開花

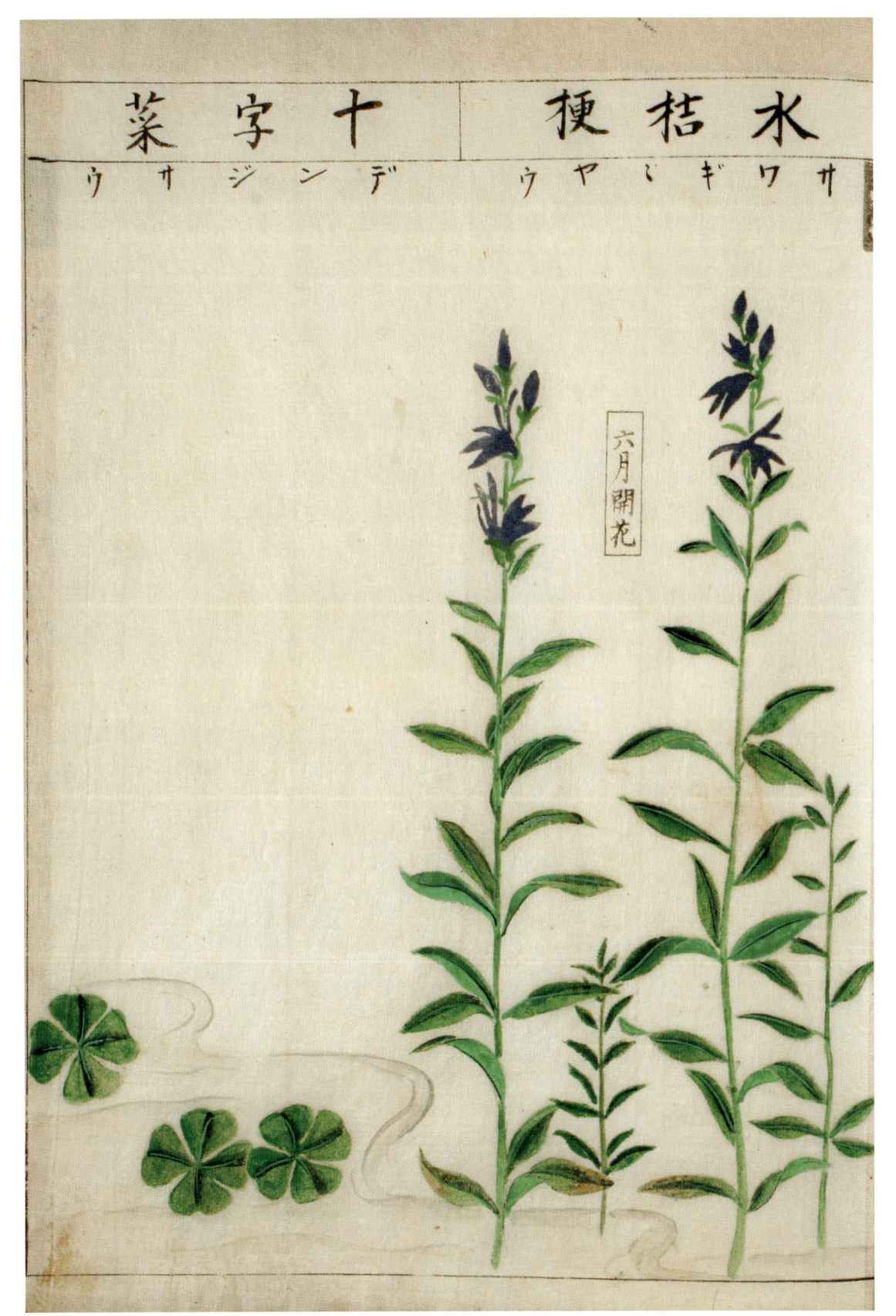

| 十字菜 | 水桔梗 |
| デンジソウ | サワギキョウ |

六月開花

組似	海燕
ミル	イソツビ

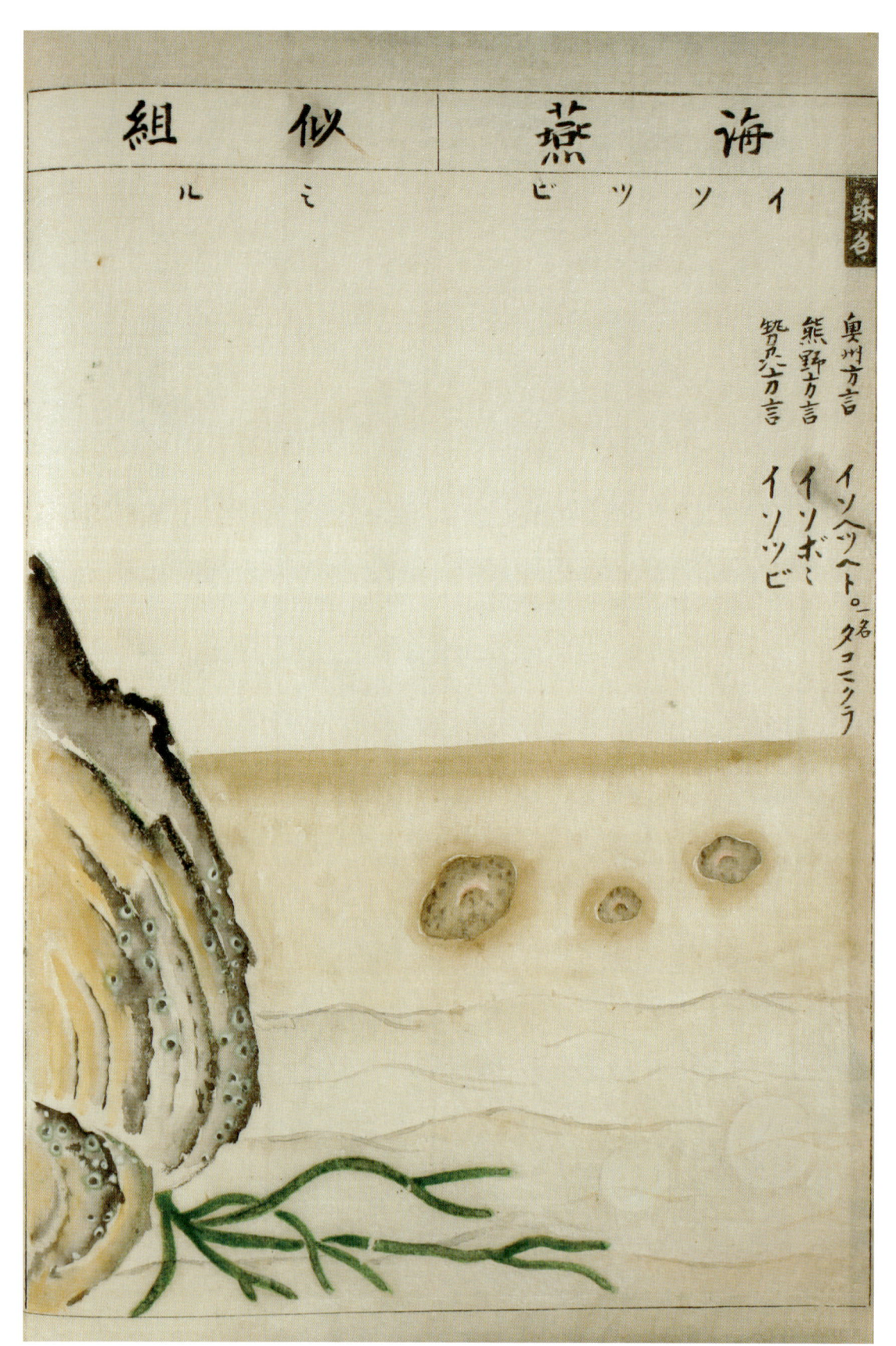

俗名

奥州方言　イソヘツト。一名タコノクラ
熊野方言　イソボミ
勢及ノ方言　イソツビ

蕫草 アギナシ

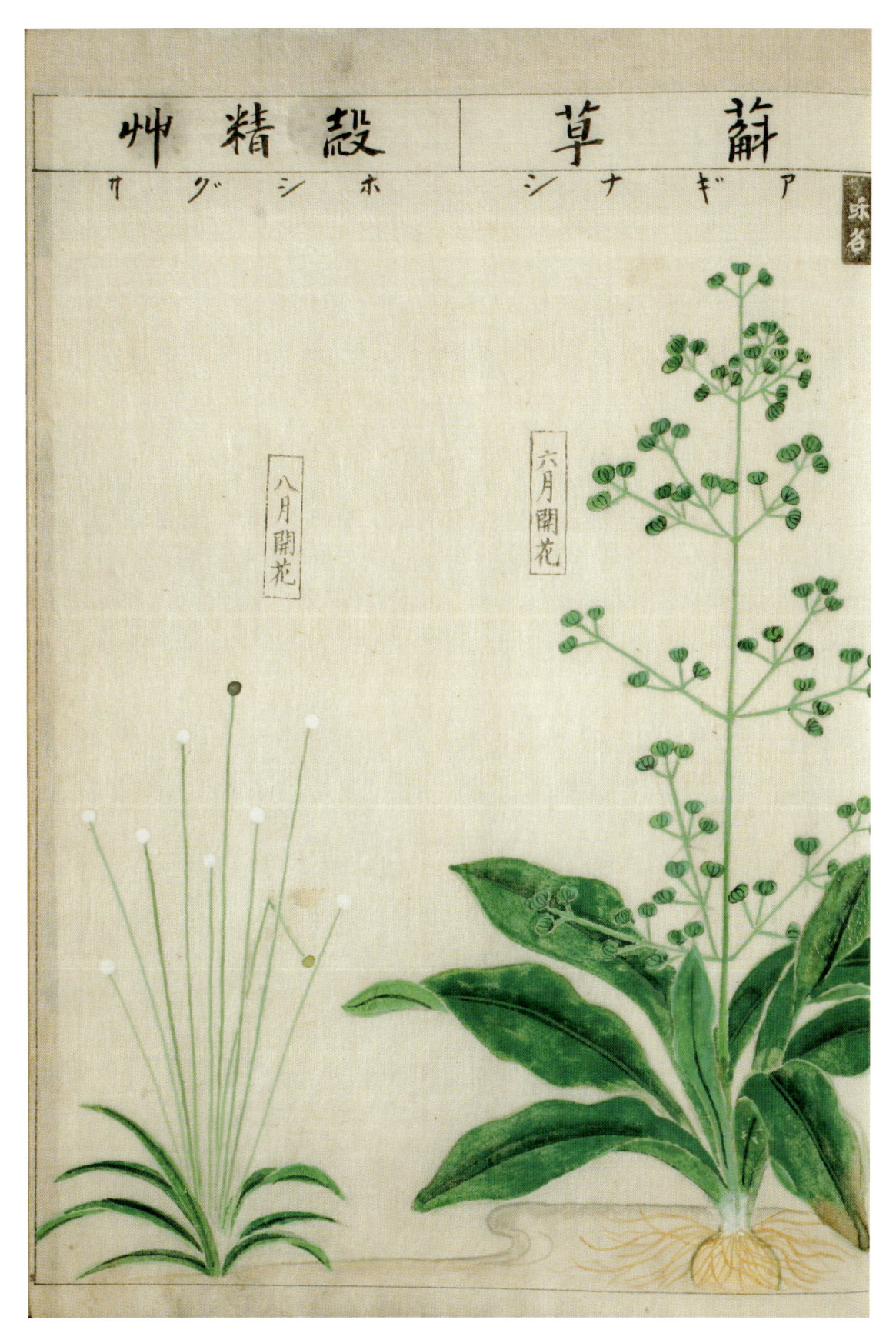

殻精艸 ホシクサ

六月開花

八月開花

石斛

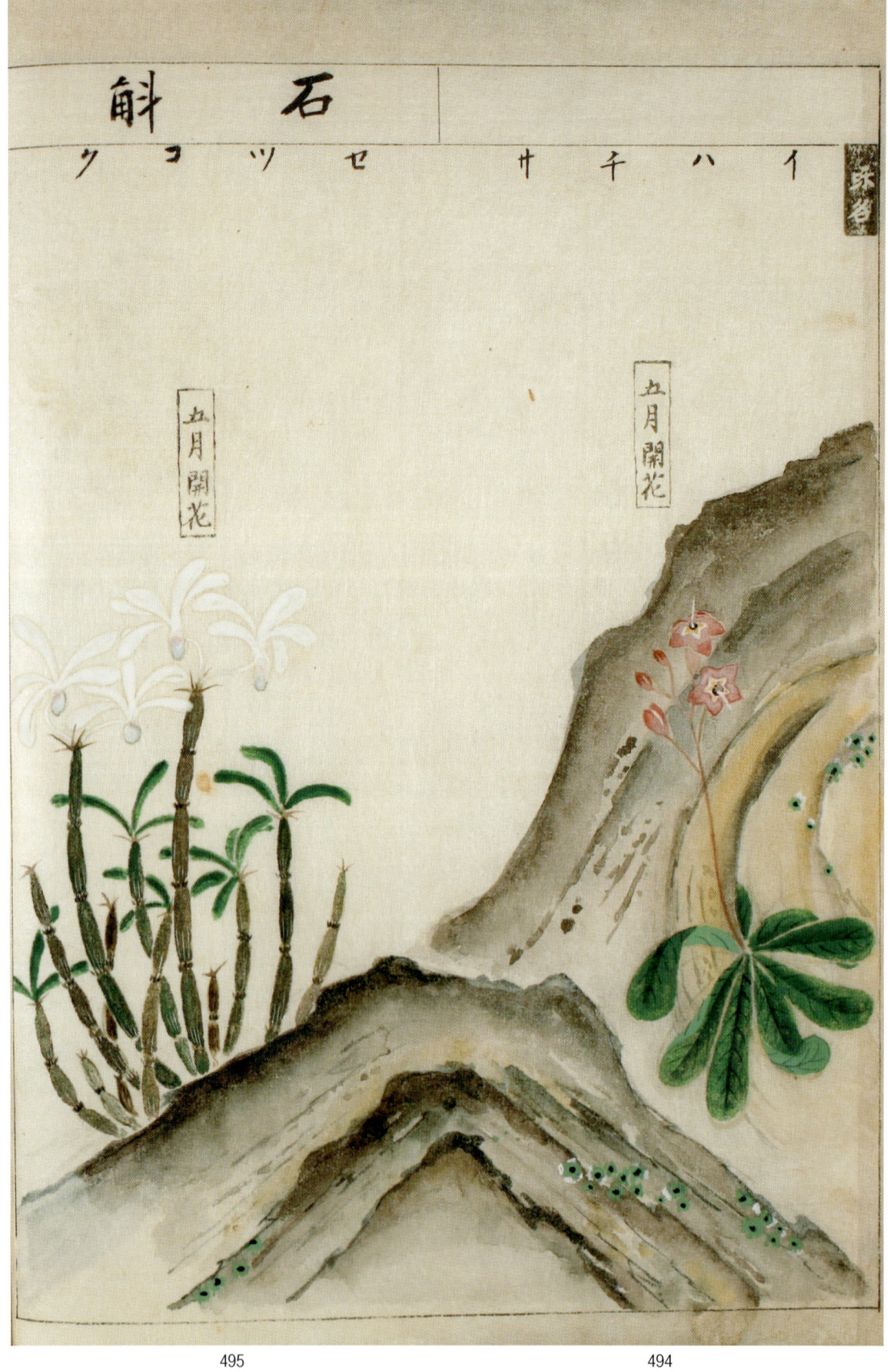

イハチサセツコク

五月開花

五月開花

天冬青　ヒムシロ	香蒲　がま

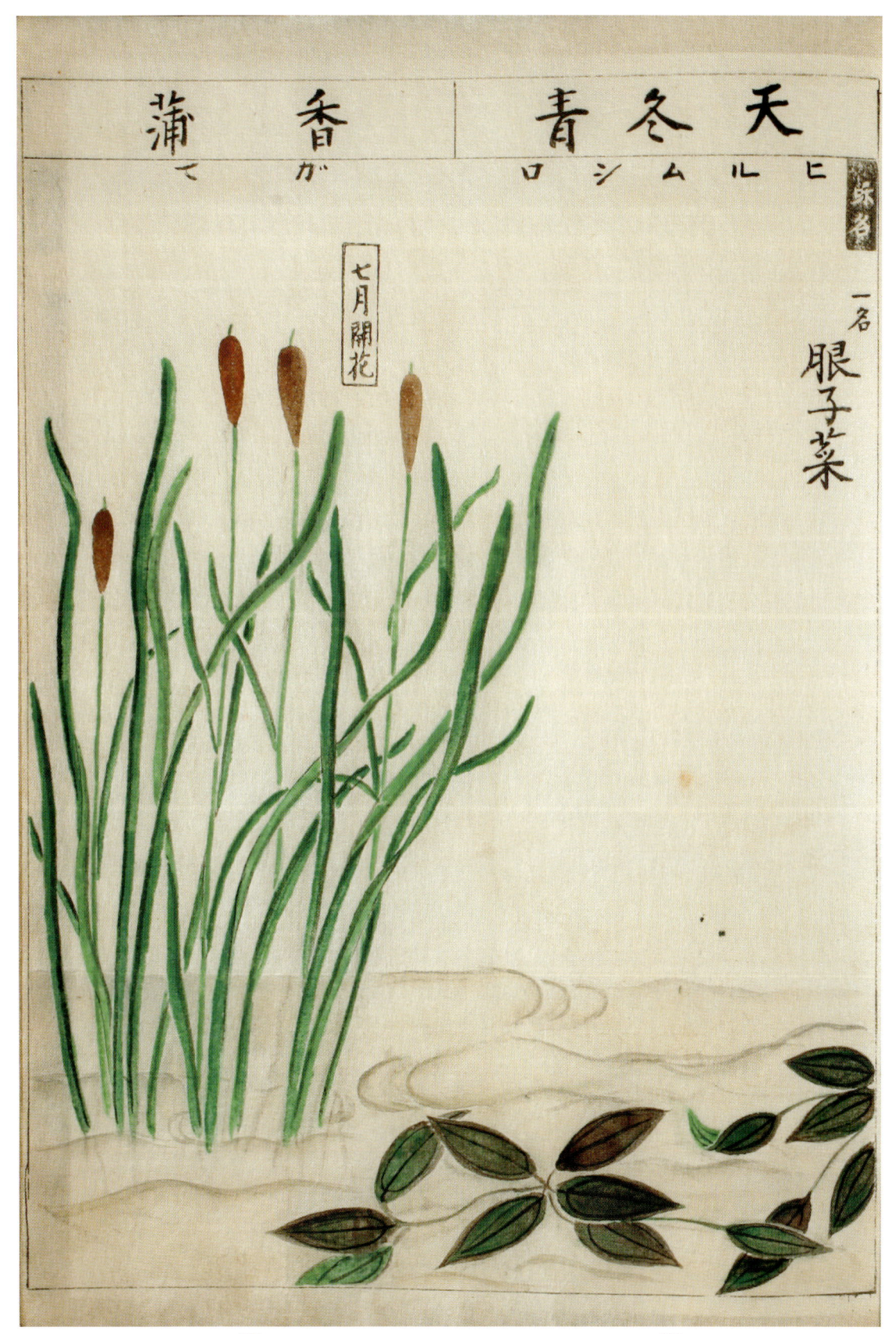

一名　眼子菜

七月開花

節々菜

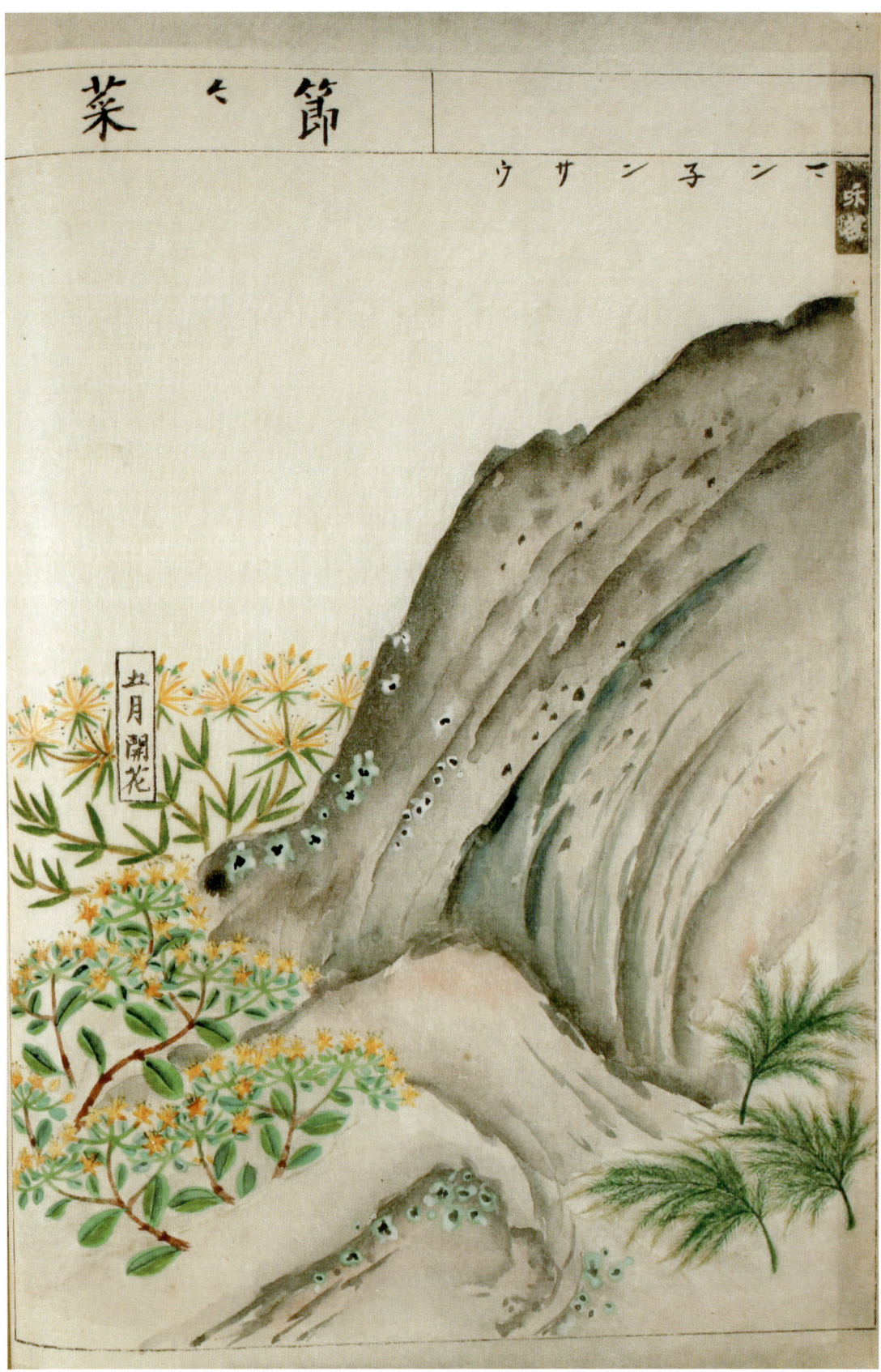

ウサンテンて

五月開花

江籬	赤頭
サワゼリ	タシヤウブ

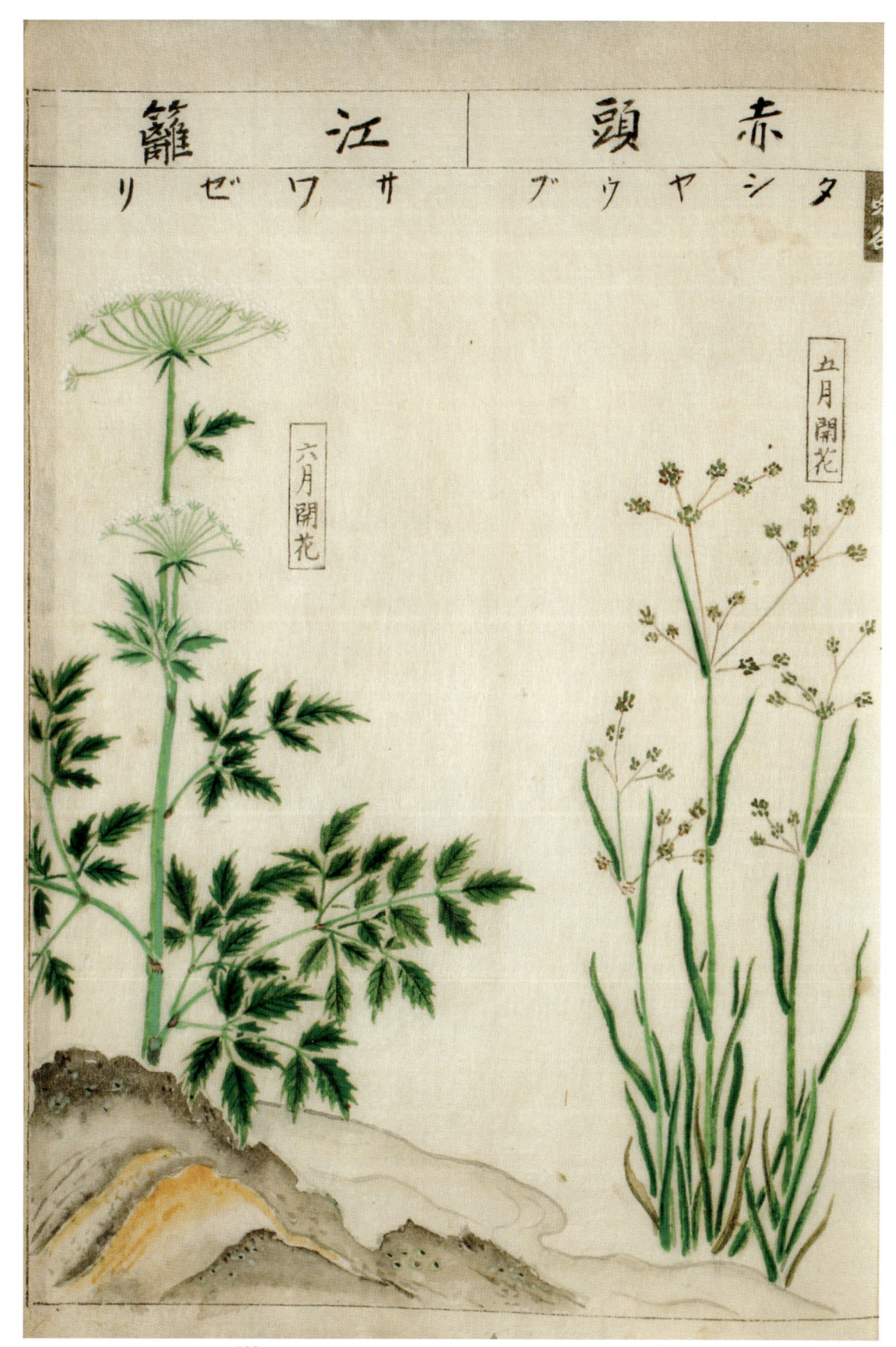

六月開花

五月開花

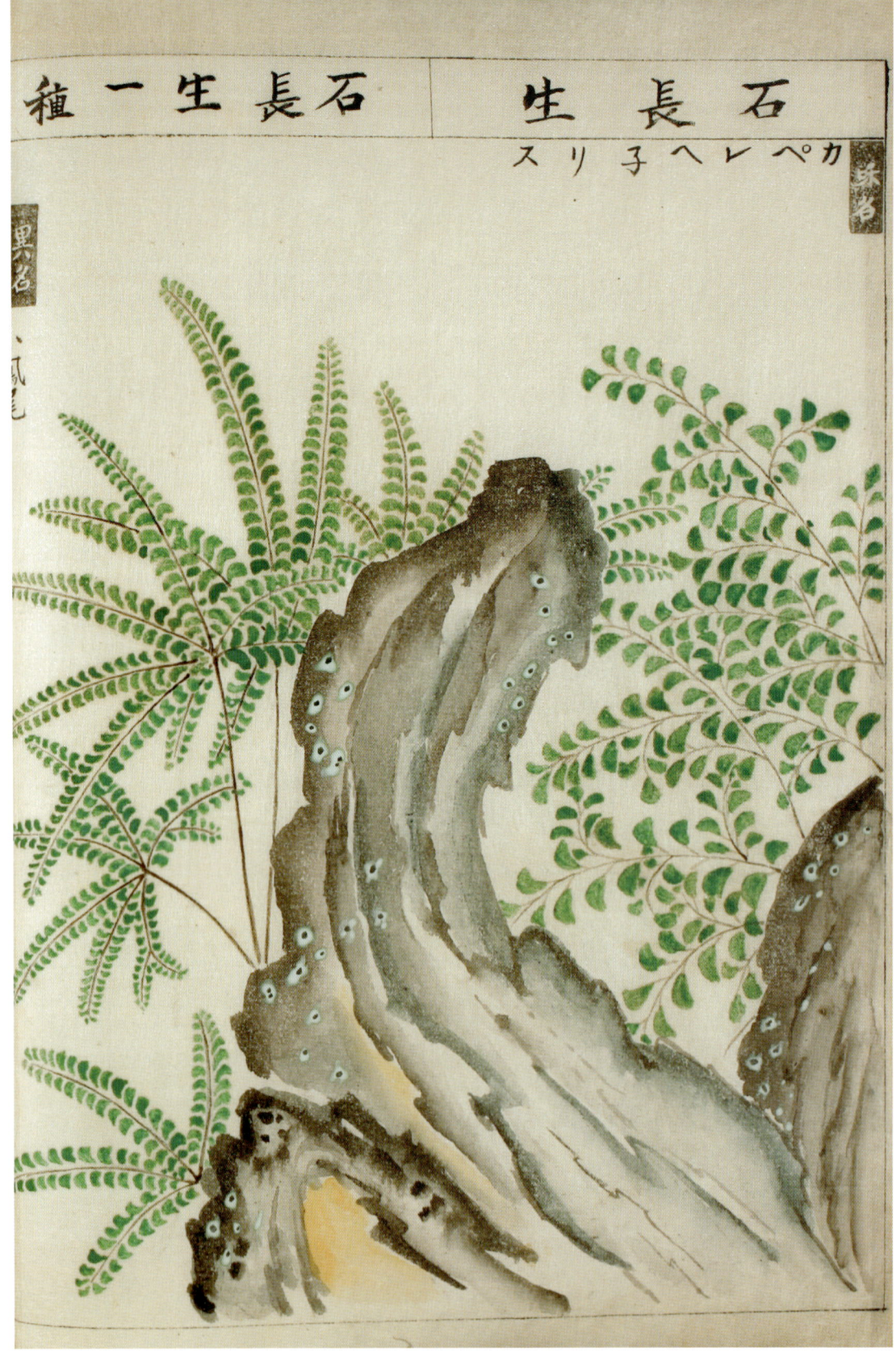

石長生一種	石長生
異名 鳳毛	カペレヘ子リス 琉名

雞足艸	螺厴
トリアシ	イワマメ

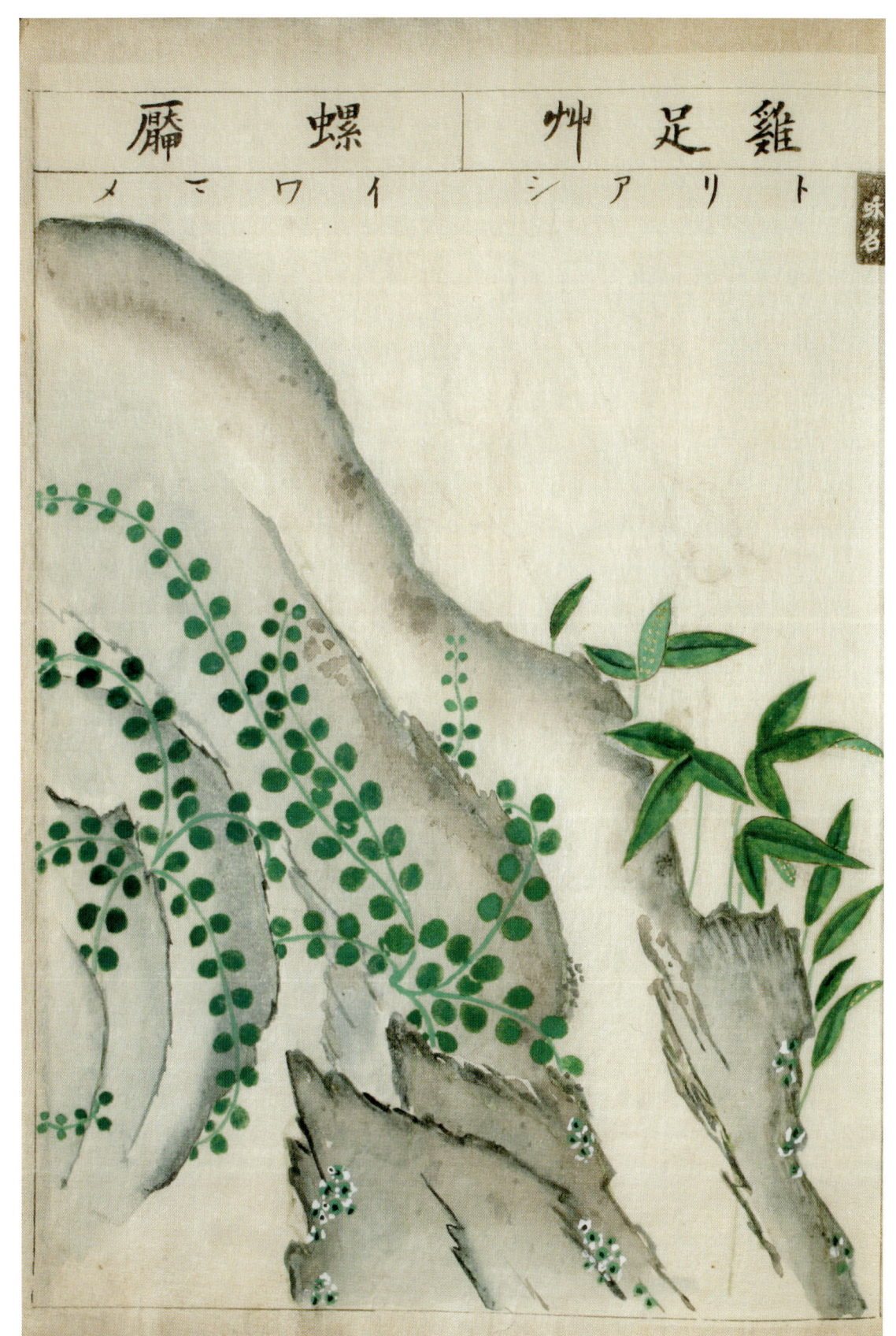

石葦　ヒトツバ

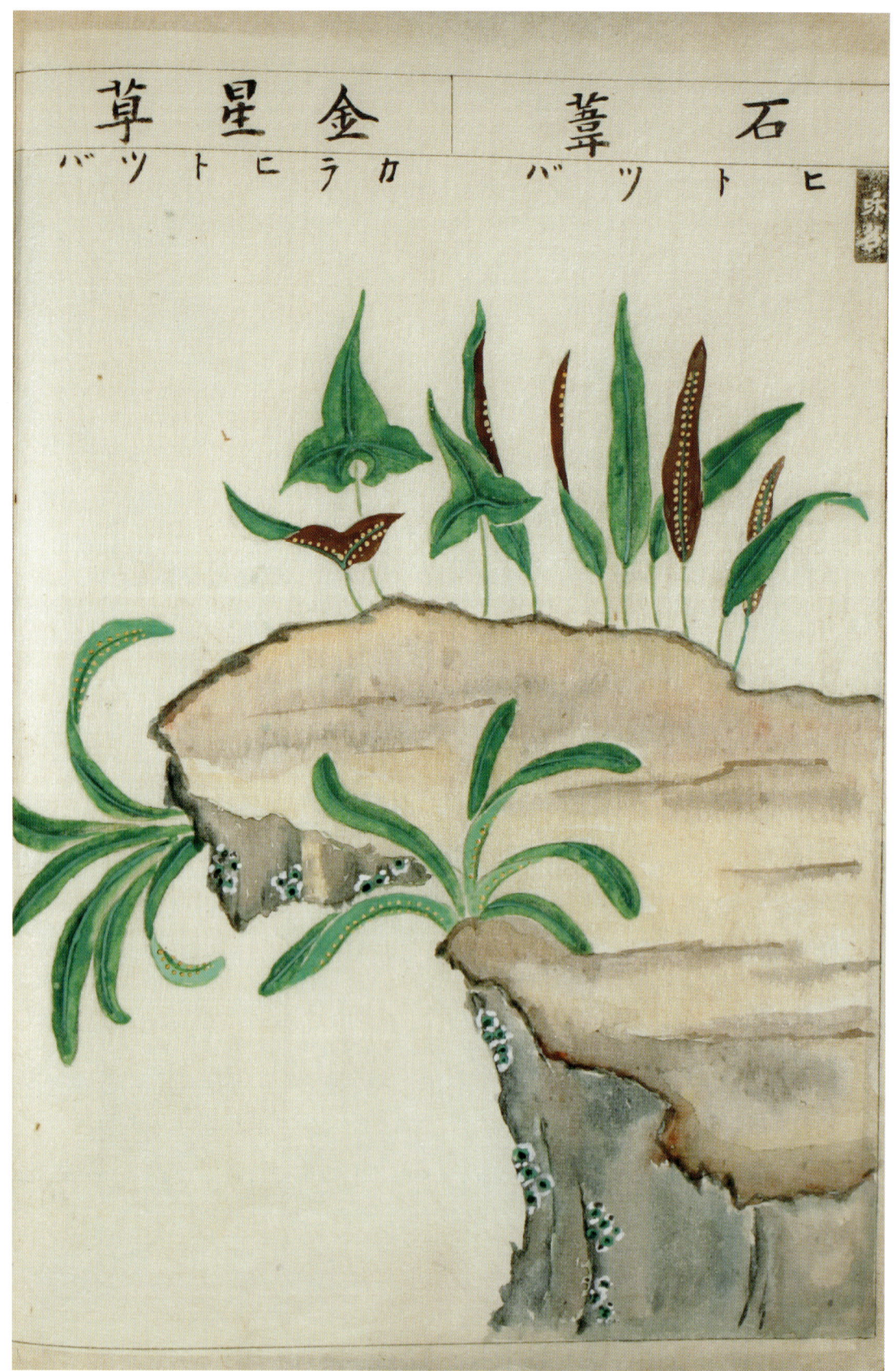

金星草　カラヒニツトバ

タテノヲボウラン

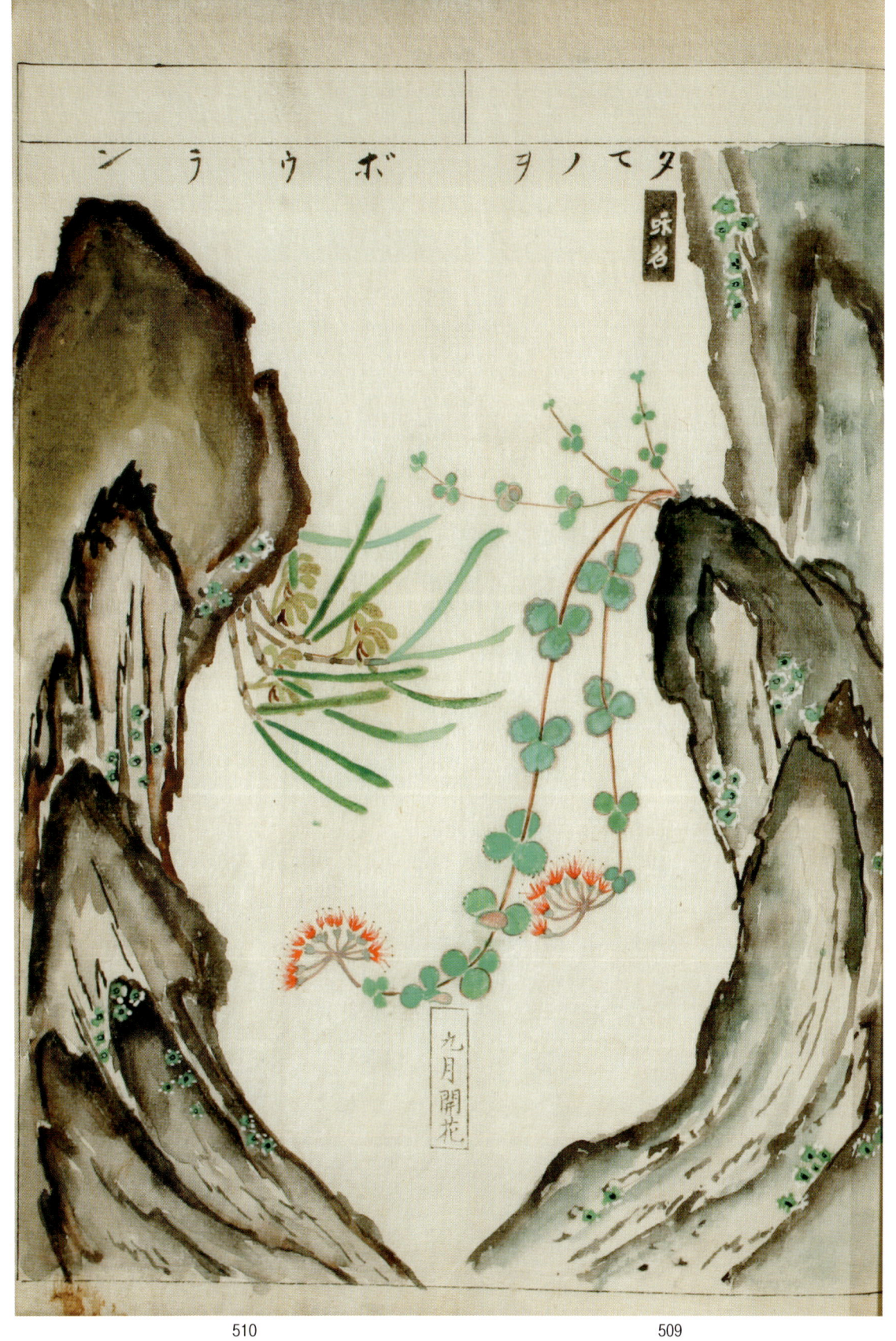

俗名

九月開花

シャビシヤク

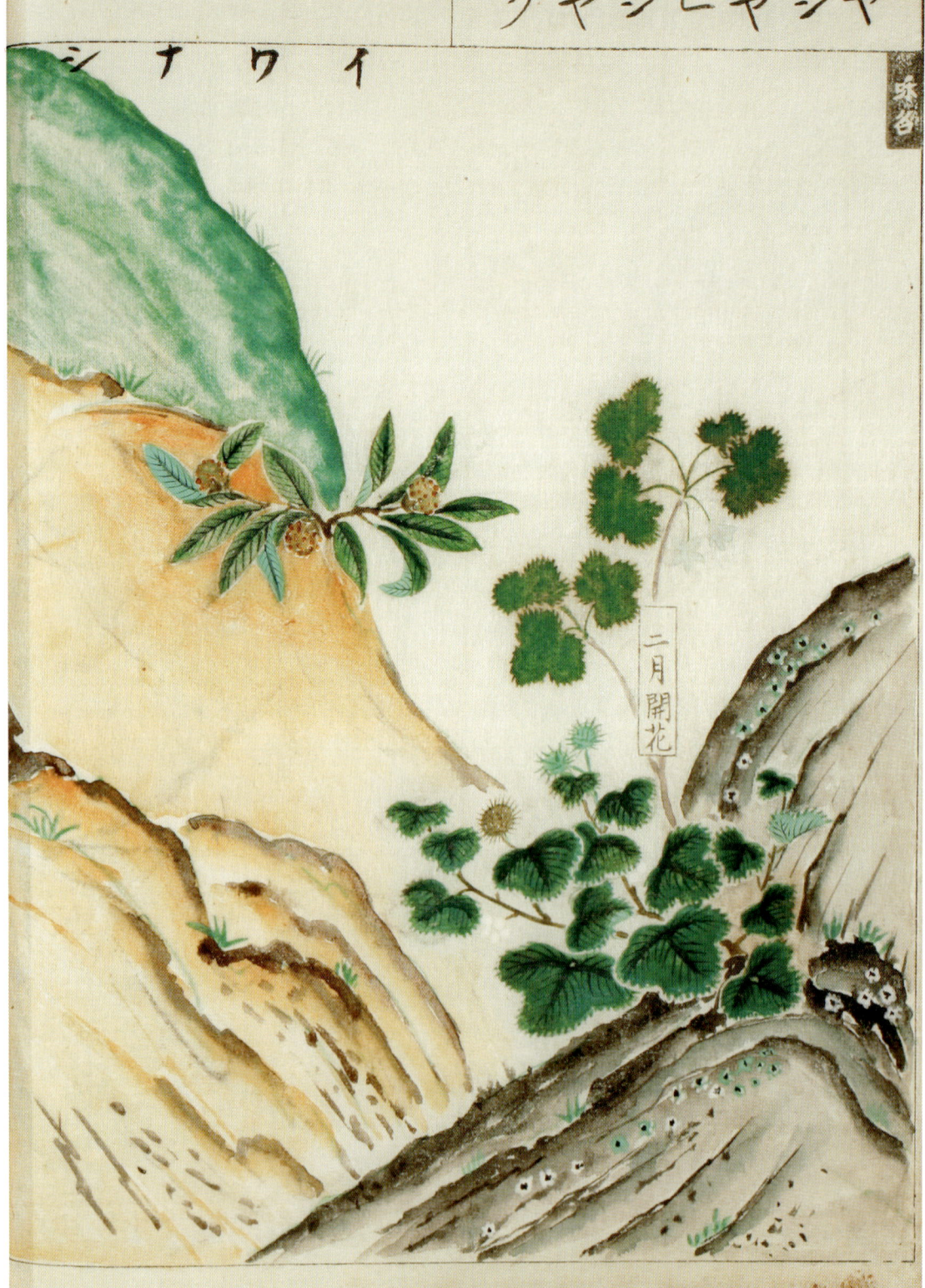

イワシナ

二月開花

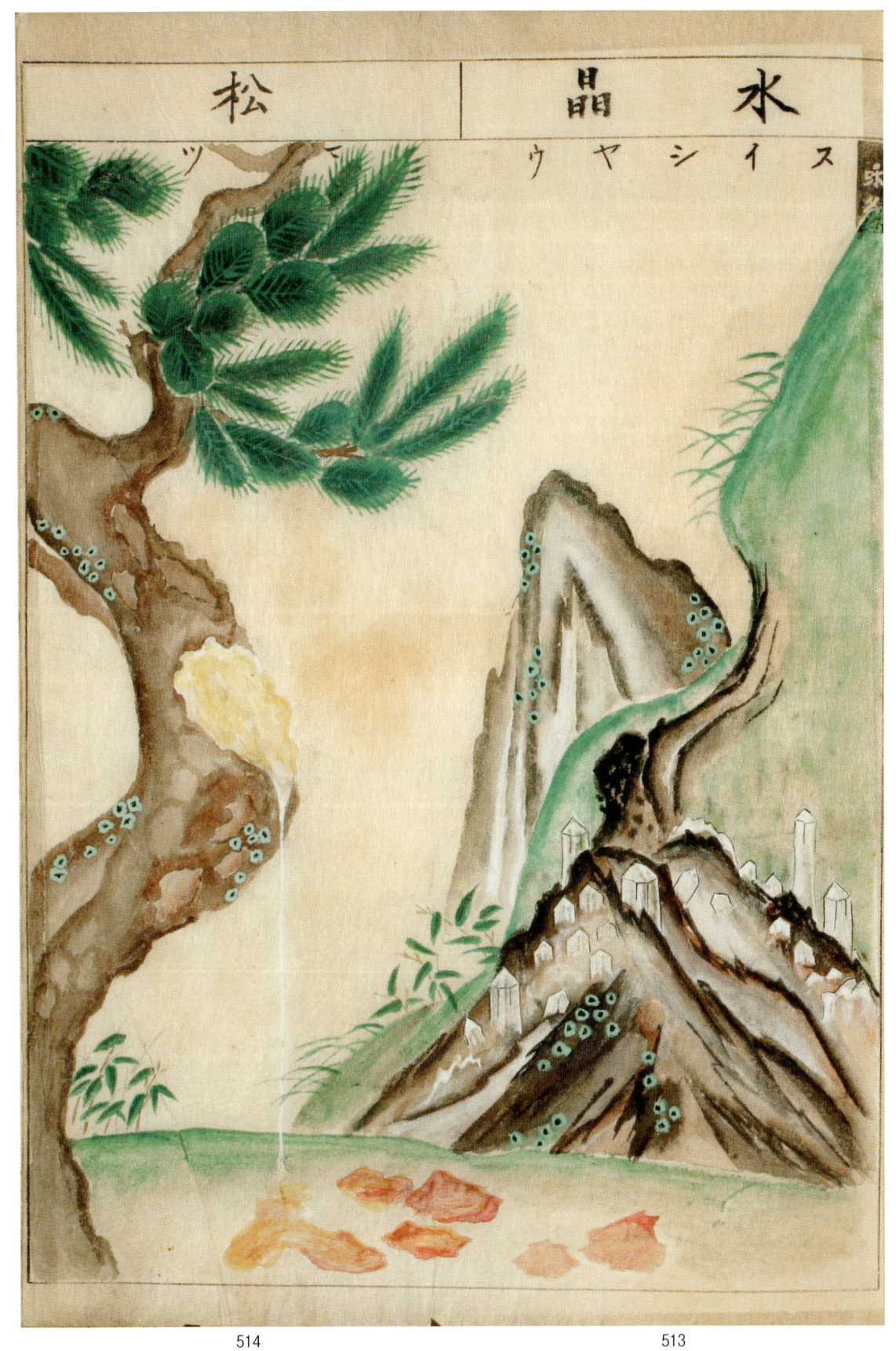

| 松 | 水晶 |
| ツ | スイシヤウ |

| 石決明 アワビ | 石鍾乳 チミイシ |

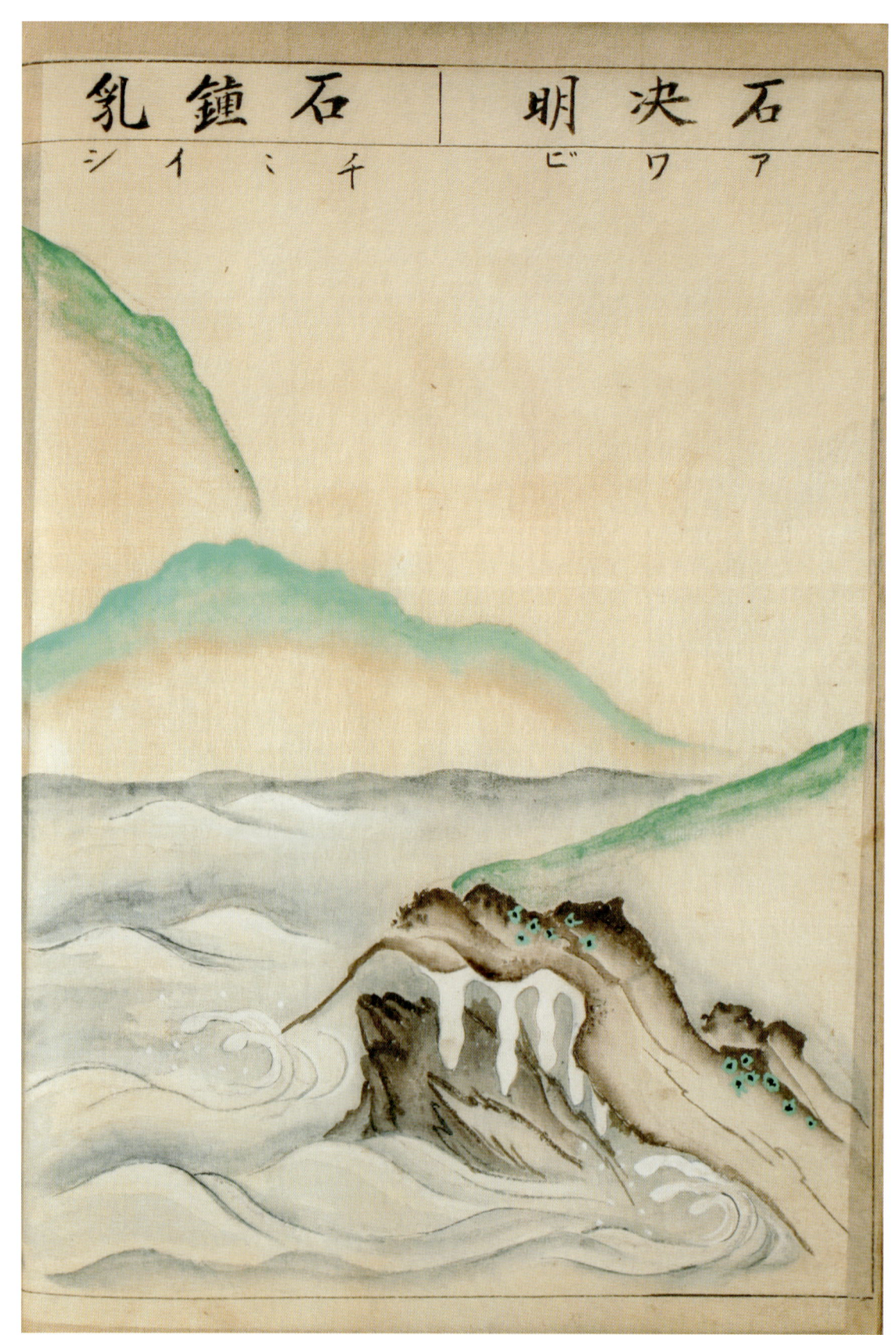

水草・石草　原本頁30

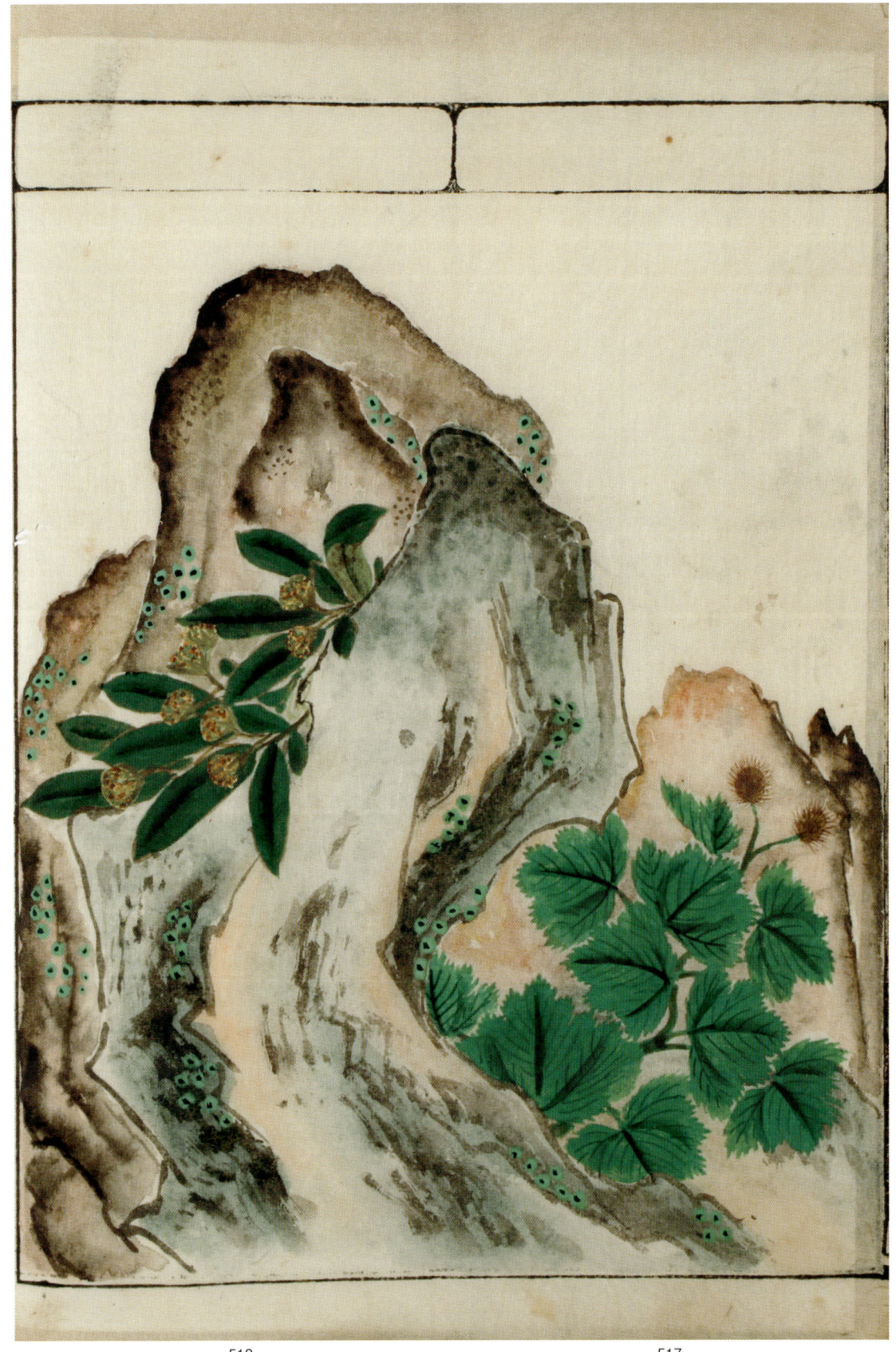

松山本草

穀菜

十六丁

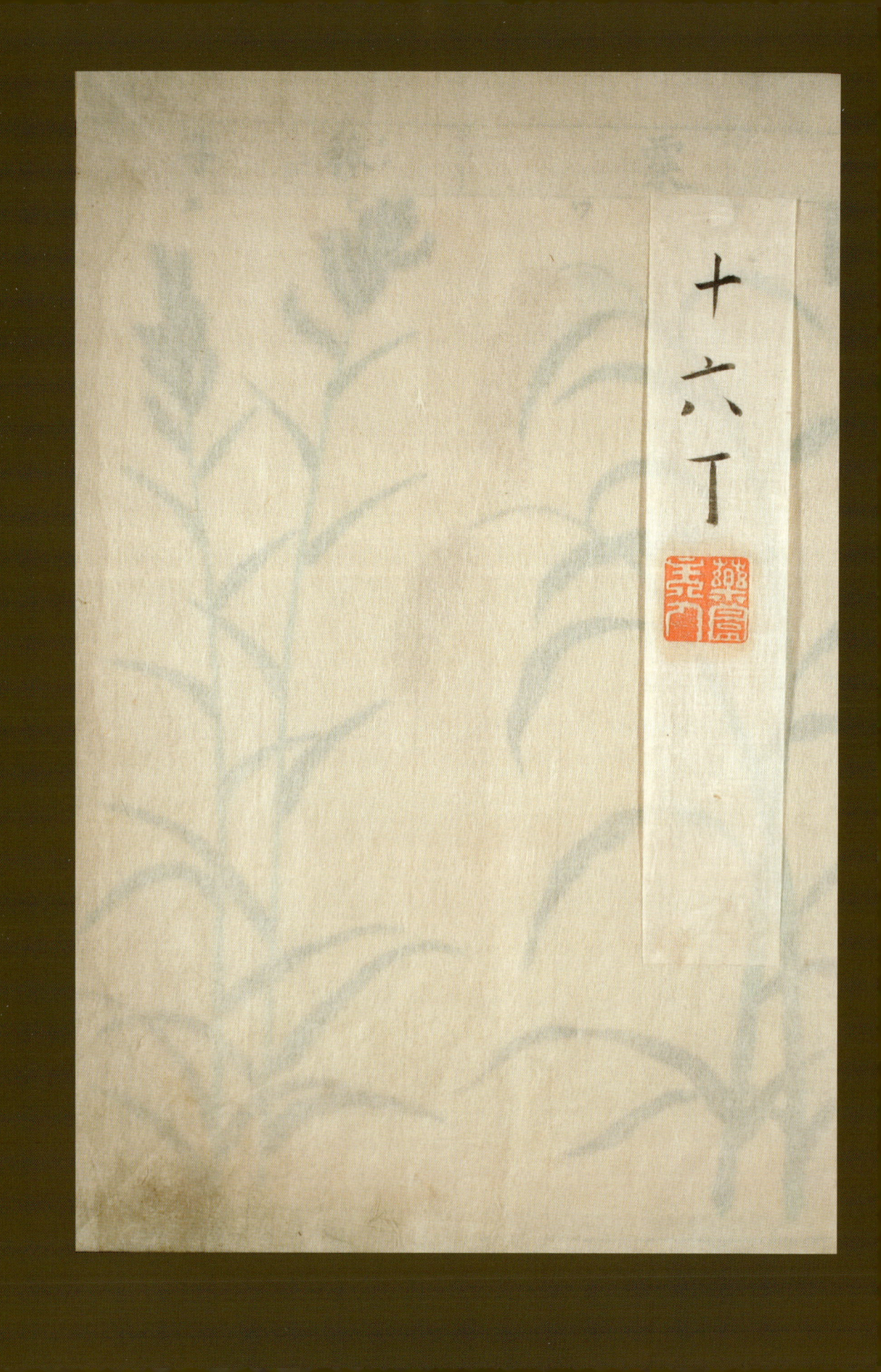

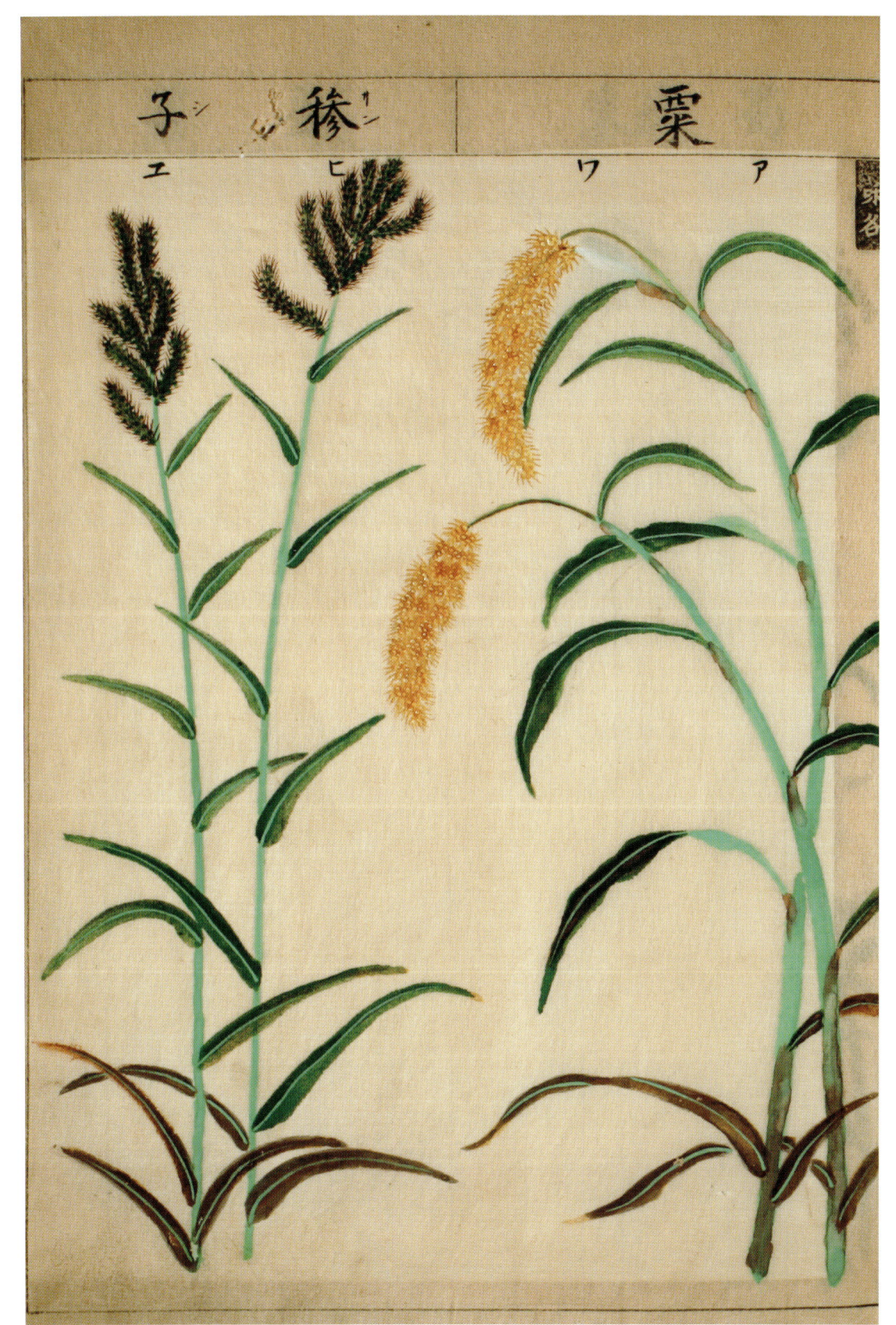

| 穄子 シン エヒ | 粟 ワア |

| 黍 | 麥 | 蕎 |
| ビ キ | バ | ソ |

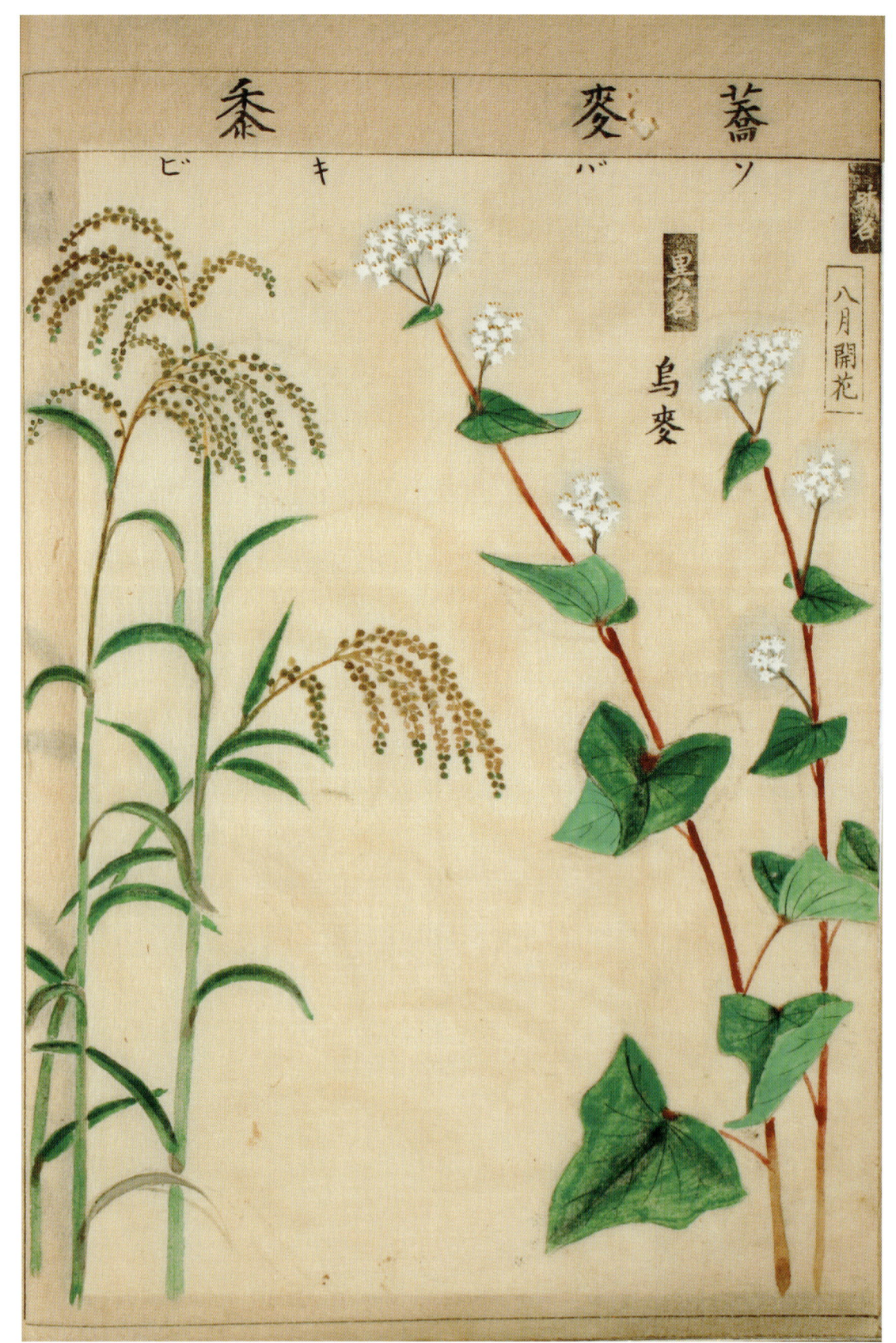

俗名
烏麥

八月開花

蘆荻	蜀黍
ビキウトイ	ビキウト

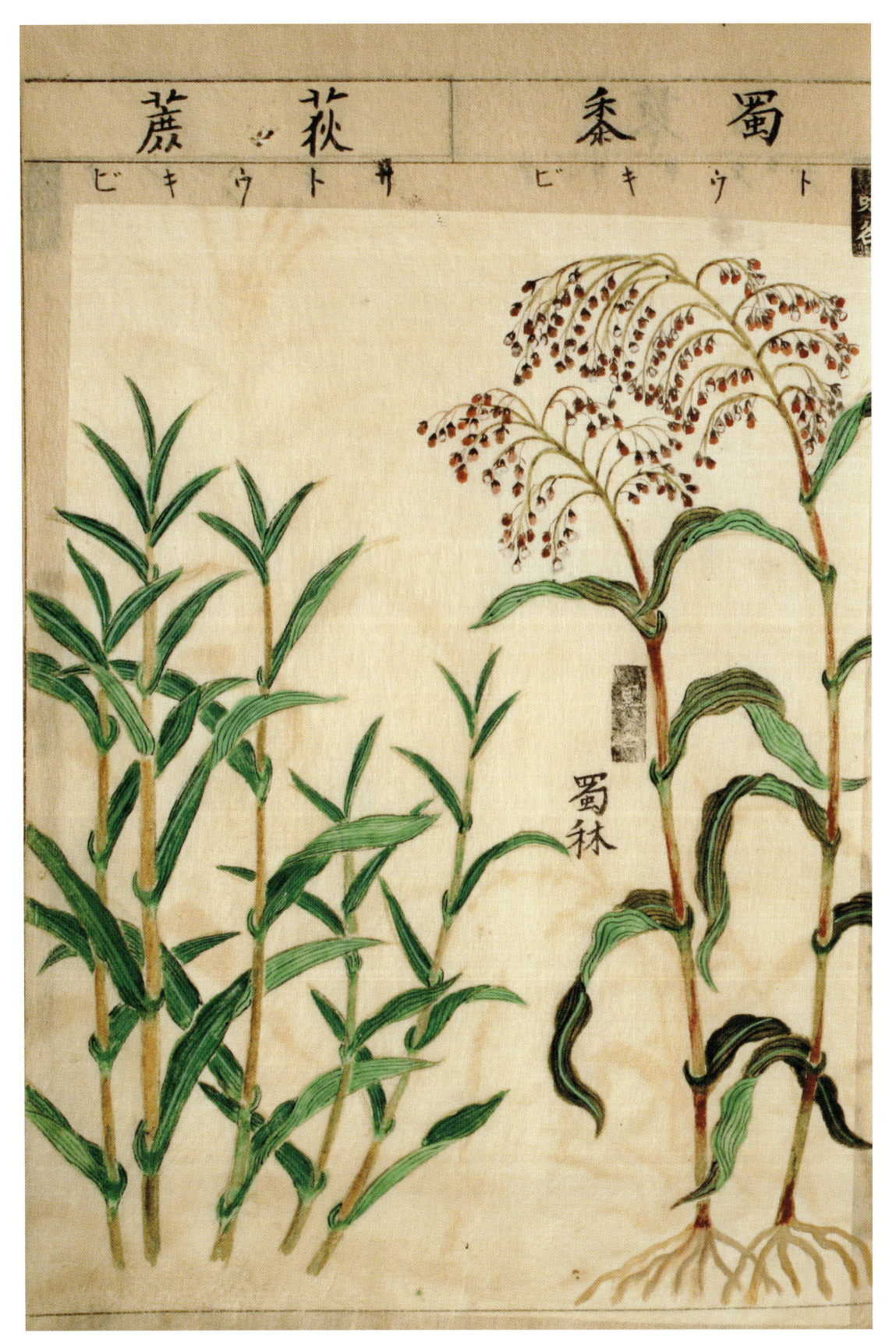

蜀秫

蓼 / 蜀

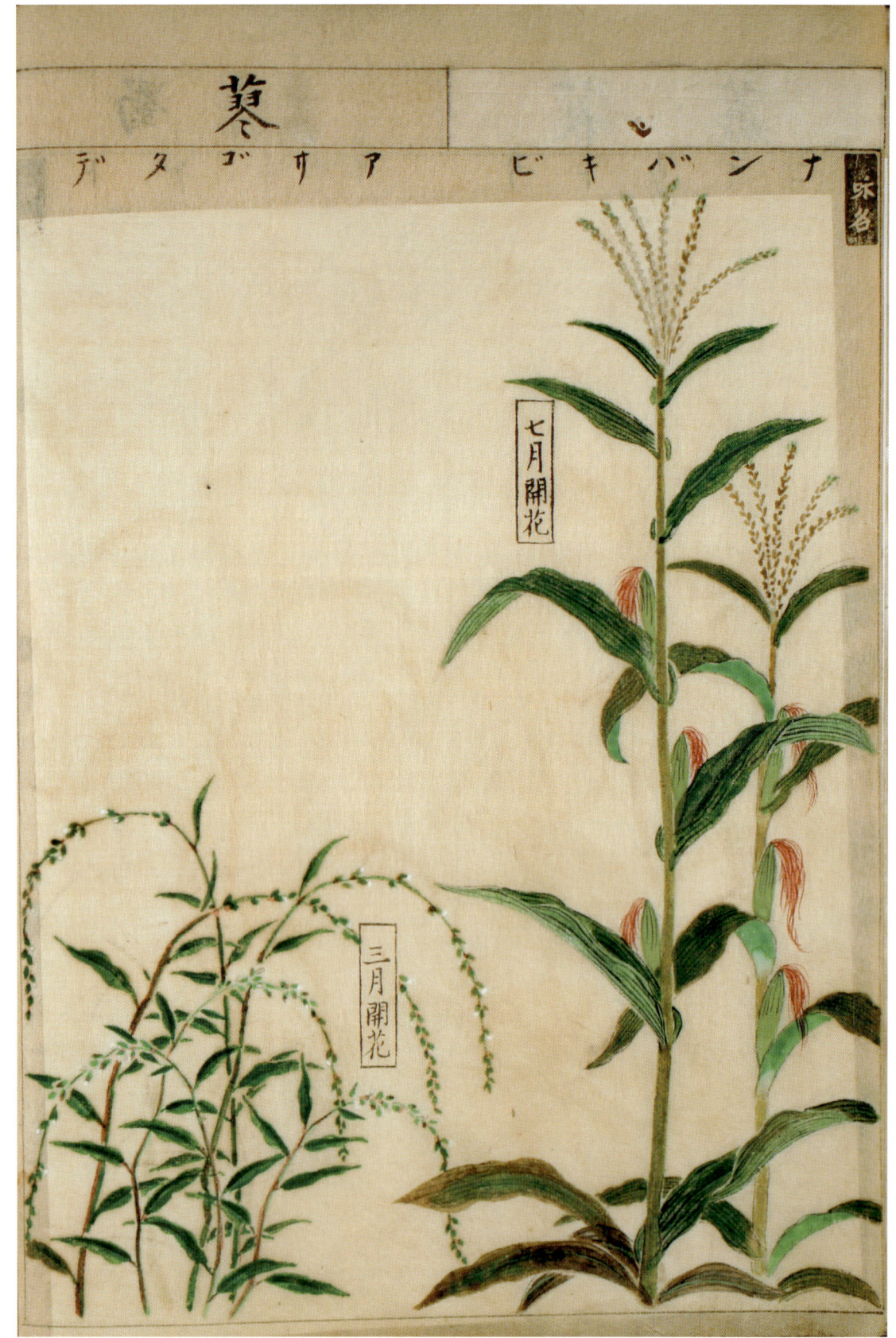

デタゴサアビキバンナ

七月開花

三月開花

油菜	白芥
ナコ	シラカ

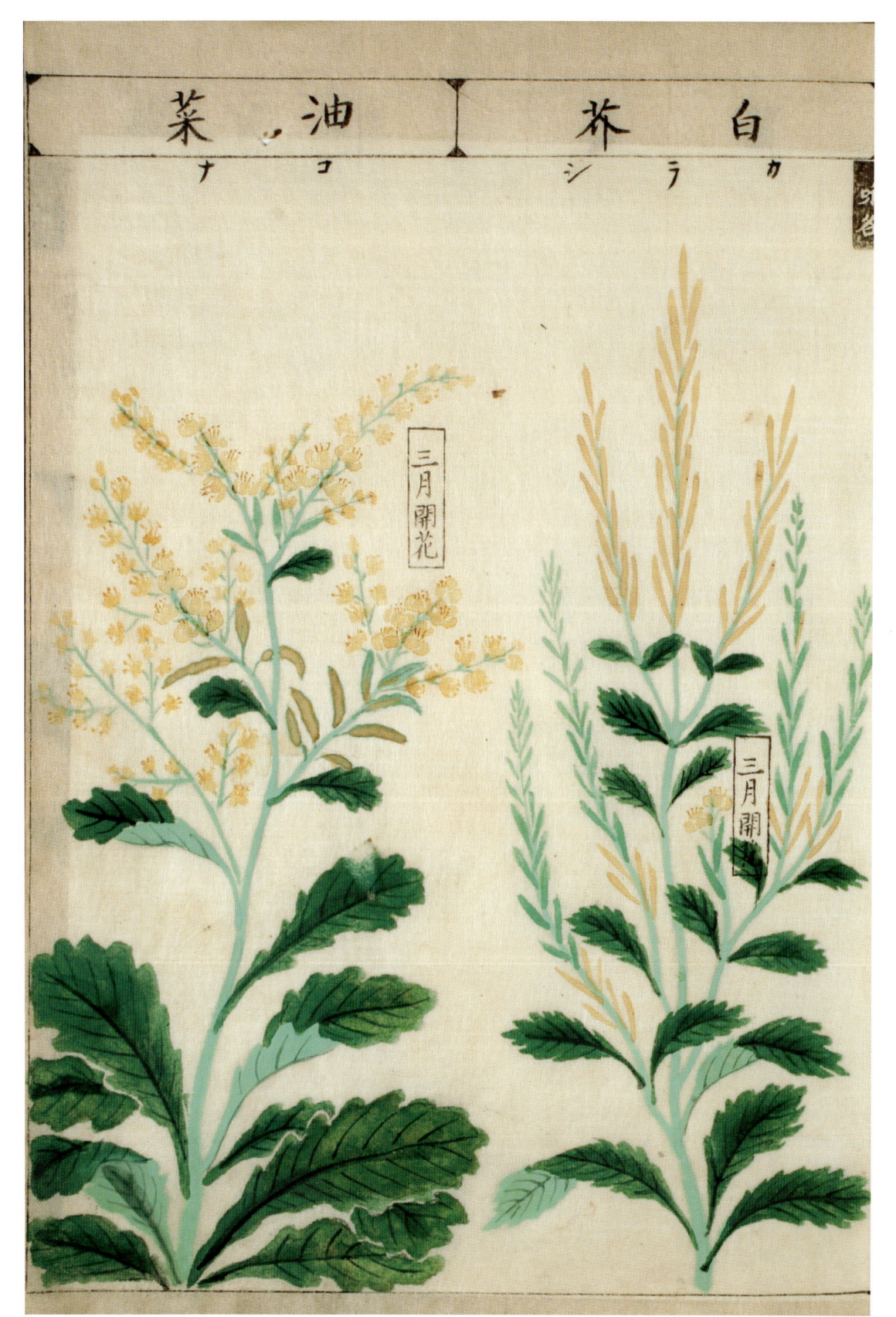

三月開花

三月開花

シケシ　　　　　　　ゴマ　味名

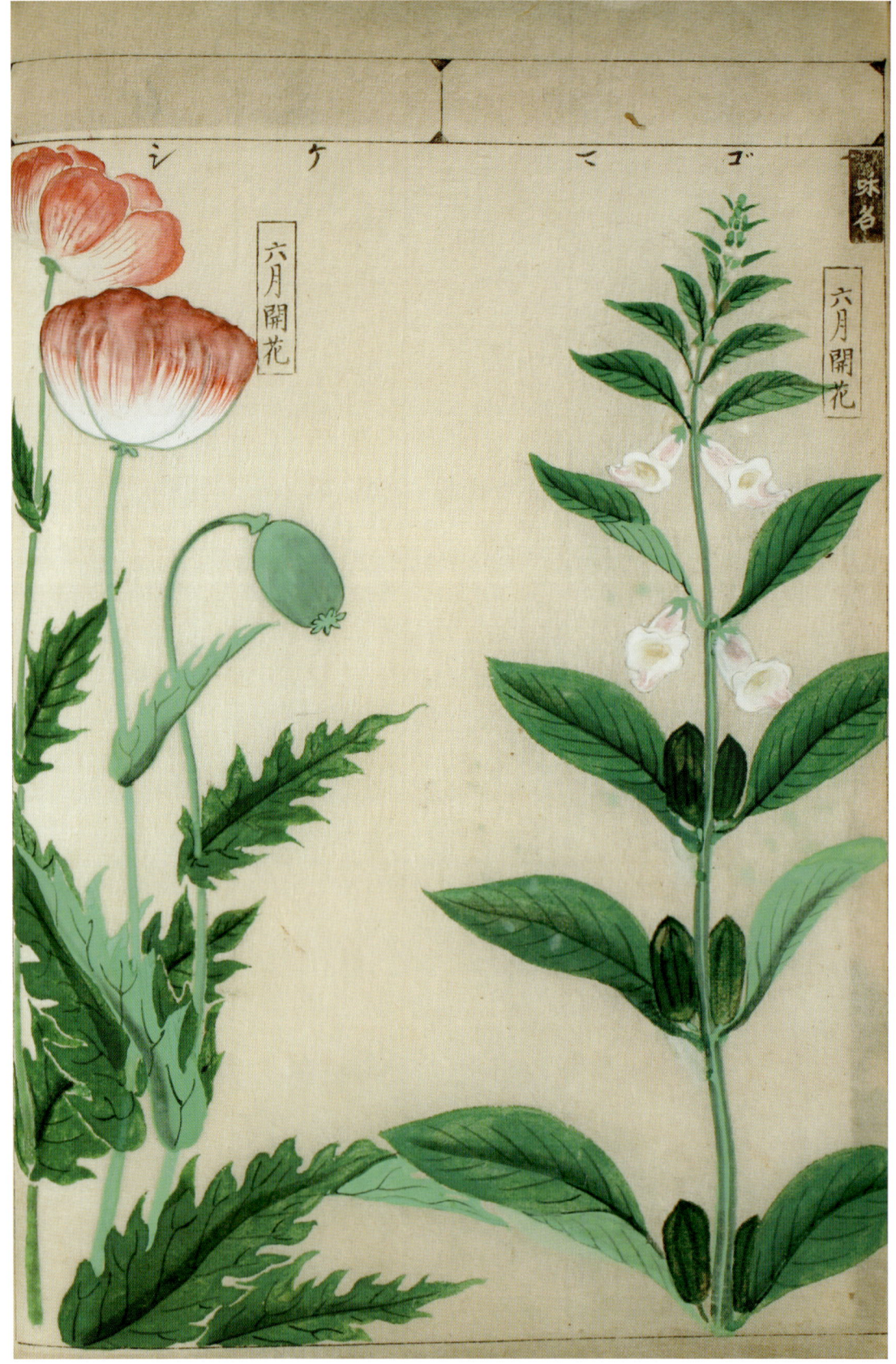

六月開花　　　　　六月開花

葶藶　ナズナヲ	薺菜　ナズナ

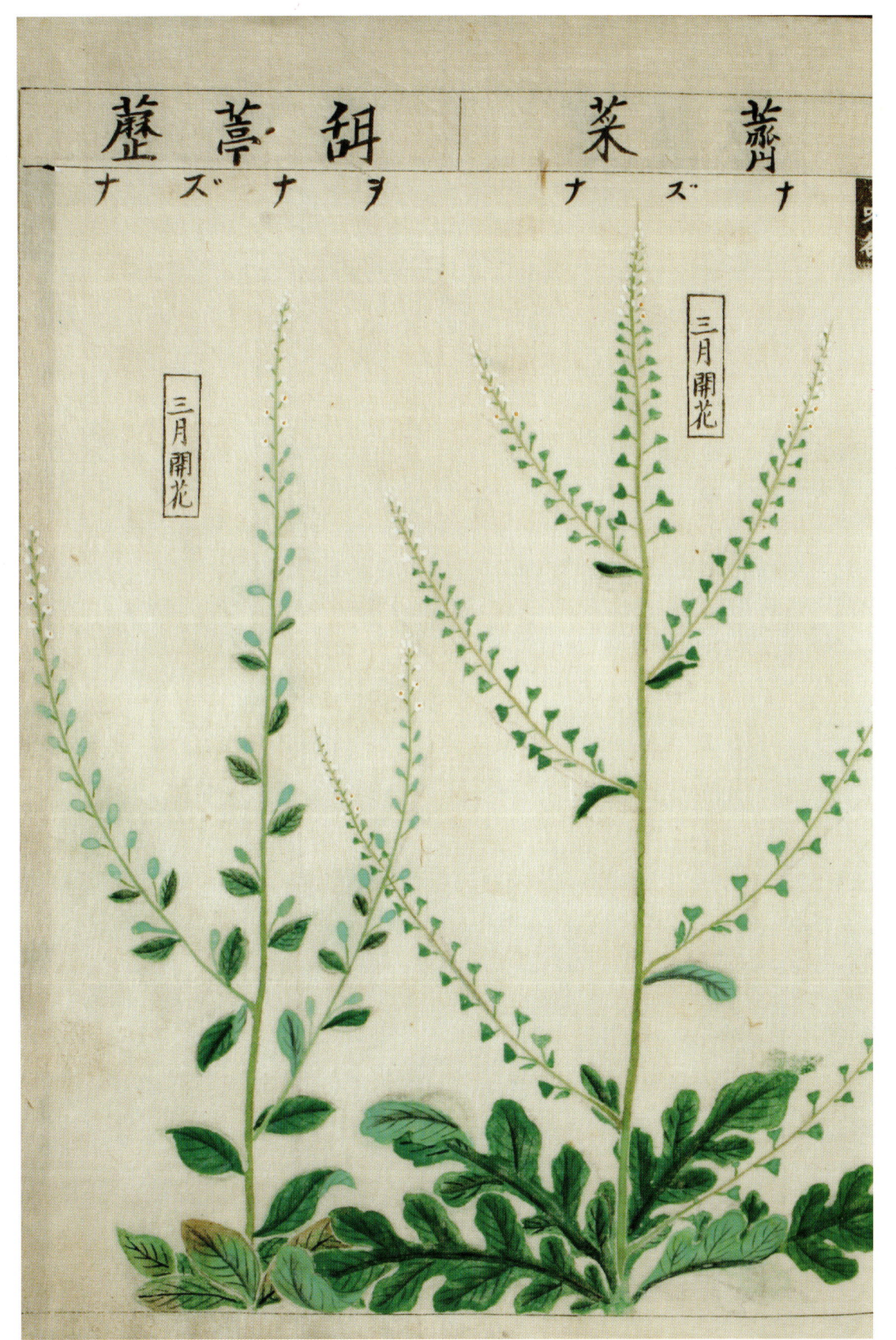

三月開花

三月開花

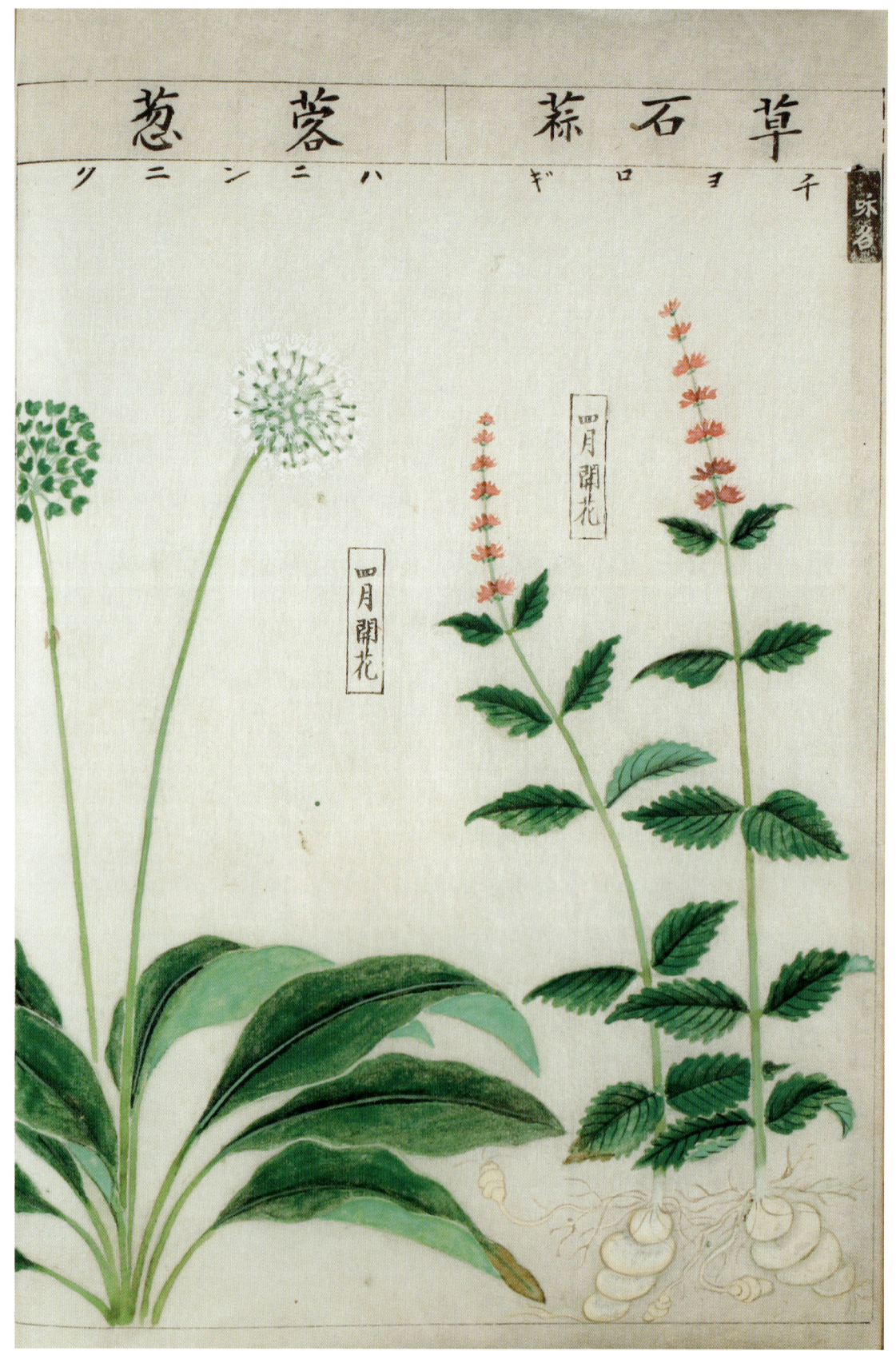

| 葓蓉 | 草石蒜 |
| ハンニンニク | 千ヨロギ |

四月開花

四月開花

| 紅心藜 | 藜 |
| アカザ | アヲザ |

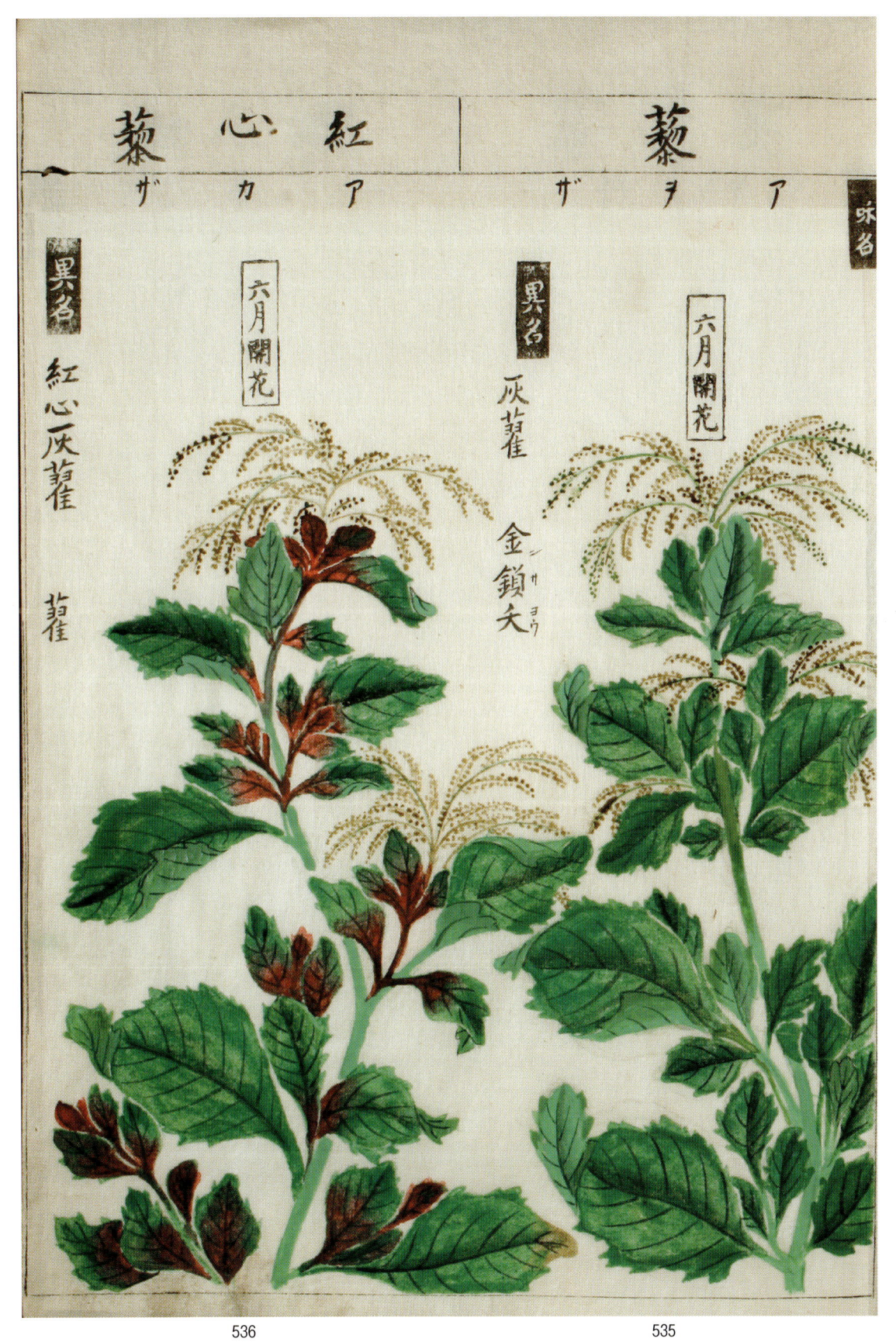

異名
紅心一灰藋
藋雀

六月開花

異名
灰藋
金鎖天（サヨウ）

六月開花

胡葱	葱
ワケギ	カブ子

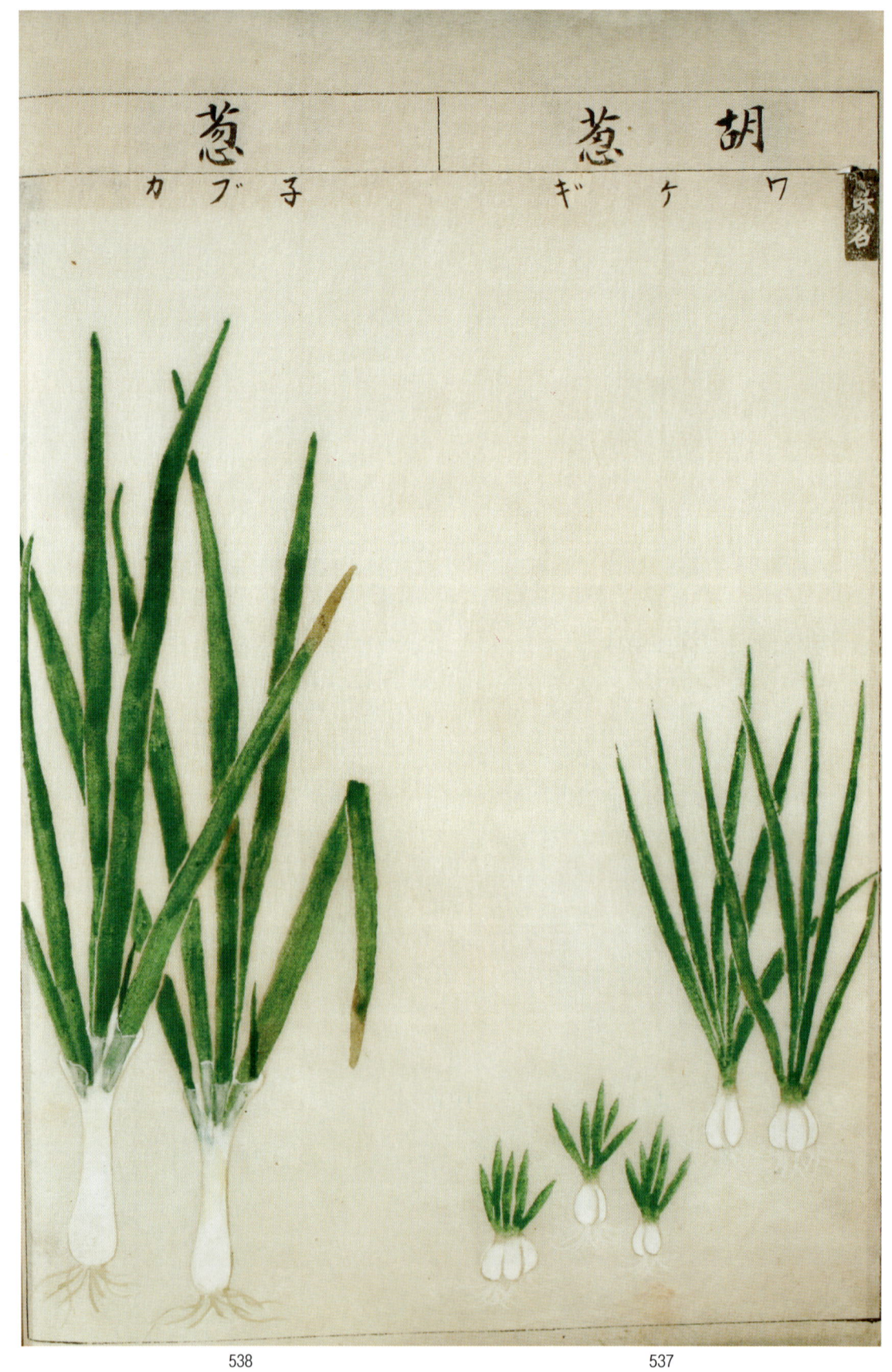

龍爪葱	薤
シマブカ	ラッキョウ

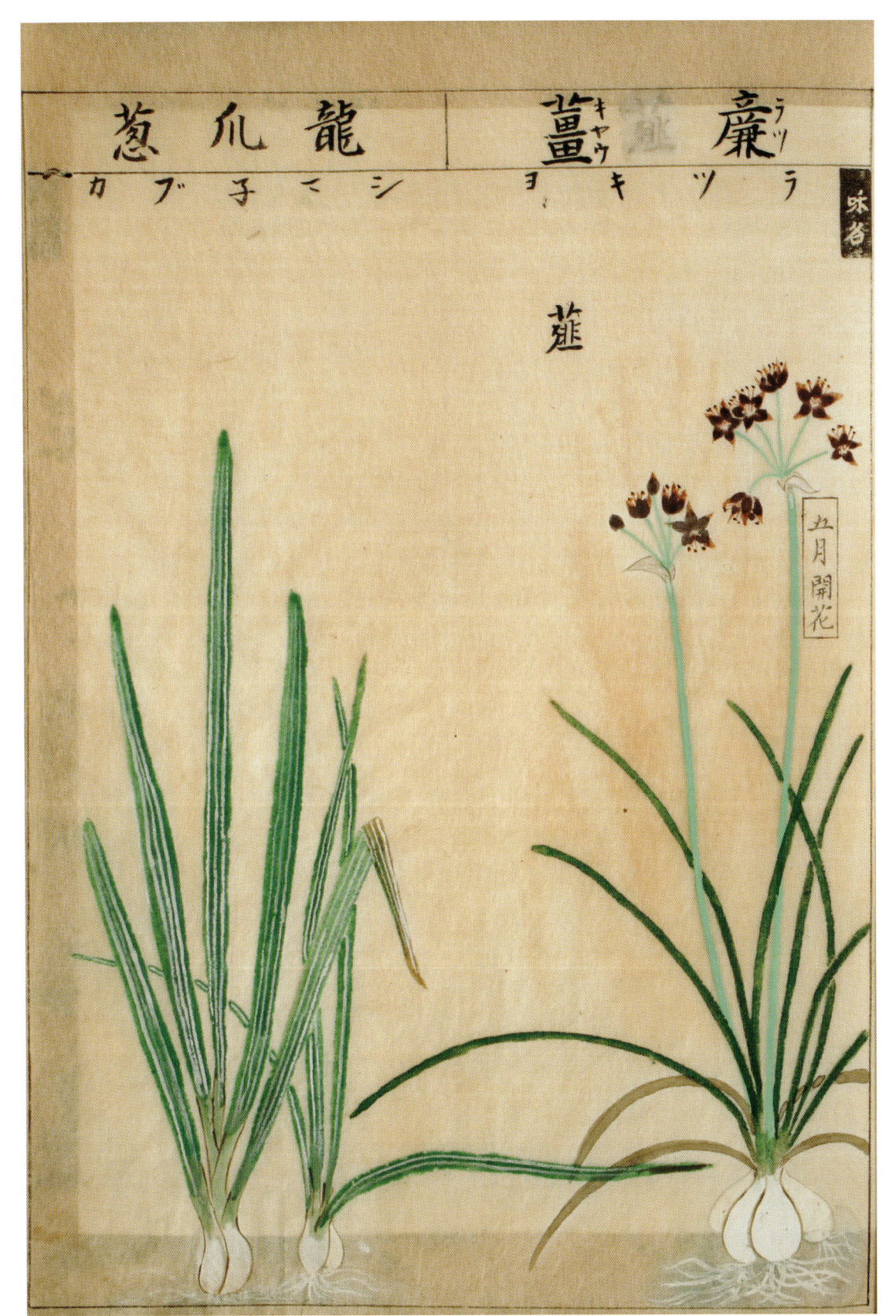

韮

五月開花

細葉蒿苣

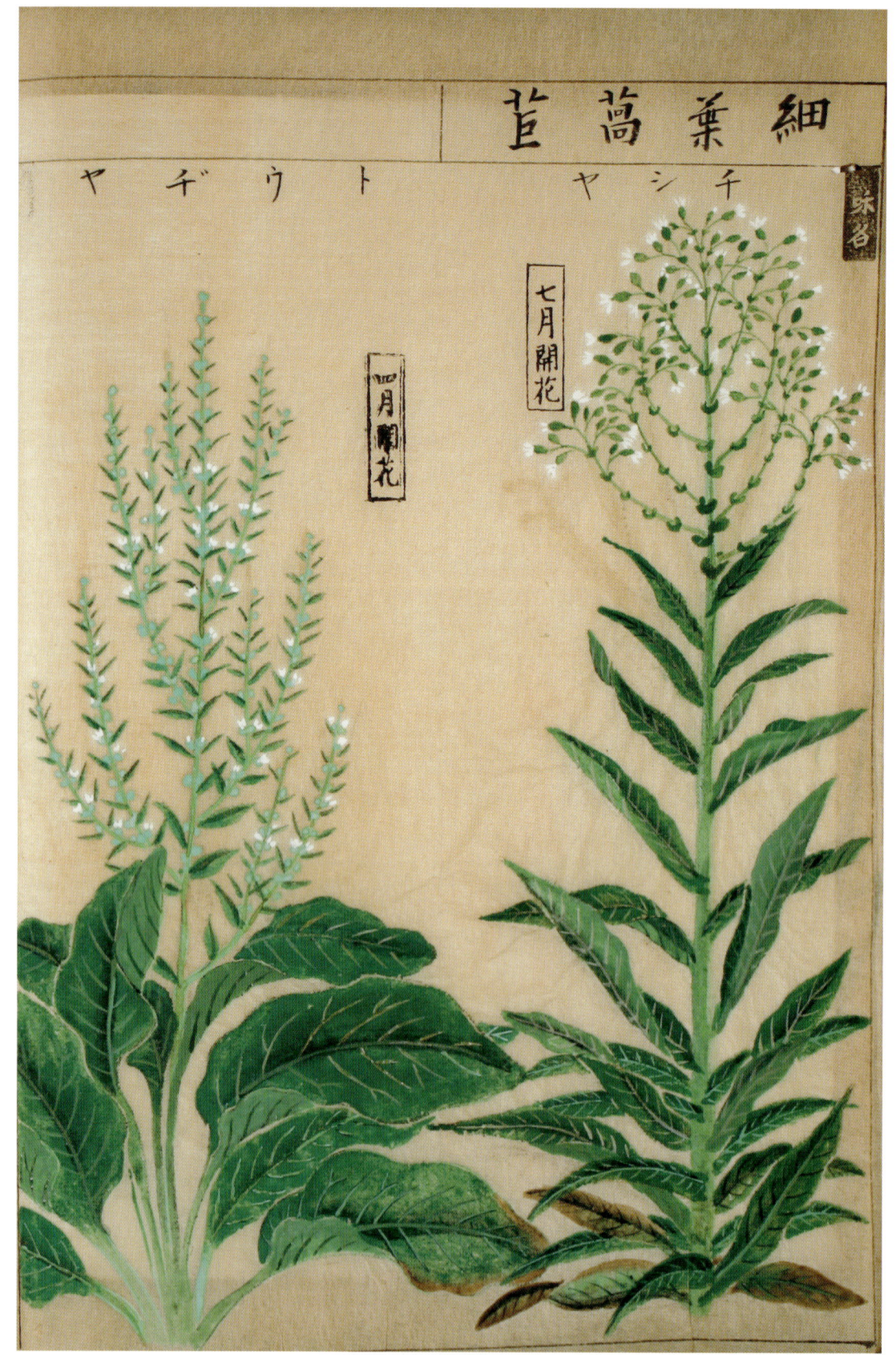

チシヤ　　　トウヂヤ

七月開花　　四月開花

牛尾菜　水芹
　　　　セ　リ

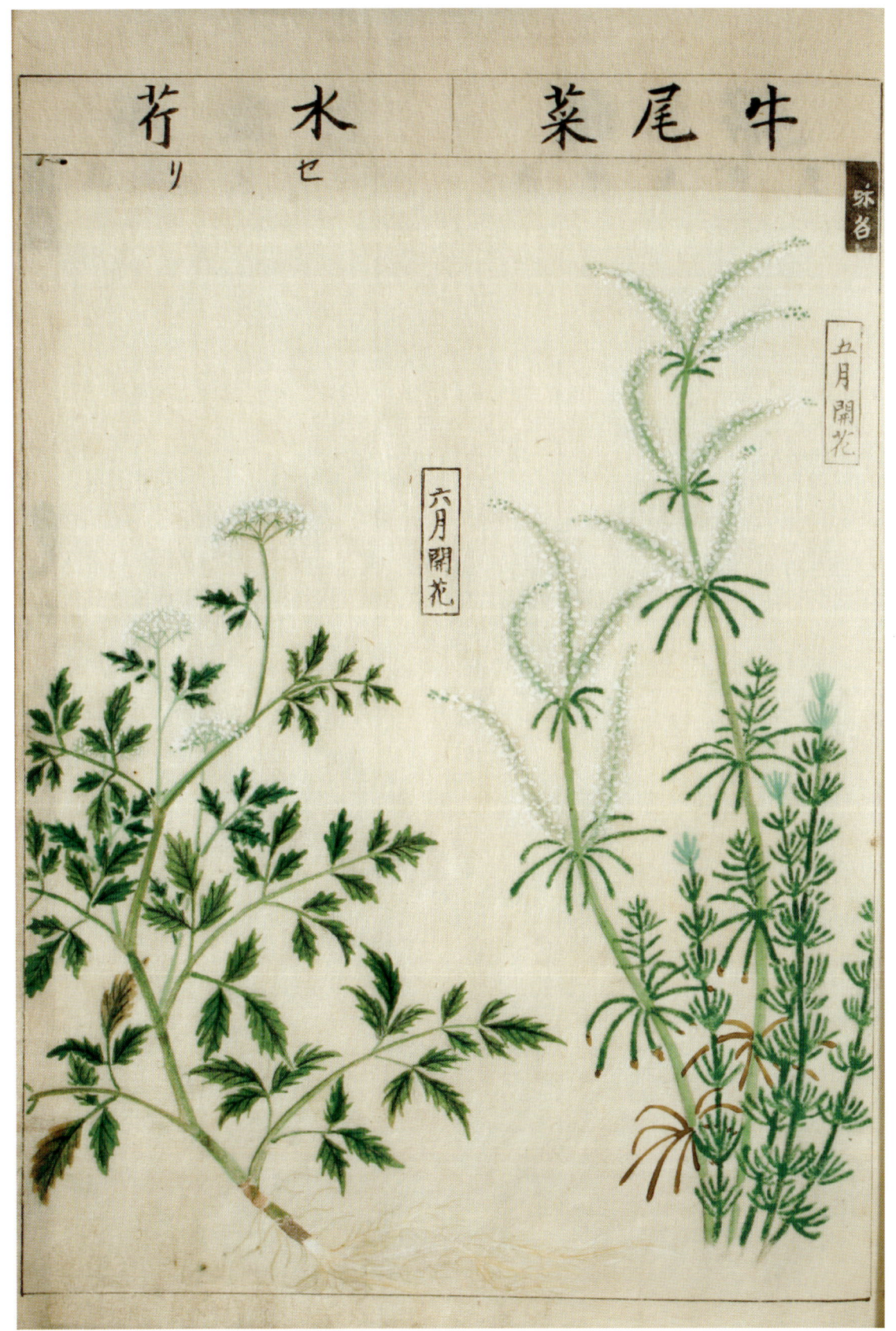

五月開花

六月開花

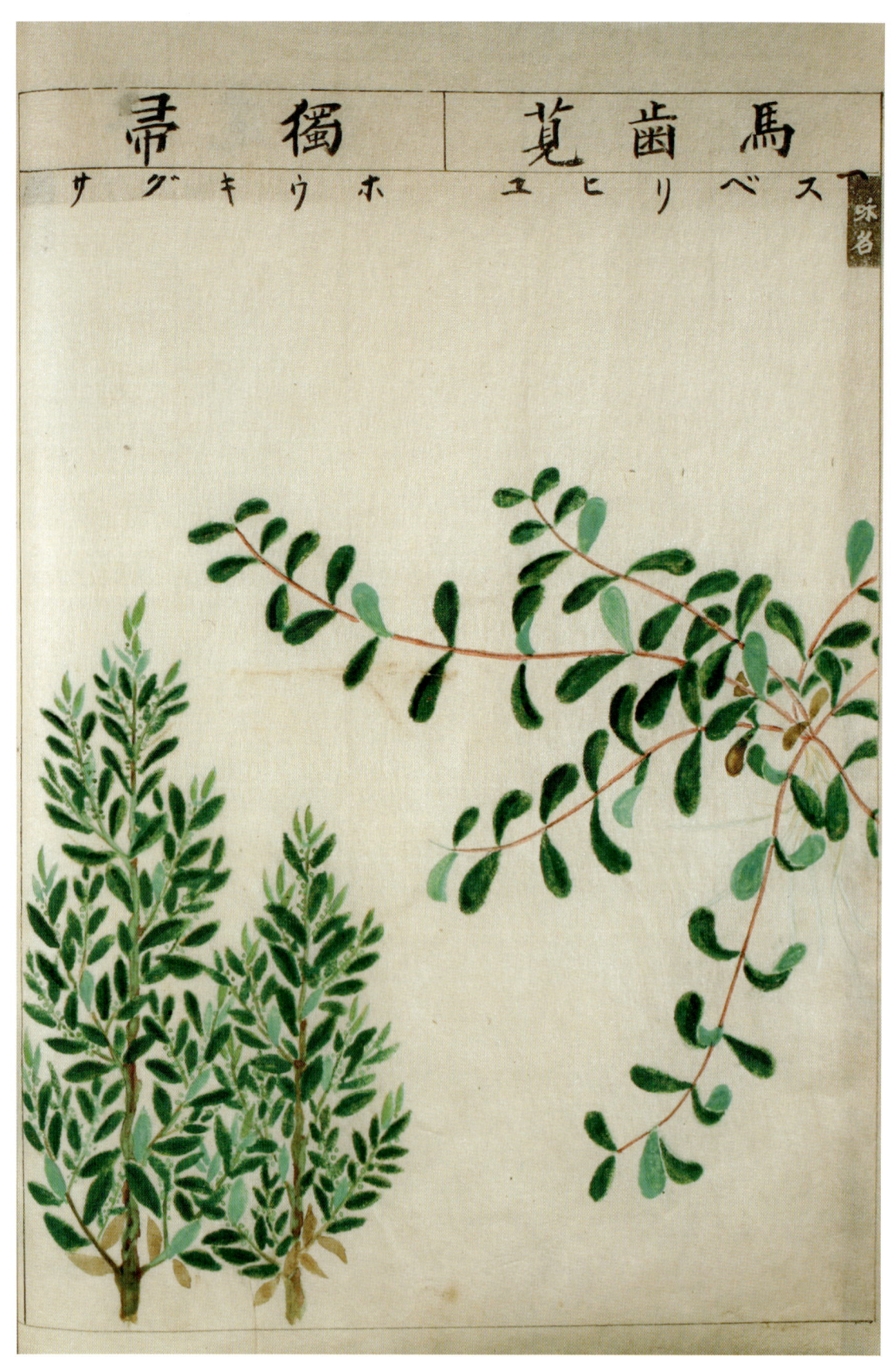

獨帚	馬齒莧
ホウキグサ	スベリヒユ

鐵得蒿	毛連菜
ヨメナ	カウゾリナ

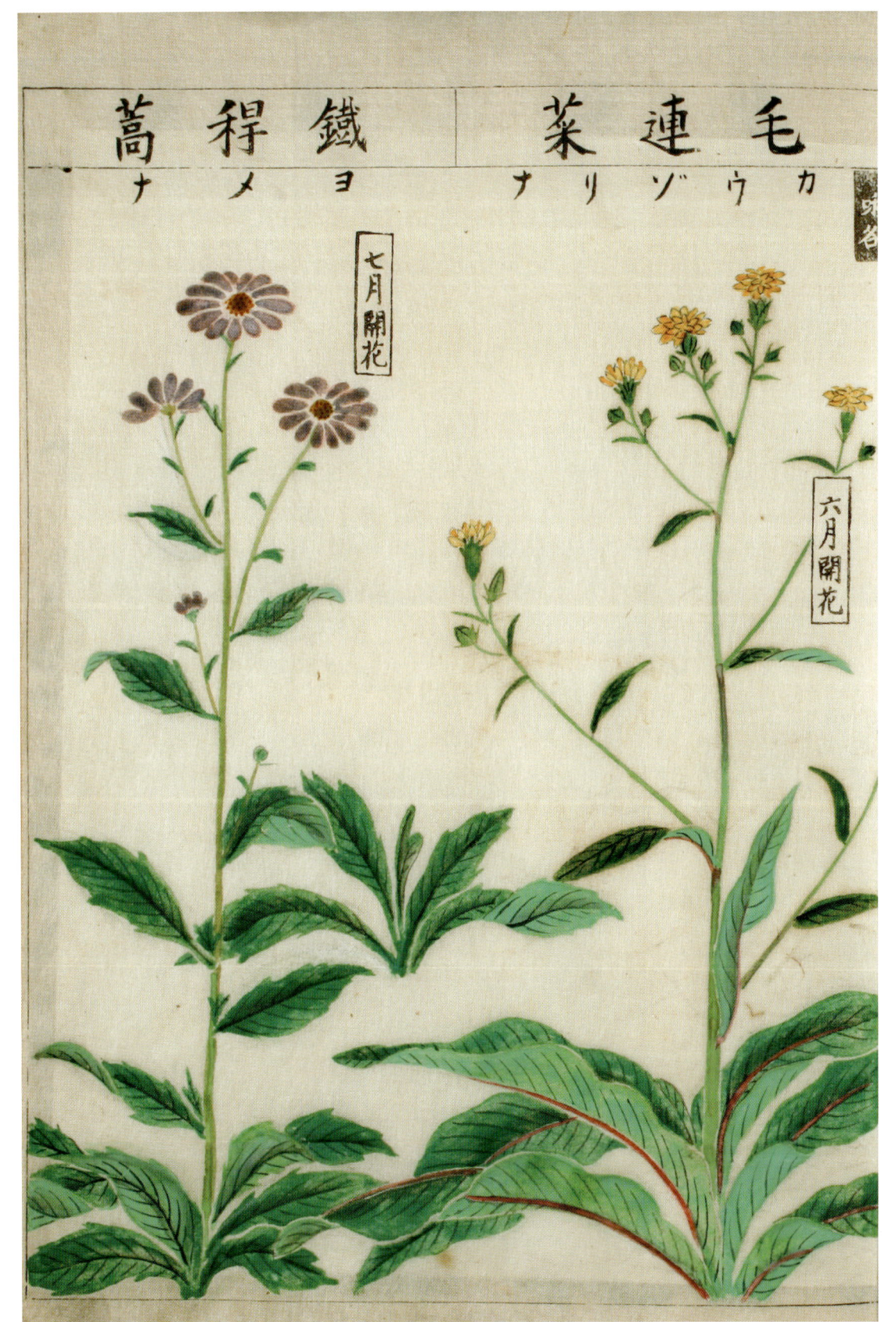

七月開花

六月開花

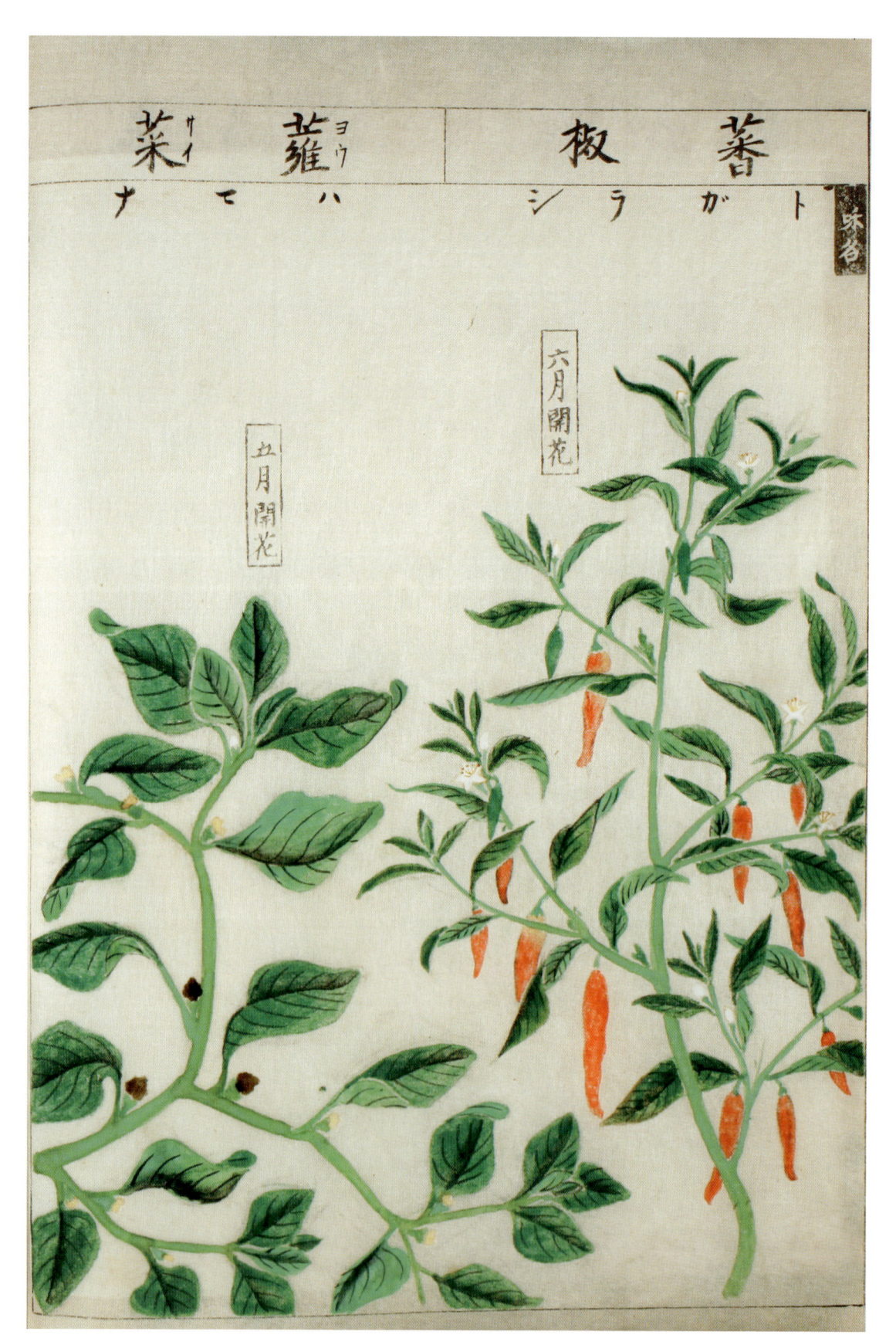

| 蕹菜 ヨウサイ ハマナ | 蕃椒 トウガラシ 味各 |

五月開花

六月開花

龍牙　　狼牙

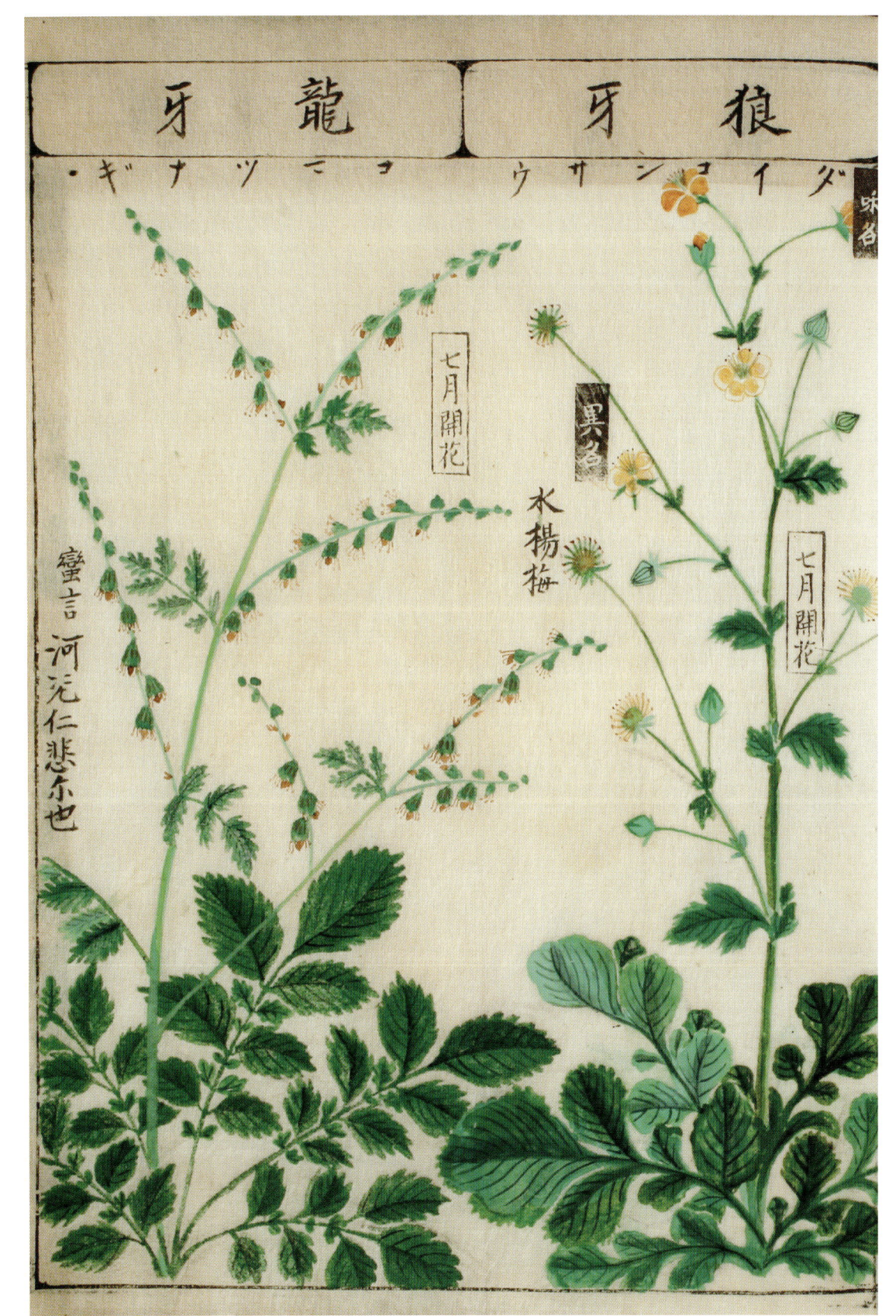

コツナギ　　ウサンコイダ

七月開花

異名
水楊梅

七月開花

螢言 河㐃仁悲尓也

艸蓮草

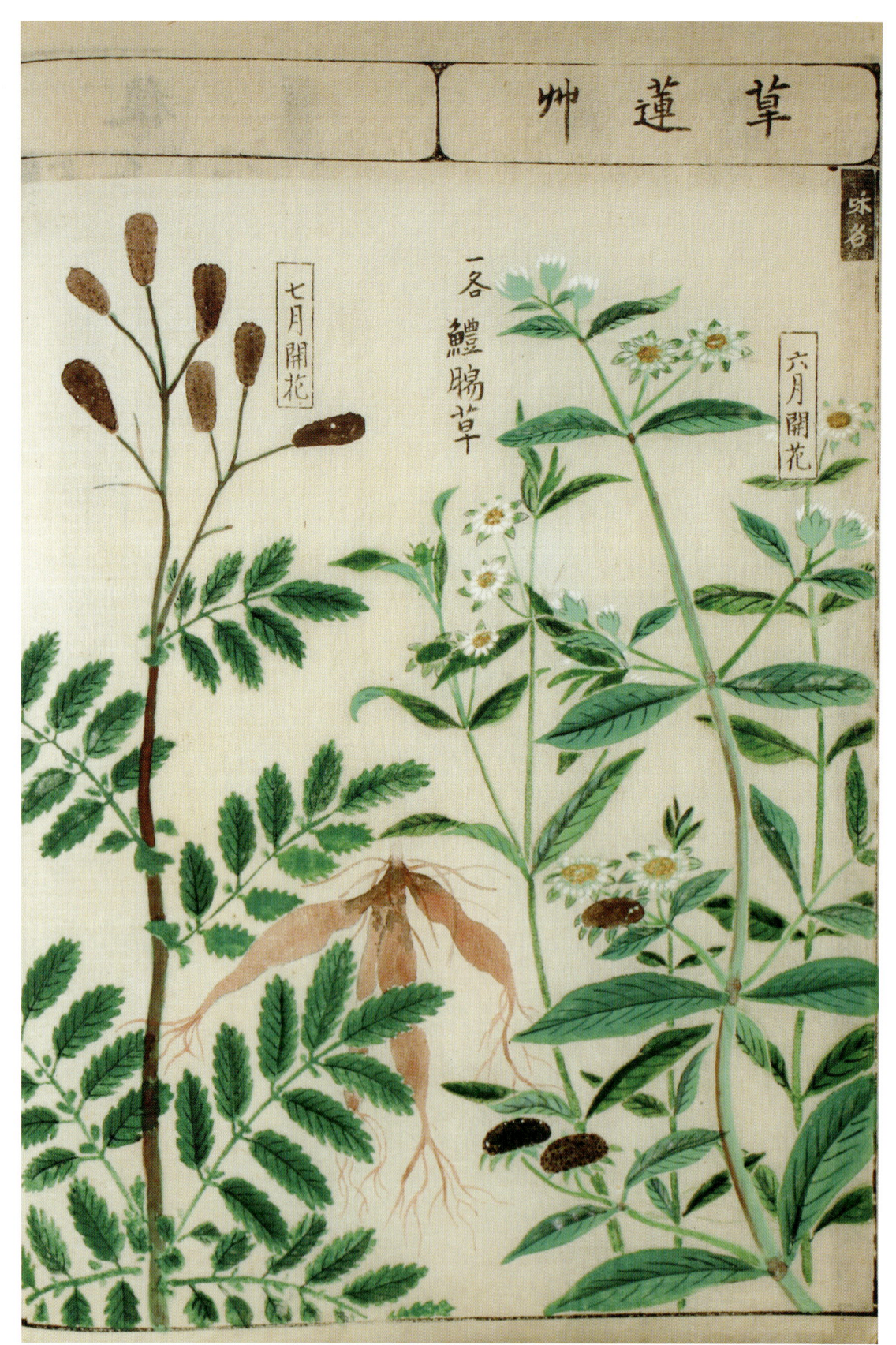

味咨

七月開花

一名鱧腸草

六月開花

大蒜　葶菜
ニンニク　ワサビ

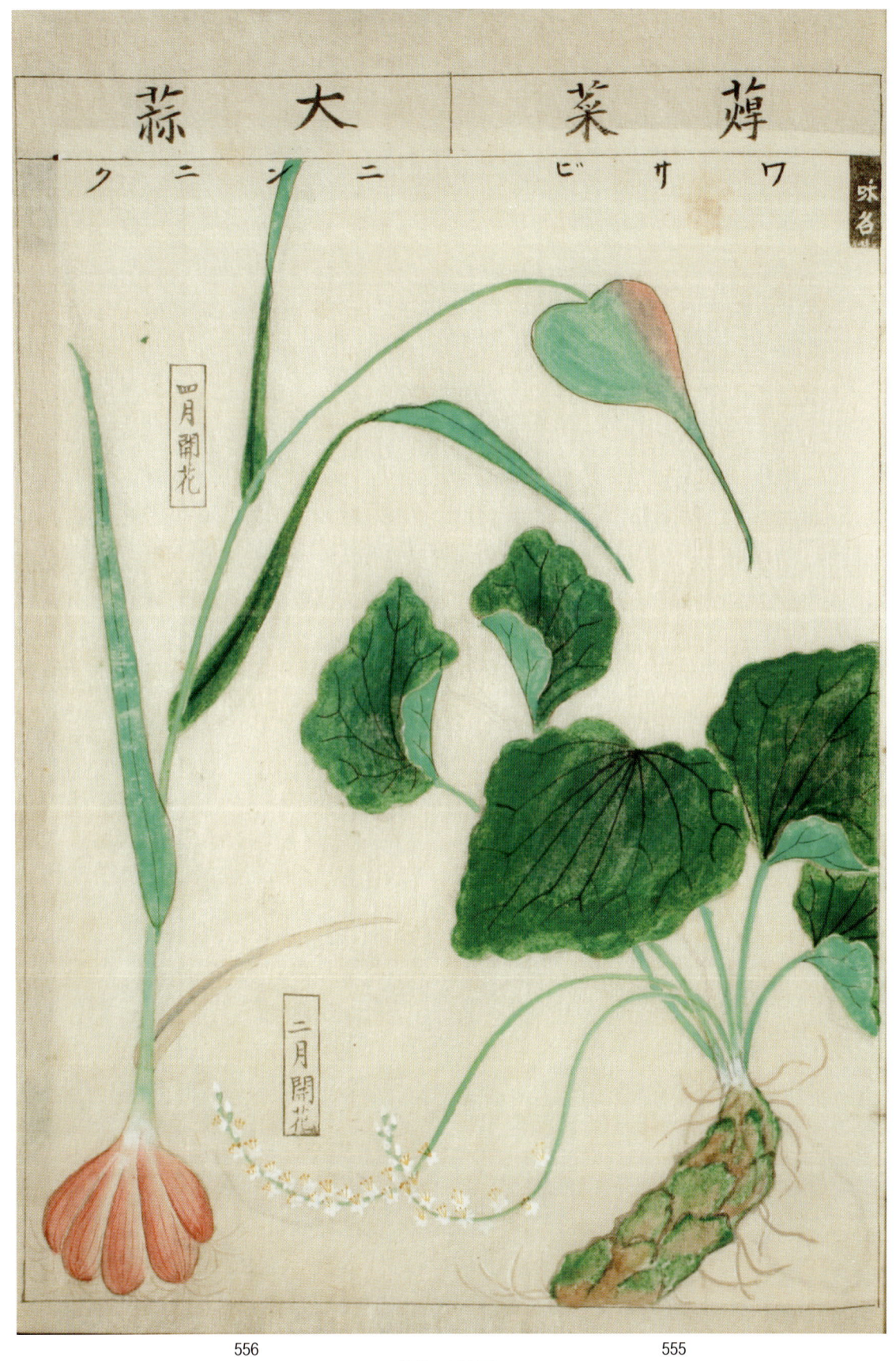

四月開花

二月開花

防葵

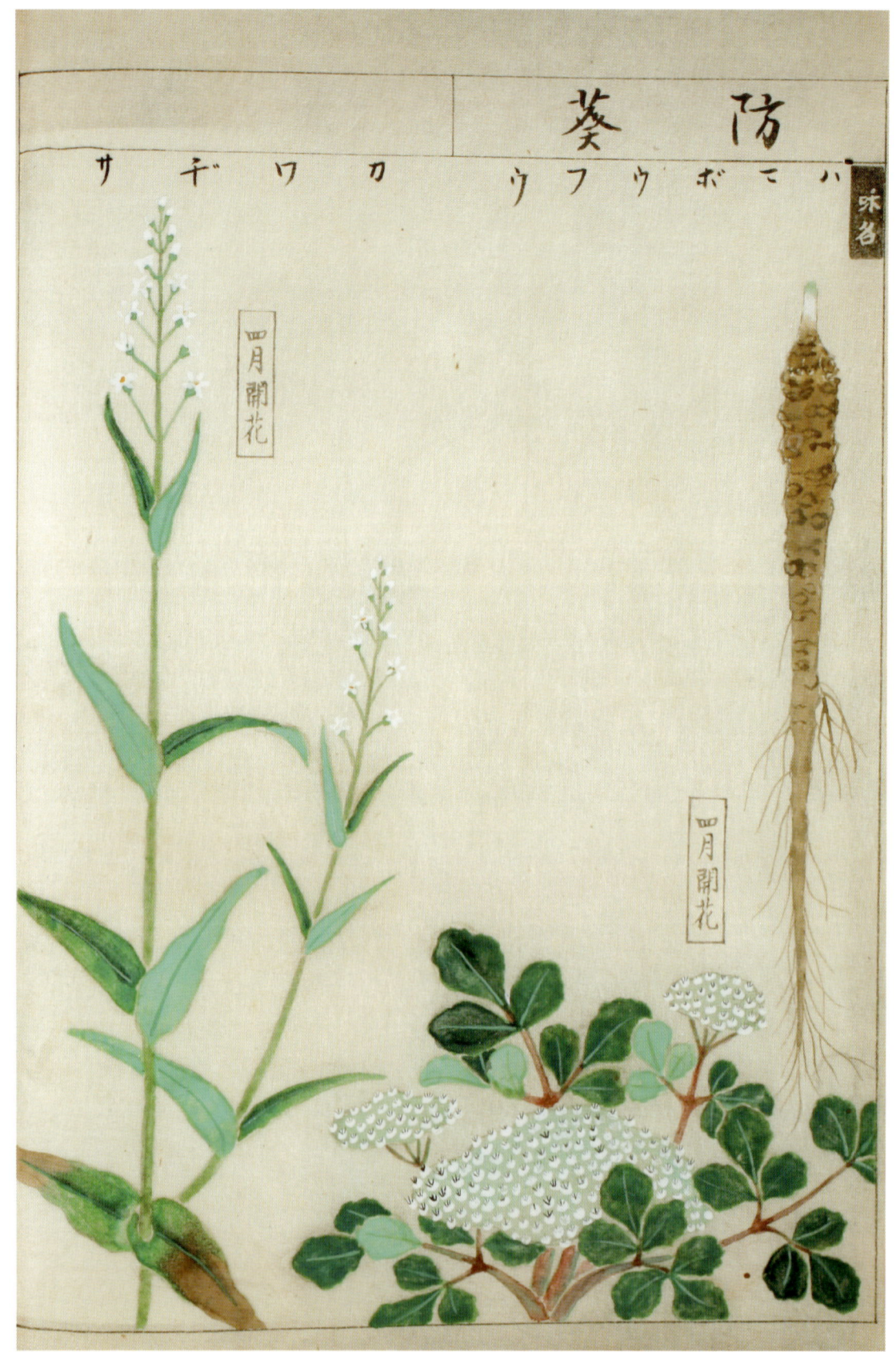

ハボウフウ　カワヂサ

四月開花

四月開花

| 鹹蓬 マツナ | 茄子 ナスビ |

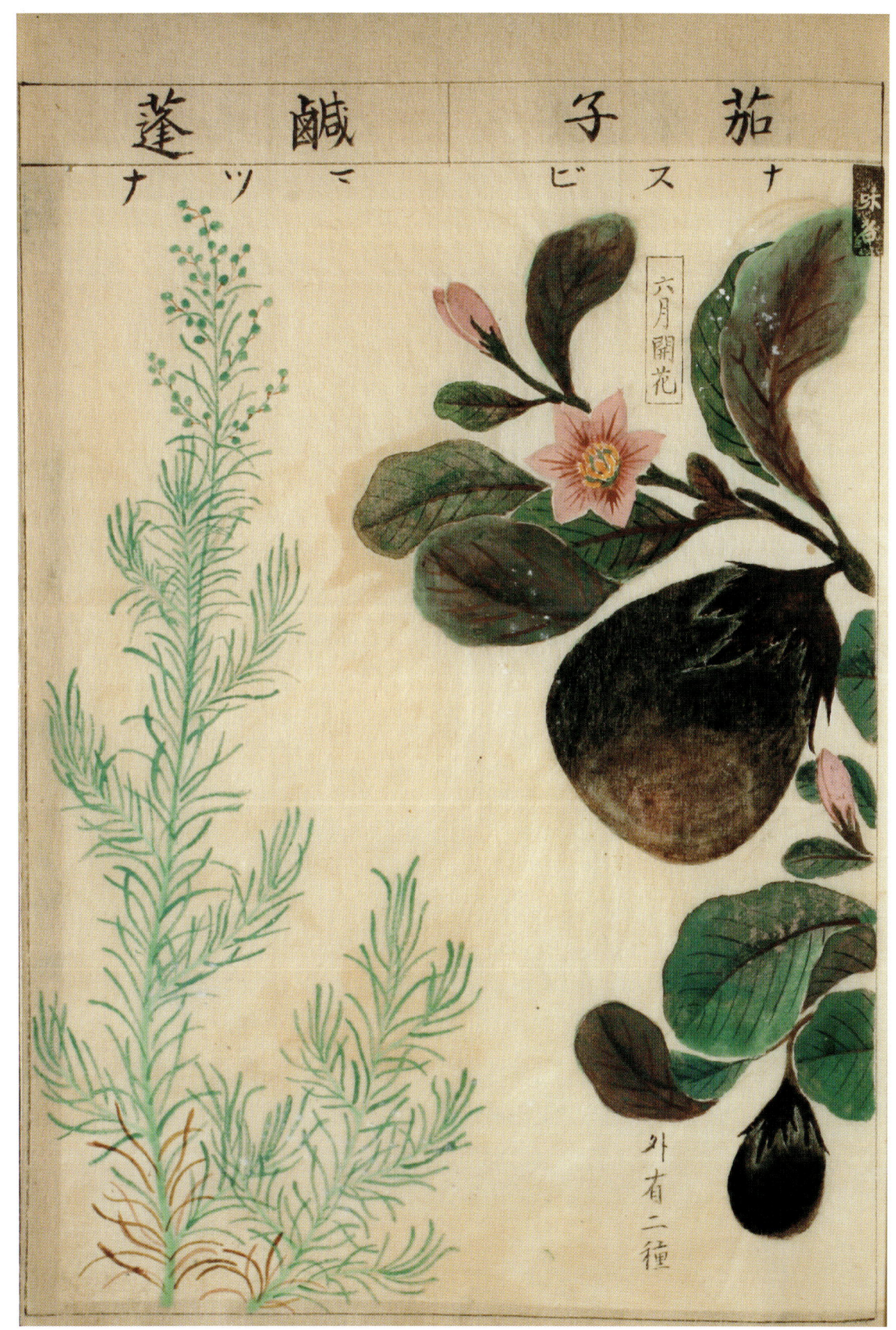

六月開花

外有二種

消腫見	蓼
ウサンゼイス	デタ

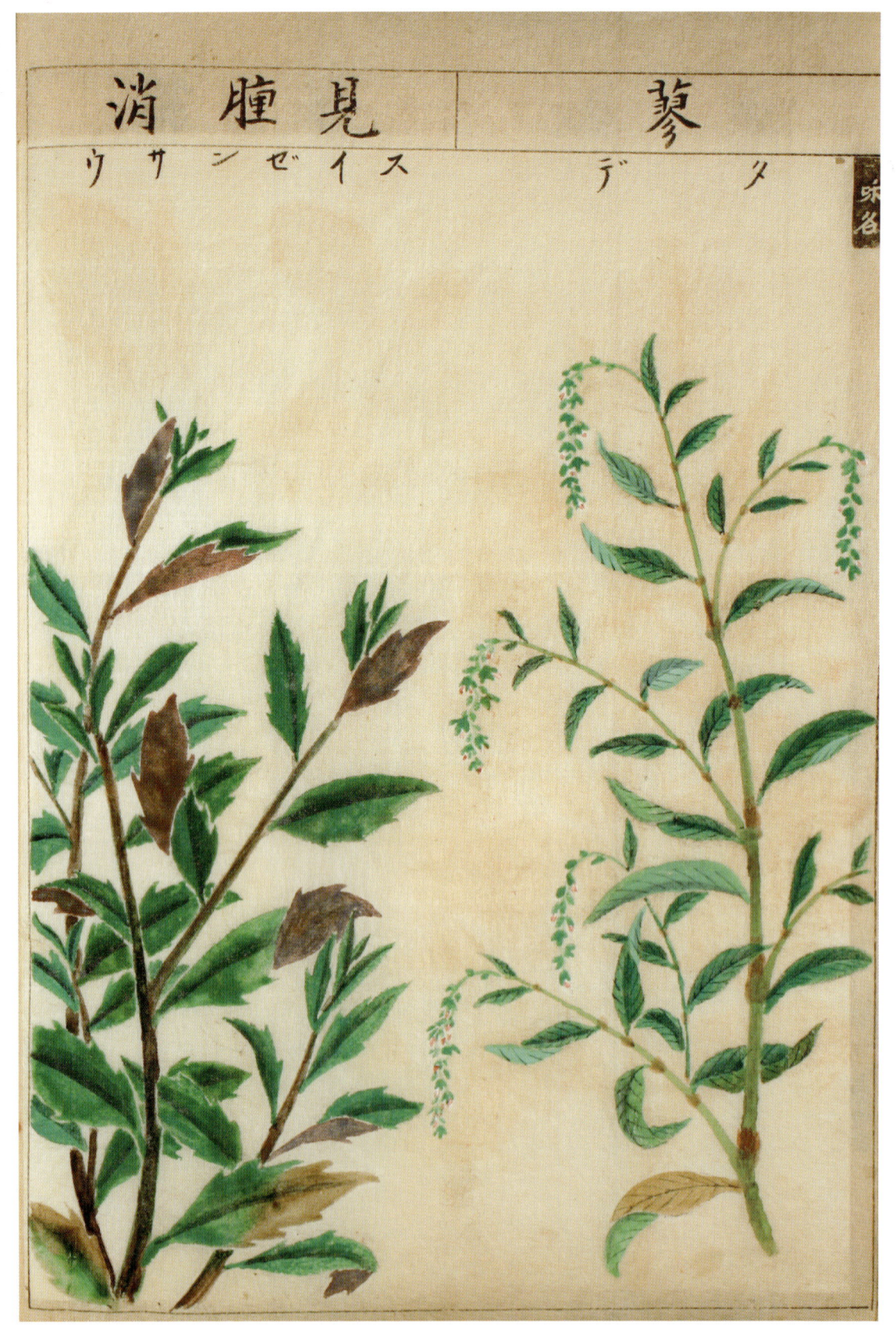

紫莧	青莧
アカビユ	ヒユ

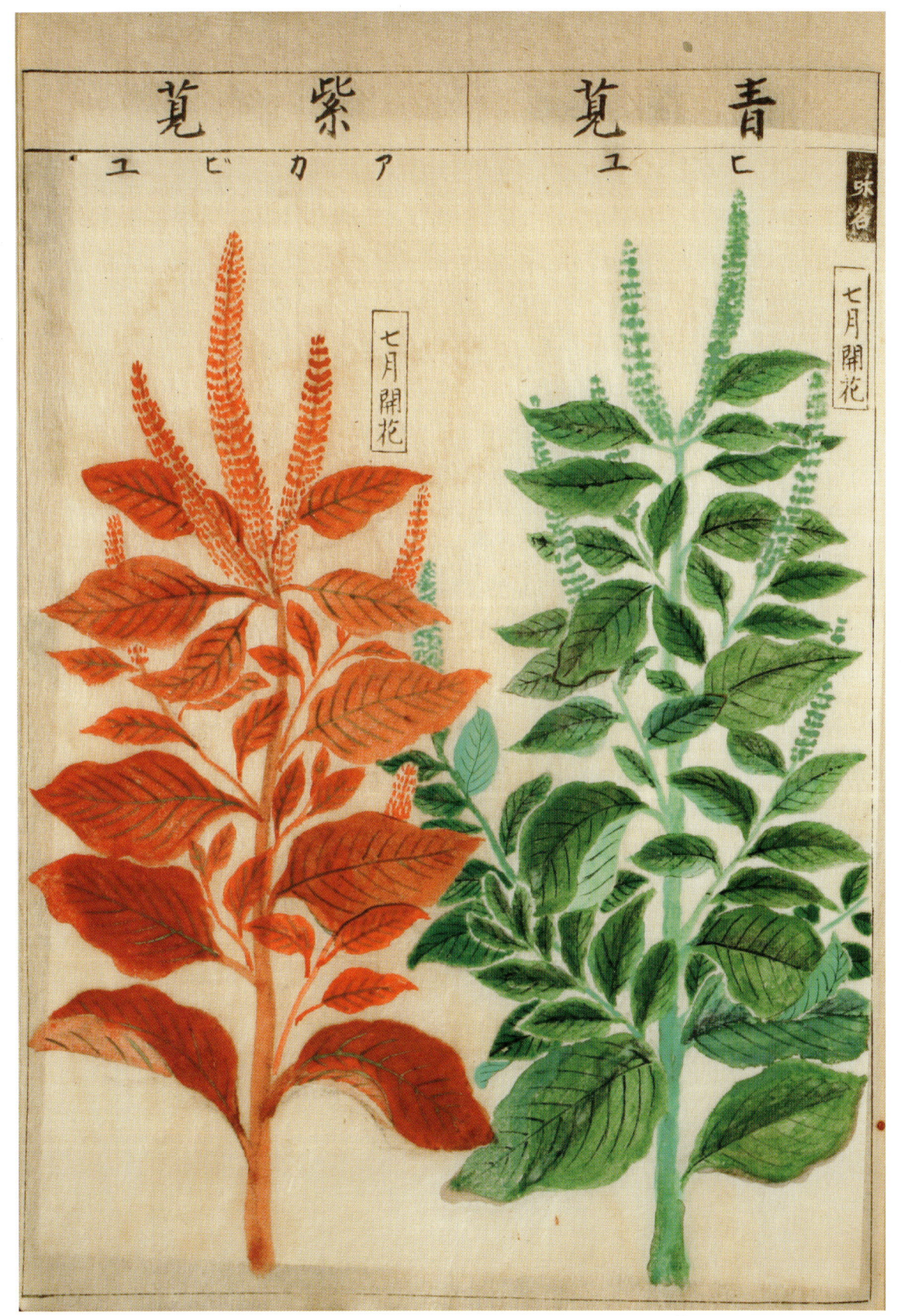

七月開花

七月開花

四葉芹 ヨツバ	三葉芹 ミツバ

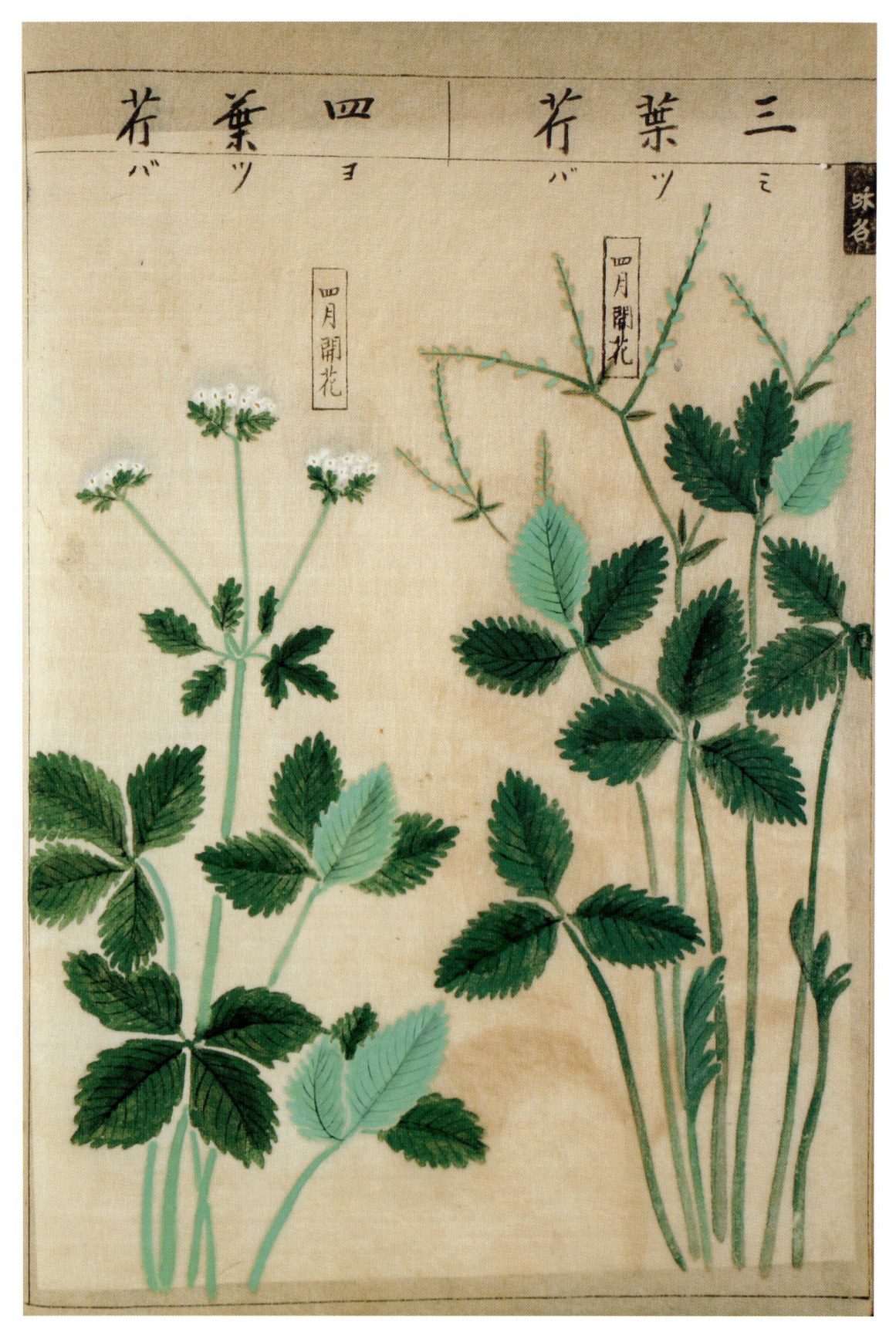

四月開花　　四月開花

紅花	胡蘿蔔
ベニバナ	ニンジン

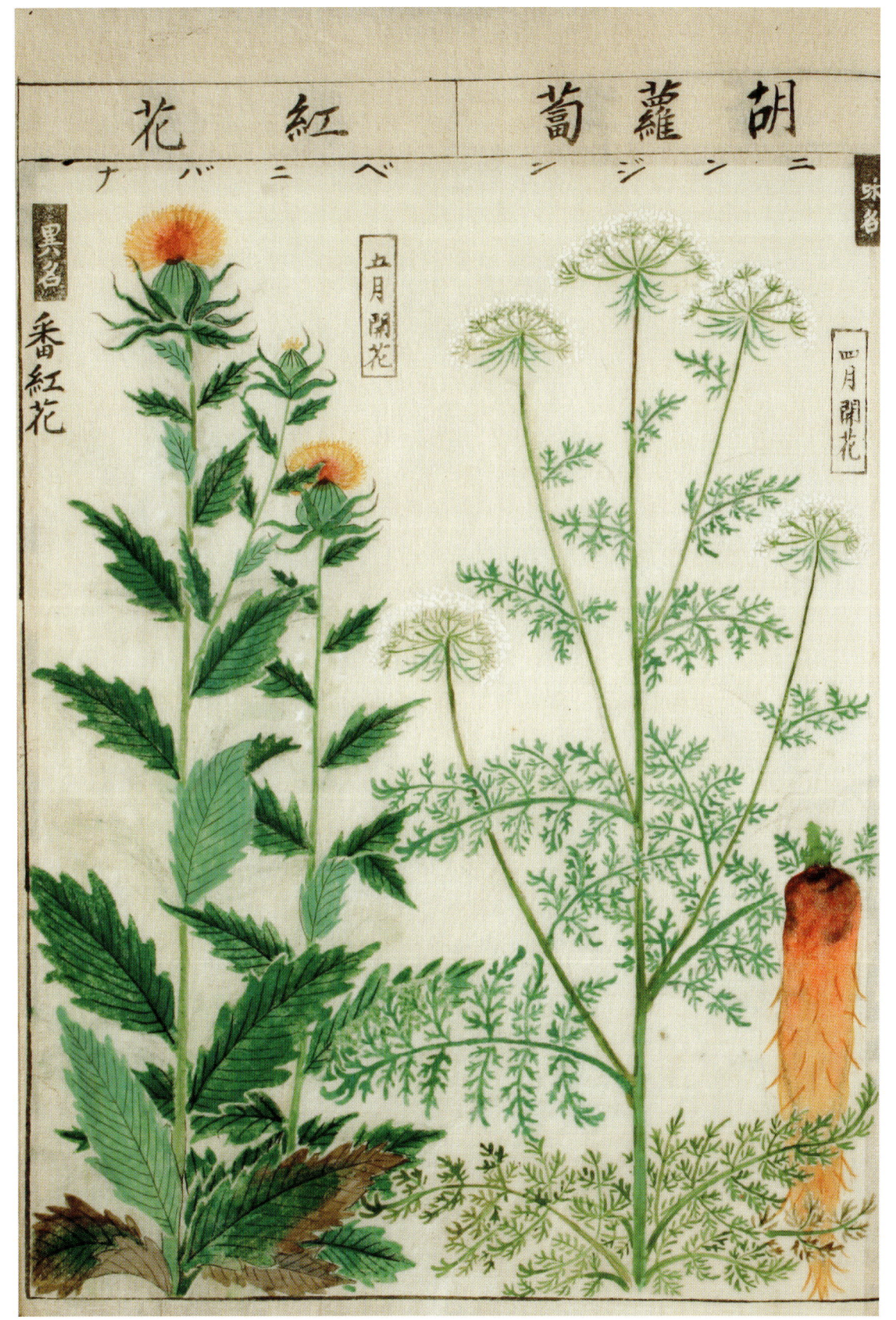

異名 番紅花

五月開花

四月開花

薑生	荷蘘
ガウヤシ	カウヤミ

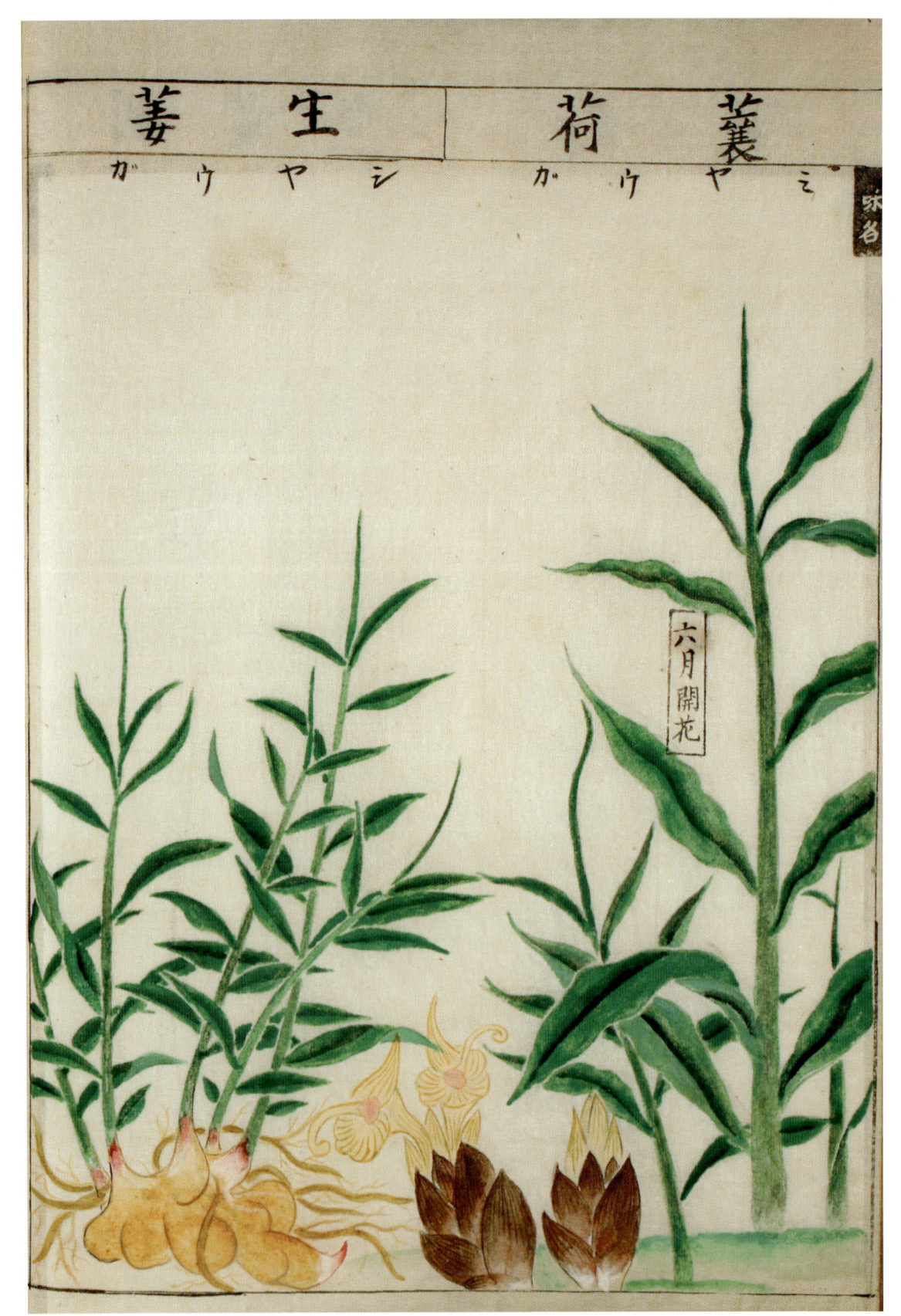

六月開花

木耳	馬勃
キクラゲ	ツチグリ

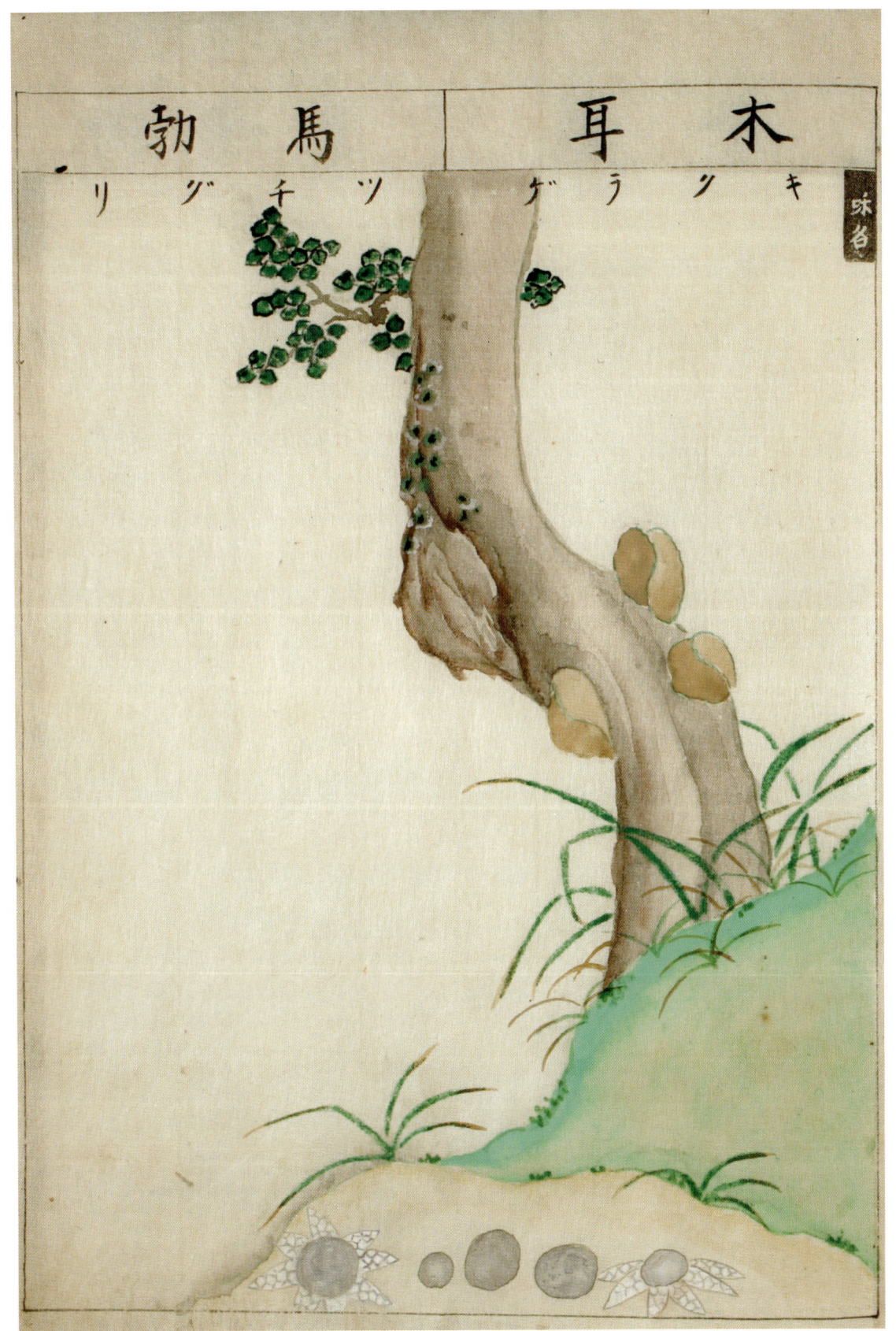

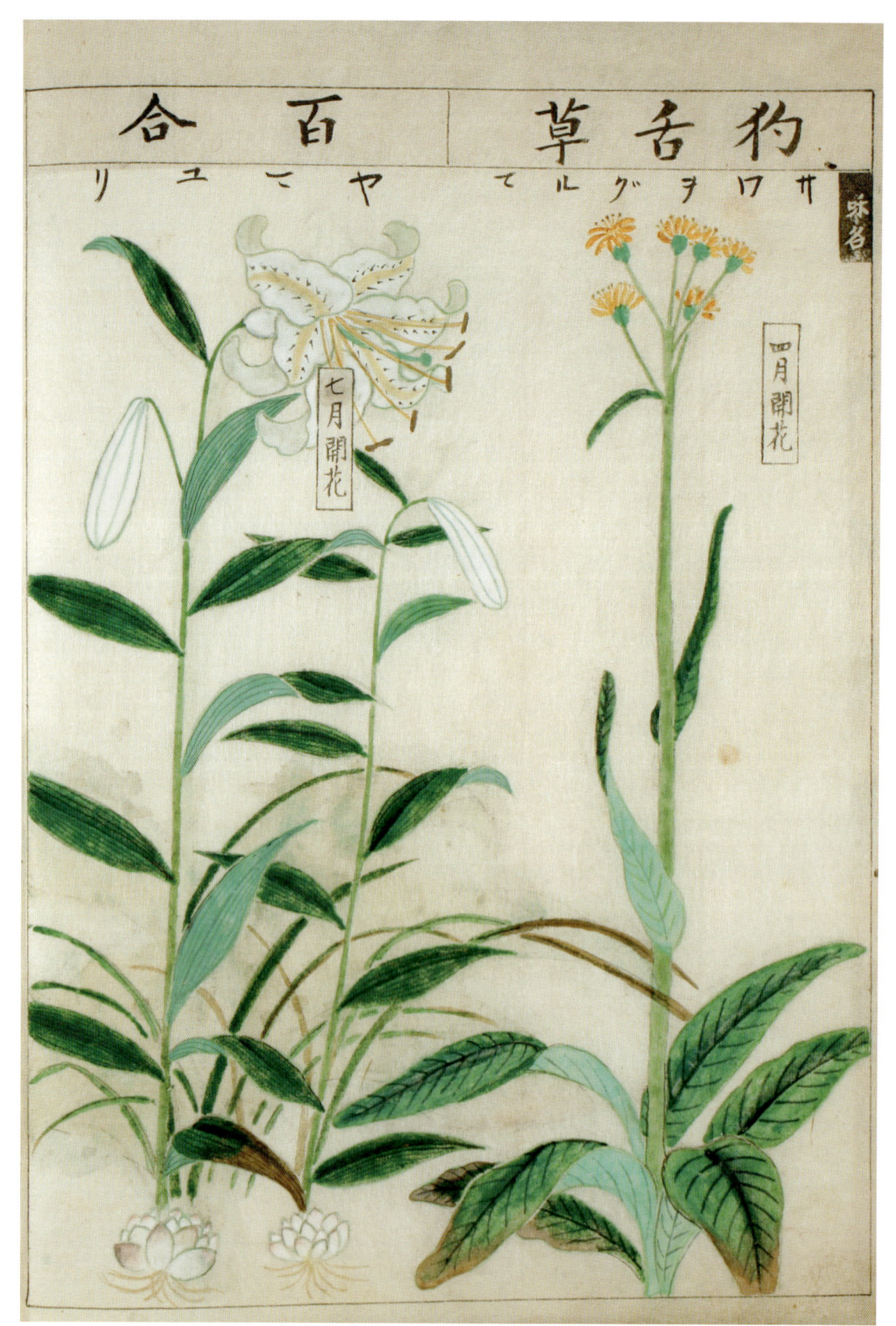

百合	豹舌草
ヤマユリ	サワヲグルマ

七月開花

四月開花

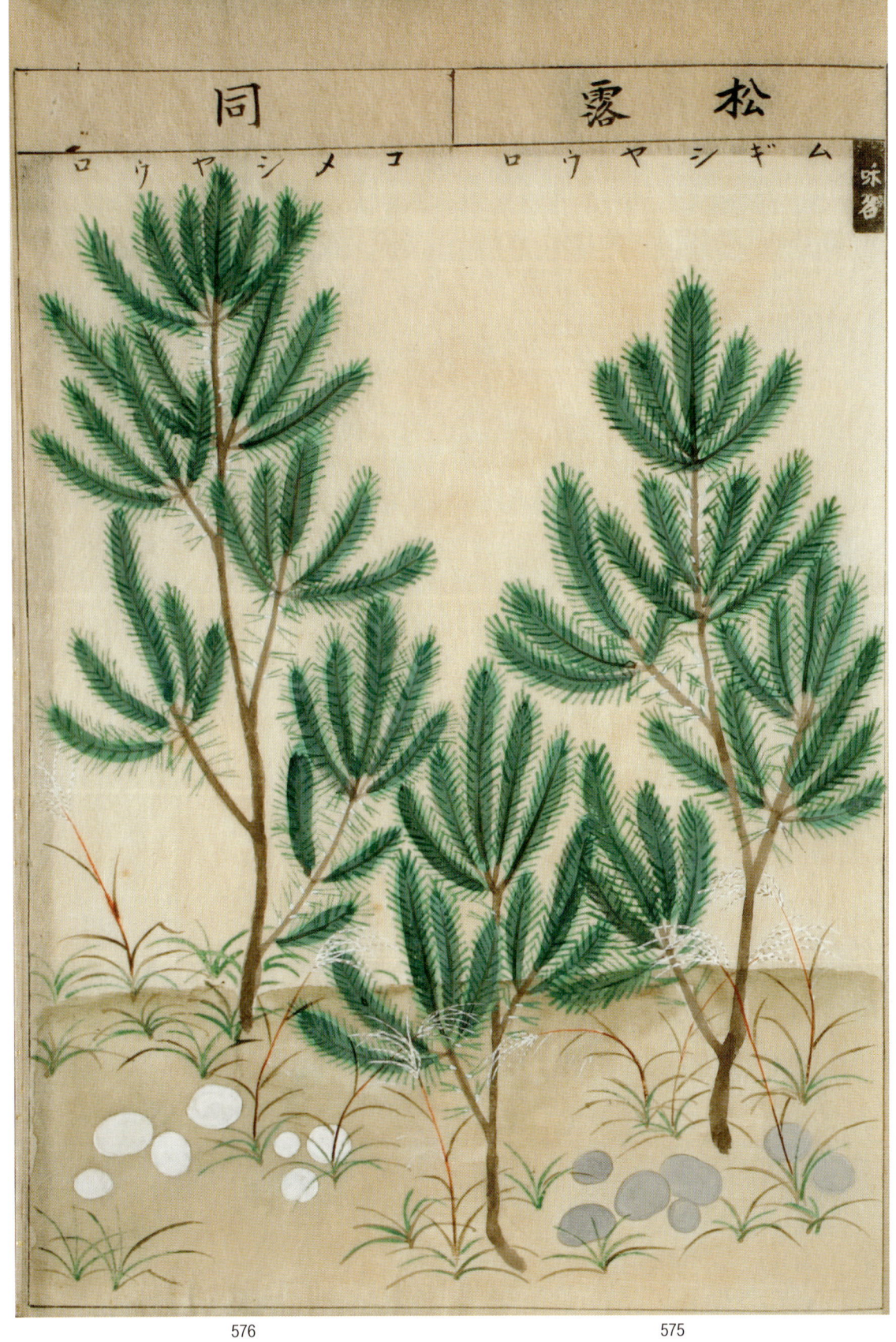

同	松露
コメシヤシロウ	ムギシヤシロウ

シアモズ子

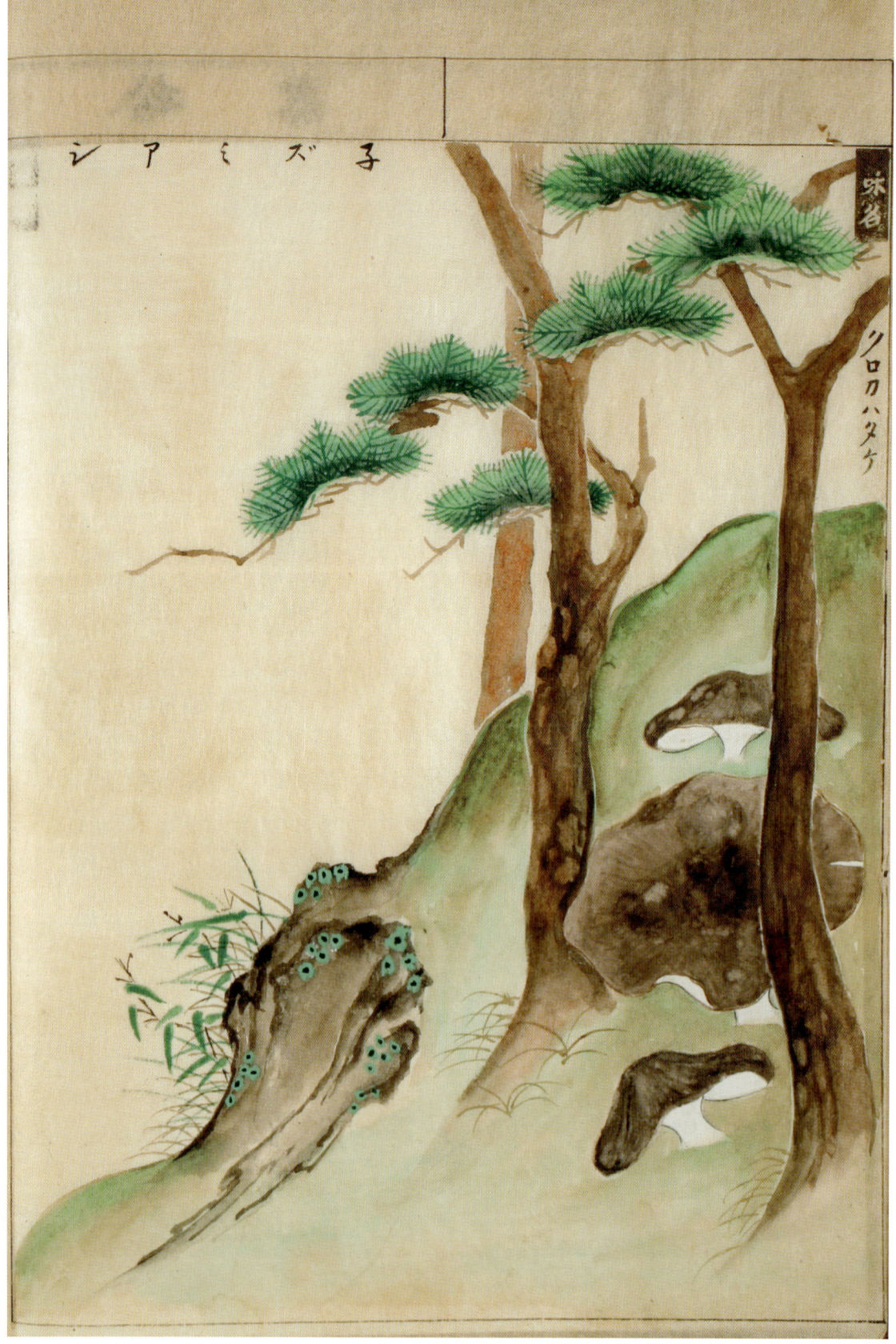

クロカハタケ

松草

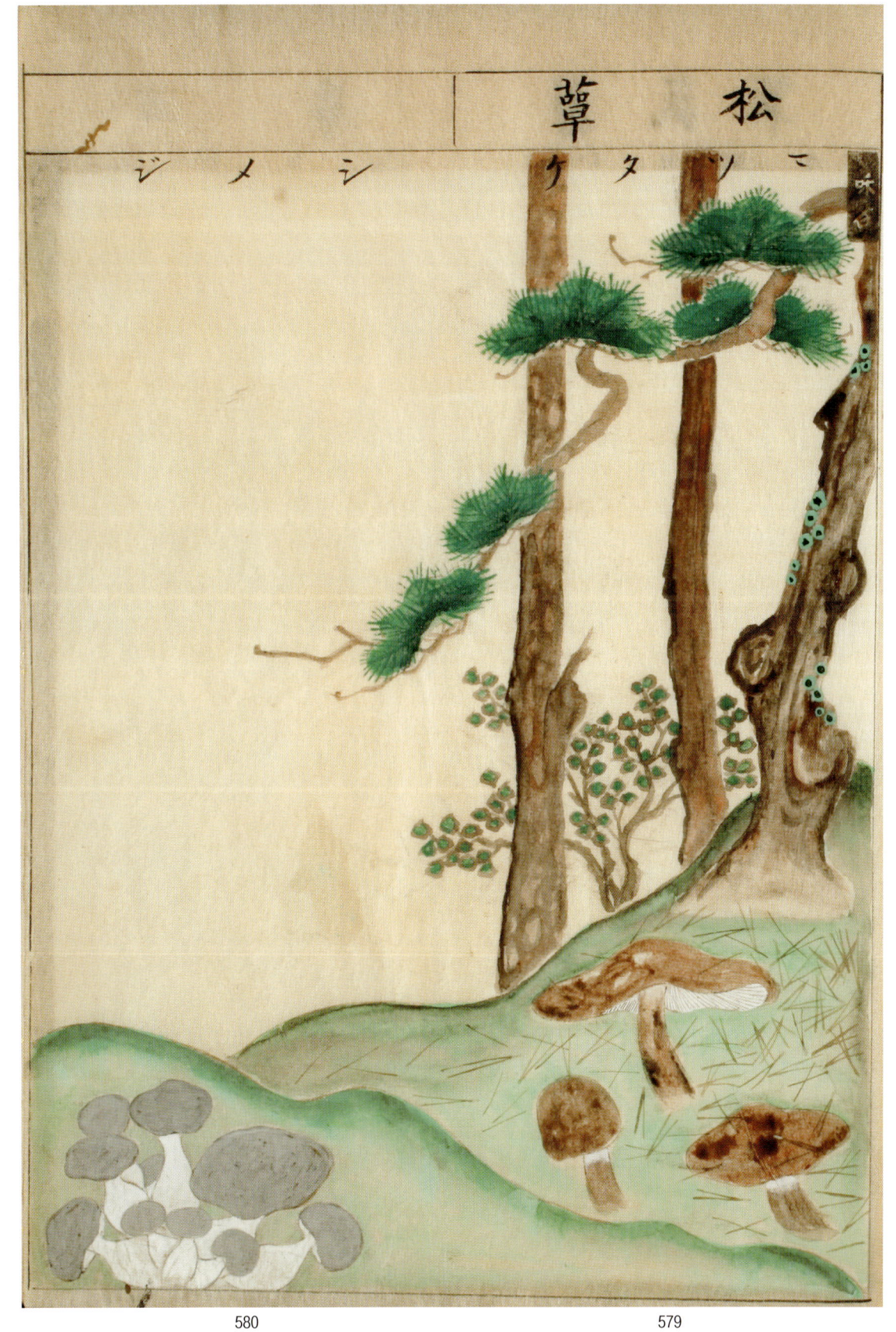

シメジ　　　　ケタツマ

蘑菰蕈	石耳
ケタリドミ	ケタワイ

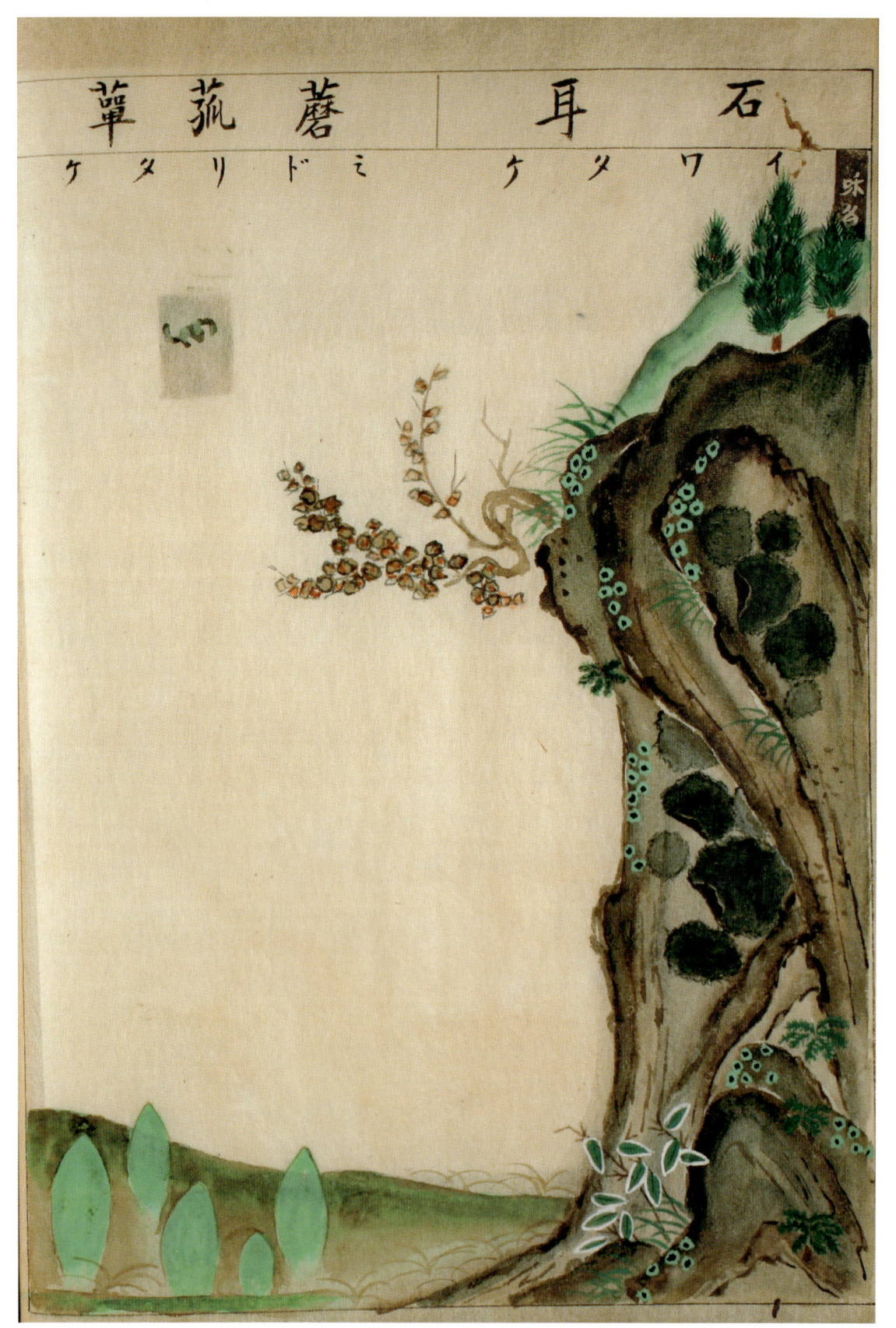

松山本草　木

三十丁

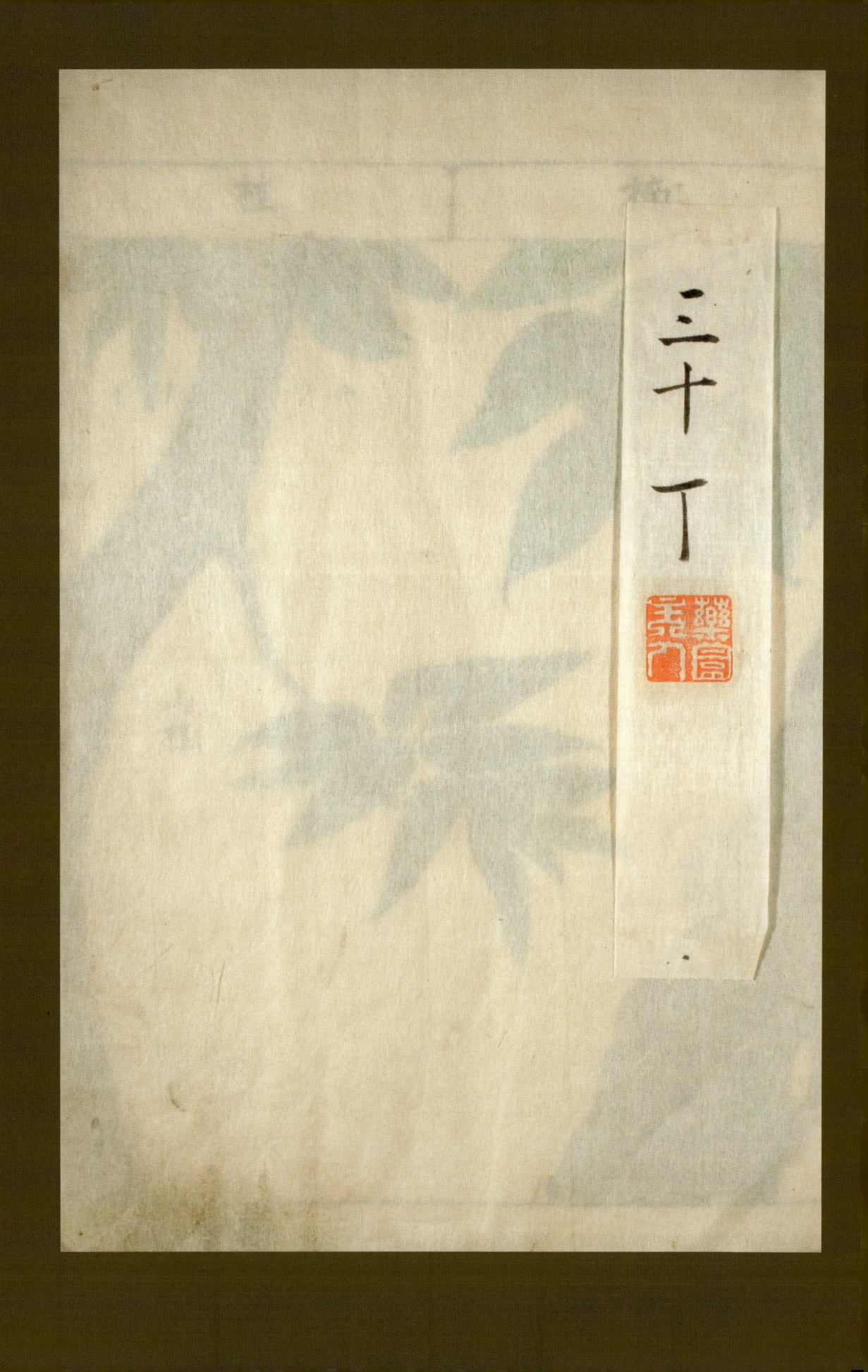

| 桂ケイ | 楠ナン |

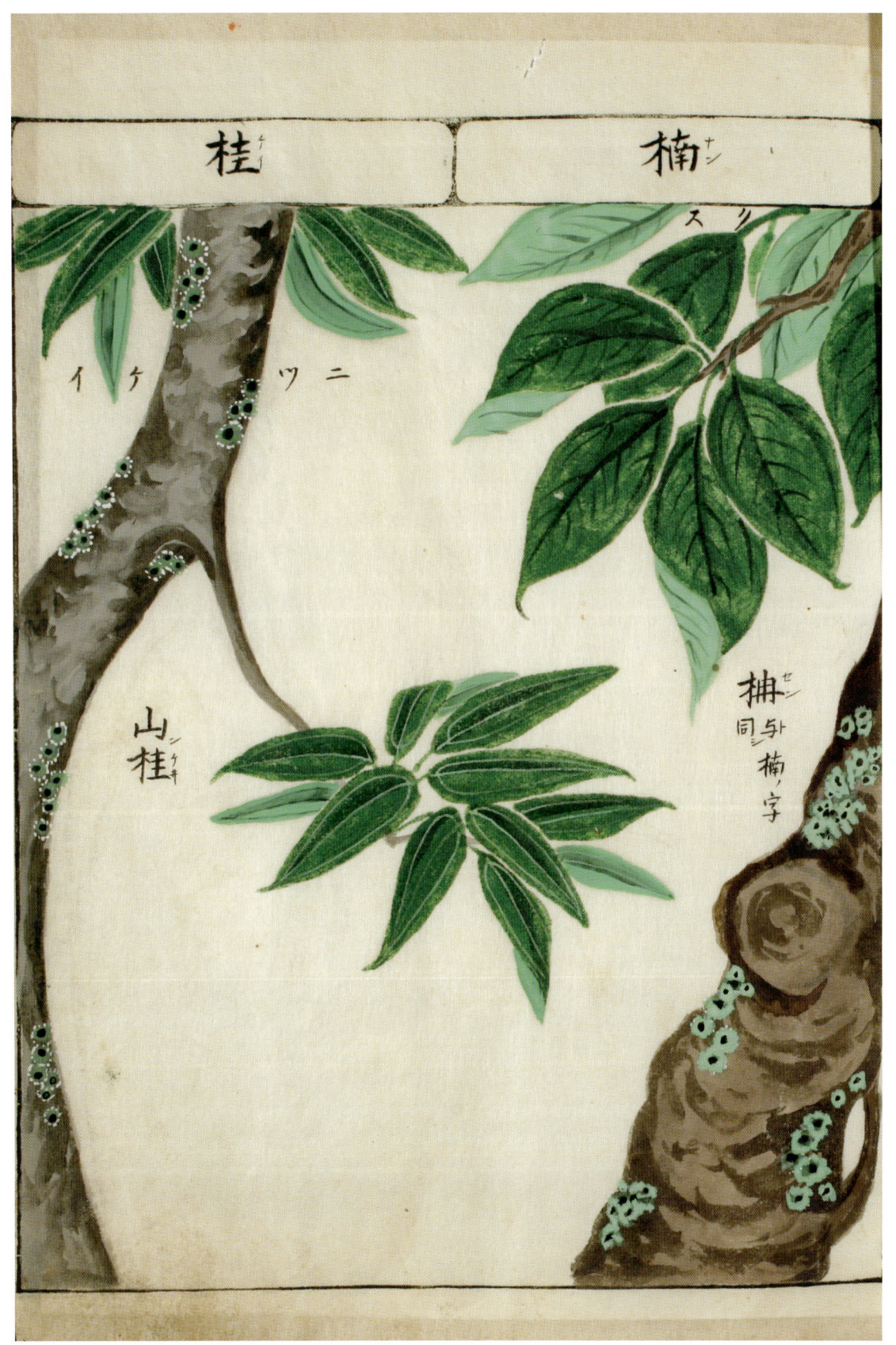

イケツニ

山シケイ桂

スタ

栟セン 与楠ノ字
同シ

杉　　松

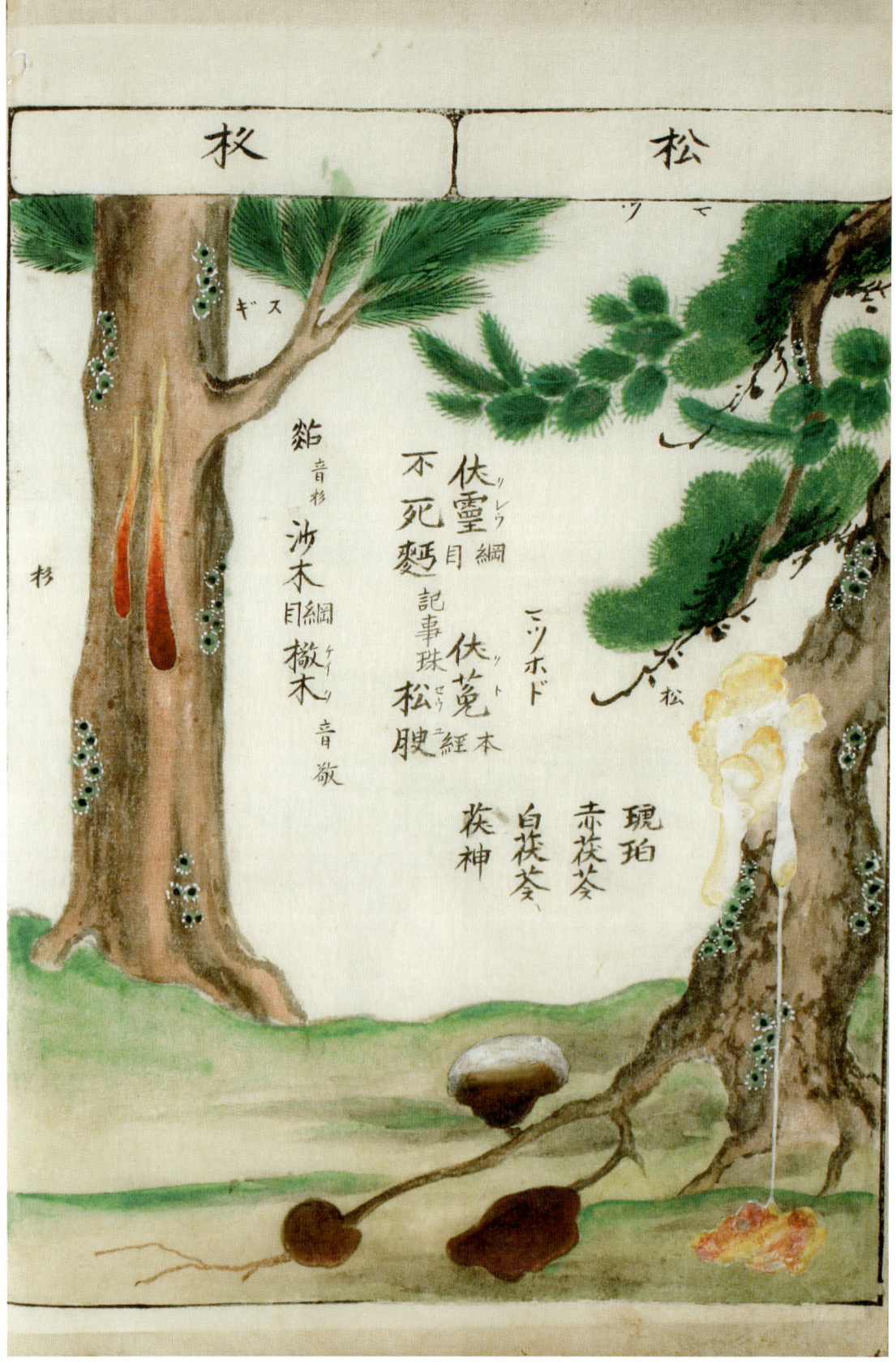

杉

ギス

ニツホド

柤 音杉
沙木 目綱
撤木 ケイツ 音敬

伏靈 フレウ 綱目
不死麪 記事珠

伏苓 ホツ 本經
松腴

琥珀
赤茯苓
白茯苓
茯神

厚朴　海桐

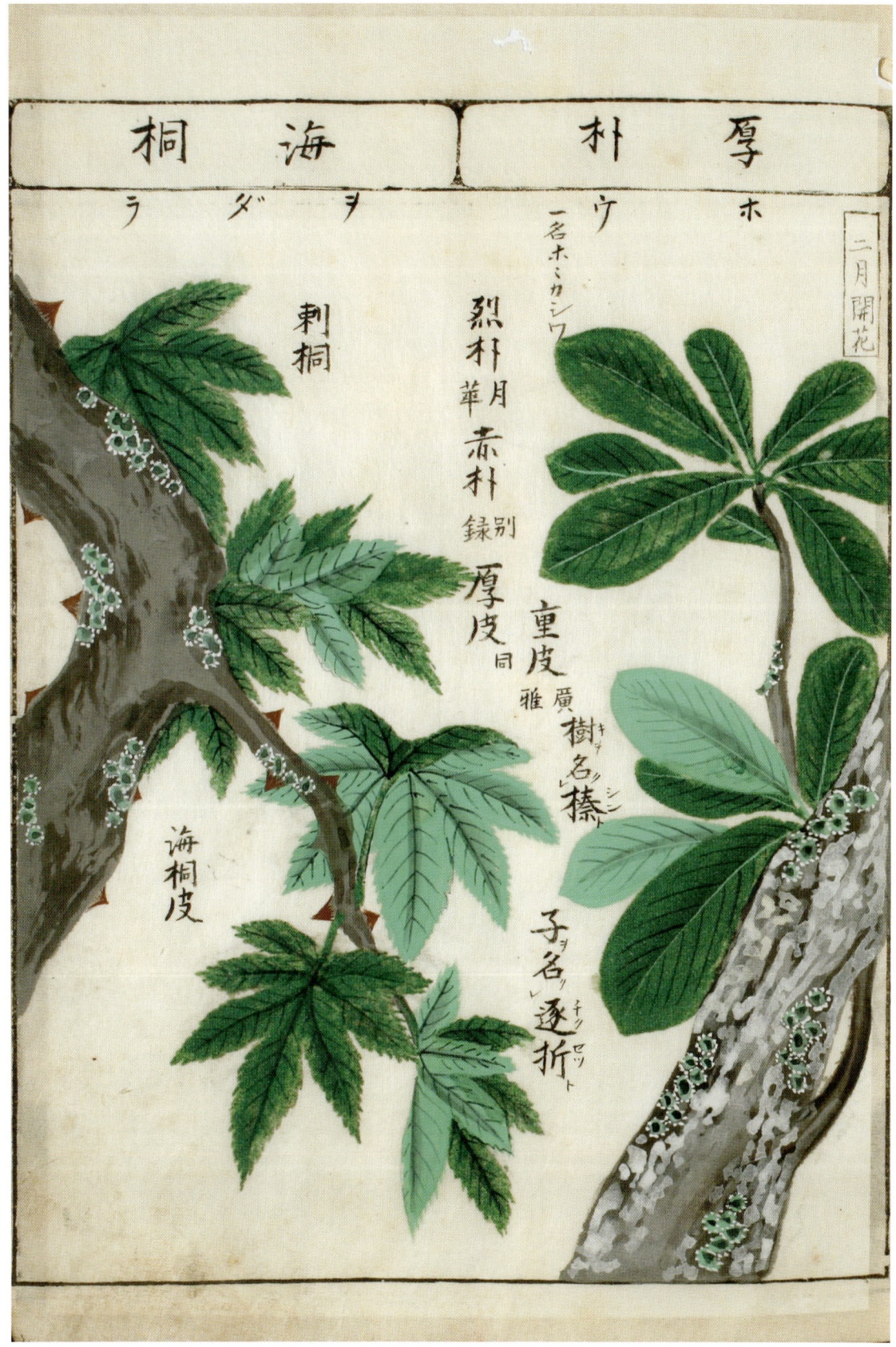

ホウ　　　ホダラ

一名ホヽガシワ
二月開花

烈朴 月
赤朴 華
厚皮 別録
重皮 同雅
廣樹名榛（キャウシント）
子名逐折（ヂョクセツト）

刺桐

海桐皮

櫨五	子卮
キノシフ	シナチク

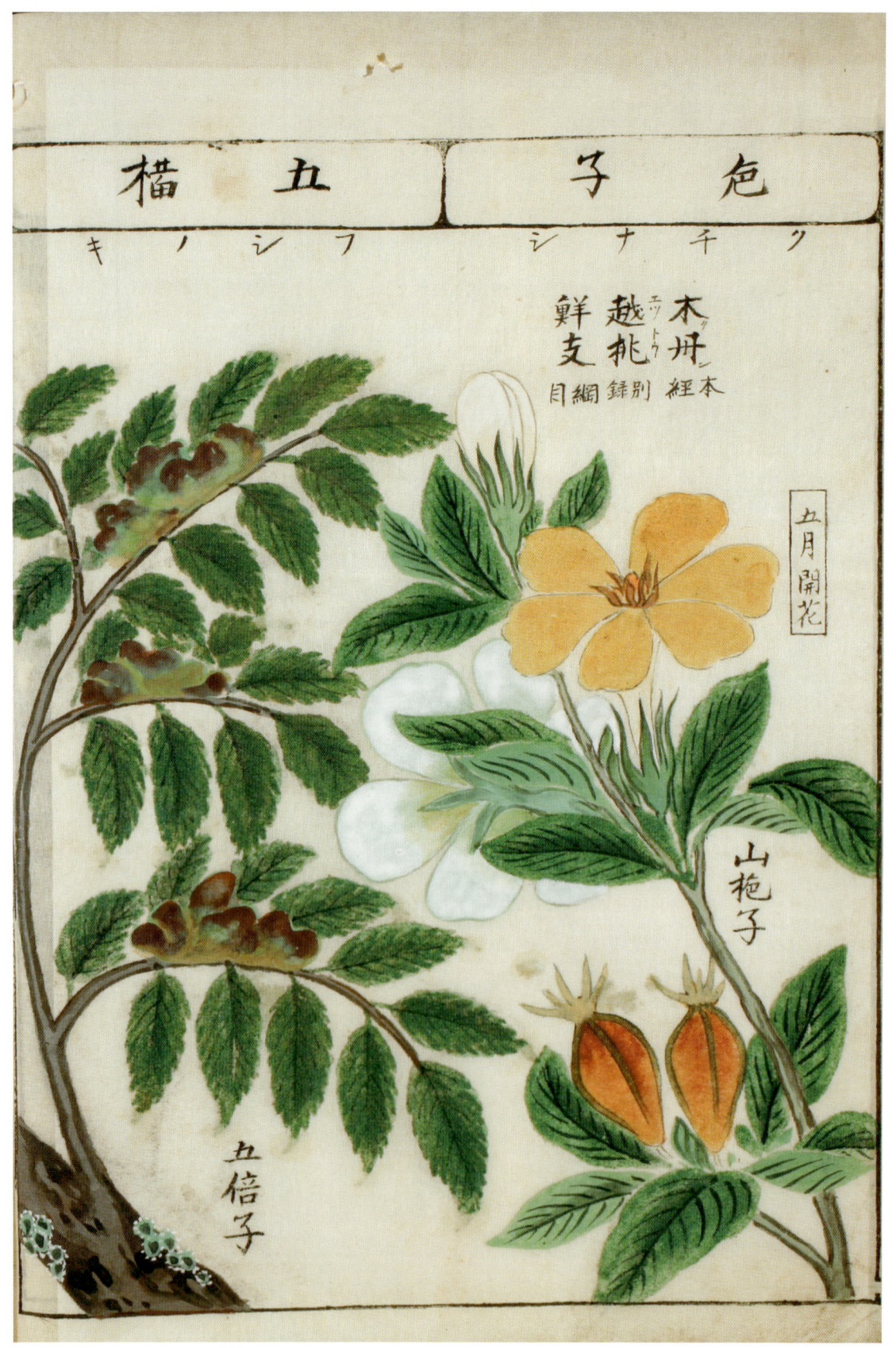

木卮
　本經
越桃
エットウ
　別録
鮮支
　綱目

五月開花

山梔子

五倍子

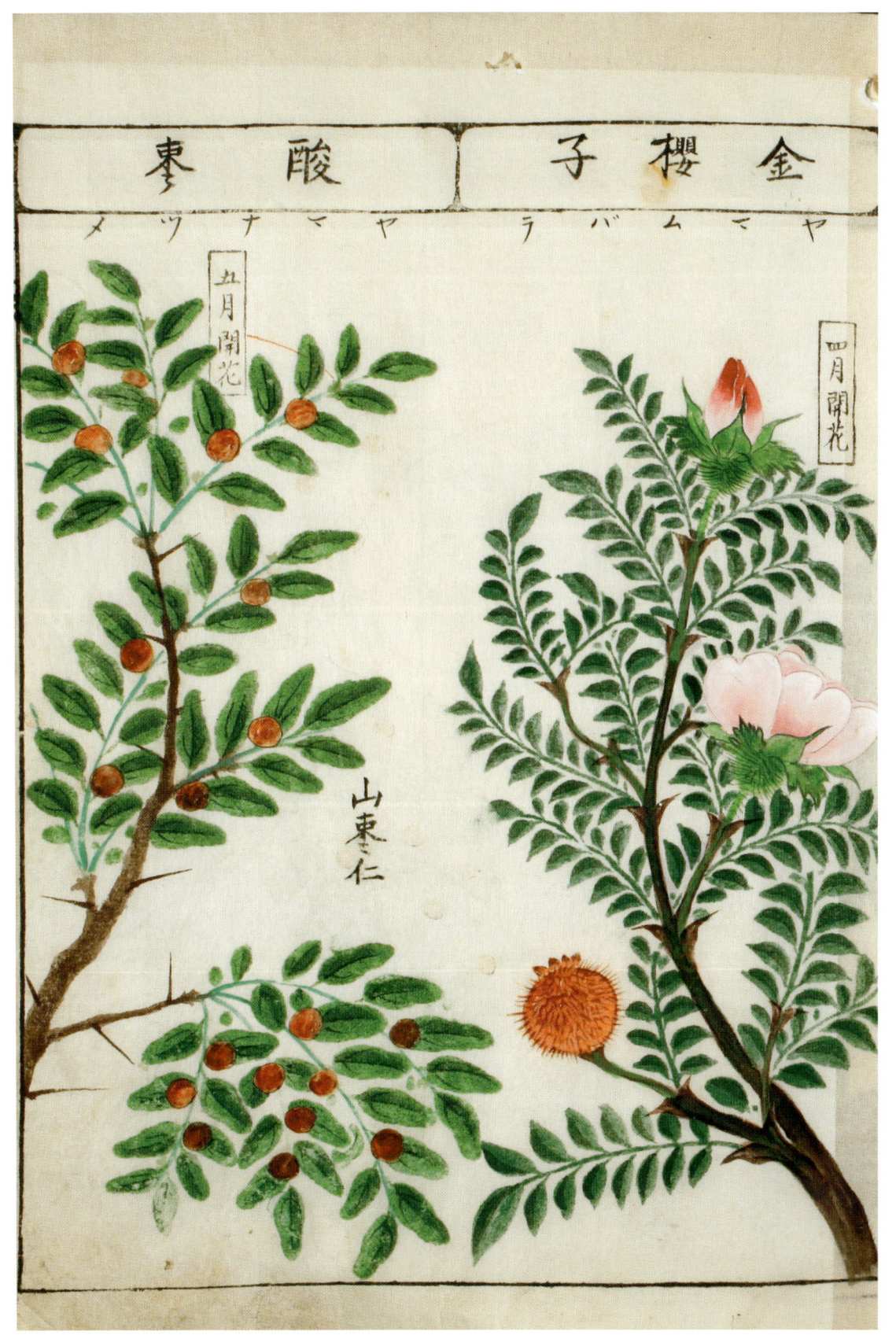

| 酸棗 | 金櫻子 |
| ヤマナツメ | ヤマムバラ |

五月開花

四月開花

山棗仁

山茱萸 ヤマグミ　｜　同物

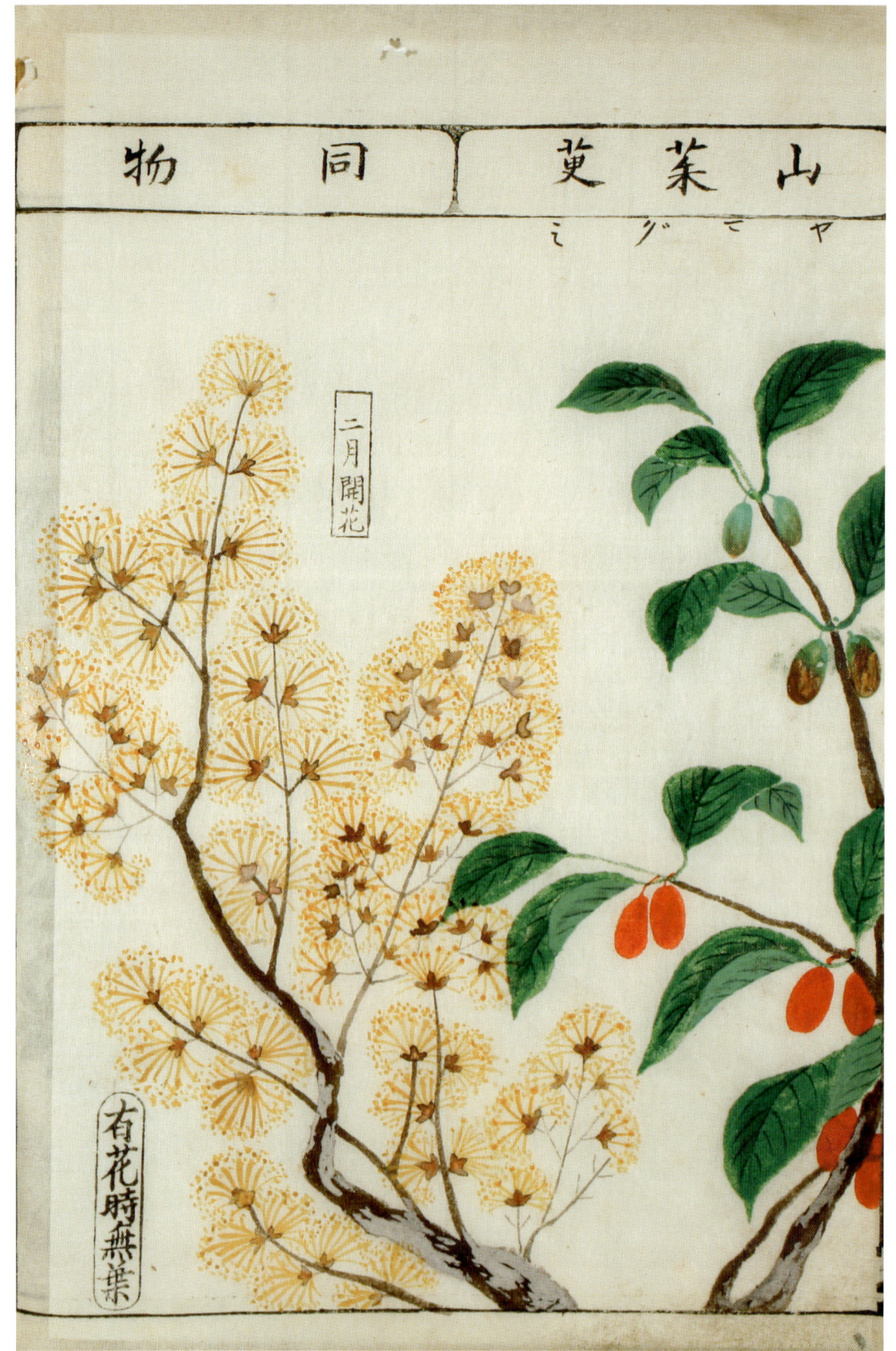

二月開花

有花時無葉

牡荊

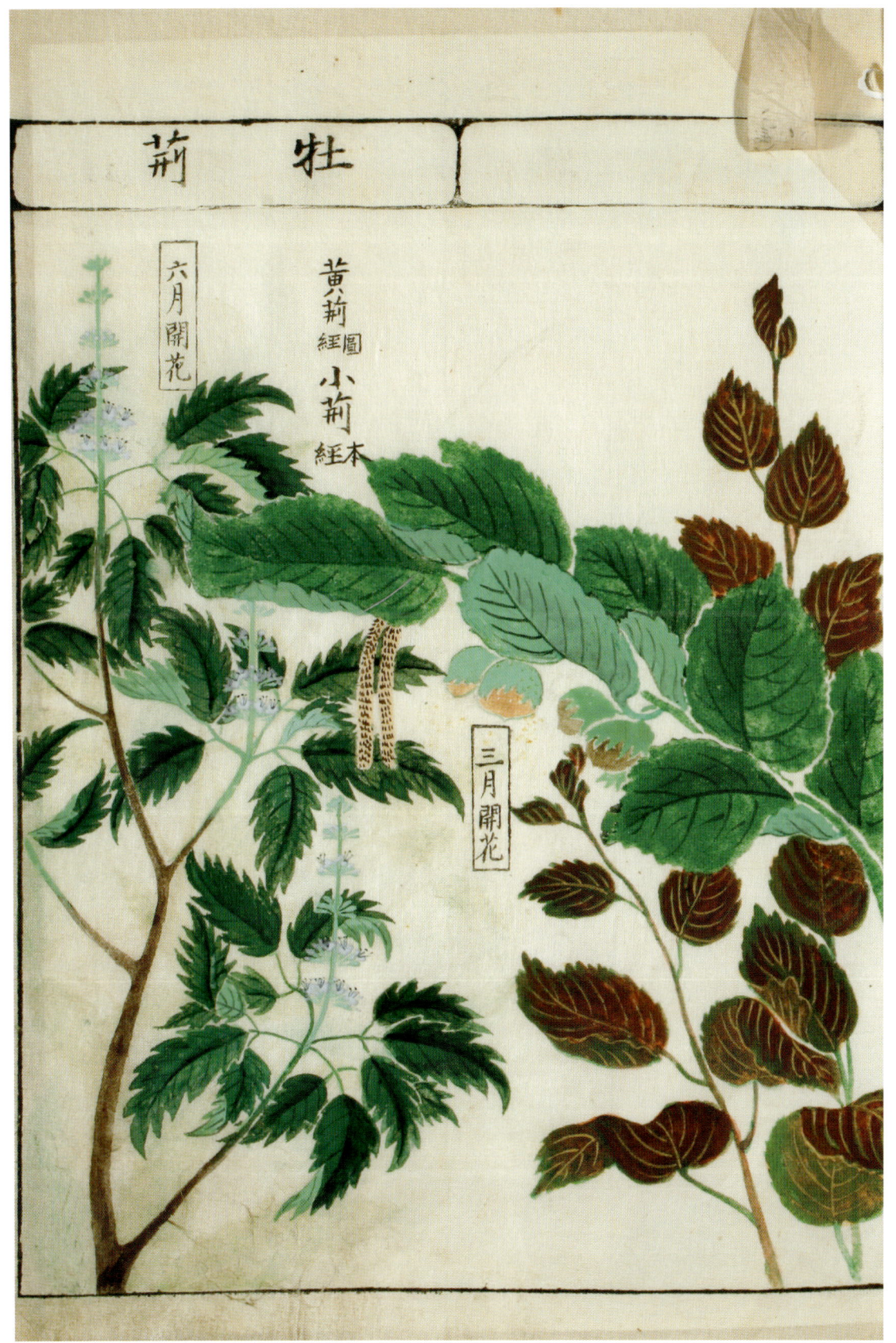

六月開花

黃荊 圖經
小荊 經本

三月開花

土常山

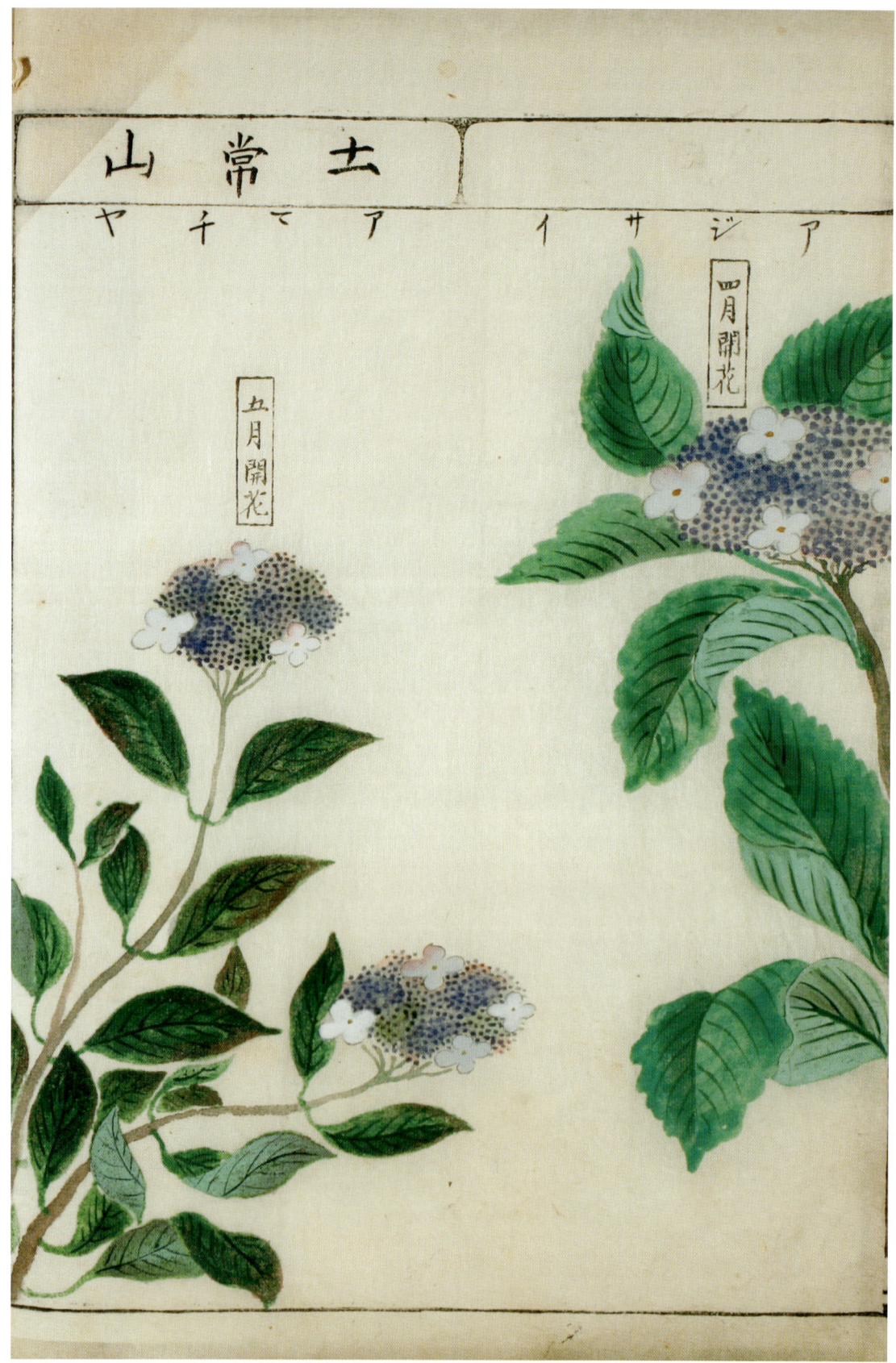

アジサイ　アてチヤ

【四月開花】

【五月開花】

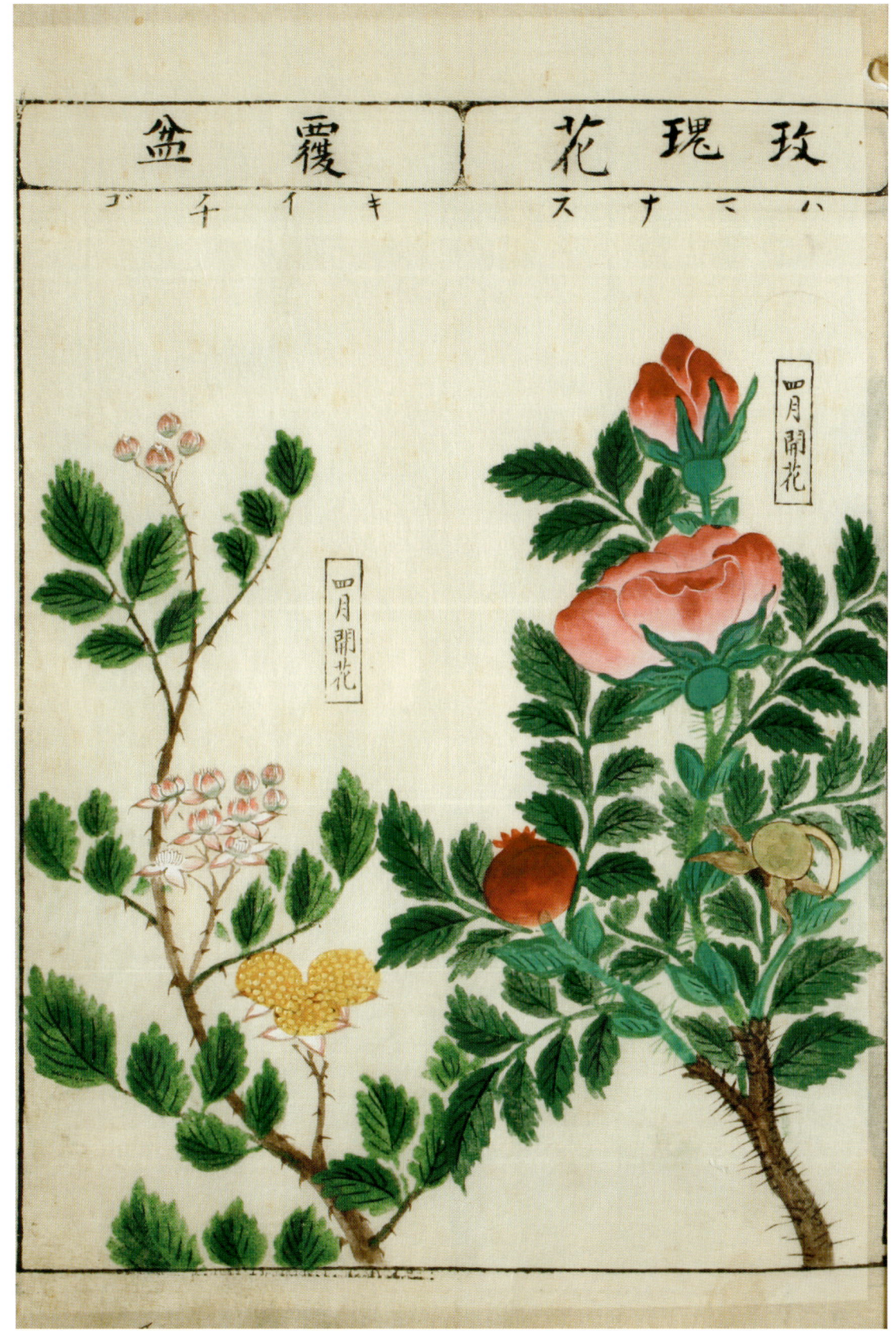

| 覆盆 | 玫瑰花 |
| キイチゴ | ハマナス |

| 枇杷葉 ハビ | 大棗 ナツメ |

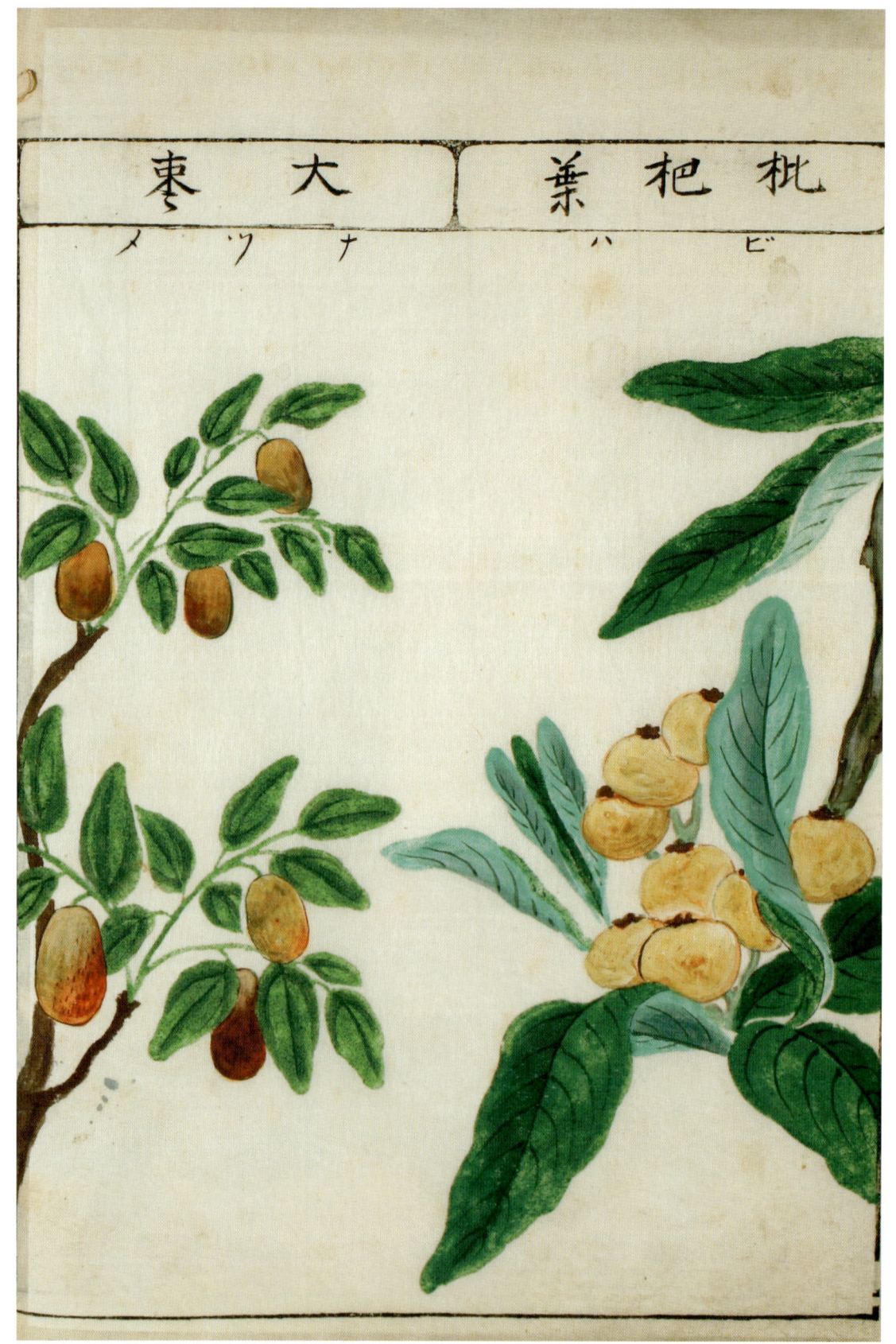

使君子	郁李
シクンシ	フクムメ

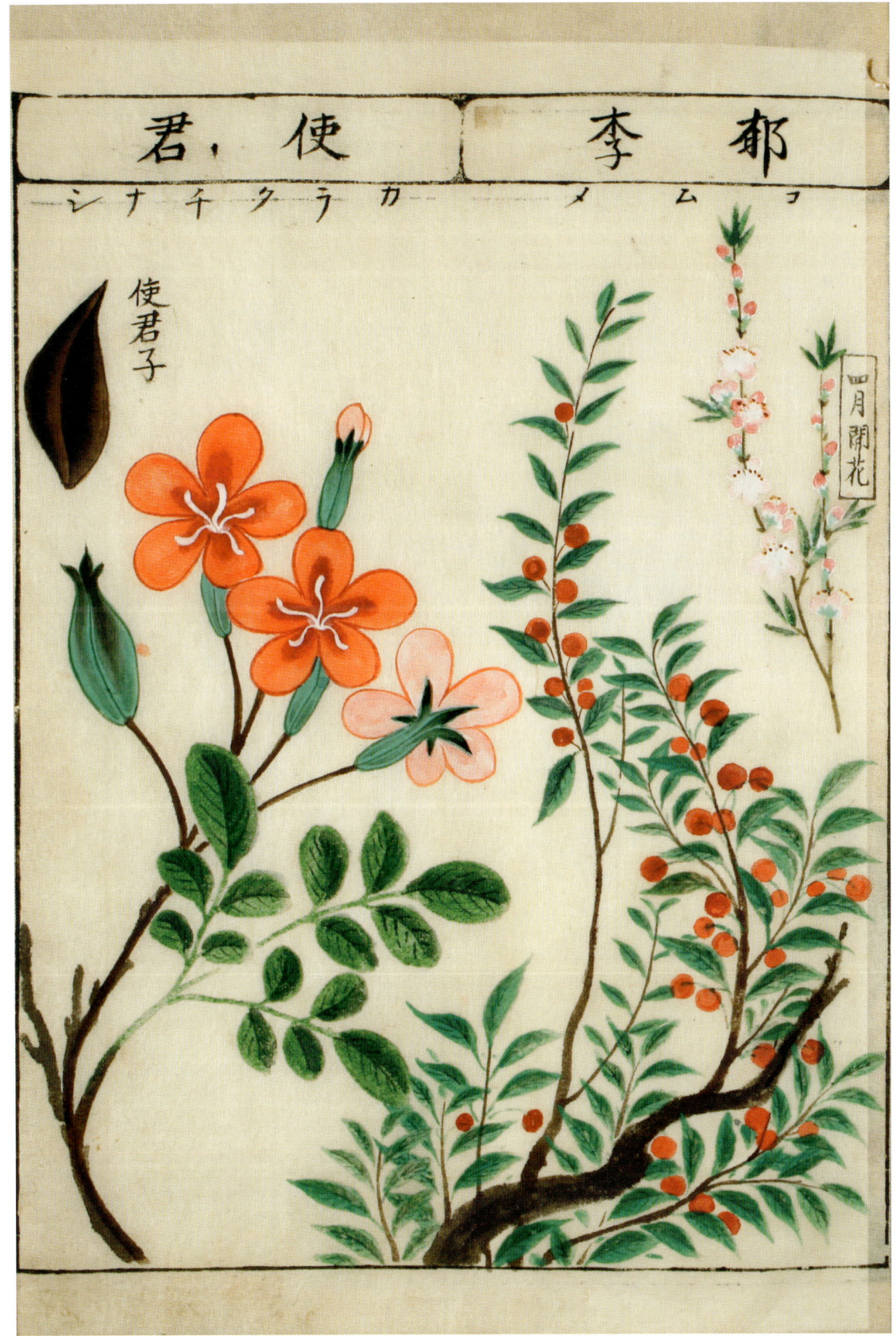

カラモチ

使君子

四月開花

山查
シナルサ

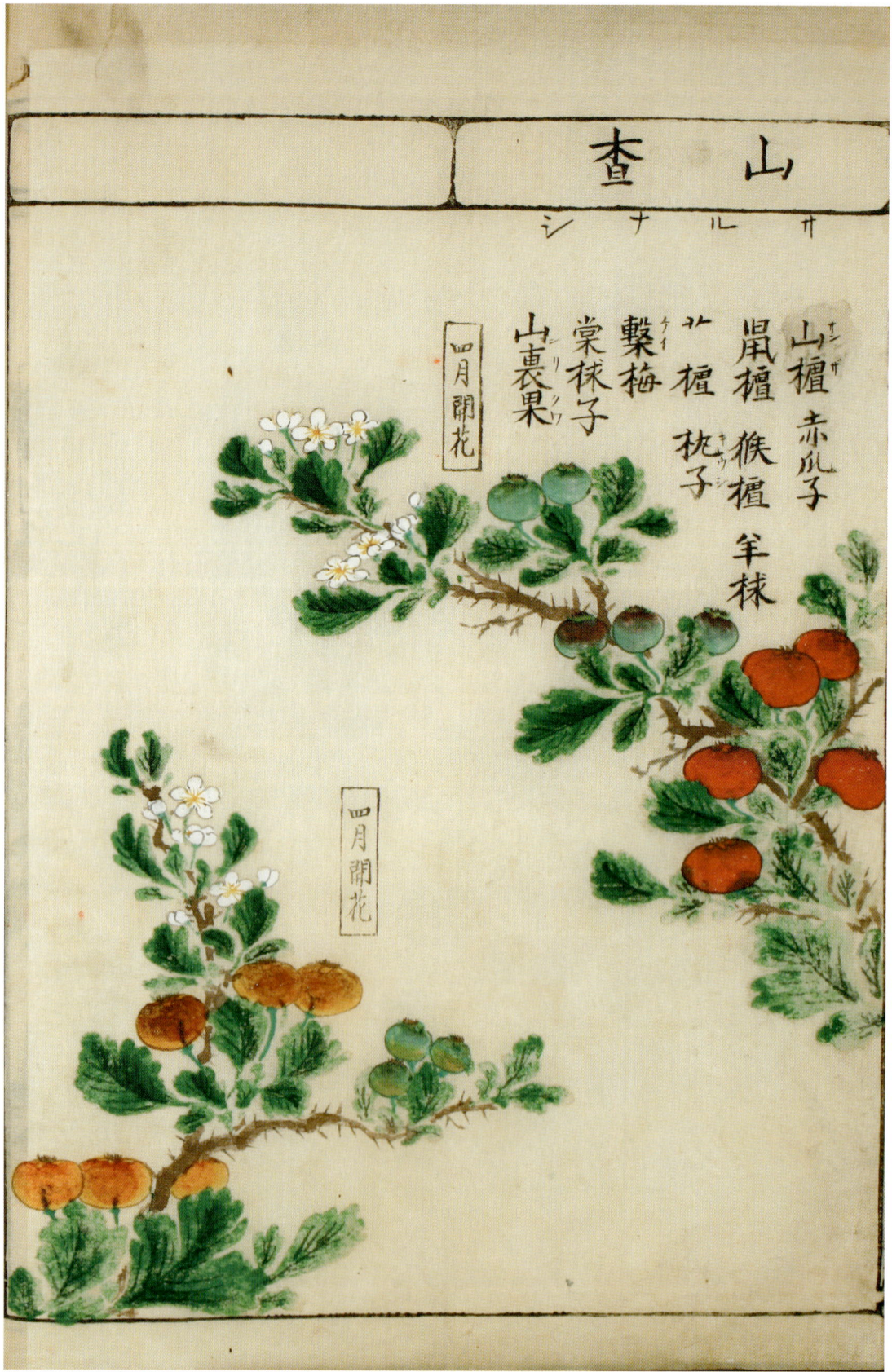

山樝 赤爪子
鼠樝 猴樝 羊梂
䑕樝 枕子
繫梅
棠梂子
山裏果

四月開花

四月開花

木 㑂 折

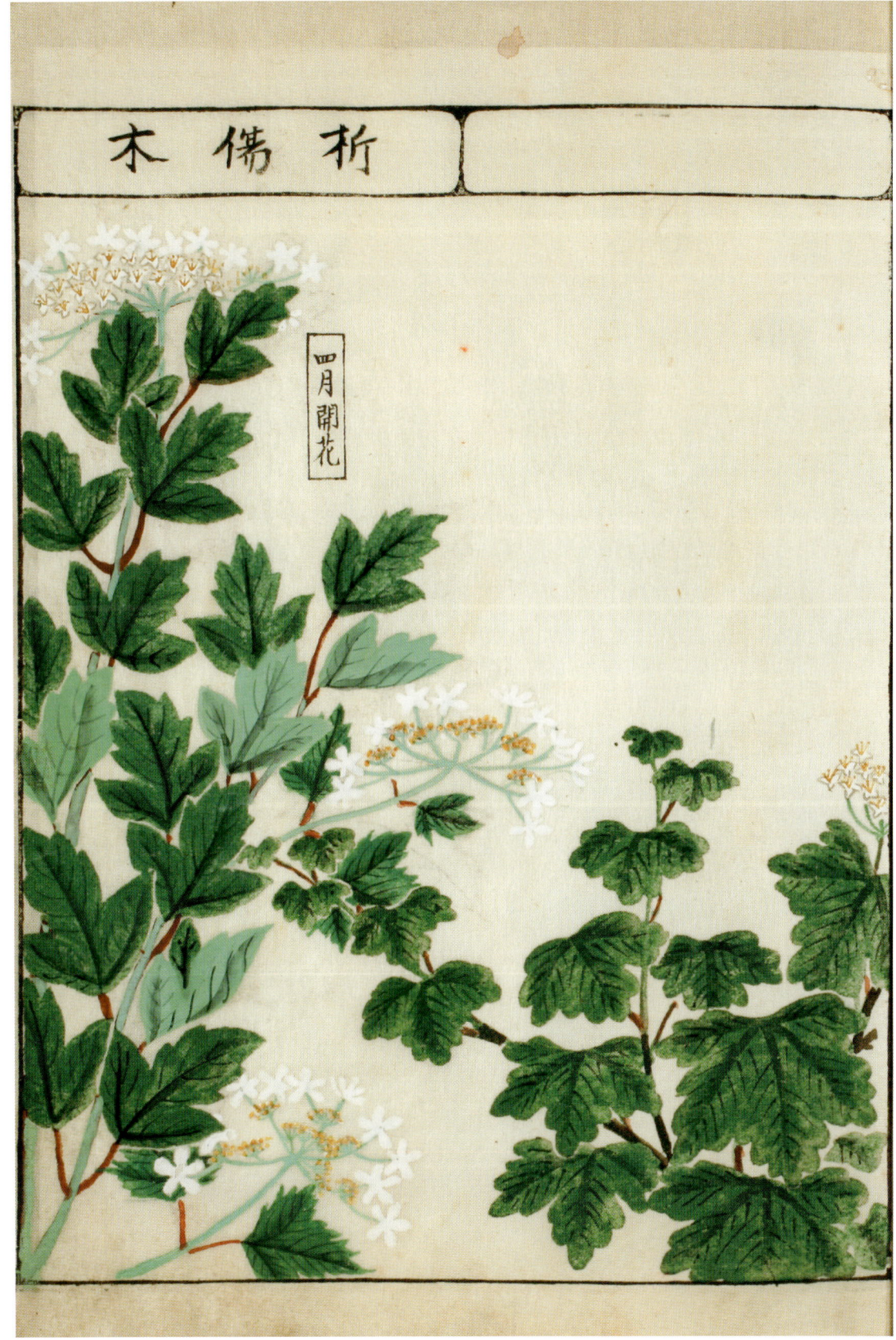

四月開花

三月開花

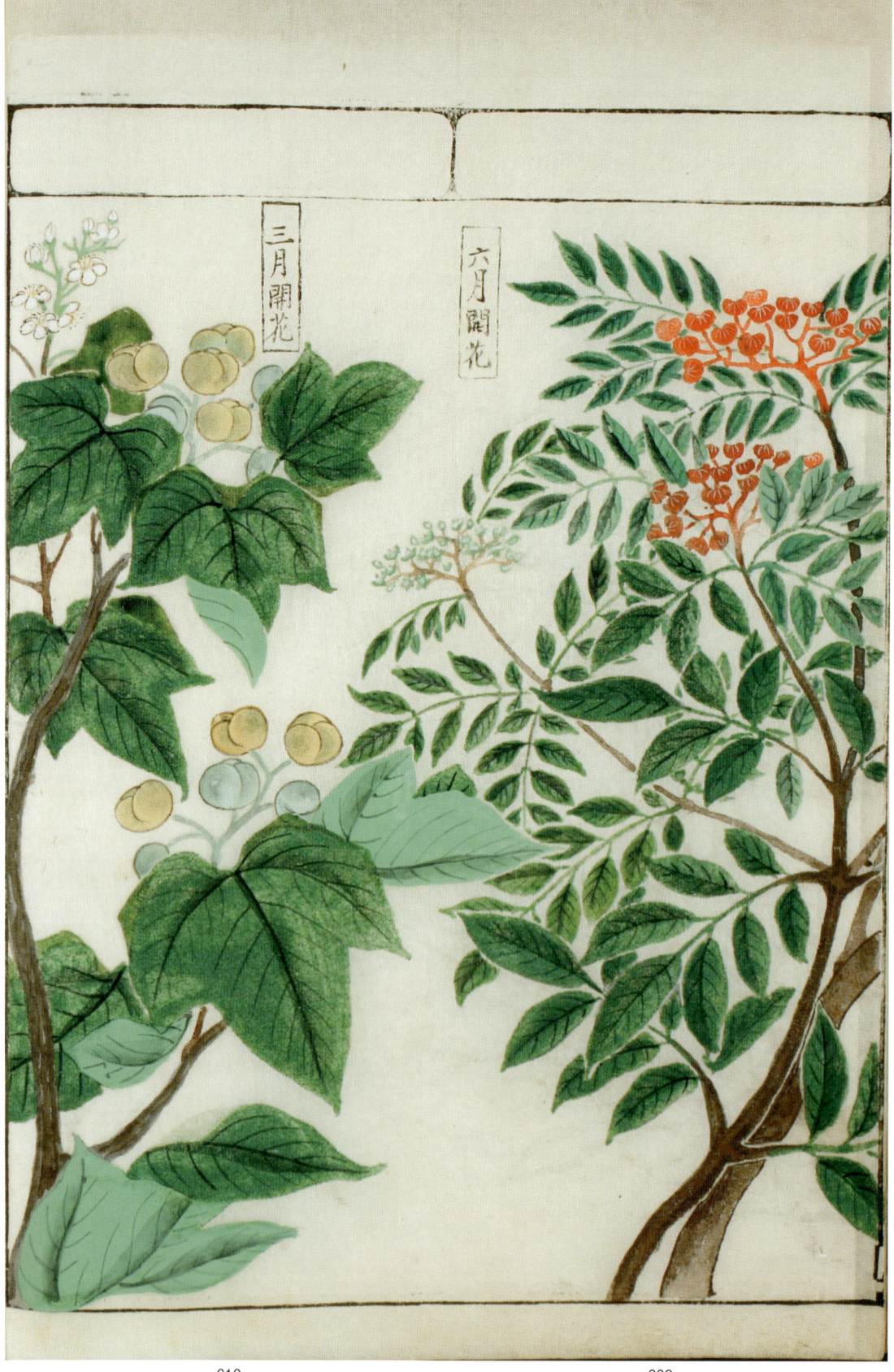

六月開花

五月開花

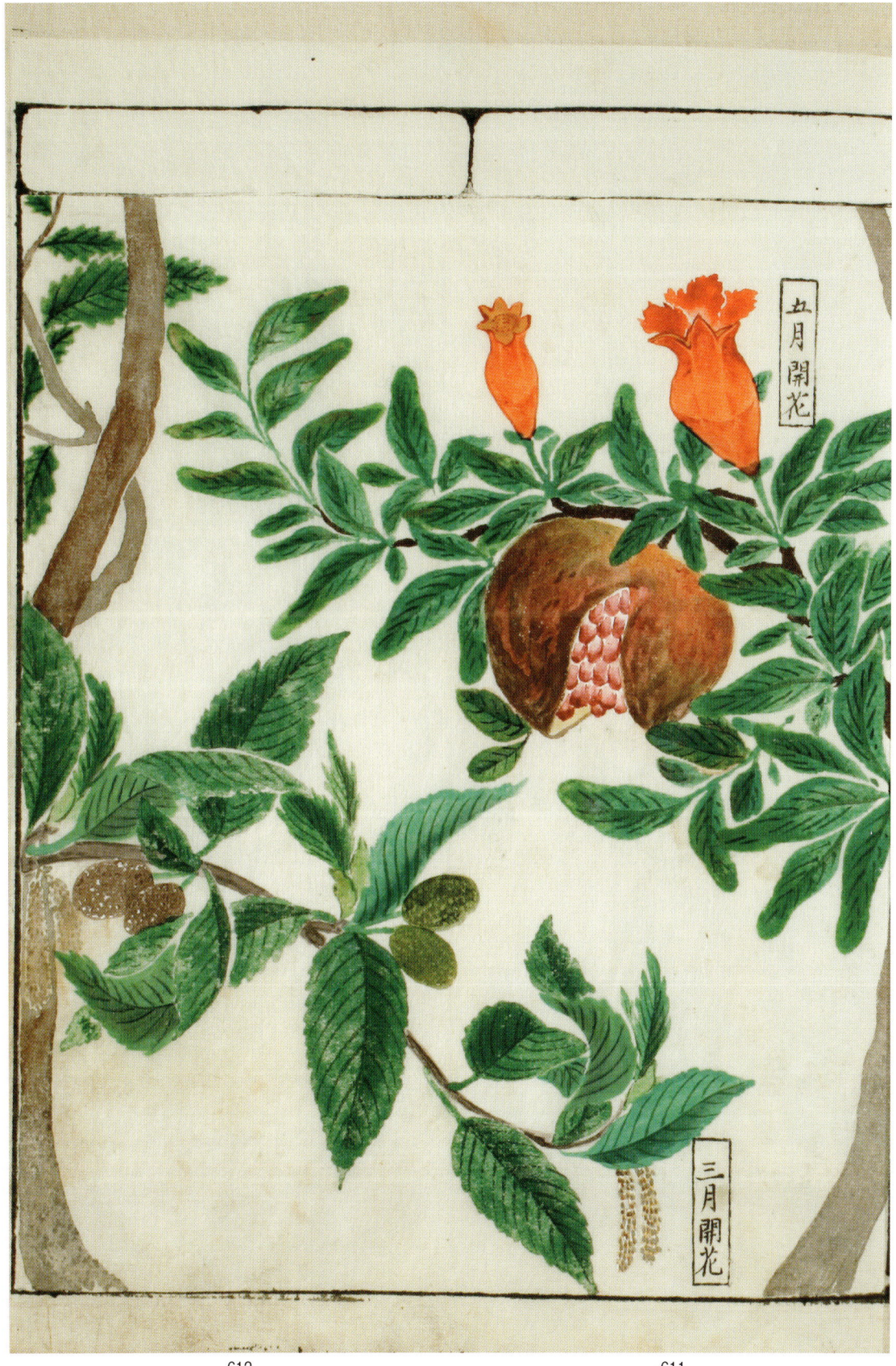

三月開花

トウセンダン　和セ ンダン

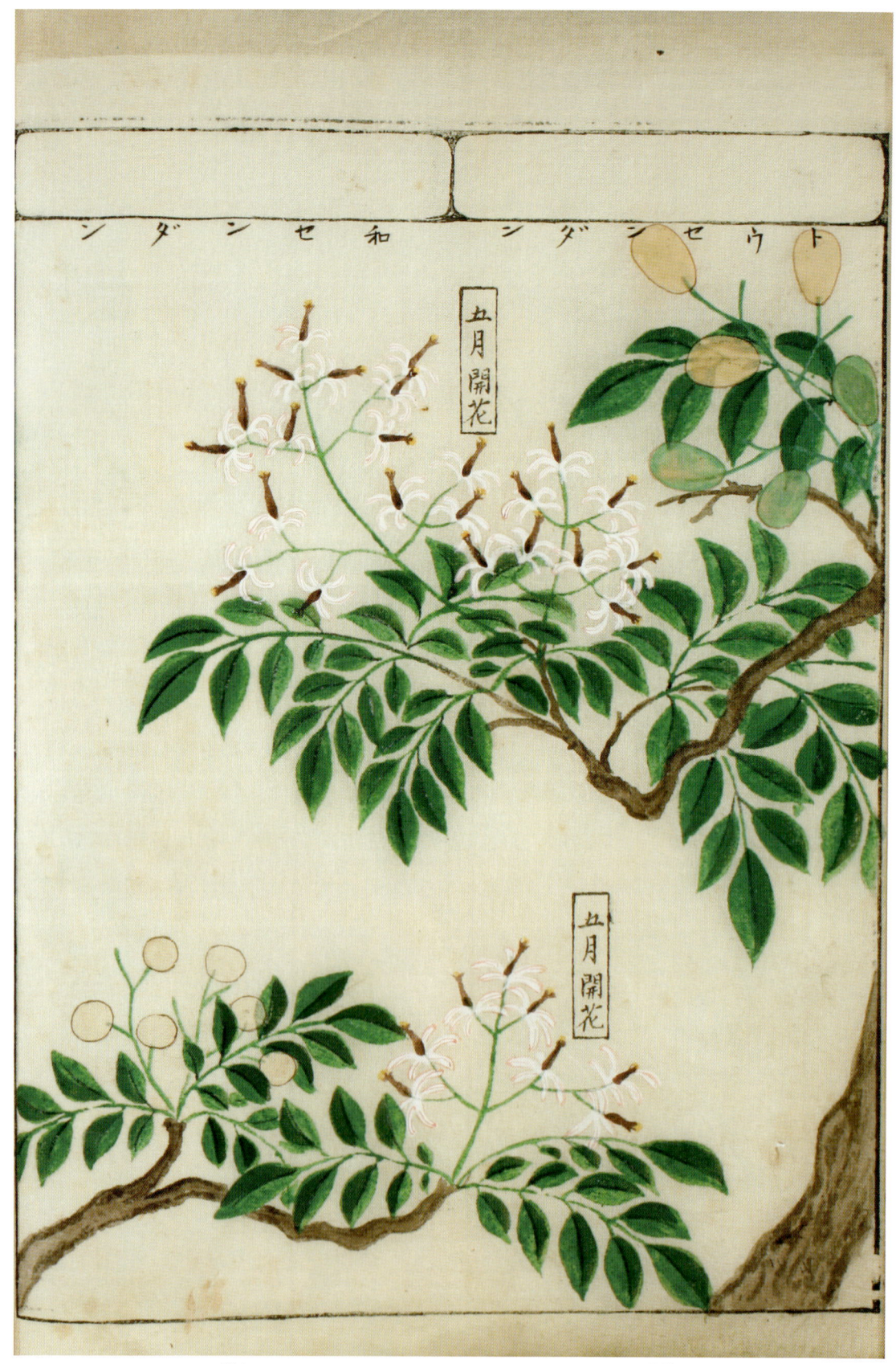

五月開花

五月開花

枸骨

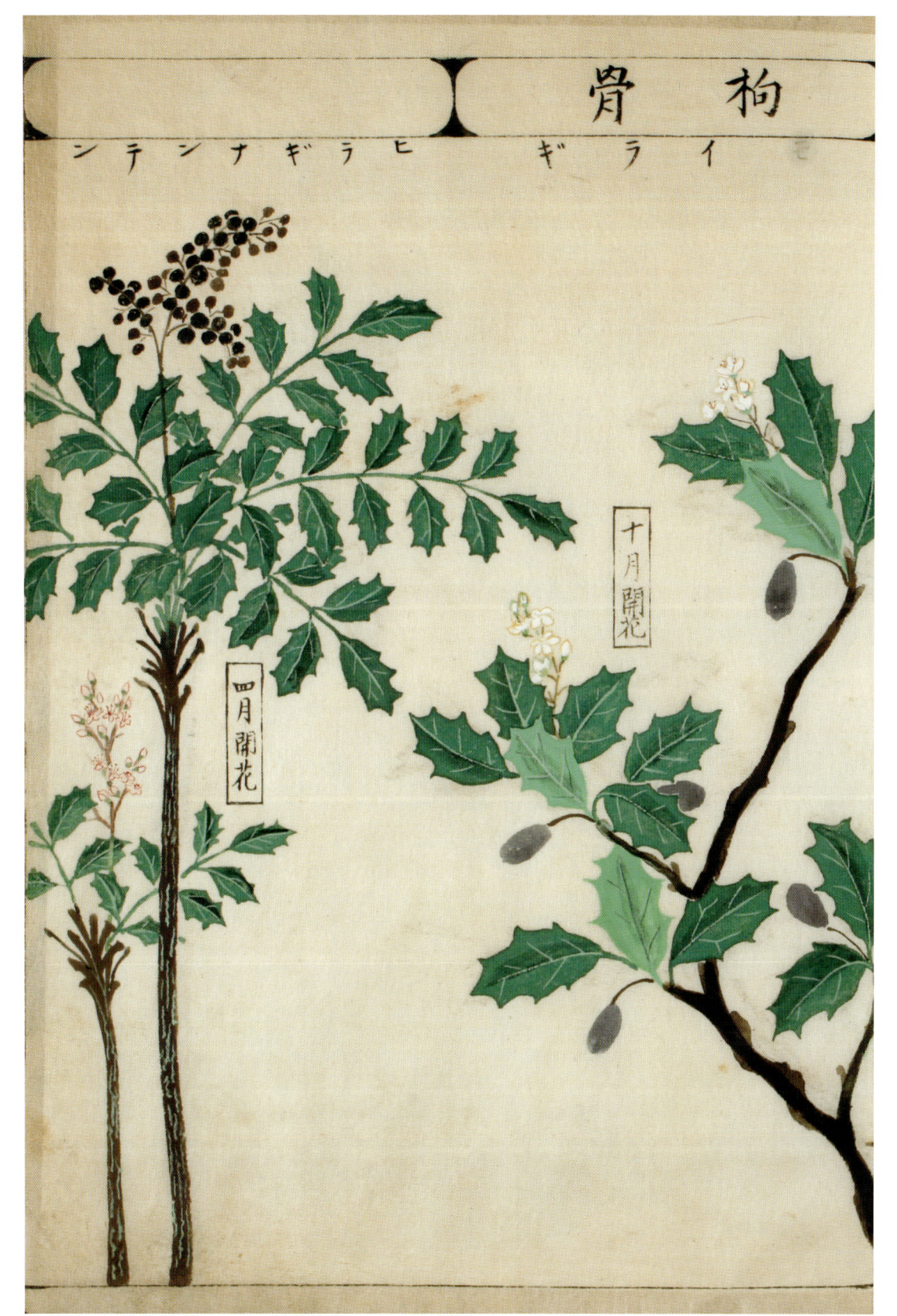

ヒラギ　ヒイラギナンテン

十月開花

四月開花

イヌザシ　トリモチギ

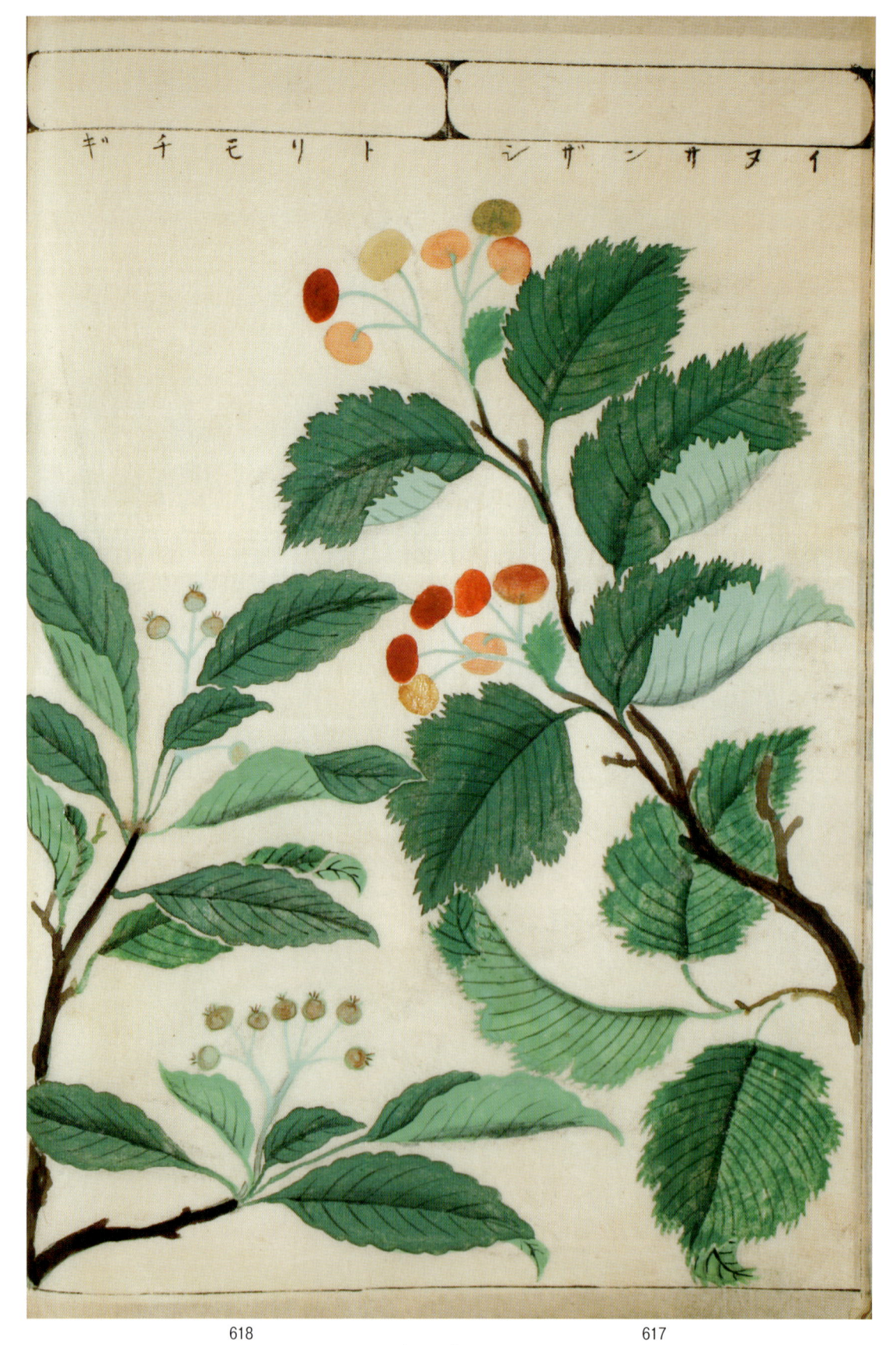

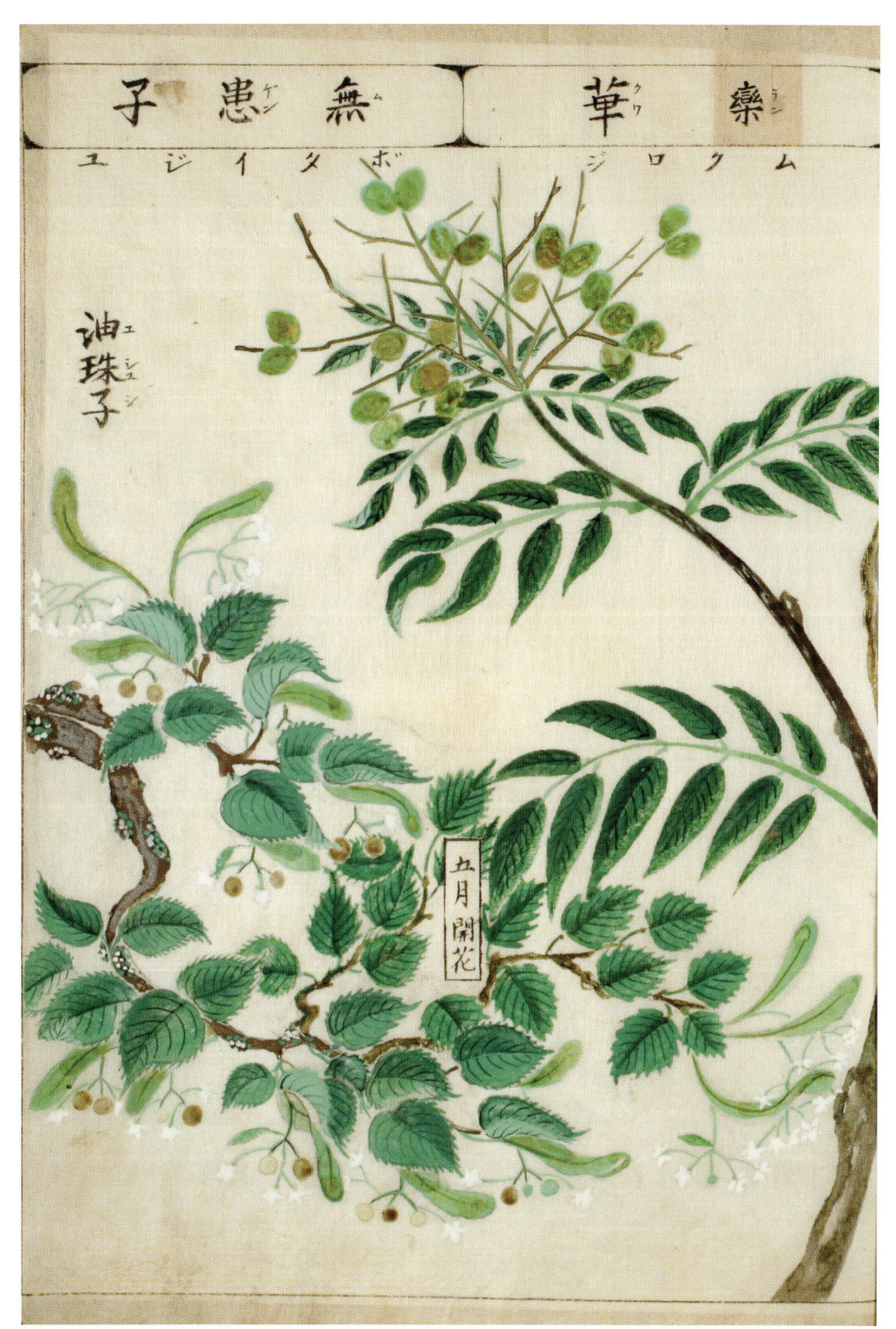

| 欒草（ラウクワサウ）ムクロジ | 無患子（ムゲンシ）ユジタイボ |

油珠子（エレユシ）

五月開花

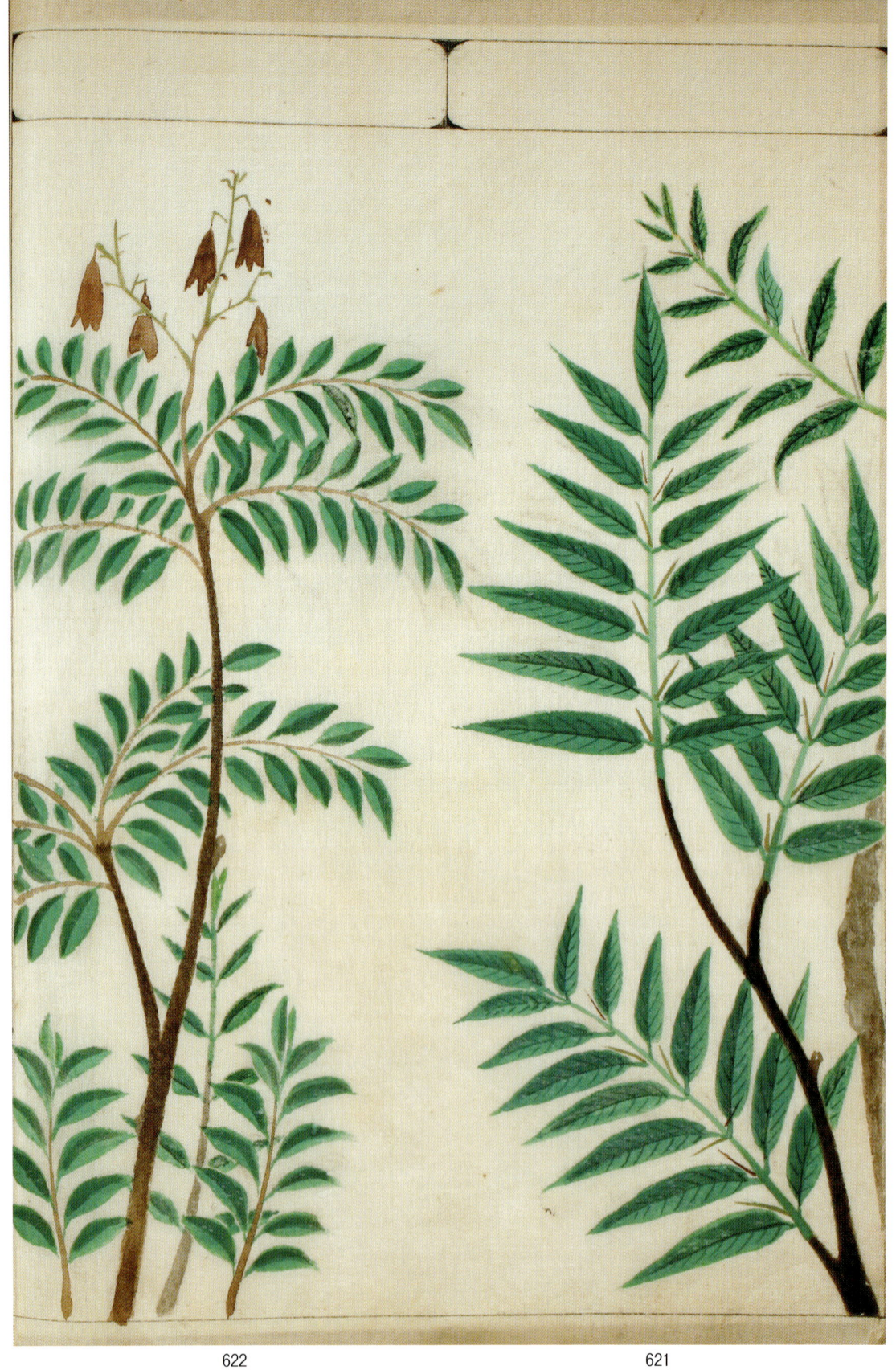

木　原本頁21

六月開花

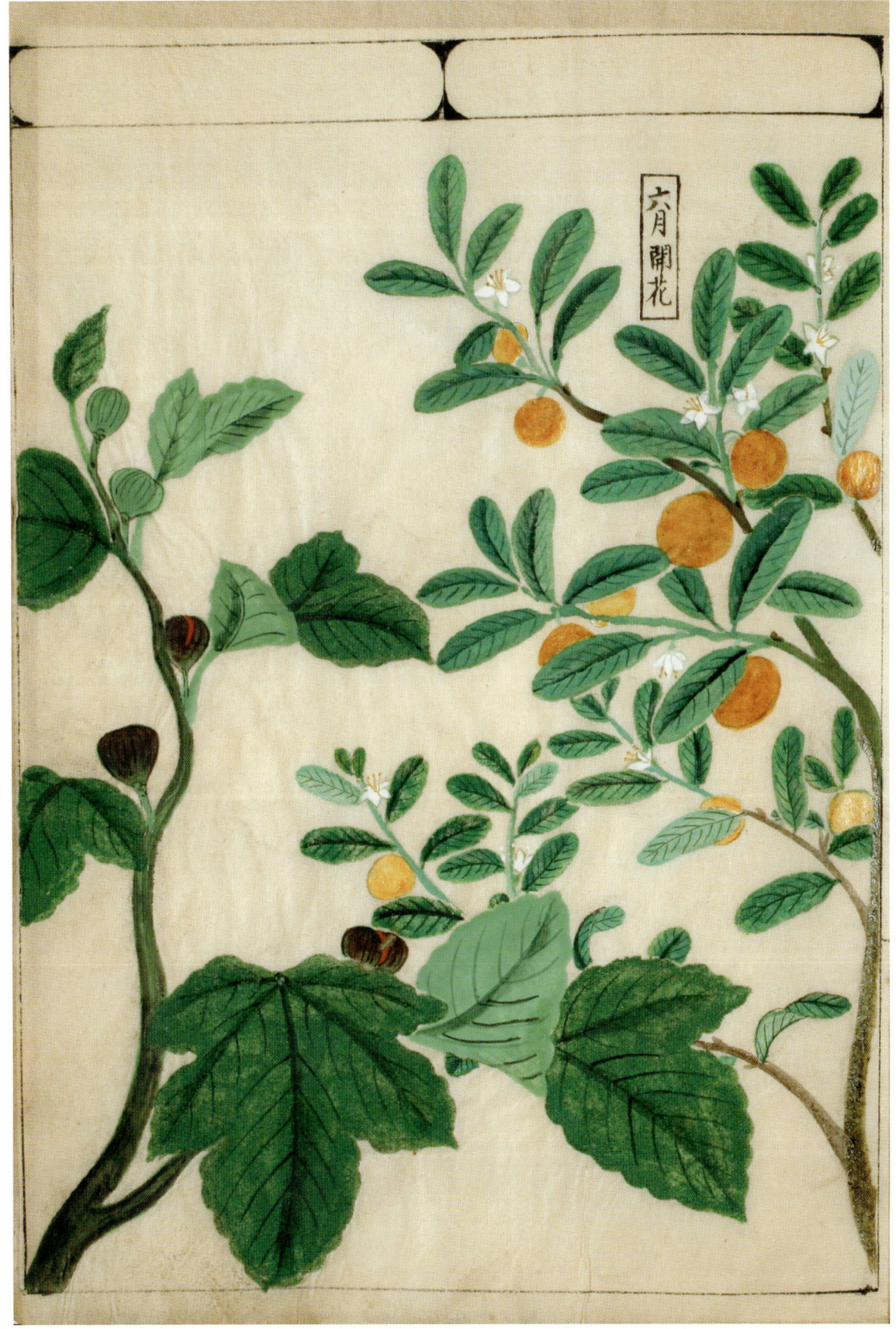

七月開花

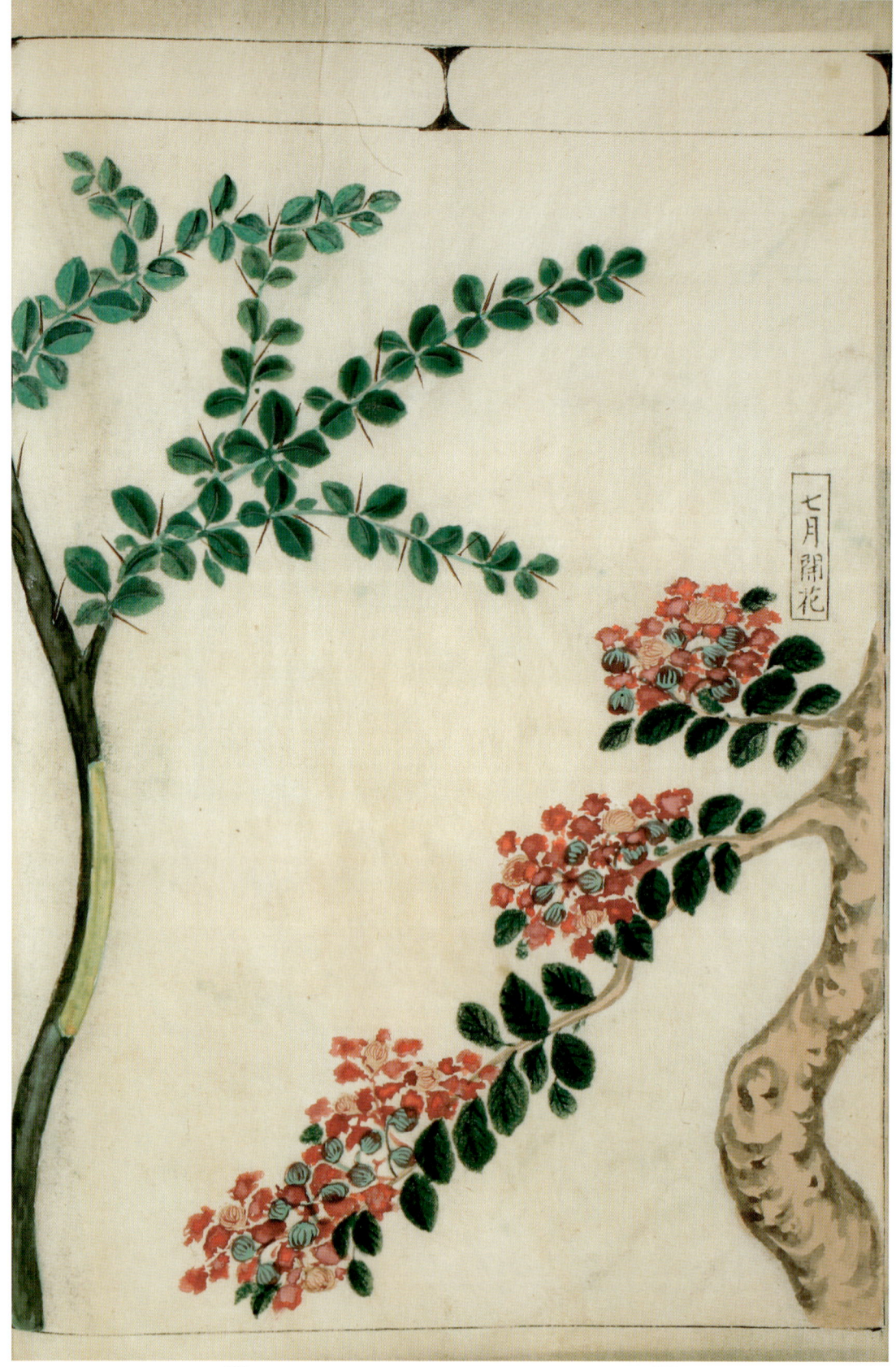

四月開花

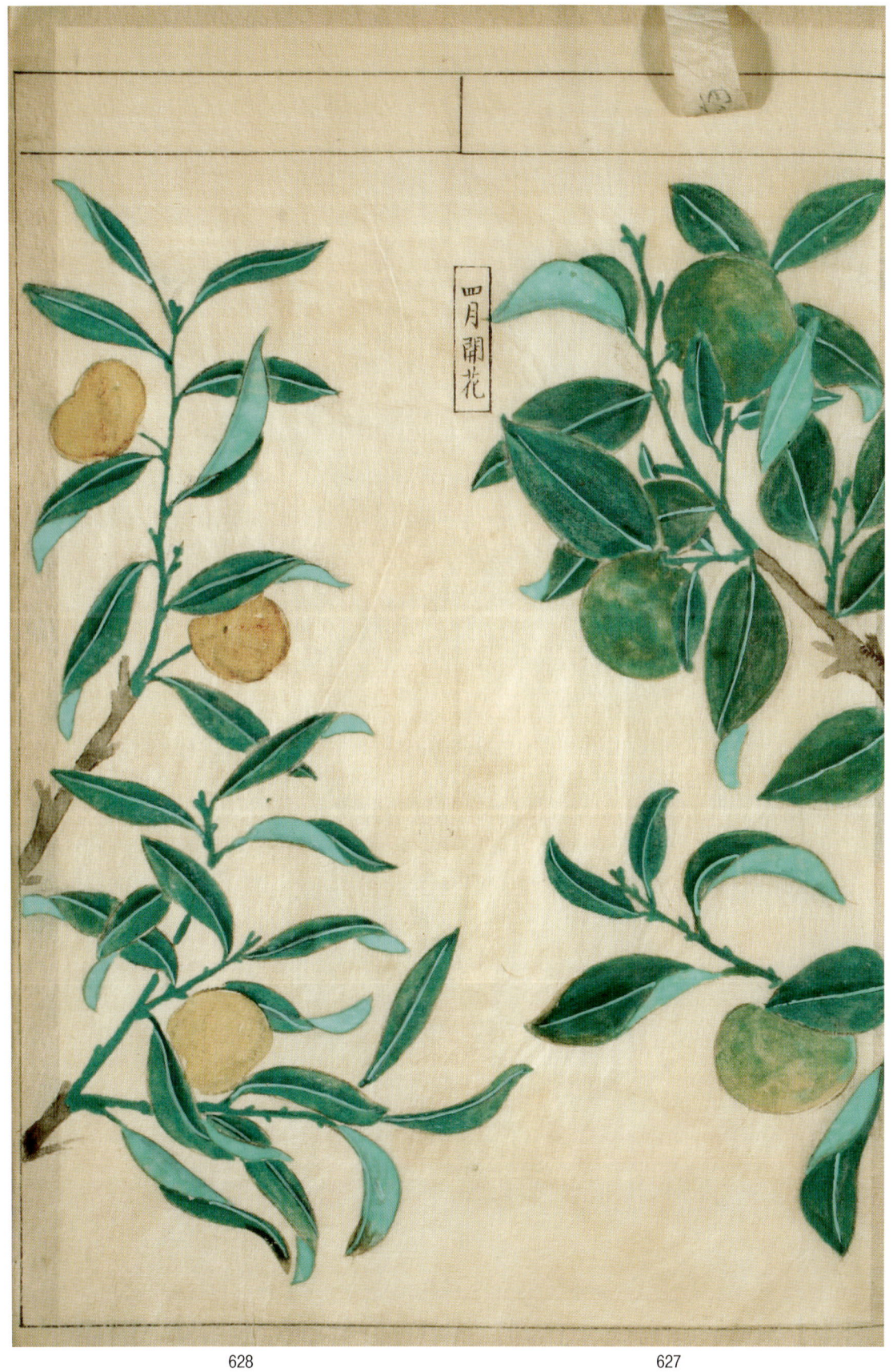

四月開花

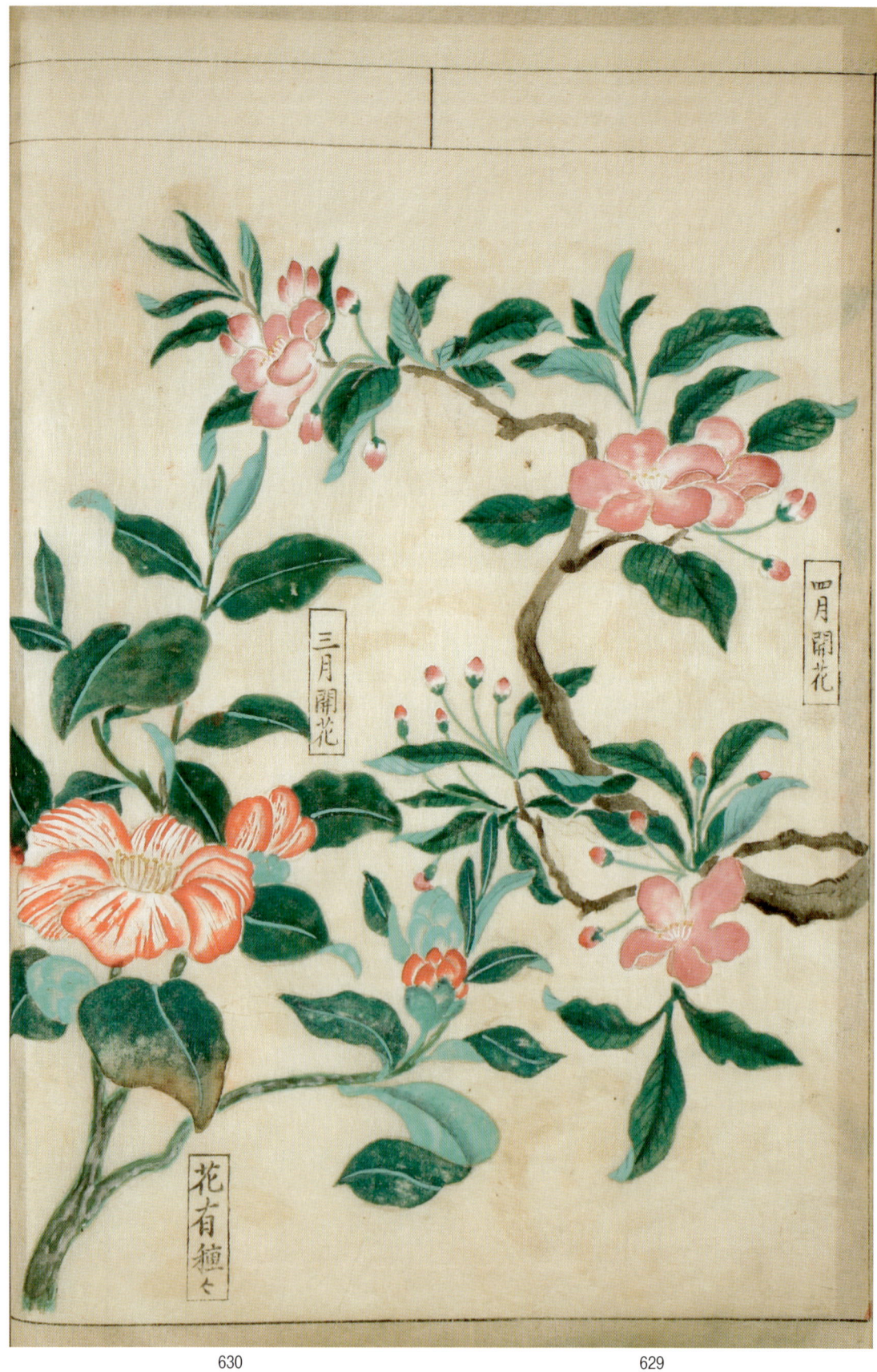

三月開花

花有種子

三月開花

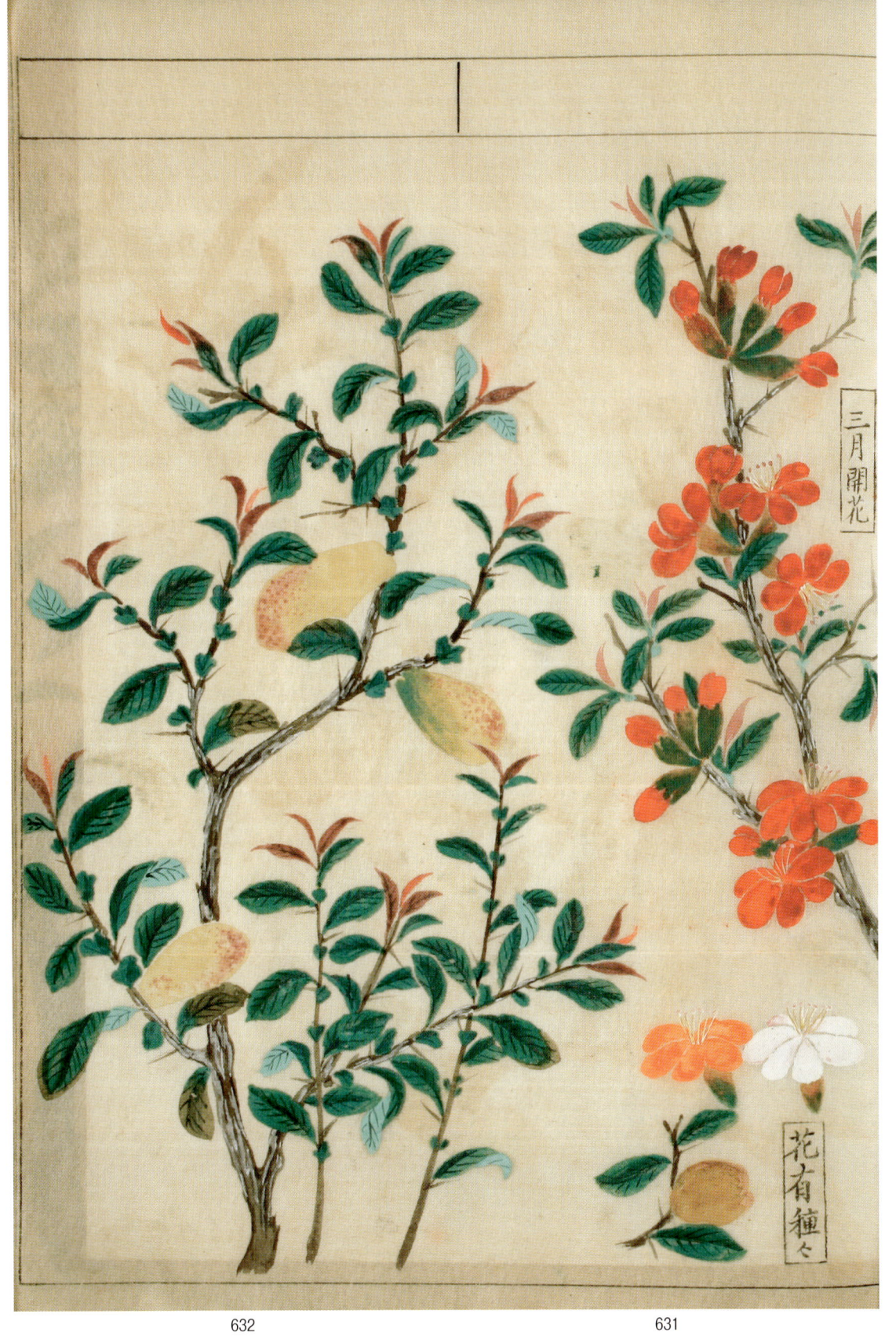

花有種々

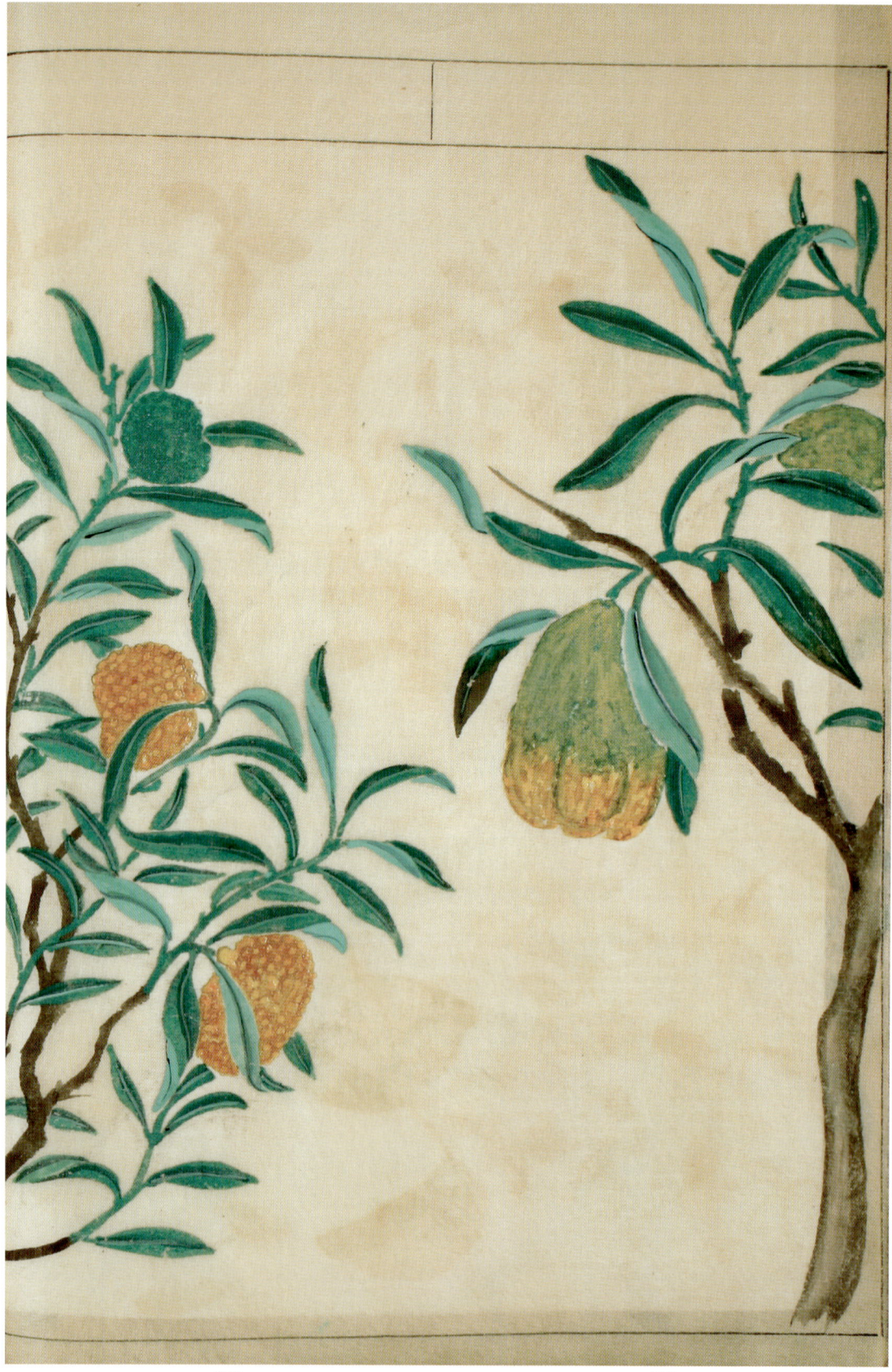

木　原本頁27

三月開花

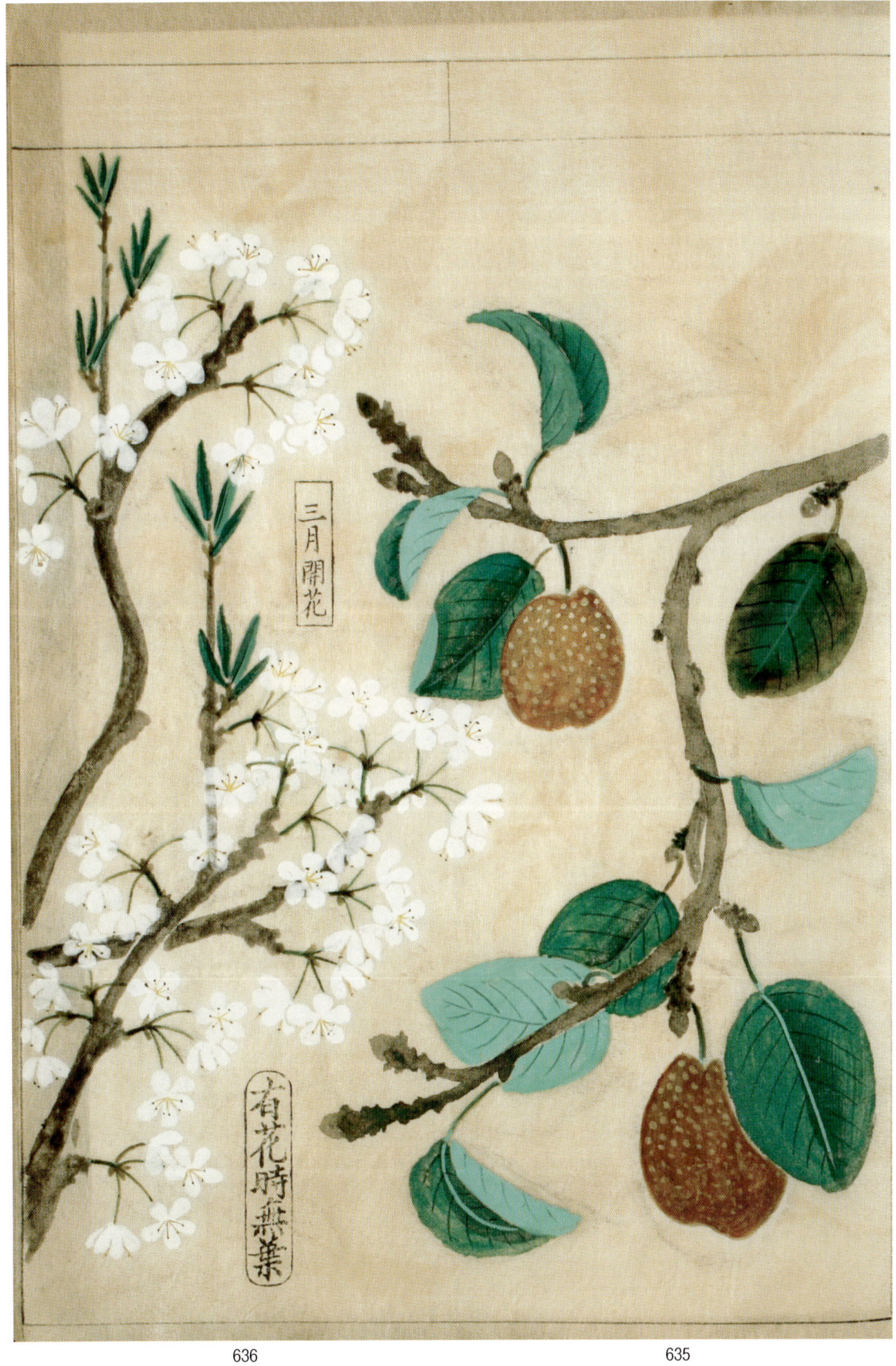

有花時無葉

四月開花

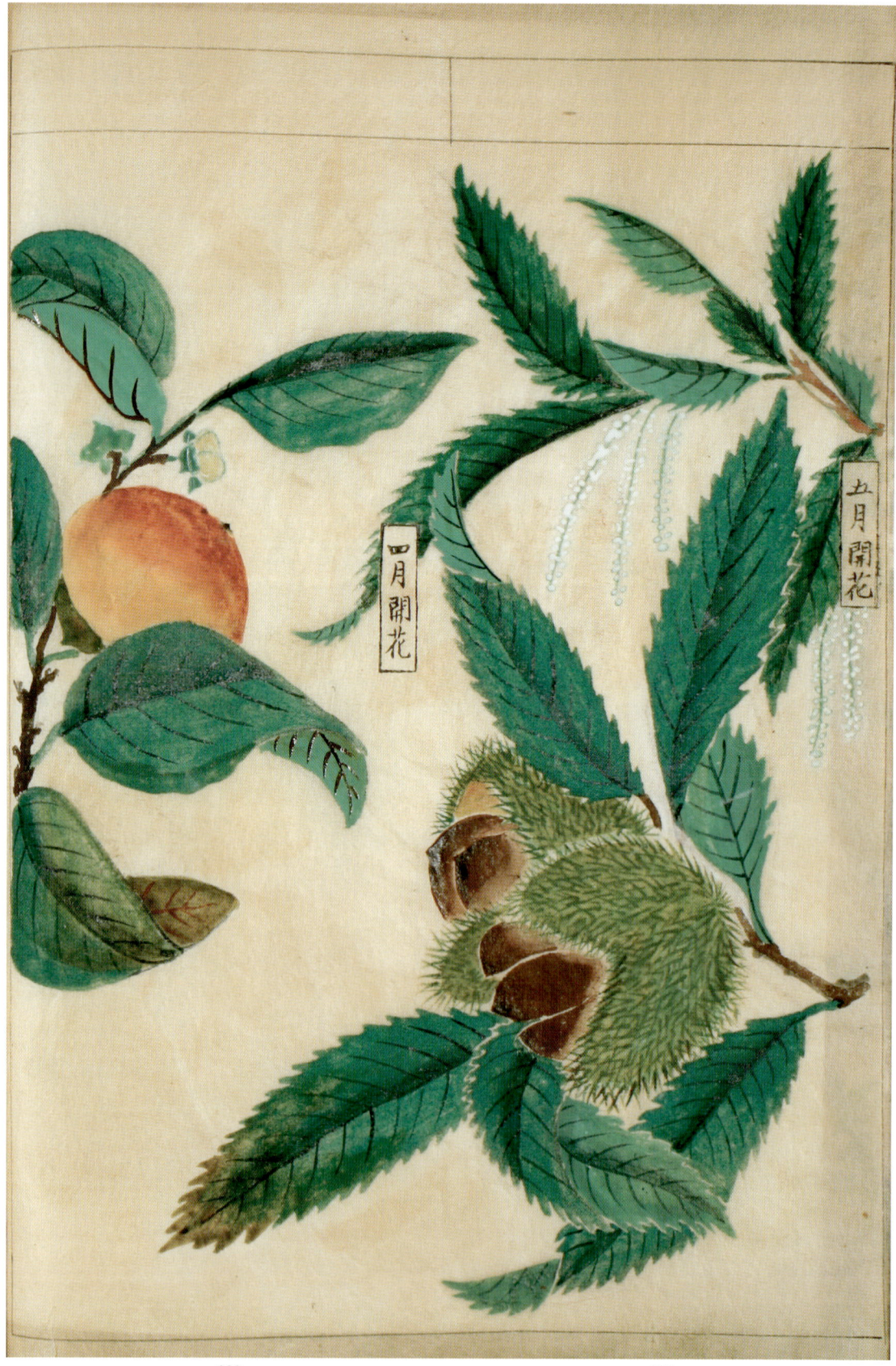

五月開花

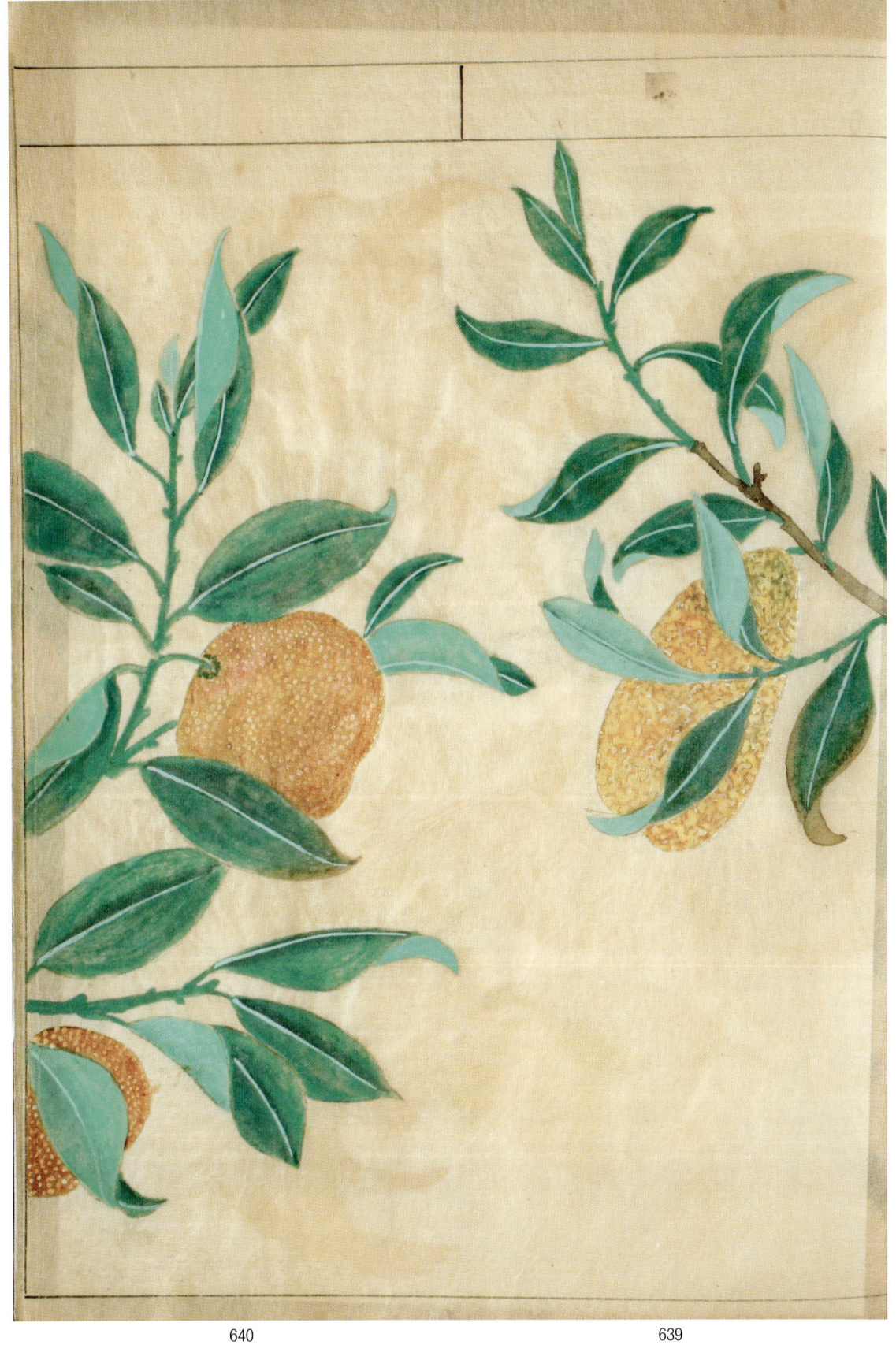

木　原本頁30

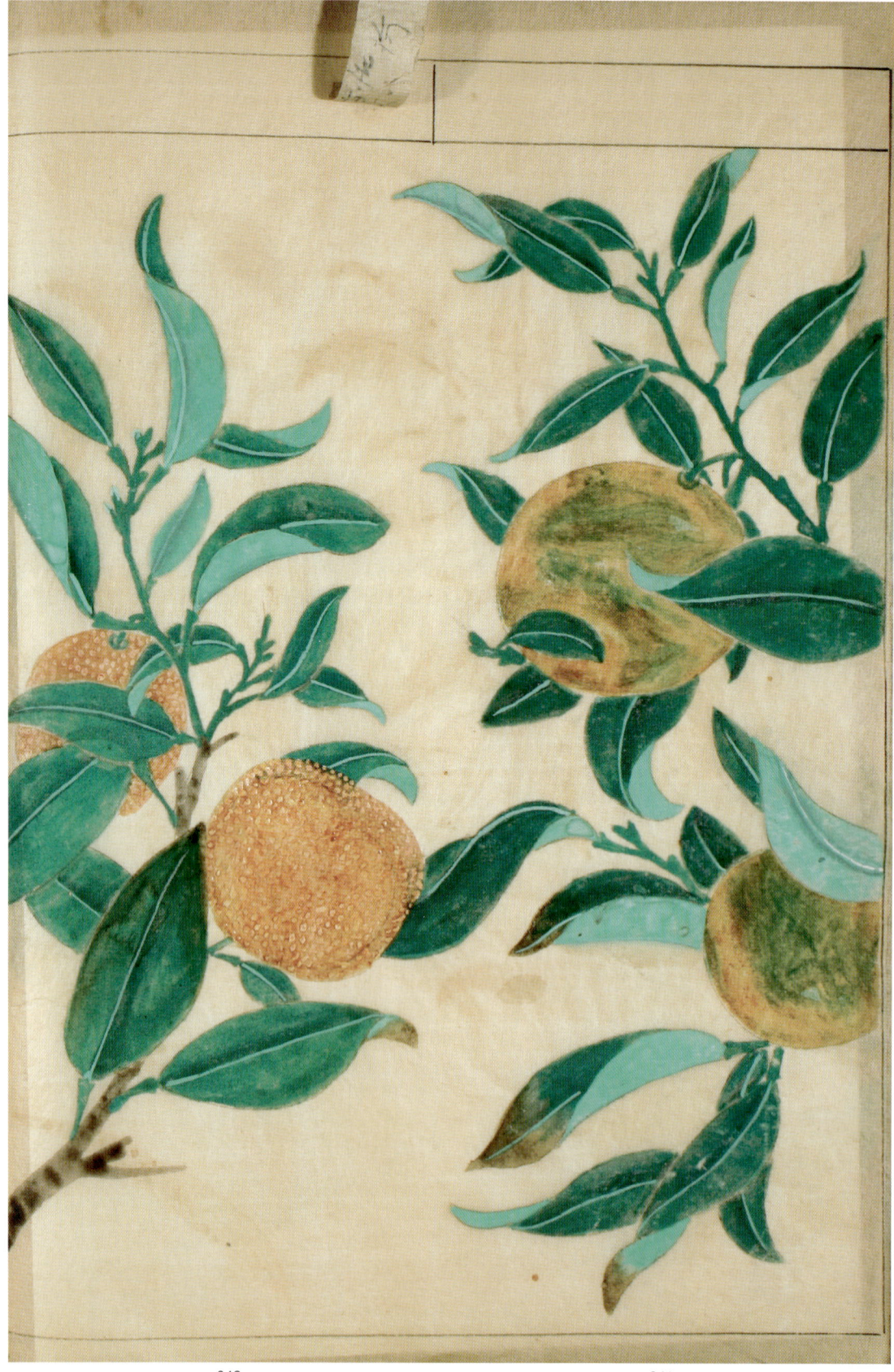

木 原本頁31

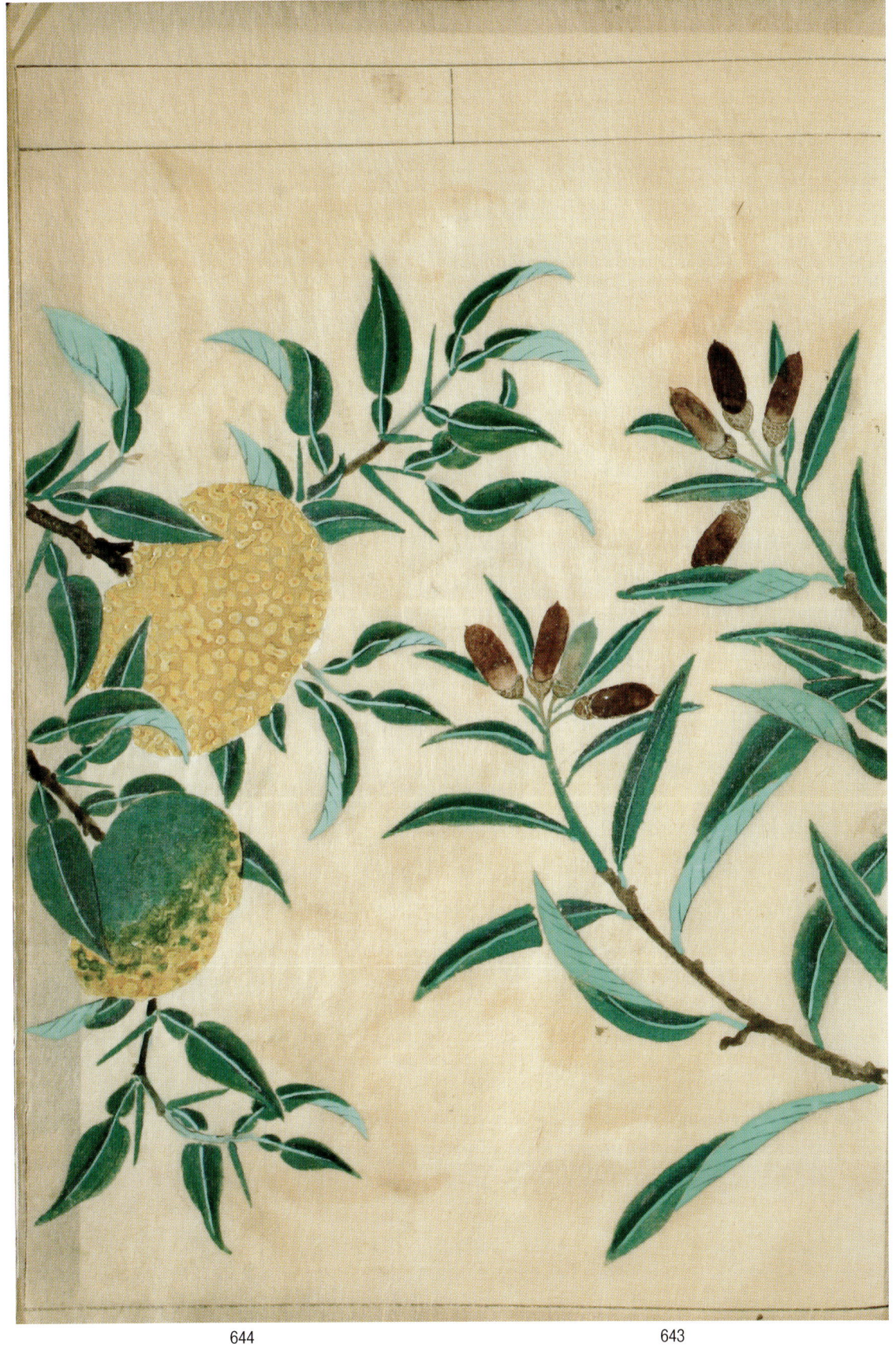

木　原本頁32

四月開花

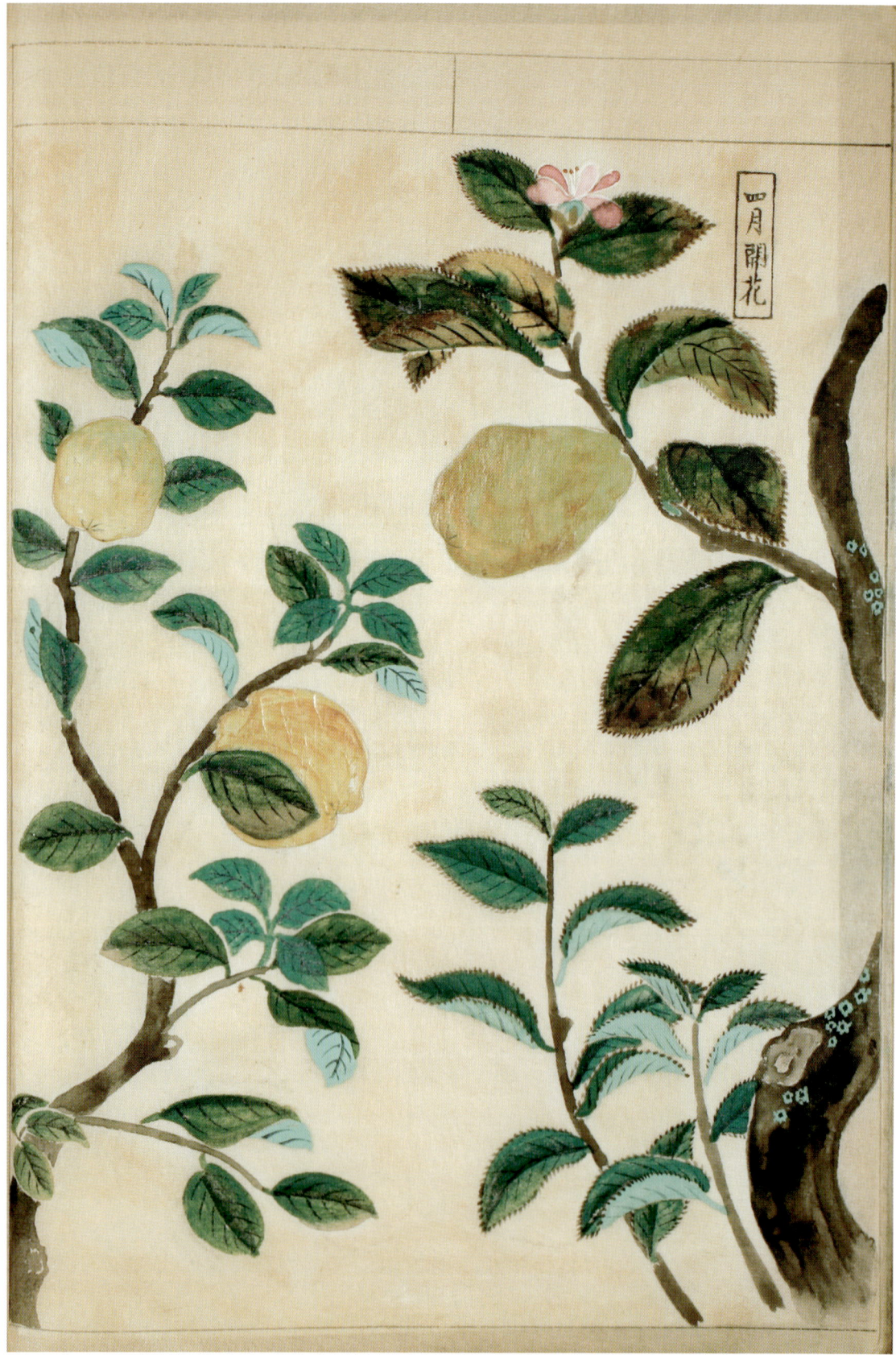

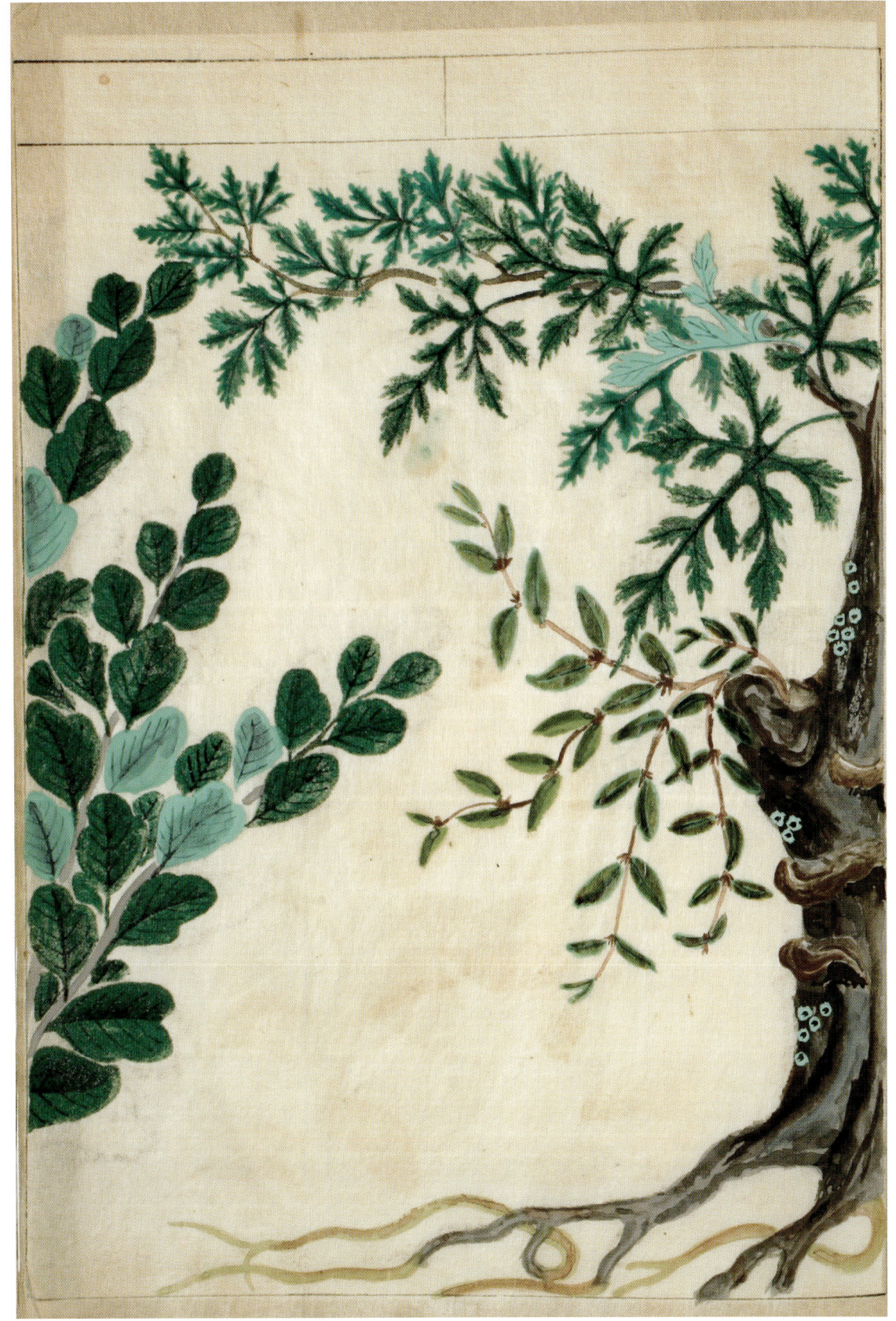

木 原本頁34

五月開花

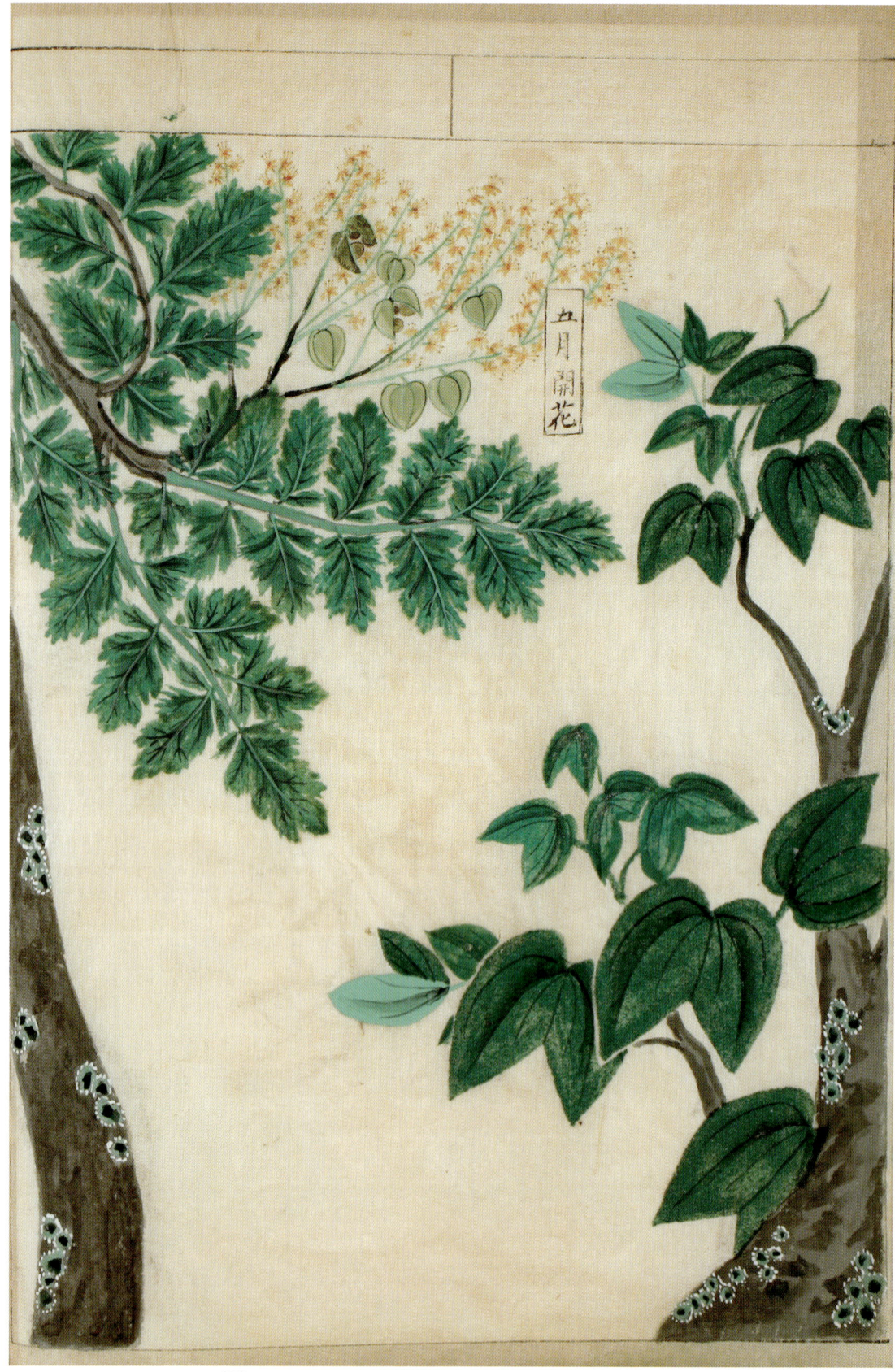

木蘖 バクキ
ダワ

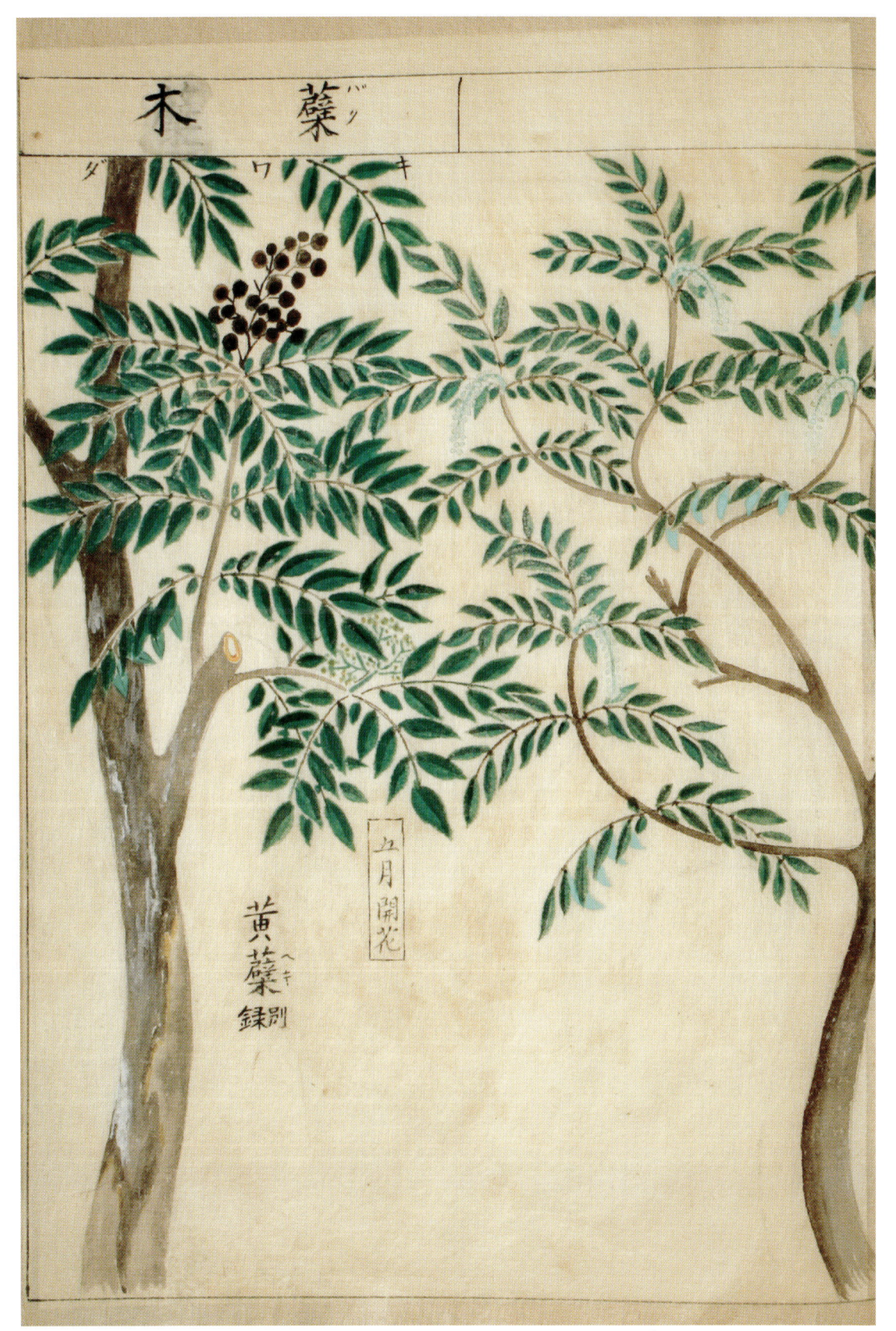

五月開花

黄蘖 ヘキ
錄別

三月開花

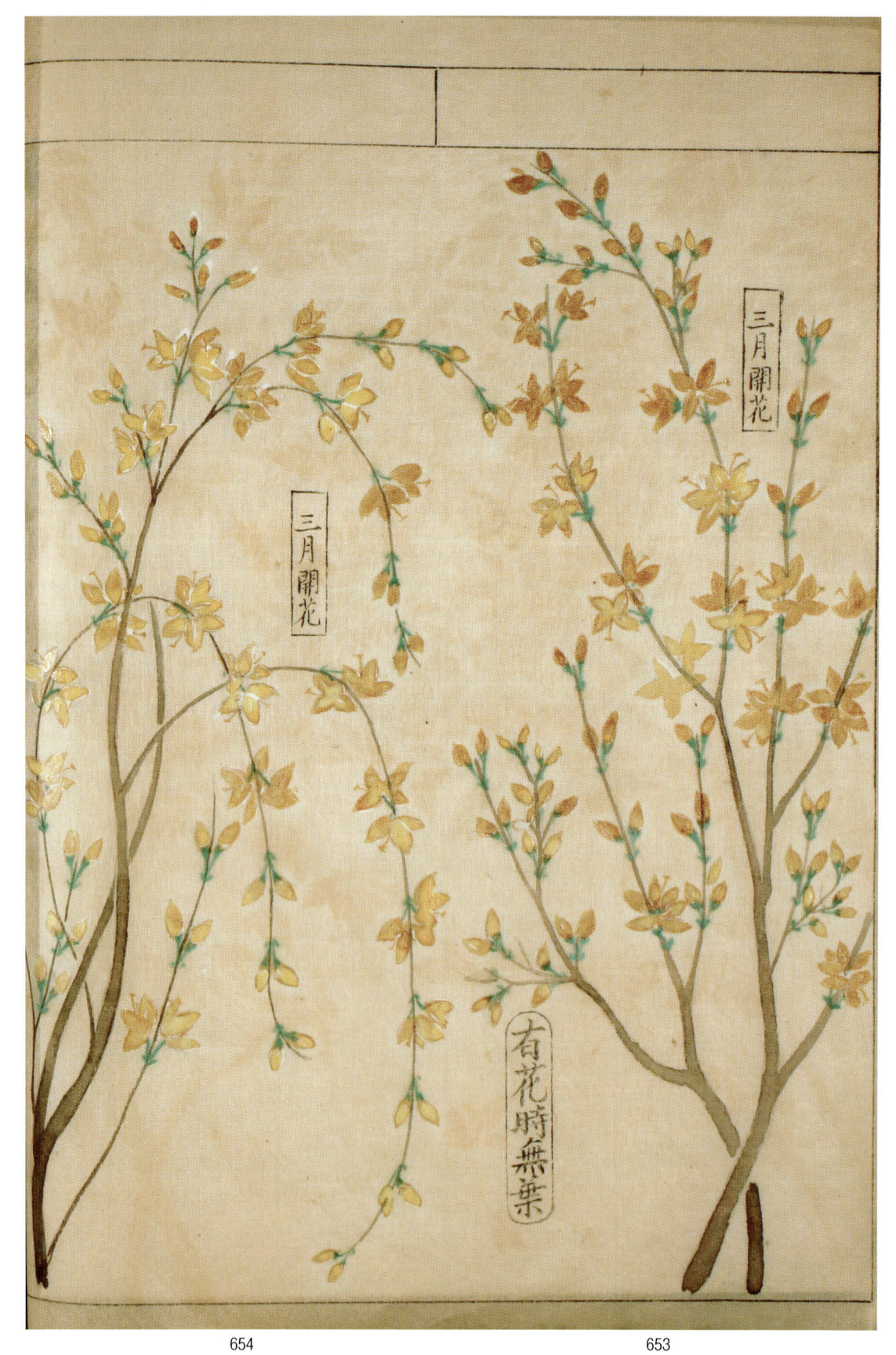

三月開花

有花時無葉

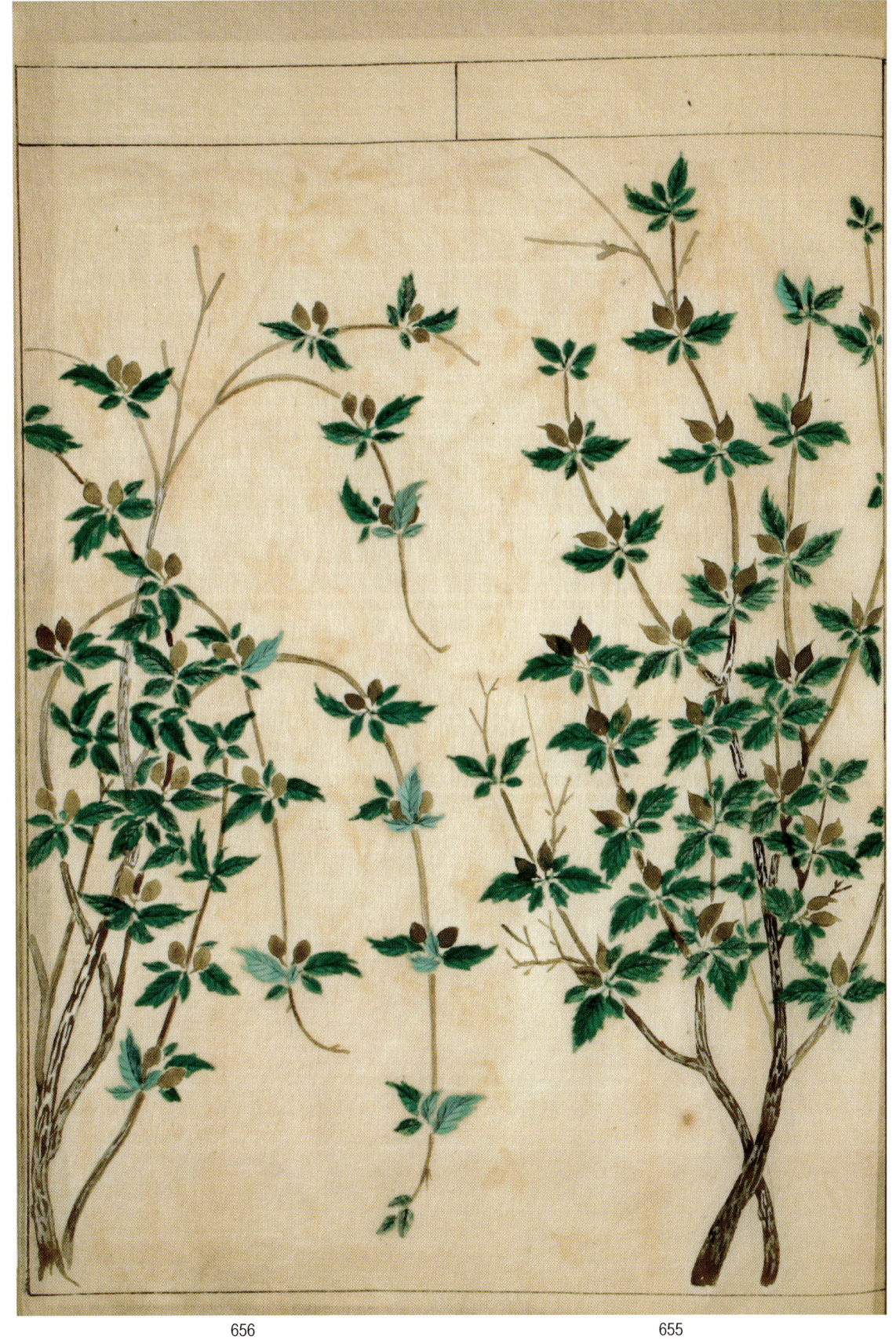

木　原本頁38

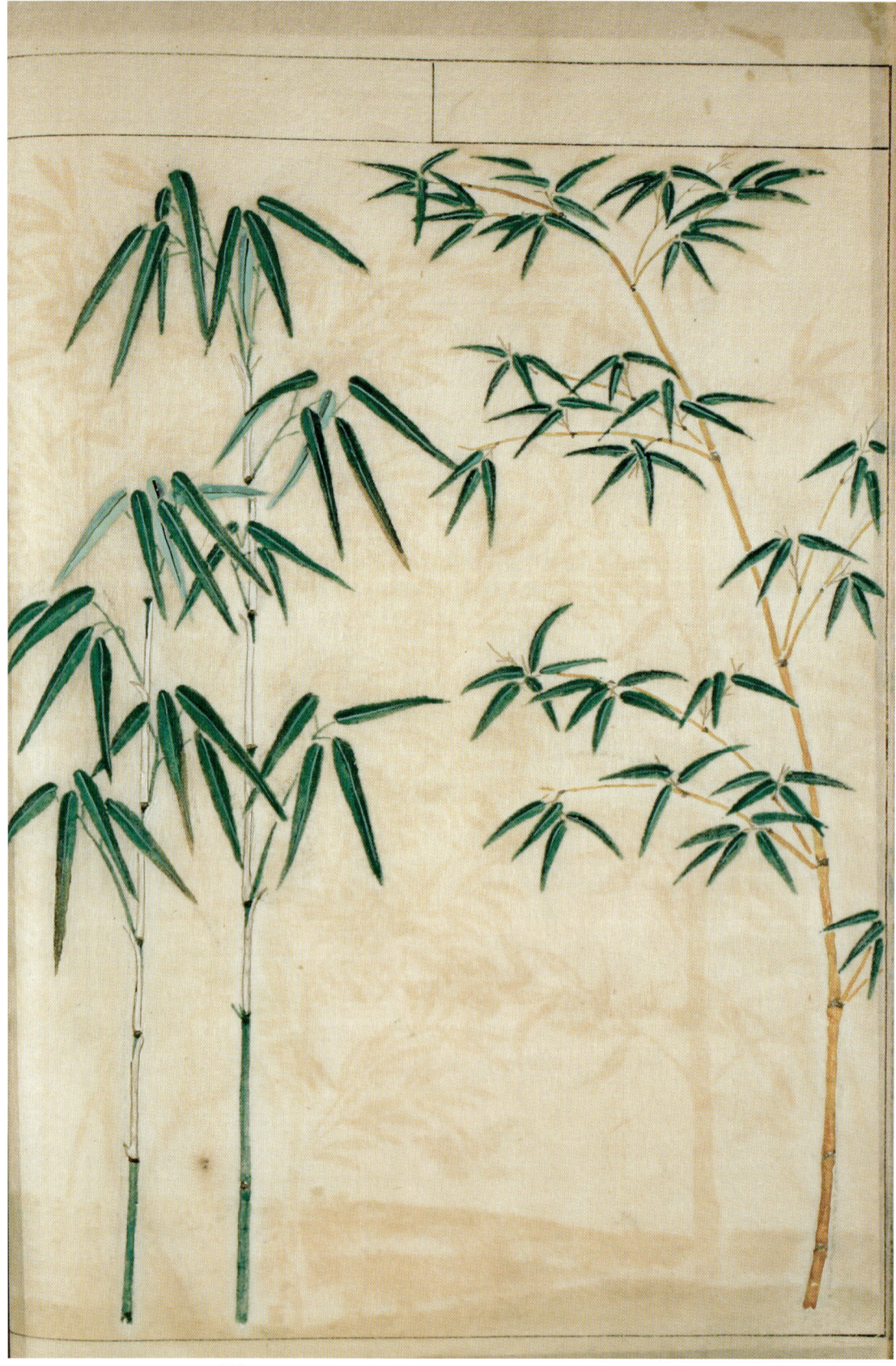

658　　　　　　　　　　657
木　原本頁39

木　原本頁40

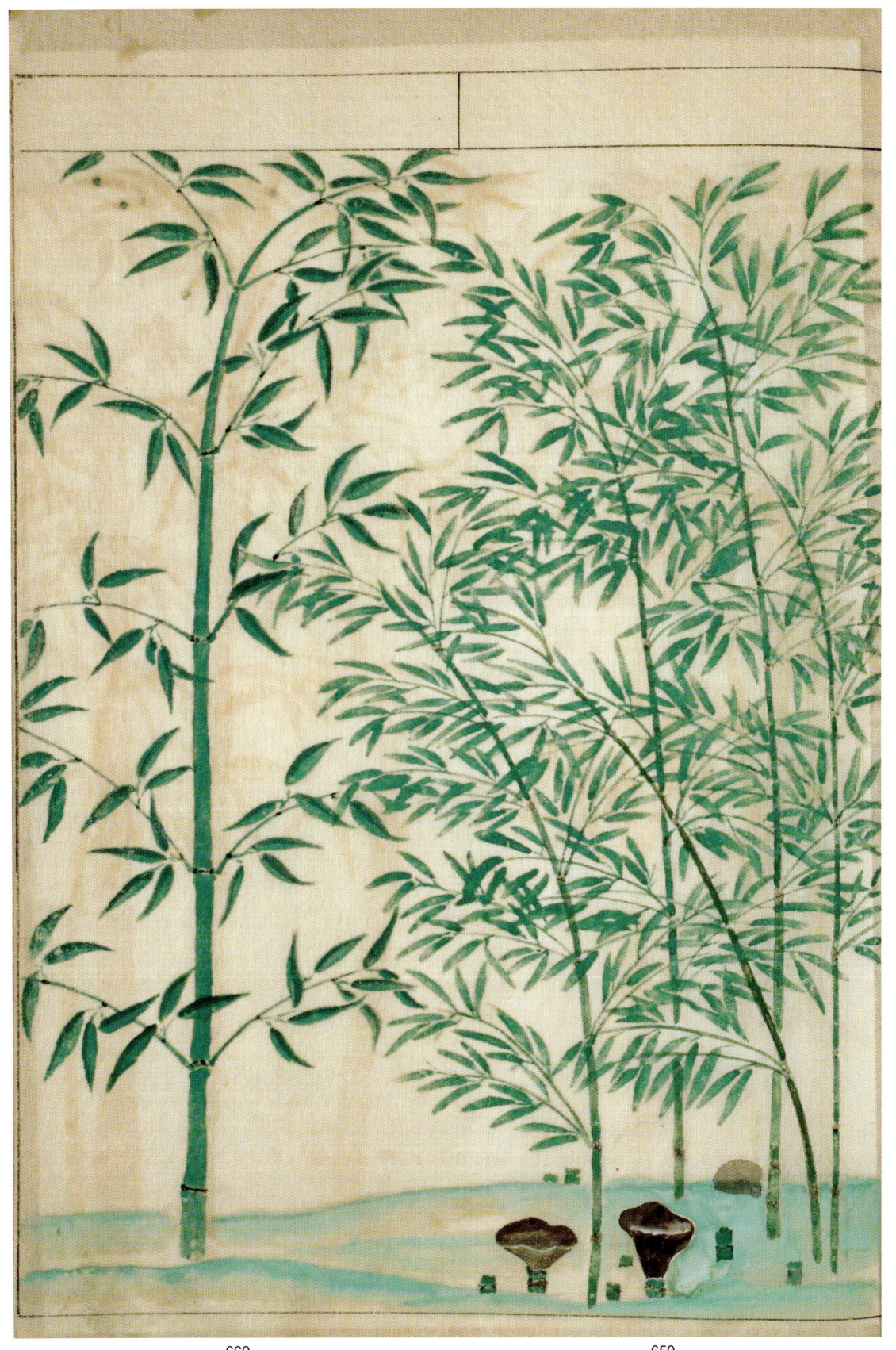

木 原本頁41

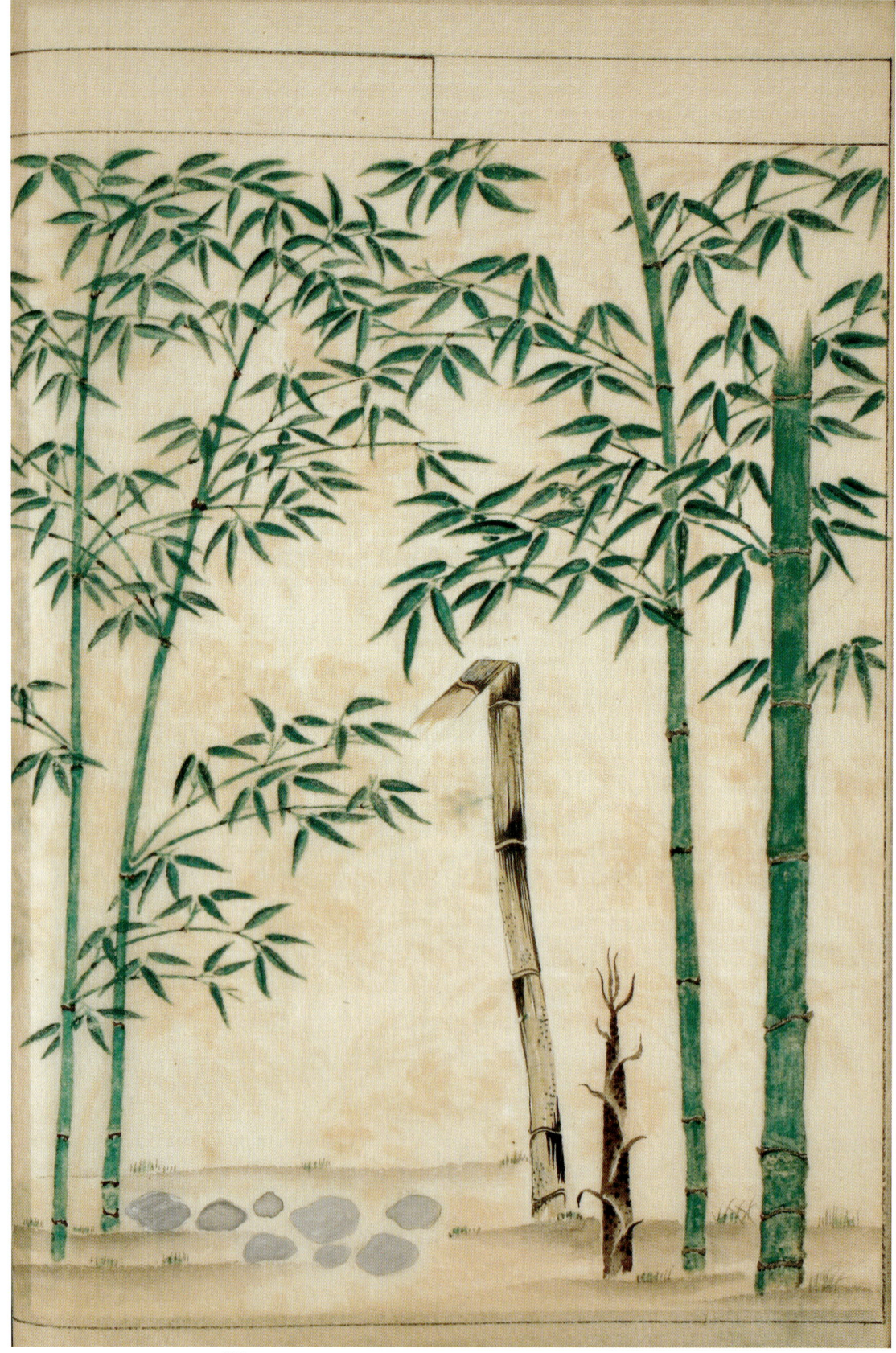

木　原本頁42

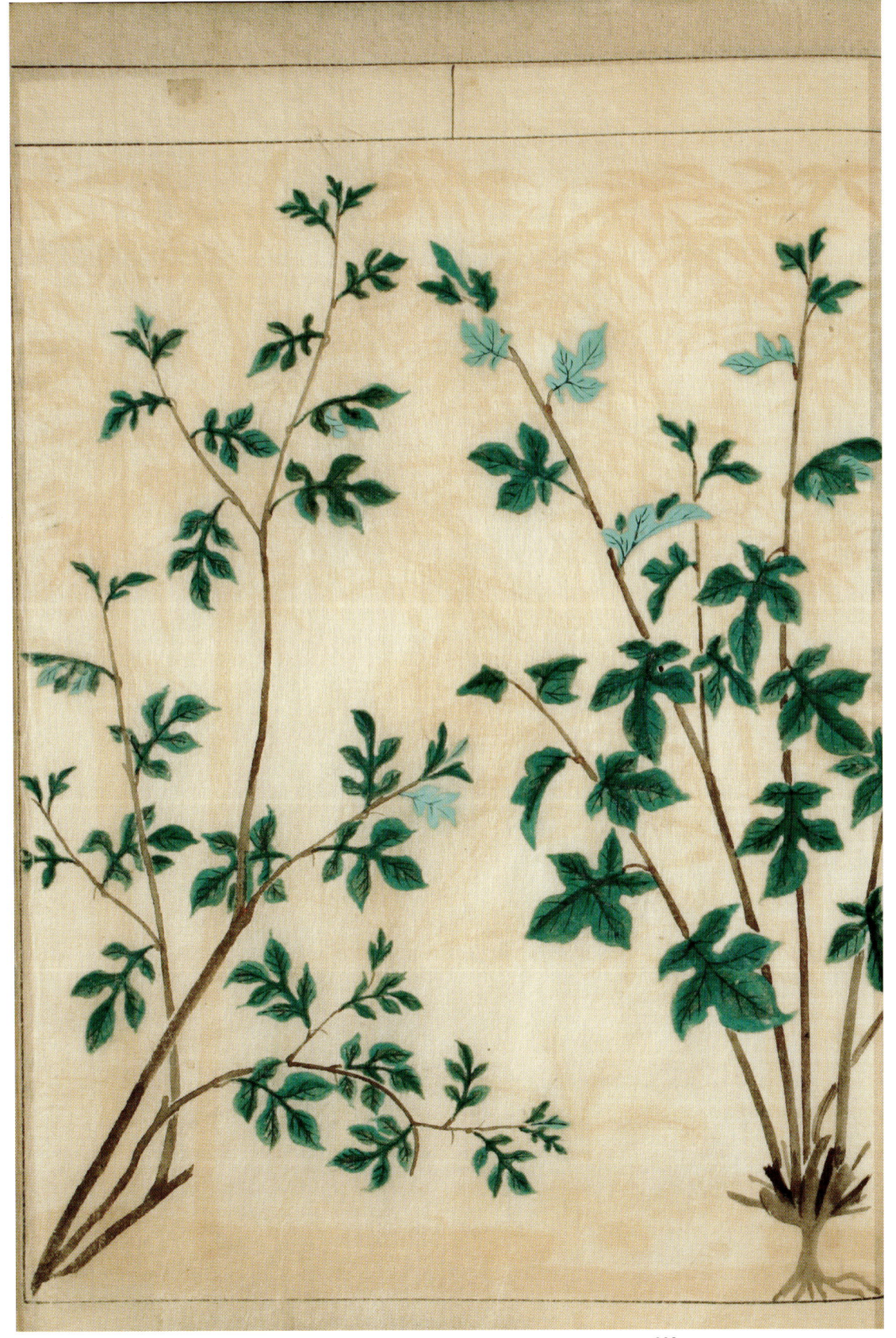

九月開花

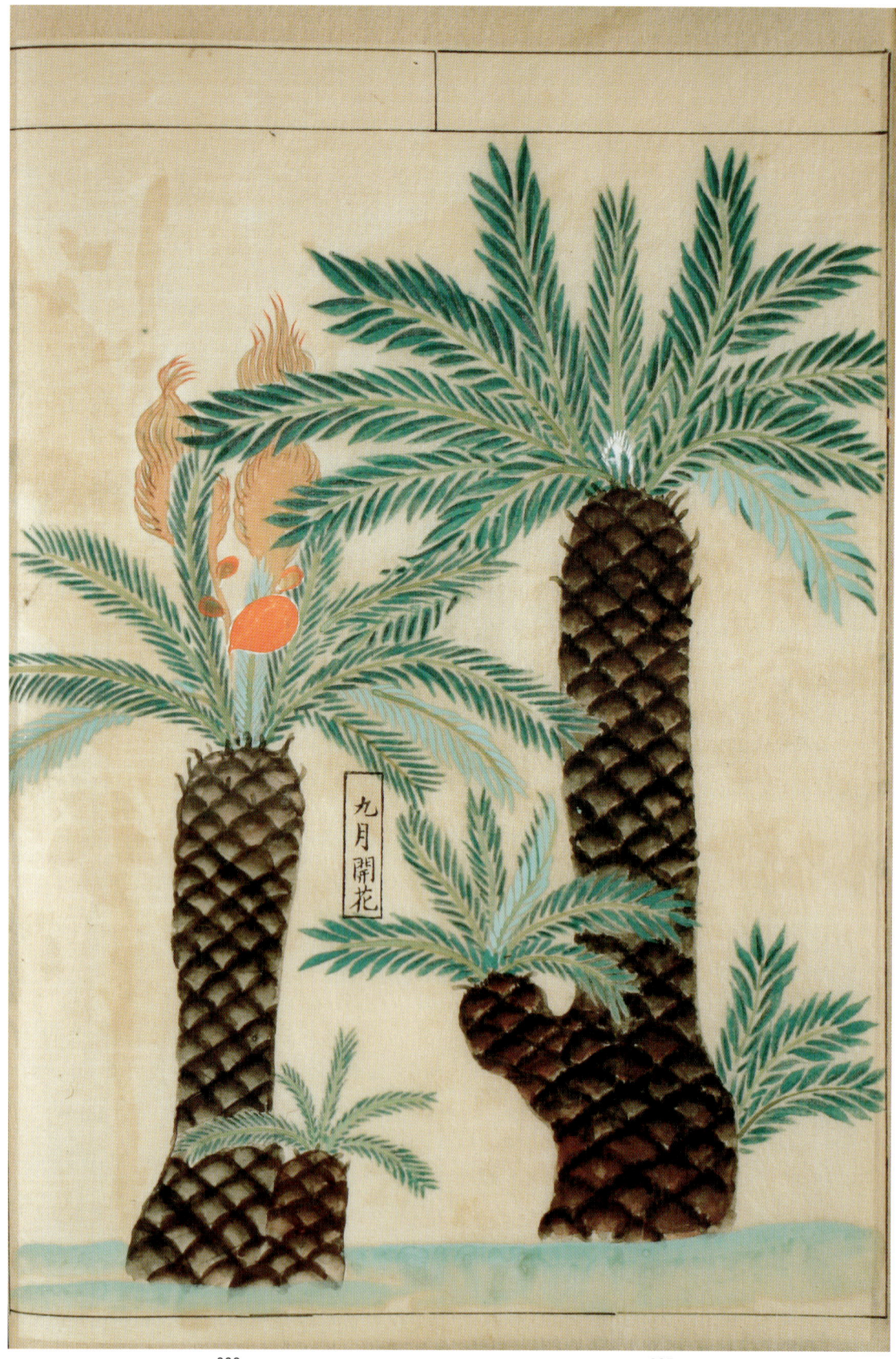

五月開花

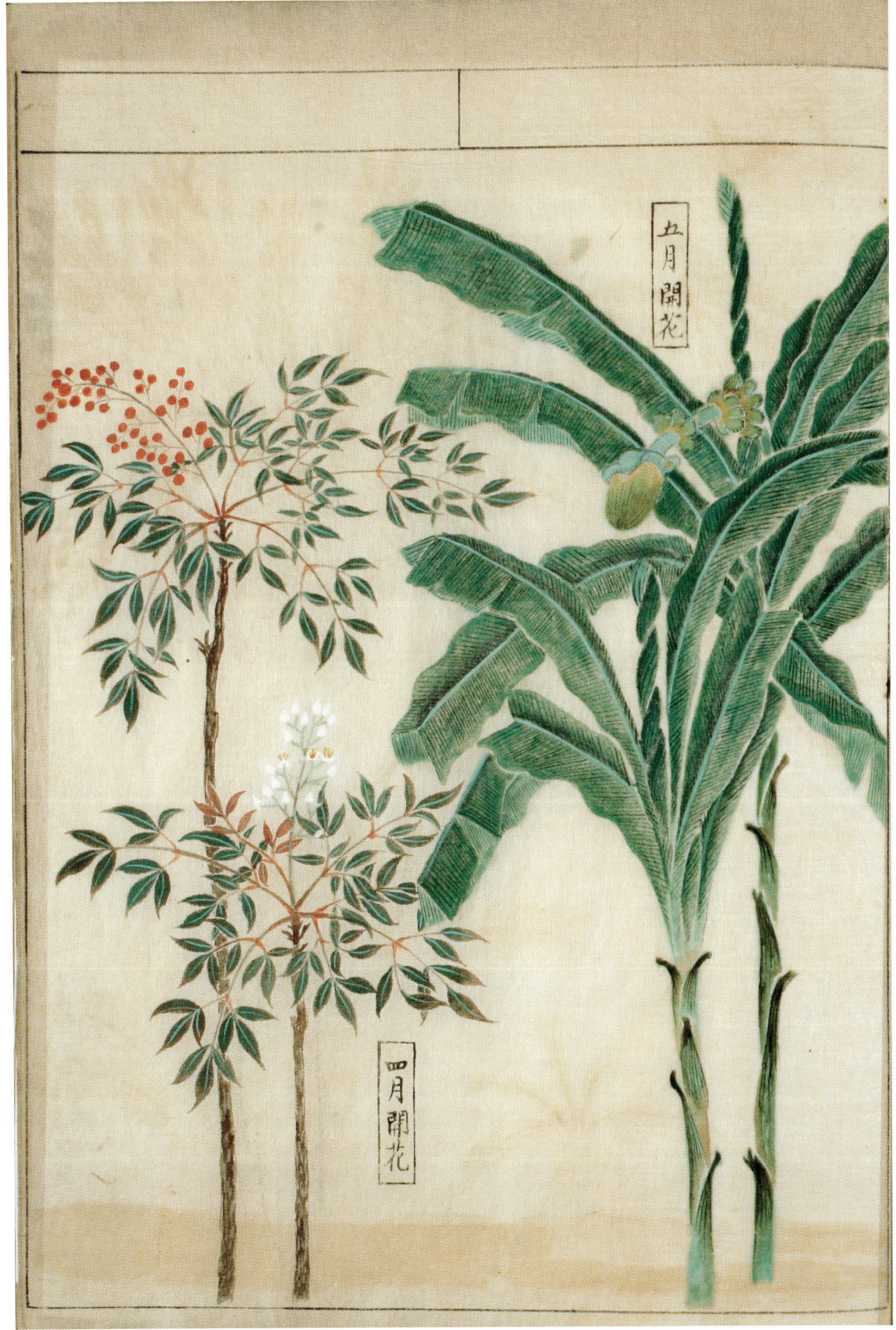

四月開花

670　　　　　　　　　　　　669

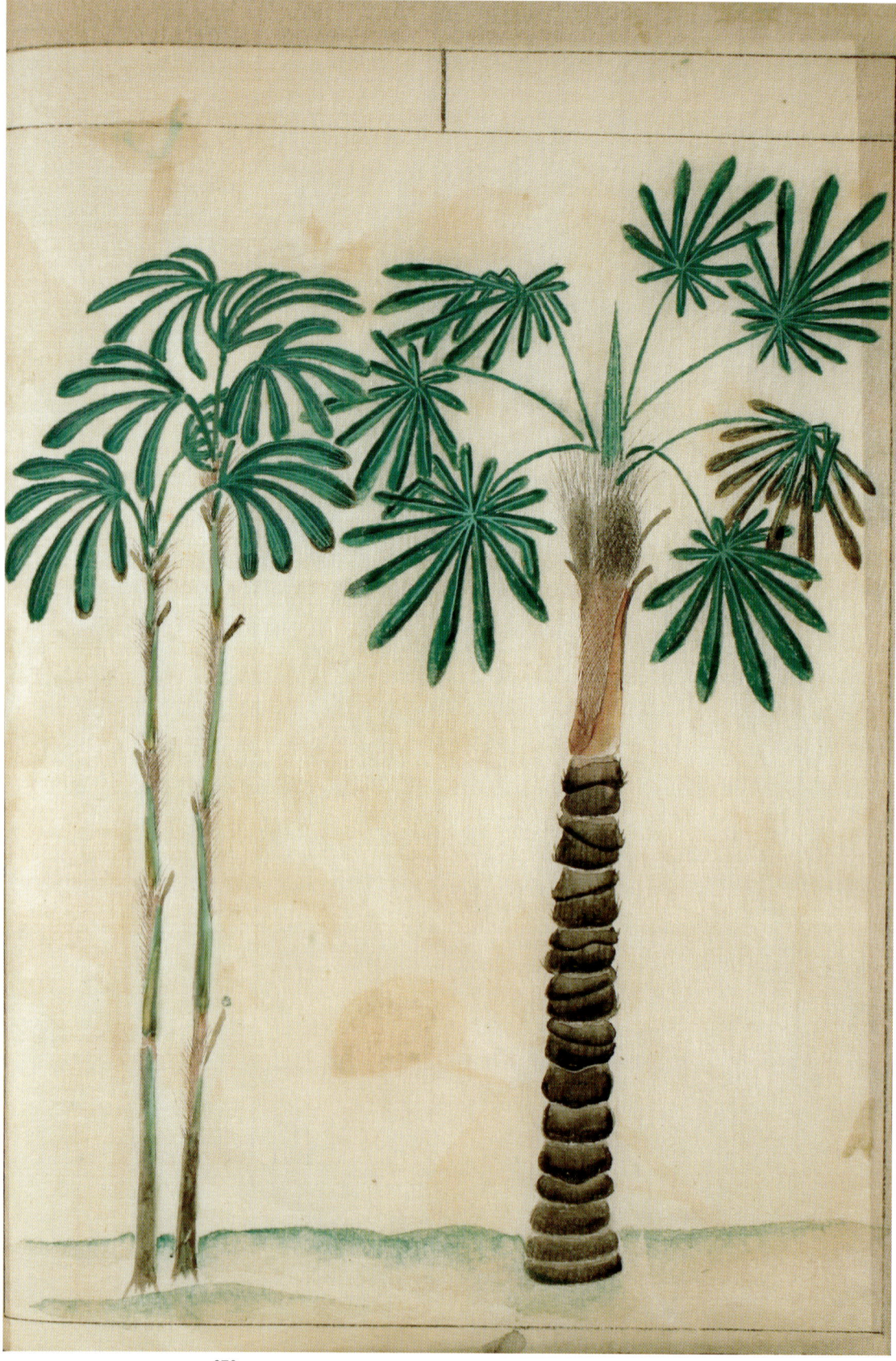

木　原本頁45

四月開花

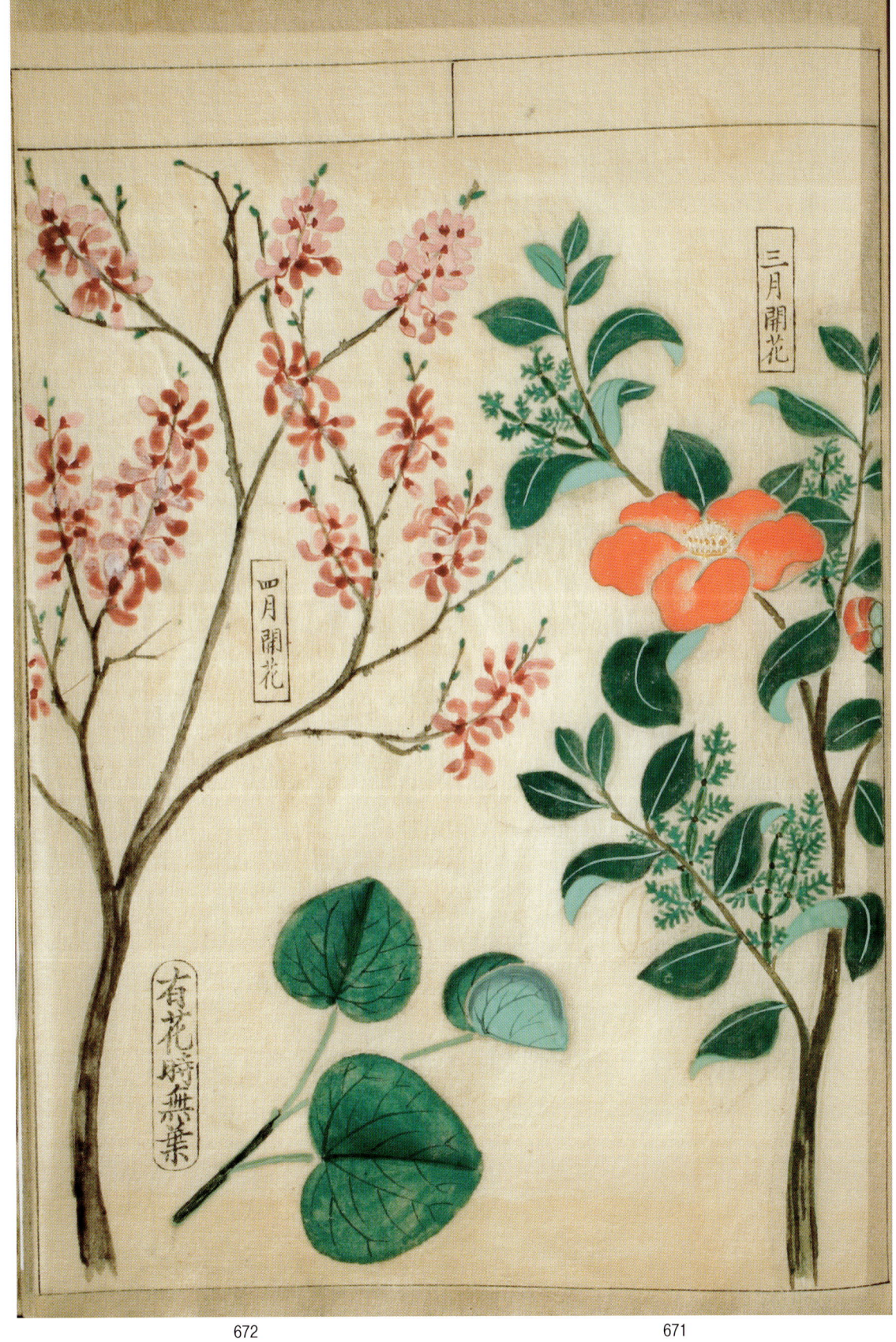

三月開花

有花時無葉

674　　　　　　　　　　　　673

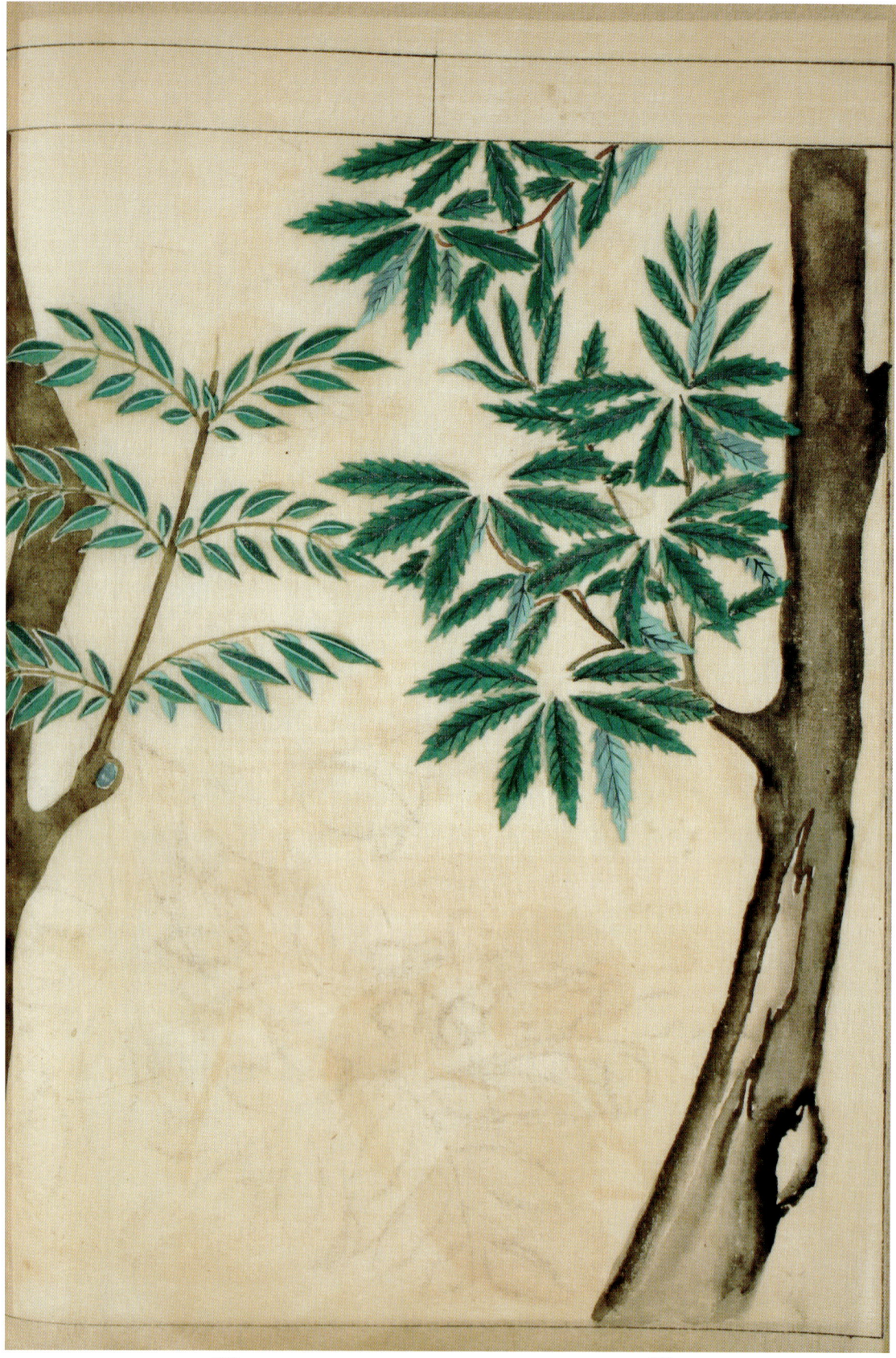

木　原本頁47

六月開花

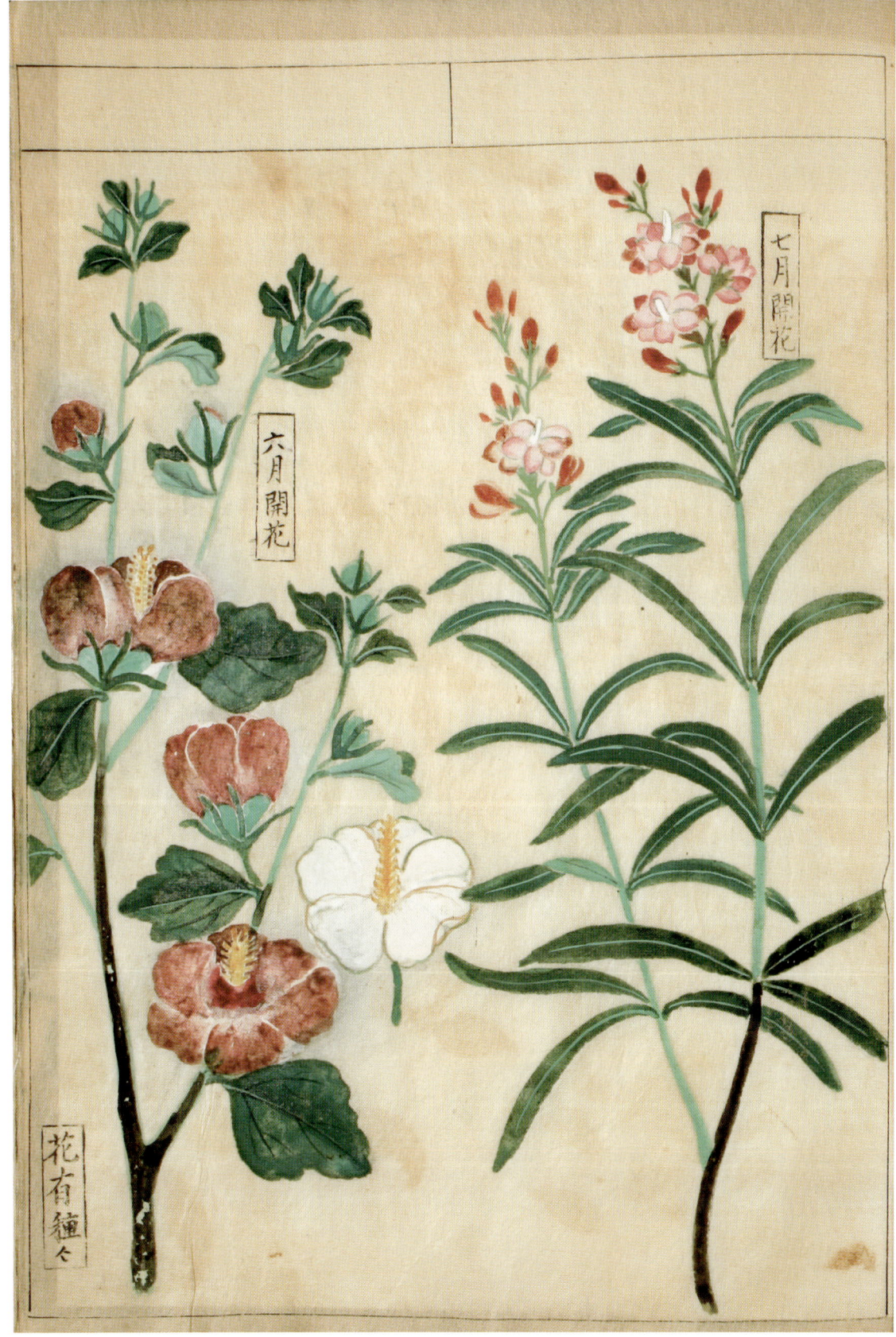

七月開花

花有種々

九月開花

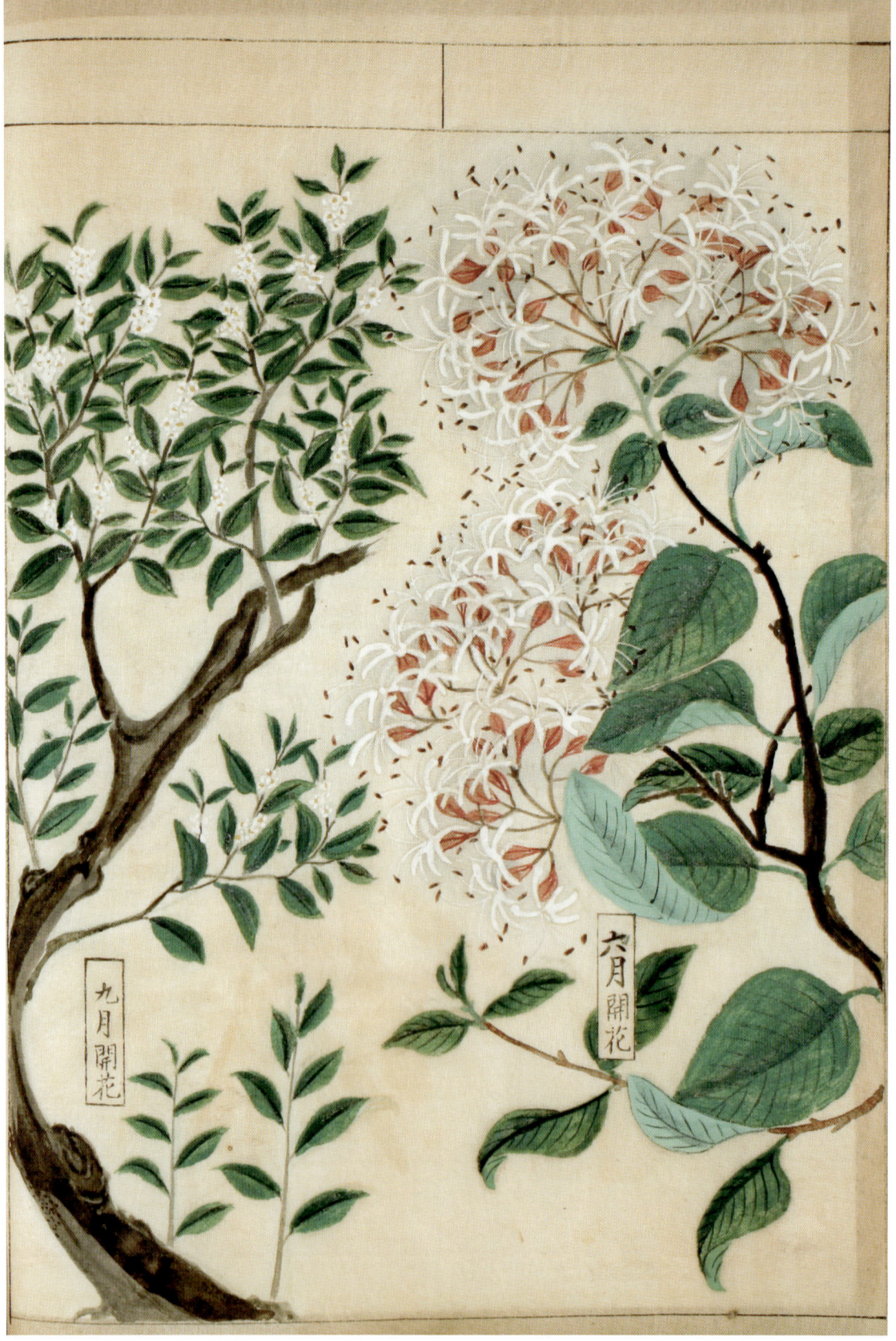

六月開花

七月開花

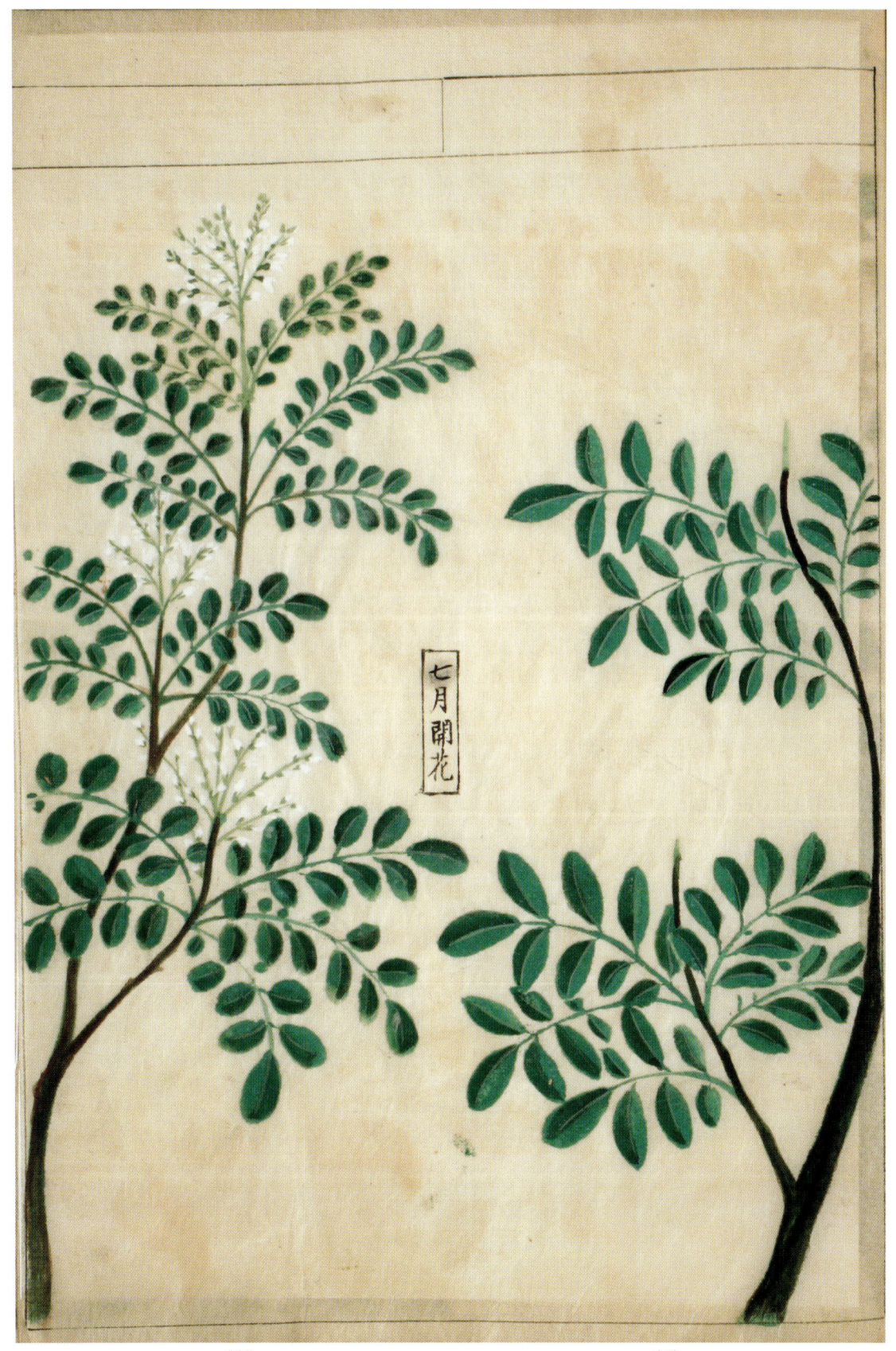

六月開花

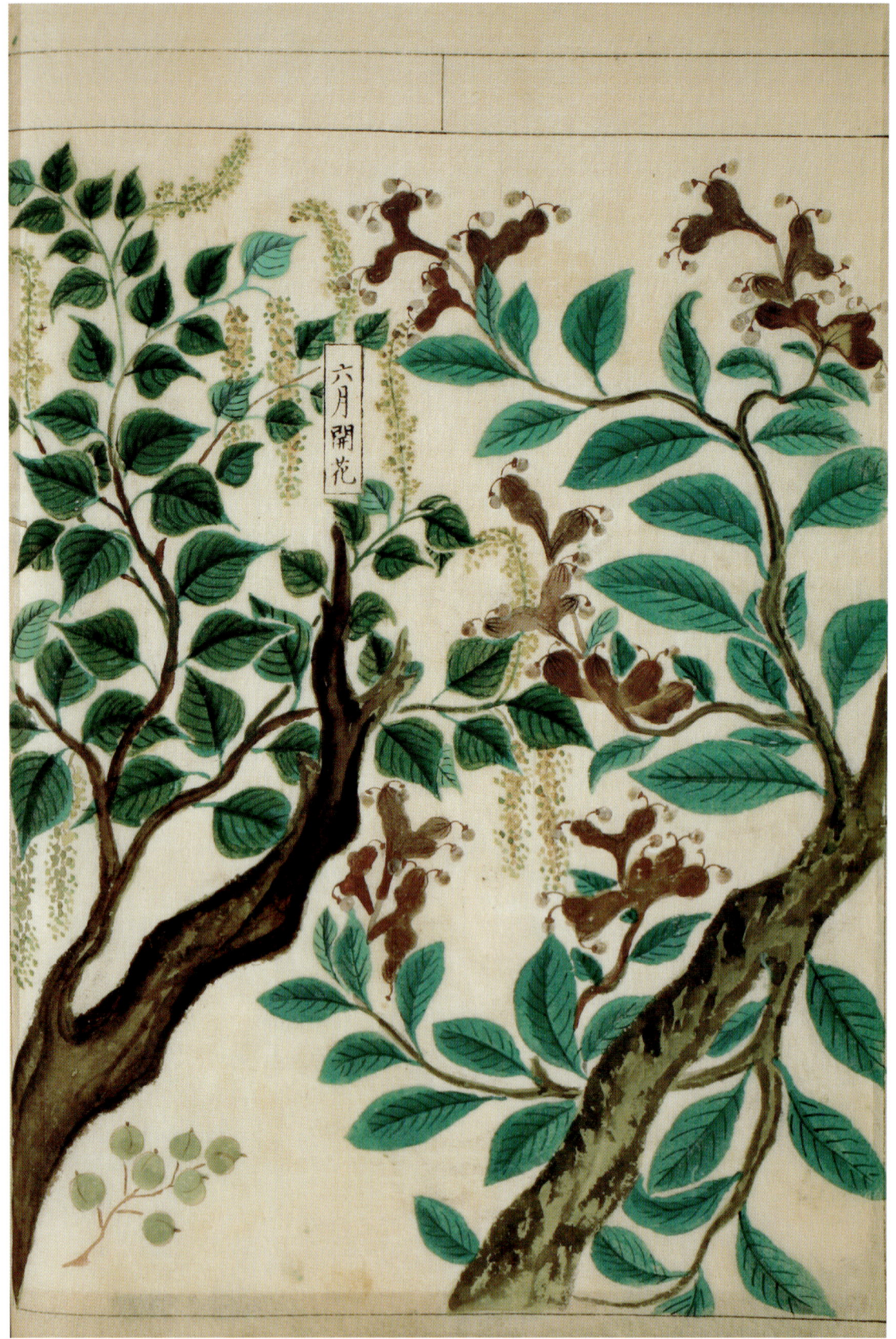

四月開花

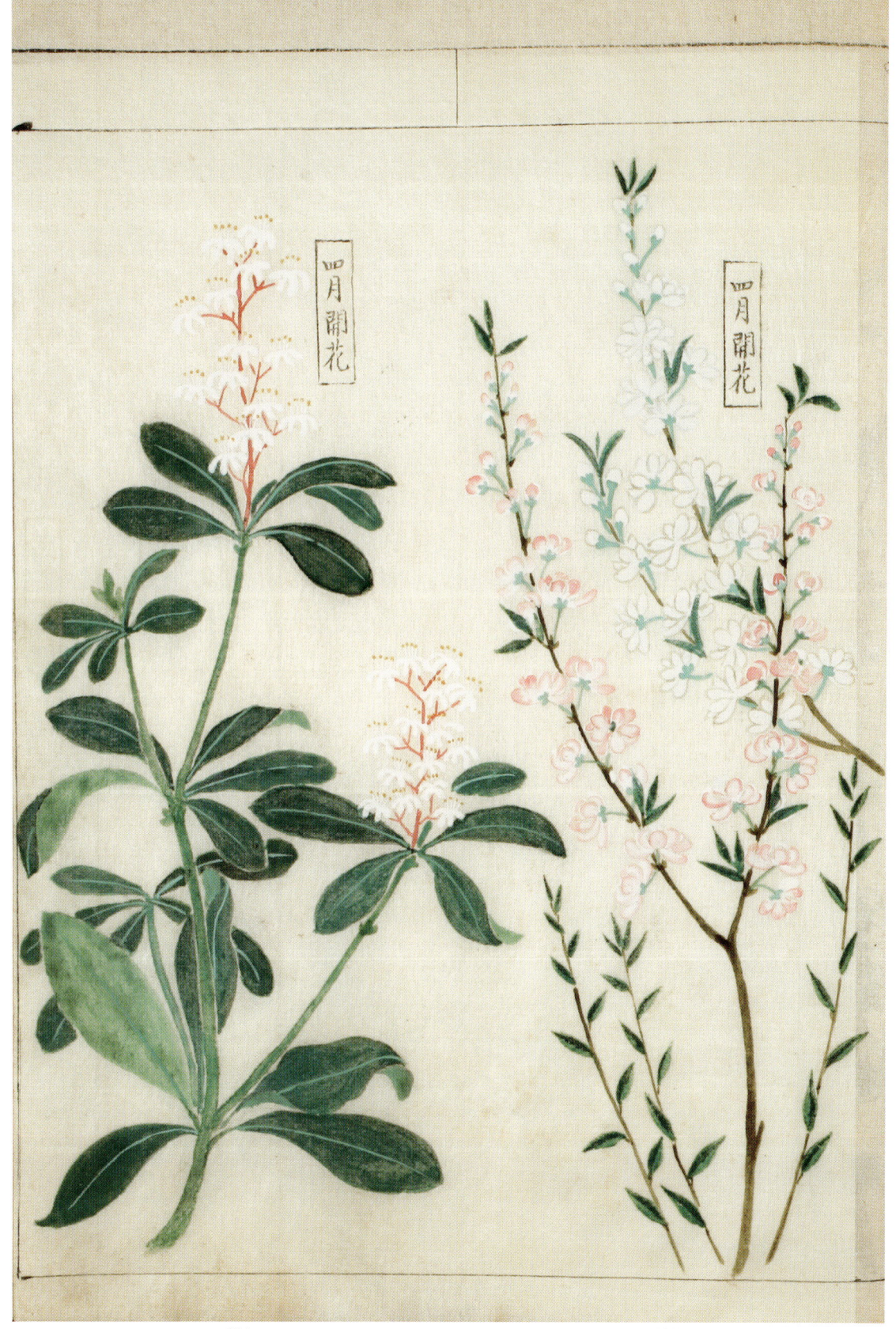

四月開花

686　　　　　　　　　685

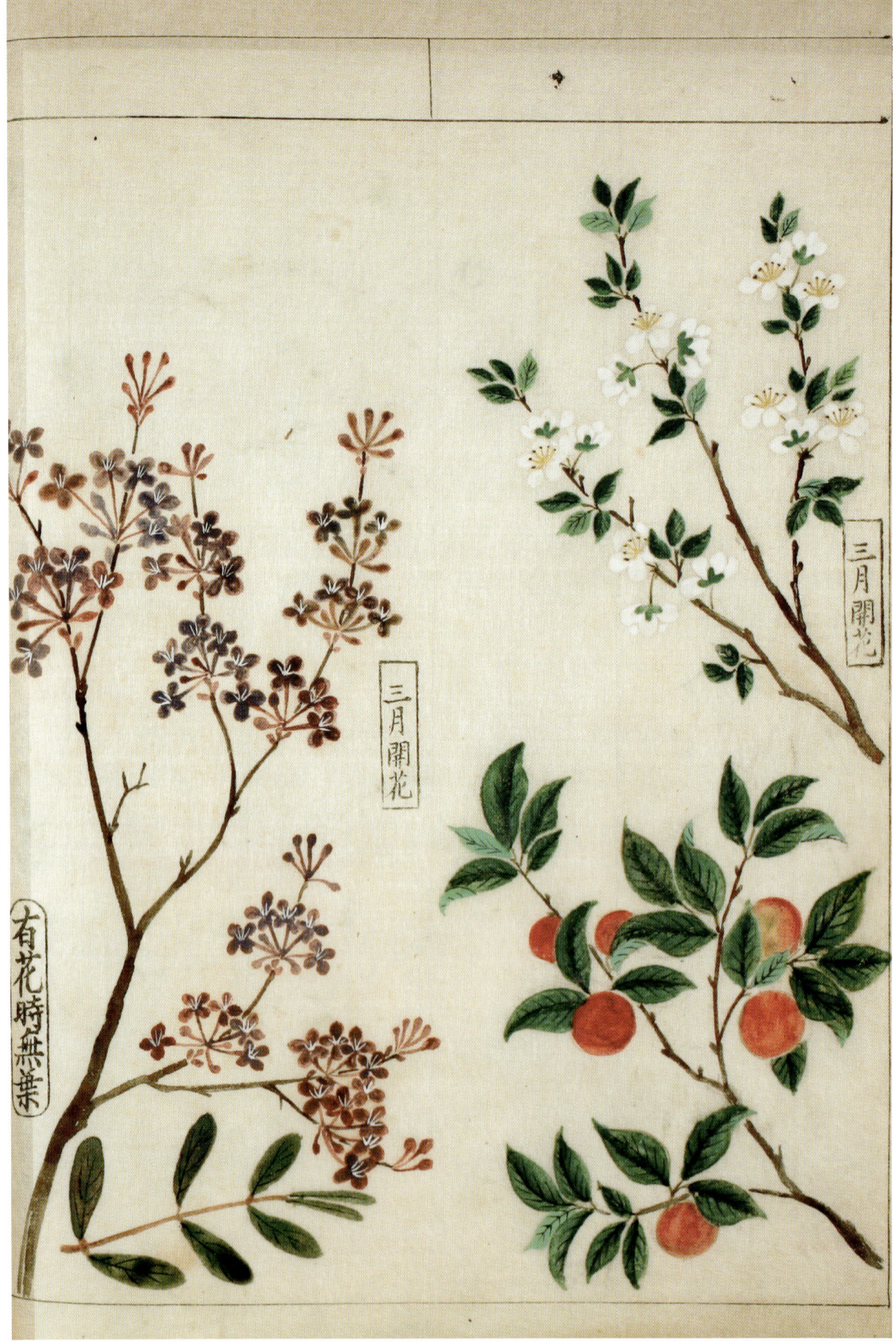

三月開花

三月開花

有花時無葉

紫金牛　ヤブカウジ　ツルハシ

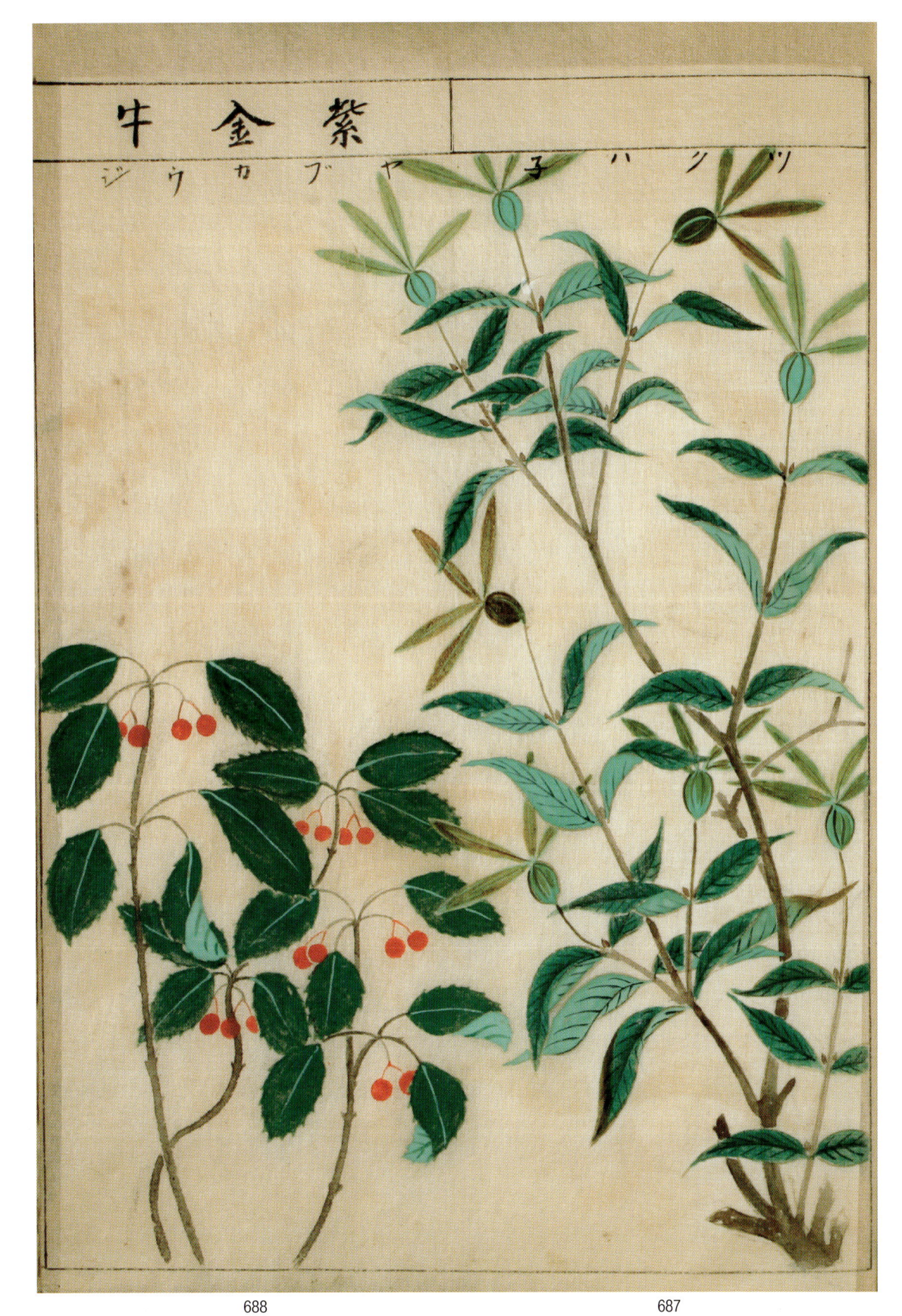

平地木

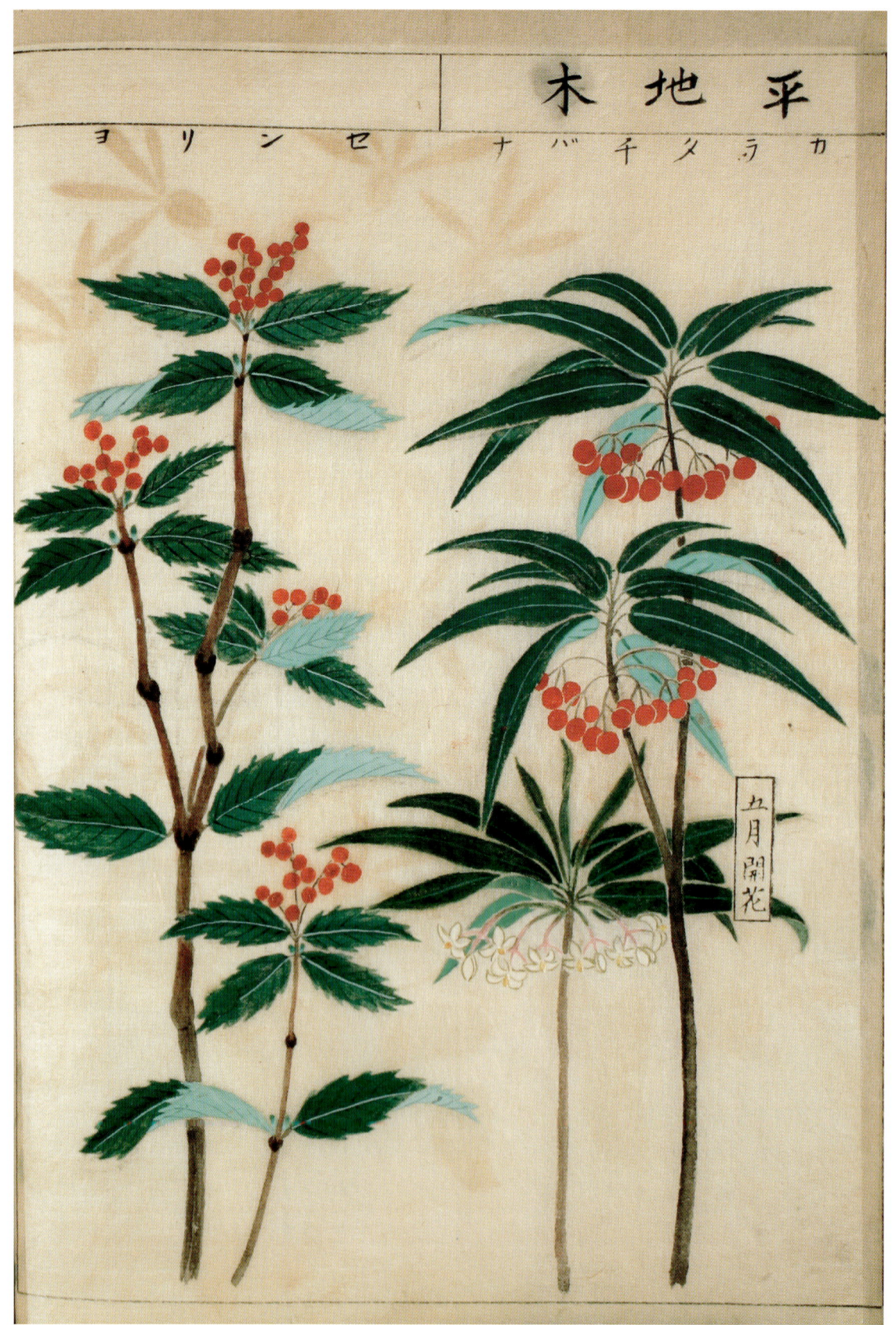

カラタチバナ　　センリヨウ

五月開花

ニシジキ　サンシヤウ

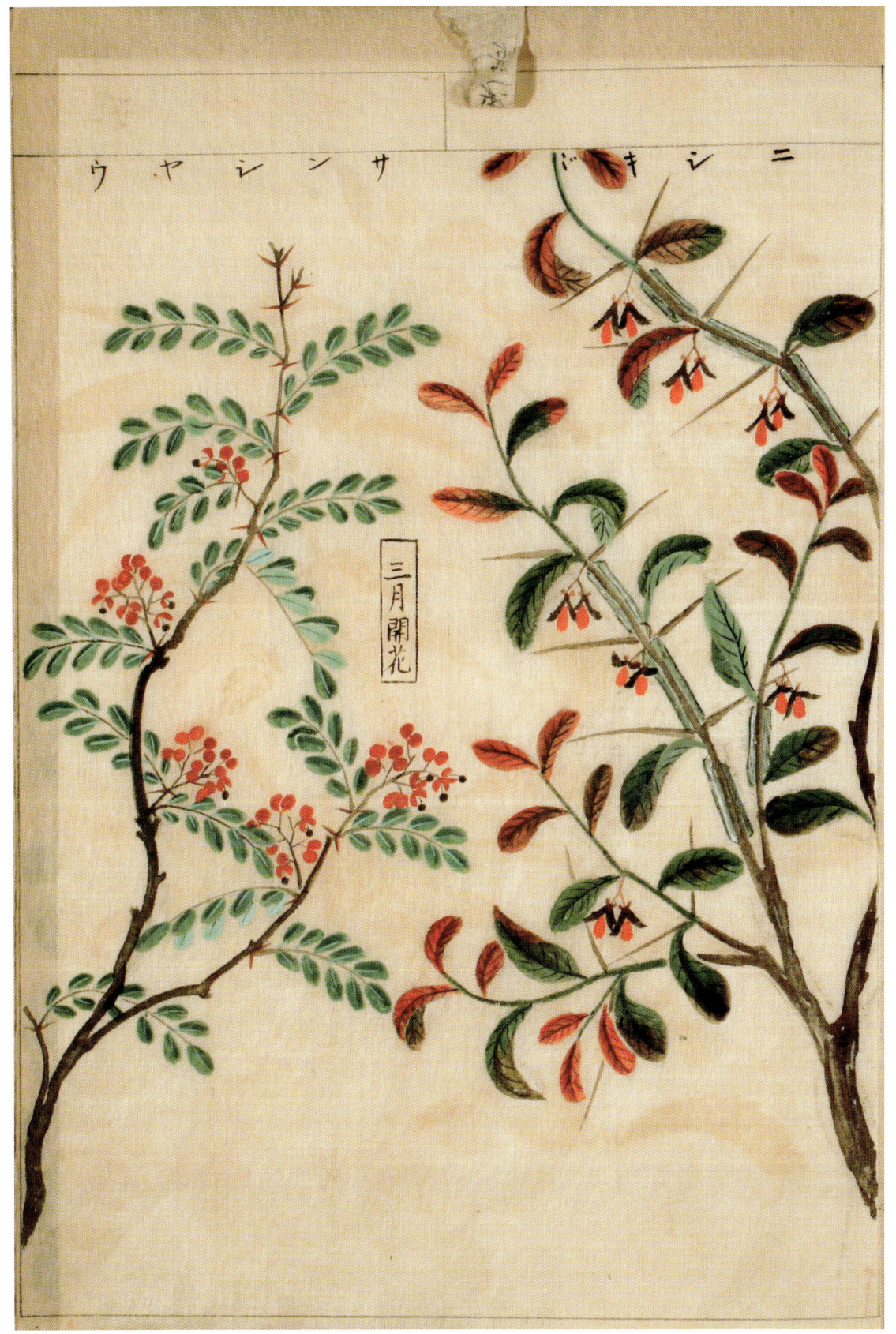

三月開花

山茶 チャ

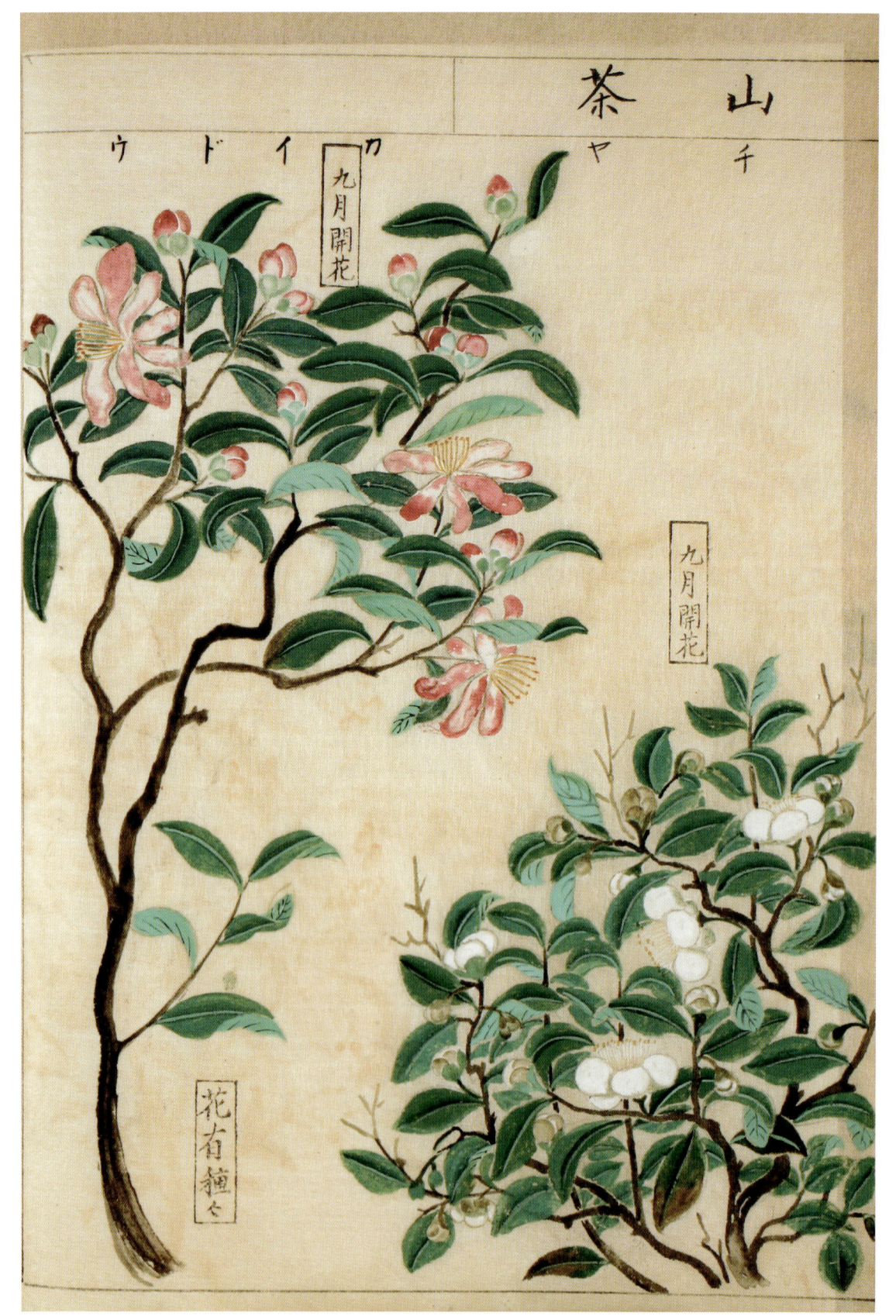

カイドウ
九月開花

九月開花

花有種々

四月開花

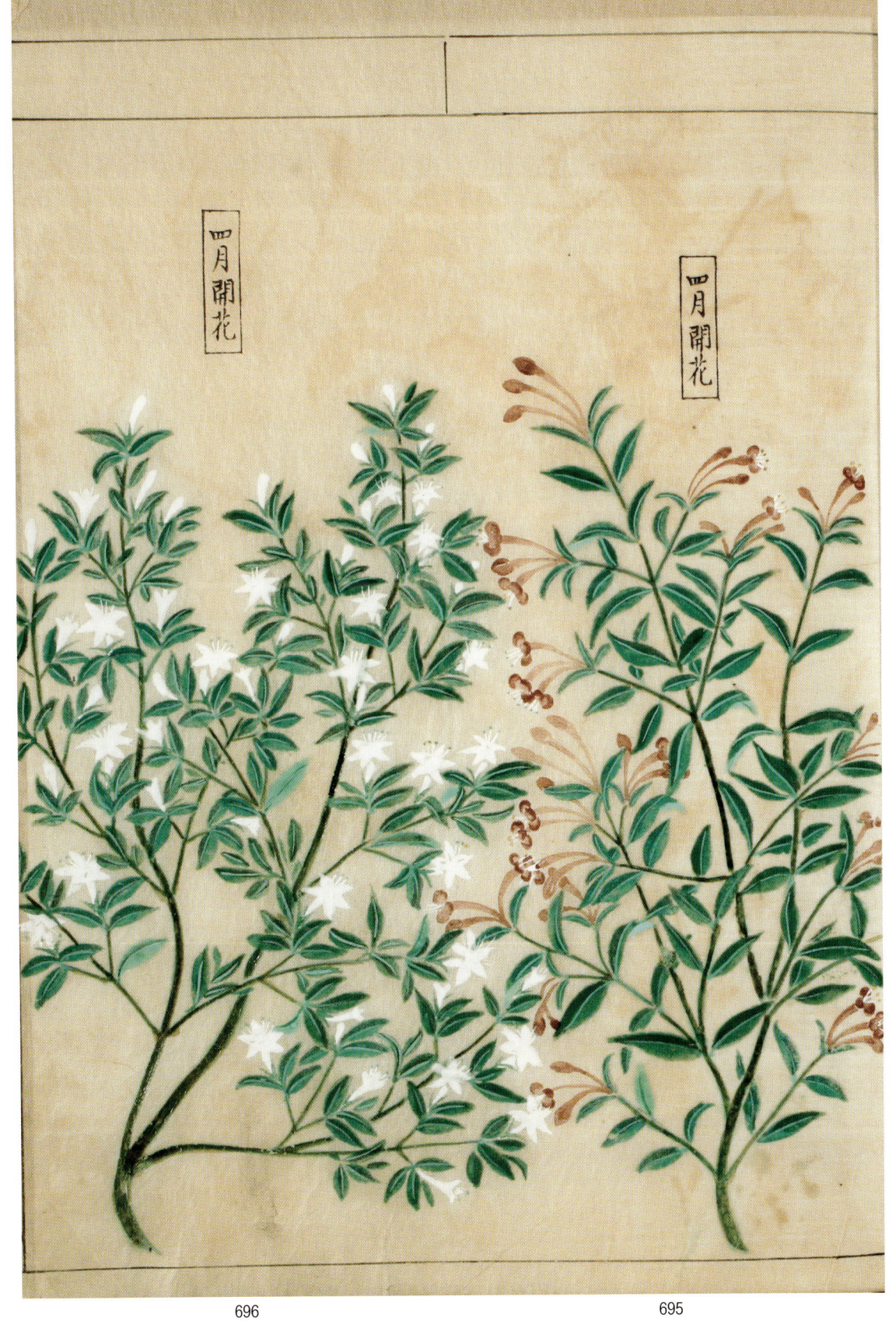

四月開花

三月開花

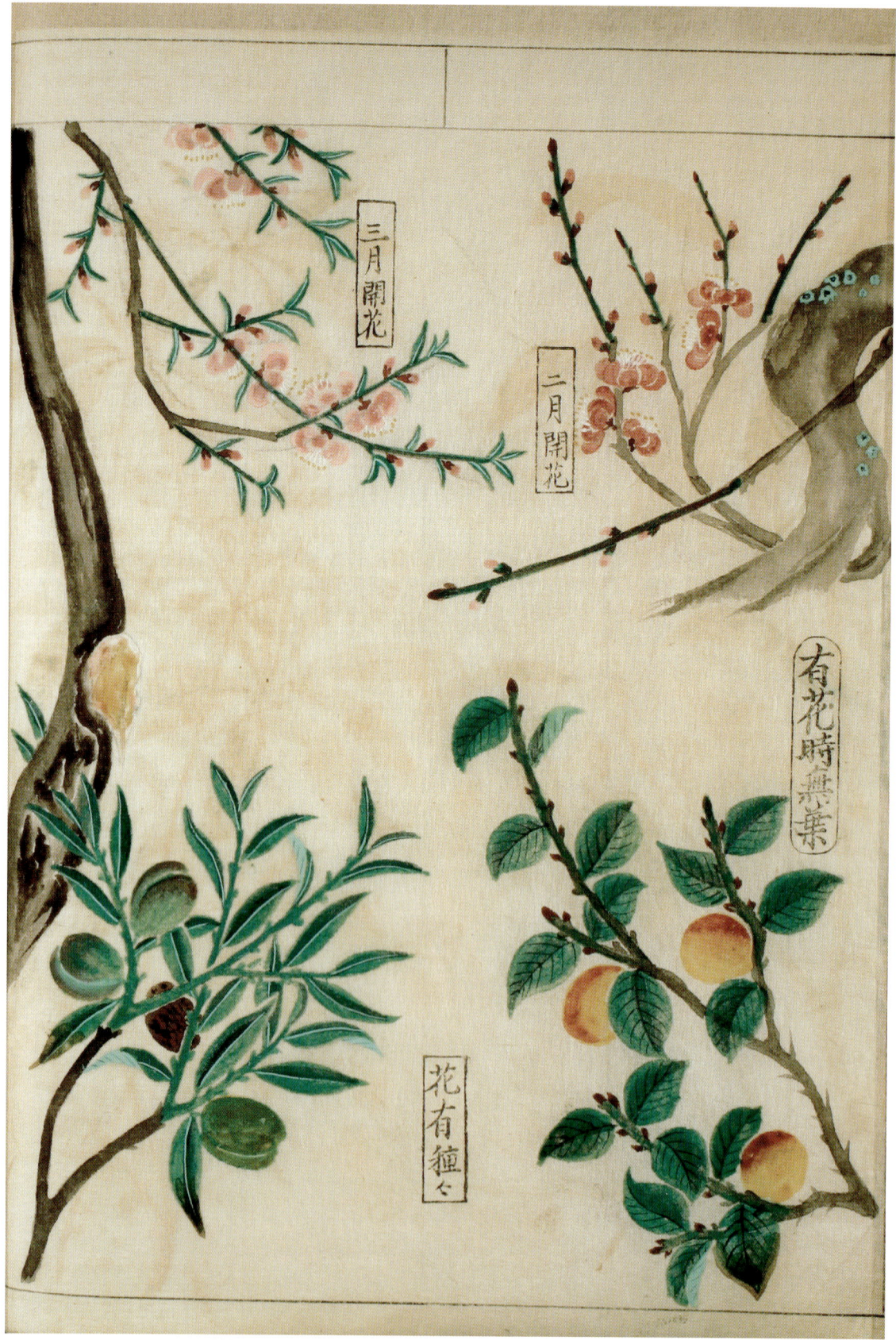

二月開花

有花時無葉

花有鬚

四月開花

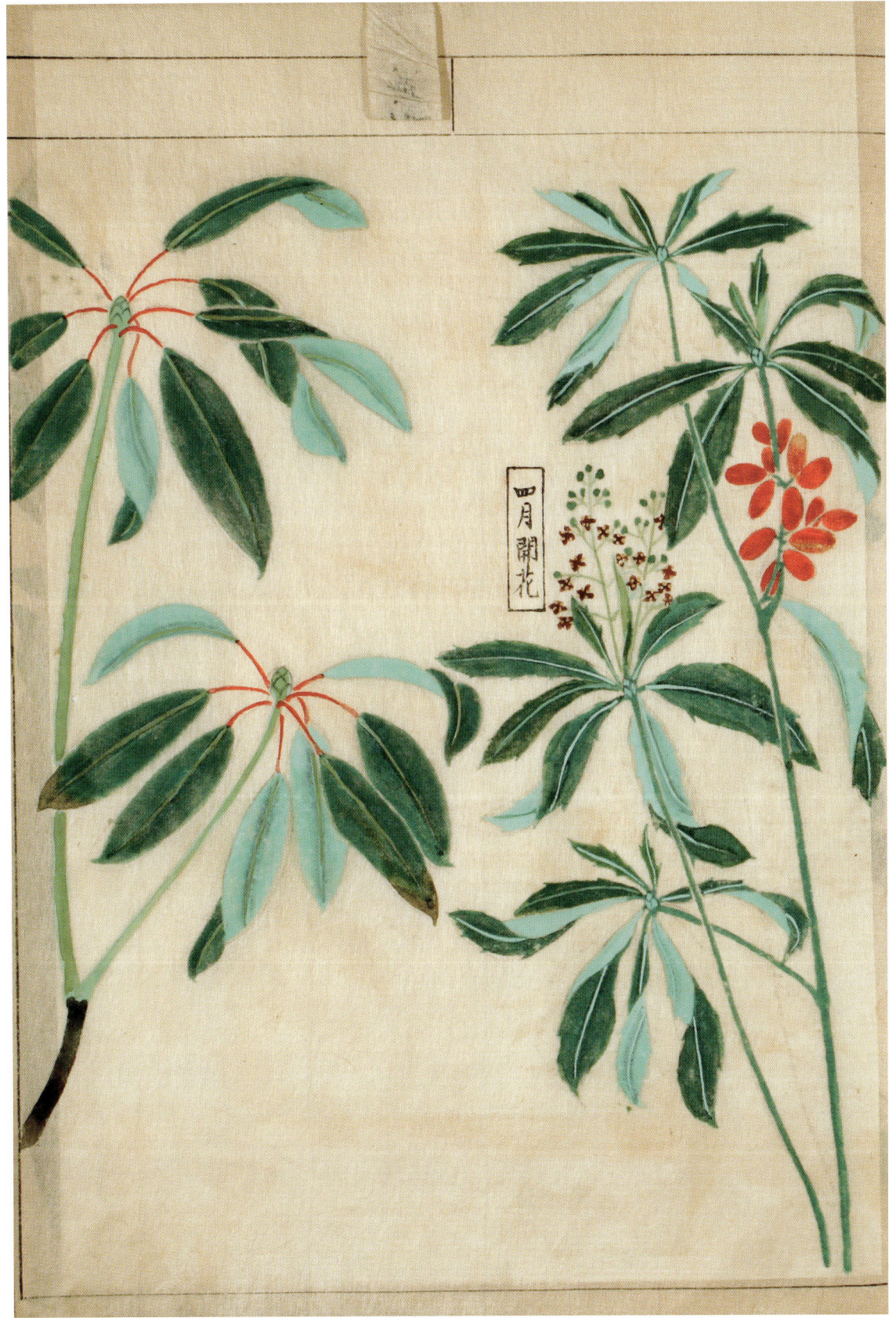

七月開花

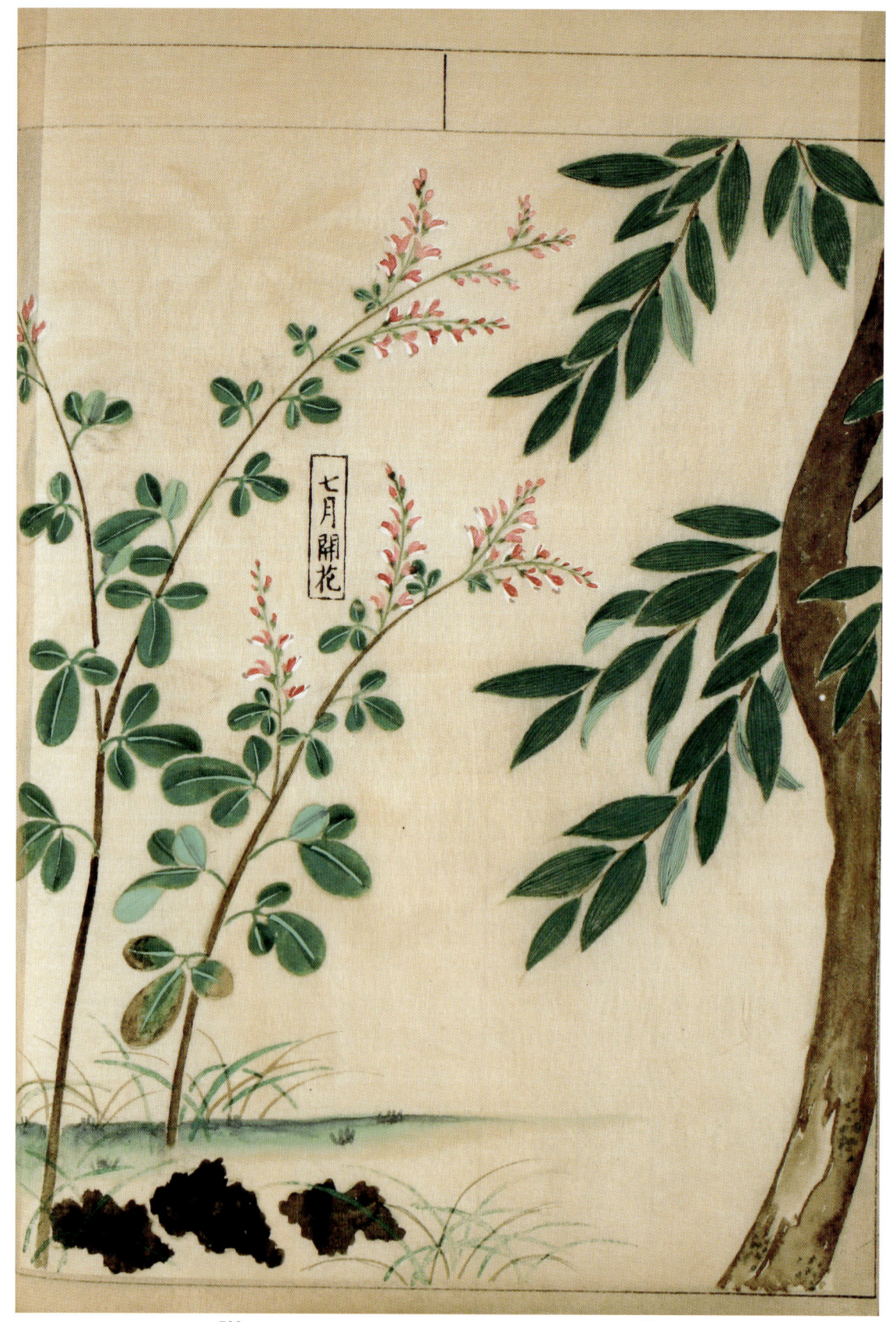

松山本草

鱗蟲　禽
獸

二十六丁

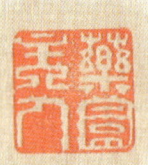

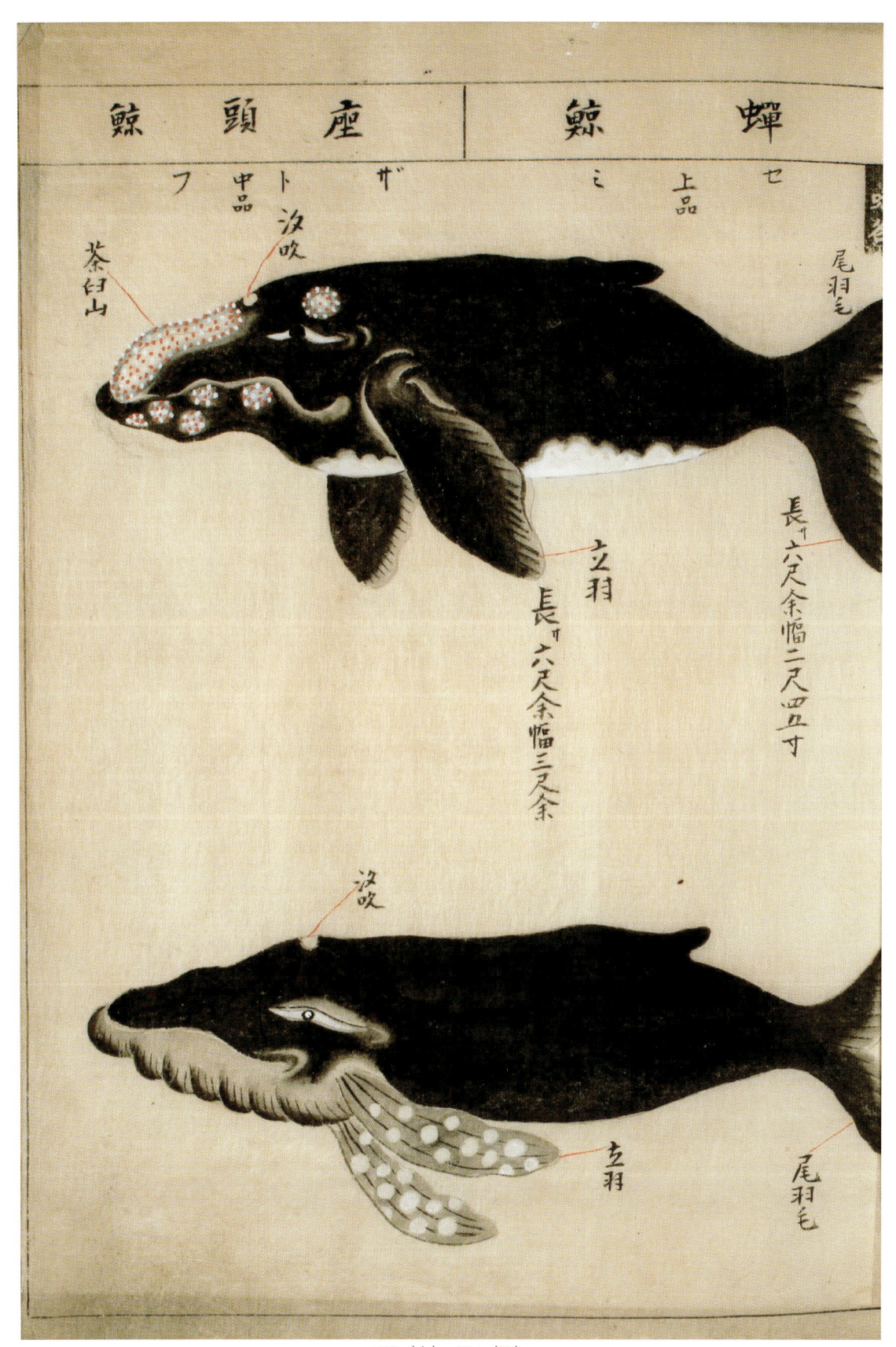

座頭鯨	蟬鯨
ザトウ 次吹 中品 フ 茶臼山	セミ 上品 尾羽毛

立羽 長ケ六尺余幅二尺四寸

長ケ六尺余幅三尺余

次吹

立羽

尾羽毛

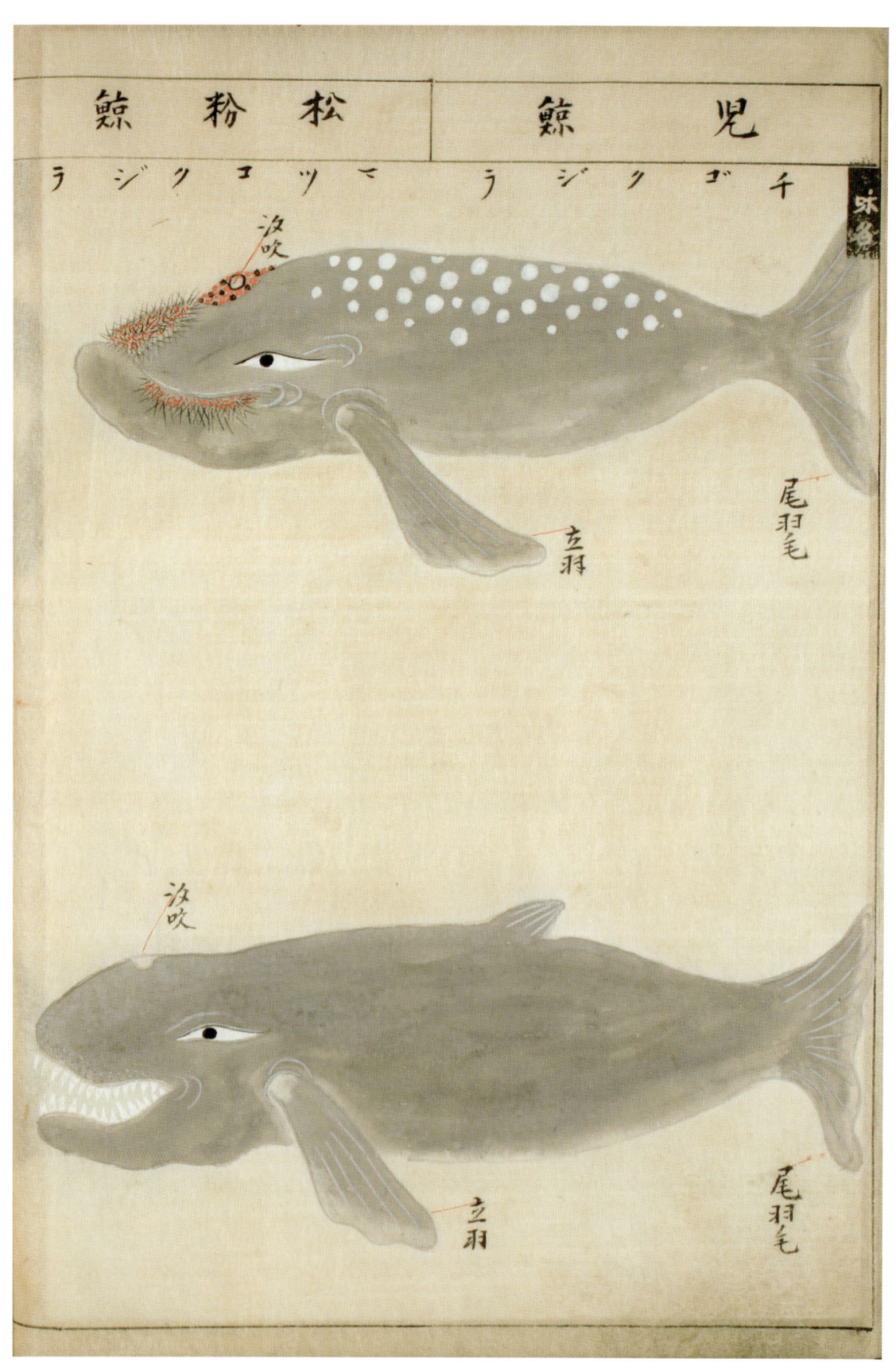

松粉鯨	兒鯨
マツコクジラ	チゴクジラ

汐吹
立羽
尾羽毛

汐吹
立羽
尾羽毛

長吹鯨	ヱトウ鯨
ナガフキ	

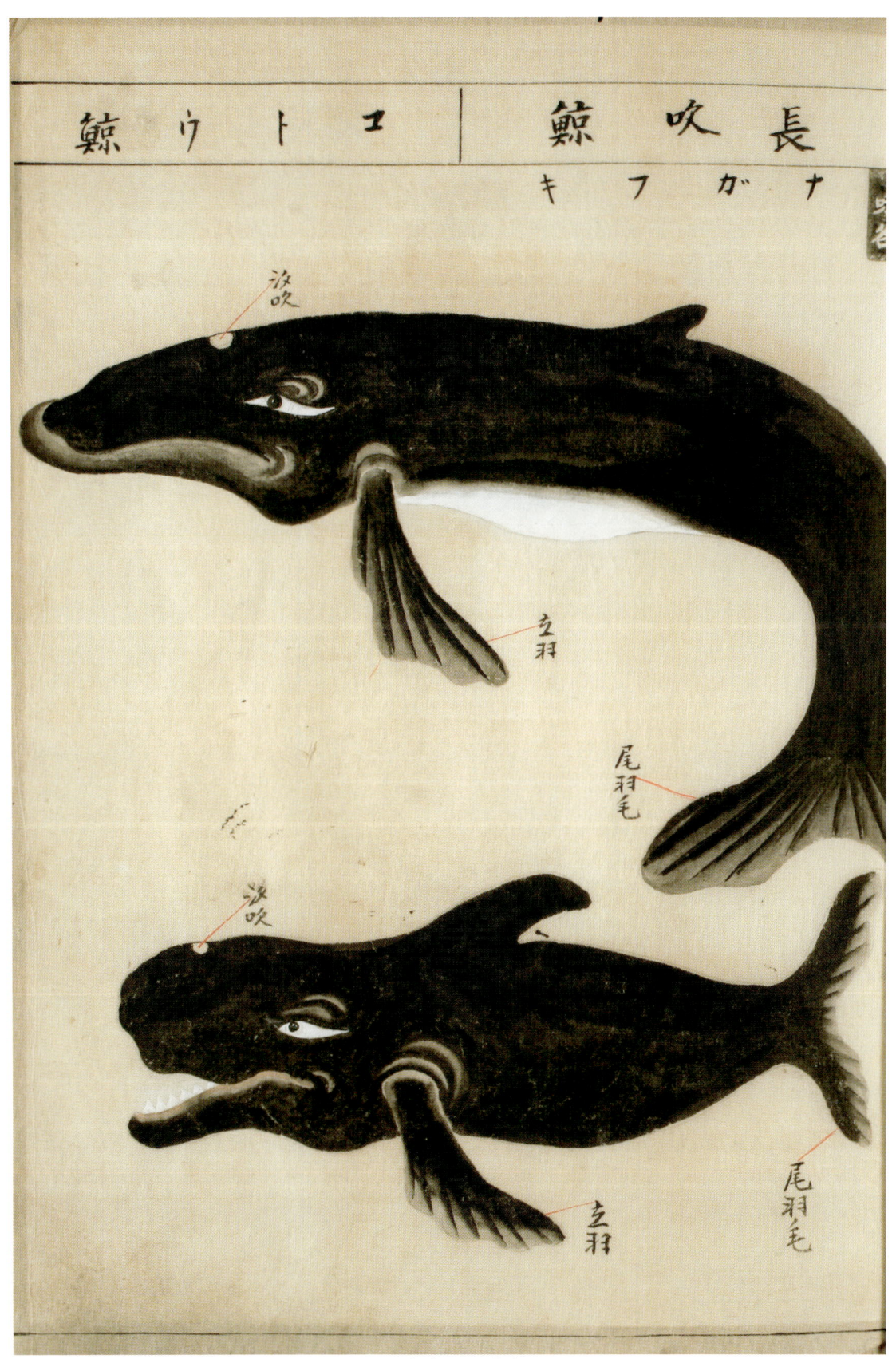

- 汐吹
- 立羽
- 尾羽毛
- 汐吹
- 立羽
- 尾羽毛

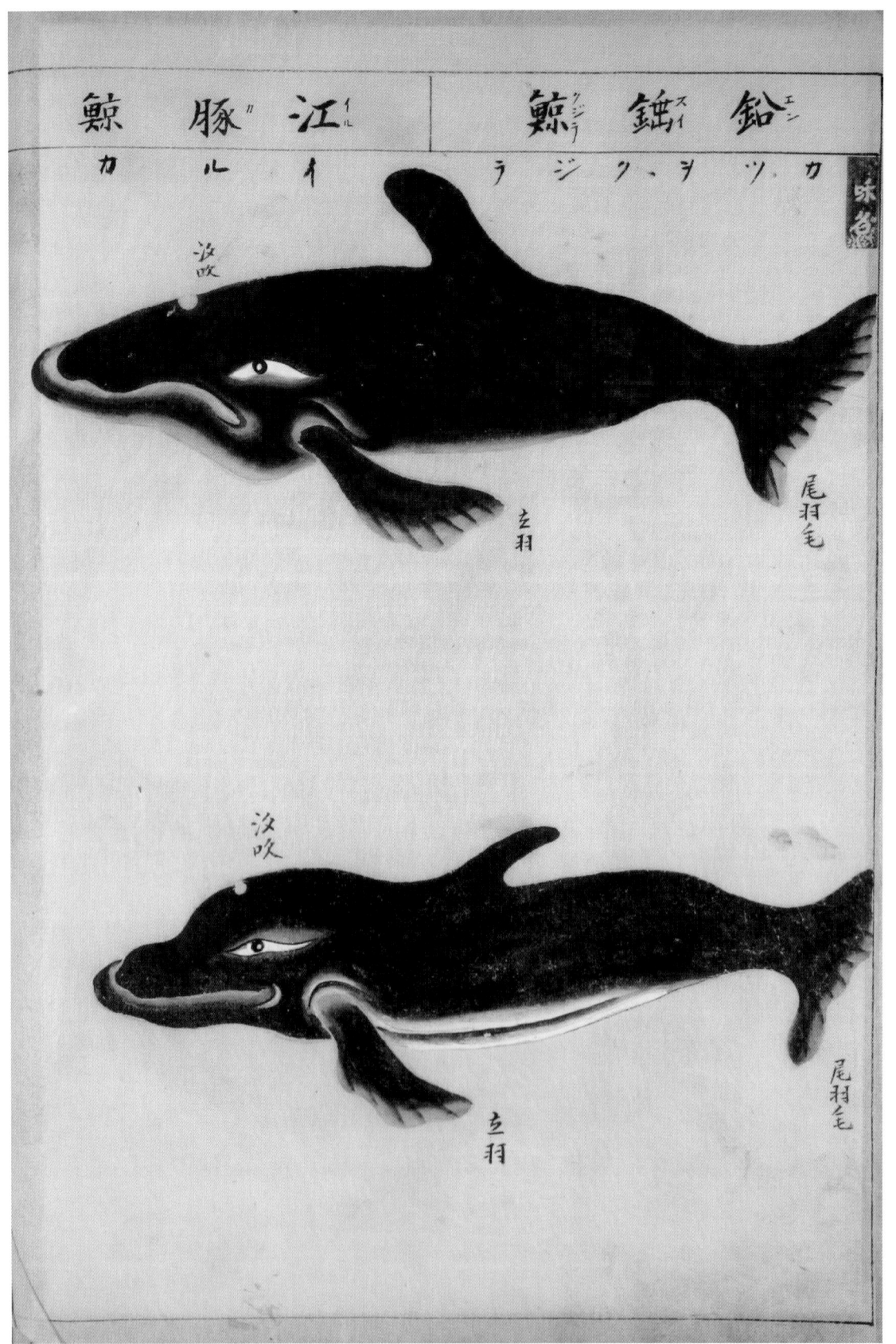

| 鉛鎚鯨 クヲツカ スイ エン | 江豚鯨 カルイ イル |

汐吹 立羽 尾羽毛

汐吹 立羽 尾羽毛

鯆

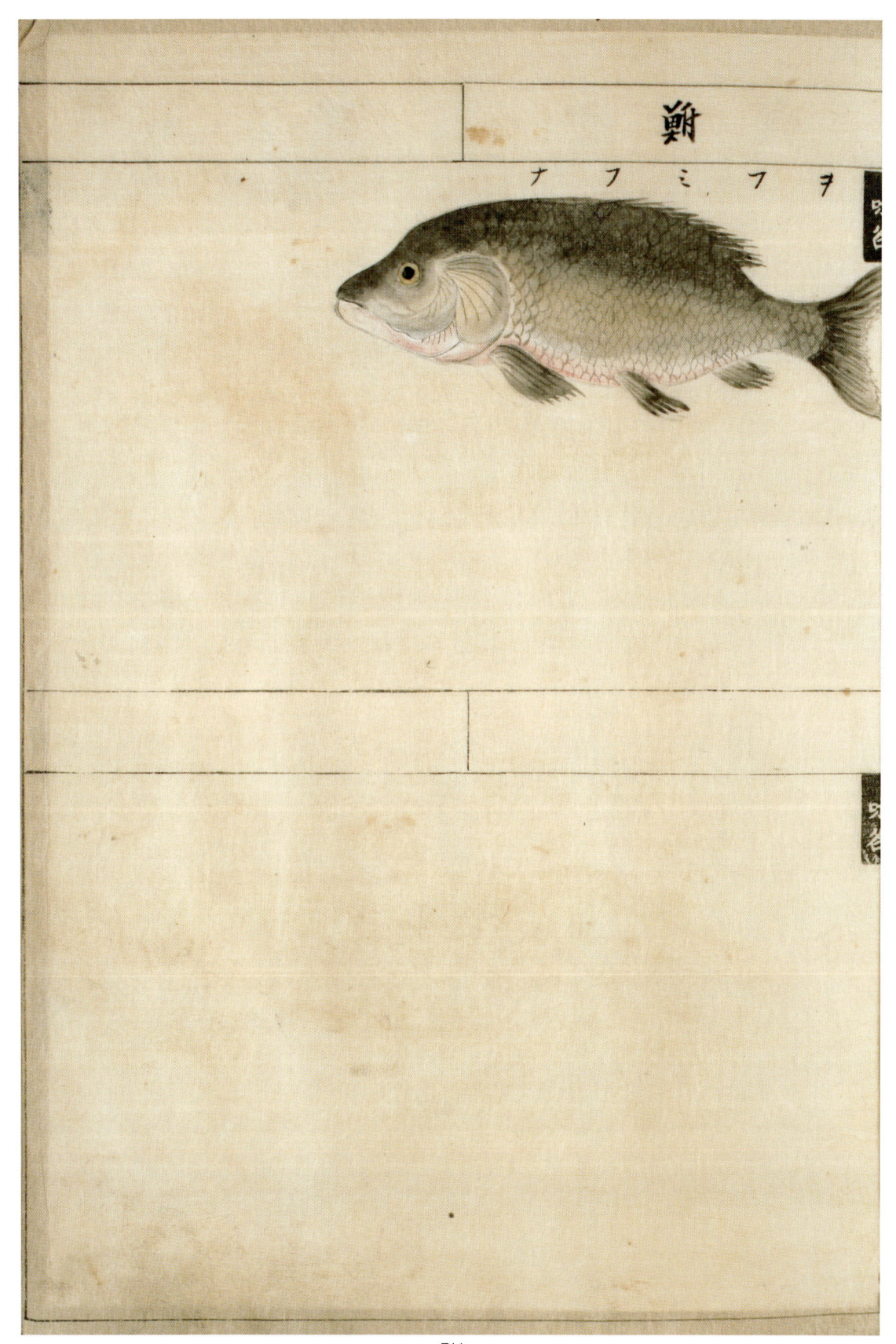

ヲフミフナ

丸蟲	金魚

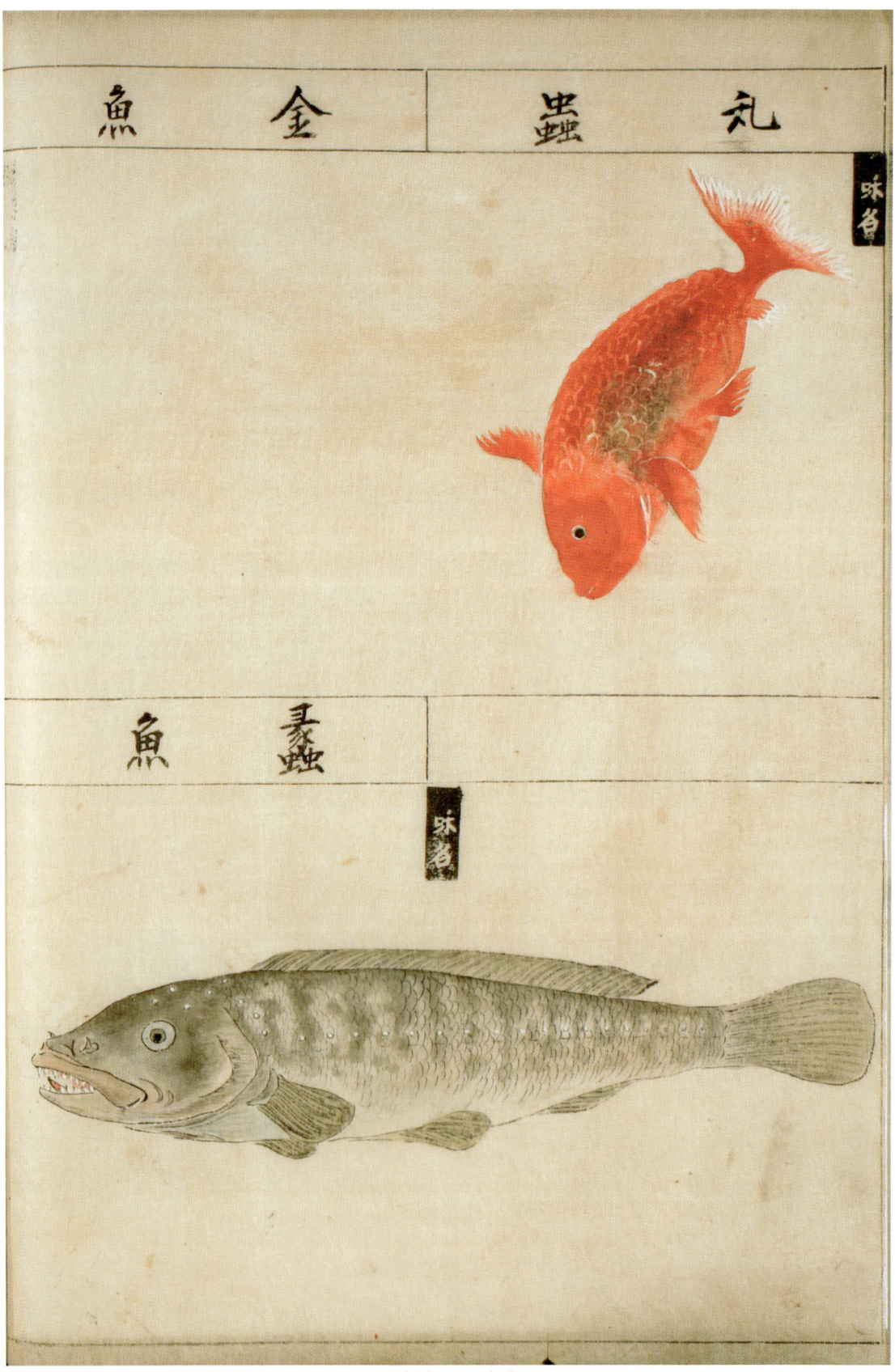

味名

| | 尋常蟲魚 |

味名

坂本鯨

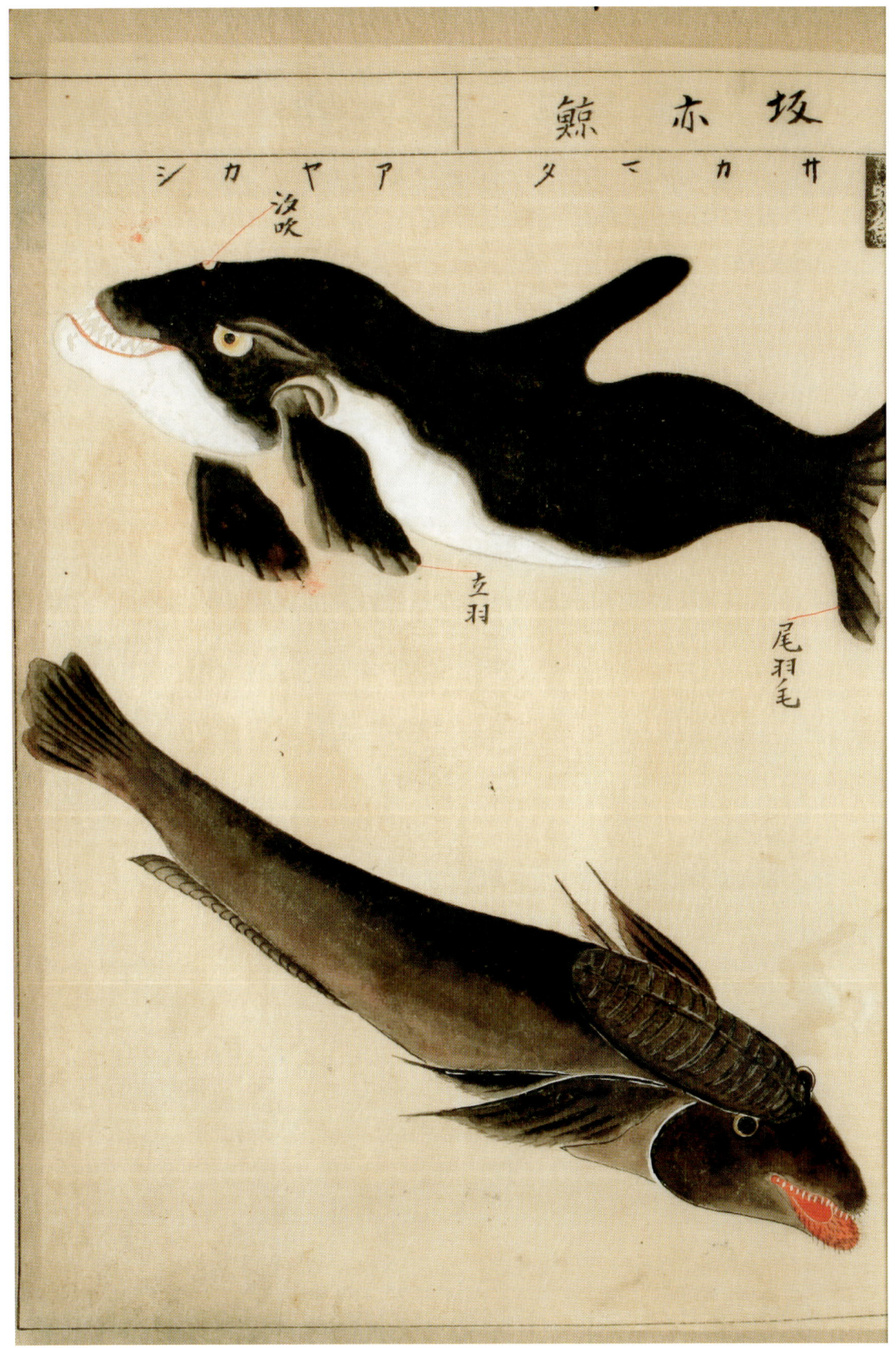

サカマタアヤカシ

汐吹

立羽

尾羽毛

毒海月	水母
同	クラゲ

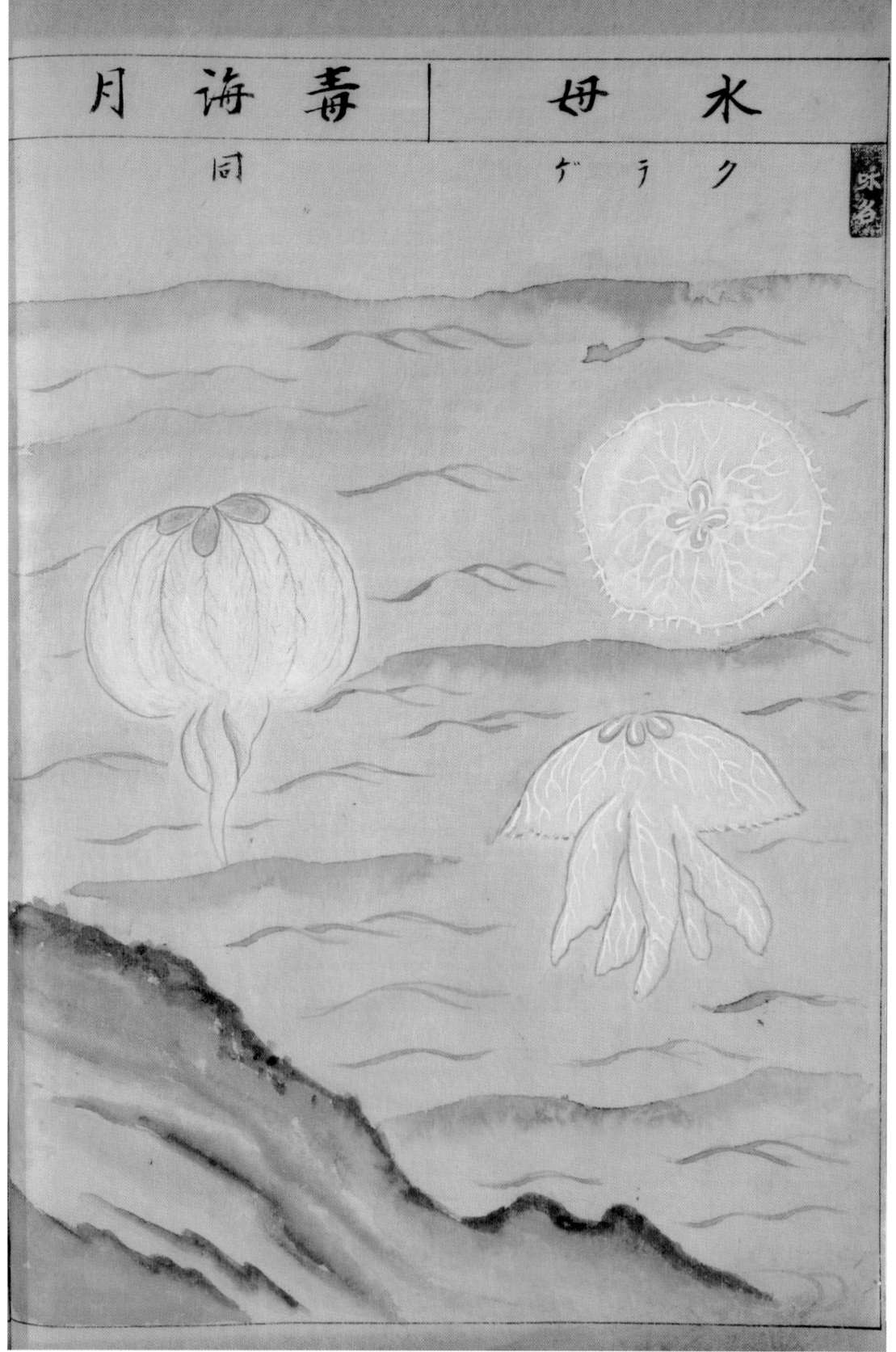

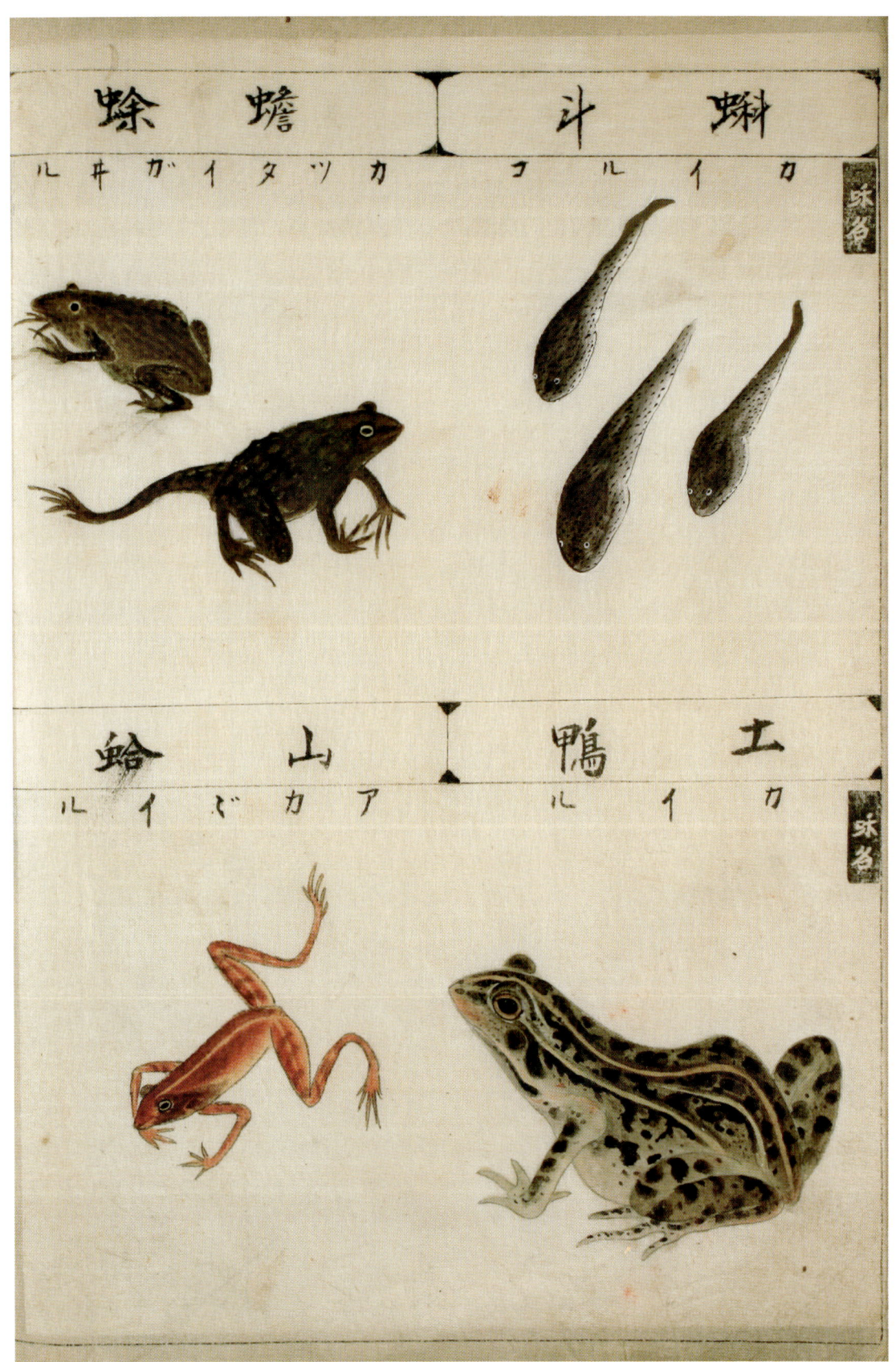

蟾蜍	蝌斗
カイタツガイル	カイルコ

味名

山蛤	土鴨
アカビイル	カイル

味名

猫	班	蛙	青
ウヤミンパ		ルイカヤア	

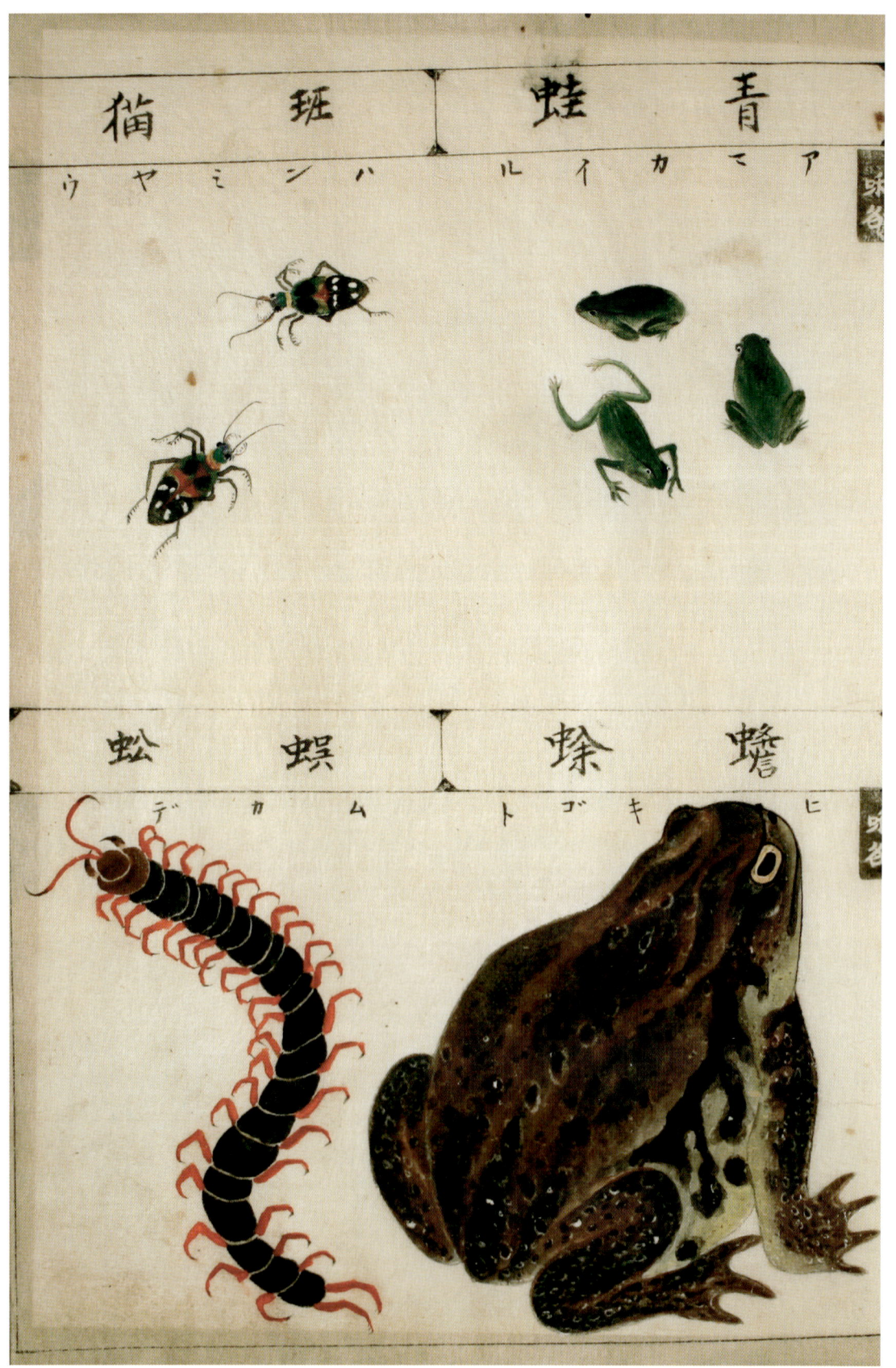

蚣	蜈	蜍	蟾
デカムト		ゴキヒ	

上段右から722, 723. 下段右から724, 725.
鱗蟲・禽獸　原本頁12

蟲蝱	天牛
アブ	カミキリムシ

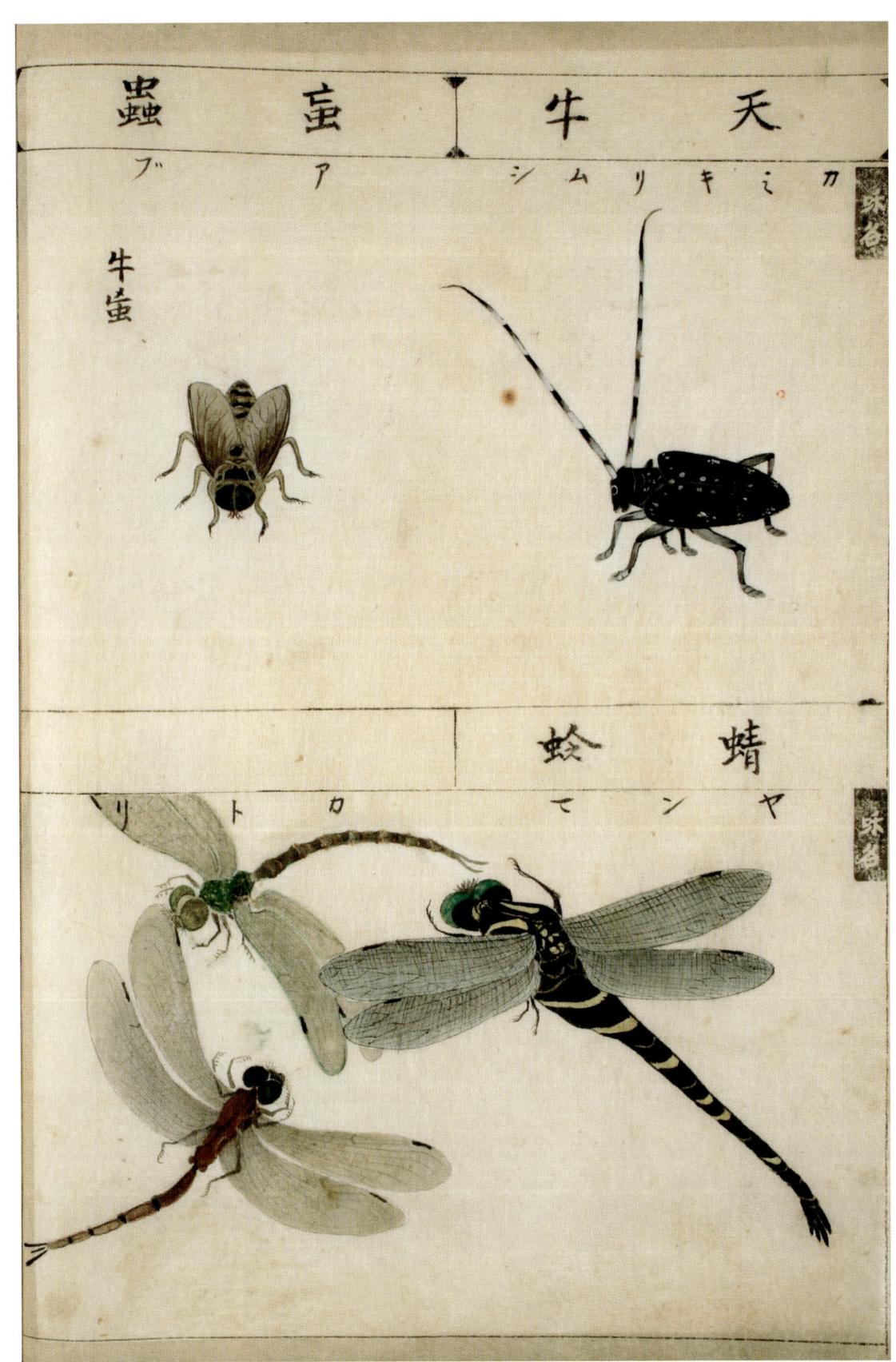

牛蝱

	蜻蛉
	ヤンマ・トンボ

蜻蜓	野蠶蛾
アヲトンボウ	

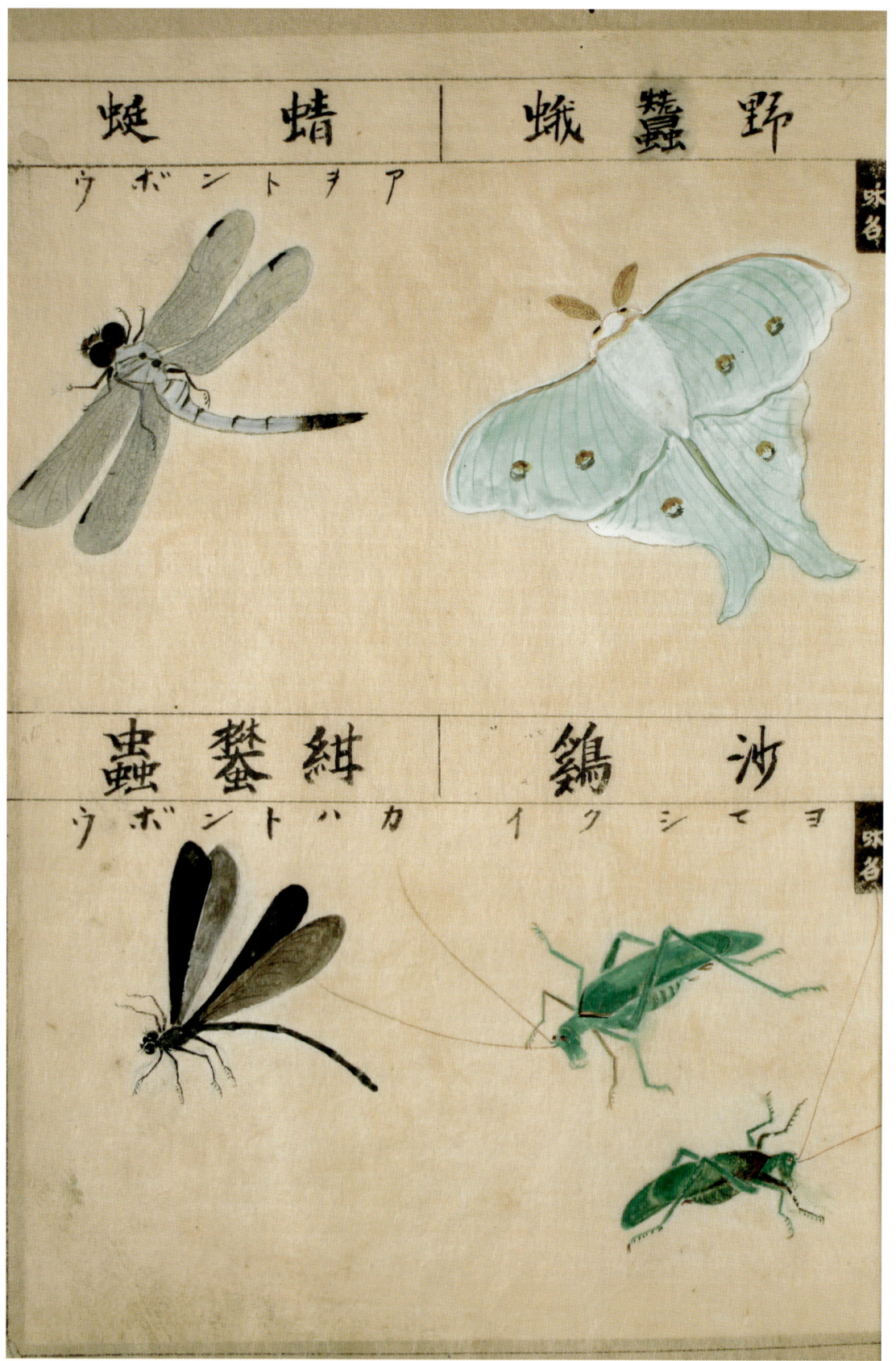

紺蠜蟲	沙鷄
カハトンボウ	ヨシキリ

| 蚱 蟬 |
| セミ |

| 蛺 蝶 | 斯 螽 |
| | ハタハタ |

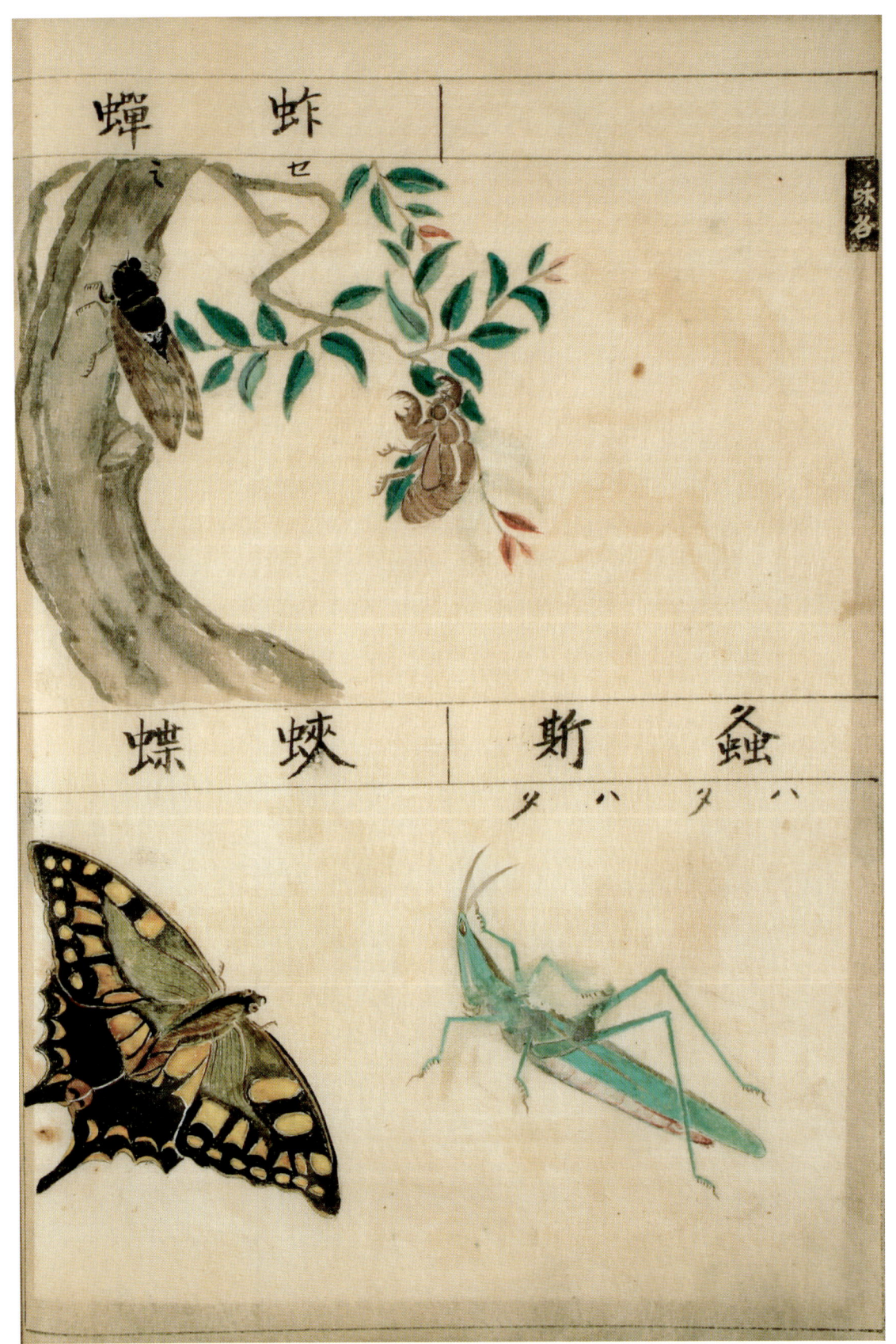

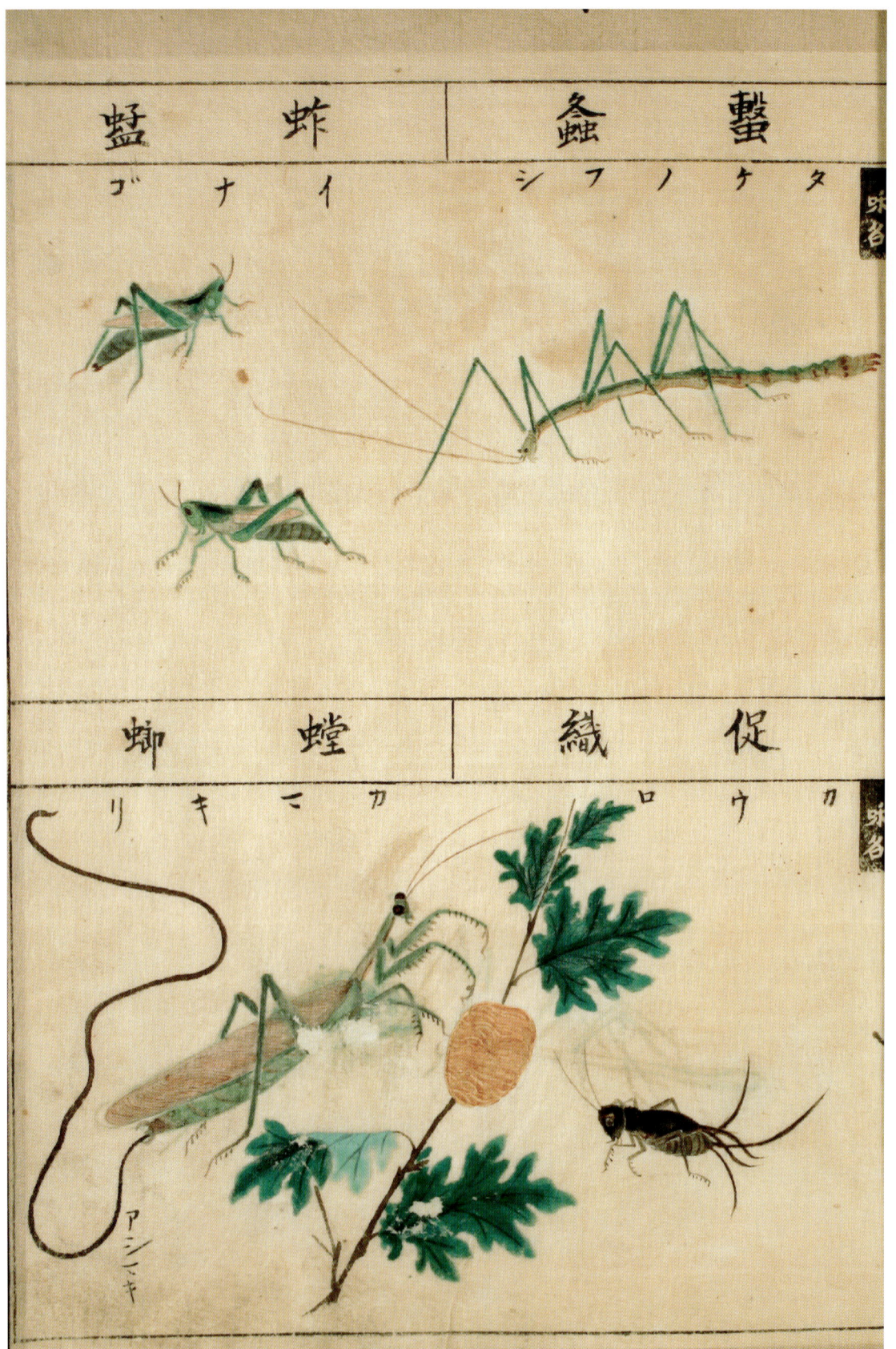

蚱蜢	螽斯
イナゴ	タケノフシ

螳螂	促織
カマキリ	カウロギ

アシマキ

上段右から737, 738. 下段右から739, 740.
鱗蟲・禽獸　原本頁16

赤卒	草蟲
フバントカァ	シムツ＜

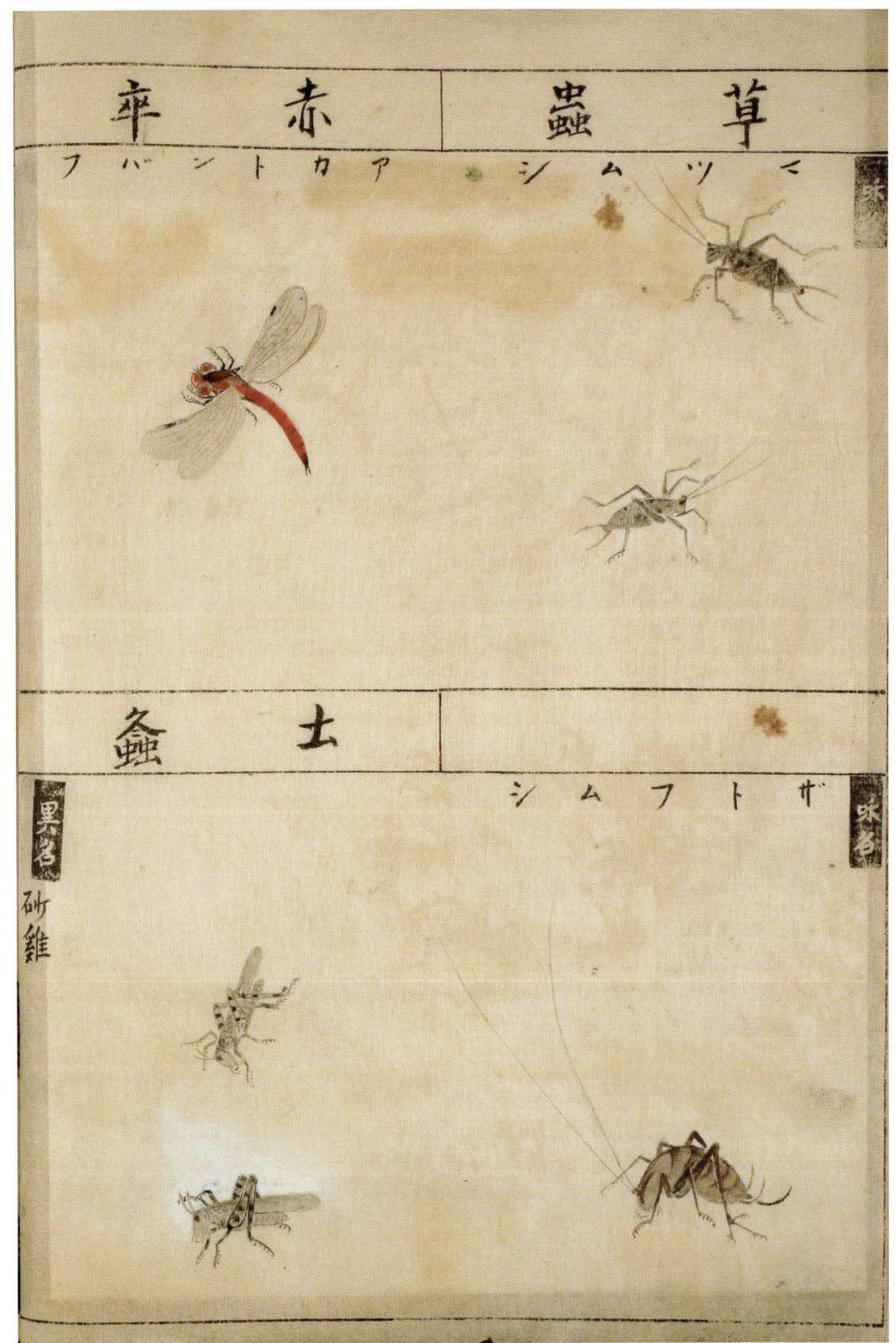

土螽	
砂雞	ザトフムシ

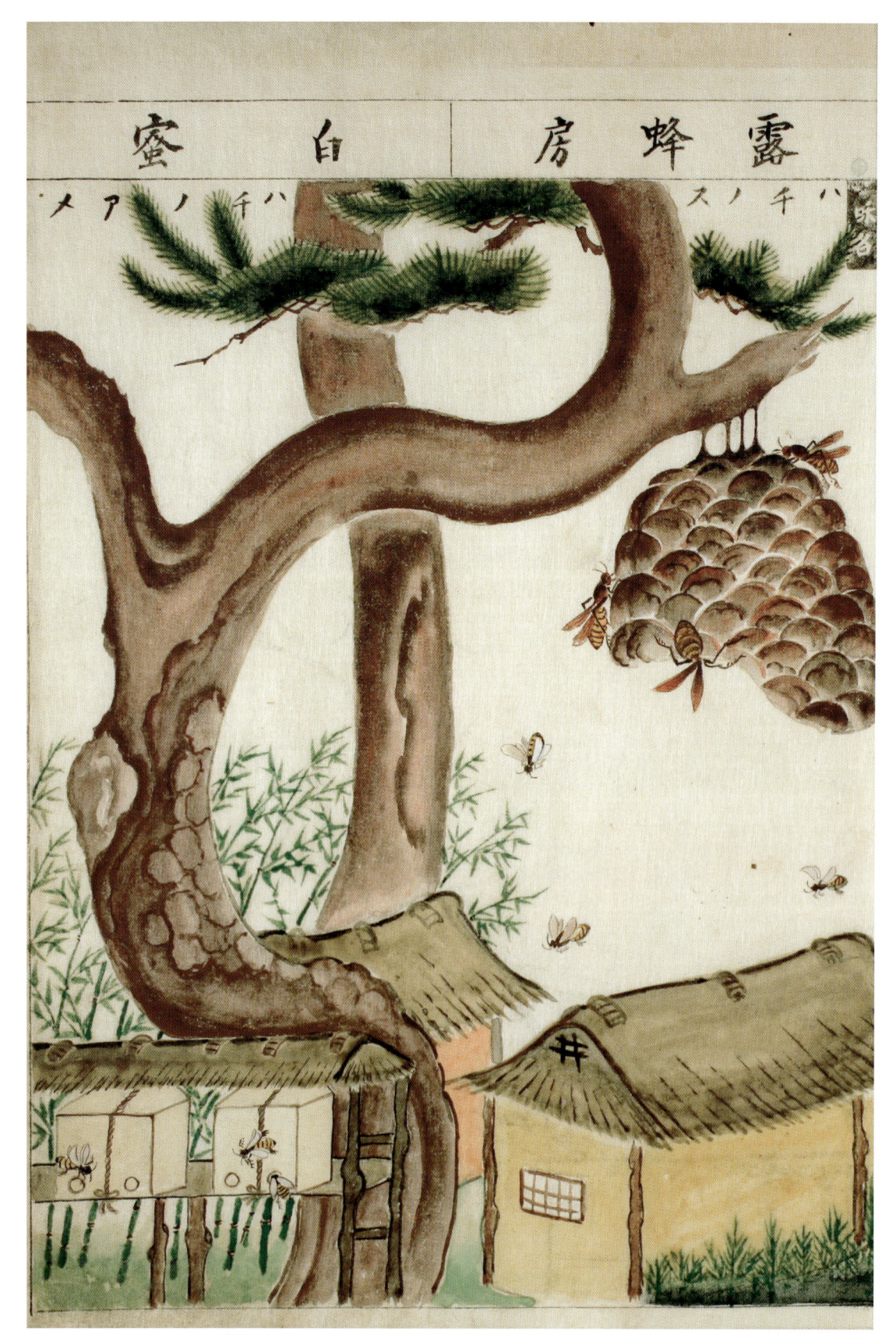

白蜜	露蜂房
ハチノアメ	ハチノスノ名

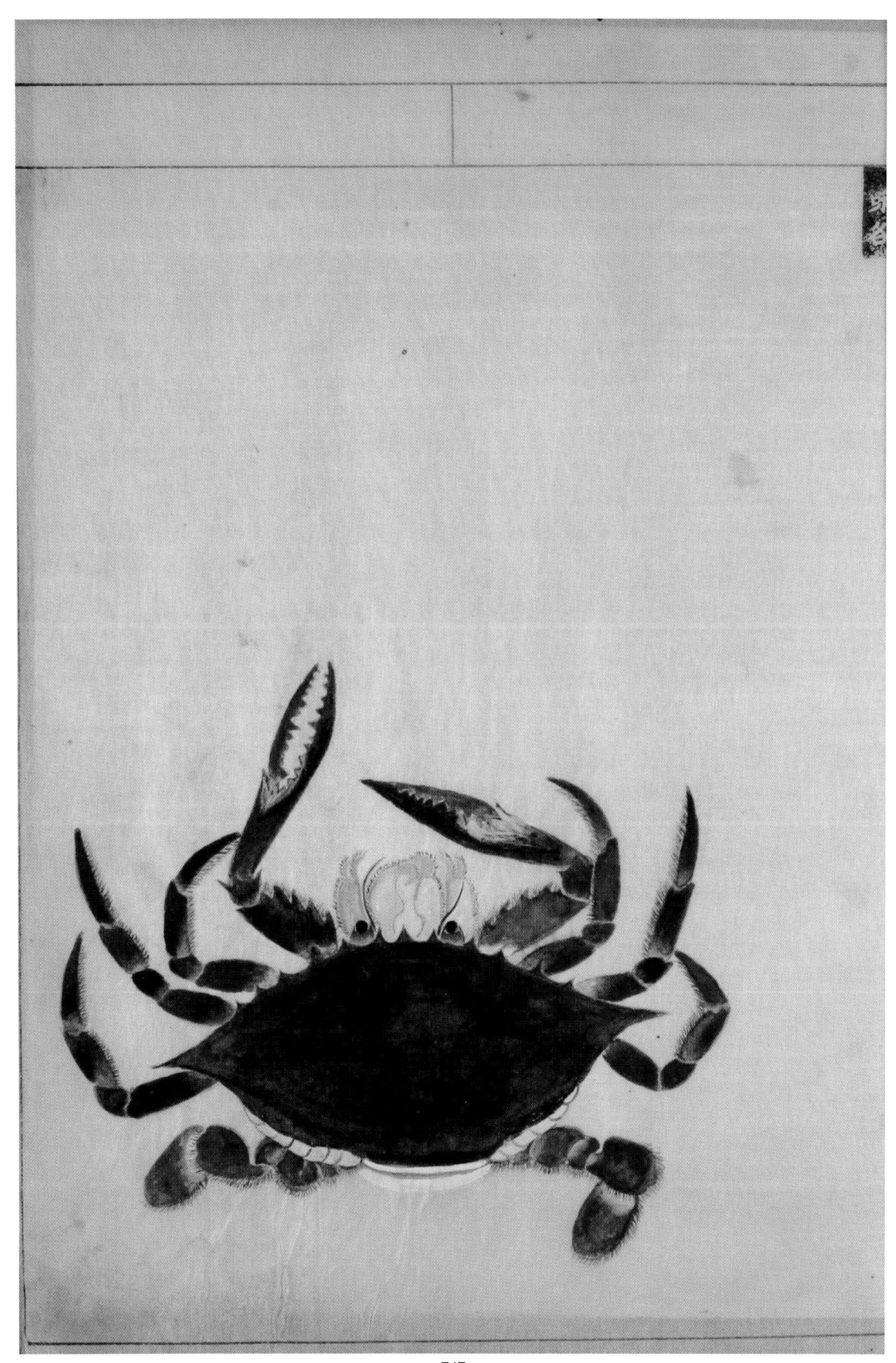

亀

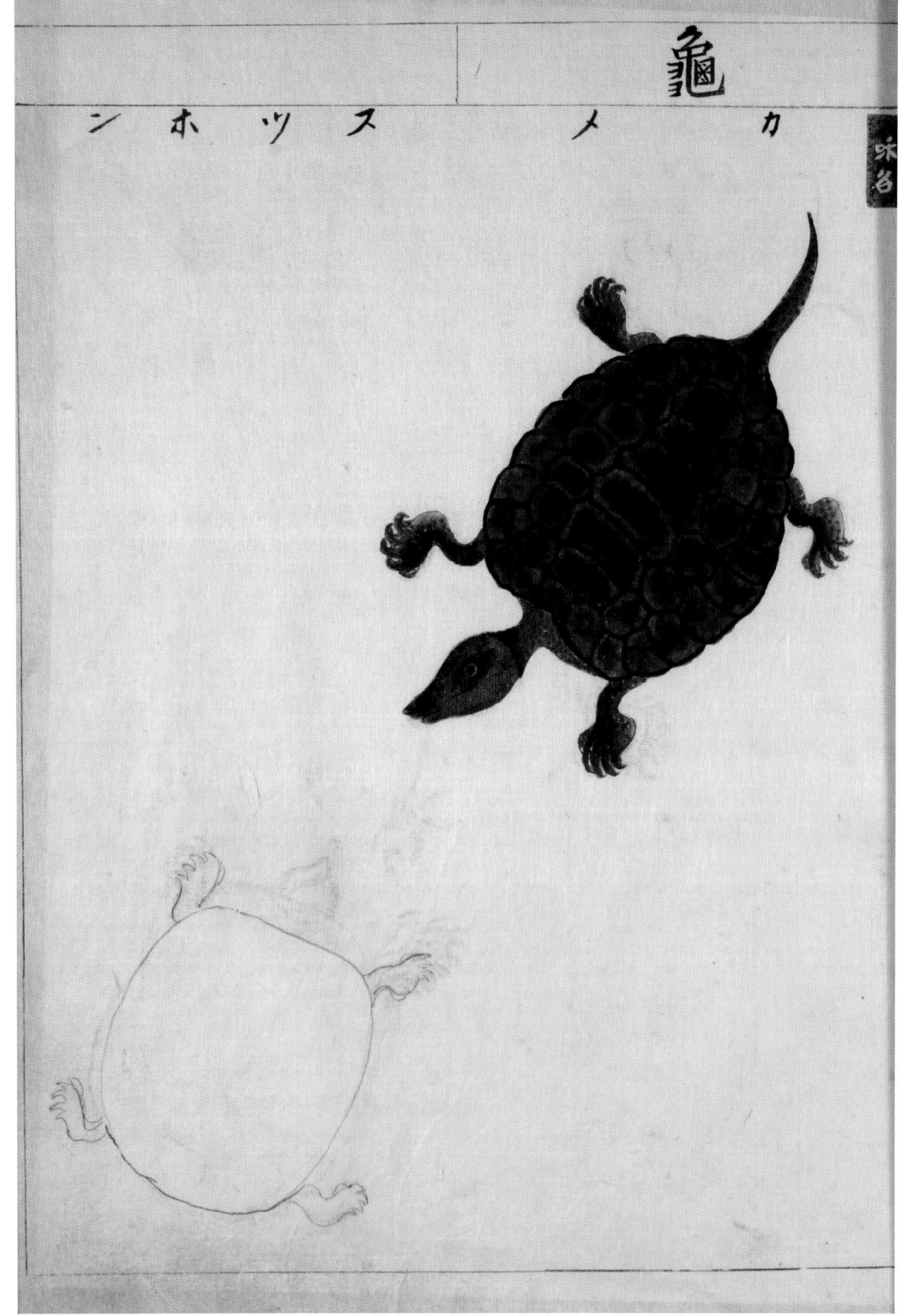

カメ スツホン

熊鷹

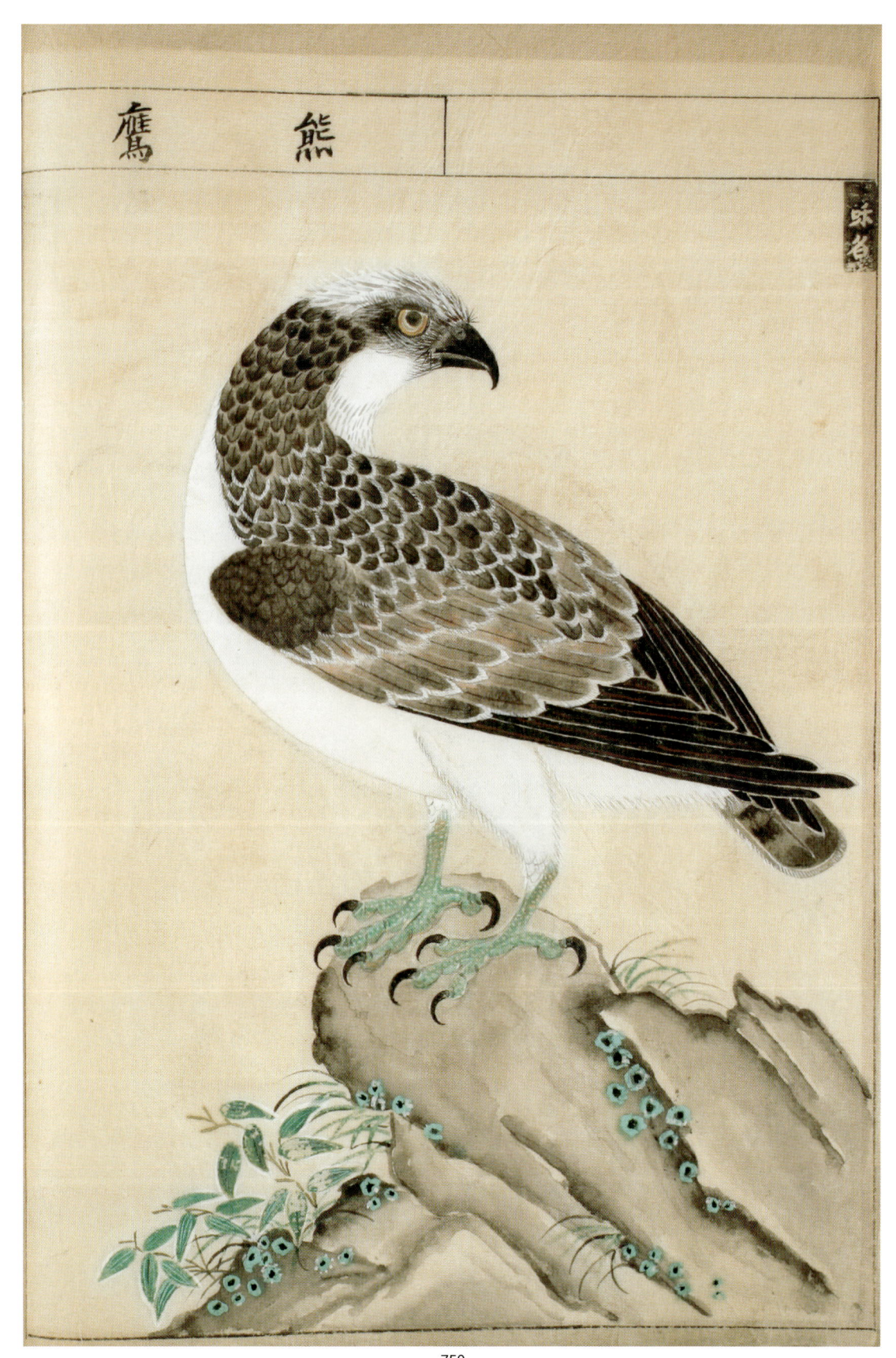

鷲鳥
シワ

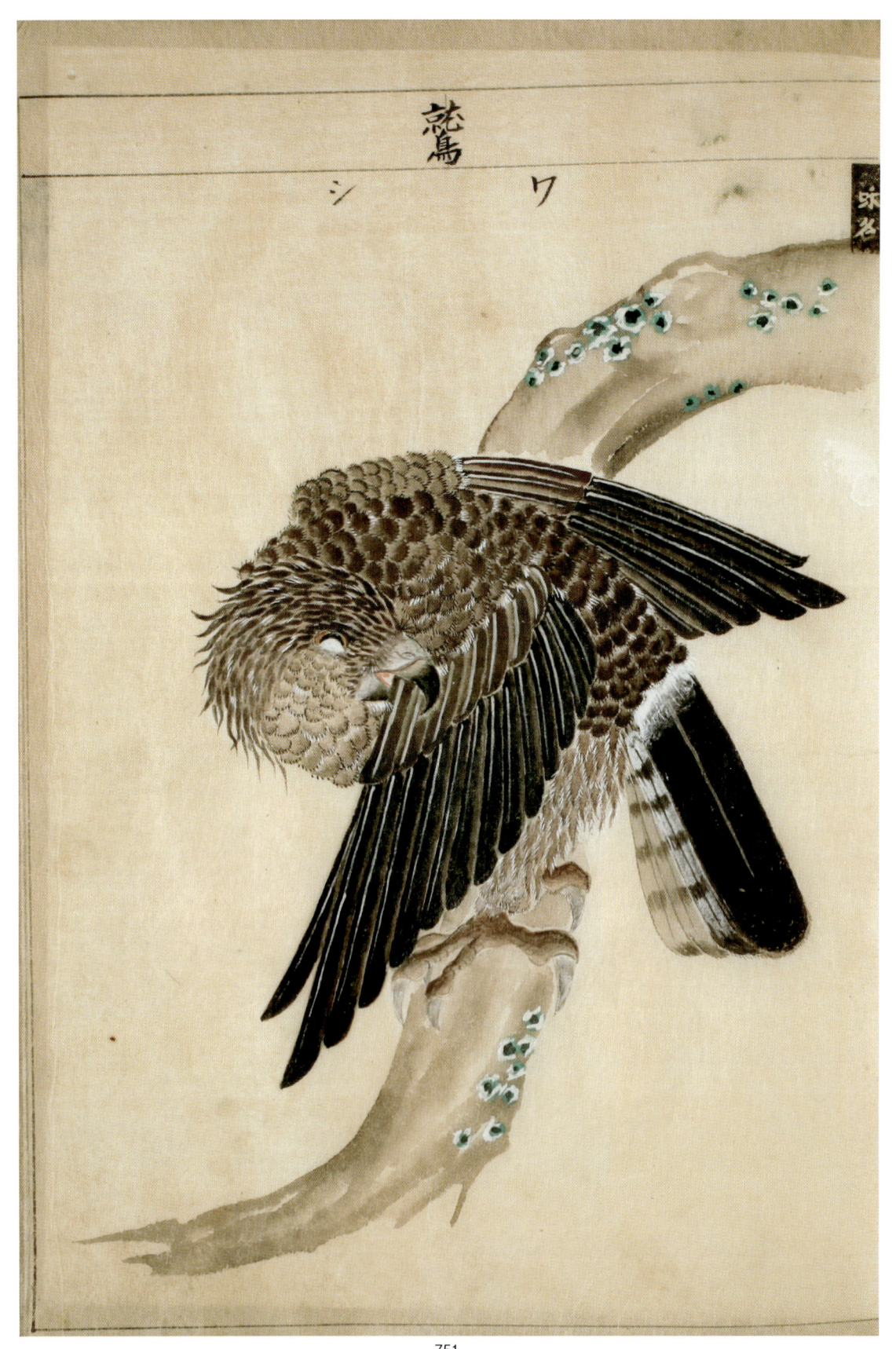

751
鱗蟲・禽獸　原本頁24

翅金原川	鷹
ワヒラハカ	カメイハ

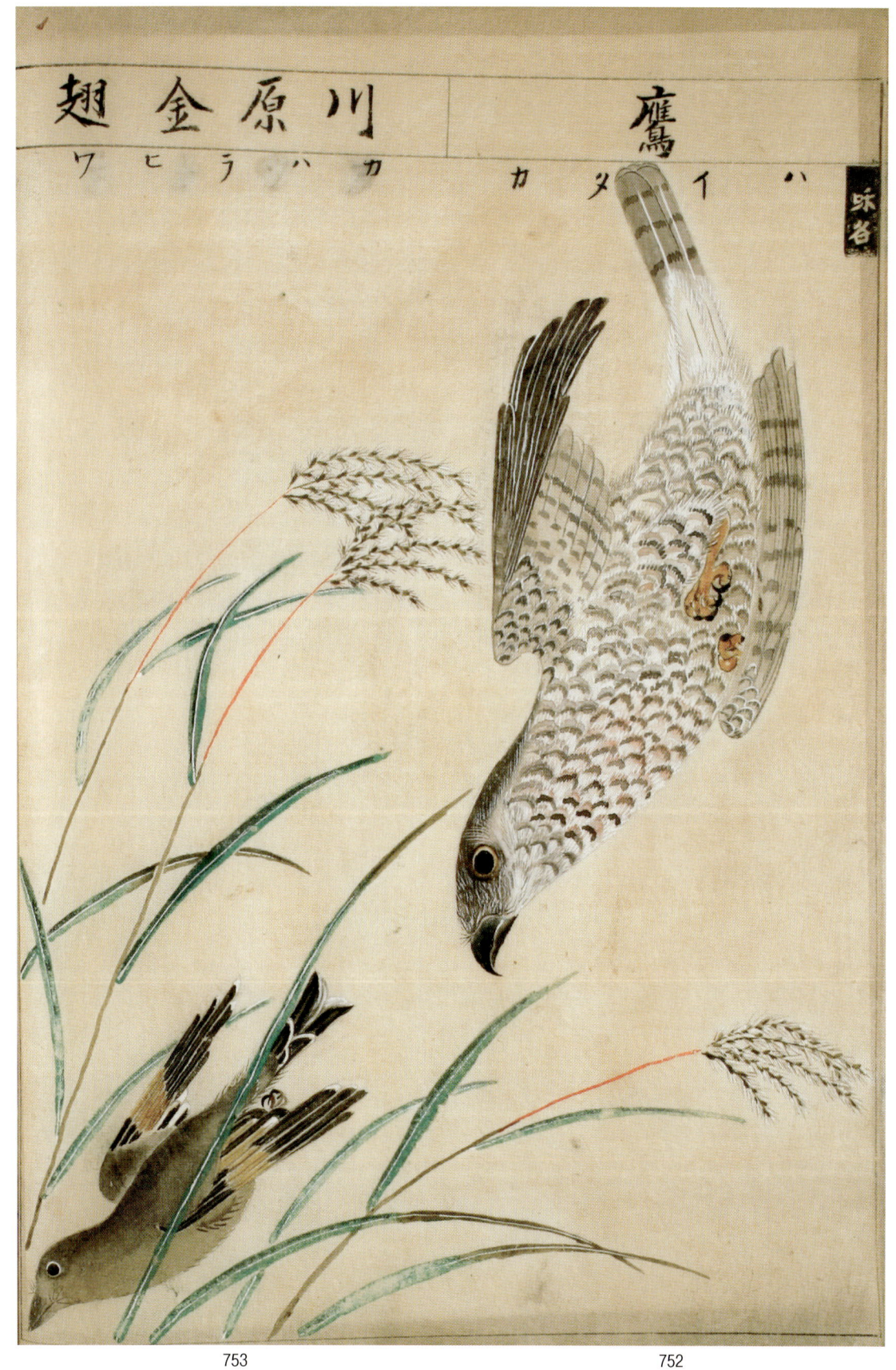

咏名

佛法鳥

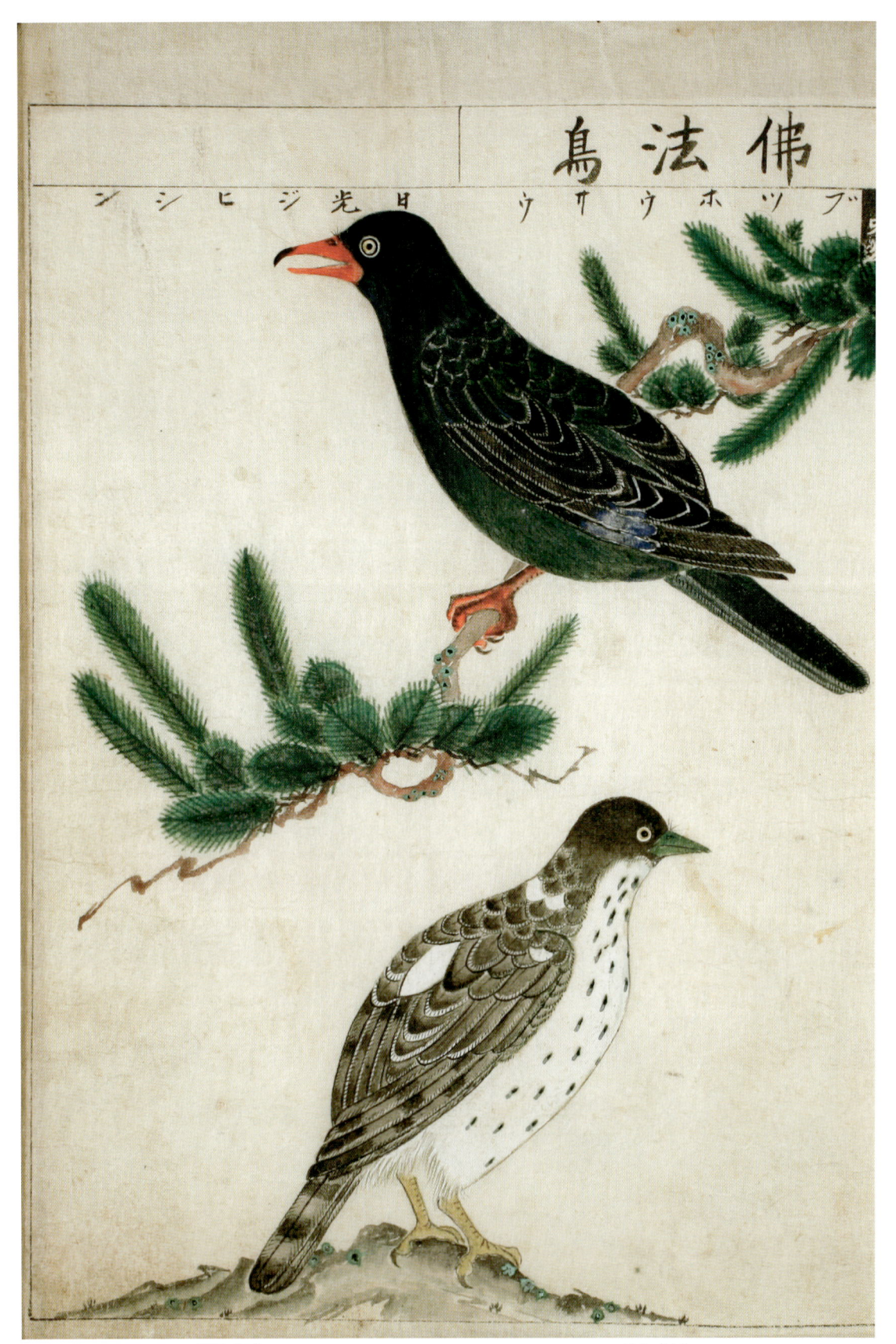

ブツホウオウ　日光ジヒシン

鵱

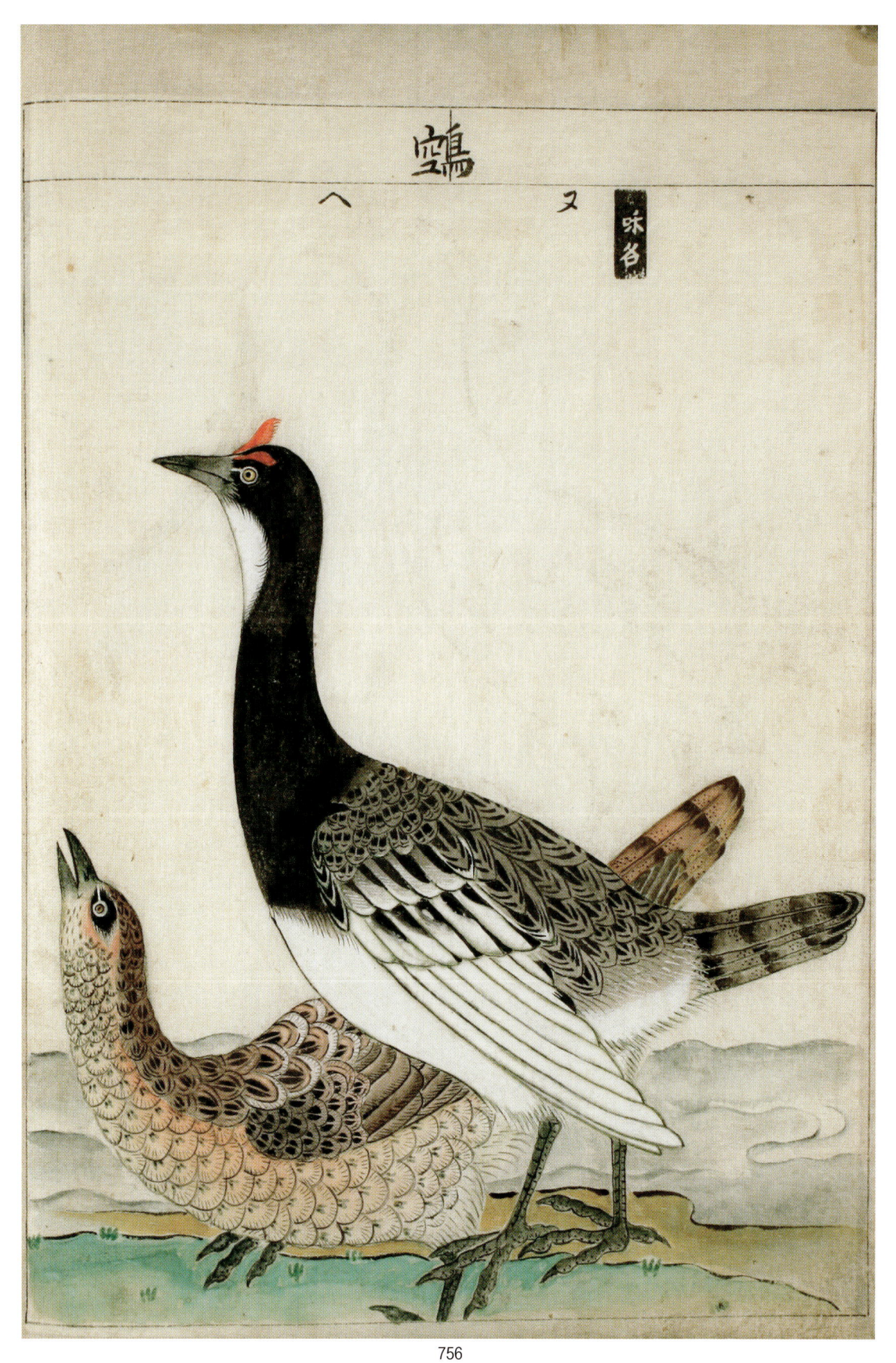

ヘ 又 |味名|

鵙
モズ

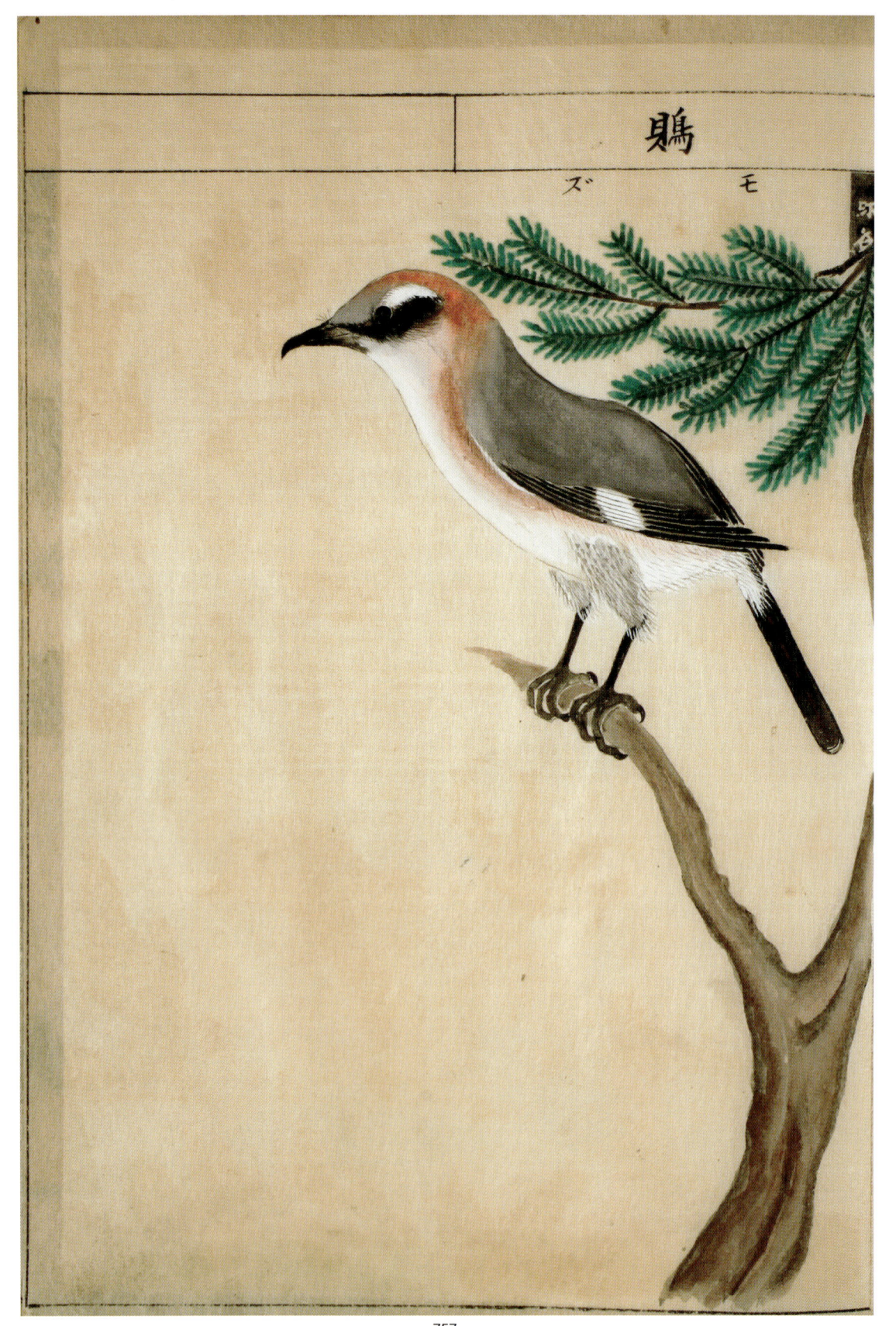

山鳩	青鳩
ヤマバト	アヲバト

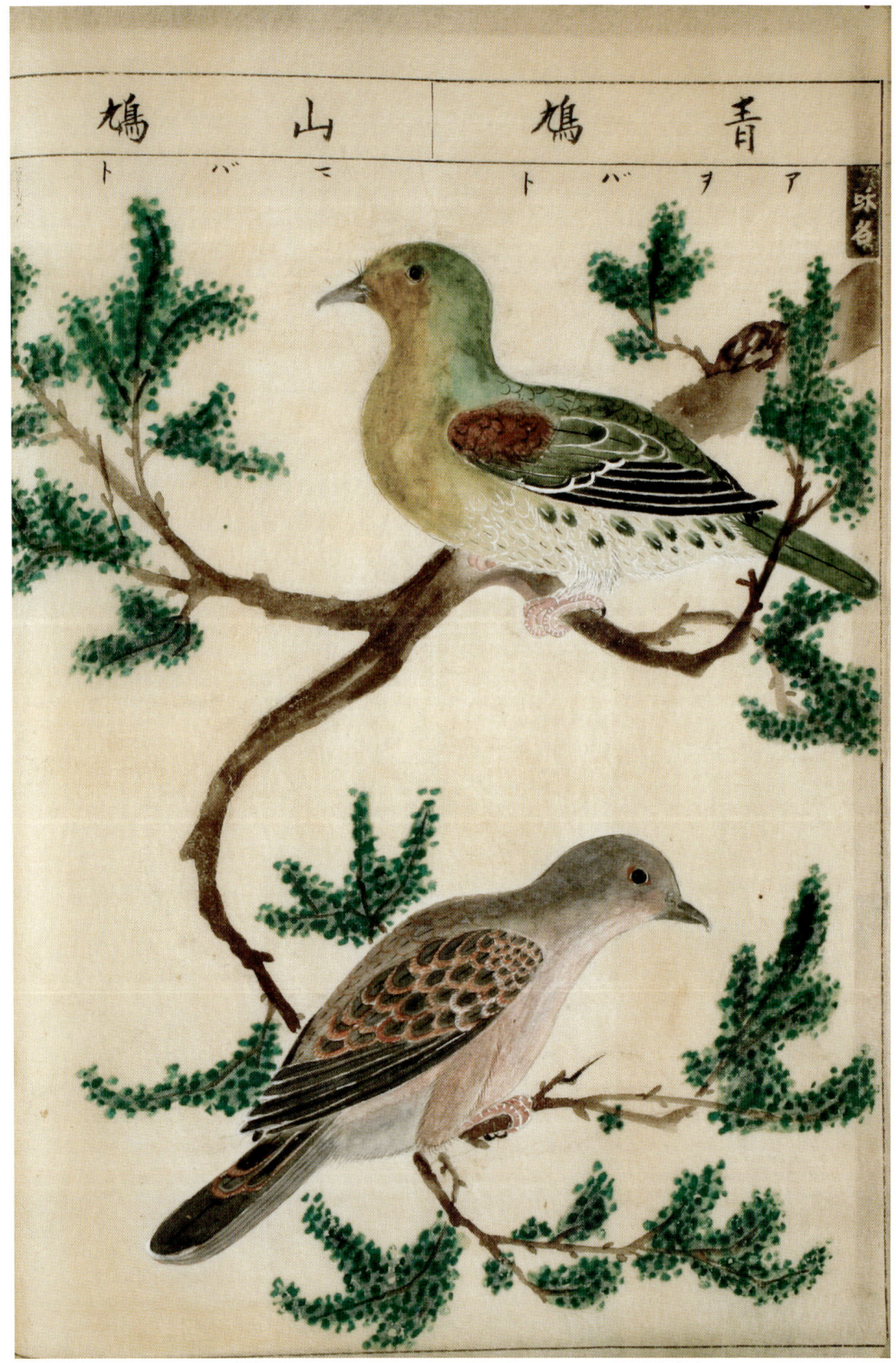

鶺鴒

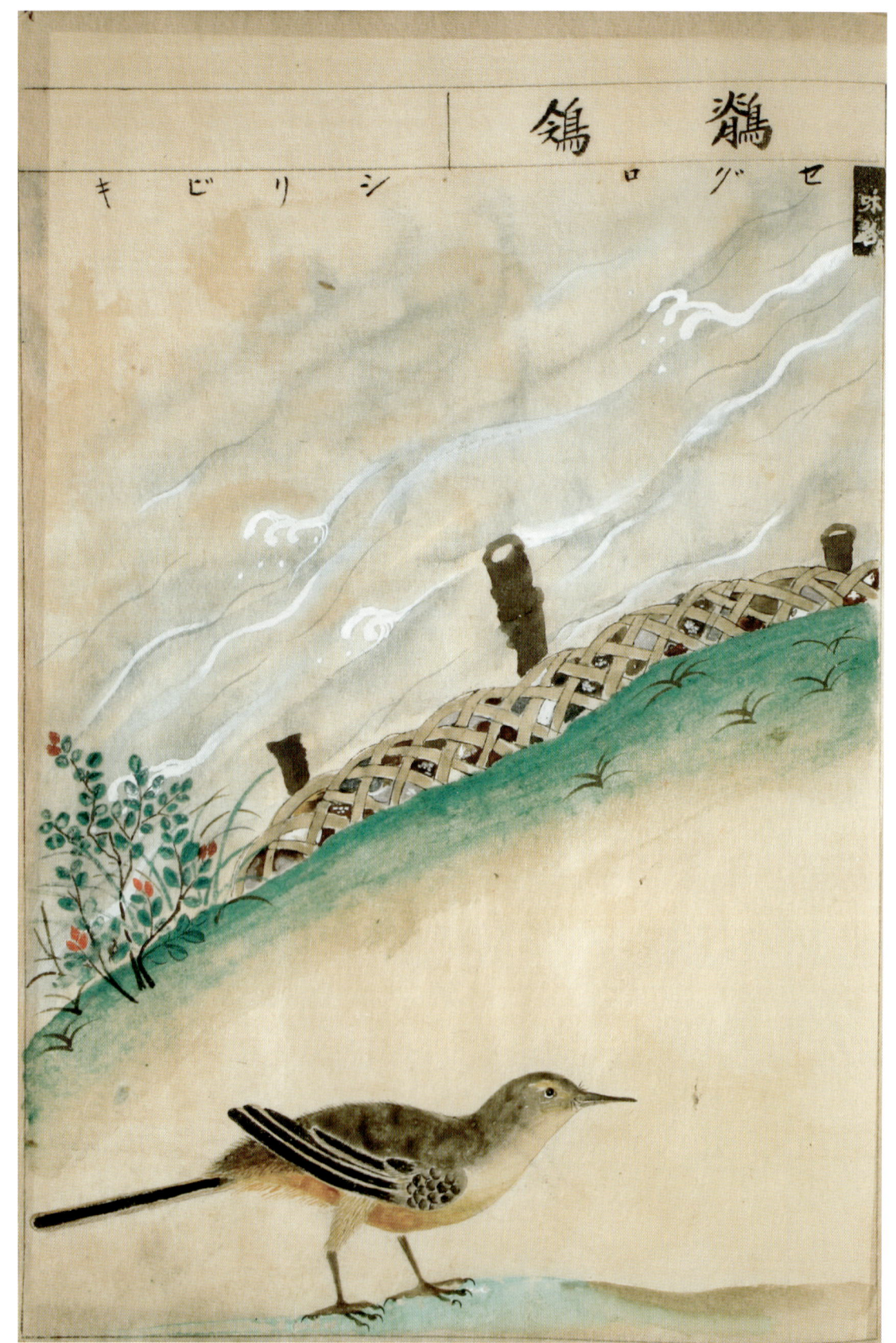

セグロ　シリビキ

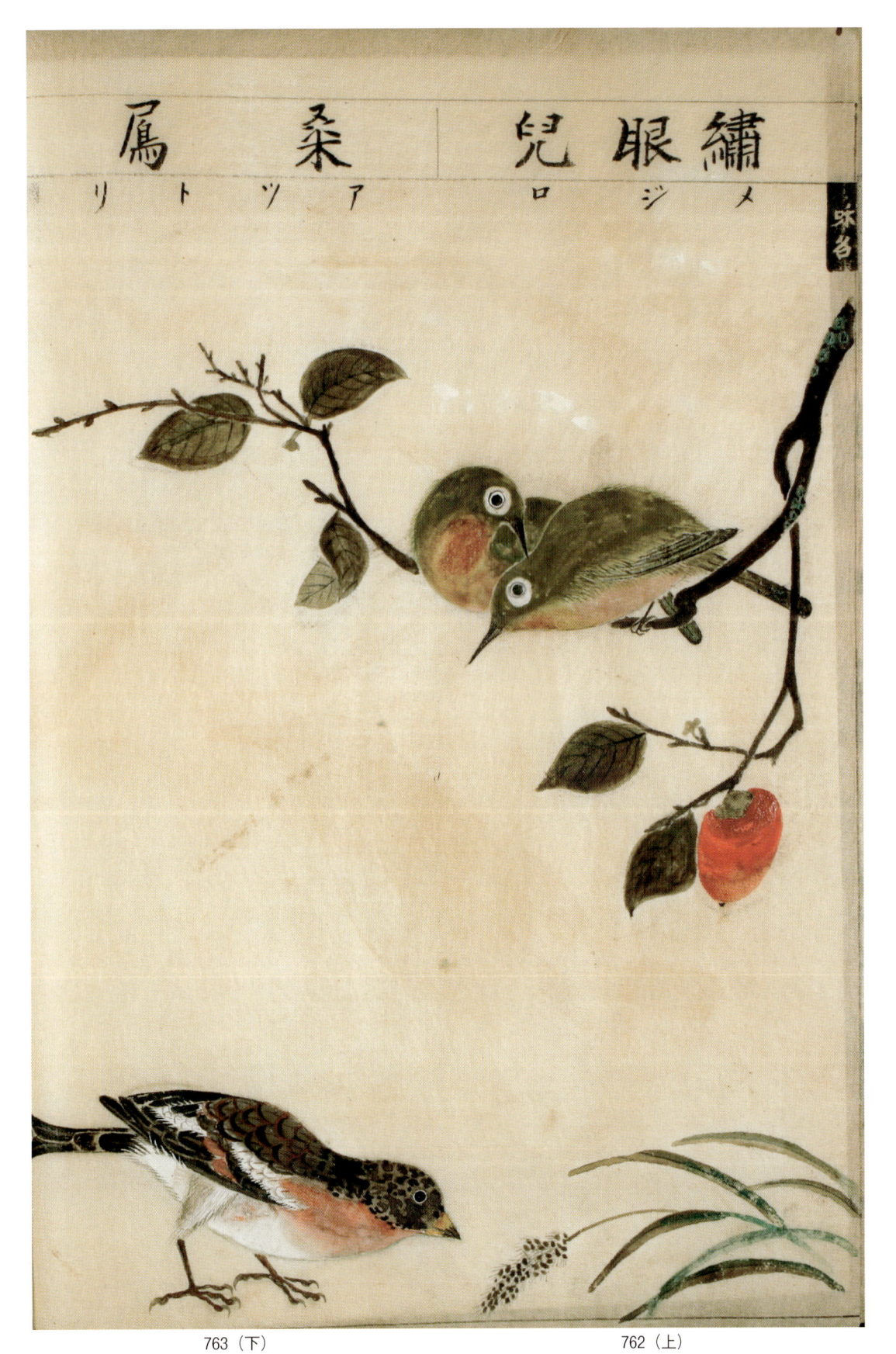

| 繡眼兒 | 桑鳫 |
| メジロ | アツトリ |

| 川烏雅 | 鵯皆 |
| スラガワカ | シワマメ |

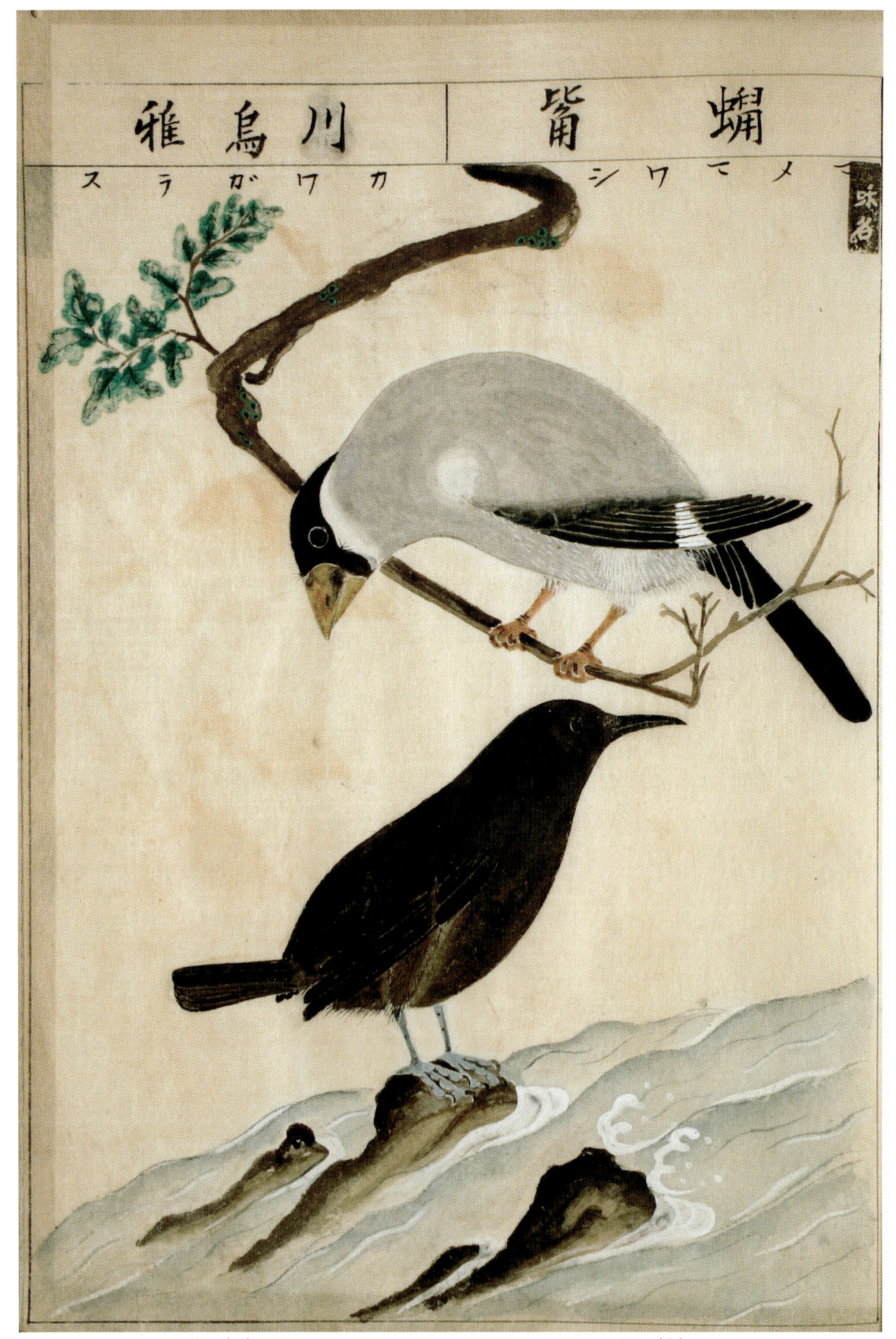

啄木鳥
キツツキ

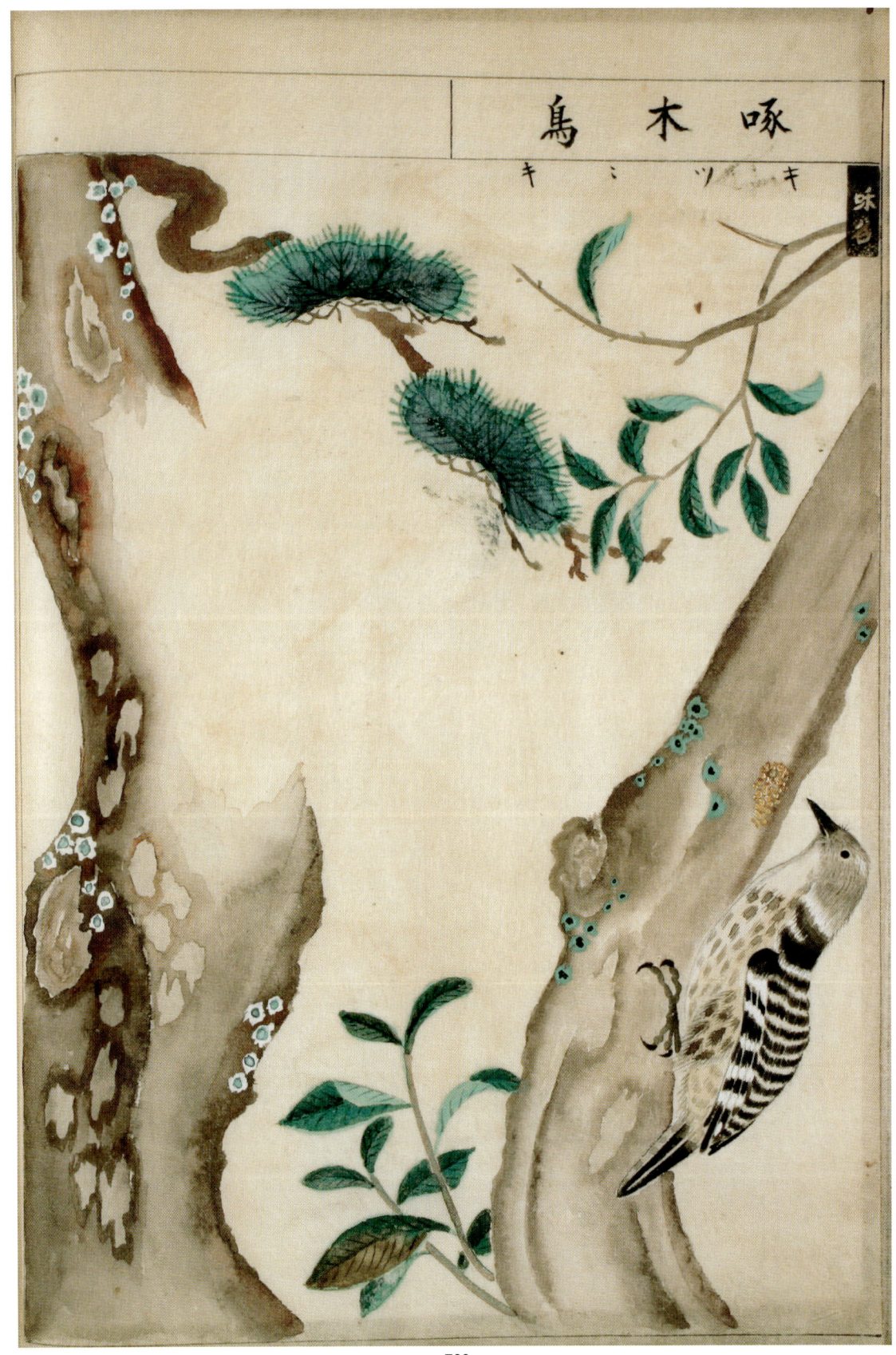

鷦

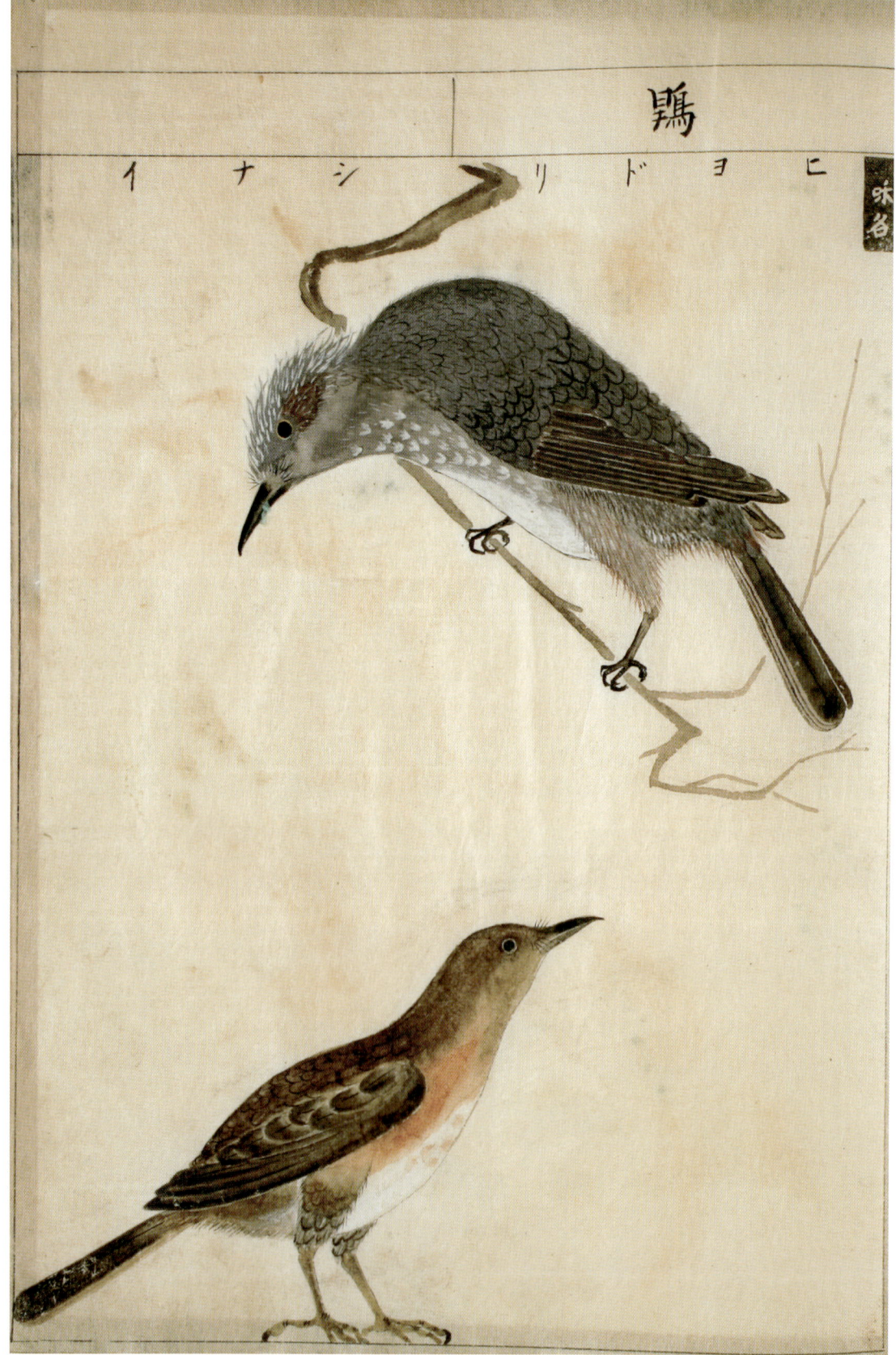

ヒヨドリ　シナイ

味名

鶉	鷃
ウズラ	ヌエ

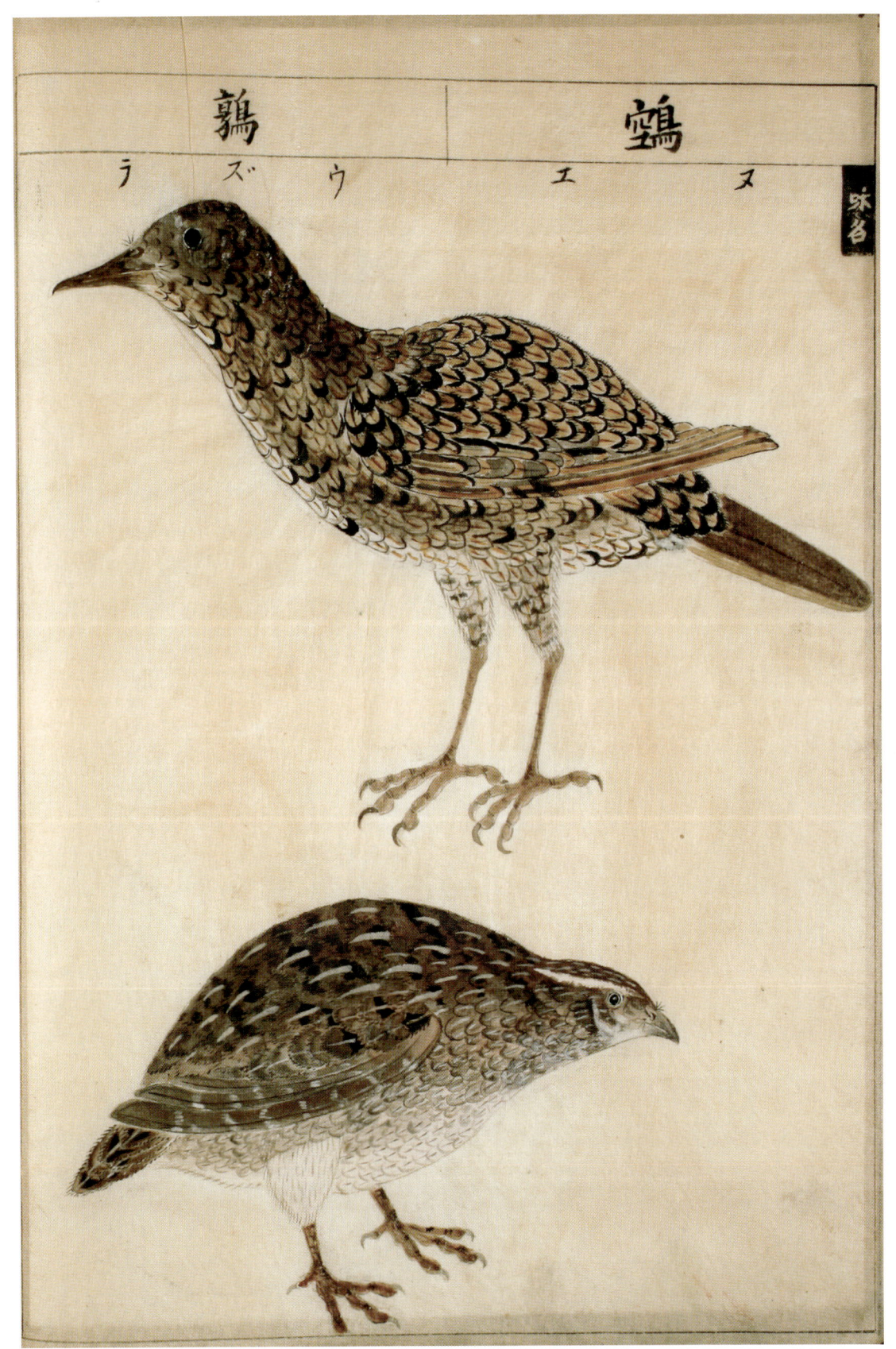

蕎　金翅
ウソ　ヒワ

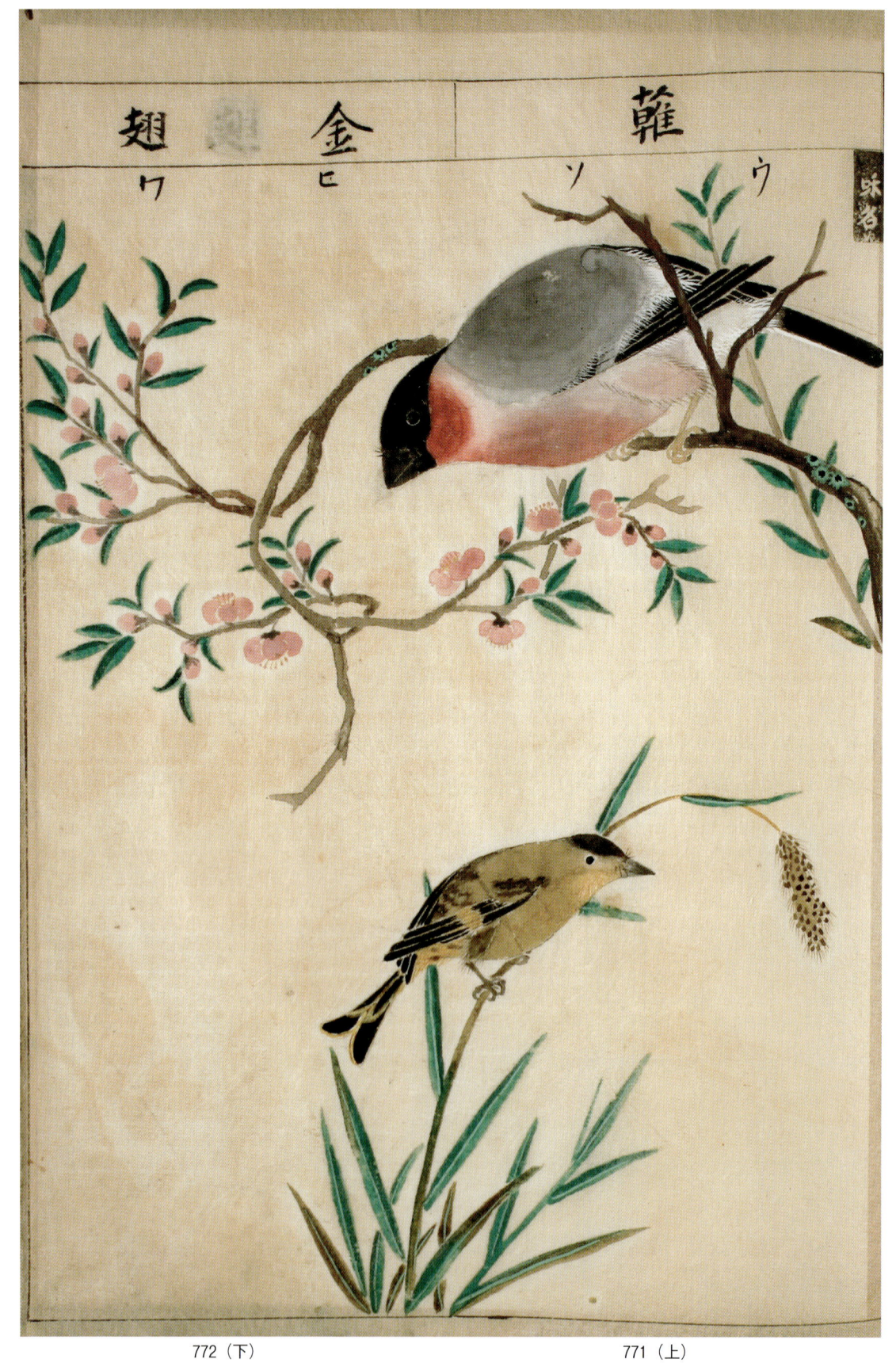

鶸

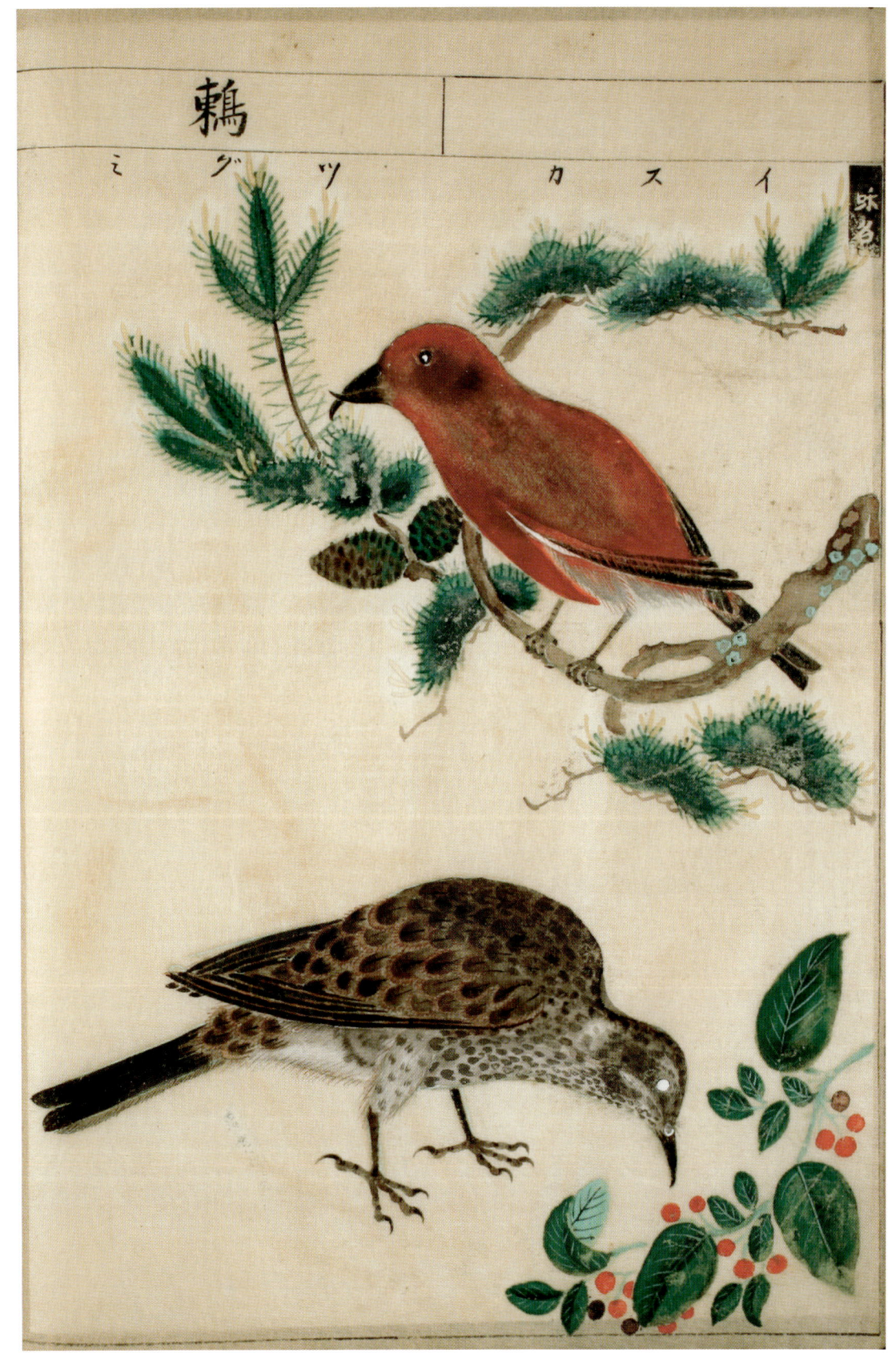

ミツグミ　　　イスカ

雉	
シキ	

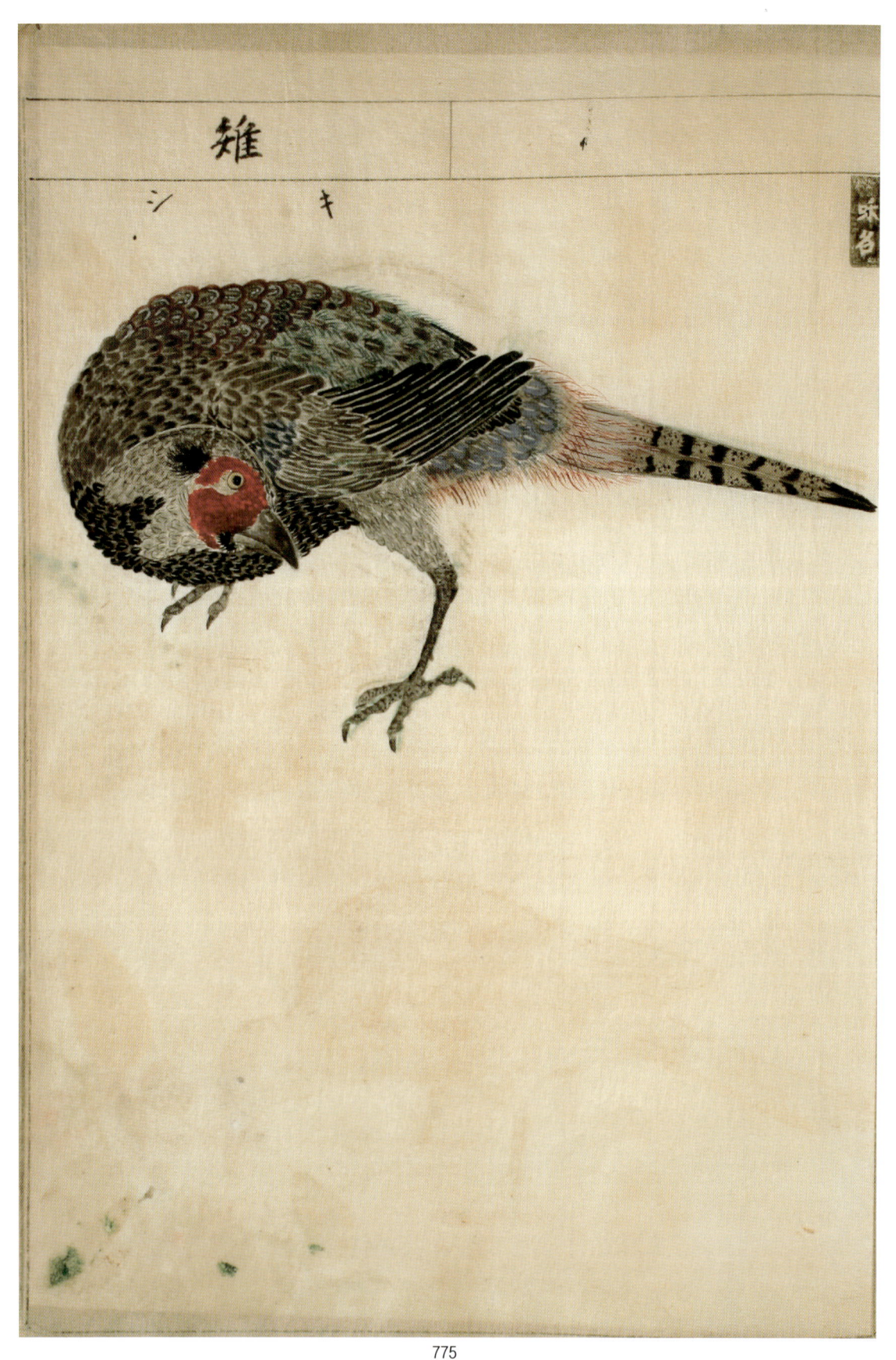

俗名

水鼠　甘口鼠

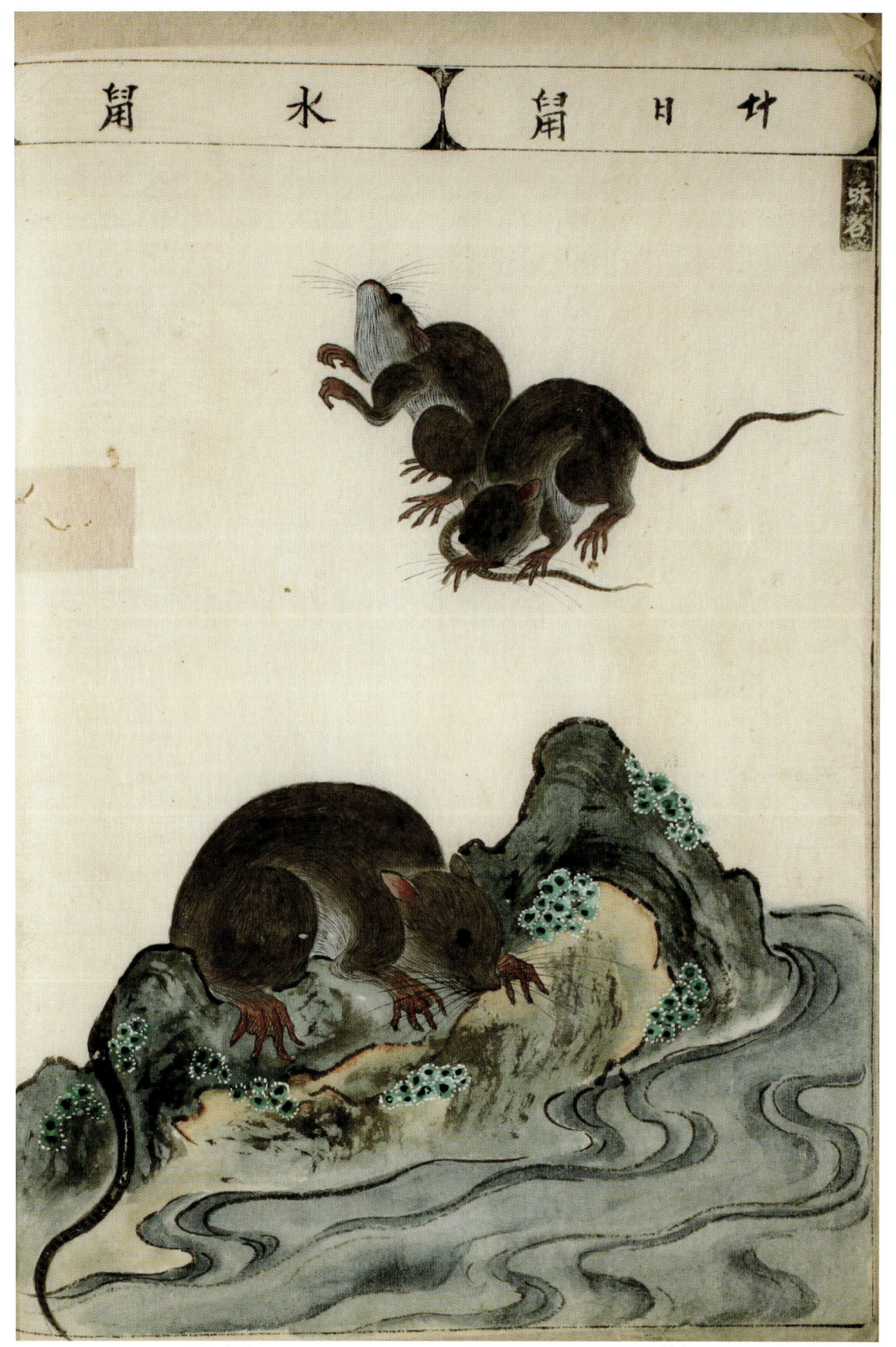

鼠	白鼠
ネズミ	シロネズミ

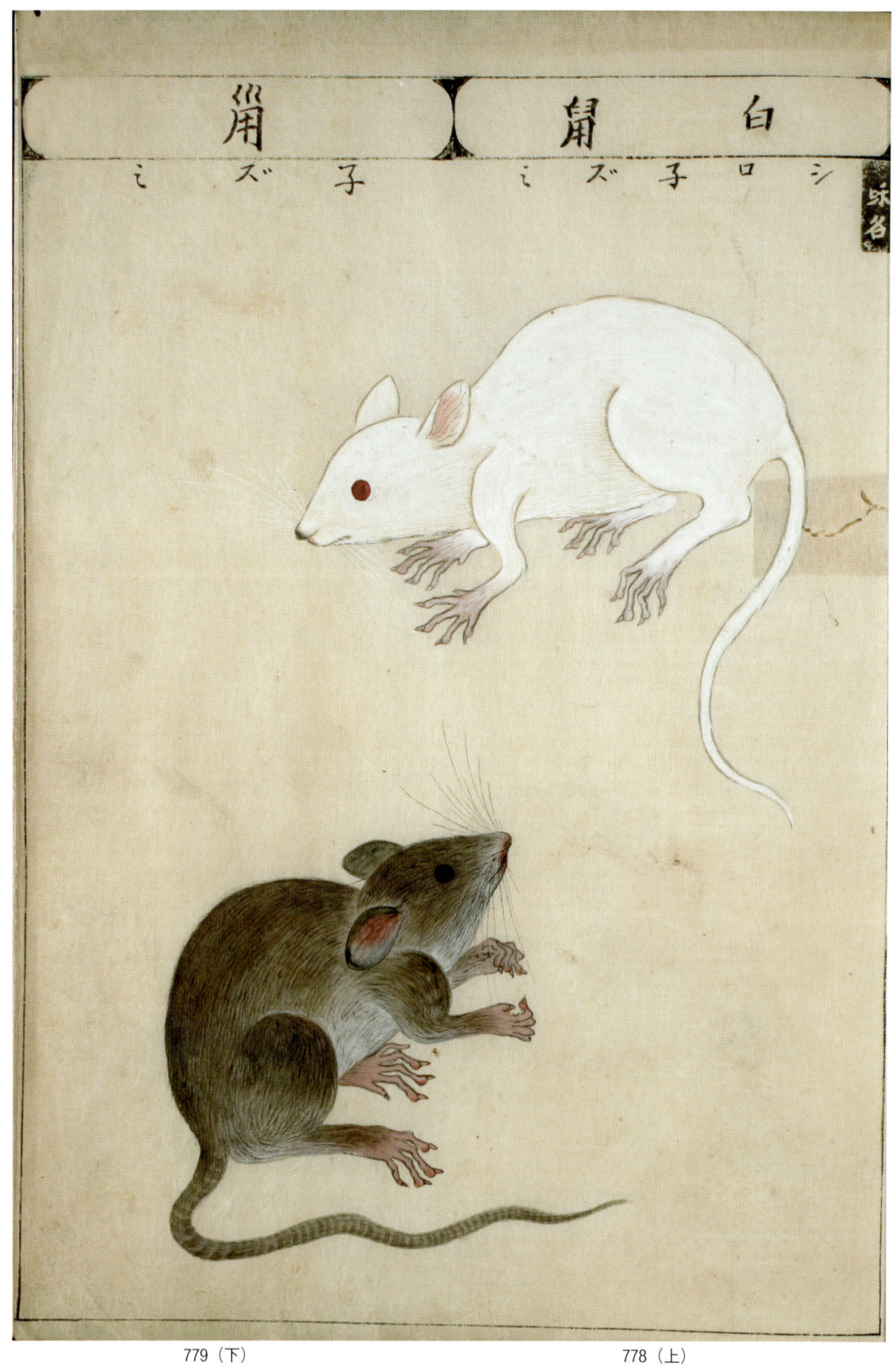

土猪　ヒミズ　ヲゴロ

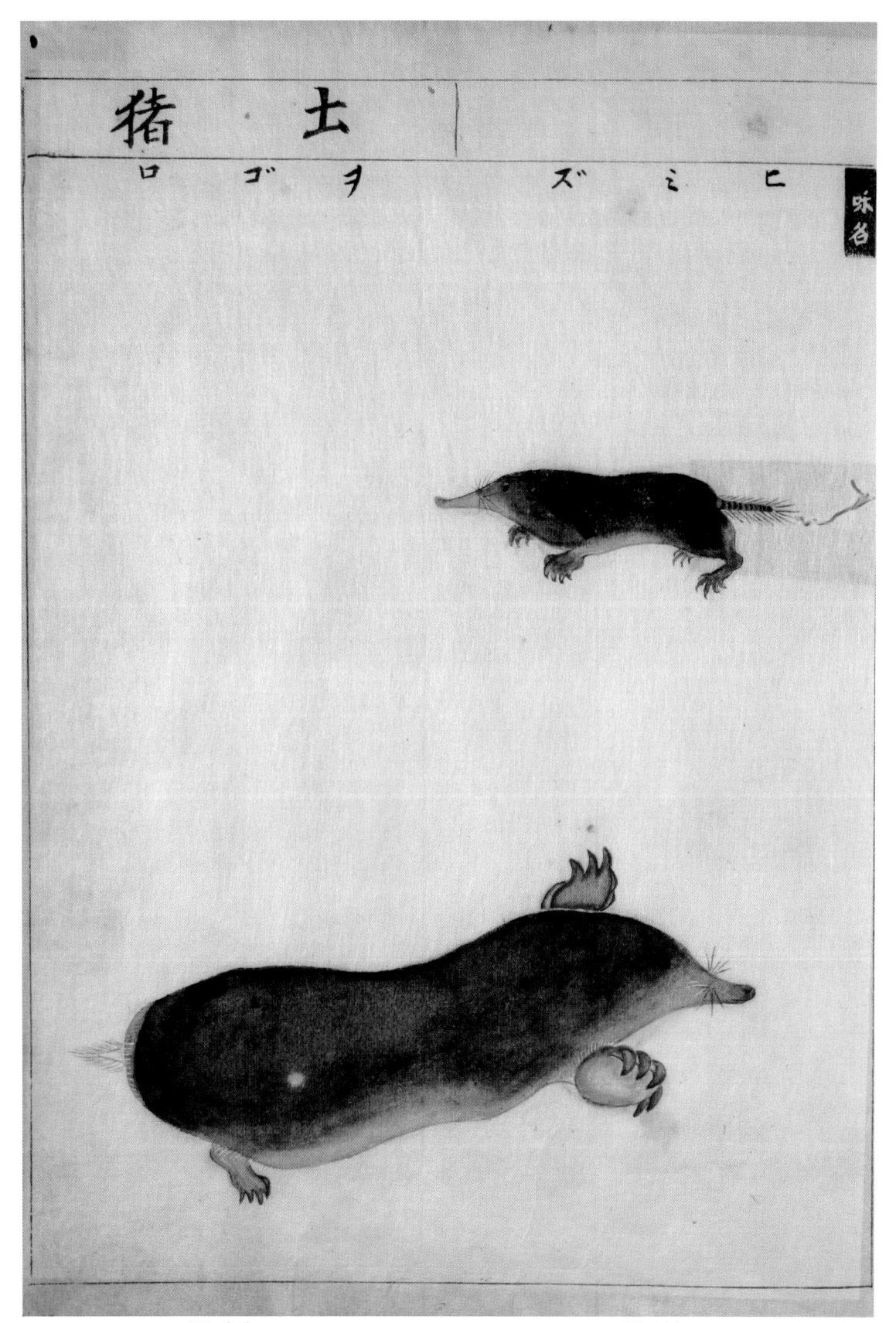

蝮蛇 ムシ | 赤楝蛇 ヤマカヾシ

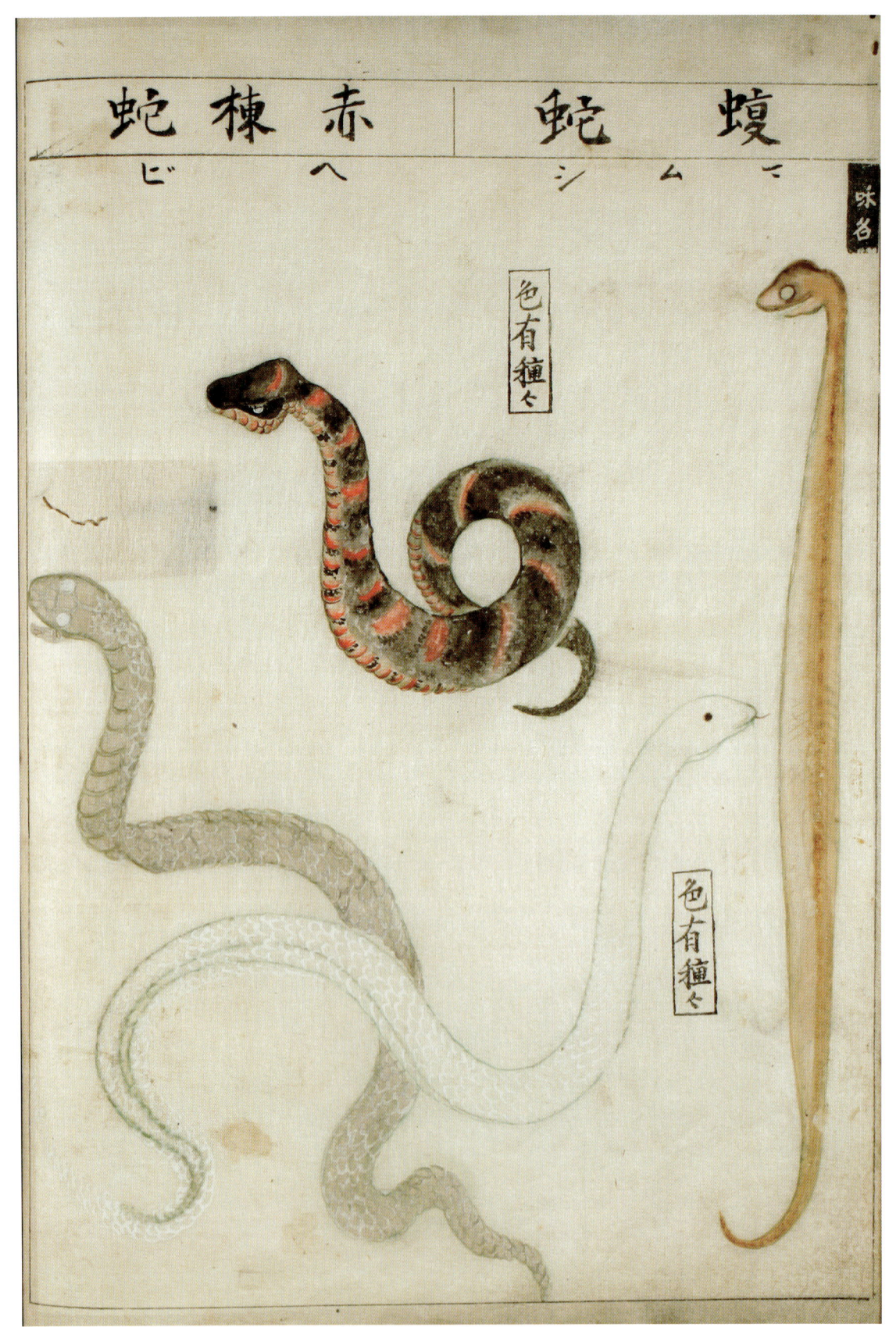

色有種々

色有種々

狸
キヌ〻

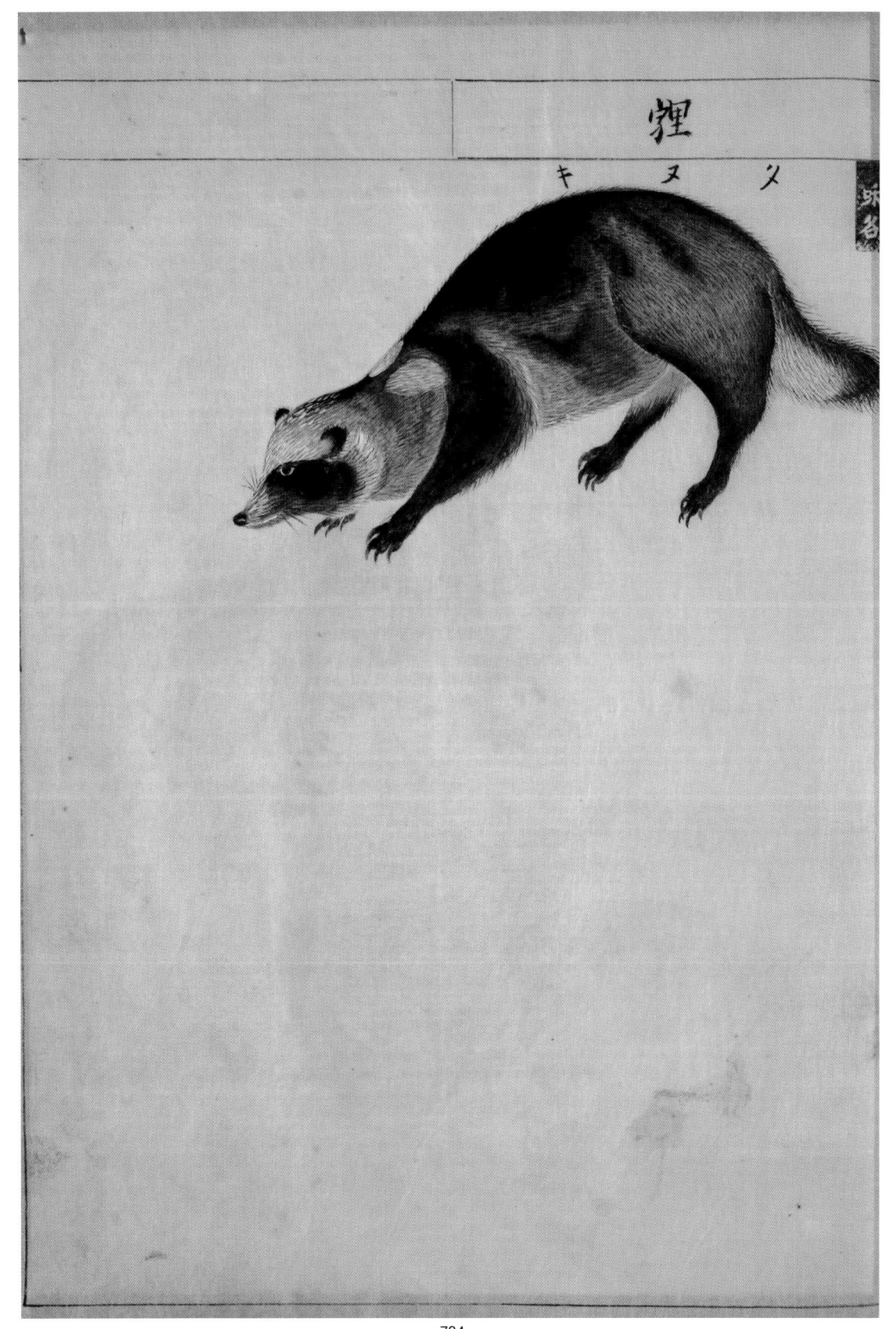

狼

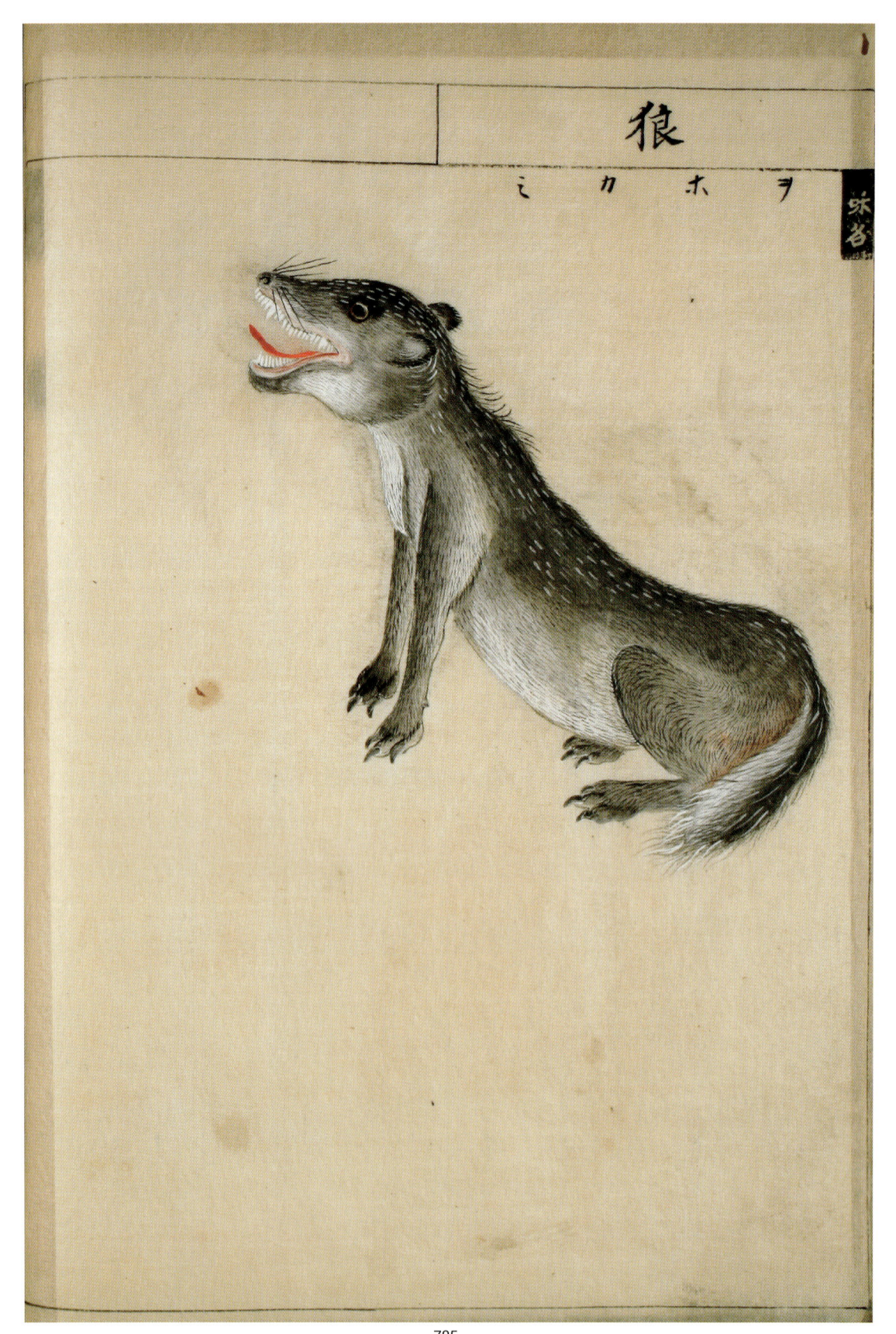

ヲ ホ カ ミ

牛
シウ

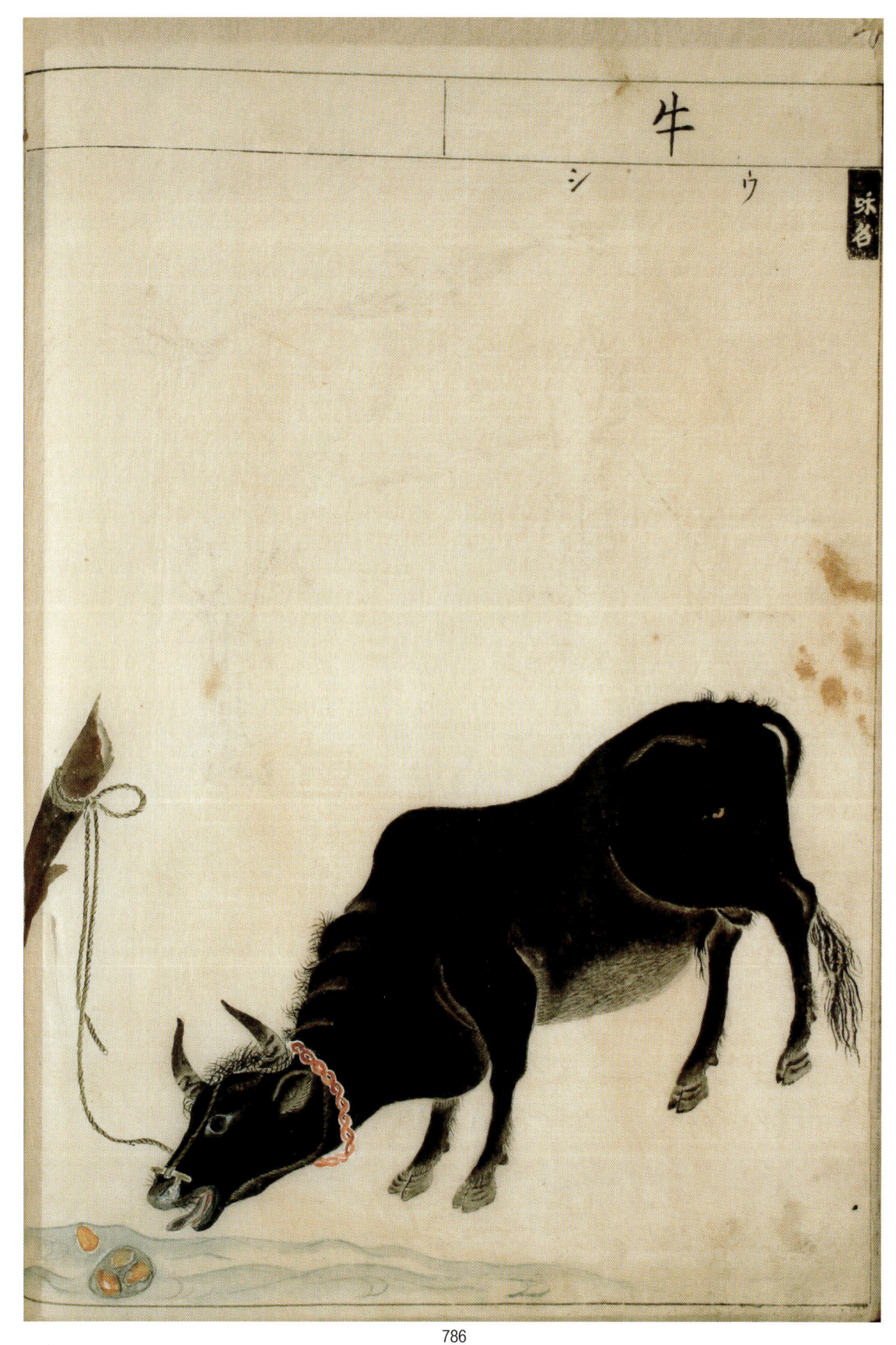

馬

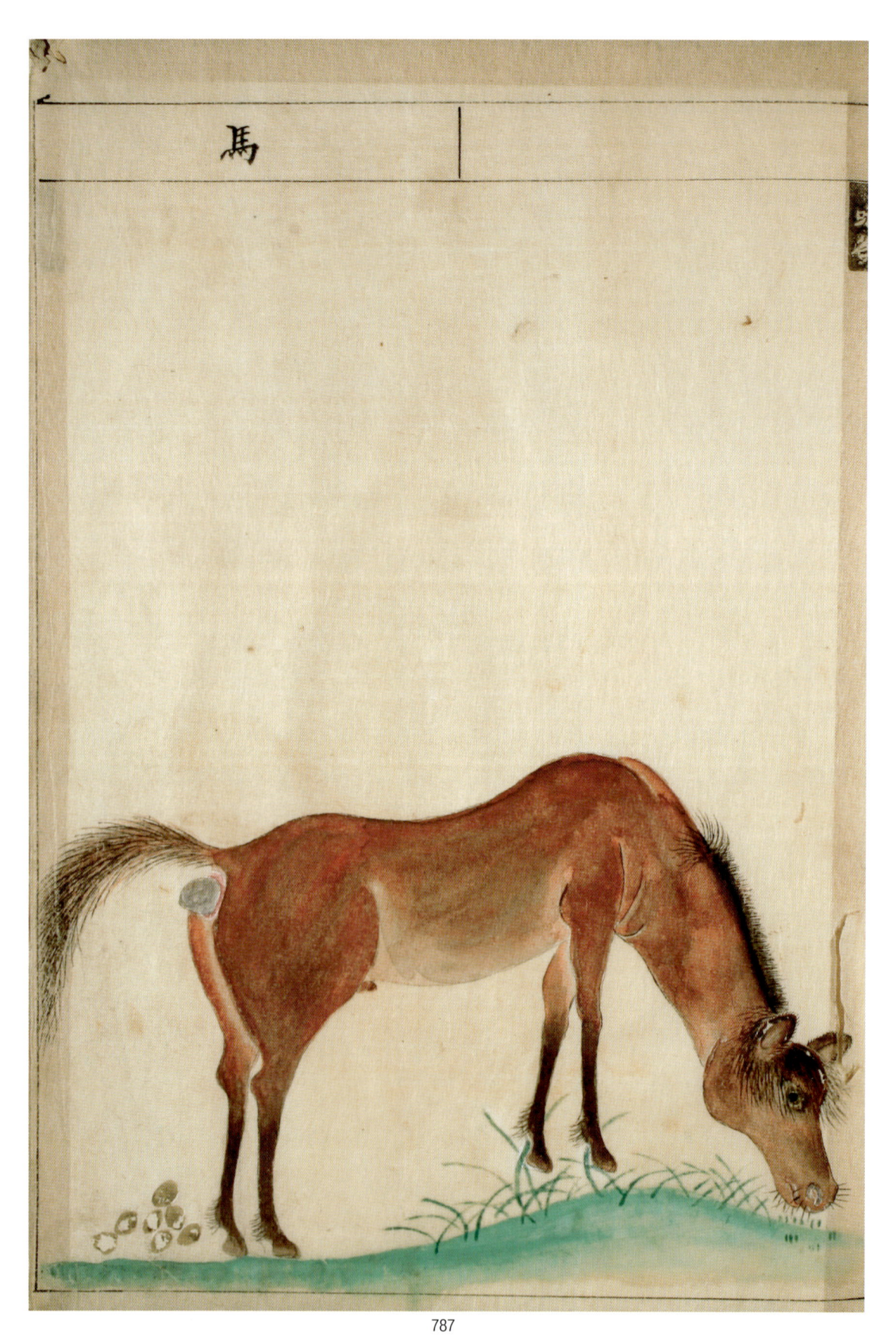

松山草子 介

二十七丁

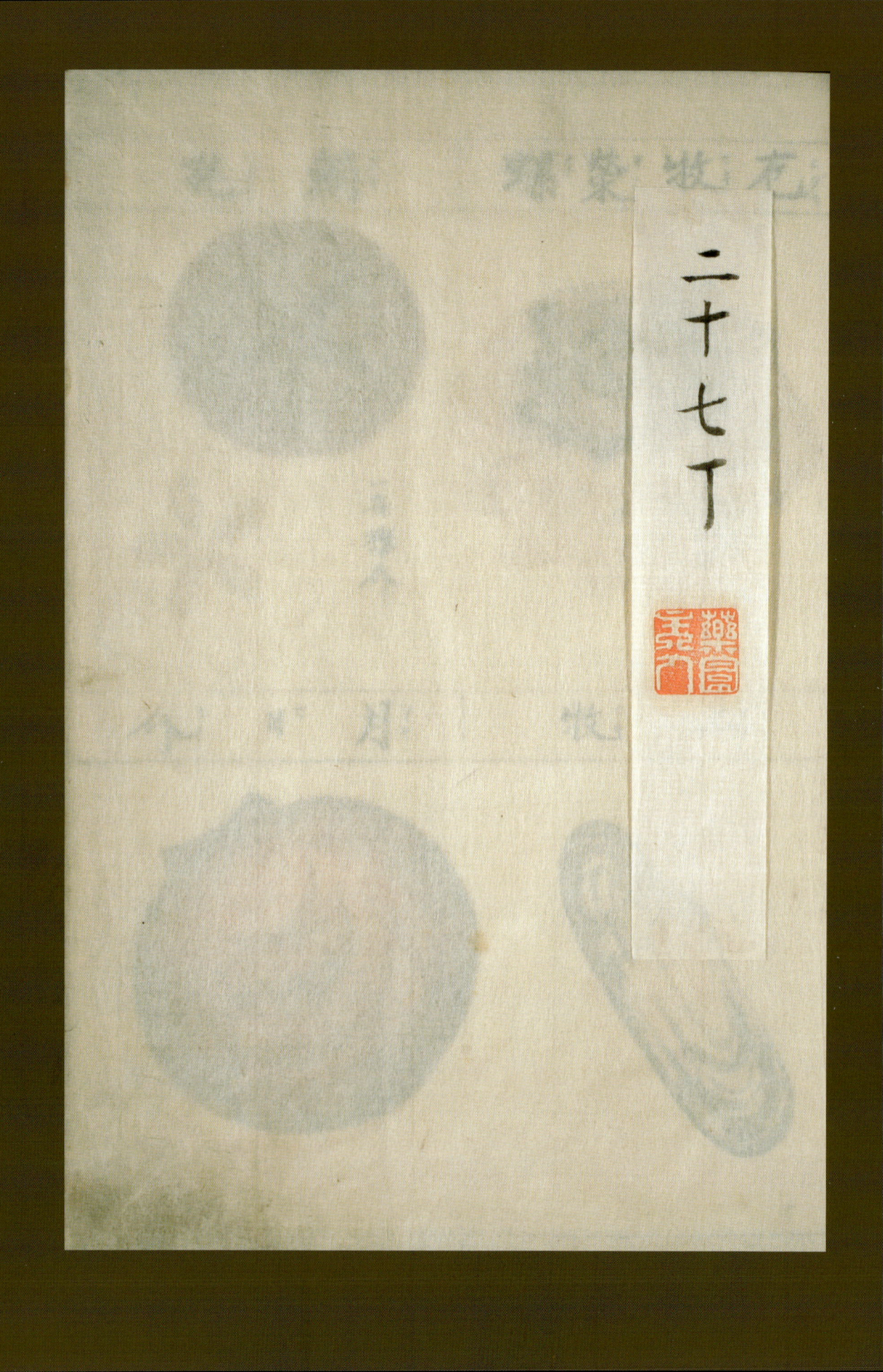

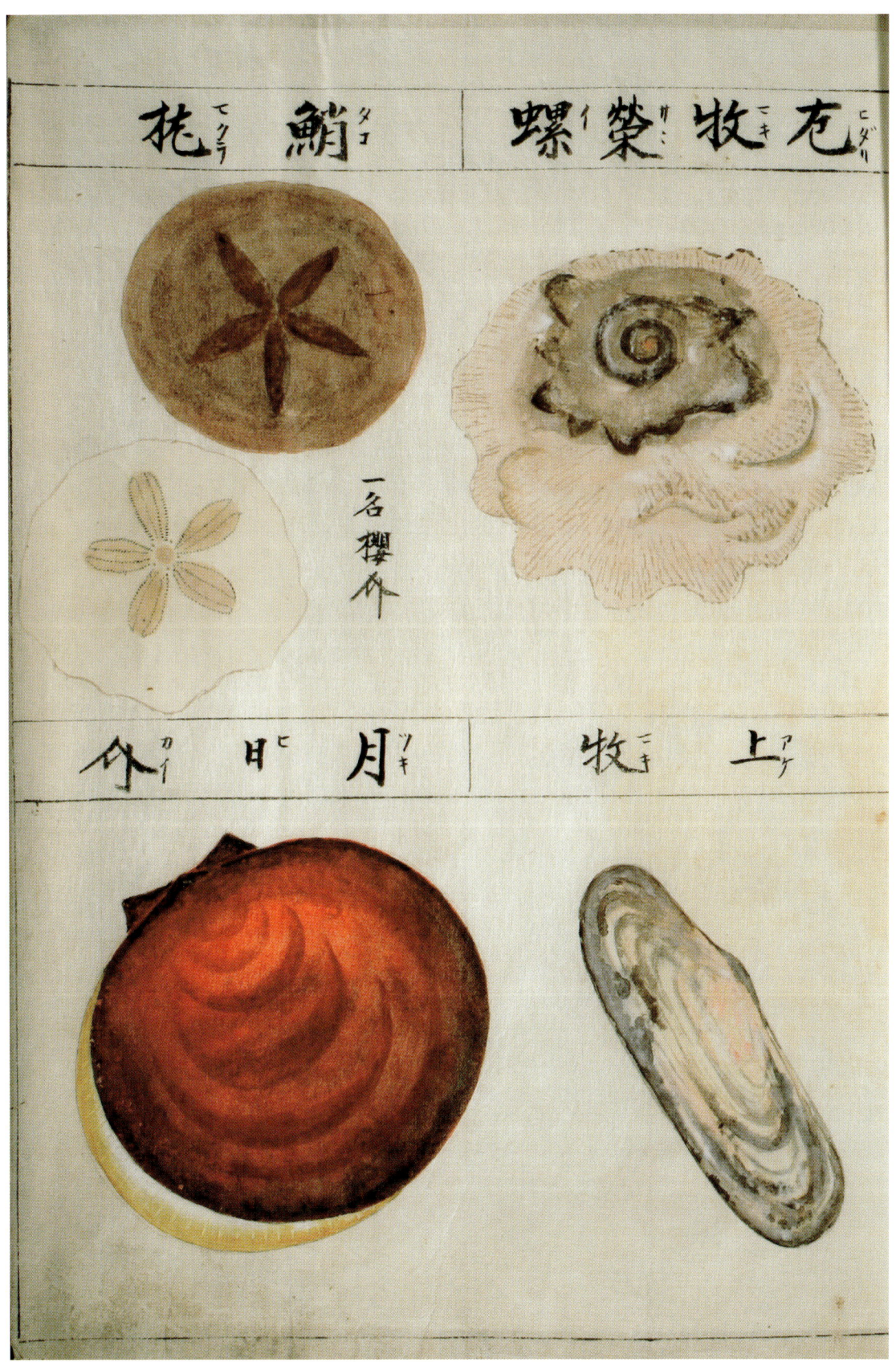

左(ヒダリ)牧(マキ)榮(サヾ)螺(イ)	鮹(タコ)枕(マクラ)
	一名櫻貝

| 上(アゲ)牧(マキ) | 月(ツキ)日(ヒ)介(カイ) |

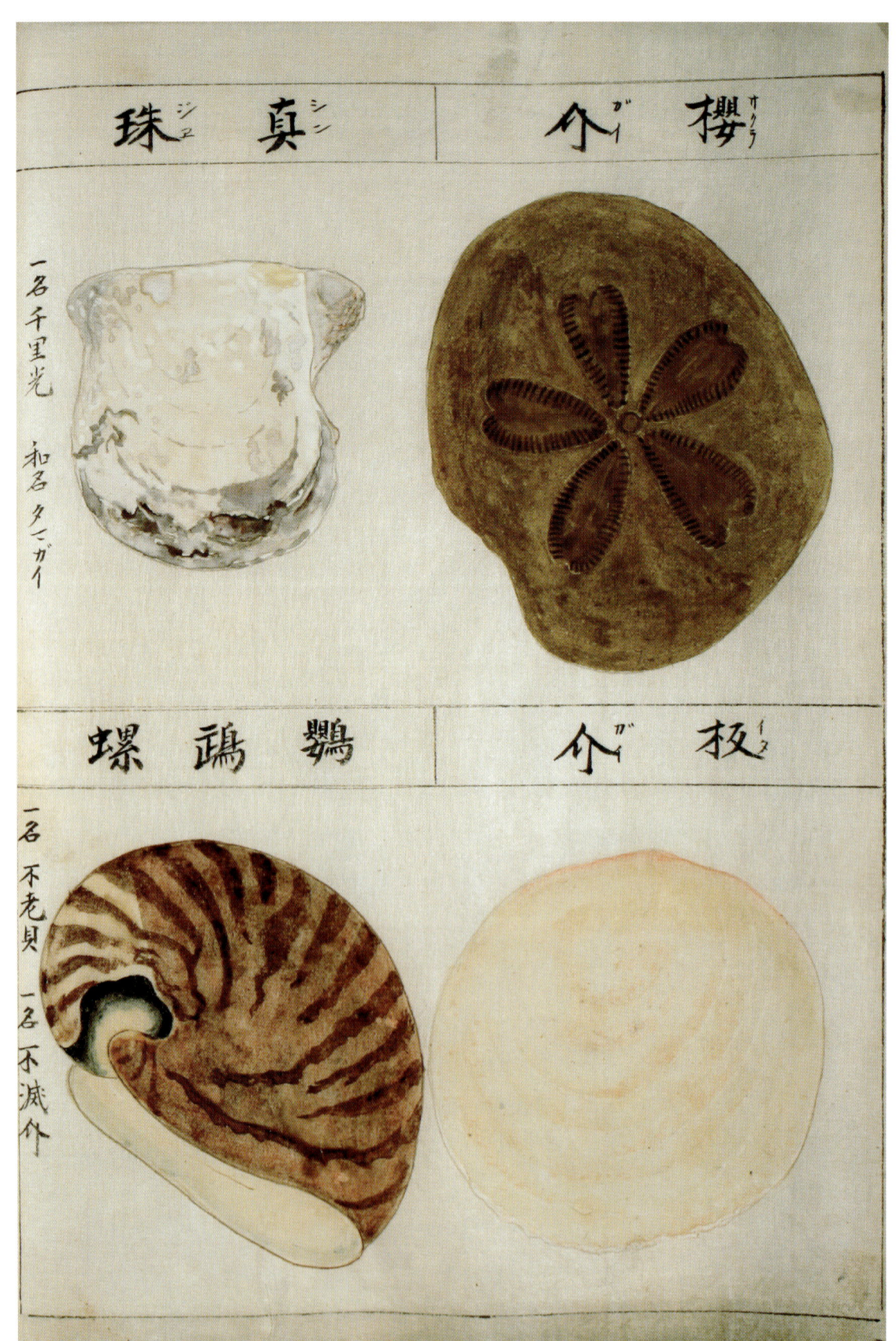

真珠_{ジユ}	櫻_{サクラ}介_{ガイ}
一名千里光 和名タイラガイ	
鸚䳇螺	枚_{イタ}介_{ガイ}
一名不老貝 一名不滅介	

| 一重〔ヒト〕介 | 鮹〔タコ〕舟〔フネ〕 |

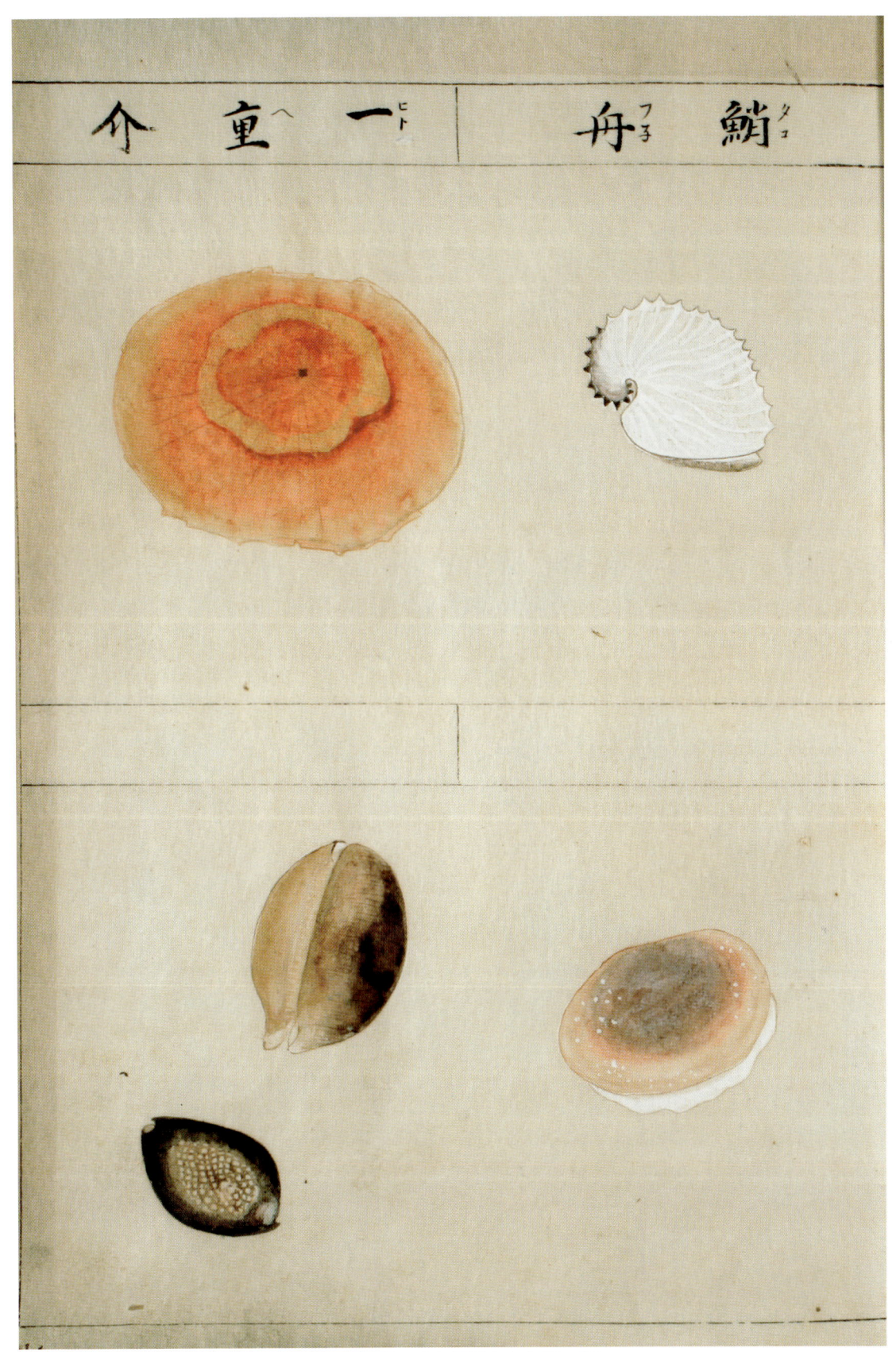

上段右から796，797．下段右から798，799．

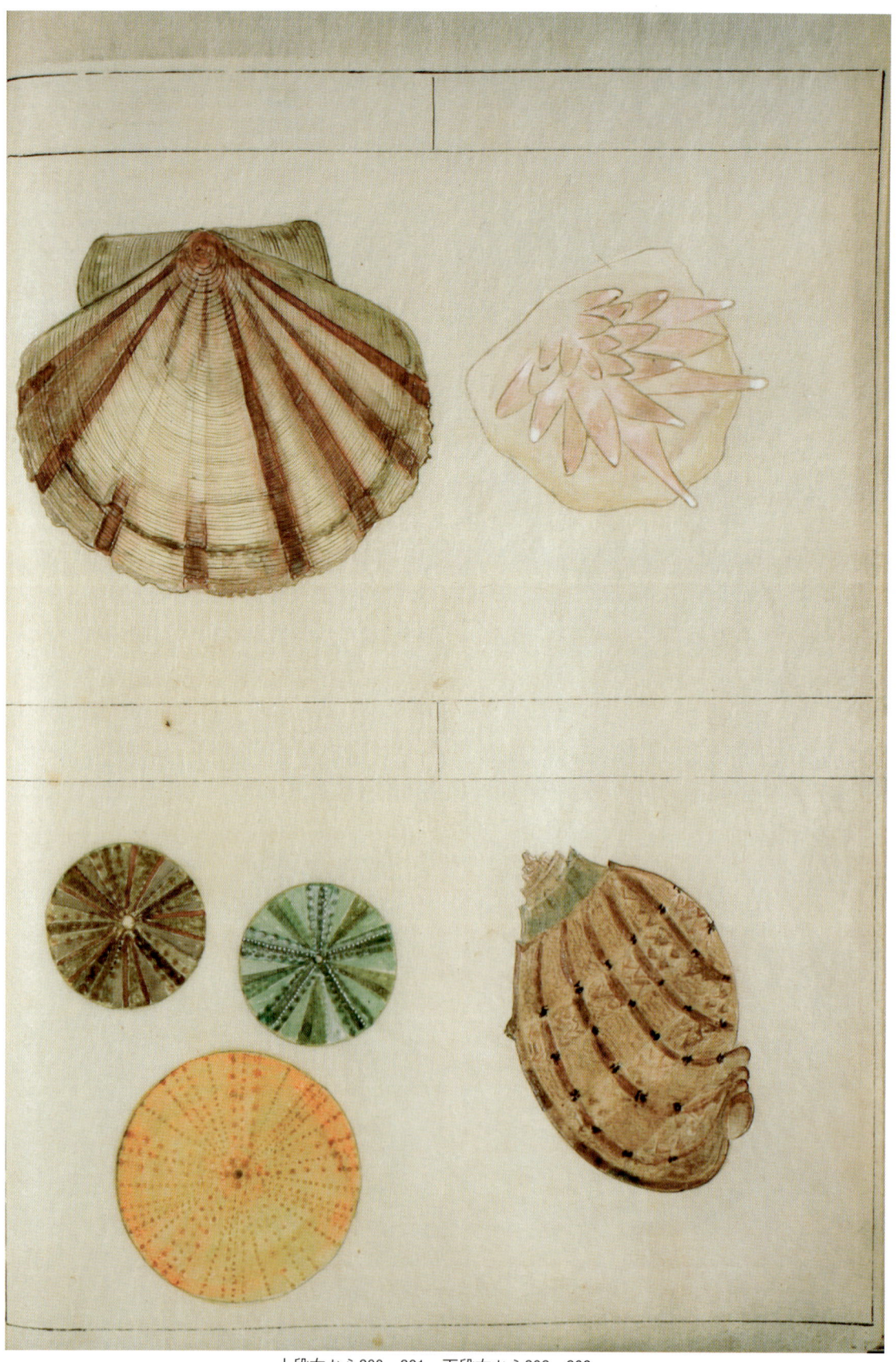

上段右から800，801．下段右から802，803．
介　原本頁5

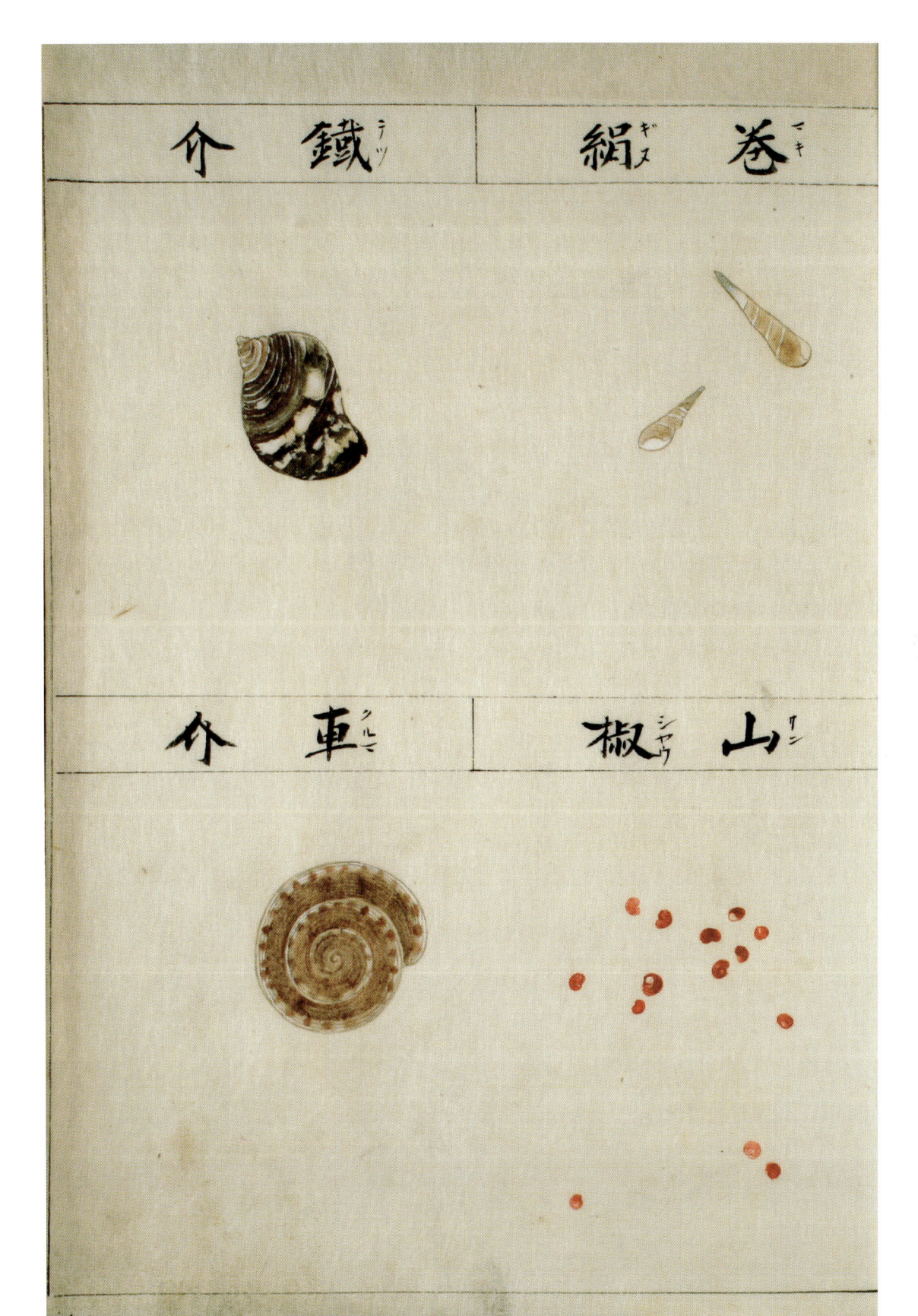

巻絹^{キヌ}^{マキ}	鐵^{テツ}介
山^{サン}椒^{シャウ}	車^{クルマ}介

| 琵(ビ)琶(ハ) | 舩(フナ)介 |

| 介 餅(モチ) | |

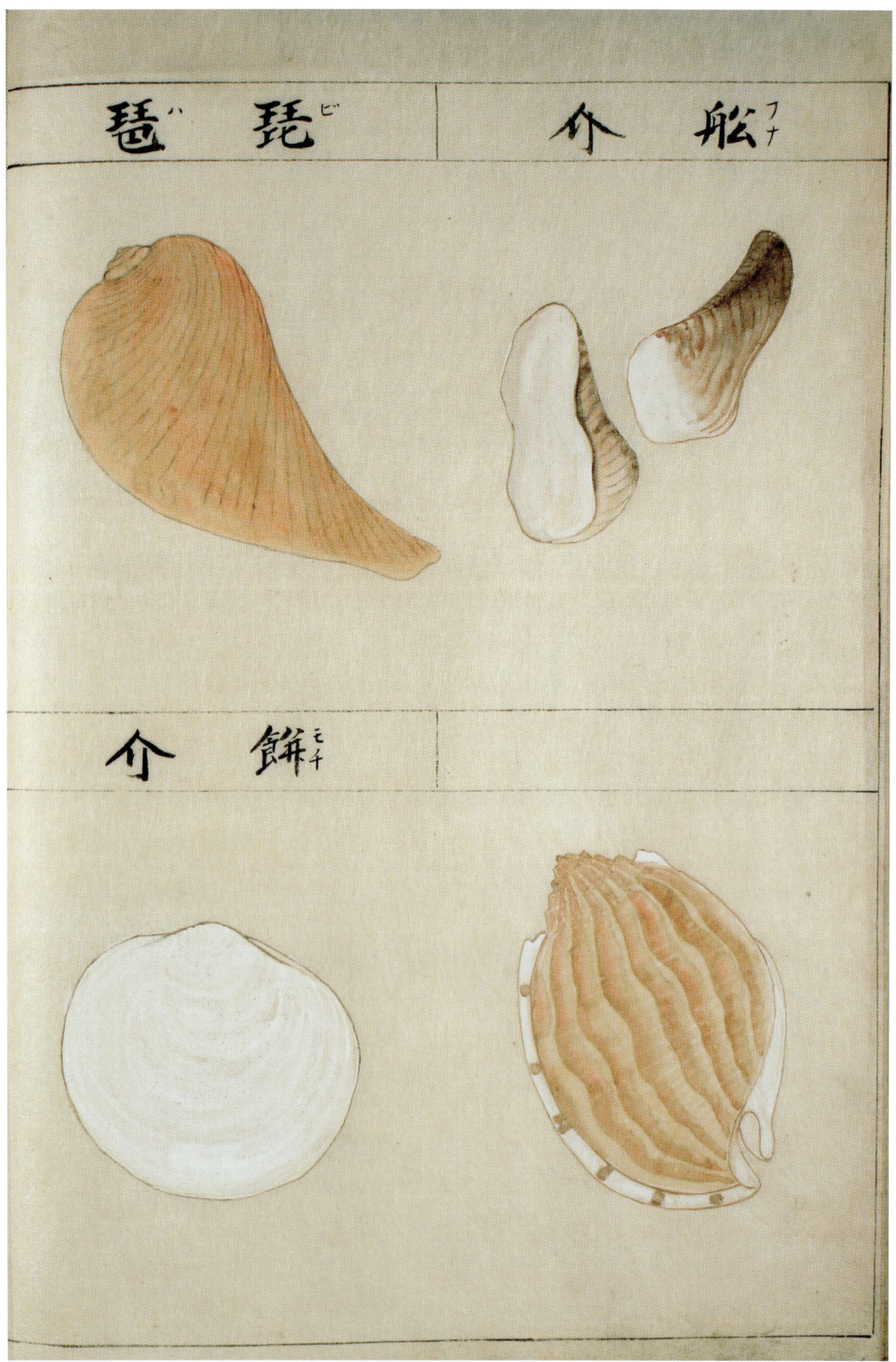

上段右から808,809. 下段右から810,811.

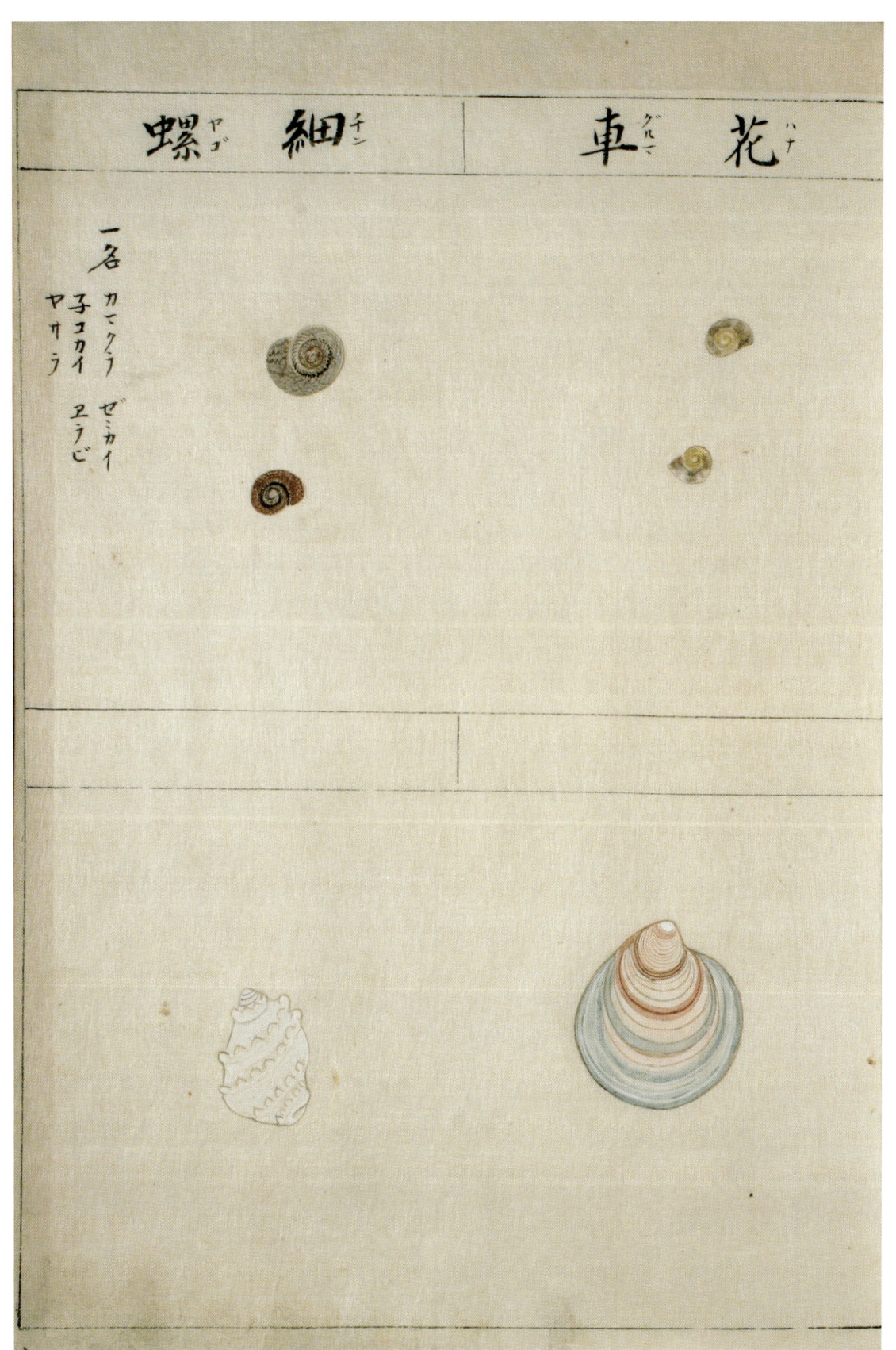

花車^{ハナグルマ}	細螺^{チンヤゴ}
	一名 カセクノ ゼミカイ 子コカイ ユウジ ヤサラ

上段右から812, 813. 下段右から814, 815.

| 孔雀(クジャク) | 鳳凰(ホウワウ) |

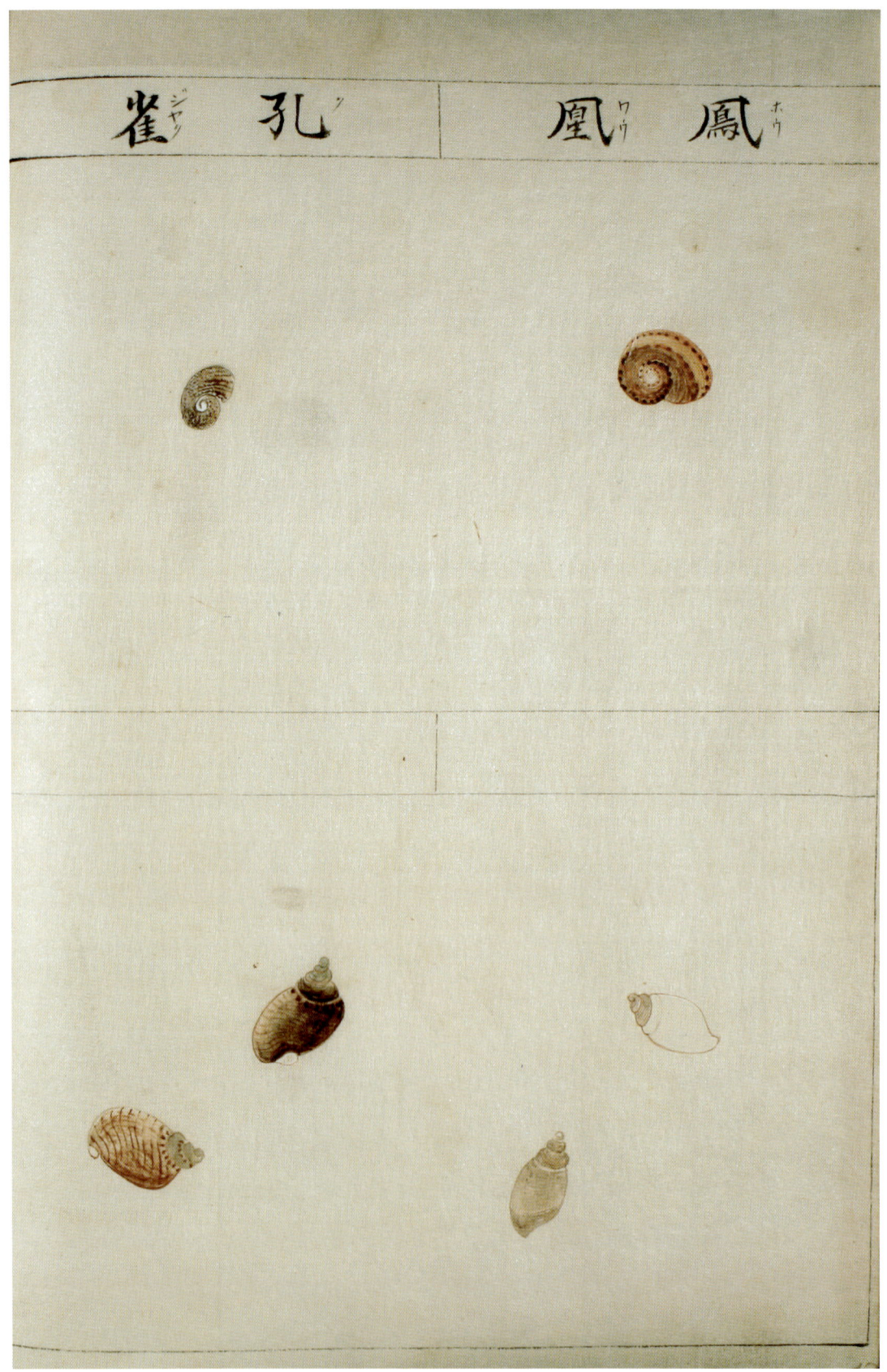

上段右から816，817．下段右から818，819．

水葵(ミツアフヒ)	葵(アフヒ)介(カイ)

| 烏帽子(エガシ) | 鬘(カツラ)介 |

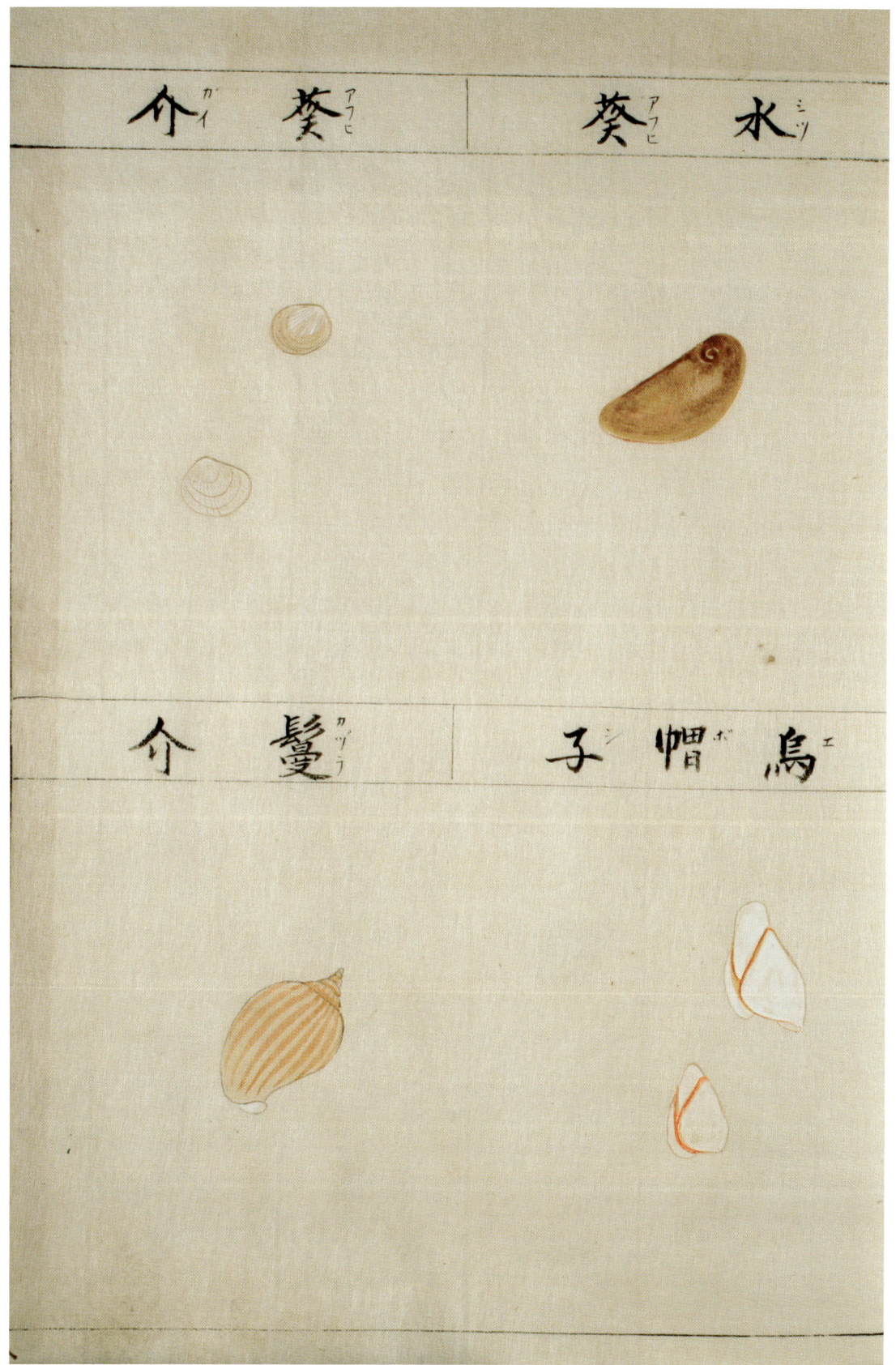

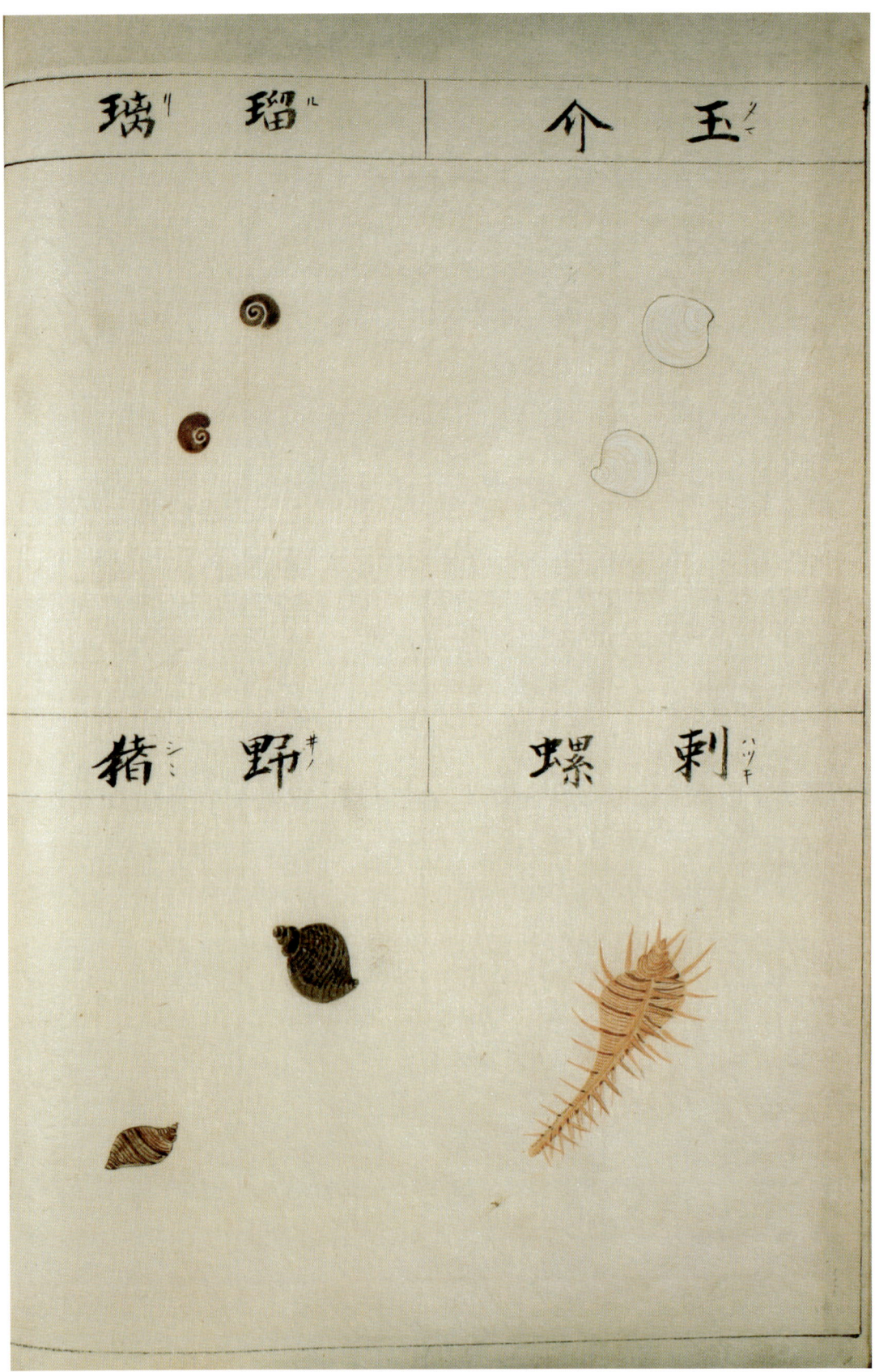

瑠リ璃ル	玉タマ介
猪シヽ野キノ	刺ハツキ螺

上段右から824，825．下段右から826，827．

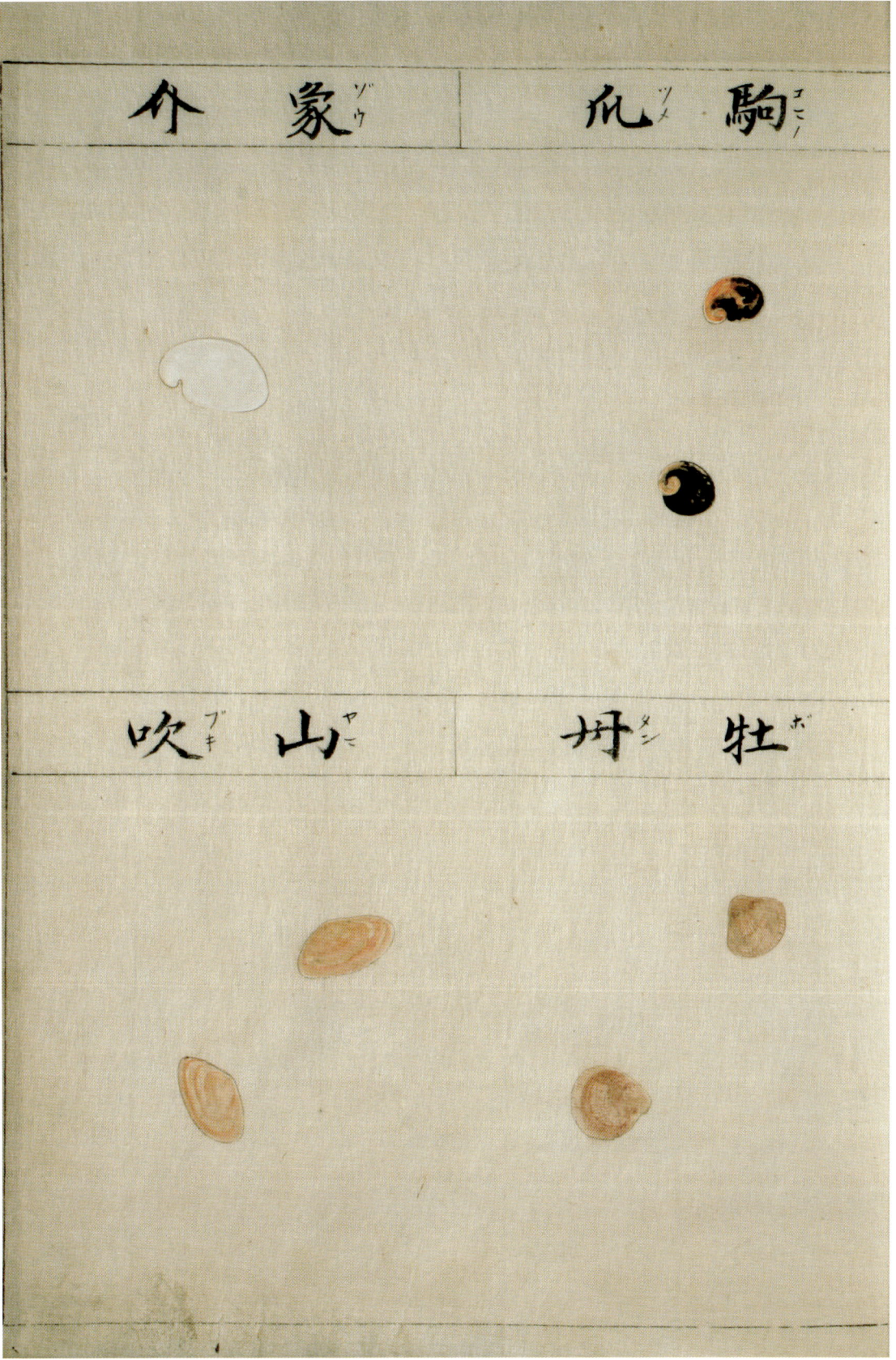

| 象ゾウ介 | 爪ツメ駒コマノ |

| 吹ブキ山ヤマ | 丹タン牡ボ |

上段右から828，829．下段右から830，831．

羽衣(ハゴロモ)	風鳥(フウテウ)
玉浅利(タマアサリ)	琥珀(コハク)

上段右から832，833．下段右から834，835．

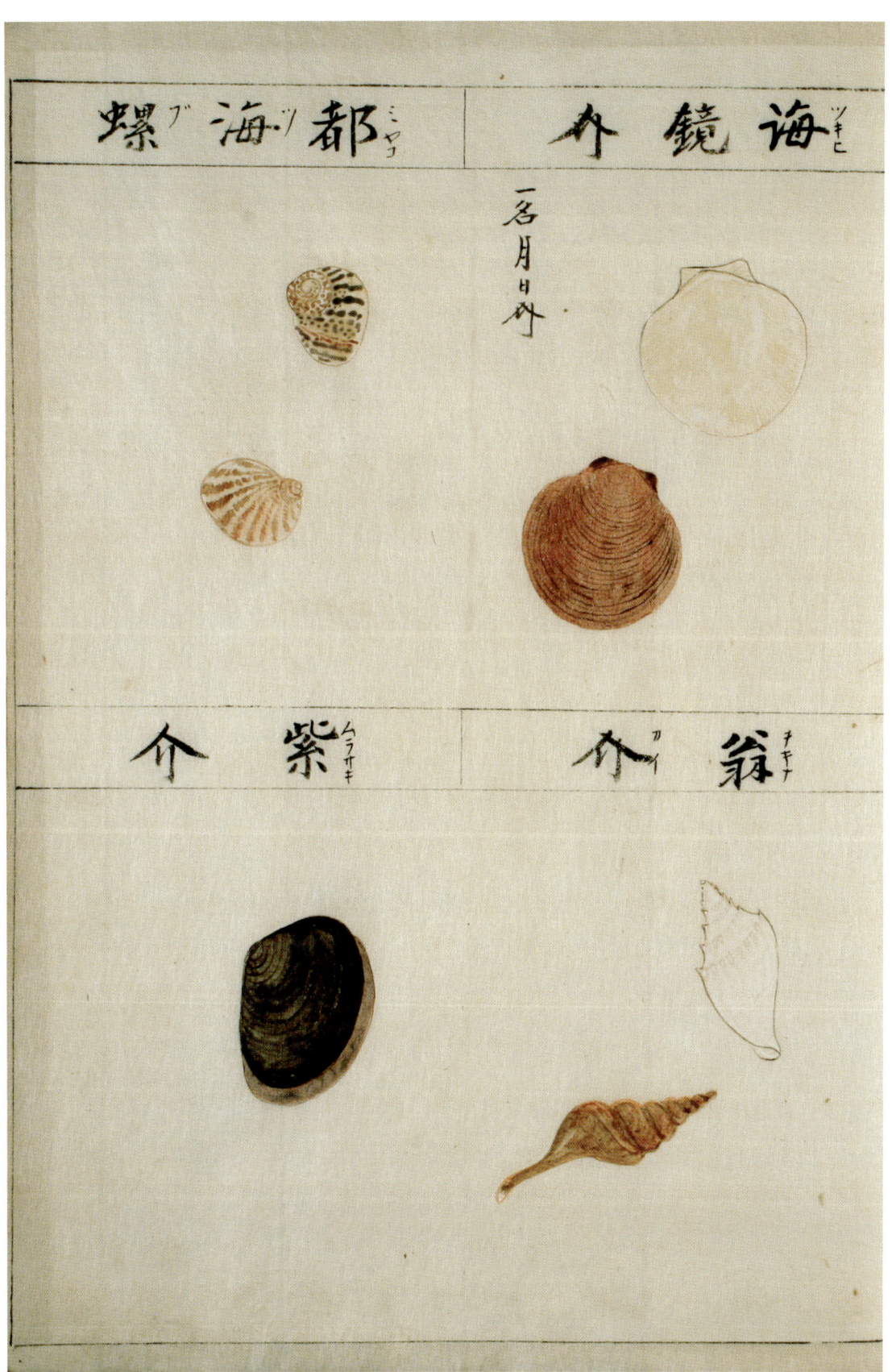

海鏡 介 ツキヒ	都 海 螺 ミヤコブリ
一名月日貝	

翁 介 チキナ	紫 介 ムラサキ

| 海貝キ器 | 身ミ無ナシ |

| 車シャ軸ジク | 伽キャ羅ラ |

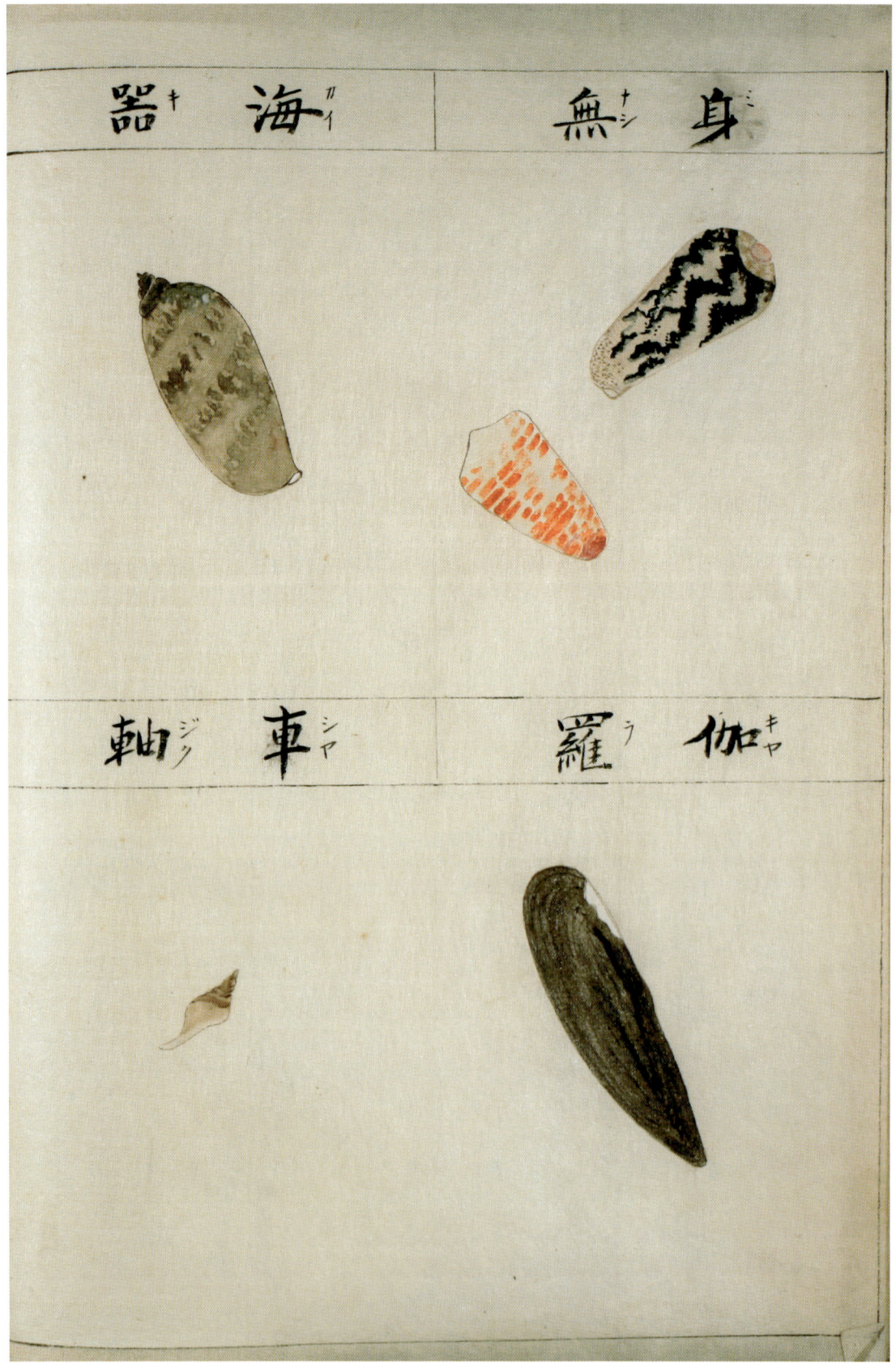

上段右から840, 841. 下段右から842, 843.

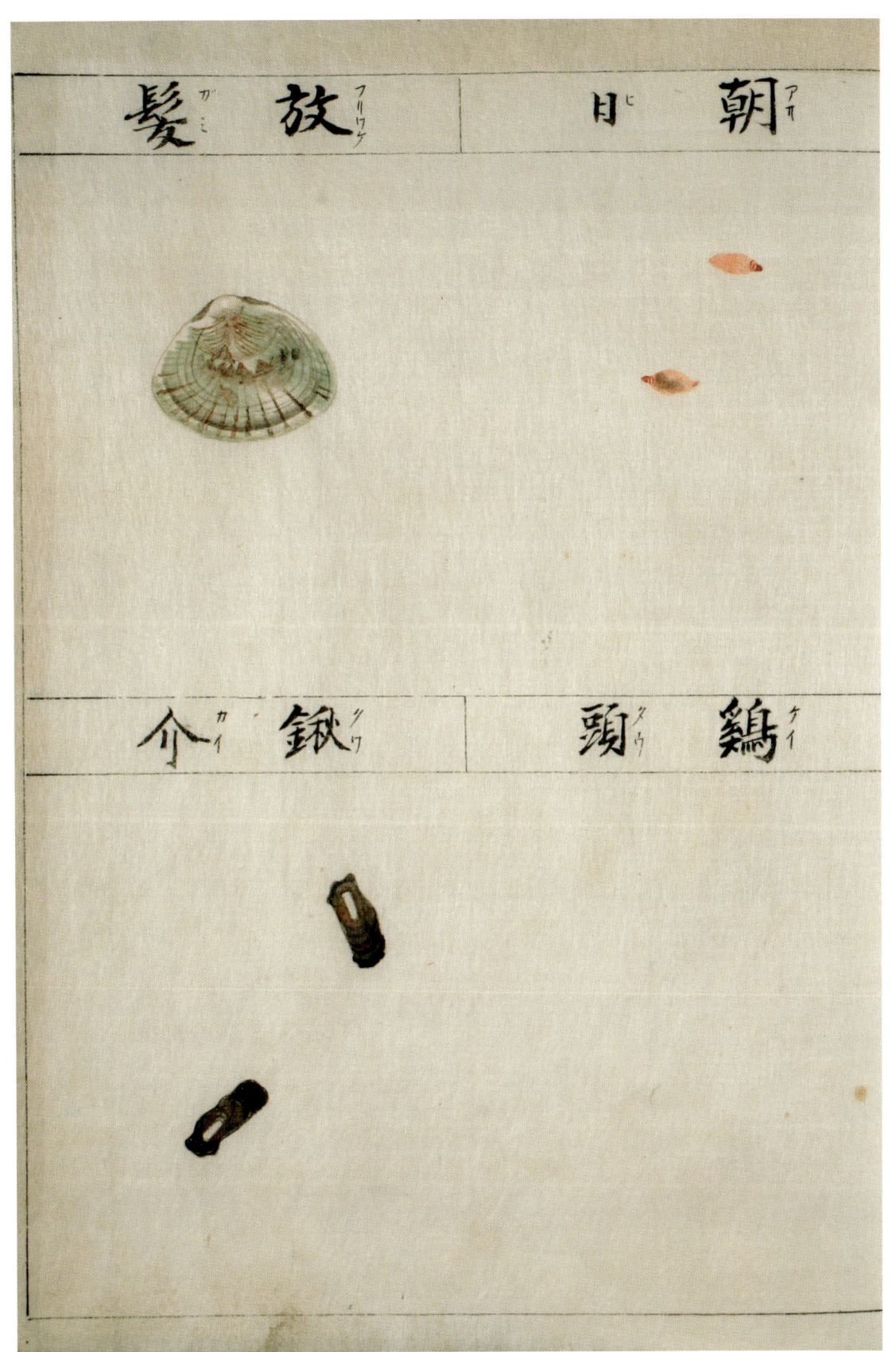

髮放(フリワケガミ)	朝日(アサヒ)
鍬介(クワカイ)	鶏頭(ケイトウ)

梵(ボン)螺(ラ)	唐(トウ)獅(シ)子(ゴ)

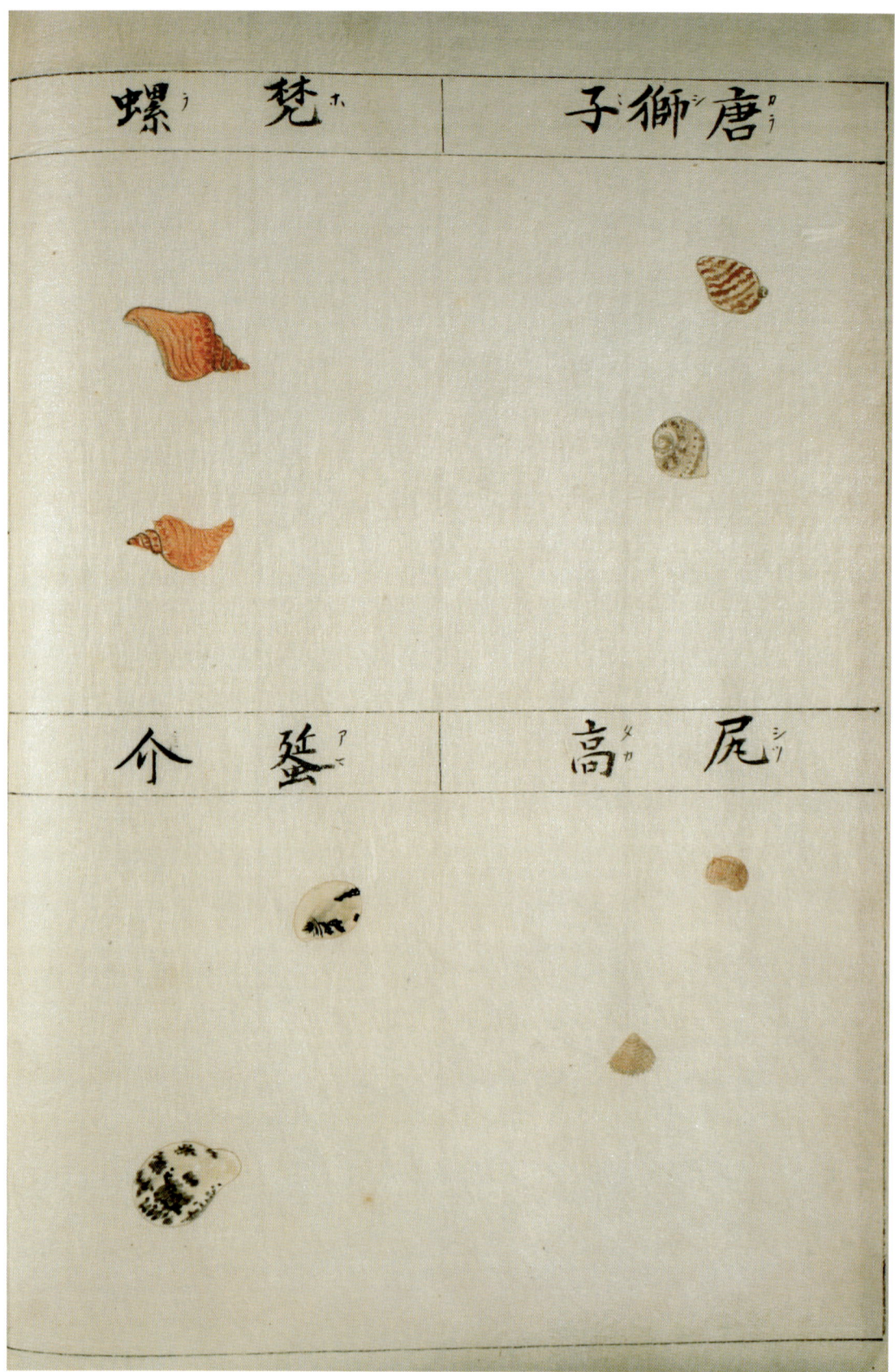

蜑(アマ)介	尻(シリ)高(タカ)

| 長(ナギ)刀(ナタ)�(テ) | 傘(カラカミ)介 |
| 獅(シミ)子 | 雛(ヒナ)介 |

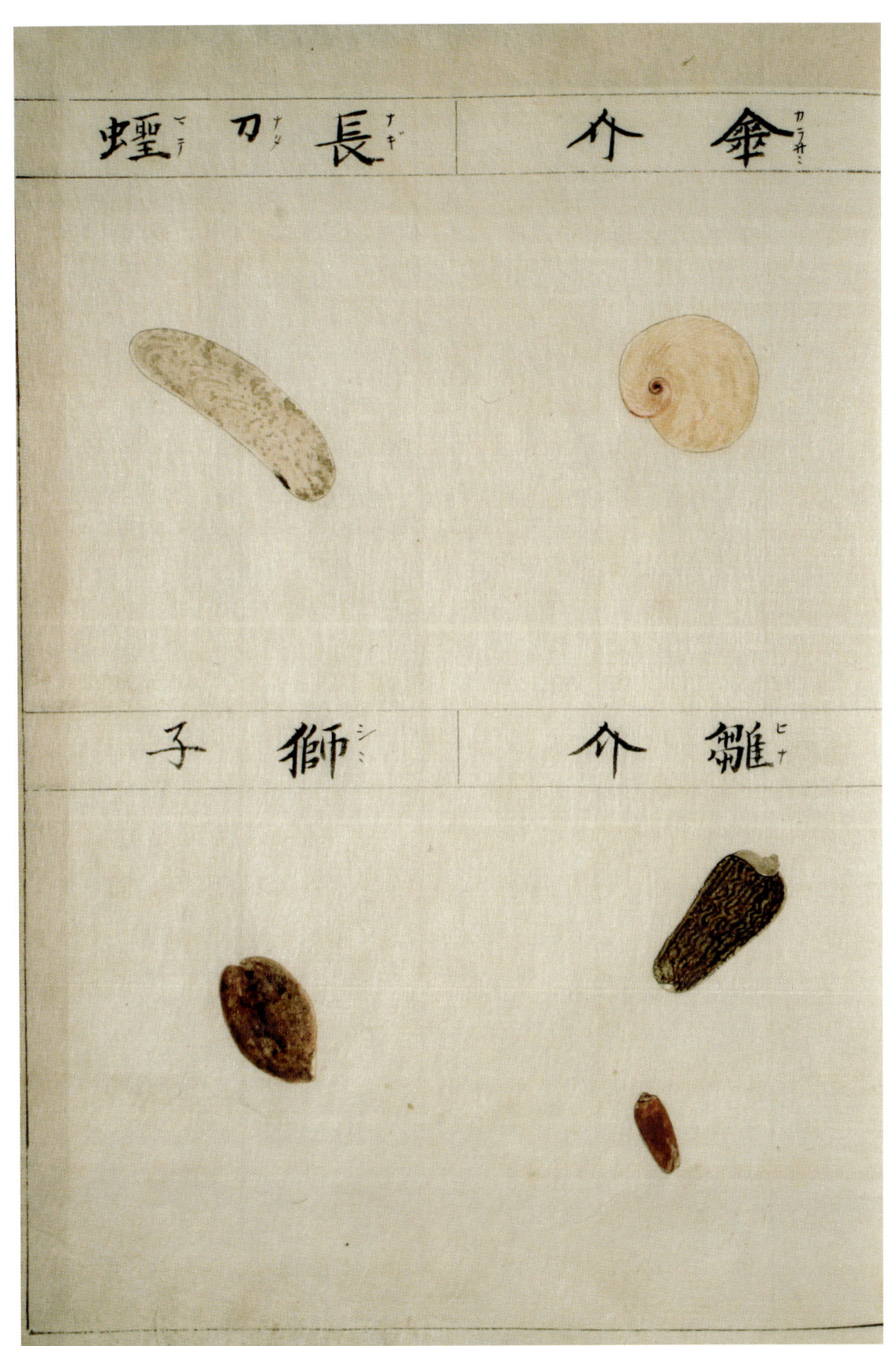

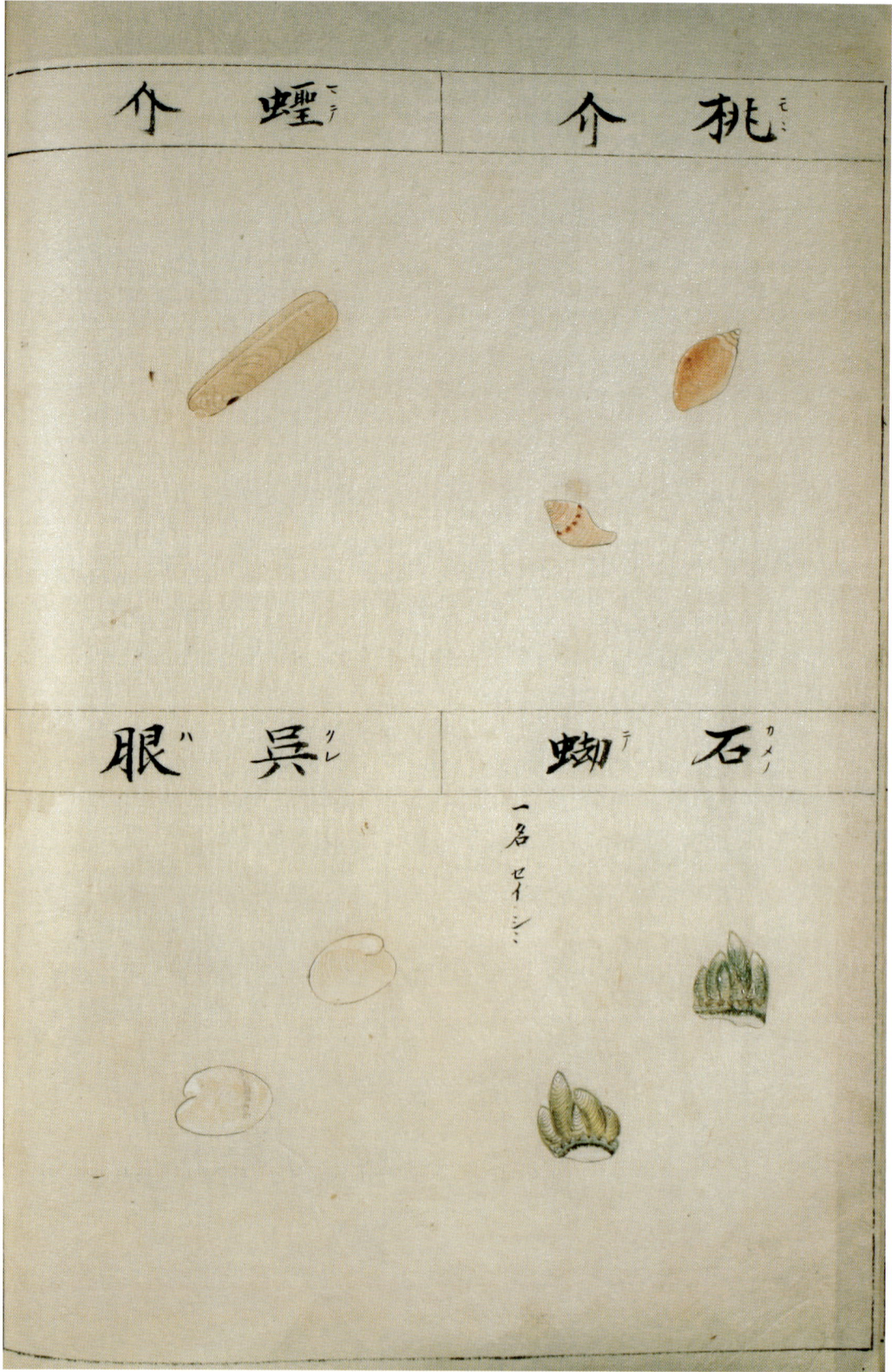

桃介テビ	蟶介マテ
石カメ 蜘テ 一名セイシミ	呉クレ 眼ハ

上段右から856, 857. 下段右から858, 859.

| 編笠(アミガサ) | 紅葉(モミジ) |

| 連雀(レンジャク) | 甲貝 |

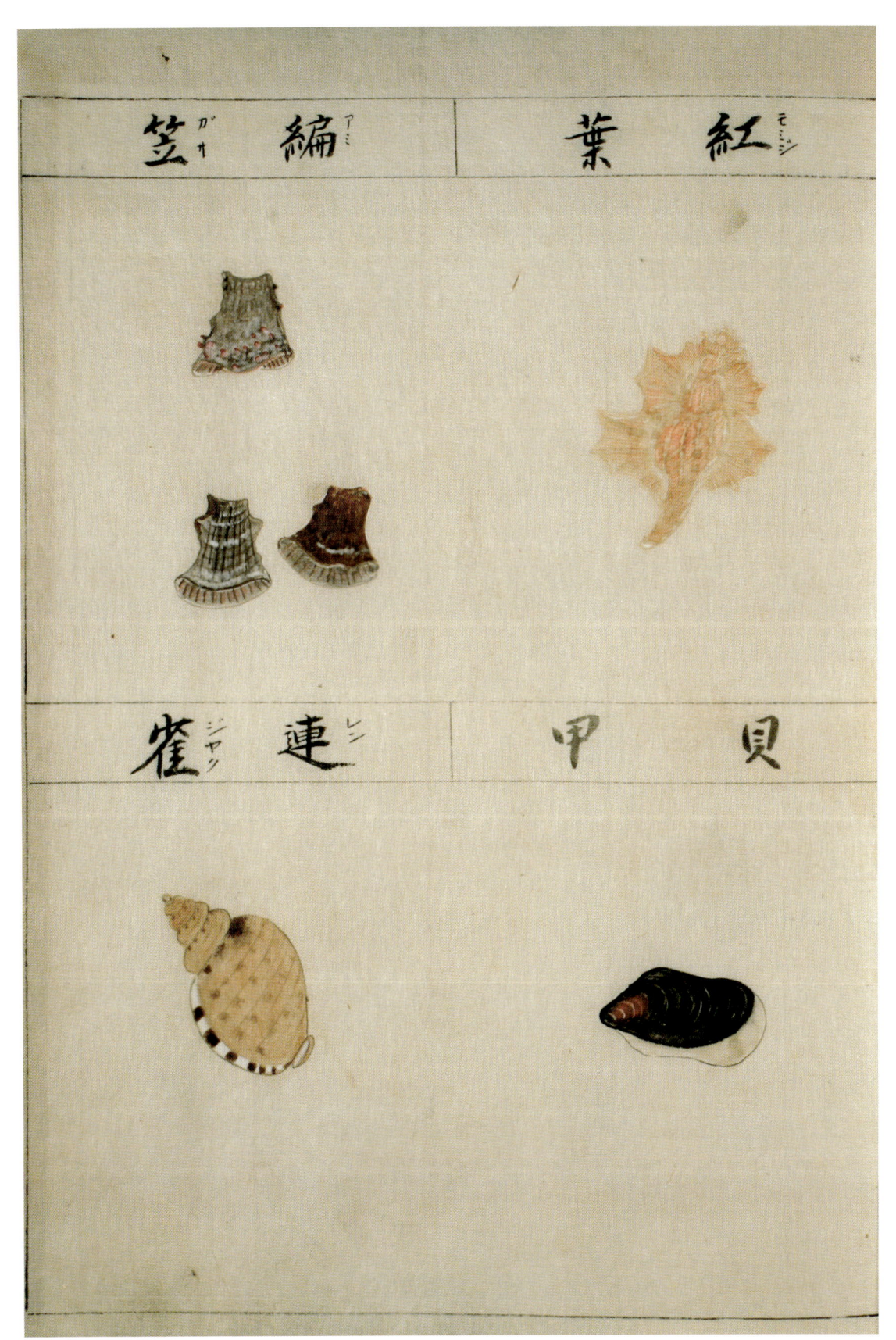

上段右から860，861．下段右から862，863．
介　原本頁20

馗キ鍾セウ	螺ゴ細チシャ

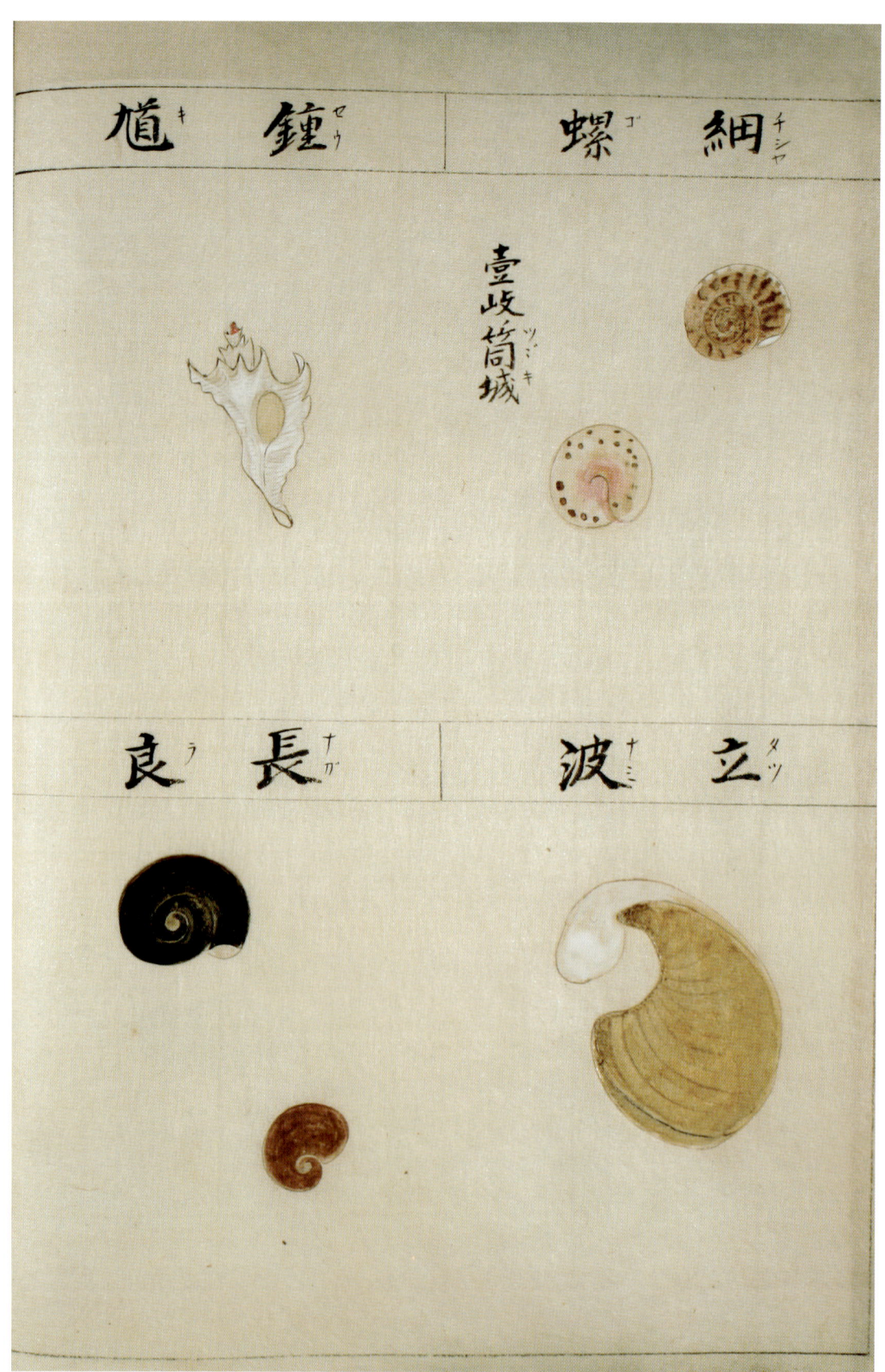

壹岐筒城ツゞキ

良ウ長ナガ	波ナミ立タツ

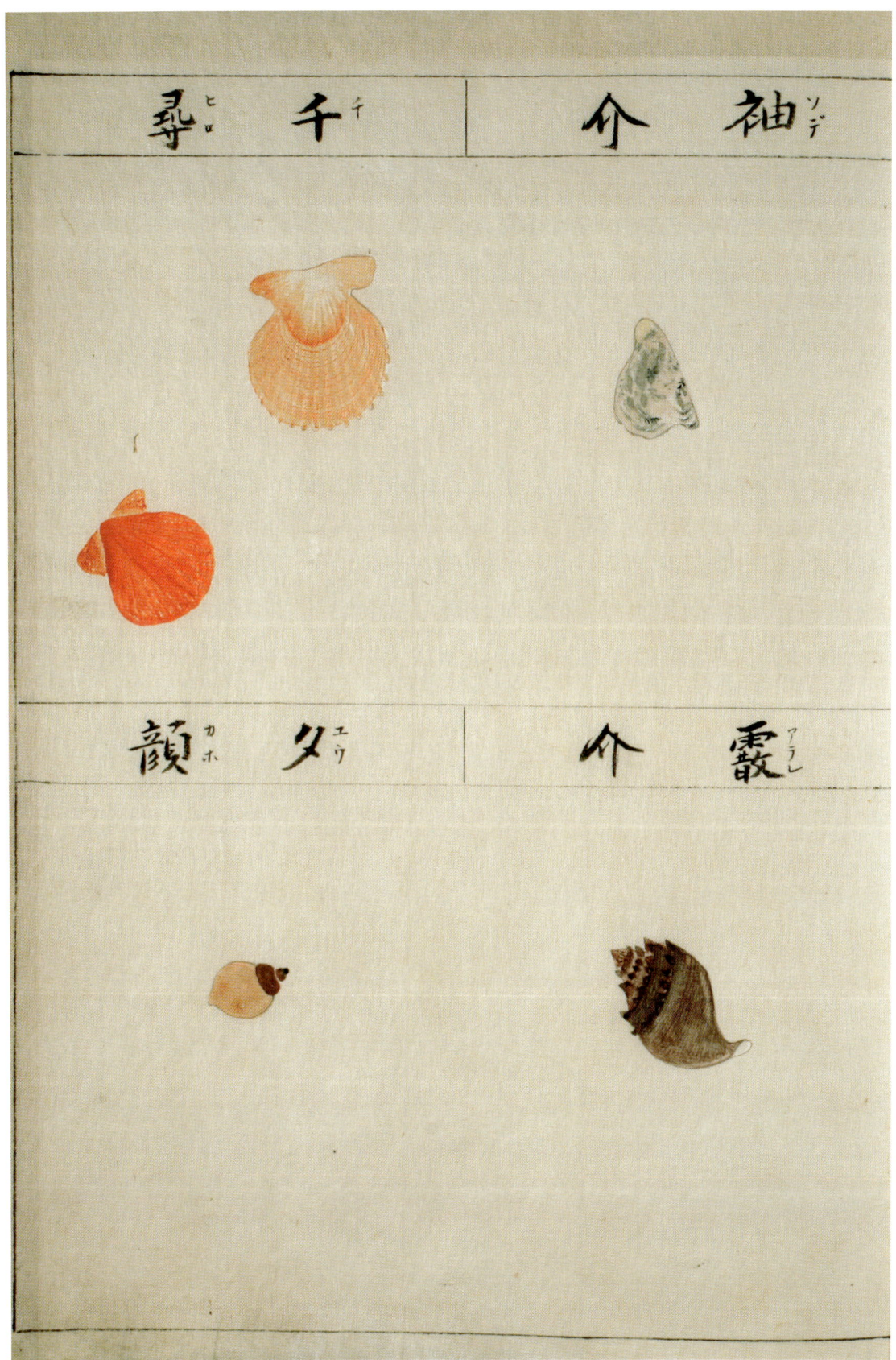

千尋（チヒロ）	袖介（ソデガイ）
夕顔（ユウカホ）	霰介（アラレガイ）

| 巾著 | 紅文蛤(ベニハマグリ) |

| 花筐(ハナガタミ) | 調介(シラベ) |

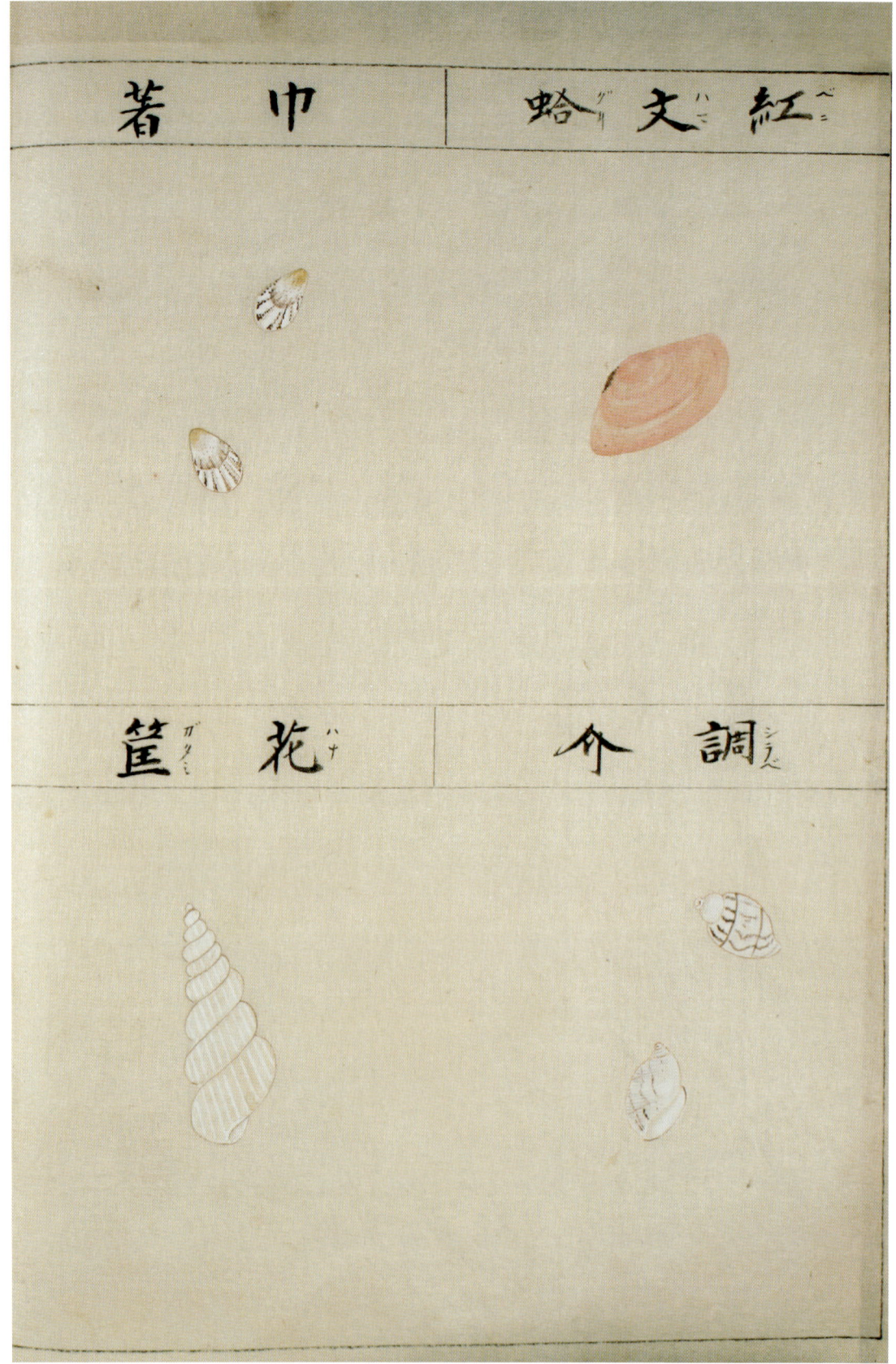

| 巴介 トモヱ | 姫蜷 ヒメニナ |

| 塔文士冨 グリハシフ | 翠介 ミドリ |

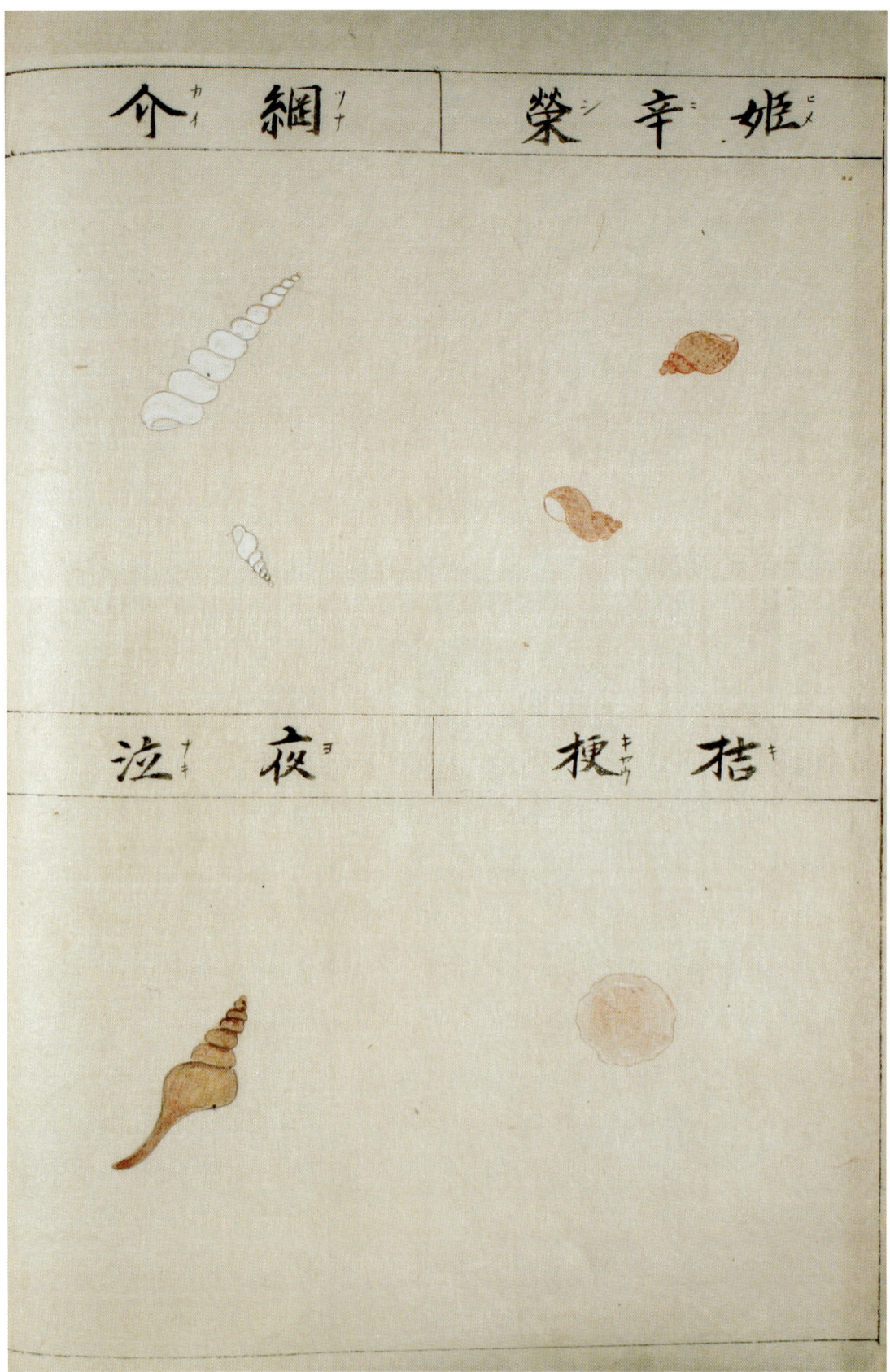

網ツナ介カイ	姫ヒメ辛シ螢
夜ヨ泣ナキ	桔キ梗キヤウ

| 鶉（ウヅラ）介（カイ） | 白（シラ）鷹（タカ） |

| 糸（イト）梵（ボラ）螺 | 姫（ヒメ）浅（アサ）利（リ） |

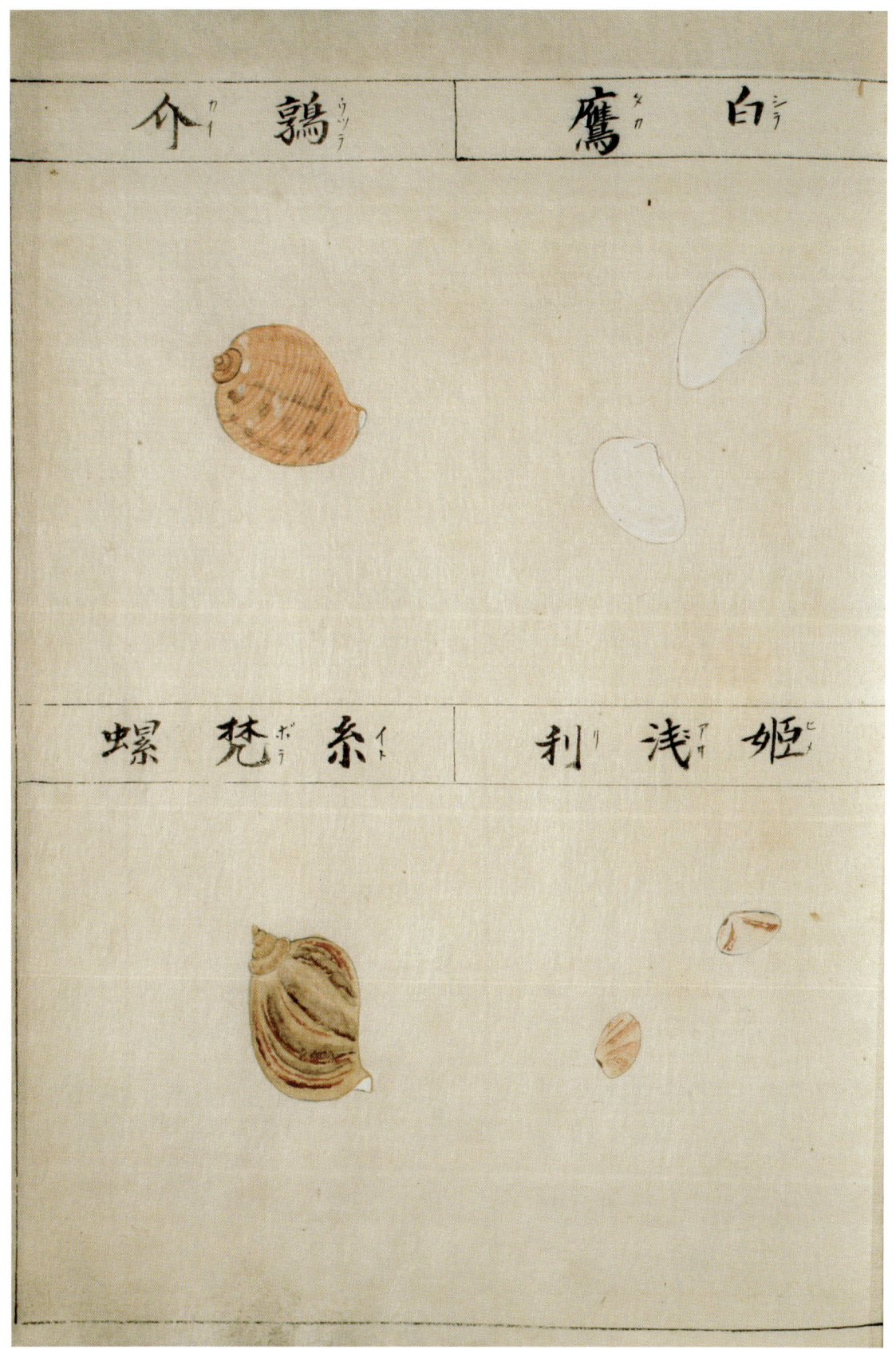

| 紅(ベニ)口(クチ) | 糸(イト)組(クミ) |

| 蛤(グリ)文(ハミ)扇(ワウギ) | 松(マツ)介(カイ) |

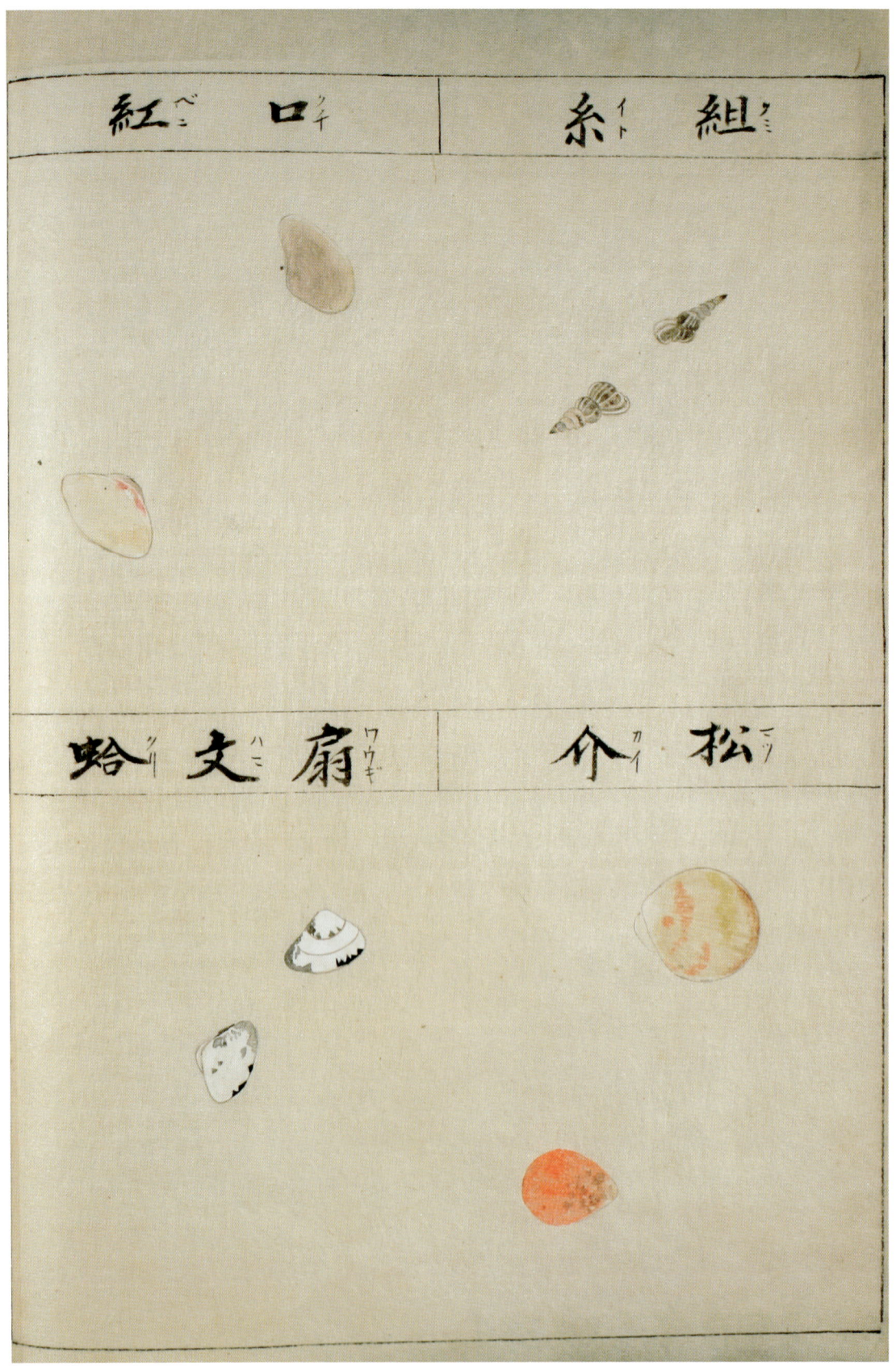

介 鶯〈ウグイス〉

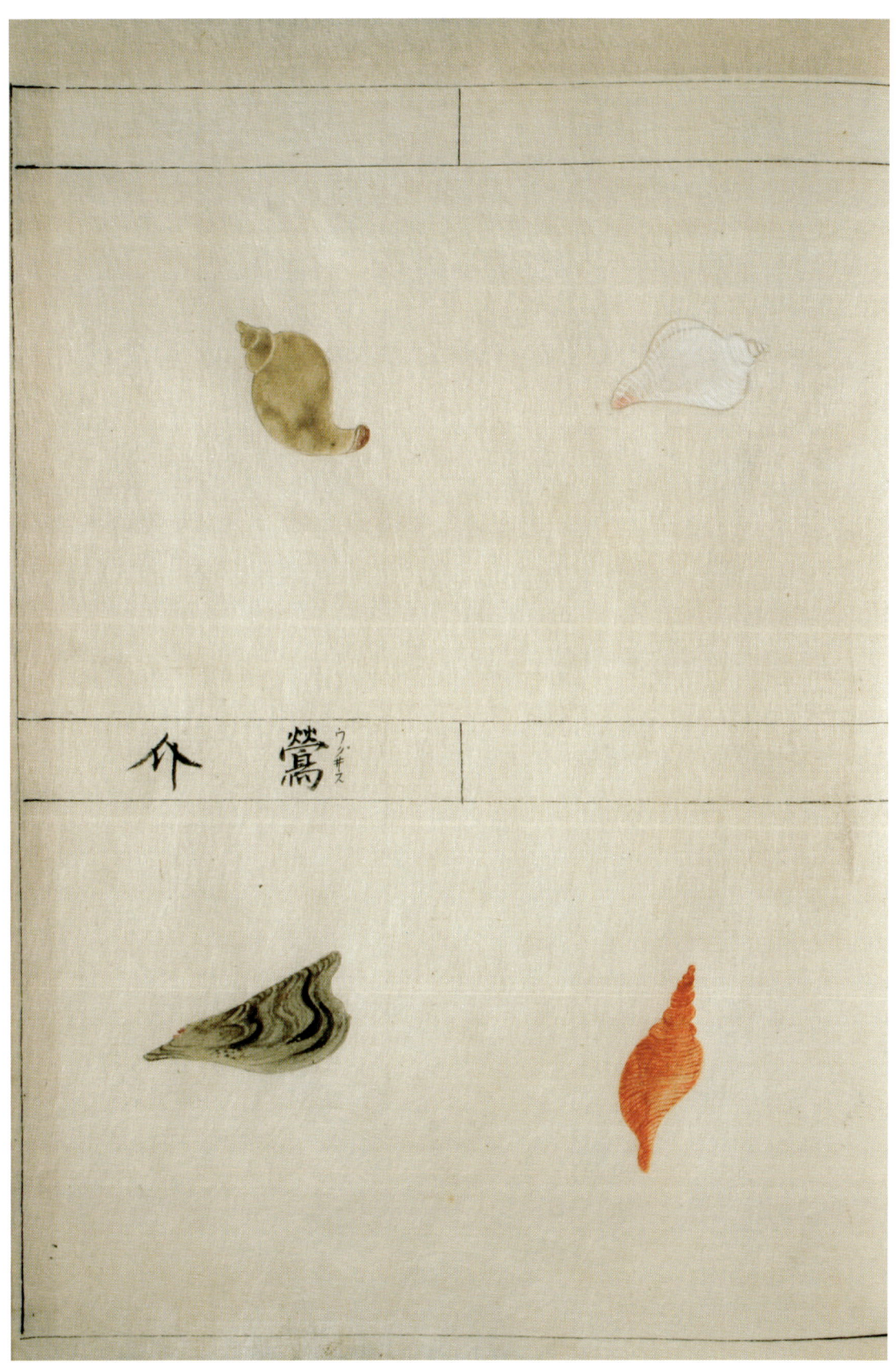

上段右から892，893．下段右から894，895．

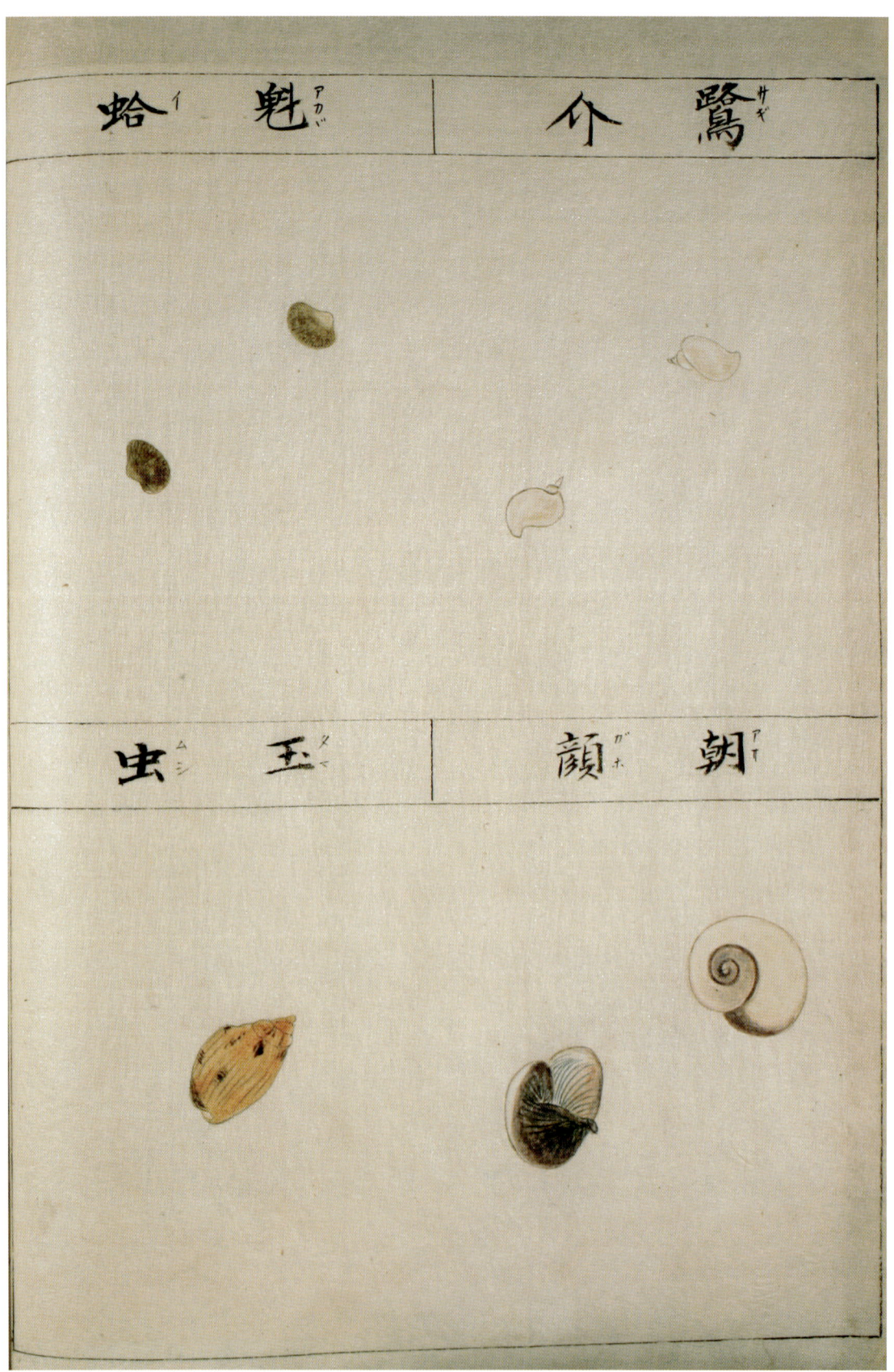

蛉(イ)魁(アカ)	鷺(サギ)介
虫(ムシ)玉(タマ)	朝(アサ)顔(ガホ)

筆（ヒチ）箣（クリ）	狐（キツ子）唄（バイ）

| 狐（キツ子）介（カイ） | |

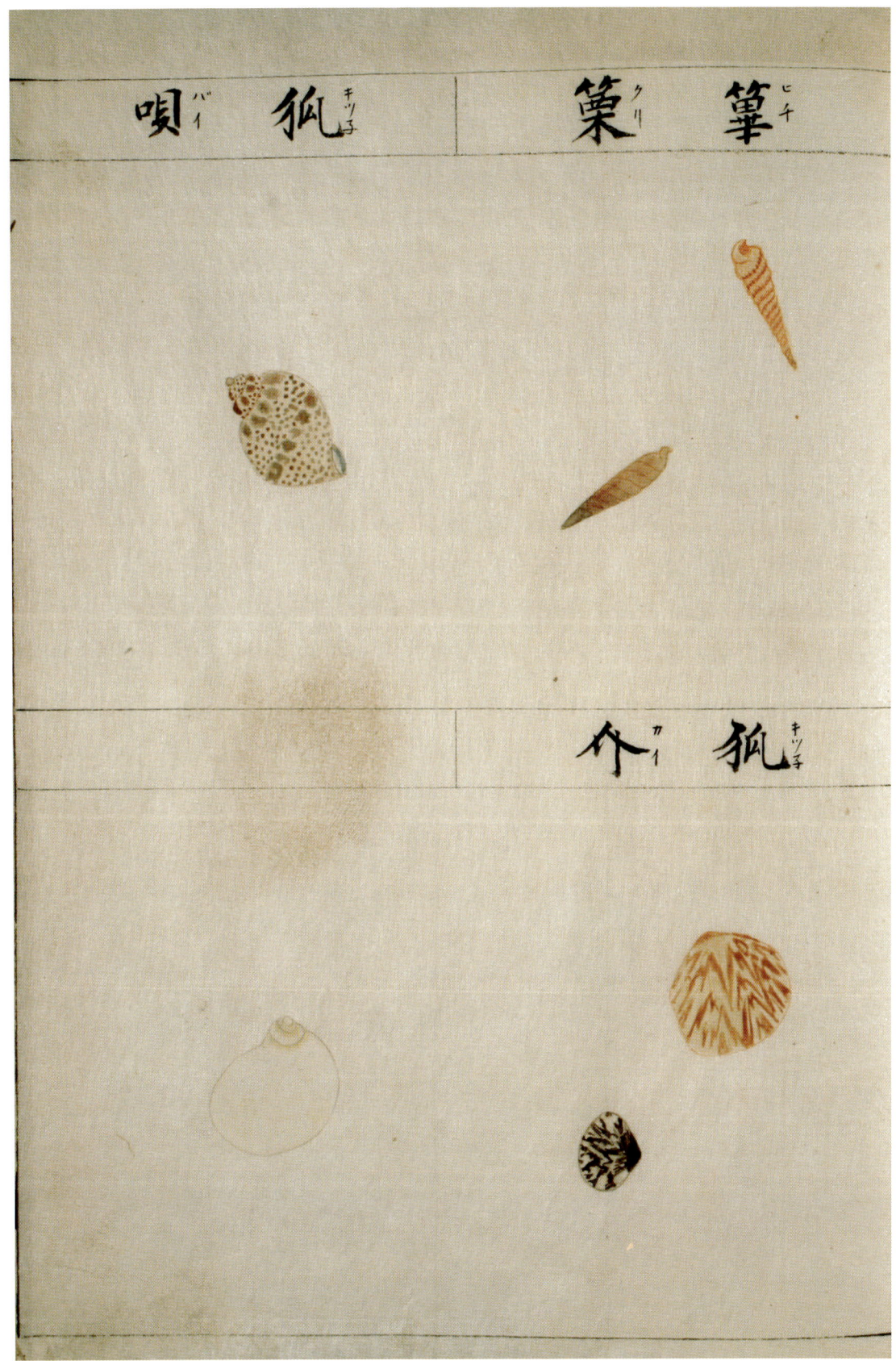

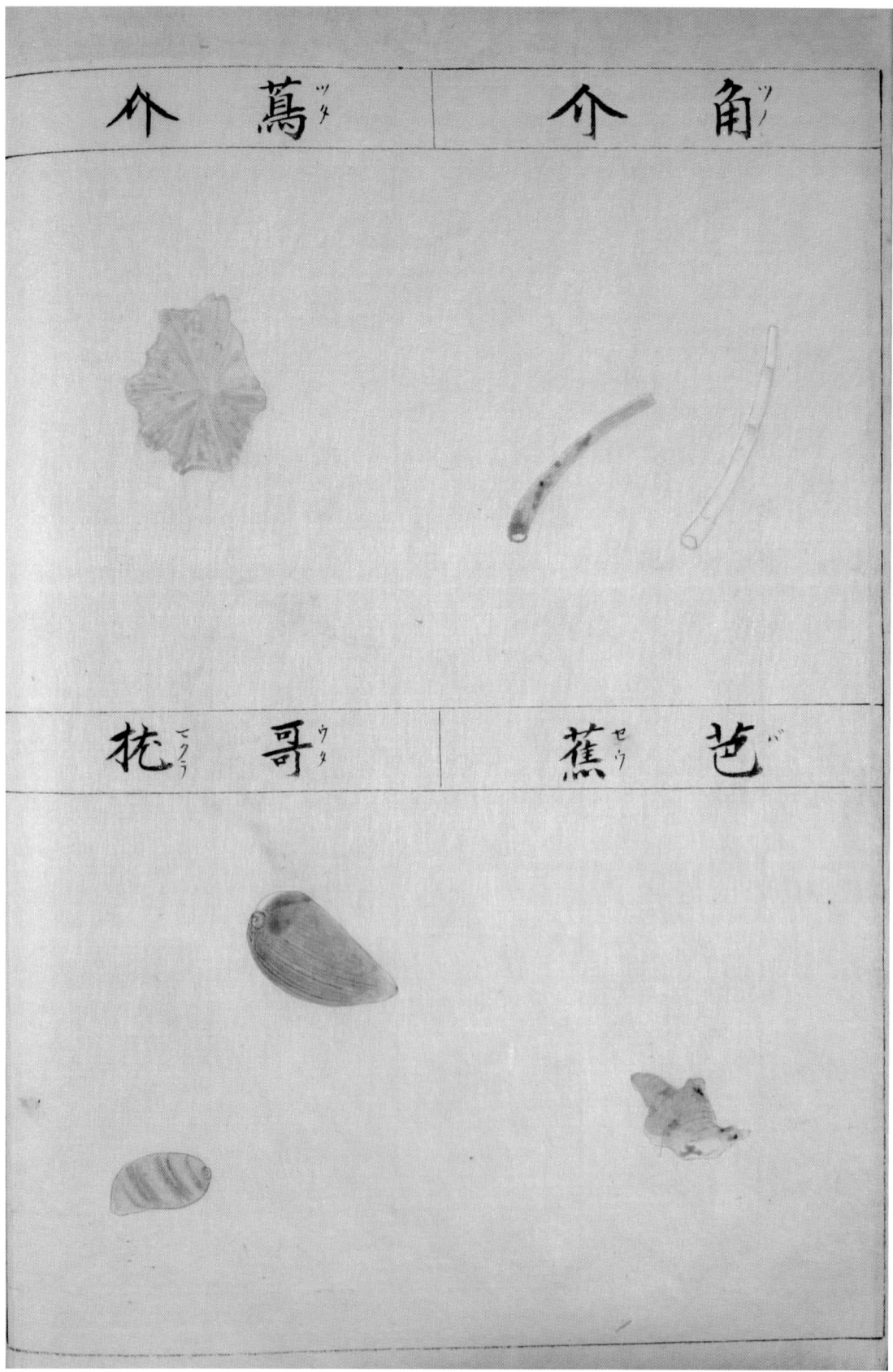

蔦ツタ介	角ツノ介
哥ウタ枕マクラ	芭バ蕉セウ

白(ハク)蛇(ジャ)	御(ギョ)簾(レン)

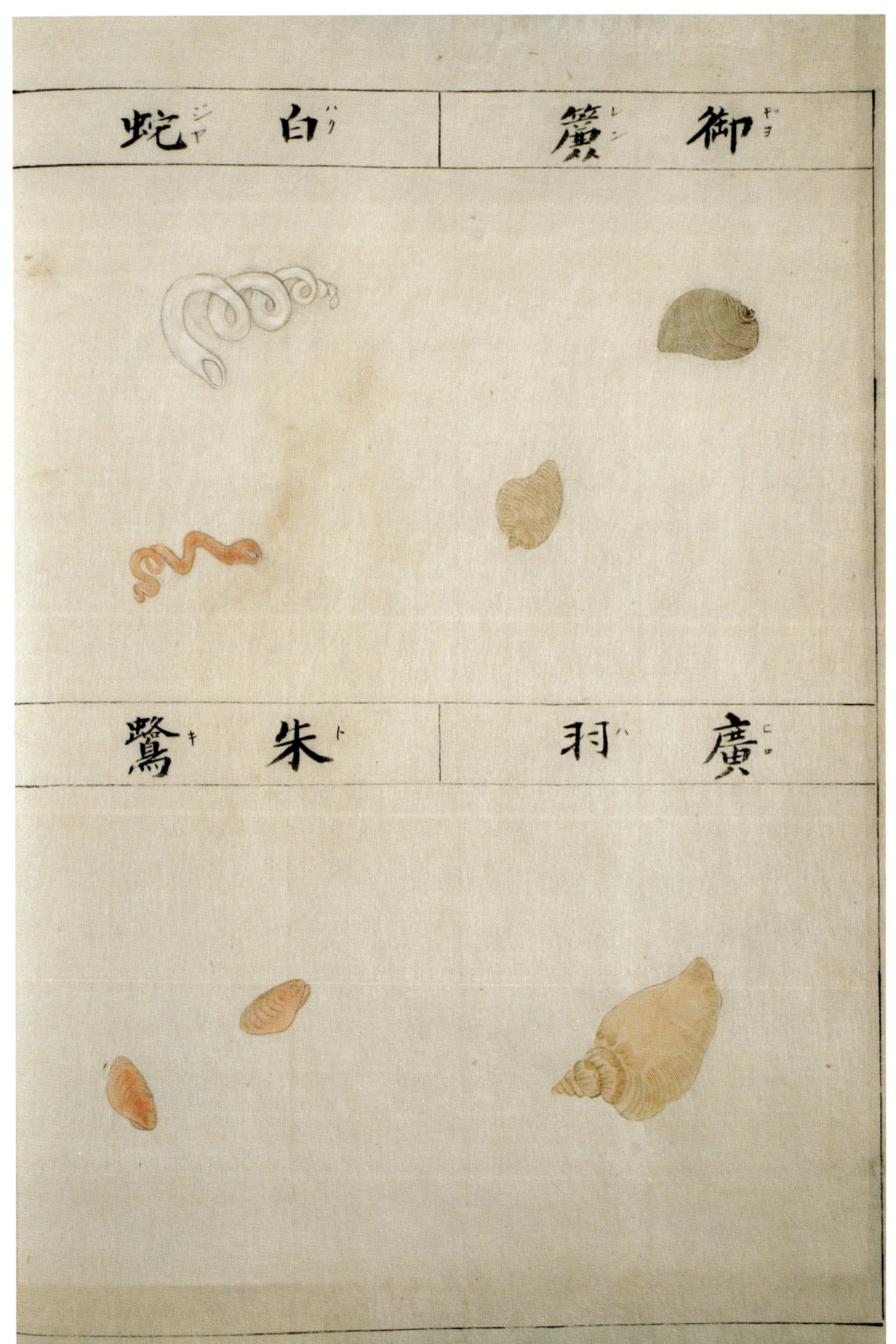

朱(ト)鷺(キ)	廣(ヒロ)羽(ハ)

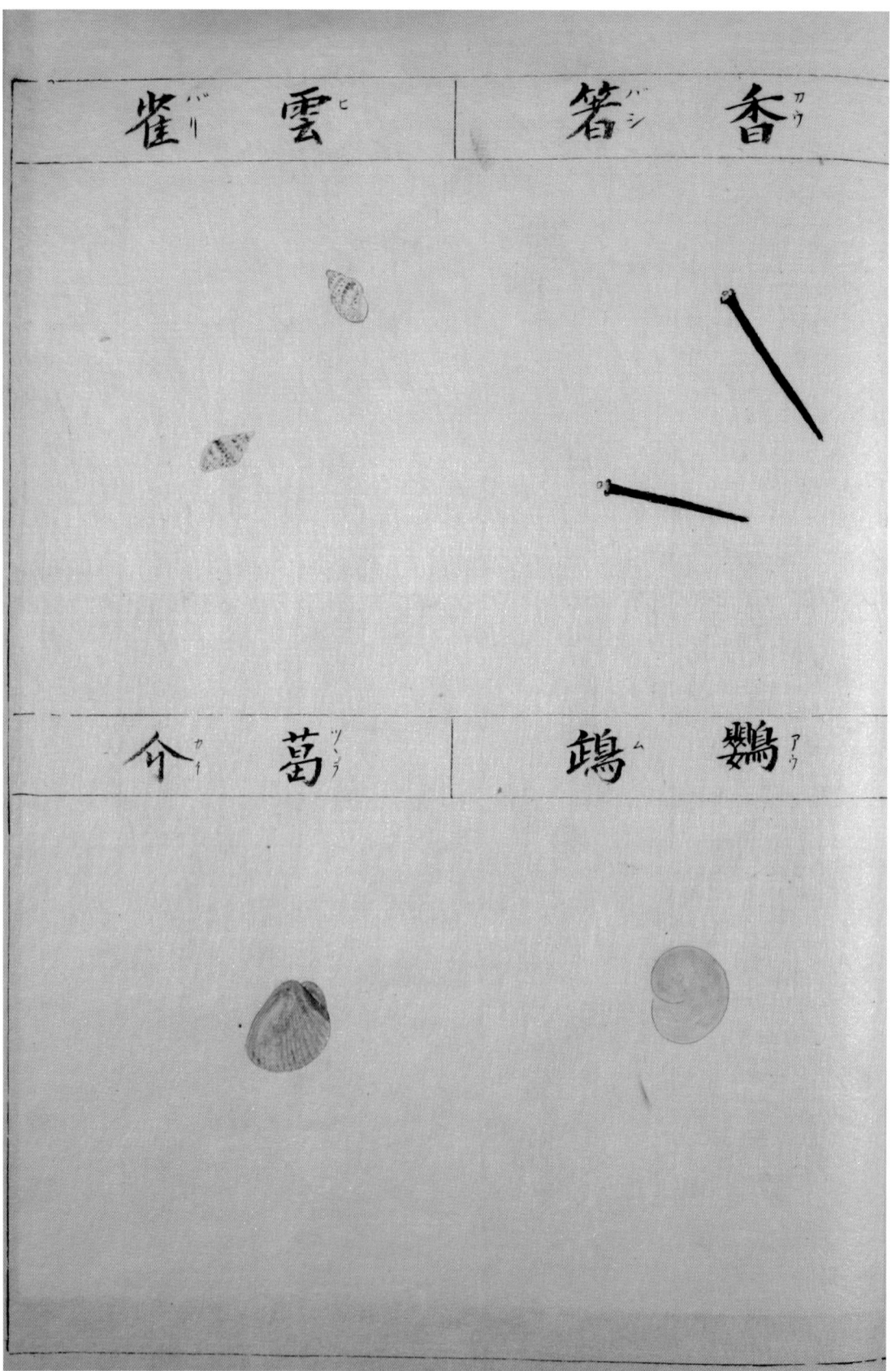

雲雀(ヒバリ)	香箸(カウバシ)
葛介(ツヅラカイ)	鸚鵡(アウム)

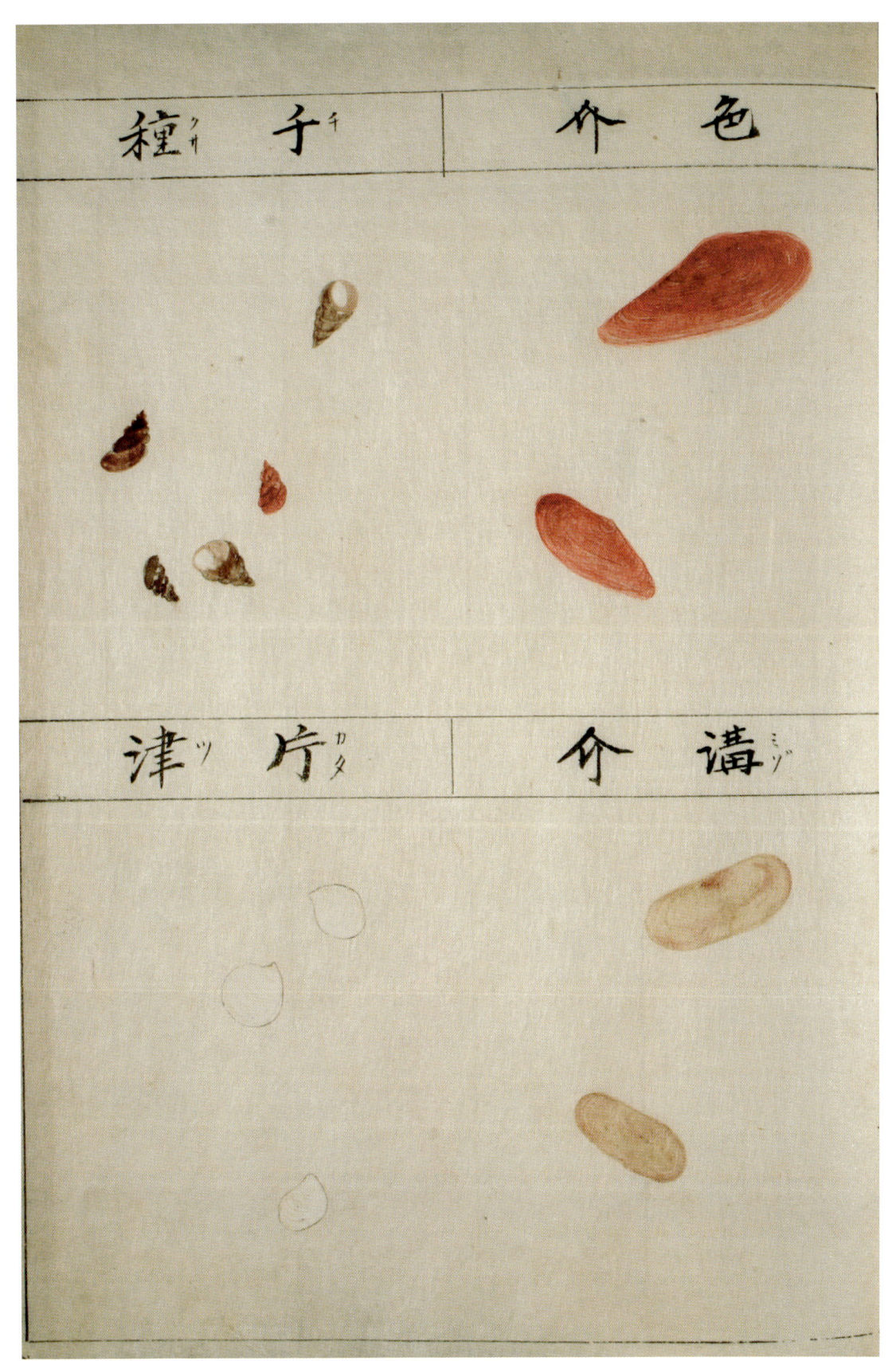

千種(チクサ)	色介
津(ツ)片(カタ)	溝(ミゾ)介

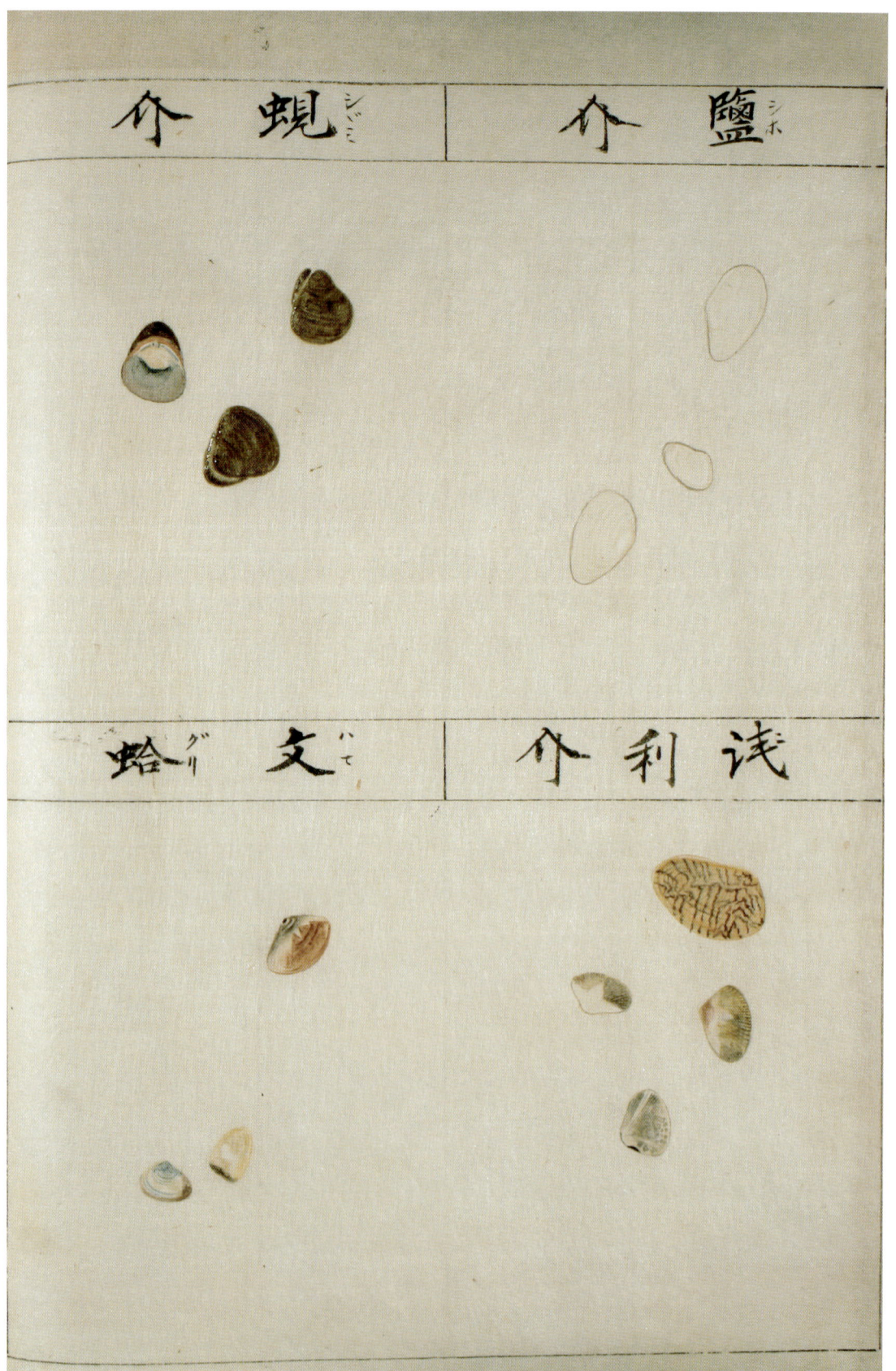

介蜆 シジミ	介鹽 シホ
蛤文 ハマグリ	浅利介

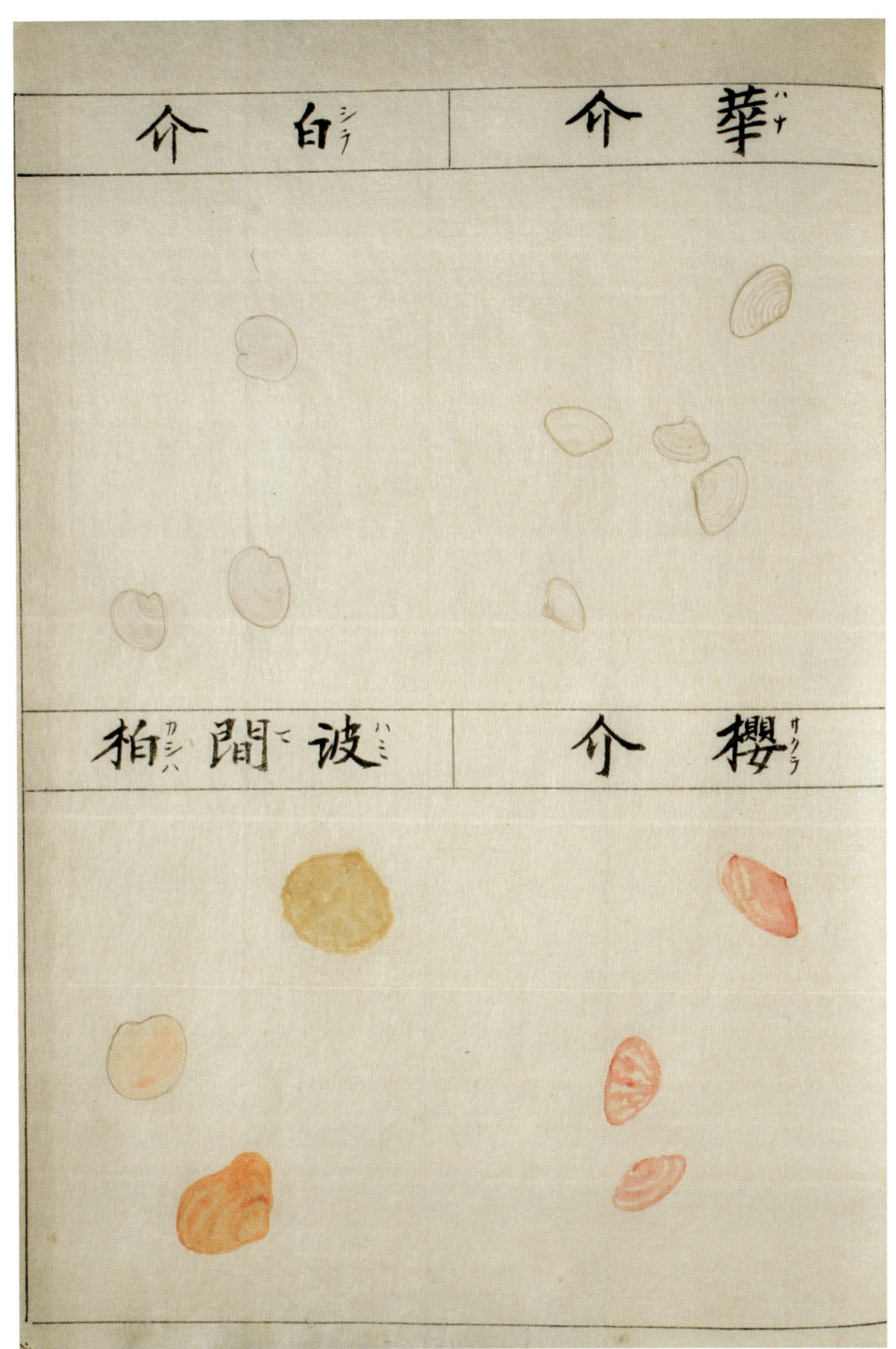

介 華(ハナ)	介 白(シラ)
介 櫻(サクラ)	柏(カシハ)間(て)波(ハミ)

上段右から924, 925. 下段右から926, 927.

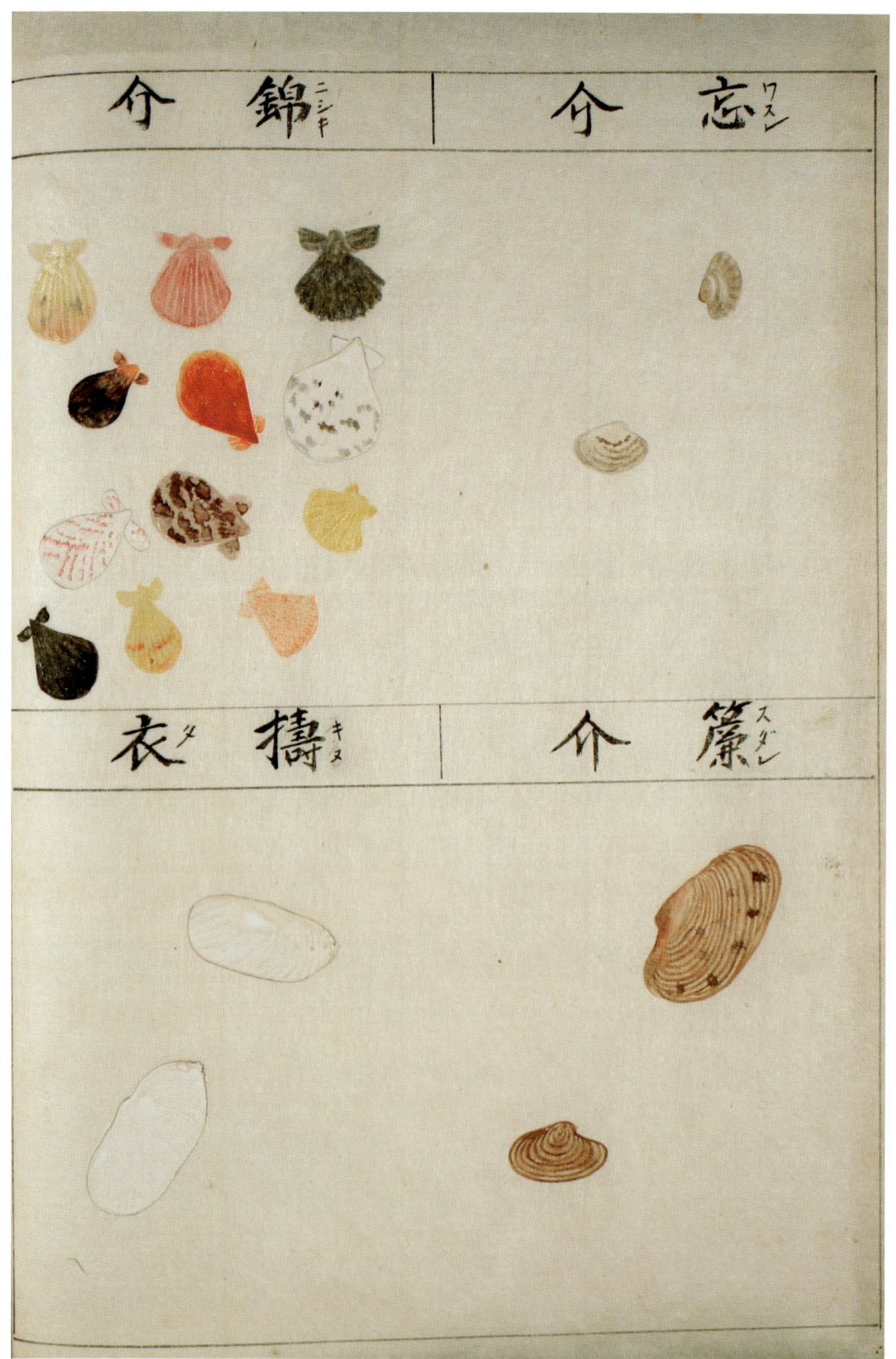

錦ニシキ介	忘ワスレ介
衣タヌ攝キヌ	簾スダレ介

上段右から928, 929. 下段右から930, 931.

瓶(ヘイ)子(ジ)	嶋(シコ)薄(スキ)

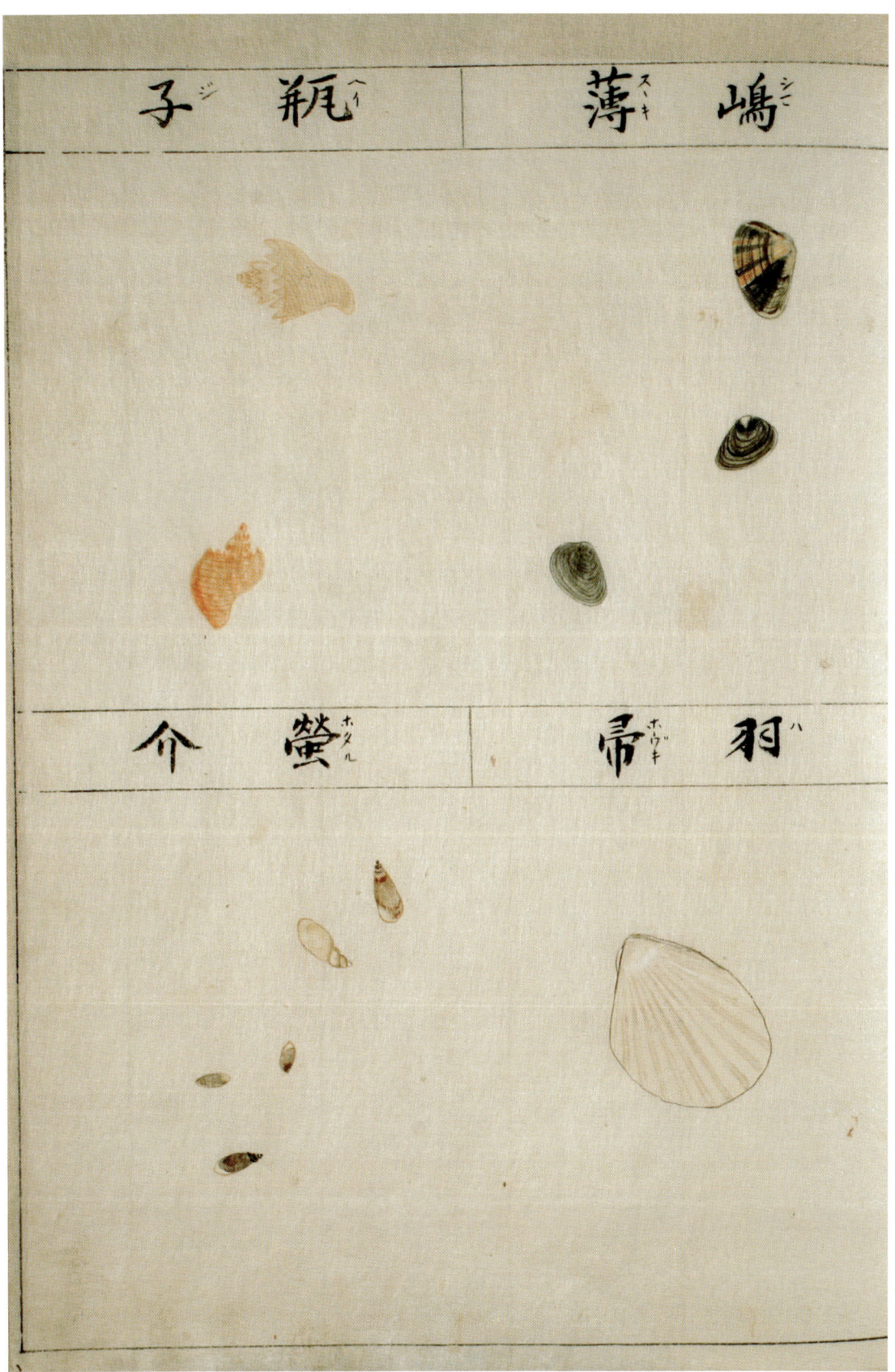

螢(ホタル)介	羽(ハ)帚(ホウキ)

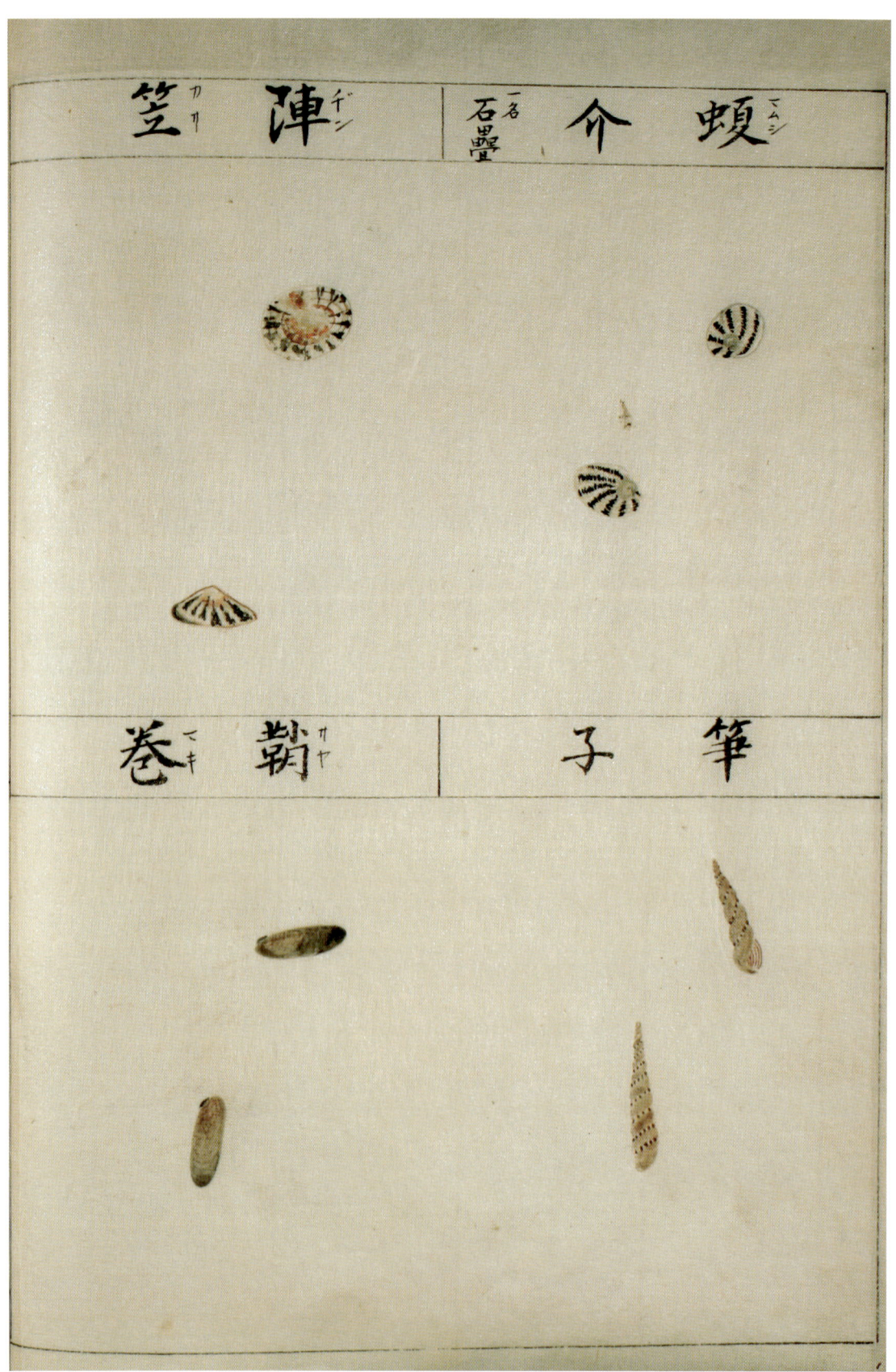

笠碽（カサヂン）	石蟿　介蝛（一名・ムシ）
巻鞘（マキカヤ）	筆子

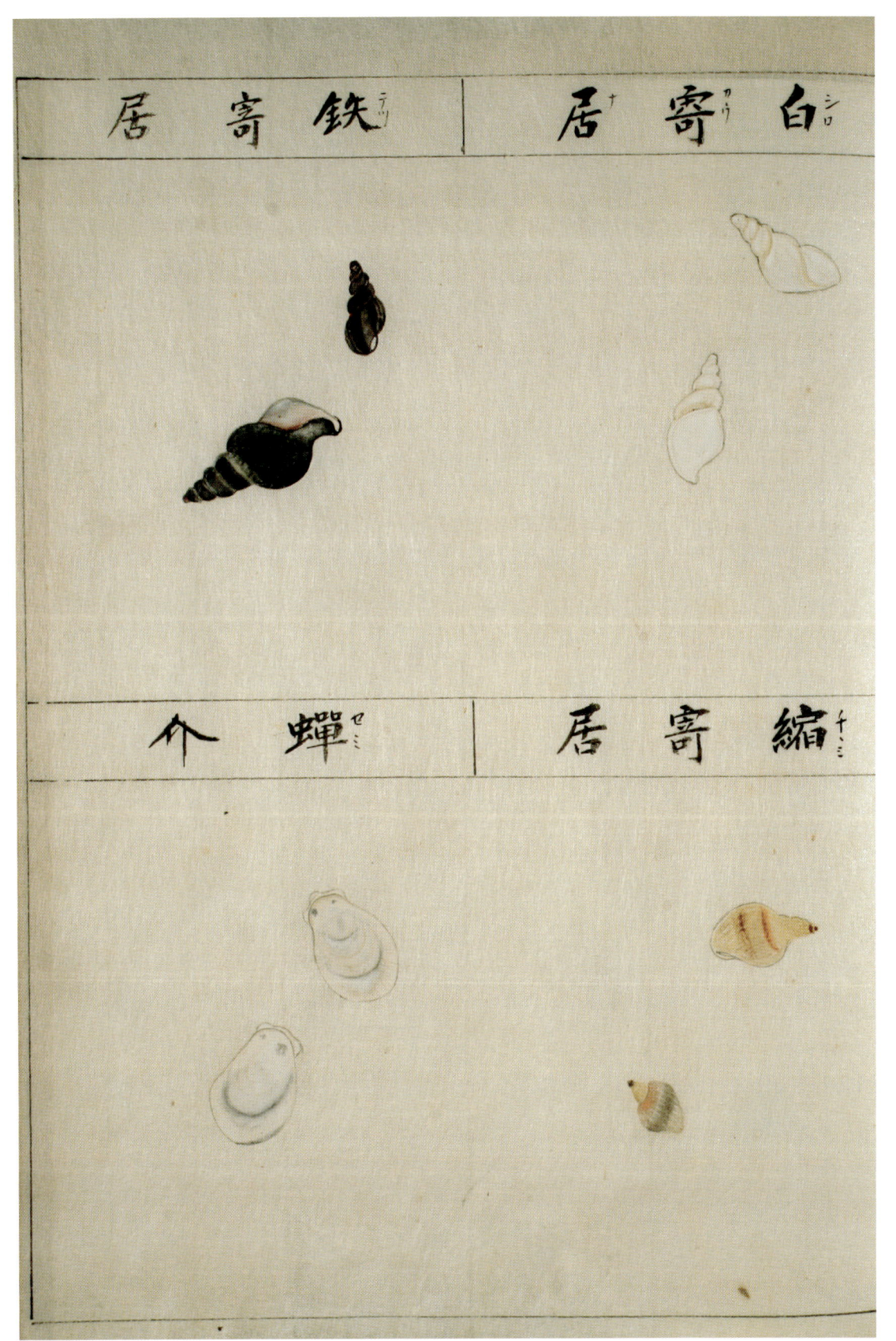

鉄(テツ)寄居	白(シロ)寄居(ナウ)
蝉(セミ)介	縮(チヾミ)寄居

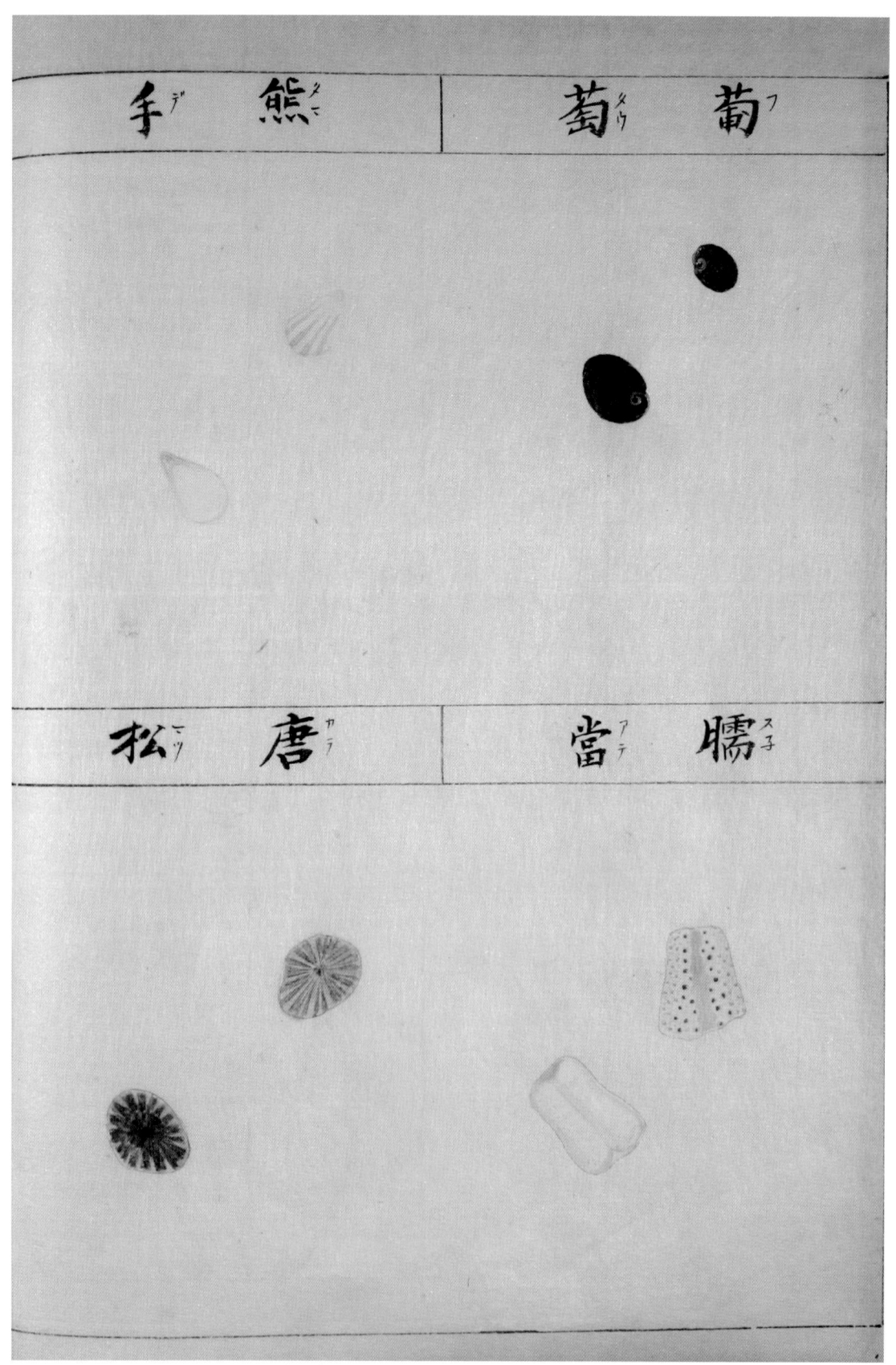

熊(クマ)手(デ)	葡(フ)萄(ダウ)
松(コツ)唐(カラ)	當(アテ)臑(スネ)

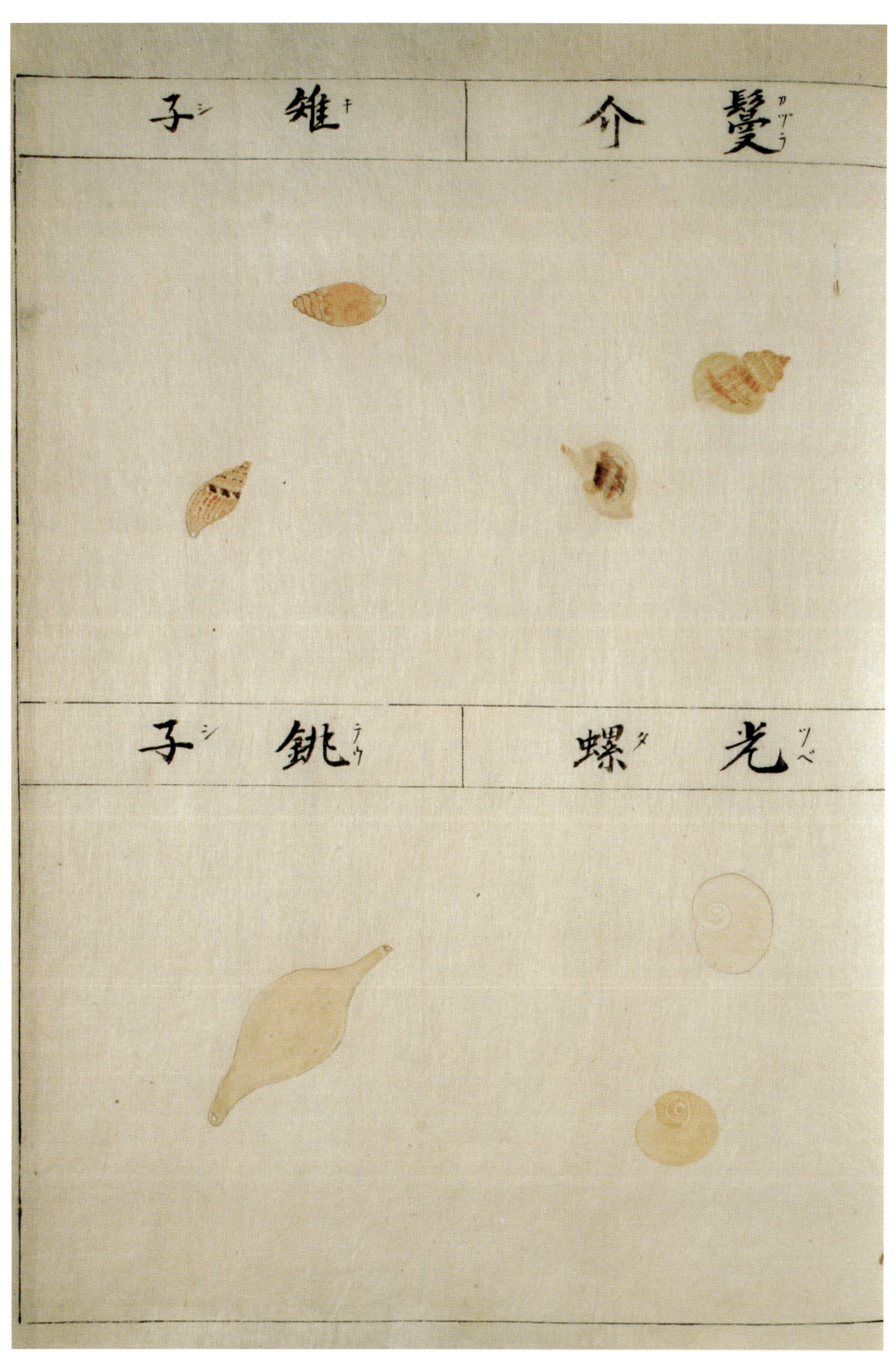

子ジ雉キ	介 鬟カヅラ
子シ銚エウ	螺タ 光ツベ

| 白ヵイ介 | 銀キン唄ハイ |

| 海タコノ燕マクラ | 燕ツバメ介カイ |

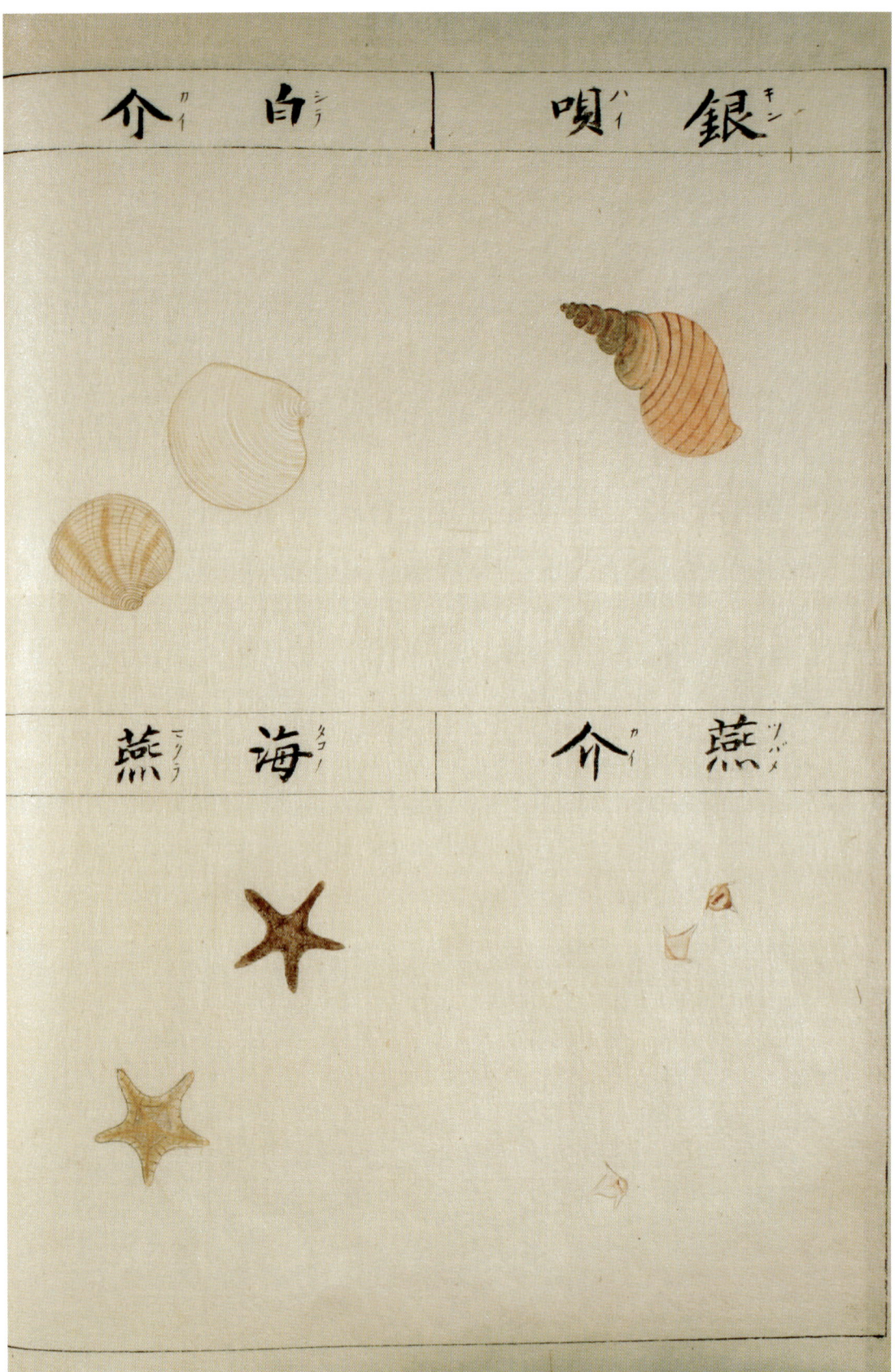

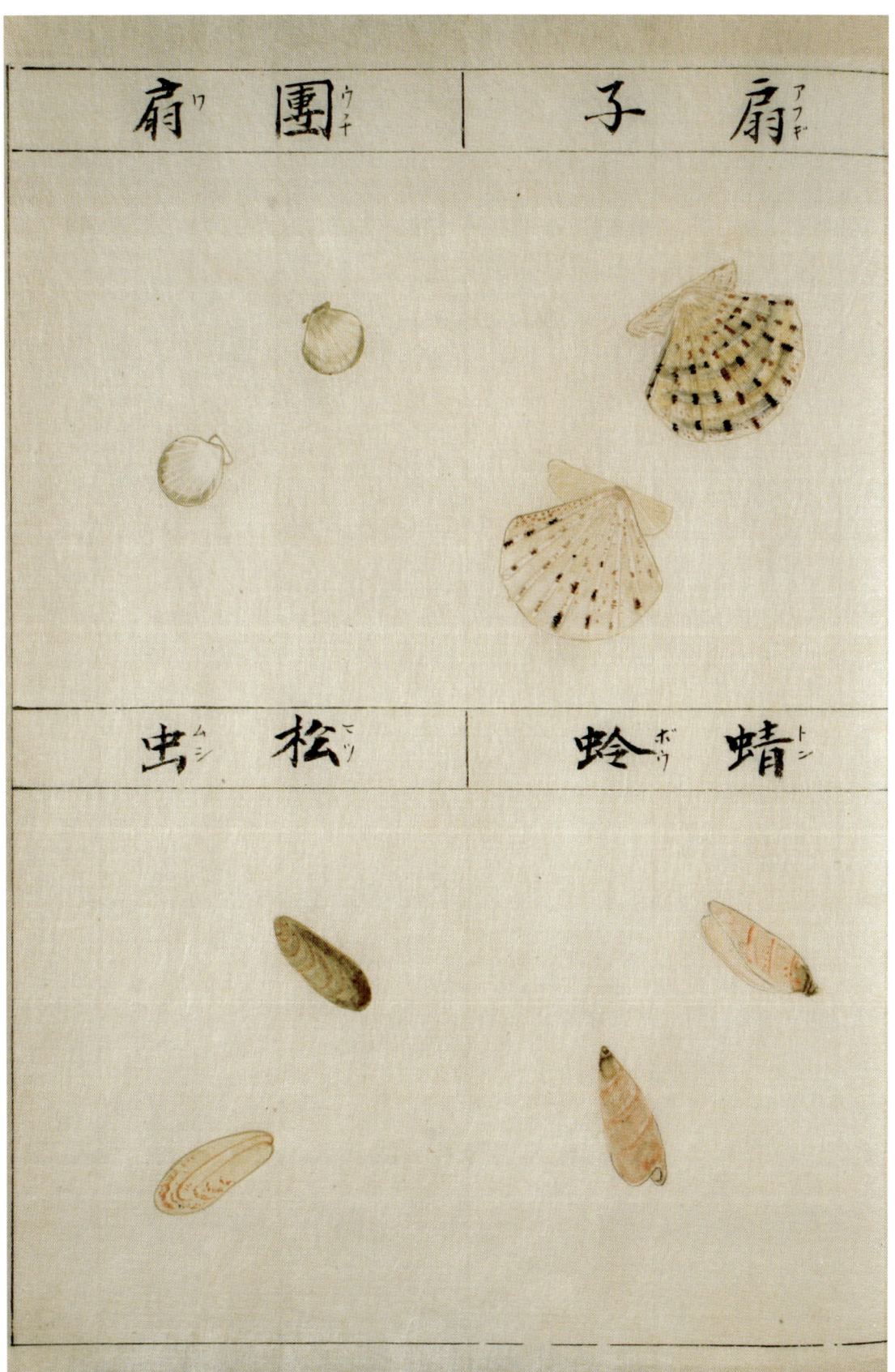

團扇（ウチワ）	子扇（アフギ）
松虫（マツムシ）	蜻蛉（トンボウ）

上段右から956, 957. 下段右から958, 959.
介　原本頁44

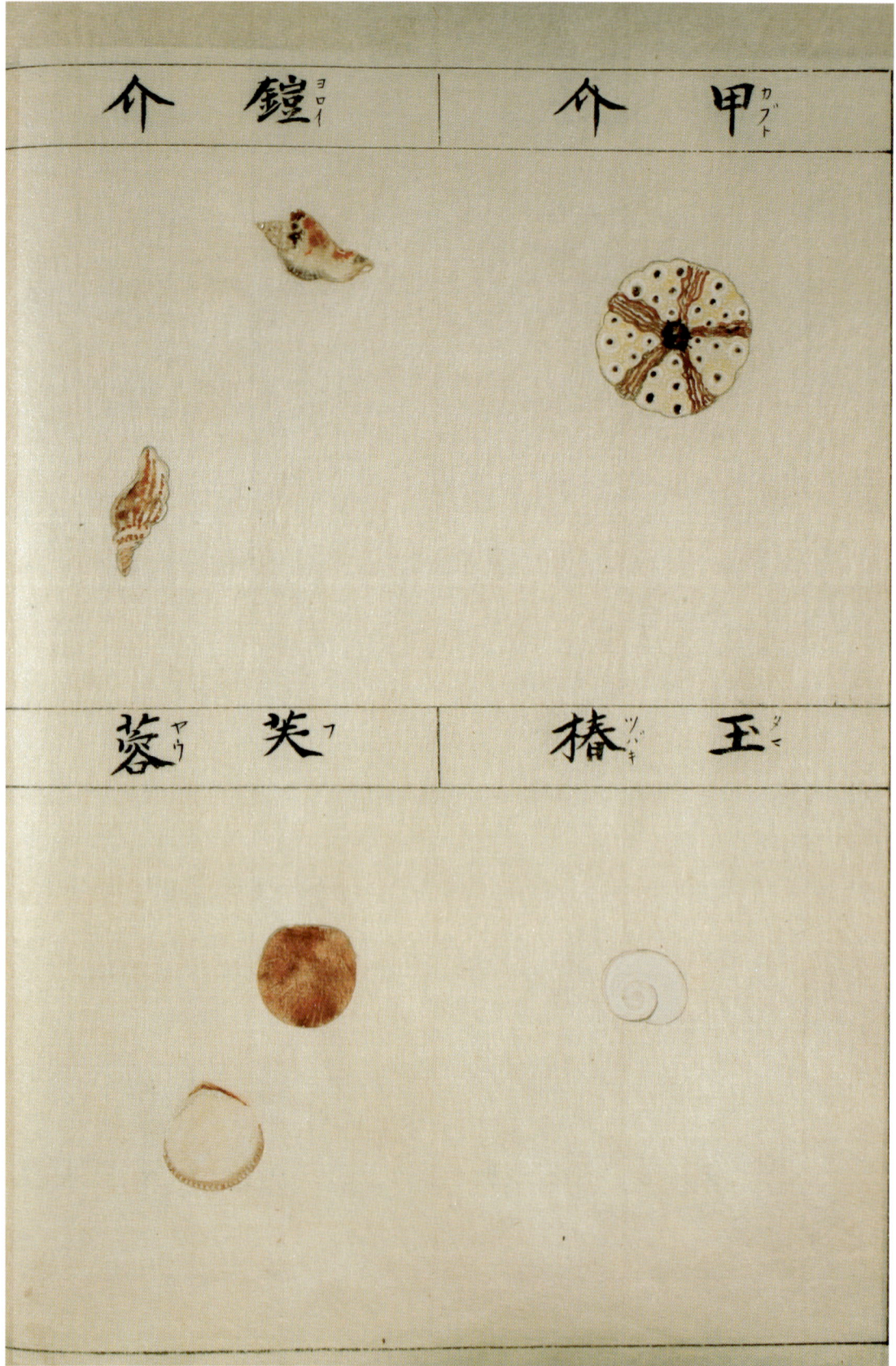

| 介鎧 ヨロイ | 介甲 カブト |
| 蓉 ヤウ 芙 フ | 椿 ツバキ 玉 タマ |

角 アゲ
憇 テキ

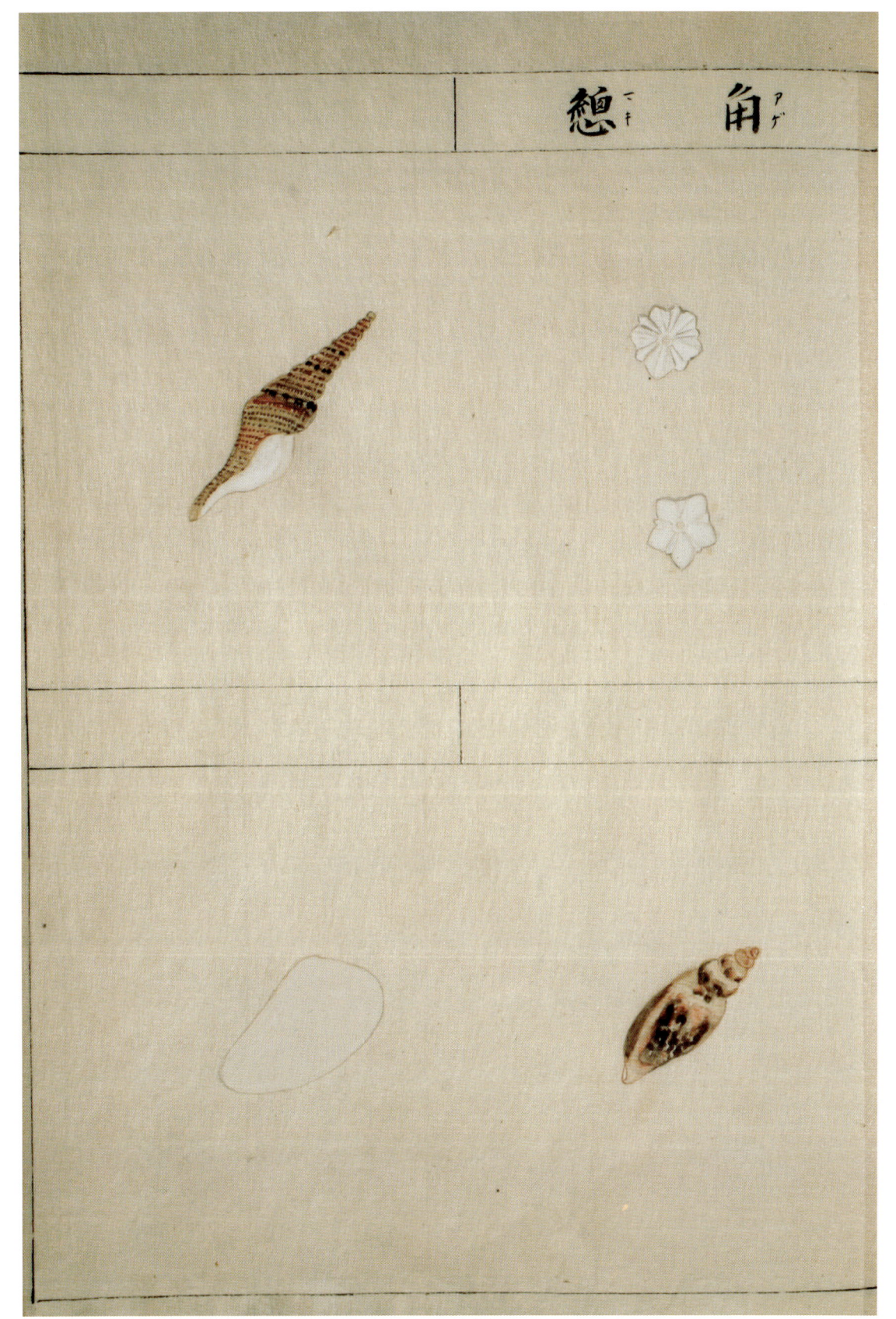

上段右から964, 965. 下段右から966, 967.

| 細螺（シタダミ） | 即君子（スガイ） |

| | 烏介（カラスガイ） |

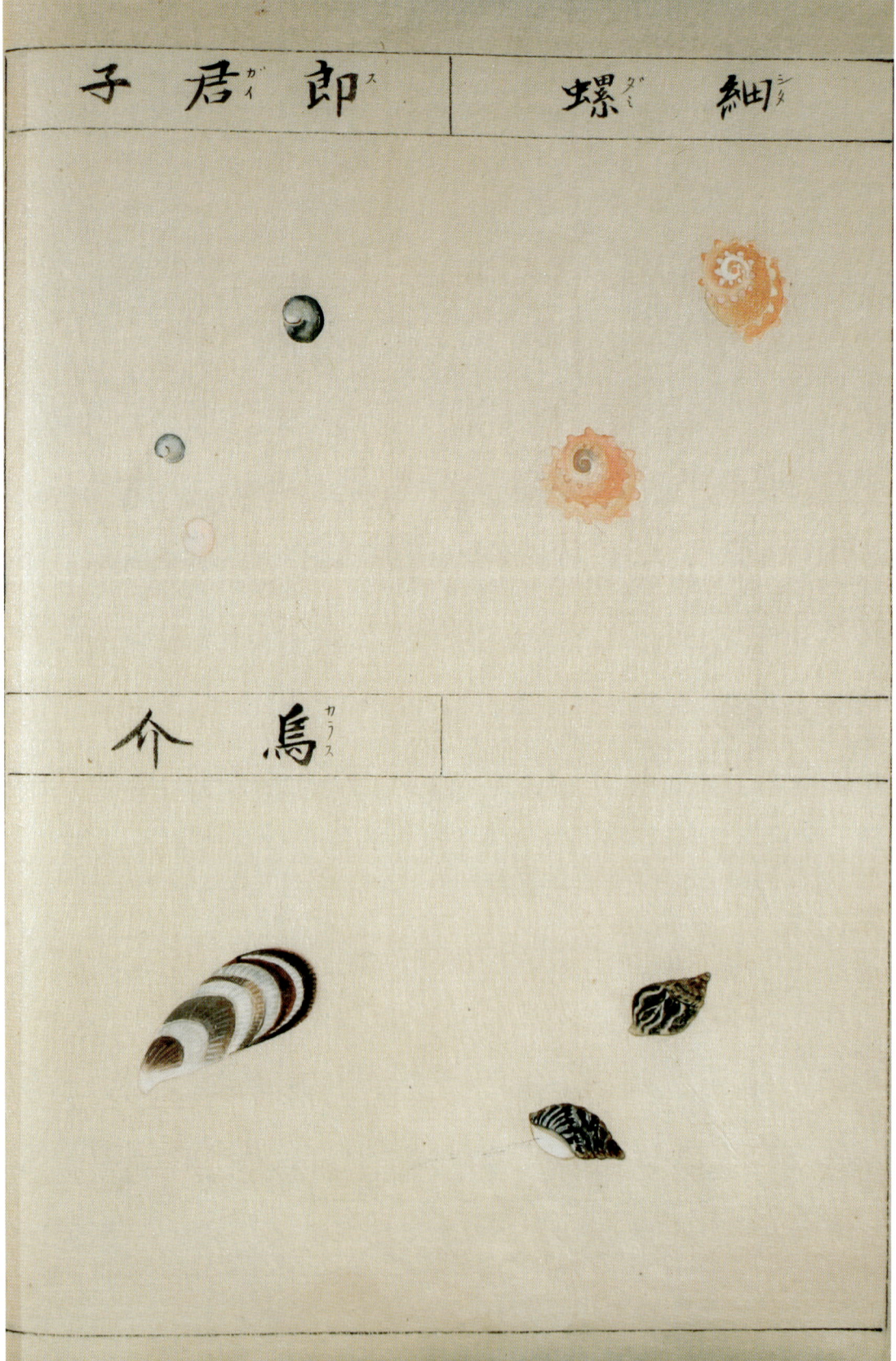

上段右から968, 969. 下段右から970, 971.

阿ア古コ耶ヤ	雀スズメ介

| 海イヌメ扇ヤ ヌポタラシャクシ | 千鳥介 |

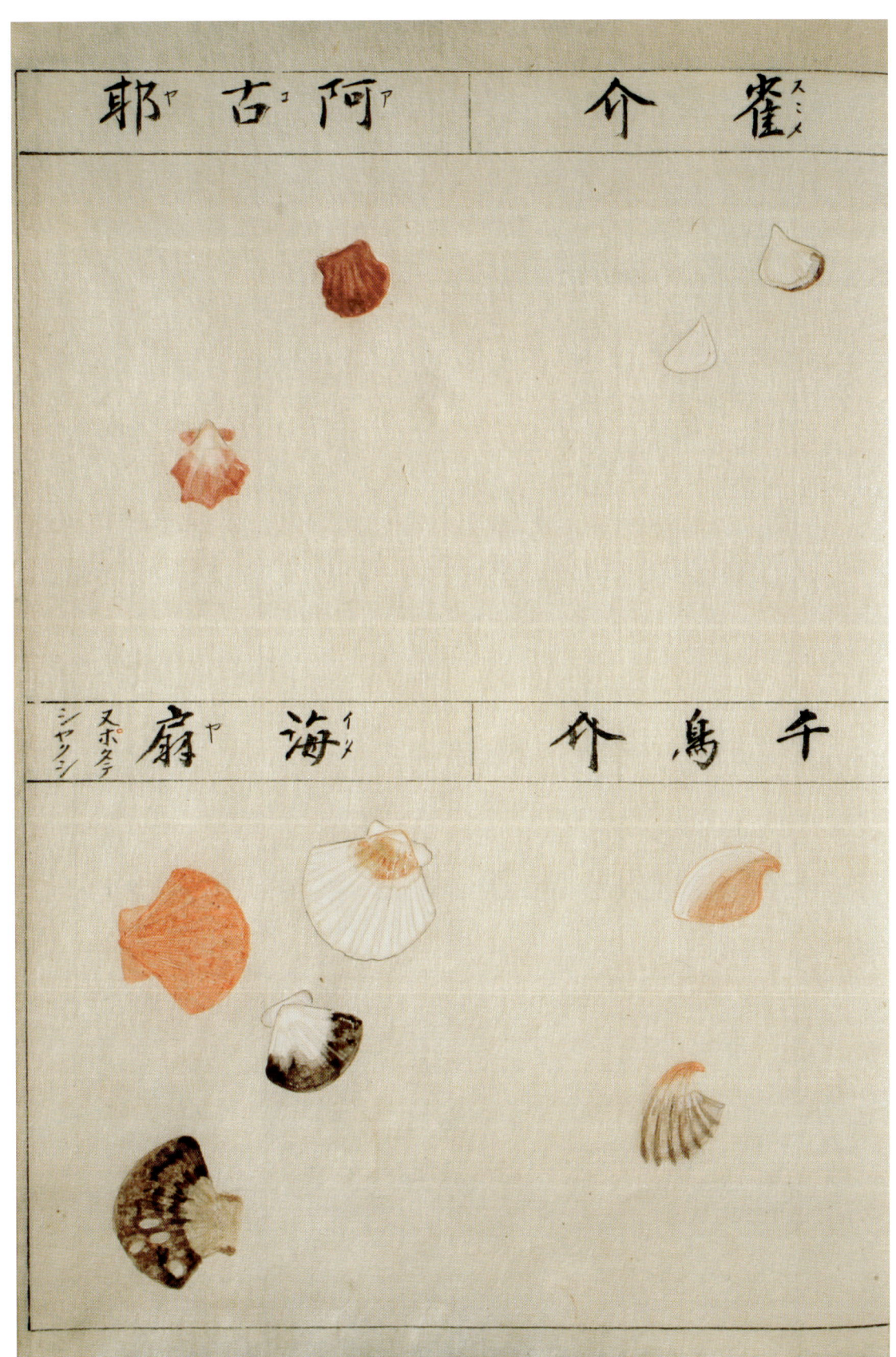

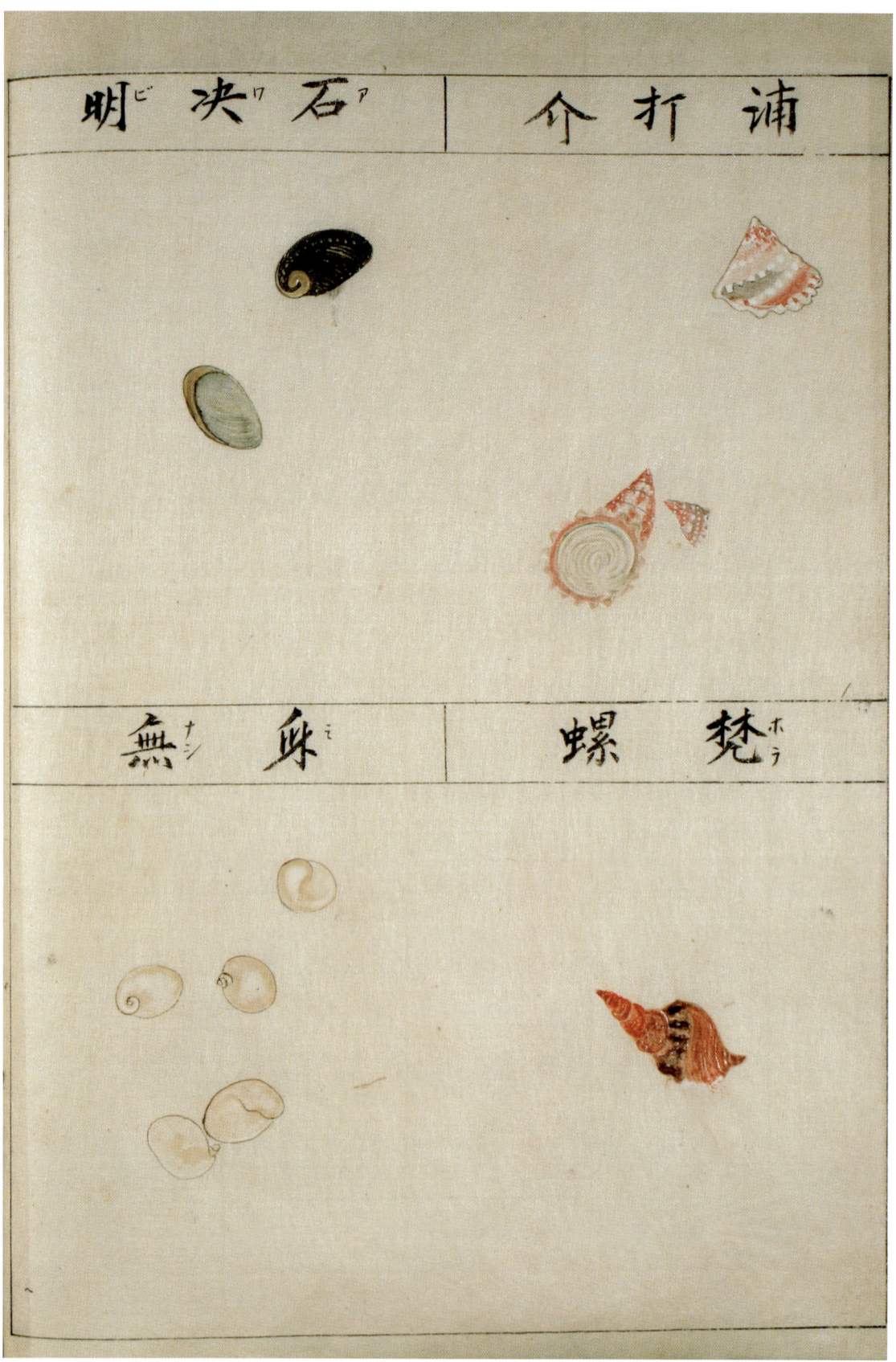

明ビ決ワ石ア	浦打介
無ナシ秌	梵ホラ螺

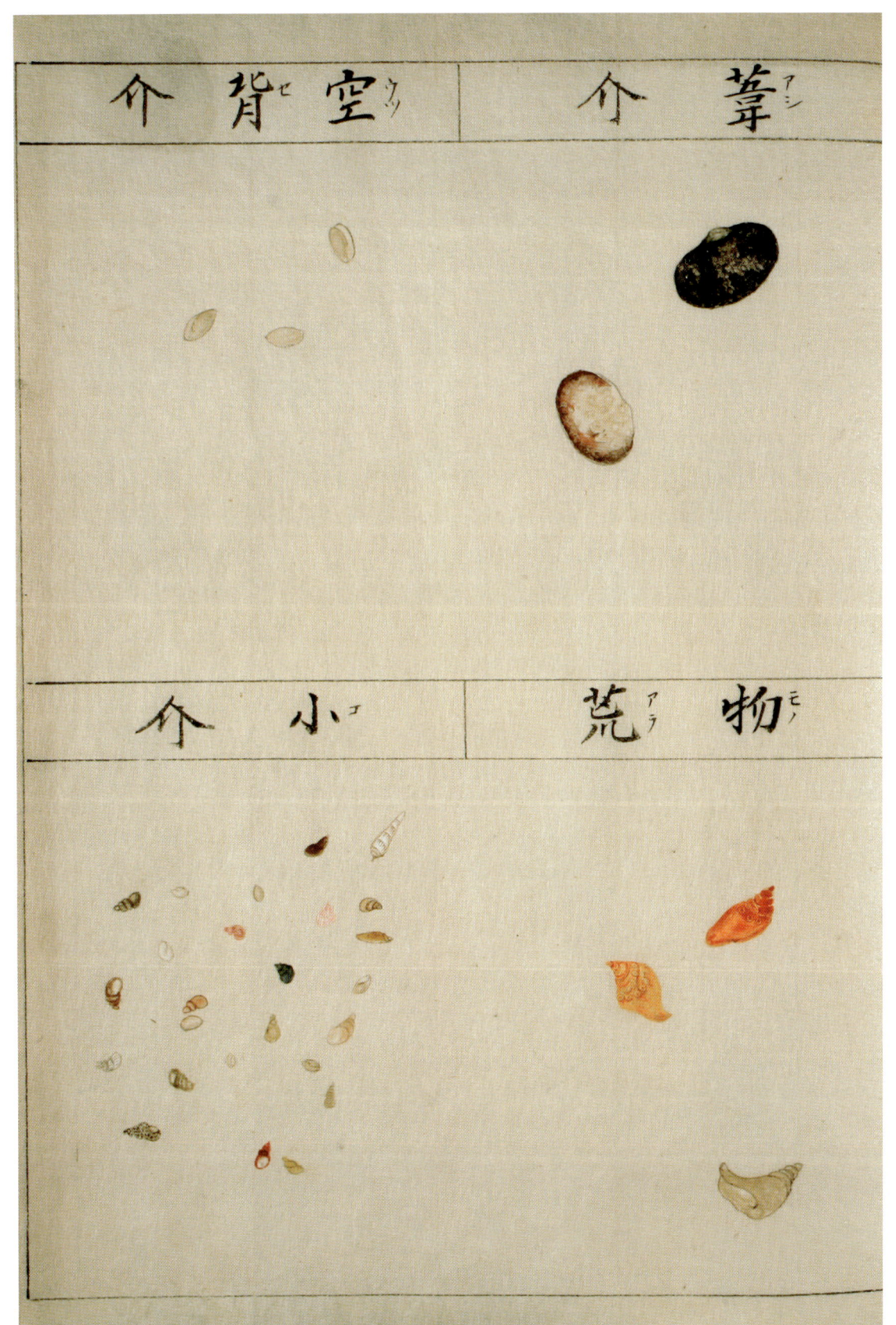

空背介 セツ	葦介 アシ
小介 コ	荒物 アラモノ

上段右から980,981. 下段右から982,983.

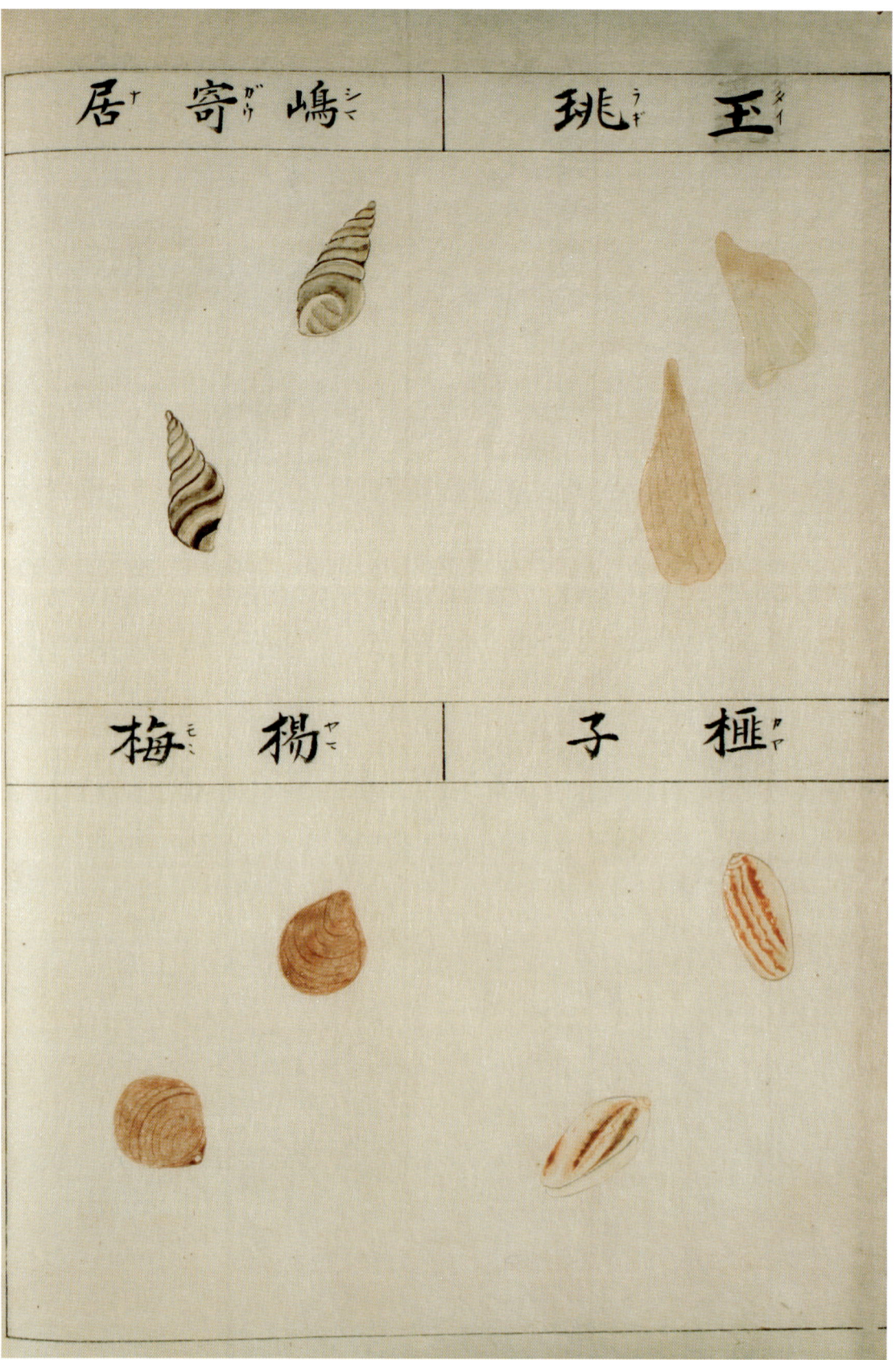

居寄嶋 ﾅｼﾏｶﾞﾘ	珧 ｳｷﾞ 玉 ﾀｲ
梅楊 ﾓﾓﾔﾏ	子榧 ｶﾔ

| 香(カウ)甲(カイ) | 梭(ヒ)介 |

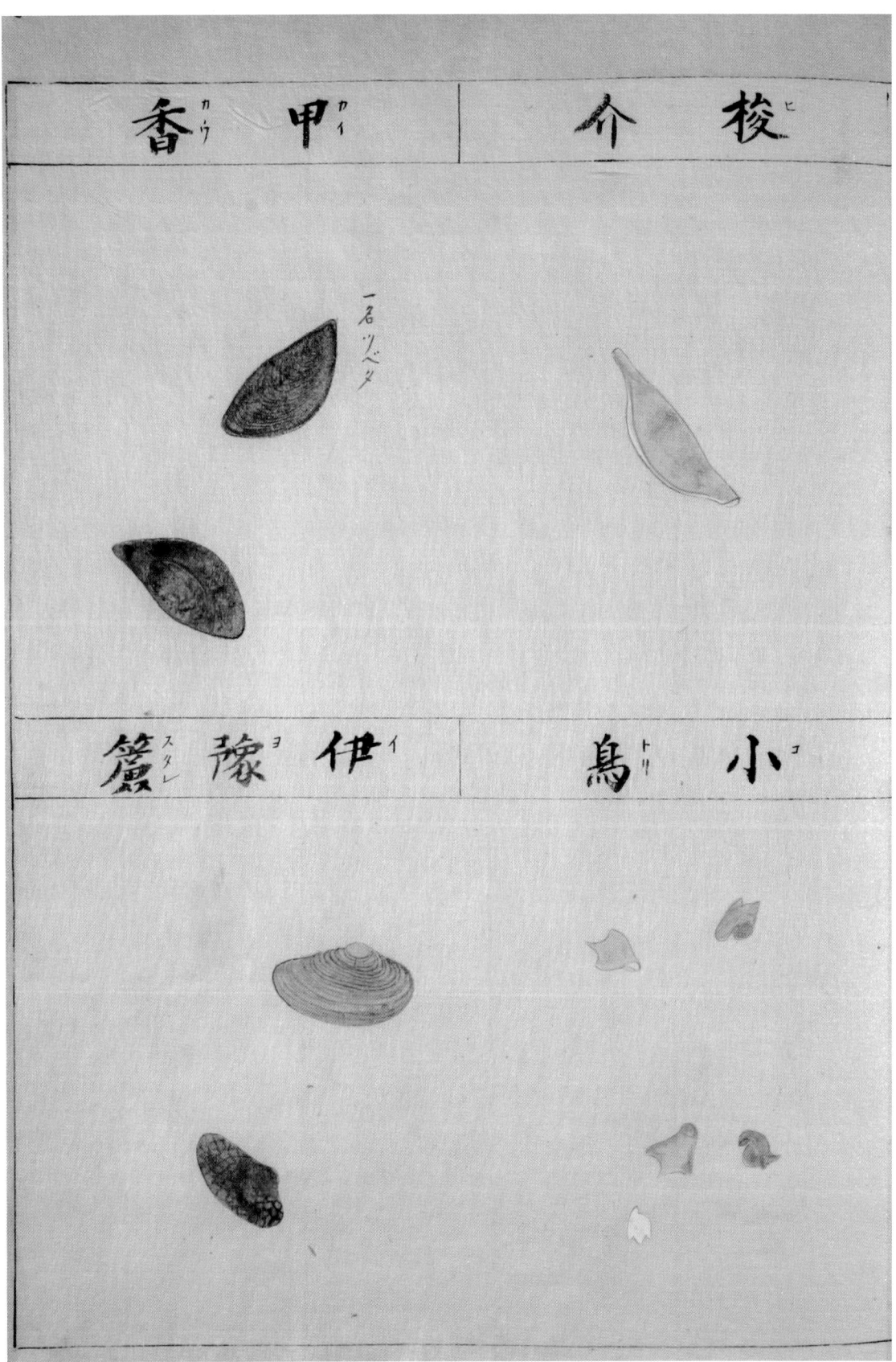

一名ツベタ

| 簾(スダレ)豫(ヨ)伊(イ) | 小(コ)鳥(トリ) |

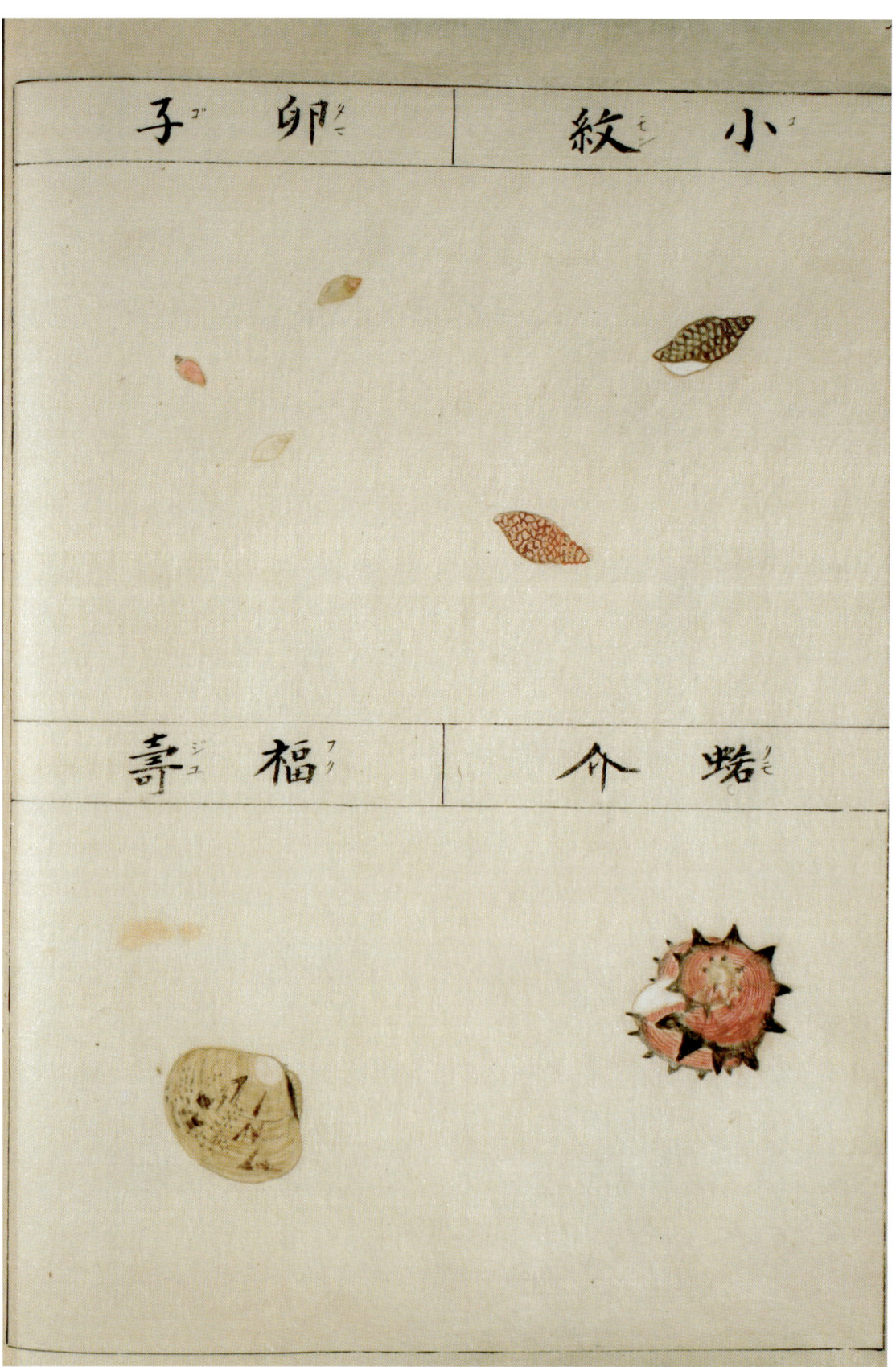

卵子	小紋
福壽	蜑介

| 蜑變(シコデ) | 梅花介 |
| 紫介 | 眞蓴柗(テスホ) |

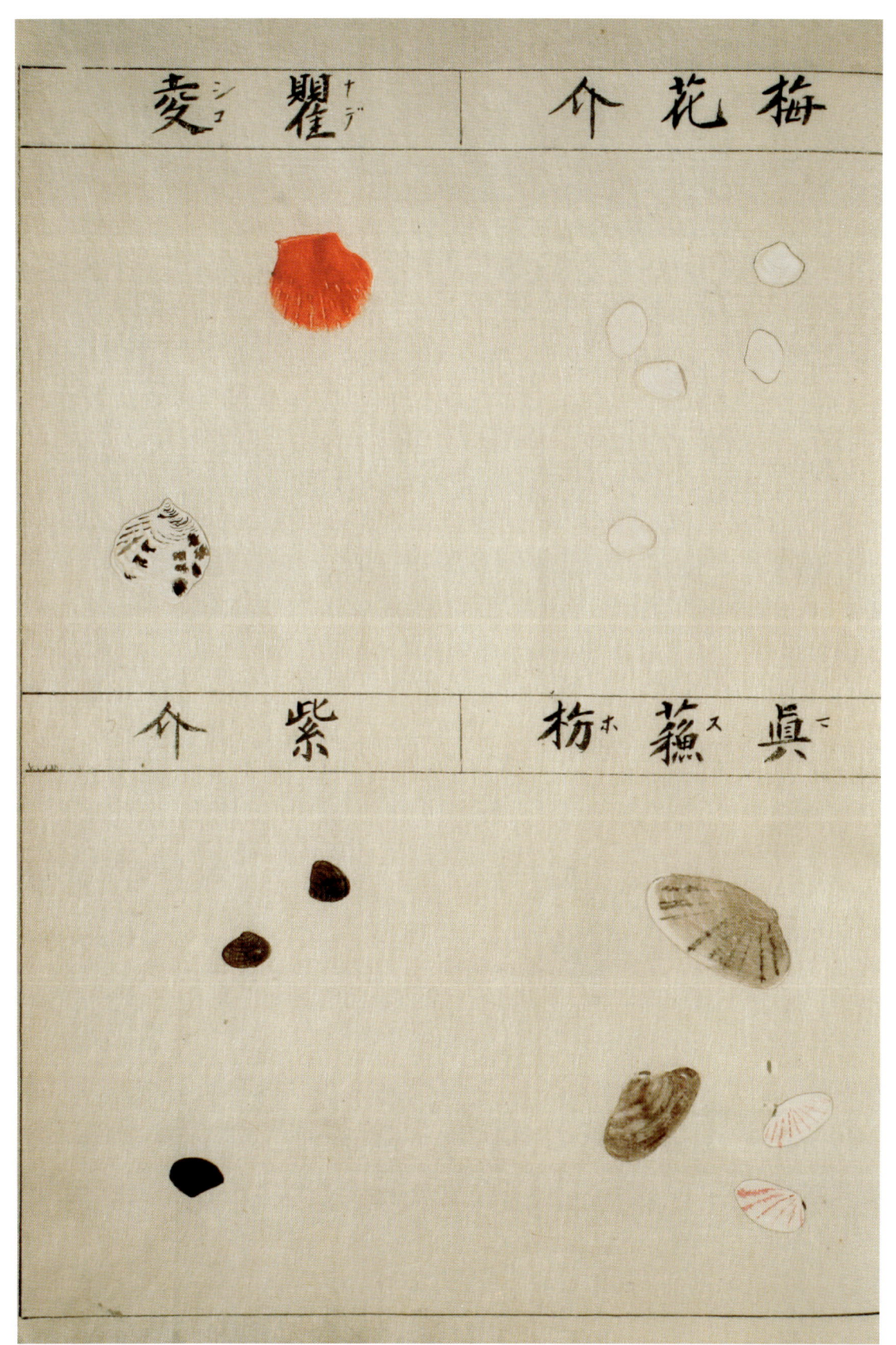

| 介枕〔テツラ〕 | 介都〔ミヤコ〕 |
| 介竹〔カメシ〕 | 螺榮〔エオメ〕 |

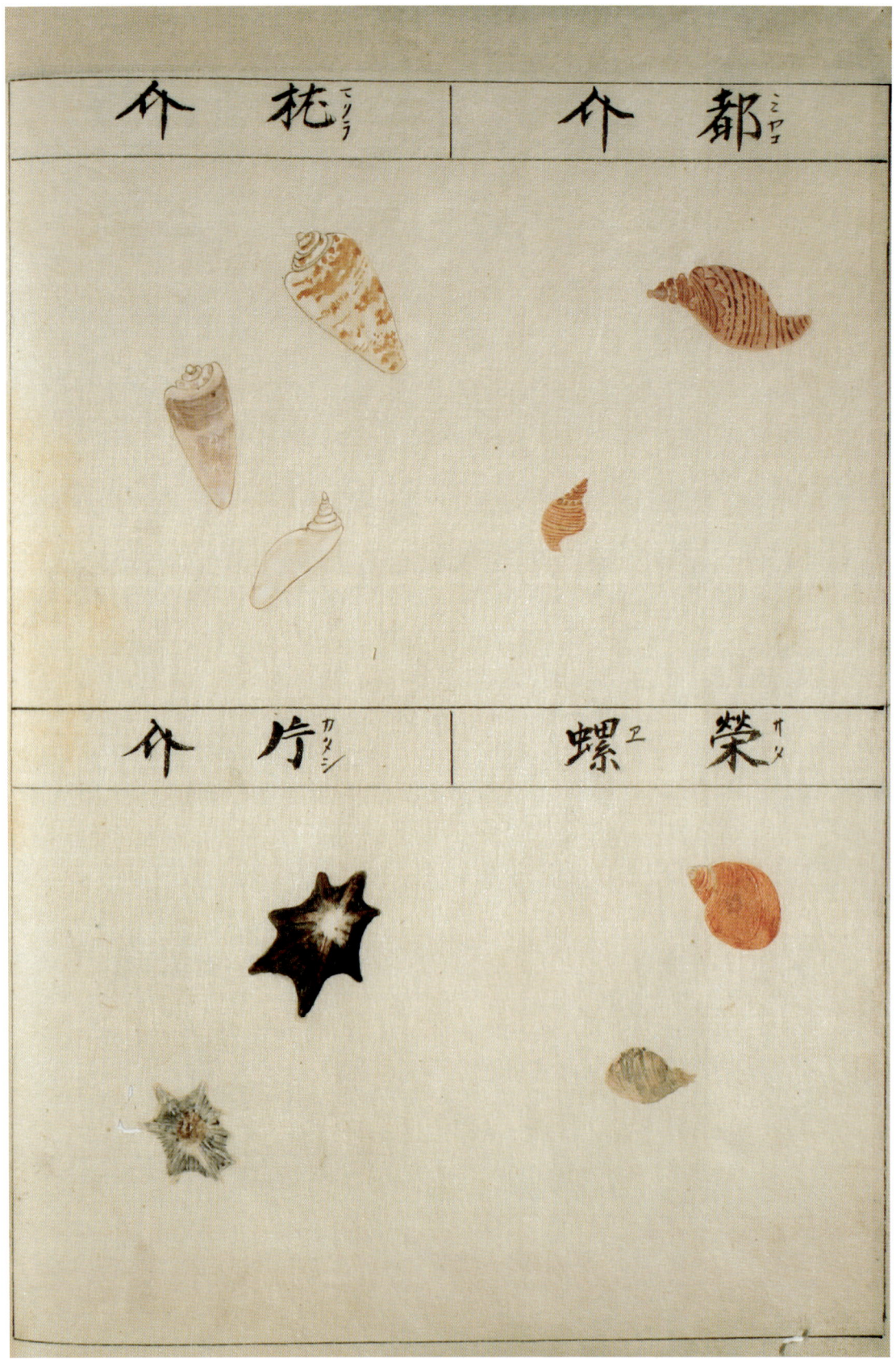

上段右から1000，1001．下段右から1002，1003．

図絵解読一覧

　解説作業は、絵のみ描かれた植物が多数存在するため、各図に通し番号（1-1003）を付し、植物一覧を作成した。描かれた植物種は合計702種におよぶ。表記はできるだけ原資料に忠実であるように努めたが、判読しやすいように次の諸点に留意した。①漢字は原則として常用漢字を用いた。俗字・略字・異体字などは現在通用の字体に改めたが、一部そのまま用いたものもある。②解説は、記載されている漢薬・仮名和名・異名および日本薬局方収載生薬に基づいた基原植物、挿入図の特徴及び「大宇陀町史[1]」（1959年：309-367頁）を総合的に検証した。③解説根拠とした植物分類図鑑名[1,19-31]（下記参照）と頁を明記し、一部備考に詳細を示す。④学名の諸説などについては必要に応じ、シノニム表記や現状を加味した。⑤縦書きの原文を横書きの一覧にするにあたり、一部分、文意にふさわしい表記とした。⑥鱗蟲・禽獣及び介の2巻については、本草に記載された事項のみを記す。

【解説参考文献】

　野生草Ⅰ…佐竹義輔他『日本の野生植物　草本Ⅰ　単子葉類』平凡社（2006）[19]

　野生草Ⅱ…佐竹義輔他『日本の野生植物　草本Ⅱ　離弁花類』平凡社（2006）[20]

　野生草Ⅲ…佐竹義輔他『日本の野生植物　草本Ⅲ　合弁花類』平凡社（2006）[21]

　野生木Ⅰ…佐竹義輔他『日本の野生植物　木本Ⅰ』平凡社（2010）[22]

　野生木Ⅱ…佐竹義輔他『日本の野生植物　木本Ⅱ』平凡社（2008）[23]

　野生シダ…岩槻邦男『日本の野生植物　シダ』平凡社（2006）[24]

　牧野…牧野富太郎『新訂牧野新日本植物圖鑑』北隆館（2000）[25]

　有用…堀田満ら『世界有用植物事典（オンデマンド版）』平凡社（1996）[26]

　原色（上）…難波恒雄『原色和漢薬図鑑（上）』保育社（1984）[27]

　原色（下）…難波恒雄『原色和漢薬図鑑（下）』保育社（1984）[28]

　中薬4…上海科学技術出版社『中薬大辞典　第四巻』小学館（1985）[29]

　原色樹…邑田仁『新訂原色樹木大圖鑑』北隆館（2004）[30]

　牧野和…岡田稔『新訂原色牧野和漢薬草大圖鑑』北隆館（2002）[31]

　土井実　他編「大宇陀町史」大宇陀町史刊行会（1959）[1]

図絵解読一覧

第1巻 草上

原本頁		生薬名	和名	備考	開花時期	異名	解読 植物名	解読 科名	備考	参考資料
1	1	甘草	アマキ	椛葉上品	五月開花	蜜甘〈別録〉國老 菜草	カンゾウ また は同属植物 Glycyrrhiza uralensis	マメ科 Fabaceae	花や果実が描かれてないが「物産宝山記」(享保14)に幕府から7根拝領の記載より推察.	原色（上）p.43
	2	同			五月開花			マメ科 Fabaceae		原色（上）p.48
2	3	黄芪	ヤウラグサ	外有蔓草	七月開花	戴糁 戴椹 芰㭼〈別録〉百本 王孫〈別録〉又タ 獨椹 蜀脂 菊脂	キバナオウギ Astragalus membranaceus	マメ科 Fabaceae	小葉は6-12対で楕円形であるためキバナオウギと推察.	
3	4	朝鮮初生	ミハヘ							
	5	咮初生	同							
4	6	朝鮮人参	カノニゲクサ	上品		人薀 黄参〈呉普〉血参〈別録〉人衘〈別録〉土精 地精 海腴〈本經〉=鬼蓋 神草	チョウセンニンジン Panax schin-seng	ウコギ科 Araliaceae	別名：オタネニンジン	野生草Ⅱ p.275
	7	本朝人参	ヒゲニンジン	中品		竹節人参	チクセツニンジン Panax japonicus	ウコギ科 Araliaceae	別名：トチバニンジン	野生草Ⅱ p.275
5	8	杏葉沙参	トトキ			白参〈呉普〉知母〈別録〉羊乳 羊姿 奶〈本經〉鈴兒草〈別録〉虎鬚 苦心	トウシャジン Adenophora stricta	キキョウ科 Campanulaceae	卵形の葉および杏葉沙参との別名より、トウシャジンと推察.	野生草Ⅲ p.152
	9	咮沙参	ツリガネサウ					キキョウ科 Campanulaceae		
6	10	同			七月開花		ツリガネニンジン Adenophora triphylla var. japonica	キキョウ科 Campanulaceae	変異の多い多年草で、葉の形や大きさ・花冠の色形や大きさなど変化が多い、ツリガネニンジンまたはツリガネニンジン属植物と推察.	野生草Ⅲ p.152
	11	同			七月開花					
7	12	玄参	ラノゲサ		七月開花	黒参〈本經〉玄豪	ゲンジン Scrophularia ningpoensis	ゴマノハグサ科 Scrophulariaceae	茎頂にやや まばらな散形花序をつけ、葉は対生、尖頭卵形で細鋸歯あり. 花は暗紫色. 別名：ゴマノハグサ	有用 p.968

476

原本頁		生薬名	草上				解読			
			和名	備考	開花時期	異名	植物名	科名	備考	参考資料
7	13		ムコナガン		七月開花		アキギリ Salvia glabrescens	シソ科 Lamiaceae	紅紫色の花.	野生草Ⅲ p.80
	14	巴戟天	カキグサ		五月開花	巴㦸(ハキヨク)	カキノハグサ Polygala reinii	ヒメハギ科 Polygalaceae	葉はカキの葉に似て互生.	野生草Ⅱ p.233
8	15	魚腥草	ジウヤク		五月開花	蕺菜(ジフサイ)	ドクダミ Houttuyania cordata	ドクダミ科 Saururaceae	葉は互生. 白色の総苞片が4枚.	野生草Ⅱ p.98
	16	拳参	エビグサ		五月開花		イブキトラノオ Bistorta major var. japonica	タデ科 Polygonaceae	根茎は肥大. 茎は直立で分岐しない.	野生草Ⅱ p.18
9	17		シブクサ		四月開花		ハルトラノオ Bistorta tenuicaulis	タデ科 Polygonaceae	根茎は長く横に走り、肥厚した節がある. 早春に開花.	野生草Ⅱ P.18
	18	淡竹葉	ササグサ		六月開花		ササクサ Lophatherum gracile	イネ科 Poaceae	少数の広披針形の葉.	野生草Ⅰ p.108
10	19	鐵掃草	メドハギ			百本<本經>蓍	メドハギ Lespedeza juncea	マメ科 Fabaceae		野生草Ⅱ p.206
	20	大黄	ラホソ	毒艸	四月開花	黄良<本經>将軍 火参	カラダイオウ Rheum undulatum	タデ科 Polygonaceae	葉は広大な卵形で5-7脈があり、縁は波状にうねりがあるのでカラダイオウと推察.	有用 p.898
11	21	羊蹄	ギシギシ	同	五月開花	土大黄	ギシギシ Rumex japonicus	タデ科 Polygonaceae	根は黄色で太く大きい.	野生草Ⅱ p.16
	22	酸桶	アカギシギシ	同	五月開花	酸模	スイバ Rumex acetosa	タデ科 Polygonaceae	茎は一本立ちで全体的に赤味を常びる. 別名：スカンポ	野生草Ⅱ p.15
12	23	牛古大黄	ウシノシタ	同		水羊蹄	マダイオウ Rumex madaio	タデ科 Polygonaceae	葉の縁にうねりがなく、形状がマダイオウに類似.	野生草Ⅱ p.16

原本頁		生薬名	草上				解読				参考資料
			和名	備考	開花時期	異名	植物名		科名	備考	
13	24	紫根	ムラサキ		五月開花		ムラサキ	Lithospermum officinale	ムラサキ科 Boraginaceae	茎は直立で葉は互生。葉状の包腋の間に白色の花.	野生草Ⅲ p.64
	25	益母草	メハジキ		七月開花	茺蔚子	メハジキ	Leonurus japonicus	シソ科 Lamiaceae		野生草Ⅲ p.90
14	26	鴯尾	イチハツ	鳶尾	三月開花		イチハツ	Iris tectorum	アヤメ科 Iridaceae	地下に短く分岐する黄色の根茎. 別名：鳶尾	野生草Ⅰ p.61
	27	射干	ヒオウギ	花有種々	六月開花		ヒオウギ	Belamcanda chinensis	アヤメ科 Iridaceae	橙色の花で内側に暗赤色の斑点.	野生草Ⅰ p.62
15	28	萎蕤	アマドコロ		四月開花	女萎 <本經>玉竹 <別録>鹿薬 萎蛇	アマドコロ	Polygonatum odoratum var. pluriflorum	ユリ科 Liliaceae	葉は長隋円形。根茎がトコロに似る.	野生草Ⅰ p.46
	29	黄精	同		四月開花		ナルコユリ	Polygonatum falcatum	ユリ科 Liliaceae	葉は披針形.	野生草Ⅰ p.46
16	30				四月開花		ホウチャクソウ	Disporum sessile	ユリ科 Liliaceae	茎が分枝。花は枝端に下垂.	野生草Ⅰ p.48
	31		キミカゲサウ		四月開花		スズラン	Convallaria keiskei	ユリ科 Liliaceae	茎頂に白色の小花. 別名：キミカゲソウ	野生草Ⅰ p.44
17	32	茇巳	フタリシヅカ		四月開花		フタリシズカ	Chloranthus serratus	センリョウ科 Chloranthaceae	葉は対生、二本の花穂.	野生草Ⅱ p.100
	33	白及	シラン 外有白花		四月開花	獐耳細辛 <本經>甘根 連及草	シラン	Bletilla striata	ラン科 Orchidaceae	花は紅紫色または白色.	野生草Ⅰ p.217
18	34	兎児傘	ハンクワイサウ		五月開花		ハンカイソウ	Ligularia japonica	キク科 Asteraceae	葉が掌状に分裂。赤褐色の冠毛.	野生草Ⅲ p.184

原本頁		生薬名	草上			開花時期	解読				参考資料
			和名	異名	備考		植物名		科名	備考	
18	35	鼠尾草	ミソハギ			七月開花	ミソハギ	*Lythrum anceps*	ミソハギ科 Lythraceae		野生 草II p.261
	36	姙麻	ミツデ		上品	六月開花	チダケサシ	*Astilbe microphylla*	ユキノシタ科 Saxifragaceae	花序の主軸が伸長.	野生 草II p.165
19	37	赤姙麻	ワクリシャマ			五月開花	アカショウマ	*Astilbe thunbergii* var. *thunbergii*	ユキノシタ科 Saxifragaceae	最下の側枝が分岐. 3回3出複葉.	野生 草II p.166
	38	落新婦				五月開花	トリアシショウマ	*Astilbe thunbergii* var. *congesta*	ユキノシタ科 Saxifragaceae	花序の下部の側枝が分岐. 3回3出複葉.	野生 草II p.166
20	39	雞骨姙麻	アワボ	一名トリアシ		四月開花	アワモリソウ	*Astilbe japonica*	ユキノシタ科 Saxifragaceae	3回3出葉. 葉の縁に深い鋸歯. 白色の花.	野生 草II p.165
	40	鬼臉姙麻	大葉シヤウマ			五月開花	オオバショウマ *Cimicifuga acerina* またはキケンショウマ *C. acerina* var. *peltata*.		キンポウゲ科 Ranunculaceae	大型の1回3出複葉	野生 草II p.60
21	41	冬葵子	コアサ		上品	六月開花	フユアオイ	*Malva verticillata*	アオイ科 Malvaceae	葉は掌状に5-7浅裂. 裂片は鈍頭で鈍鋸歯あり. 花は葉腋につき, 花弁は5枚で先端がへこむ.	牧野 p.434
	42	同	ゲンジコアラサ	花有種々		六月開花	ゼニアオイ	*Malva sylvestris*	アオイ科 Malvaceae		野生 草II p.240
22	43	鐵桿蒿	シュンギク			四月開花	シュンギク	*Chrysanthemum coronarium* var. *spatiosum*	キク科 Asteraceae		野生 草III p.164
	44	羅勒	メボウキ			六月開花	メボウキ	*Ocimum basilicum*	シソ科 Lamiaceae		有用 p.734
23	45		ラニノマユハキ			八月開花	オヤマボクチ	*Synurus pungens*	キク科 Asteraceae		野生 草III p.225
24	46		ヤクシサウ				ヤクシソウ	*Youngia denticulata*	キク科 Asteraceae	茎は直立し葉は互生. 茎葉は基部で茎を抱く.	野生 草III p.227

原本頁		生薬名	草上				解読			
			和名	備考	開花時期	異名	植物名	科名	備考	参考資料
24	47	澤蘭	サワアララギ		六月開花		シソネ Lycopus lucidus	シソ科 Lamiaceae	地下茎は白色で大い.	野生草Ⅲ p.83
25	48	菊		左右上品花有種々	九月開花	節華〈本經〉女節〈別録〉女莖 陰成 更生 周盈 日精	イエギク Chrysanthemum morifolium	キク科 Asteraceae	葉柄があり互生. 茎頂に頭花をつける.	牧野 p.772
	49	同			九月開花					
26	50	鶴虱	ヤブタバコ		七月開花	天蔓菁 天名精	ヤブタバコ Carpesium abrotanoides	キク科 Asteraceae	葉腋に花. 漢名：天名精	野生草Ⅲ p.202
	51	鳳仙花	ホネヌキ	毒草	六月開花		ホウセンカ Impatiens balsamina	ツリフネソウ科 Balsaminaceae	茎は直立し, まばらに分岐. 葉柄があり, 互生. 漢名：鳳仙花	牧野 p.404
	52	姜黄	ヤマウコン	不有爵金	六月開花		Curcuma sp.	ショウガ科 Zingiberaceae	地下部の記載がない. ウコンの開花時期（秋）と異なる.	原色（上）p.178
27	53				六月開花		オランダダンドク Canna glauca	ダンドク（カンナ）科 Cannaceae	葉は大形で互生. 茎頂に総状花序をつけ, 花は黄色で先端に赤いぼかしがある. 雄しべ3個は変形して花弁状となり, 仮雄しべの変形した唇弁1個は下に反り返る.	牧野 p.1060
28	54	茵蔯蒿	カワラヨモギ		五月開花		カワラヨモギ Artemisia capillaris	キク科 Asteraceae	花茎は分枝, 花は大きな円錐花序. 密で多数の頭花をつけ, 球形または卵形.	野生草Ⅲ p.170
	55	牡蒿	ヲトコヨモギ		五月開花	齊頭蒿	オトコヨモギ Artemisia japonica	キク科 Asteraceae	中部の葉はへら状くさび形. 円錐花序に多数の頭花.	野生草Ⅲ p.170
	56	機樹草	ワタナ		五月開花		ヤブレガサ Syneilesis palmata	キク科 Asteraceae	花茎は直立. 花冠は白色. 葉は掌状に深裂.	野生草Ⅲ p.186
29	57		キジガクシ		四月開花		オランダキジカクシ Asparagus officinalis	ユリ科 Liliaceae	液果は赤色に熟す.	野生草Ⅰ p.43

原本頁		生薬名	和名	備考	開花時期	異名	解読			参考資料
							植物名	科名	備考	
30	58	鼠麹草	ホウコ／コモモキ		四月開花	<別録>無心草	ハハコグサ Gnaphalium affine	キク科 Asteraceae	茎上端で枝分かれし、細かな黄色の頭花を散房状に多数つけるためハハコグサと推察。	野生草III p.206
	59	白蒿	ノロコモギ		四月開花	繁 出胡蒿	チチコグサ Gnaphalium japonicum	キク科 Asteraceae	白色の綿毛が多い、細い茎を出し、分枝がないためチチコグサと推察。白蒿の茎原は別種。	野生草III p.207
	60	夏枯草	シソトマクラ	花有種々	五月開花		ウツボグサ Prunella vulgaris subsp. asiatica	シソ科 Lamiaceae	葉は数対あり有柄。花冠は紫色。	野生草III p.88
31	61	桔梗	アリノヒフキ		七月開花	白薬<別録>梗艸 房圖 齊壹	キキョウ Platycodon grandiflorum	キキョウ科 Campanulaceae	花は青紫色で茎頂付近に数個つく。	野生草III p.149
	62	貝母	ハハクサ		三月開花		アミガサユリ Fritillaria verticillata var. thunbergii	ユリ科 Liliaceae	葉は線状披針形で、茎の上部にあるものは巻きひげ状。花は葉腋に1個ずつつく。大毒の意図不明。	野生草I p.38
32	63	同		上品						
	64			上品						
	65			大毒						
	66	白薇	フナバラ		四月開花		フナバラソウ Cynanchum atratum	ガガイモ科 Asclepiadaceae	やや密に花がつき、花冠は濃褐紫色。 別名：ロクオンソウ	野生草III p.41
33	67	雨点兒菜	同		四月開花		クサタチバナ Cynanchum ascyrifolium	ガガイモ科 Asclepiadaceae	「救荒本草啓蒙」(天保13、小野職孝)に同じ漢名で基原植物はクサタチバナとある。花は6－7月に開き、花冠は無毛で白色。	野生草III p.41
	68	淫羊藿	イカリ草		三月開花		イカリソウ Epimedium grandiflorum var. thunbergianum	メギ科 Berberidaceae	葉は1－3回3出。葉は卵形。基部は心形。花は紅紫色または白色。	野生草II p.90
34	69	同			三月開花		キバナイカリソウ Epimedium koreanum	メギ科 Berberidaceae	花は淡黄色。	野生草II p.90
	70				三月開花		イカリソウ Epimedium grandiflorum	メギ科 Berberidaceae	68参照	野生草II p.90

第1巻 草上

原本頁		生薬名	和名	備考	草上 開花時期	異名	解読 植物名	科名	備考	参考資料
35	71	黄連	カクミグサ	菊葉	二月開花	王連 支連	オウレン *Coptis japonica*	キンポウゲ科 Ranunculaceae	葉は1回3出複葉. 別名：キクバオウレン	野生草II p.87
	72	同		芹葉 上品	二月開花		セリバオウレン *Coptis japonica* var. *dissecta*	キンポウゲ科 Ranunculaceae	葉は2回3出複葉.	野生草II p.87
36	73	補骨脂	イチビ		六月開花	破故紙 婆固脂	オランダビユ *Psoralea corylifolia*	マメ科 Fabaceae	葉は互生. 広卵形または三角状卵形で, 粗大な鋸歯あり. 頭状に近い総状花序をつけ, 蝶形花は淡紫色または黄色. 豆果は宿存萼あり, 果皮は黒色.	原色（上）p.225
	74	大麻	アサ	麻仁	七月開花	火麻 黄麻	アサ *Cannabis sativa*	アサ科 Cannabaceae	葉は有柄で掌状複葉 5-9裂. 裂片は鋭尖頭披針形で鋸歯雌雄異株で雄花株は、円錐状.	牧野 p.48
37	75	蛇床	ヤブジラミ		六月開花		ヤブジラミ *Torilis japonica*	セリ科 Apiaceae		野生草II p.279
	76		ハイトリグサ		六月開花		ハエドクソウ *Phryma leptostachya* var. *asiatica*	ハエドクソウ科 Phrymaceae	別名：ハエトリソウ	野生草III p.140
38	77	威霊仙	クガイ艸		五月開花		クガイソウ *Veronicastrum sibiricum* subsp. *japonicum*	ゴマノハグサ科 Scrophulariaceae	茎は直立し、葉が4-8枚輪生.	野生草III p.107
	78	鬼臼	ヤグルマ	毒草	四月開花		ヤグルマソウ *Rodgersia podophylla*	ユキノシタ科 Saxifragaceae		野生草II p.164
39	79	地黄	サウヒメ			芑 地髄	ジオウ *Rehmannia glutinosa*	ゴマノハグサ科 Scrophulariaceae	根茎は赤褐色で肥大. 古名：サオヒメ	牧野 p.685
	80	胡面莽	センリゴマ		四月開花	馬留草	センリゴマ *Rehmnnia japonica*	ゴマノハグサ科 Scrophulariaceae		野生草III p.106
40	81	麦門冬	ジヤウガヒゲ	大葉之物上品	六月開花		ヤブラン *Liriope platyphylla*	ユリ科 Liliaceae	淡紅色の穂状花序. 根の一部に紡鐘状のふくらみ.	野生草I p.23

原本頁		生薬名	和名	備考	草上 開花時期	異名	解読 植物名	科名	備考	参考資料
40	82	同			六月開花		ジャノヒゲ Ophiopogon japonicus	ユリ科 Liliaceae	別名：リュウノヒゲ	野生草I p.23
41	83		ハナゲサウ	毒草	四月開花		ウラシマソウ Arisaema thunbergii	サトイモ科 Araceae	付属体は仏炎苞の外に長く伸び出し先端は糸状．	野生草I p.131
	84		ヤマコンニャク	毒艸	四月開花		マムシグサ Arisaema serratum	サトイモ科 Araceae	外見の変異が著しい．本草図譜ではテンナンショウの名で記載．ヤマコンニャクとの異名もあり，松山本草の記述と一致．	野生草I p.136
42	85	蒟蒻	ボサツサウ	同		蒻頭、鬼芋、菩薩草	コンニャク Amorphophalus rivieri	サトイモ科 Araceae		野生草I p.128
	86	半夏	カラスビシャク	上品 毒草	四月開花		カラスビシャク Pinellia ternata	サトイモ科 Araceae	葉は1－2個，掌状で3小葉．花茎は1個で葉より高く出る．仏炎苞は緑色．	野生草I p.128
43	87					シュテン スイギョク チブン 守田 水玉 地文				
	88	同		同 下品	四月開花		オオハンゲ Pinellia tripartita	サトイモ科 Araceae	花茎は葉の上かほぼ同高．苞は緑色．花は1－4個．掌状に3深裂．花茎は葉より高く出るかは同高．	野生草I p.128
44	89	藁本	サワンラシ		六月開花	鬼新＜本經＞鬼郷＜本經＞ ハツカウ 藁茇 微莖 ジョウブウ 徐廣	カサモチ Nothosmyrnium japonicum	セリ科 Apiaceae	茎は直立して分岐．枝先に白色複散形花序．	牧野 p.506
	90	土木香	サクモ艸		五月開花	青木香＜異名＞＝＜別録＞＝蜜香 木香 五木香 南木香	オオグルマ Inula helenium	キク科 Asteraceae	花期は5－7月．茎頂に黄色の頭花を散房状につける．	原色（上） p.40
	91	黄芩	ハイシバ		六月開花	プテウ ケイゴン 腐腸＜本經＞空腸 ＜別録＞内虚＜別録＞妬婦 經苓＜別録＞黄文	コガネバナ Scutellaria baicalensis	シソ科 Lamiaceae	別名：コガネヤナギ	牧野 p.640
45	92	博洛迴	カジサウ		六月開花	櫛沙菰起草	タケニグサ Macleaya cordata	ケシ科 Papaveraceae	葉は互生し，分岐しない．	野生草II p.123

第1巻 草上

原本頁		草上				解読			参考資料
	生薬名	和名	備考	開花時期	異名	植物名	科名	備考	
46	93	半邊蓮	ツルコケグサ		四月開花		サギゴケ Mazus mipuelii	ゴマノハグサ科 Scrophulariaceae	サギゴケで、花が紅紫色のものをムラサキサギゴケとよぶ。別名：サギシバ	野生草Ⅲ p.104
	94	同			四月開花					野生草Ⅱ p.171
47	95	虎耳草	ユキノシタ		四月開花		ユキノシタ Saxifraga stolonifera	ユキノシタ科 Saxifragaceae	紫色で糸状の走出枝が多数ある。葉の裏側は暗紫色。	園芸Ⅰ p.227
	96	旋覆花	ラグルマ	千葉之物ヲ渦々金ミヅントウ	七月開花		オグルマ及びヤエオグルマ Inura britannica ssp. japonica 及び ssp. japonica f. plena	キク科 Asteraceae	八重の頭花は園芸種、ヤエオグルマと推察。	野生草Ⅲ p.70
48	97	白頭翁	ゼガイサウ		三月開花	<本經>野丈人	オキナグサ Pulsatilla cernua	キンポウゲ科 Ranunculaceae	鐘形で下向きの花が頂生。外面は白毛でおおわれ、内面は暗赤紫色。	野生草Ⅱ p.180
	98	鶏腿根	カワラサイコ		六月開花	翻白草	カワラサイコ Potentilla chinensis	バラ科 Rosaceae		野生草Ⅲ p.181
49	99	葡閭	ヒキヨモギ		三月開花	アクコウ 覆閭 タイロ	サワギク Senecio nikoensis	キク科 Asteraceae	サワギクの花期は6-8月。花期は異なるが形態は一致。別名：ボロギク	野生草Ⅲ p.91
	100	續斷	ラドリサウ		四月開花	ゾクダン 屬折　南草　龍豆	オドリコソウ Lamium album var. barbatum	シソ科 Lamiaceae		野生草Ⅲ p.219
50	101	大薊	ヲホアザミ	花有種々	四月開花		ヨシノアザミ Cirsium nipponicum var. yoshinoi	キク科 Asteraceae		野生草Ⅲ p.219
	102	小薊	メアザミ		五月開花		アザミ属の一種	キク科 Asteraceae		野生草Ⅱ p.27
51	103	商陸	ヤマゴボウ	毒草	五月開花		ヤマゴボウ Phytolacca esculenta	ヤマゴボウ科 Phytolaccaceae	総状花序は頂生で短い柄があり直立、果時に下垂しない。花は白色、果実は熟すと黒紫色。根は著大。	

原本頁	生薬名	和名	備考	草上 開花時期	異名	植物名	解読 科名	備考	参考資料
51 104	毛茛	タガラシ		四月開花	胡椒菜 両種トモ	ケキツネノボタン Ranunculus cantoniensis	キンポウゲ科 Ranunculaceae		野生草II p.79
105	水楊梅	同		四月開花	一名クサモモ 地楡	ダイコンソウ属の一種	バラ科 Rosaceae	集合果は倒卵形で大型.	野生草II p.79
52 106	狼毒	ホメキサウ	大毒草	二月開花		ハシリドコロ Scopolia japonica	ナス科 Solanaceae	葉腋に、暗紅紫色の花.	野生草III p.92
107	續隨	スズグサ	毒草	四月開花	千金子 千兩金	ホルトソウ Euphorbia lathyris	トウダイグサ科 Euphorbiaceae	茎は直立．葉は対生につき、全縁．茎の上部の葉は輪生．茎頂の苞葉は緑色のつぼ状．	野生草II p.224
108	紫大戟	ハマヒト	毒草	四月開花	下馬仙	トウダイグサ属の一種	トウダイグサ科 Euphorbiaceae	形態はセンダイタイゲキ Euphorbia sendaica に近似するが、同定困難．	野生草II p.227
53 109	甘遂	トブダイグサ	毒艸	四月開花	甘澤 重澤	ナツトウダイ Euphorbia sieboldiana	トウダイグサ科 Euphorbiaceae	茎と葉が紫紅色を帯びた緑色．頂の葉は輪生．	野生草II p.227
110	北大戟	スズリグサ	毒草	四月開花	下馬仙	トウダイグサ属の一種	トウダイグサ科 Euphorbiaceae	トウリバナとの異名を持つが、頂生の散形に出る葉が茎葉より広いなどの特徴が一致しない．	野生草II p.226
54 111	剪刀股			六月開花		スイラン Hololeion krameri	キク科 Asteraceae	根生葉は線状披針形でまばらに鋸歯あり．茎葉とともに互生．頭花は黄色で上向きにつく．	野生草III p.231
112	同			五月開花		オニノゲシ Sonchus asper	キク科 Asteraceae		野生草III p.228
55 113	野高苣			七月開花		アキノノゲシ Lactuca indica	キク科 Asteraceae		野生草III p.227
56 114	白屈菜	クサノワウ		四月開花		クサノオウ Celidonium majus var. asiaticum	ケシ科 Papaveraceae	葉腋から花柄をだし、数花をつける．	野生草III p.123

草上

原本頁	生薬名	和名	備考	開花時期	異名	解読 植物名	解読 科名	備考	参考資料
115	眞細辛	ウマノスズクサ	上品	四月開花	木細辛	ウスバサイシン属の一種	ウマノスズクサ科 Aristolochiaceae	茎の先に2個の葉。葉は卵心形で先は急にとがる。	野生草II p.106
57 116		ヤマカタバミ	薬用ニ用イズ	三月開花	獐耳細辛	ミヤマカタバミ Oxalis griffithii	カタバミ科 Oxalidaceae		野生草II p.216
117	土細辛	キンカウサイシン		四月開花		カンアオイ属の一種	ウマノスズクサ科 Aristolochiaceae	1から数個の普通葉をつける。	野生草II p.104
118	賀茂葵	フタバサイシン	薬用ニ用イズ			フタバアオイ Asarum caulescens	ウマノスズクサ科 Aristolochiaceae	茎は地上を這い、汚褐紫色。葉は茎の先に対生状に2個。柄が長い。	野生草II p.103
119	徐長卿	小葉フナバラ		五月開花		スズサイコ Cynanchum paniculatum	ガガイモ科 Asclepiadaceae	茎は細く、直立。多数のひげ根。	野生草III p.40
120	眞蘭	フジバカマ		六月開花		フジバカマ Eupatorium fortunei	キク科 Asteraceae	葉は3深裂し、裂片は長楕円形状披針形、頭花は多数散房状につく。	野生草III p.211
58 121	山蘭	同		六月開花		ヒヨドリバナ Eupatorium chinense	キク科 Asteraceae	葉は分裂せず、卵状長楕円形で鋭鋸歯、花は白色い帯紫色で散房状。	野生草III p.211

第2巻 草下

原本頁	生薬名	和名	備考	開花時期	異名	解読 植物名	解読 科名	備考	参考資料
59 122	羌活	シシウド		七月開花	サウクワツ 差活＜本經＞獨搖草＜別録＞護羌使者 ドクエウサウ　ゴキャウシシャ ＜本經＞羌青　長生草	シシウド Angelica pubescens	セリ科 Apiaceae	葉柄の下部はふくらんで袋状。	野生草II p.287
2 123	獨活	ウド		七月開花		ウド Aralia cordata	ウコギ科 Araliaceae		牧野 p.500

原本頁		草下				解読			参考資料
	生薬名	和名	備考	開花時期	異名	植物名	科名	備考	
124	防風	ヤマゼリ	上品	六月開花	<本經>銅芸<別録>屏風	ボウフウ Saposhnikovia divaricata	セリ科 Apiaceae	根は太く、茎の基部は褐色の繊維状の葉柄残基が密生。基生葉は3角状卵形。2-3回羽状分裂で最終裂片は条形ないし披針形。全縁。膝助防風：中国から渡来し賁郭により栽培。	中薬4 p.2394
125	同		中品	六月開花		イブキボウフウ Seseli libanoris subsp. japonica	セリ科 Apiaceae		野生草Ⅱ p.284
126	山蒜	ノビル		三月開花	葛 澤蒜	ノビル Allium grayi	ユリ科 Liliaceae		野生草Ⅰ p.36
127	赤箭	ヌスビトノアシ	上品	四月開花	<本經>天麻	オニノヤガラ Gastrodia elata	ラン科 Orchidaceae		野生草Ⅰ p.204
128	麻黄	イスドクサ		五月開花	雲花子	イヌドクサ Equisetum ramosissimum	トクサ科 Equisetaceae	分枝によりイヌドクサと推察。現生薬の麻黄とは別植物。	野生シダ p.60
129	木賊	トクサ			問荊	トクサ Equisetum hyemale	トクサ科 Equisetaceae		野生シダ p.60
130	水蘇	ジャカウサウ		八月開花	鶏蘇	ジャコウソウ Chelonopsis moschata	シソ科 Lamiaceae	花の大きさから、ジャコウソウと推察。	野生草Ⅲ p.89
131				七月開花		カリガネソウ Caryopteris divaricata	クマツヅラ科 Verbenaceae	雄しべが花柱とともに花外に長く突き出る。	野生草Ⅲ p.68
132	薄荷	ラァラキ		六月開花		ハッカ Mentha arvensis var. piperascens	シソ科 Lamiaceae	花は葉腋に球状に集まり淡紅色。	野生草Ⅲ p.84
133	香薷	ナギナタカウジュ		六月開花		ナギナタコウジュ Elsholtzia ciliata	シソ科 Lamiaceae	花は一方偏ってつき穂は長刀状に曲がる。	野生草Ⅲ p.84

第2巻 草下

原本頁		草下					解読			参考資料
	生薬名	和名	備考	開花時期	異名		植物名	科名	備考	
134	延胡索	セングウ	上品	三月開花	玄胡索		ジロボウエンゴサク Corydalis decumbens	ケシ科 Papaveraceae	塊茎に複数の花茎と根出葉。葉は2-3回出複葉で長い根をもち互生。小葉は2-3深裂	野生草Ⅱ p.125
135	同咪物		中品	三月開花			（エンゴサク） Corydalis turtschaninovii f. yanhusuo	ケシ科 Papaveraceae	中国各地で栽培されている種。2回3出複葉。[同和物] の記述植物は不明。	原色（上） p.84 野生草Ⅱ p.124
136			下品	三月開花						野生草Ⅱ p.124
137	王不留行	カサウサ		四月開花			ドウカンソウ Vaccaria pyramidata	ナデシコ科 Caryophyllaceae	王不留行の基原植物は他にオオイタビ Ficus pumila とする説などがあるが、図はドウカンソウ。	牧野 p.103
138	胡荽	マニシン		四月開花	香荽　胡菜		コエンドロ Coriandrum sativum	セリ科 Apiaceae	別名：コリアンダー	牧野 p.505
139	敗醤	ヲンナメシ		七月開花	＜別録＞澤敗＜本經＞鹿腸		オミナエシ Patrinia scabiosaefolia	オミナエシ科 Valerianaceae	葉は対生し、頭大況状に深裂。多数の黄色の小花。ほぼ平らな花上部などの特徴から推察。本来敗醤はオトコエシの別名。	野生草Ⅱ p.147
140	同	ヲトコメシ		七月開花			オトコエシ Patrinia villosa	オミナエシ科 Valerianaceae	集散花序に多数の小さい白花。	野生草Ⅲ p.147
141	紫苑	シヲン		七月開花			シオン Aster tataricus	キク科 Asteraceae		野生草Ⅲ p.196
142	白苑	同		七月開花			ヤマシロギク Aster ageratoides subsp. amplexifolius	キク科 Asteraceae	別名：イナカギク	野生草Ⅲ p.197
143	兔児尾苗	トラノ		五月開花			オカトラノオ Lysimachia clethroides	サクラソウ科 Primulaceae	葉は互生し長楕円形又は狭卵形、花序は直立せず上部は傾き多数の花をつける。花冠は白色。	野生草Ⅲ p.19
144		ルリトラノ		六月開花			ルリトラノオ Pseudolysimachion subsessile	ゴマノハグサ科 Scrophulariaceae	葉は広卵形または卵形で先は尖り、基部はほとんど柄がなく、縁には尖った鋸歯。茎の先に長い穂になった花序。花は多数で密。花冠は青紫色。	野生草Ⅲ p.109

原本頁		生薬名	和名	備考	草下		解読				
					異名	開花時期	植物名		科名	備考	参考資料
13	145	吉麻墓	タムラサウ			六月開花	アキノタムラソウ	Salvia japonica	シソ科 Lamiaceae	タムラサウ Serratula coronata はキク科の別植物。	野生草Ⅲ p.81
	146	鴨跖草	ツユクサ		竹葉菜	六月開花	ツユクサ	Commelina communis	ツユクサ科 Commelinaceae		野生草Ⅰ p.74
	147	野苧麻	ノマヽ			六月開花	同定困難			同定困難だが形態がイラクサ科のカラムシに近似。	野生草Ⅱ p.8
14	148	海根	ミヅヒキグサ			六月開花	ミズヒキ	Antenoron filiforme	タデ科 Polygonaceae		野生草Ⅱ p.18
	149		クロジ			六月開花	ヤブマオ	Boehmeria longispica	イラクサ科 Urticaceae		野生草Ⅱ p.9
15	150	蕁麻	イラグサ		モウラン毛藜	六月開花	イラクサ	Urtica thunbergiana	イラクサ科 Urticaceae		野生草Ⅱ p.3
	151	商麻	イチビ		白麻		イチビ	Abutilon avicennae	アオイ科 Malvaceae	茎は直立、葉は長柄をもち心形で互生。花は倒広卵形で橙黄色。蒴果は半球形で、先端に2個の角状突起をもつ果に分かれる。別名：キリアサ	牧野 p.432
16	152		イチビノ一種				ツナソ	Corchorus capsularis	シナノキ科 Tiliaceae	イチビと形態が異なるが、別名イチビ。夏から秋にかけて小さい黄色の花が数個葉腋に集ってつく。	牧野 p.431
17	153	翻白草				六月開花	ヒメキンミズヒキ	Agrimonia nipponica	バラ科 Rosaceae	葉は茎の下方に集まる。花は小さく黄色。	野生草Ⅱ p.185
	154	馬鞭草	クマツヅラ		龍牙草 詩疏 圖ノ經	五月開花	クマツヅラ	Verbena officinalis	クマツヅラ科 Verbenaceae		野生草Ⅲ p.68
18	155	獨頭蘭	ホクリ			三月開花	シュンラン	Cymbidium goeringii	ラン科 Orchidaceae		野生草Ⅰ p.228

			草下			解読				
原書頁	生薬名	和名	備考	開花時期	異名	植物名	科名	備考	参考資料	
18	156	波母栗	ヒトツボクリ				ヒトツボクロ Tipularia japonica	ラン科 Orchidaceae	花がないので同定は困難だが、葉の特徴が類似.	野生草I p.217
19	157		ニリンシサウ		四月開花		ニリンソウ Anemone flaccida	キンポウゲ科 Ranunculaceae	茎葉が無柄で花が二個. イチリンソウは葉が有柄で花は一個.	野生草II p.69
	158	水斗葉	フキ		二月開花		フキ Petasites japonicus	キク科 Asteraceae		野生草III p.188
20	159	欵冬	同		二月開花	氏冬＜別録＞ 菟奚 尓ノ雅	フキ Petasites japonicus	キク科 Asteraceae		野生草III p.188
	160	虎杖	イタドリ		六月開花	大蟲杖＜薬性＞	イタドリ Reynoutria japonica	タデ科 Polygonaceae		野生草III p.24
21	161	藿香	カワミドリ		六月開花	兜婁婆香	カワミドリ Agastache rugosa	シソ科 Lamiaceae		野生草III p.87
	162	玄参	ランクサ		七月開花	黒参＜本經＞ 玄臺＜呉普＞	ゲンジン Scrophularia ningpoensis	ゴマノハグサ科 Scrophulariaceae	草上 原木頁7.12参照	原色（上）p.55
22	163	薏苡	八石ムギ			禊穄	ハトムギ Coix ma-yuen	イネ科 Poaceae	苞鞘は暗褐色、楕円形、熟しても爪で割れる程度の硬さ	野生草I p.90
	164		ジユズダマ				ジュズダマ Coix lacryma-jobi	イネ科 Poaceae	苞鞘は硬く、灰白色で卵球形.	野生草I p.90
23	165	馬蘭	ラアラライ		八月開花		ハラン Aspidistra elatior	ユリ科 Liliaceae		牧野 p.870
	166		カルカヤ				オガルカヤ Cymbopogon tortilis var. goeringii	イネ科 Poaceae		野生草I p.92

原本頁	草下					解読				参考資料
	生薬名	和名	備考	開花時期	異名	植物名		科名	備考	
24 167	早藕	カタクリ		二月開花	本草綱目 十二巻 王孫ノ茶下曰 早藕主長命不創果毛髪 大味本草 九之巻 貝原篤信『カタコ 高二三尺許笠紫色葉面ニ有黒點花カサクルマノ如ク紫色ナリ此叡山ニアリ正月ノ末開花艸花実ハ根ノ形芋ノ如ク又蓮根ノ如シ若水云本草紫色シ食スヘシ人ヲ補益ストモ云ノ萬葉十九巻折駿春子艸花哥云春子ハ猪ト甘モ云春紫色ノ花サクラ今按ケタコノ樹舌ト新撰六帖ニモカタカニノ歌アリ』	カタクリ Erythronium japonicum		ユリ科 Liliaceae	本草綱目及び大和本草の抜粋が付記.	野生草I p.37
25 168	萱草	ワスレグサ		五月開花		ノカンゾウ Hemerocallis fluva var. longituba		ユリ科 Liliaceae	花色に変化が多い。別名ベニカンゾウ.	野生草I p.31
169	曼陀羅花	朝鮮アサガホ		五月開花	ヤマナスビ トモ	チョウセンアサガオ Datura metel		ナス科 Solanaceae		牧野 p.667
170	火炭花	ラシロイバナ		六月開花		オシロイバナ Mirabilis jalapa		オシロイバナ科 Nyctaginaceae		野生草II p.28
26 171	金盞草	キンセンクワ		四月開花		トウキンセンカ Calendula officinalis		キク科 Asteraceae	トウキンセンカは現在キンセンカと混同されるが、別植物。キンセンカ C. arvensis は江戸末期渡来したとされるため、トウキンセンカと推察.	牧野 p798
172	綬草	モジズリ		六月開花		ネジバナ Spiranthes sinensis		ラン科 Orchidaceae	花は淡紅色。らせん状にねじれた穂状花序.	野生草I p.216
27 173	水仙	ニハキ		五月開花	金盞銀臺	スイセン Narcissus tazetta var. chinensis		ヒガンバナ科 Amaryllidaceae		野生草I p.53
174			有花時無果	七月開花		ナツズイセン Lycoris squamigera		ヒガンバナ科 Amaryllidaceae	葉は早春に伸び、初夏に枯死。花期は8〜9月。7月開花および花時葉無の書き込みと一致.	野生草I p.54
28 175				七月開花		ナツズイセン Lycoris squamigera		ヒガンバナ科 Amaryllidaceae	花序あたりの花が少ないので、ナツズイセンと推察.	野生草I p.54

原本頁	生薬名	草下					解読			参考資料
		和名	備考	開花時期	異名	植物名	科名	備考	
176	柴胡	ミシマサイコ		五月開花	地薫＜本經＞ 山菜＜呉普＞	ミシマサイコ Bupleurum scorzoneraefolium var. stenophyllum	セリ科 Apiaceae	葉は長披針形から線形。基部はすべて細まる。	野生草Ⅱ p.280
177	同大葉					ホタルサイコ Bupleurum longeradiatum subsp. sachalinense var. elatius	セリ科 Apiaceae	葉は長披円状披針形。基部は茎を抱く。ミシマサイコより大形。	野生草Ⅱ p.280
178		キランソウ		四月開花		キランソウ Ajuga decumbens	シソ科 Lamiaceae	別名：ジゴクノカマノフタ	野生草Ⅲ p.73
179	千歳蔂					センネンボク属の一種	リュウゼツラン科 Agavaceae	ドラセナ（センネンボク）Cordyline terminalis に近似。	牧野 p.877
180	草蓯蓉	ハマウツボ	土中開花	四月開花		ヤセウツボ Orobanche minor	ハマウツボ科 Orobanchaceae	花期は5-6月で、形態の類似からヤセウツボと推察。	野生草Ⅲ p.135
181		カヤヤケガ	黒焼ニシテ口中ニ含ミ八月開花	四月開花	一名竹馬岬	ナンバンギセル Aeginetia indica	ハマウツボ科 Orobanchaceae	日本では通常ススキに寄生。（8月開花の植物はススキと推察）	野生草Ⅲ p.134
182	地筋	カヤ		八月開花		ススキ Miscanthus sinensis	イネ科 Poaceae	花序の総数や葉の形からススキと区別が困難。	野生草Ⅰ p.95
183	薫草	カリヤス		八月開花	薫艸				
184		高麗ギク		六月開花		シュンギク Chrysanthemum coronarium	キク科 Asteraceae	葉の形状および白色黄心の頭状花を単立で開くとのことから、シュンギクと推察。	牧野 p.778
185	秋牡丹	クサボタン		七月開花		シュウメイギク Anemone hupehensis var. japonica	キンポウゲ科 Ranunculaceae	クサボタンと異なるクサボタンは茎の先端や葉腋に集散状の花序。花や葉の形状から、シュウメイギクと推察。	野生草Ⅱ p.68
186	味胡黄連	トウヤク	上品	九月開花	一名センブリ	センブリ Swertia japonica	リンドウ科 Gentianaceae		野生草Ⅲ p.35

原本頁	生薬名	草下				解読				
		和名	備考	開花時期	異名	植物名		科名	備考	参考資料
34 187			センブリノ一種高ヶ尺余リ尺の添書ニ逐ル人多シ薬用不用	九月開花		イヌセンブリ Swertia diluta var. tosaensis		リンドウ科 Gentianaceae	高さが「尺余」「尺」の添書より、イヌセンブリと推察。茎は薬用に用いず	野生草Ⅲ p.35
35 188	白朮	赤ワケラ		六月開花	山薊〈本経〉楊枹〈音孚〉馬薊〈右同〉蒼朮	オオバナオケラ Atractylodes ovata		キク科 Asteraceae	根株は大きく太い、上部で分枝。葉は互生。葉身は3-5深裂。頭花は頂生。	中薬4 p.2247
189		白ワケラ		六月開花		オケラ Atractylodes japonica		キク科 Asteraceae	葉は3-5深裂楕円形、互生。長柄をもち、花は色または淡紅色。	野生草Ⅲ p.225
36 190	川白朮	白ワケラ		六月開花	天目白朮	ホソバオケラ Atractylodes lancea		キク科 Asteraceae	根茎は横走、葉は卵状披針形か楕円形で、細鋸歯縁。	牧野和 p.543
191	紫花地丁	スミレ	花有種々	三月開花	一名ゴロボウグサ トモ	スミレ Viola mandshurica		スミレ科 Violaceae		野生草Ⅱ p.246
37 192	草龍膽	リンドウ		十月開花	陵游 山龍膽	リンドウ Gentiana scabra var. buergeri		リンドウ科 Gentianaceae		野生草Ⅲ p.31
193		ハルリンドウ		三月開花		フデリンドウ Gentiana zollingeri		リンドウ科 Gentianaceae	ロゼット状の根出葉が無花は個数よりフデリンドウと推察。ハルリンドウの花は茎頂に1個。	野生草Ⅲ p.30
38 194	金絲梅	ヤマブキサウ		三月開花		ヤマブキソウ Chelidonium japonicum		ケシ科 Papaveraceae		野生草Ⅱ p.123
195		カノコサウ		四月開花		カノコソウ Valeriana fauriei		オミナエシ科 Valerianaceae	別名：ハルオミナエシ	野生草Ⅲ p.146
196				四月開花		ツチグリ Potentilla discolor		バラ科 Rosaceae	根生する葉は3-9個の小葉からなる。花茎には数個の花。ツチグリ（土栗）の名は塊状の根茎に由来。	野生草Ⅱ p.179
39 197		クサフジ		四月開花		クサフジ Vicia cracca		マメ科 Fabaceae	花は青紫花または純白花。	野生草Ⅱ p.197

原本頁	生薬名	草下			解読			
		和名	備考	開花時期	異名	植物名	科名	備考	参考資料
40	198	シロヤクモソウ	付箋あり 䒽蔚（セツヰ）葉蔚 白花ノモノ	七月開花		メハジキ Leonurus japonicus	シソ科 Lamiaceae	付箋の「䒽蔚」はヤクモソウを指すが、葉の形状からメハジキと推察。	野生草Ⅲ p.90
	199 千日江		花有種々	七月開花		センニチコウ Gomphrena globosa	ヒユ科 Amaranthaceae	球状頭花で多数の紅色・小花からなる。	牧野 p.113
	200 剪春羅	センノウ	花有種々	四月開花		マツモトセンノウ Lychnis sieboldii	ナデシコ科 Caryophyllaceae	形態・開花時期がマツモトセンノウと一致。稀に白花があるとの記述。	野生草Ⅱ p.42
41	201 剪夏羅	セン		七月開花		オグラセンノウ Lychnis kiusiana	ナデシコ科 Caryophyllaceae	花の色およびの断裂具合からオグラセンノウと推察。	野生草Ⅱ p.43
42	202 剪秋羅	ガンピ		八月開花		フシグロセンノウ Lychnis miqueliana	ナデシコ科 Caryophyllaceae	花弁がほぼ全縁、茎の節部が暗色よりフシグロセンノウと推察。	野生草Ⅱ p.42
	203 牛時花	ゴジカ		八月開花		ゴジカ Pentapetes phoenicea	アオギリ科 Sterculiaceae		牧野 p.440
43	204 覇王樹	サボテン			仙人掌	ウチワサボテン属の一種	サボテン科 Cactaceae	ウチワサボテン Opuntia ficus-indica、または仙人掌の基原植物センニンサボテン O. dellenii、同定困難。	牧野 p.114
	205 列當	ツチアケビ	付箋あり（漢名 海棠）	六月開花	山トガラシ ト モ 多識編ニ 出タリ	ツチアケビ Galeola septentrionalis	ラン科 Orchidaceae	ツチアケビの果期。	野生草Ⅰ p.206
	206 削防風	シュウカイドウ		七月開花		シュウカイドウ Begonia evansiana	シュウカイドウ科 Begoniaceae		野生草Ⅱ p.255
44	207	カワラボウフウ		七月開花		カワラボウフウ Peucedanum terebinthaceum	セリ科 Apiaceae	茎は直立、葉は2回羽状複葉で鋭裂。ボウフウに形は似るが、葉の形が異なる。	野生草Ⅱ p.290
	208 馬蹄決明	イタチササゲ			山扁豆＜多識編＞	エビスグサ Cassia obtusifolia	マメ科 Fabaceae	ハブソウ Cassia occidentalis にも似るが、小葉が鋭尖頭でないことからエビスグサと推察。	野生草Ⅱ p.188
45	209 草決明	孤ノビンササラ		六月開花	ネムリグサ ト モ	カワラケツメイ Cassia mimosoides subsp. nomame	マメ科 Fabaceae		野生草Ⅱ p.188

原本頁		生薬名	草下					解読			参考資料
			和名	備考	開花時期	異名	植物名		科名	備考	
46	210				五月開花		カミツレ Matricaria chamomilla		キク科 Asteraceae		野生草Ⅲ p.163
	211		ハナシノブ	花有種々	五月開花		ハナシノブ Polemonium kiushianum		ハナシノブ科 Polemoniaceae		野生草Ⅲ p.56
	212	蓖麻	ヒマシ		七月開花	和雷丸 カラガシントモ	トウゴマ Ricinus communis		トウダイグサ科 Euphorbiaceae	別名：ヒマ	牧野 p.366
47	213	白蒺藜	タネブリクサ	田ノアゼニ多ヵ生ス	七月開花		クサネム Aeschynomene indica		マメ科 Fabaceae		野生草Ⅱ p.201
	214	黄蜀葵	クサトロロ	書家日紙漉ニ此ノ根ヲ用之	六月開花		トロロアオイ Abelmoschus manihot		アオイ科 Malvaceae	花の形状や色、葉の形状及び開花時期が一致.	牧野 p.438
48	215	辻芒決明	センダイハギ		四月開花		センダイハギ Thermopsis lupinoides		マメ科 Fabaceae		野生草Ⅱ p.189
	216	野胡蘿蔔	ダルマギク		六月開花		マツムシソウ Scabiosa japonica		マツムシソウ科 Dipsacaceae		野生草Ⅲ p.148
49	217	前胡	ウダナグサ		七月開花	一名ミツバ草トモ	ノダケ Angelica decursiva		セリ科 Apiaceae	上部の紫色を帯びた葉および葉の形状、開花時期がノダケと一致. 花は暗赤色、稀に白色から推察.	野生草Ⅱ p.287
	218	兎兒傘	ヤブレガサ		五月開花		ヤブレガサ Syneilesis palmata		キク科 Asteraceae		野生草Ⅲ p.186
50	219		サクラサウ	花有種々	三月開花		サクラソウ Primula sieboldii		サクラソウ科 Primulaceae		野生草Ⅲ p.22
	220	藜蘆	シュロウラン		五月開花	山葱＜別録＞	シュロソウ Veratrum maackii var. japonicum		ユリ科 Liliaceae	花が暗紫褐色からシュロソウと推察.	野生草Ⅰ p.29
51	221		カラマツサウ		四月開花		カラマツソウ Thalictrum aquilegifolium var. intermedium		キンポウゲ科 Ranunculaceae	花序は散房状または複散扇状で、上部は広がるのでカラマツソウと推察.	野生草Ⅱ p.84

原本頁		草下					解読			
	生薬名	和名	備考	開花時期	異名	植物名		科名	備考	参考資料
52	222 鬼督郵	ヨトラトシ		六月開花	ハグマサウト モ 濁搔草 白微<唐本>	クルマバハグマ Pertya rigidula		キク科 Asteraceae	多数ついた頭花や葉の特徴から、クルマバハグマと推察。	野生草Ⅲ p.209
	223		日光方言スリン艸 大和方言ツホウスキ	四月開花		イチヤクソウ Pyrola japonica		イチヤクソウ科 Pyrolaceae	葉は卵状楕円形−広楕円形。花茎に白色花を3-10個つける。	野生草Ⅲ p. 4
	224 毛蓼	ケタデ		七月開花	ヤマタデトモ	オオタデ Persicaria pilosa		タデ科 Polygonaceae		野生草Ⅱ p.21
53	225	サンショヤケ草		八月開花		マツカゼソウ Boenninghausenia japonica		ミカン科 Rutaceae	形態・葉の形・開花時期からマツカゼソウと推察。和名サンショウは形状が近似するが、開花時期不一致。	野生草Ⅱ p.232
	226 水蓼	ミヅタデ		七月開花		シロバナサクラタデ Persicaria japonica		タデ科 Polygonaceae	茎は直立し分枝。葉は披針形で両端が鋭形。花は白色でまばらな穂状花序。	野生草Ⅱ p.22
54	227 水紅花	イスタデ		六月開花	龍古	イヌタデ Persicaria longiseta		タデ科 Polygonaceae	茎下部は地を這い、茎上部は直立し帯赤色。葉は広披針形で両端が鋭形。花は密な穂状で萼は紅色。	野生草Ⅱ p.23
55	228 葒蓼	アカタデ		七月開花	龍古	ヤナギタデ Persicaria hydropiper		タデ科 Polygonaceae	蒴果は暗褐色の卵形−卵円形。葉の色に変化が多い。	野生草Ⅱ p.23
	229 蘩藍	アヰタデ		七月開花		アイ Polygonum tinctorium		タデ科 Polygonaceae		牧野 p.70
56	230 問荊	スキナ		三月開花	筆土薬 ツクシ	スギナ Equisetum arvense		トクサ科 Equisetaceae		牧野 p.1098
	231 白茅	ツバナ		五月開花	チアミトモ云 蘭根<本經>	チガヤ Imperata cylindrica		イネ科 Poaceae	古名:ツバナ(茅花)	野生草Ⅰ p.95
57	232 知母	ヤマシ		五月開花	蚔母<本經><說文>連母<本經>	ハナスゲ Anemarrhena asphodeloides		ユリ科 Liliaceae	根は短く、固まって横に這う。葉は根生で広線状。茎上部に2−3花ずつ集まった穂状花序をつける。花は筒状で淡紫色。	牧野 p.848

草下

原本頁	生薬名	和名	備考	異名	開花時期	植物名	科名	備考	参考資料
57 233	萹蓄	ニハヤナギ			五月開花 道生草	ニワヤナギ *Polygonum aviculare*	タデ科 Polygonaceae	別名：ミチヤナギ	野生草Ⅱ p.17
234	雞冠2-種	カラケイト			七月開花	ケイトウ *Celosia cristata*	ヒユ科 Amaranthaceae		野生草Ⅱ p.51
58 235	青葙	ノゲイトウ		草蒿 ＜本經＞桃朱術 鴈來紅	七月開花	ノゲイトウ *Celosia argentea*	ヒユ科 Amaranthaceae		野生草Ⅱ p.51
236	雞冠	トリサカゲイト	花有種々		七月開花	ケイトウ *Celosia cristata*	ヒユ科 Amaranthaceae	園芸品種のトサカケイトウと推察.	野生草Ⅱ p.51
59 237	同	カラケイト			七月開花	ケイトウ *Celosia cristata*	ヒユ科 Amaranthaceae	園芸品種の羽毛ケイトウと推察.	野生草Ⅱ p.51
238	鴈來紅	モミジゲト			七月開花	ハゲイトウ *Amaranthus tricolor* subsp. *tricolor*	ヒユ科 Amaranthaceae	ハゲイトウの園芸種の一種と推察.	野生草Ⅱ p.53
60 239	同								
240	狗尾草	イノコログサ			六月開花	エノコログサ *Setaria viridis*	イネ科 Poaceae		野生草Ⅱ p.100
61 241	狼尾艸	チカラグサ			六月開花	チカラシバ *Pennisetum alopecuroides*	イネ科 Poaceae	キンエノコロ *Setaria glauca* と形態が似るが、芒の色や和名から推察.	野生草Ⅰ p.101

第3巻 蔓草藤

蔓草藤

原本頁	生薬名	和名	備考	異名	開花時期	植物名	科名	備考	参考資料
2 242	蘡薁	シラミトリ				エビヅル *Vitis thunbergii*	ブドウ科 Vitaceae		野生木Ⅱ p.60

蔓草藤

原本頁	生薬名	和名	備考	開花時期	異名	植物名	科名	備考	参考資料
243	紫葛	エビヅル		七月開花		ノブドウ / Ampelopsis brevipedunculata var. heterophylla	ブドウ科 Vitaceae	葉の裏面の色と葉形からエビヅルの可能性は低い。	野生草II p.238
244	土茯苓	カラクサ			竹葉山帰来	ケナシサルトリイバラ / Smilax glabra	ユリ科 Liliaceae	茎にとげがなく、葉が披針形。	原色（上）p.15
245	琉山歸來					ササバサルトリイバラ / Smilax nervo-marginata	ユリ科 Liliaceae	サルトリイバラに近似するが、液果が黒緑色に熟す。	野生草I p.50
246	菝葜	イビツバラ			金剛根＜日華＞ 王瓜草＜同＞	サルトリイバラ / Smilax china	ユリ科 Liliaceae	とげがあり、巻きひげ長く、果実が赤色。	野生草I p.50
247	防已	ツヅラフヂ			解離＜本經＞石解	オオツヅラフジ / Sinomenium acutum	ツヅラフジ科 Menispermaceae	葉が5角のある円形、5浅裂、別名：ツヅラフジ	野生草II p.92
248	通草	アケビ			本通＜土良＞ 丁翁＜異普＞	アケビ / Akebia quinata	アケビ科 Lardizabalaceae	小葉は5枚。	野生木I p.132
249	鉤藤	カギヅル			倒掛藤 黄藤	カギカズラ / Uncaria rhynchophylla	アカネ科 Rubiaceae	葉が対生。上部の葉腋の枝は湾曲し先の鋭くとがったとげ有。	野生木II p.192
250	野綠豆	ブンドウ				リョクトウ / Vigana radiata	マメ科 Fabaceae	腺は緑の誤字と推察。	有用 p.1093
251	豌豆	エンドウ				エンドウ / Pisum sativum	マメ科 Fabaceae	細かい鋸歯のある托葉の形がエンドウに類似。	有用 p.821
252	壷盧	ユウガホ		五月開花	一名フクベ ララビヤウタントモ	ユウガオ / Lagenaria siceraria var. hispida	ウリ科 Cucurbitaceae	つる性。分岐する巻きひげ。心臓形でわずかに掌状に浅裂に葉腋に白花を単生。液果は長大。	牧野 p.470 夏
253	瓢	カンピャウ		五月開花		フクベ / Lagenaria siceraria var. depressa	ウリ科 Cucurbitaceae	果実が非常に大きく、やや平たい球形のためフクベと推察。	有用 p.588
254	牛尾菜	シホデ		六月開花		シオデ / Smilax riparia var. ussuriensis	ユリ科 Liliaceae	つる草で、葉が互生、葉柄の基部に巻きひげがあり、夏に淡黄緑色の花が開花。	野生草I p.50

蔓草藤					解読			
原本頁	生薬名	和名	備考	開花時期	異名	植物名	備考	科名	参考資料
8	255	水雲艸	チドメクサ		四月開花	地銭草	チドメグサ *Hydrocotyle sibthorpioides*		セリ科 Apiaceae	野生草Ⅱ p.277
9	256	菟絲子	ネナシ クサ		七月開花		ネナシカズラ *Cuscuta japonica*	つる性の寄生植物。根、緑葉がなく、花が汚白色。	ヒルガオ科 Convolvulaceae	野生草Ⅲ p.57
10	257	白牽牛子	アサガホ	白花有種々	六月開花		アサガオ *Ipomoea nil*	葉は卵形で3浅裂。	ヒルガオ科 Convolvulaceae	野生草Ⅲ p.62
	258	同		黒		コクタウ黒丑＜綱目＞ 草金鈴＜炮ノ条論＞				
11	259	白前	カガミ クサ	外立黄芪有一種	五月開花		イヨカズラ *Cynanchum japonicum*	茎は直立。ときに先が伸びてつる状。花序は上部の葉腋につき、花はやや密。花冠は淡黄白色。別名：スズメノオゴケ	ガガイモ科 Asclepiadaceae	野生草Ⅲ p.41
	260	黄芪	ヤブラ クサ		七月開花		ナイモウオウギ *Astragalus mongholicus*	第一巻の黄芪より小葉が比較的多く、12-18対の特徴より推察。	マメ科 Fabaceae	原色（上）p.151
12	261	猪殃々	カナモグラ		五月開花		カナムグラ *Humulus japonicus*	葉が対生で掌状に7裂。花期は9-10月。	クワ科 Moraceae	野生草Ⅱ p.1
	262	律草	ヤエモ グラ		六月開花	コクサウ勒草＜別録＞	ヤエムグラ *Galium spurium* var. *echinospermum*	葉が6枚輪生。葉腋に花序を出し、1回分枝。黄緑色の小花。	アカネ科 Rubiaceae	野生草Ⅲ p.53
13	263	赤地利					ツルドクダミ *Pleuropterus multiflorus*		タデ科 Polygonaceae	野生草Ⅱ p.25
	264	鼓時花	ヒルガ ホ		五月開花		ヒルガオ *Calystegia japonica*	つる性。葉は互生で長楕円披針形。夏開花、葉腋に淡黄色の花。萼の外に二枚貝状包葉。	ヒルガオ科 Convolvulaceae	牧野 p.613
14	265				五月開花		フクベ *Lagenaria siceraria* var. *depressa*	果実が非常に大きく、やや平たい球形。蔓草藤原本頁7。253参照	ウリ科 Cucurbitaceae	有用 p.588
	266				五月開花		ユウガオ *Lagenaria siceraria* var. *hispida*	蔓草藤原本頁7。252参照	ウリ科 Cucurbitaceae	牧野 p.470
15	267						リョクトウ *Vigna radiata*		マメ科 Fabaceae	有用 p.1093

原本頁	生薬名	蔓草藤 和名	備考	開花時期	異名	植物名	解読 科名	備考	参考資料
268	牛篇	ゲンノショウコ		六月開花	一名タチマチ草	ゲンノショウコ Geranium nepalense subsp. thunbergii	フウロソウ科 Geraniaceae	葉が5深裂. 開花は7-10月で、花が紅紫色（花が紅色のものは西日本に多く、白色のものは東日本に多い）. 別名：フウロソウ	野生草Ⅱ p.218
269	牛鼻菜	ハチマンソウ		六月開花		ミゾソバ Persicaria thunbergii	タデ科 Polygonaceae	葉が有柄で鋭尖頭の卵状はこ型. 花期は7-10月. 茎頂に総状花序. 下部は白色, 上部は紅紫色.	野生草Ⅱ p.20
270	連銭艸	カキドフシ		三月開花		カキドオシ Glechoma hederacea subsp. grandis	シソ科 Lamiaceae	つる状. 葉が有柄で丸い腎形. 花は葉腋につき淡紅紫色.	野生草Ⅲ p.88
271	茜草	アカネサウ		六月開花	風車草＜土宿＞ 過山龍＜補遺＞	アカネ Rubia argyi	アカネ科 Rubiaceae	葉が3角状卵形で4枚輪生. 葉腋から集散花序. 花冠は黄緑色.	野生草Ⅲ p.51
272	落花生			四月開花		ナンキンマメ Arachis hypogaea	マメ科 Fabaceae	夏から秋に葉腋に蝶形花. 豆果は長楕円形, 隆起した網状脈. 別名：ラッカセイ, トウジンマメ	牧野 p.336
273	刀豆	ナタマメ		六月開花	挟剱豆	ナタマメ Canavalia gladiata	マメ科 Fabaceae	羽状の3小葉. 豆果が長楕円で扁平. 花は桃色.	野生草Ⅱ p.211
274	忍冬	スイカヅラ		五月開花	金銀藤＜本經＞	スイカズラ Lonicera japonica	スイカズラ科 Caprifoliaceae	葉は対生, 葉身は長楕円形で全縁. 花は葉腋につき, 筒部は細長く, 上部は5裂して唇状. 白色でのちに黄色に変化.	牧野 p.718
275	同菊菜	同		五月開花					
276	何首烏	イハラコン	赤 白	四月開花	野苗 交藤 夜合＜木博＞ 地精	ツルドクダミ Pleuropterus multiflorus	タデ科 Polygonaceae	茎はつる状, 葉は鋭尖頭の卵形, 花期は8-10月. 総状花序は腋生し, 萼は白色.	野生草Ⅱ p.25
277	天門冬	スベリグサ			天棘＜綱目＞萬歳藤	クサスギカズラ Asparagus cochinchinensis			野生草Ⅰ p.43
278	土卯	カドマブリ	上品	六月開花	一名マホド	ホドイモ Apios fortunei	マメ科 Fabaceae	所々に球茎形の根茎がある. 細い地下茎, 小葉が5枚で卵形. 花期は7-9月で花は黄緑色.	野生草Ⅱ p.208
279	同	ミヅホド	下品	七月開花					

蔓草藤					解読			参考資料
原本頁	生薬名	和名	備考	開花時期	異名	植物名	科名	備考	
22	280	碎米薺	レンゲバナ		三月開花		レンゲソウ Astragalus sinicus	マメ科 Fabaceae	楕円形の小葉が9-11枚。花期は4-6月、葉腋から花柄を伸ばし7-10個の紅紫色の花。別名：ゲンゲ	野生草Ⅱ p.191
	281	蛇苺	ヘビイチゴ		四月開花		ヘビイチゴ Duchesnea indica	バラ科 Rosaceae		野生草Ⅱ p.177
23	282	葳靈仙	ハヲレングザ	外ニクワカイサウ真物	六月開花	一名 クソクサ トモ云	センニンソウ Clematis terniflora	キンポウゲ科 Ranunculaceae		野生草Ⅱ p.74
	283	千載藥	ツルアマチヤ			苦瓜＜拾遺＞	アマチャヅル Gynostemma pentaphylla	ウリ科 Cucubitaceae	葉が互生。鳥足状に分裂した5小葉。巻きひげが2分枝。	野生草Ⅱ p.257
24	284	姿々納	ハコべ		四月開花		ハコベ Stellaria media	ナデシコ科 Caryophyllaceae	葉は鋭頭の広卵形。花期は3-9月、花弁は白色。	野生草Ⅱ p.37
	285	黄葉蒌	キハコベ		四月開花		ミヤマハコベ Stellaria sessiliflora	ナデシコ科 Caryophyllaceae	花は葉腋に単生。蒴果は球形で6裂。	野生草Ⅱ p.37
	286	紫葉蒌	ウシハコベ		四月開花		同定困難			
25	287	馬㼌兒	スズメウリ				スズメウリ Melothria japonica	ウリ科 Cucurbitaceae	つる性。巻きひげは細く先は分岐しない。葉は巻きひげと対生、身は三角状卵心形。葉腋に花をつける。果実は球形で緑色、熟すと灰白色。	牧野 p.467
26	288	薯蕷	ヒラキモ			山芋＜呉普＞	ツクネイモ Dioscorea batatas f. tsukune	ヤマノイモ科 Dioscoreaceae	地上部はヤマノイモに近似、塊状の肉質根。	牧野 p.882
	289	同	ジネンジヤウ							
27	290	百斂	カガミグサ		六月開花		ヤマノイモ Dioscorea Japonica	ヤマノイモ科 Dioscoreaceae	葉は三角状披針形。	野生草Ⅰ p.56

原本頁		生薬名	蔓草藤				解読			
			和名	備考	開花時期	異名	植物名	科名	備考	参考資料
27	291		ジヤカフヅル		四月開花		カガミグサ Ampelopsis japonica	ブドウ科 Vitaceae	根は塊状、葉は互生し、掌状、に多数の小花が葉と対生、夏別名：ビャクレン	牧野 p.427
28	292	薯蕷	ジネンジヤウ	上品		山薬＜呉普＞ 山薬＜衍義＞	ヤマノイモ Dioscorea Japonica	ヤマノイモ科 Dioscoreaceae	葉が三角状披針形.	野生草I p.56
	293	同	ハイダイモ	下品						
29	294	黄獨	ケイモノカシゥ				ニガカシュウ Dioscorea bulbifera	ヤマノイモ科 Dioscoreaceae	地下にひげ根が多い大型の扁球形塊根.	野生草I p.57
	295	甘藷	リウキウイモ				サツマイモ Ipomoea batatas	ヒルガオ科 Convolvulaceae		野生草III p.62
30	296	葡萄	ブドウ	(七月開花の文字が薄く見える)			ブドウ Vitis vinifera	ブドウ科 Vitaceae		牧野 p.424
	297	紫葳花	ノゼン		六月開花		ノウゼンカズラ Campsis grandiflora	ノウゼンカズラ科 Bignoniaceae	葉は対生、鋸歯がある、奇数羽状複葉、夏開花、花冠は漏斗状で黄赤色.	野生草II 木II p.222
31	298	杠枝歸	イシミカワ		六月開花		ママコノシリヌグイ Persicaria senticosa	タデ科 Polygonaceae	葉柄が基部につくので、ママコノシリヌグイと推察. 別名：トゲソバ	野生草II p.20
	299	同	ウシノハナツヽジ		八月開花	一名カイルノツラカキトモ	ナガバノウナギツカミ Persicaria hastato-sagittata	タデ科 Polygonaceae	葉の形がウナギツカミに良く近似するが、花期が不一致.	野生草II p.20
32	300	百脈根	ミヤコバナ		四月開花	唐ノ木ノ草	ミヤコグサ Lotus corniculatus var. japonicus	マメ科 Fabaceae	小葉は狭倒卵形、花期は4-10月、花は黄色、花序の総苞は3枚.	野生草II p.193
	301	苜蓿	ラホノミ		四月開花		ウマゴヤシ Medicago polymorpha	マメ科 Fabaceae	葉は羽状の3小葉は広倒卵形、花期は3-5月、花は黄色で4-8花の総状花序.	野生草II p.194
33	302	女青	ヘクソカヅラ		六月開花		ヘクソカズラ Paederia scandens	アカネ科 Rubiaceae	葉は対生、基部は円形、葉身は鋭尖頭の楕円形で花冠は鐘状で灰白色、内面は紅紫色、果実は丸く黄褐色に熟す.	牧野 p.603

原本頁	蔓草藤					解読			参考資料
	生薬名	和名	備考	開花時期	異名	植物名	科名	備考	
33 303		コゥズラ				カモメヅル属の一種	ガガイモ科 Asclepiadaceae	カモメヅル属植物（葉は対生）と近似するが、図は互生。	野生草Ⅲ p.39
304	穭豆	ヤブヅメ	野赤豆ニ有	六月開花	一名タンキリマメ	タンキリマメ Rhynchosia volubilis	マメ科 Fabaceae	つる性。広倒卵形の3小葉。花期は7-10月。豆果は紅熟し、種子は黒色。	野生草Ⅱ p.207
34 305	羅摩	カガネクサ		六月開花	婆々鍼袋 一名ガガイモト	ガガイモ Metaplexis japonica	ガガイモ科 Asclepiadaceae	葉が対生長卵状心形。花期は8月、花序は葉腋。花冠は5裂で内面は淡紫色。	野生草Ⅲ p.39
306	鉄覆	クロガネカヅラ			一名クマヤナギ	クマヤナギ Berchemia racemosa	クロウメモドキ科 Rhamnaceae	つる性。枝が黄緑色。葉は長楕円形。側脈は7〜8対。	野生木Ⅱ p.56
35 307	天木蔓	マタビ	一根ヨリ雌雄実ヲ分		蒟蒻 木天蓼 藤天蓼	マタタビ Actinidia polygama	マタタビ科 Actinidiaceae	葉は鋭尖頭の楕円形。枝の上部につく葉の先端が白色。果は長楕円形。	野生木Ⅰ p.136
36 308	馬兜鈴	カガミモ		六月開花	一名ムマノススズ 獨行根＜唐本＞	ウマノスズクサ Aristolochia debilis	ウマノスズクサ科 Aristolochiaceae	葉は鈍頭で心形基部の3角状狭卵形。花期は6-8月。基部が球形に膨らんだラッパ状の花が葉腋に1個つく。	野生草Ⅱ p.103
309	青木香	ガガイモ		六月開花					
37 310	穭豆	インゲンマメ		六月開花		フジマメ Lablab purpureus	マメ科 Fabaceae	葉は互生で3出複葉。夏から秋に紫色または白色の穂状花をつける。豆果は鎌形。別名：インゲンマメ、センゴクマメ、アジマメ	牧野 p.348
311	白扁豆	シロインゲン		六月開花					
312	百部根	ホドヅル		七月開花	百井	ビャクブ Stemona japonica	ビャクブ科 Stemonaceae	葉は卵状楕円形で4輪生。花は葉腋につく。根茎は紡錘状に肥厚。	野生草Ⅱ p.209
38 313		クツツクガラミ		四月開花		同定困難			
314	金冬子	タマヅサ	栝樓之一種	七月開花		カラスウリ Trichosanthes cucumeroides	ウリ科 Cucurbitaceae	葉は3裂し、花は葉腋につく。果は球形または楕円形で赤熟。別名：タマズサ	野生草Ⅱ p.257
39 315	葛	クズフジ		七月開花	鶏齊＜本經＞ 鹿藿＜別録＞ 黴葛＜拾遺＞	クズ Pueraria lobata	マメ科 Fabaceae	つる性。根は長大、葉は羽状の3小葉で3中裂。花期は8-9月、花は紅紫色。	野生草Ⅱ p.210

第3巻 蔓草藤

原本頁		生薬名	蔓草藤				解読			
			和名	備考	開花時期	異名	植物名	科名	備考	参考資料
40	316	獼猴桃	シラクチ			木子	サルナシ Acitinidia arguta	マタタビ科 Actinidiaceae	葉は広卵形で短鋭尖頭、基部は浅心形。果実は広楕円形で緑黄色に熟す。別名：シラクチヅル、コクワ	野生木Ⅰ p.136
	317	蘡	トキワアケビ	又、一種丸葉ノ物アリ			ムベ Stauntonia hexaphylla	アケビ科 Lardizabalaceae	つる性木本。葉は掌状複葉で柄があり楕円形。液果は卵円形。別名：トキワアケビ	野生木Ⅰ p.132
41	318	女萎	トコロ		六月開花		ヒメドコロ Dioscorea tenuipes	ヤマノイモ科 Dioscoreaceae	葉が互生し、三角状披針形。花期は7-8月。	野生草Ⅰ p.57
	319	萆解	ラニドコロ				カエデドコロ Dioscorea quinqueloba	ヤマノイモ科 Dioscoreaceae		野生草Ⅰ p.57
42	320	胡椒	ツルサンショヤウ			一名マルバジカミ トモ 地椒	コショウ Piper nigrum	コショウ科 Piperaceae	つる性。葉は互生、卵状心臓形。花穂は葉と対生につく。乾燥した液果は果色。	野生草Ⅱ p.99
	321	鐡線	セキダカヅラ	花有種々（ウカイサウと書いた跡）	四月開花		テッセン Clematis florida	キンポウゲ科 Ranunculaceae	葉は対生、萼片が6個で平開。	牧野 p.158
	322	絡石	ムメモドキ	有実時無葉			テイカカズラ Trachelospermum asiaticum	キョウチクトウ科 Apocynaceae	つる性。葉は革質で光沢のある楕円形。付着根あり。	野生木Ⅱ p.188
43	323	南藤	ムメモドキ	有実時無葉	六月開花	一名ツルモドキトモ 丁公寄	ツルウメモドキ Celastrus orbiculatus	ニシキギ科 Celastraceae	つる性。葉は楕円形で不揃いの細鋸歯があり落葉性。花期は5-6月。蒴果は球形、黄熟し、仮種皮は黄赤色。	野生木Ⅱ p.39
44	324	疾藜	ハマビシ		六月開花	屈人＜本經＞ 止行＜同＞	ハマビシ Tribulus terrestris	ハマビシ科 Zygophyllaceae	花は7-10月に葉腋につく。花弁は黄色。蒴果は熟して5片に分かれ、果皮は木質で太いとげあり。	野生草Ⅱ p.222
	325	酢漿草	スイモノグサ		六月開花		カタバミ Oxalis corniculata	カタバミ科 Oxalidaceae	小葉は倒心形。花期は5-9月。花は黄色、蒴果は円柱形。	野生草Ⅱ p.215
45	326	北五味子	ワタブジ			玄及＜別録＞ 會及	マツブサ Schisandra nigra	マツブサ科 Schisandraceae	つる性木本。葉は先が短く尖る広楕円形、花は黄白色。集合果は長い柄で垂れる、果実は黒藍色に熟し、球形。	野生木Ⅰ p.110

	蔓草藤				解読		
原本頁	生薬名	備考	和名	開花時期	異名	植物名	科名	備考	参考資料
45 327	南五味子		朝鮮ゴミシ			サネカズラ *Kadsura japonica*	マツブサ科 Schisandraceae	つる性木本、葉は鋭頭卵形。集合果は球状で赤色に熟す。別名：ビナンカズラ	野生木 I p.110
328	白英	エイ	ヒヨドリジョウゴ		雪裏珊瑚 雪下紅 蜀羊泉	ヒヨドリジョウゴ *Solanum lyratum*	ナス科 Solanaceae	つる状。葉は互生、2、3片に深裂。葉と対生に花枝をつける。果実は球形、紅色に熟す。	牧野 p.663
46 329			サイマメ	六月開花		ツルマメ *Glycine max* subsp. *soja*	マメ科 Fabaceae	つる性。葉は掌状の3小葉で狭卵形。花は淡紫色で数花をつける。豆果は狭楕円型で2、3種子。	野生草 II p.211
47 330	栝樓 カロウ	大瓜	カラスウリ		瓜樓 天瓜 澤姑 タクコ	キカラスウリ *Trichosanthes kirilowii* var. *japonica*	ウリ科 Cucurbitaceae	根は分枝が少なく非常に太くなる。巻きひげは2-5分枝。葉は7裂。液果は球形〜卵円形で黄色に熟す。	野生草 II p.257
331	同		カキノサネデ						
48 332	越瓜		シロウリ	五月開花	一名ロクリ 稍瓜〈食・物〉 菜瓜 羊角瓜	シロウリ *Cucumis melo* var. *conomon*	ウリ科 Cucurbitaceae	つる性。葉は互生し、広卵形。浅く掌状に裂け、裂片先は鈍い。縁に不整の鋸歯があり、網脈が著しい。夏に黄色の花をつける。果実は白緑色。	牧野 p.469
333	冬瓜		カモウリ	五月開花	白瓜〈本経〉 水芝〈本経〉 地芝〈廣雅〉	トウガン *Benincasa cerifera*	ウリ科 Cucurbitaceae	つる性。巻きひげは掌状。葉身は浅く裂け掌状、夏に黄色の花をつける。果皮に縞がない。別名：カモウリ、トウガ	牧野 p.469
334	苦瓜		ツルレイシ	六月開花	癩葡萄 タイ フ タウ 金荔枝〈救荒〉	ツルレイシ *Momordica charantia*	ウリ科 Cucurbitaceae	つる性。葉は大型で掌状、裂片先は尖る。夏から秋に葉と対生し黄色の花、5深裂。果実はコブ状の突起に覆われる。別名：ニガウリ	野生草 II p.256
49 335	絲瓜 シ		ヘチマ	六月開花	魚鰺〈本事〉 天羅勒〈拾・遺〉 天絲瓜〈本事〉 蠻瓜〈本事〉 羅瓜〈同〉 綿瓜〈綱目〉 布瓜〈同〉	ヘチマ *Luffa cylindrica*	ウリ科 Cucurbitaceae	巻きひげ有り。葉は掌状に浅裂。花は黄色。果実は緑色の円筒形。	牧野 p.468
336	胡瓜		キウリ	五月開花	一名フシウリ 黄瓜	キュウリ *Cucumis sativus*	ウリ科 Cucurbitaceae	葉は掌状に浅裂し、裂片は先が尖った三角形。縁に鋸歯。果実は円柱形でとげがあり緑白色。	牧野 p.468
50 337	西瓜		スイクワ			スイカ *Citrullus lanatus*	ウリ科 Cucurbitaceae	葉身は卵形で沼状に深裂し、羽片は3対。液果は球形。	牧野 p.468

原本頁	生薬名	和名	備考	蔓草藤 開花時期	異名	植物名	解読 科名	備考	参考資料
338	壷盧	ヒヤウタン				ヒョウタン Lagenaria siceraria	ウリ科 Cucurbitaceae	つる性。茎が長く、巻きひげがある。葉は互生で心臓状円形。果実は中間がくびれている。	牧野 p.470
51 339	南瓜	ボウブラ		五月開花	一名ナンバンウリ アコダウリ トモ云	ボウブラ Cucurbita moschata	ウリ科 Cucurbitaceae	巻きひげがあり、葉が互生。葉身は心臓形で5浅裂、脈沿いに白斑がある。夏開花し、花弁は5裂、果実は大きく、平たく、縦に溝がある菊座形。別名：キクザカボチャ	牧野 p.471
340	藤			四月開花		フジ Wisteria floribunda	マメ科 Fabaceae		野生木Ⅰ p.247
52 341	モ玉					モダマ Entada phaseoloides	マメ科 Fabaceae	つる性。豆果は木質緑形で巨大。側面に関節があり。葉は有柄で2回隅状複葉で互生。	野生木Ⅰ p.233

第4巻 芳草・灌木

原本頁	生薬名	和名	備考	芳草・灌木 開花時期	異名	植物名	解読 科名	備考	参考資料
2 342		ウツギ	付箋あり（椴樹）	四月開花		ウツギ Deutzia crenata	ユキノシタ科 Saxifragaceae	イボタと同様の形態を示すが、総状花序、葉が長楕円形、卵状披針形の図の形態（円錐花序、卵状披針形の葉）と不一致。別名：ウノハナ	野生木Ⅰ p.176
343		カラタチ		四月開花		カラタチ Poncirus trifoliata	ミカン科 Rutaceae	葉が三出複葉で雄しべが疎につき、開花期は4-5月。	野生木Ⅰ p.282
344		シモツケ		五月開花		シモツケ Spiraea japonica	バラ科 Rosaceae	花期、草形などよりシモツケと推察。	野生木Ⅰ p.183
3 345						同定困難			野生木Ⅱ p.22

	芳草・灌木				解読			
原本頁	生薬名	和名	備考	開花時期	異名	植物名	科名	備考	参考資料
346				五月開花		アジサイ Hydrangea maritima	ユキノシタ科 Saxifragaceae		野生木Ⅰ p.169
347				五月開花		ガクアジサイ Hydrangea macrophylla f. normalis	ユキノシタ科 Saxifragaceae	赤白のまだら模様の花弁が描かれているところから園芸品種の多いガクアジサイと推察.	野生木Ⅰ p.168
348						同定困難	トウダイグサ科 Euphorbiaceae	形態よりハナキリンに近似するが，同定困難．	野生草Ⅱ p.224
349			紙の間に「火桐」と付箋あり	七月開花		ヒギリ Clerodendrum japonicum	クマツヅラ科 Verbenaceae	紅色・卵球形の蕚，心臓形の葉の基部などの特徴から，ヒギリと推察．	野生木Ⅱ p.213
350				三月開花		ゴシュユ Euodia rutaecarpa	ミカン科 Rutaceae		野生木Ⅰ p.275
351				三月開花		ヤマブキ Kerria japonica	バラ科 Rosaceae		野生木Ⅰ p.198
352				四月開花		コデマリ Spiraea cantoniensis	バラ科 Rosaceae	花序は分枝せず散扇状．葉はひし状狭卵形で不整鋸歯があることから，コデマリと推察．	野生木Ⅰ p.185
353				五月開花		ウツギ Deutzia crenata	ユキノシタ科 Saxifragaceae	芳草・灌木 原本頁 2．342参照	野生木Ⅱ p.194
354			付箋あり（金絲楊）	六月開花		キョウチクトウ Nerium indicum	キョウチクトウ科 Apocynaceae		野生木Ⅱ p.189
355				五月開花		ナツツバキ Stewartia pseudo-camellia または同属植物	ツバキ科 Theaceae	多数の黄色く長いしべが花弁に丸く包まれており，ツバキ科の特徴があり，花期よりナツツバキ属と推察．	野生木Ⅰ p.142
356						ホオノキ Magnolia obovata または同属植物	モクレン科 Magnoliaceae	葉は枝の上部に集まり，鈍頭の倒卵形．基部は鈍形．	野生木Ⅰ p.106

原本頁		芳草・灌木				解読			参考資料
	生薬名	和名	備考	開花時期	異名	植物名	科名	備考	
9	357				五月開花		ビョウヤナギ Hypericum chinense または同属植物	オトギリソウ科 Hypericaceae	花はビョウヤナギに近似するが、図の葉は互生で不一致。同定困難。	野生草Ⅱ p.114
10	358						トベラ Pittosporum tobira	トベラ科 Pittosporaceae	葉は互生であるが若枝では輪生。葉身は倒披針形で先は鈍形。基部は鋭形で柄に流れる。裏面は淡緑色で中脈がわずかに突出。葉の主脈が白く明瞭で束生。	野生木Ⅰ p.178
	359				六月開花		アメリカキササゲ Catalpa bignonioides	ノウゼンカズラ科 Bignoniaceae	花と葉の大きさの比率からアメリカキササゲと推察。	牧野 p.694
11	360						同定困難			野生木Ⅱ p.177
	361						ヤマイバラ Rosa sambucina	バラ科 Rosaceae	葉形に特徴あり。	野生木Ⅰ p.200
12	362		花有種々付箋あり スヰシカイダウ (垂枝海棠)	三月開花			ハナカイドウ Malus halliana	バラ科 Rosaceae	葉は卵形〜狭卵形で鋭尖頭。花は淡紅色で4〜6個が散房状につき下垂。	野生木Ⅰ p.225
	363			七月開花			ネムノキ Albizia julibrissin	マメ科 Fabaceae		野生木Ⅰ p.231
13	364		有花時無名	三月開花			タムシバ Magnolia salicifolia	モクレン科 Magnoliaceae	雄しべと花弁がモクレン属の形態を示す。花の直下に葉がなく花弁9枚数よりタムシバと推察。	野生木Ⅰ p.107
	365						カシワ Quercus dentata	ブナ科 Fagaceae		野生木Ⅰ p.70
14	366			四月開花			キンケイ Jasminum humile var. revolutum	モクセイ科 Oleaceae	黄色い花、緑色の枝、複葉などモクセイ科ソケイ属の特徴あり。花時に葉があるので推察。	野生木Ⅱ p.179

原本頁		生薬名	和名	芳草・灌木		異名	解読				参考資料
				備考	開花時期		植物名		科名	備考	
14	367			有花時無葉	二月開花		オウバイ Jasminum nudiflorum		モクセイ科 Oleaceae	花期と「有花時無葉」の記述よりオウバイと推察.	野生 木Ⅱ p.179
	368				三月開花		オニグルミ Juglans mandshurica var. sachalinensis		クルミ科 Juglandaceae	5－8対の羽状複葉と緑色〜褐色で球状かつ核果状の果実は、クルミ科クルミ属の特徴である. 近縁にサワグルミ属があるが、果実の形が大きく異なる.	野生 木Ⅰ p.29
15	369				三月開花						
	370				五月開花		ヤマウコギ Acanthopanax spinosus		ウコギ科 Araliaceae	オカウコギとの区別は、図のみでは困難だが、現在の旧薬園の生息から推察.	野生 木Ⅱ p.117
16	371				五月開花		クコ Lycium chinense		ナス科 Solanaceae		野生 木Ⅱ p.216
	372						シラカシ Quercus myrsinaefolia		ブナ科 Fagaceae	ブナ科コナラ属の中でアラカシやシラカシが近いが区別は困難. 現在の旧薬園にアラカシは見られずシラカシの大木が多く生息するため推察.	野生 木Ⅰ p.75
17	373				四月開花		ヤマハゼ Rhus sylvestris		ウルシ科 Anacardiaceae	11-21枚の小葉からなる羽状複葉が枝先に束生していることからウルシ科ウルシ属と推察. 小葉が卵状長楕円形、先は鋭く尖り、基部は鋭形のためヤマハゼと推察.	野生 木Ⅱ p.6
18	374						ヤマウコギ Acanthopanax spinosus または同属植物		ウコギ科 Araliaceae	柄のほとんどない5つの小葉からなる掌状複葉が互生して、ウコギ科ウコギ属と推察. 芳草・灌木 原本頁16. 370参照	野生 木Ⅱ p.117
	375						ハゼノキ Rhus succedanea		ウルシ科 Anacardiaceae		野生 木Ⅱ p.6
19	376						コウヤマキ Sciadopitys verticillata		コウヤマキ科 Sciadopityaceae		野生 木Ⅰ p.16

芳草・灌木

原本頁	生薬名	和名	異名	開花時期	備考	植物名	解読 科名	備考	参考資料
19	377					テンダイウヤク Lindera strychnifolia	クスノキ科 Lauraceae	根は紡錘状に肥厚、葉は広楕円形ないし楕円形	野生木Ⅰ p.120

第5巻 山草・湿草・毒草

原本頁	生薬名	和名	異名	開花時期	備考	植物名	解読 科名	備考	参考資料
2	378	白芍薬	ミヤマ	金芍薬 木芍薬 白木 将離	三月開花		ヤマシャクヤク Paeonia japonica	ボタン科 Paeoniaceae	根茎は横に這い、太い根。枚の茎葉を互生。葉は普通2回3出複葉。小葉は楕円形。5月頃開花、花を一つつけ、花弁は白色。種子は黒色（赤色は不稔）。	野生草Ⅰ p.111
	379	同	カヤノ		四月開花		ベニバナヤマシャクヤク Paeonia obovata	ボタン科 Paeoniaceae	花弁は淡紅色。	野生草Ⅱ p.111
3	380	白前					(芫花葉白前) Cynanchum glaucescens	ガガイモ科 Asclepiadaceae	幹は直立。花は黄色か白色の浅盃状。腋生で散形状の集散花序に十数個つく。	原色（上） p.56
	381	山豆根	イシヤダラシ				ミヤマトベラ Euchresta japonica	マメ科 Fabaceae	小型低木。根は多少肥厚。葉は互生、3出複葉で小葉は長楕円で深緑色。山豆根の基原植物は別。	牧野 p.337
	382	草回香	クレノチモ		五月開花		ウイキョウ Foeniculum vulgare	セリ科 Apiaceae	葉は大さく多裂し、裂片は糸状。夏に枝先に大きな複散形花序。多数の黄色の小花。	牧野 p.511
4	383	伊之幸登			五月開花		イノンド Anethum graveolens	セリ科 Apiaceae	葉の形がウイキョウに類似。ウイキョウは高さ2m程度になるがイノンドは高さ60-90cmで大きさの対比が図と一致。	牧野 p.511

		山草・湿草・毒草				解読			
原本頁	生薬名	和名	備考	異名	開花時期	植物名	科名	備考	参考資料
384	紫牡丹		花有種々		三月開花	ボタン Paeonia suffruticosa	ボタン科 Paeoniaceae	落葉低木。幹は直立して分岐。葉は柄があり互生。2回3出3裂。小葉は先が2、3裂。5月頃枝の端に大型の花を一つつける。花弁は多数。別名ハツカグサ、フカミグサ、ナトリグサ	野生草Ⅱ p.111
385	赤芍薬	カラヨ グサ	花有種々		四月開花	シャクヤク Paeonia lactiflora	ボタン科 Paeoniaceae	葉は2回3出複葉で切れ込み。ベニバナシャクヤクとは葉の形が異なる。山草・湿草・毒草 原本頁2. 379参照	野生草Ⅱ p.111
386		バリン			四月開花	ネジアヤメ Ieis bigulumis	アヤメ科 Iridaceae		牧野 p.888
387		アヤメ	花有種々		四月開花	アヤメ Iris sanguinea	アヤメ科 Iridaceae	葉は剣形。5-7月開花。花は紫色で茎に2,3個つく。葯は暗紫色。	野生草Ⅰ p.61
388					三月開花	アマナ Amana edulis	ユリ科 Liliaceae	根出葉は線形で2枚。花は花茎の先に1つつく。3-5月開花。花被片は6個。白色で暗紫色の脈あり。花披片は披針形。	野生草Ⅰ p.38
389			花有種々		七月開花	テッポウユリ Lilium longiflorum	ユリ科 Liliaceae	花は茎頂に2-3個つく。長い筒をもち、緑色がかった白色。別名：タメトモユリ	野生草Ⅰ p.40
390	通和			薬蕾	八月開花	ツワブキ Farfugium japonicum	キク科 Asteraceae	根出葉には長柄があり、葉身は腎心形。縁には不揃いの微凸鋸歯。	野生草Ⅲ p.185
391		タカラ コ	付箋あり (穂ニナル者ラ長良艸ト云)		八月開花	オタカラコウ Ligularia fischerii	キク科 Asteraceae	根出葉は大きく、腎心形。開花時期は7-10月。総苞は筒鐘状。舌状花は5-9個。	野生草Ⅲ p.184
392	山韮	ニラ		韮 孝文韭	七月開花	ニラ Allium tuberosum	ユリ科 Liliaceae	葉は扁平で線形。花茎の先に純白色の花が散形花序につく。開花期は8-9月。	野生草Ⅰ p.36

第5巻　山草・湿草・毒草　511

原本頁	生薬名	和名	備考	開花時期	異名	植物名	科名	備考	参考資料
393	石蒜	シタシビシケ	有花時無葉	八月開花	老鴉蒜	ヒガンバナ Lycoris radiata	ヒガンバナ科 Amaryllidaceae	花期は9月下旬。花は朱赤色。花被片は狭倒披針形で強く反り返る。雄蕊は著しく突出。葉は線形で花が咲き終わったあと現れる。深緑色。	野生草I p.54
394	百合	タメモト		六月開花		ヤマユリ Lilium auratum	ユリ科 Liliaceae	花被片は白色で赤褐色の斑点あり、中脈に沿って黄線があり、反り返る。	野生草I p.40
395	巻丹	ヒメユリ	類有種々	七月開花		オニユリ Lilium lancifolium	ユリ科 Liliaceae	茎は暗紫色。葉は披針形で多数。腋に紫褐色の珠芽がつく。花被片は橙褐色で濃色の斑点。	野生草I p.40
396		ホホユリ		六月開花		ウバユリ Cardiocrinum cordatum	ユリ科 Liliaceae	葉は卵状長楕円で基部は心形、網状脈で長い柄。	野生草I p.39
397	苦蘿	センキウ		八月開花	川芎 山鞠窮	センキュウ Cnidium officinale	セリ科 Apiaceae	葉は2回羽状複葉。小葉には尖った鋸歯。茎生葉は互生。秋に枝先に複散形花序。花は白色。多数つく。	牧野 p.512
398	黄花菜	タンポホ		三月開花	黄花地丁 浦公英 金簪草	カンサイタンポポ Taraxacum japonicum	キク科 Asteraceae	根出葉は倒披針状線形で羽状中裂。花冠は黄色。本州の長野県以西、関西に生息。	野生草III p.232
399	波薐菜	同		三月開花	白花地丁 白鼓丁 狗乳草 地膽艸	シロバナタンポポ Taraxacum albidum	キク科 Asteraceae	葉は淡緑色で倒披針状線形、羽状中裂。総苞片は淡緑色。花冠は白色。	野生草III p.233
400	稀薟	メナモミ			火斂草	メナモミ Siegesbeckia orientalis subsp. pubescens	キク科 Asteraceae	茎の中部の葉は対生し、葉身は卵状長楕円形。先は尖り、基部はくさび状。縁には不揃いの鈍鋸歯。	野生草III p.177
401	蒼耳	ヲナモミ				オナモミ Xanthium strumarium	キク科 Asteraceae	葉は互生。葉身は卵形3角形で3浅裂し不揃いの鋸歯。基部は心形、いがにかき状のとげを密生。	野生草III p.160
402	荊芥			七月開花		ケイガイ Schizonepeta tenuifolia Tenuifolia var. japonica	シソ科 Lamiaceae		牧野 p.64
403	格注草	ウラジロ				ウラジロ Gleichenia japonica	ウラジロ科 Gleicheniaceae	葉身は葉柄の後端で左右の2羽片に分かれ、各羽片は披針形で2回羽状に深裂。裏面は白色。	野生シダ p.79

原本頁	山草・湿草・毒草					解読			
	生薬名	和名	備考	開花時期	異名	植物名	科名	備考	参考資料
404	烟草	タバコ			天仙子 千運子 莨菪子	タバコ Nicotiana tabacum	ナス科 Solanaceae	葉が互生。葉は先が尖った楕円形。茎の上部に総状花序。花冠は漏斗状で淡紫色。花弁の先が尖る。	牧野 p.668
405	蓍草	ハゴロモ		六月開花		ノコギリソウ Achillea alpina	キク科 Asteraceae	葉は無柄でくしの歯状に深裂。裂片に鋭鋸歯。7-9月開花。茎頂に密な散房花序。舌状花は5-7個で白色。	野生草Ⅲ p.162
406	玉簪	ギボウシ		六月開花		オオバギボウシ Hosta sieboldiana	ユリ科 Liliaceae	葉柄は緑色、トイ状で太い。葉は暗緑色。鋭頭広卵状楕円形。初夏に紫色の花。 別名：トウギボウシ	野生草Ⅰ p.32
407	白芷	ヨロイグサ		六月開花	白芷 芳香	ヨロイグサ Angelica dahurica	セリ科 Apiaceae	葉は2-3回3出羽状複葉。花期は7-9月。	野生草Ⅱ p.287
408	一種白芷	ハナタルマ		六月開花	一名 曽上寺白芷				
409	景天	ベンケイサウ		六月開花		ベンケイソウ Hylotelephium erythrostictum	ベンケイソウ科 Crassulaceae	花茎は直立し、葉と共に帯白淡黄緑色。葉は互生で長楕円形。花序は散房状で半球体。花弁は紅色精円状披針形。開花時期は9-10月で不一致。 別名：コベンケイソウ	野生草Ⅱ p.151
410	當歸	ヤマゼリ		六月開花	白蘄 乾帰 山蘄	トウキ Angelica acutiloba	セリ科 Apiaceae	茎に多くの枝。葉は2-3回3出羽状複葉。小葉は細長く、尖った鋸歯。開花時期は6-8月。花弁は白色。	野生草Ⅱ p.288
411	牡丹	ボタンナ		四月開花	火炎草一種	ハボタン Brassica oleracea var. acephala	アブラナ科 Brassicaceae	キャベツと母種を同じくする変種。茎が紫色を帯びて直立していることから、ハボタンと推察。	牧野 p.206
412	香附子	カヤツリグサ		六月開花		ハマスゲ Cyperus rotundus	カヤツリグサ科 Cyperaceae	細長い匍枝を生じ、褐色の繊維で覆われる。小穂は線形。果は7-10月に熟す。	野生草Ⅰ p.182
413		カヤツリグサ		六月開花		カヤツリグサ Cyperus microiria	カヤツリグサ科 Cyperaceae	8-10月に熟す。小穂は線形で帯黄色。	野生草Ⅰ p.183

原本頁		山草・湿草・毒草					解読			
	生薬名	和名	備考	開花時期	異名		植物名	科名	備考	参考資料
20	414	劉寄奴	ヲトギリサウ		六月開花	弟切草	オトギリソウ Hypericum erectum	オトギリソウ科 Hypericaceae	茎は3本叢生し、直立。葉は広披針形。茎頂に2出集散状の花序。花弁は倒卵形で黄色。	野生草Ⅱ p.115
	415		クサビヤウ		六月開花		トモエソウ Hypericum ascyron	オトギリソウ科 Hypericaceae	葉は披針形。花は大きく枝先に2出集散状の花序。花弁は黄色。	野生草Ⅱ p.115
21	416	苦參	クララ				クララ Sophora flavescens	マメ科 Fabaceae	葉は奇数羽状複葉で互生。小葉は15-41枚で長楕円形。花は淡黄色で総状花序。	野生草Ⅲ p.189
	417		アヅマギク				アズマギク Erigeron thunbergii	キク科 Asteraceae	花茎の葉は狭長楕円形。舌状花は多数。	野生草Ⅲ p.192
22	418		キンエビ	花有種々	四月開花		キエビネ Calanthe sieboldii	ラン科 Orchidaceae	葉は大型で縦にシワがある。花は黄色。4-5月頃開花し、やや まばらに8-15の花がつく。	野生草Ⅰ p.224
	419	家包牡丹	ケマンサウ		三月開花		ケマンソウ Dicentra spectabilis	ケシ科 Papaveraceae	葉は葉柄が細く、羽状に裂け、縁に粗い鋸歯。4月頃に傾いた総状花序がつく。花は柄があり淡紅色で下垂。花弁は4枚集まった心臓形体。	野生草Ⅱ p.123
23	420	飛廉	ヒレアザミ		四月開花	木禾	ヒレアザミ Carduus Crispus	キク科 Asteraceae	茎は分枝、縦に二条の翼。翼は不整の波状次欠刻。葉は互生で羽状に中〜深裂。波状の欠刻と細いとげが多い。6月頃に枝頂に紅紫色また白色の頭花。 別名：ヤハズアザミ	牧野 p.799
	421	山高苣	クリンサウ	花有種々	四月開花		クリンソウ Primula japonica	サクラソウ科 Primulaceae	葉は大型で根ぎわに群生。葉身は倒卵状長楕円形。縁は不揃いに多数の歯牙。花茎に2-5段に輪生して多数の花をつける。花冠は紅紫色で花喉部は濃紅紫色。	野生草Ⅲ p.23
24	422		クサシモツケ		五月開花		シモツケソウ Filipendula multijuga	バラ科 Rosaceae	葉は互生で頂小葉は円形で掌状に5裂。縁には鋸歯。花は紅色で7-8月。	野生草Ⅱ p.175

原本頁	山草・湿草・毒草					解読				参考資料
		生薬名	和名	備考	開花時期	異名	植物名		科名	備考	
24	423	藜蘆一種	ホタルブクロ	付箋あり（和名鉤鐸人参ノ一種）	六月開花		ホタルブクロ Campanula punctata		キキョウ科 Campanulaceae	茎葉は互生。葉身は披針形で先は次第に尖る。基部はくさび形で縁に不揃いの歯牙。花期は6−7月。花冠は漏斗型で先は5裂し、白色。	野生草Ⅲ p.153
	424	藜蘆一種	コバイケイソウ	有花時無葉大苞草	四月開花		コバイケイソウまた同属植物 Veratrum Stamineum		ユリ科 Liliaceae	葉は広楕円形で茎に対し斜めにつく。茎頂は円錐状花序で白花。根茎は短く有毒。	野生草Ⅰ p.28
25	425	萬歳青	オモト				オモト Rohdea japonica		ユリ科 Liliaceae	葉は広披針形で根生。太い花茎が出て穂状花序。液果は球形で熟すと朱色。	野生草Ⅰ p.45
26	426	水車盧苗	シャジクソウ		五月開花		シャジクソウ Trifolium lupinaster		マメ科 Fabaceae	葉は5,6枚の小葉が車軸状につき、小葉は狭倒卵形。花期は5−8月で花は淡黄色~紅紫色。10−20個の花が頭状花序につく。	野生草Ⅱ p.195
	427		ラキナグサ				同定困難				
27	428	金燈篭	ホオズキ		四月開花		ホオズキ Physalis alkekengi var. franchetii		ナス科 Solanaceae	葉は互生で葉身は広卵形で先は短く尖り、少数の鋸歯。花期は6−7月。花は白色で、葉腋に1つく花冠は盃形で5裂。液果は大きな赤橙色の萼に包まれる。	野生草Ⅲ p.93
	429		小葉ギボウシ		六月開花		コバギボウシ Hosta albo-marginata		ユリ科 Liliaceae	葉は斜めに立ち、葉身表面の脈は凹み、基部は柄にそって流れる。花茎は直立し、花期は7−8月で花被は淡紫色、葉の縁が白色の変種あり。	野生草Ⅰ p.33
28	430	角蒿一種	フジナデシコ		五月開花		フジナデシコ Dianthus japonicus		ナデシコ科 Caryophyllaceae	茎は叢生して直立。葉は対生で非常に短い柄で先端が尖る長楕円形。花期は7−8月。茎頂に集散花序、花は多数で紅紫色。萼は円筒状、花弁は5枚。別名：ハマナデシコ	野生草Ⅱ p.70

原本頁		生薬名	和名	備考	開花時期	異名	解読				
							植物名	科名	備考	参考資料	
山草・湿草・毒草												
28	431		カウワウサウ		八月開花		コウオウソウ Tagetes patula	キク科 Asteraceae	茎は多数分枝。花は夏に枝頂に1つずつつけ、黄橙色。葉は対生。羽状に全裂し小葉は12個内外で線状披針形。縁に鋸歯。別名：クジャクソウ	牧野 p.771
	432	馬先蒿	ホラガイサウ		六月開花		ツリフネソウ Impatiens textori	ツリフネソウ科 Balsaminaceae	茎は紅紫色で節が膨らむ。葉は柄を持ち互生。広披針形で尖り、鋸歯あり。秋に茎先に3、4本の花柄が出る。花柄と花は紅紫色で上部は総状花序。	牧野 p.403
29	433		フヨウ		七月開花		フヨウ Hibiscus mutabilis	アオイ科 Malvaceae	低木。幹は分枝。葉は互生。葉は掌状に3-7裂あり、縁に鋸歯。夏から秋に開花。葉腋に柄がある淡紅色の花がつく。花弁は5枚。	野生木Ⅱ p.70
30	434	牛膝	イノコヅチ			牛莖 山莧菜	イノコズチ Achyranthes bidentata var. japonica	ヒユ科 Amaranthaceae	葉は対生で鋭尖頭の長楕円形。枝先に穂状花序。	野生草Ⅱ p.54
	435	真	同上品							
31	436	杜若	ヤブミャウガ			杜衡 杜蓮	ヤブミョウガ Pollia japonica	ツユクサ科 Commelinaceae	葉は6-7個が茎の中ほどに密に互生、狭長楕円形。円錐状集散花序が立ち、果実は青藍色に熟す。	野生草Ⅰ p.73
	437	良姜	ヤマミャウガ			高良薑 蠻薑 紅豆蔲 伊豆縮砂	ハナミョウガ Alpinia japonica	ショウガ科 Zingiberaceae		牧野 p.1057
	438		キンバイサウ		四月開花		キンバイソウ Trollius hondoensis	キンポウゲ科 Ranunculaceae	葉身は円心形。各裂片は菱状倒卵形で3裂し、不揃いの鋸歯。花は3-5個が枝先につき、花期は7-8月。萼は5枚で楕円形橙黄色。	野生草Ⅱ p.59
32	439		ヲダマキ		四月開花		ヤマオダマキ Aquilegia buergeriana	キンポウゲ科 Ranunculaceae	山地生息。根葉は2回3出複葉で小葉は広いくさび形で2、3深裂。5-6月開花。花が下向き。萼は褐紫色で5個。花弁は5個で直立して萼片と互生。淡黄色で距は褐紫色。	野生草Ⅱ p.82

原本頁		山草・湿草・毒草				解読			
		生薬名	和名	備考	異名	開花時期	植物名	科名	備考	参考資料
33	440		ヤハズサウ			五月開花	ギンバイソウ Deinanthe bifida	ユキノシタ科 Saxifragaceae	ヤハズソウは存在する(Lespedeza striata)が、小花で葉の形状が不一致のため、ギンバイソウと推察。両性花は白色だが、装飾花は淡紅色。	野生草Ⅱ p.155
	441	丈菊	ヒグルマ			七月開花	ヒマワリ Helianthus annuus	キク科 Asteraceae	葉は互生、葉身は心臓型で先は尖り、粗い鋸歯。8-9月開花。茎頂に大型の頭花を横向きに開く。舌状花は鮮黄色、管状花は褐色で密集。 別名：ヒグルマ	牧野 p.767 野生草Ⅱ p.235
34	442	伊吹艾葉	エモギグサ				ヨモギ属の一種	キク科 Asteraceae	ヨモギ Artemisia princeps、オオヨモギ Artemisia montana などが候補となるが葉のみのため同定困難。	野生草Ⅲ p.173
	443	エレン草			一名エンレイ艸 勢州方言	四月開花	シロバナエンレイソウ Trillium tschonoskii	ユリ科 Liliaceae	茎は1本立ちで頂に3葉が輪生。葉は卵状菱形。4-5月開花。花は茎頂に1つで、内花被片は白色花弁状。 別名：ミヤマエンレイソウ	野生草Ⅰ p.44
35	444	車前	ラバコ			五月開花	オオバコ Plantago asiatica	オオバコ科 Plantaginaceae	葉は10枚程度で、鈍頭卵形。縁は不明瞭な波状の歯牙があり、基部は急に狭まって細い柄となる。4-9月開花。花茎を伸ばし、花は白色で密な穂状花序。	野生草Ⅲ p.141
	445		ムカゴニンジン			七月開花	ムカゴニンジン Sium ninsi	セリ科 Apiaceae	根は束状。葉は単羽状複葉で鋸歯。花期は9-10月。花は白色。	野生草Ⅱ p.283
36	446	三七草	ミツヨツバ		山漆 金不換	七月開花	サンシチソウ Gynura segetum	キク科 Asteraceae	葉は互生。羽状に深裂し、裂片は3-7個で鋸歯あり。茎上部で分枝し、深黄色の頭花は散房状に開花。時期は秋。「山漆 金不換」はウコギ科の三七人参。	牧野 p.786
37	447	附子	トリカブト		其母名 川烏頭	七月開花	トリカブト属の一種	キンポウゲ科 Ranunculaceae	トリカブト属は種類が多く、同定困難。	

第5巻　山草・湿草・毒草　517

原本頁	生薬名	和名	備考	開花時期	異名	植物名	科名	備考	参考資料
			山草・湿草・毒草			解読			
37 448	蓁艽	トガリグサ		七月開花		レイジンソウの一種 Aconitum loczyanum	キンポウゲ科 Ranunculaceae	分布域は異なるがオオレイジンソウ A. gigas var. hondoense と形態や花の色が類似。同定困難。	野生草II p.63
38 449	紫穂	シソ		七月開花		シソ Perilla frutescens var. crispa f. purpurea	シソ科 Lamiaceae	葉は対生し、長い柄、先が尖る広卵形で、縁に鋸歯があり紫色。夏から秋にかけて、枝先に穂状の花序。淡紫色の小型の唇形花が多数つく。	野生草III p.85
450		アオジソ		七月開花		アオジソ Perilla frutescens var. crispa f. viridis	シソ科 Lamiaceae	葉が緑色。花は白色。	牧野 p.653
451	瞿麥	ナデシコ		六月開花		カワラナデシコ Dianthus superbus var. longicalycinus	ナデシコ科 Caryophyllaceae	葉は線形。花期は 7-10 月。花は茎頂に数個まばらにつく。花弁の縁部は深裂し、淡紅色。	野生草II p.41
452		セキチク	花有種々	四月開花		セキチク Dianthus chinensis	ナデシコ科 Caryophyllaceae	茎は叢生して直立。初夏茎上がまばらに分枝し花がつく。花は多様で花弁は 5 枚、先端部は浅く裂ける。	野生草II p.41
39 453				八月開花		同定困難		クルマバハグマ Pertya rigidula と頭花の形状が似るが、葉の形状が著しく異なる。草下 原本頁52. 222参照	
454						同定困難		葉の形状や、葉の裏側が紫色の描写から、イワカガミ Schizocodon soldanelloides に似るが、花がなく、同定困難。	
40 455	劉寄奴	ラトギリサウ		六月開花	弟切草	オトギリソウ Hypericum erectum	オトギリソウ科 Hypericaceae	山草・湿草・毒草 原本頁20. 414 参照	野生草II p.115
41 456		クサビヤウ		六月開花		トモエソウ Hypericum ascyron	オトギリソウ科 Hypericaceae	葉は披針形。花は大きく花弁は黄色。枝先に 2 出集散状の花序がつく。	野生草II p.115
42 457		キクチサ				キクヂシャ Cichorium endivia	キク科 Asteraceae	葉は不整の鋸歯。茎葉は互生、基部は茎を抱く。濃青色の頭花。総苞は緑色。別名：チコリ、オランダヂシャ、ハナヂシャ	牧野 p.814

山草・湿草・毒草

原本頁	生薬名	和名	備考	開花時期	異名	植物名	解読 科名	備考	参考資料
43	458	馬先蒿	ホラガイソウ		八月開花		ツリフネソウ *Impatiens textori*	ツリフネソウ科 Balsaminaceae	山草・湿草・毒草 原本頁29. 432 参照	牧野 p.403
	459	三七艸	サンシチサウ		六月開花		サンシチソウ *Gynura segetum*	キク科 Asteraceae	山草・湿草・毒草 原本頁36. 446 参照	牧野 p.786

第 6 巻 水草・石草

原本頁	生薬名	和名	備考	開花時期	異名	植物名	解読 科名	備考	参考資料
1	460	石菖	大葉セキショウ		五月開花		セキショウ *Acorus gramineus*	サトイモ科 Araceae	小川の縁などに群生.	野生草I p.139
2	461	白菖	ゼキシヤウブ		五月開花		ショウブ *Acorus calamus*	サトイモ科 Araceae	水辺に群生. 根茎はよく分枝し, 横に伸長. 分枝した節から多数の根.	野生草I p.139
3	462	三稜	カブスゲ		五月開花		ミクリ *Sparganium erectum*	ミクリ科 Sparganiaceae	浅い水底から直立.	野生草I p.142
	463	芡実	ラニバス		六月開花		オニバス *Euryale ferox*	スイレン科 Nymphaeaceae	水上葉の外面は緑色で, 内面は褐紫色.	野生草II p.95
4	464	菱	ヒシ				ヒシ *Trapa japonica*	ヒシ科 Trapaceae	果実に2つのとげ.	野生草II p.262
	465	三白草	カタシロクサ				ハンゲショウ *Saururus chinensis*	ドクダミ科 Saururaceae	葉は互生し, 花序に近い葉は白色. 花序は頂生. 別名：カタシロクサ	野生草II p.98
5	466	鶴菜	サギサウ				サギソウ *Habenaria radiata*	ラン科 Orchidaceae	白色の花がつき, 白鷺が舞うようにみえる.	野生草I p.192
	467	菰	コモグサ				マコモ *Zizania latifolia*	イネ科 Poaceae	根茎は太く短い, 葉と茎は叢生.	野生草I p.108

		水草・石草				解読				
原本頁	生薬名	和名	備考	開花時期	異名	植物名	科名	備考	参考資料
6	468	水葱	フトイ				フトイ Scirpus tabernaemontani	カヤツリグサ科 Cyperaceae	浅水中に生え、苞は茎状に続く。花序は側生状。	野生草I p.179
	469	龍常草	トウシンサウ		五月開花		イ Juncus effusus var. decipiens	イグサ科 Juncaceae	別名：イグサ、トウシンソウ	野生草I p.68
7	470	葭	ヨシ				ヨシ Phragmites communis	イネ科 Poaceae		野生草I p.107
	471	蘆	アシ				タケ亜科の一種	イネ科 Poaceae		野生草I p.85
8	472		ミヅガシハ		三月開花		ミツガシワ Menyanthes trifoliata	ミツガシワ科 Menyanthaceae	水湿地などに生え、根出葉は3小葉。	野生草III p.37
	473	蓮	ハス		七月開花		ハス Nelumbo nucifera	ハス科 Nulumbonaceae		野生草II p.96
9	474	金蓮	アサザ				アサザ Nymphoides peltata	ミツガシワ科 Menyanthaceae	池や沼に生え、太く長い茎。花弁は黄色で5深裂。	野生草III p.36
	475	杏菜	同		六月開花		ヒツジグサ Nymphaea tetragona	スイレン科 Nymphaeaceae	花弁は白色で8-15枚。	牧野 p.168
10	476	水慈菇	クワイ		六月開花		クワイ Sagittaria trifolia var. edulis	オモダカ科 Alismataceae	葉身は基部が2つに裂けた矢じり形。花茎が直立し、3個ずつの花を輪生。花弁は3枚で白色。	野生草I p.1
	477	勃臍	クログワイ		六月開花		同定困難	カヤツリグサ科 Cyperaceae	和名や地下部形態よりクロクワイ Eleocharis kuroguwai に近似するが、図の小穂が茎の途中につく構造と不一致。	野生草I p.145
11	478	水高苣	カワヂシャ				同定困難			カワヂシャ Veronica undulata は花序が葉腋から斜上するので葉より上に花穂がある図と不一致。ミズビラコ Trigonotis brevipes は花穂が似るが葉が不一致。	

原本頁	生薬名	和名	備考	水草・石草 開花時期	異名	解読 植物名	解読 備考	解読 科名	参考資料
11 479	杜若	カキツバタ		四月開花		カキツバタ Iris laevigata		アヤメ科 Iridaceae	野生草I p.61
480		テナガザル				同定困難			
12 481	浮薔	ナギ		七月開花		ミズアオイ Monochoria korsakowii	茎に数個の葉がつく、茎先に多数の花を総状花序につける。花序の軸が葉よりも高い。	ミズアオイ科 Pontederiaceae	野生草I p.59
482	浮萍	ニシキグサ				アカウキクサ Azolla imbricata	小型の浮遊性の水生シダ。植物体は赤色を帯びる。	アカウキクサ科 Azollaceae	野生シダ p.283
13 483	萍蓬草	カハホネ		六月開花		コウホネ Nuphar japonicum	水上葉は水から抜き出て長卵形。基部は矢じり形にへこむ。花は黄色。	スイレン科 Nymphaeaceae	野生草II p.94
484	三白草	カタシログサ		六月開花		ハンゲショウ Saururus chinensis	水草・石草 原本頁 4. 465参照	ドクダミ科 Saururaceae	野生草II p.98
14 485	菱	ヒシ				ヒシ Trapa japonica	水草・石草 原本頁 4. 464参照	ヒシ科 Trapaceae	野生草II p.262
486	鶴菜	サギサウ		七月開花		サギソウ Pecteilis radiata	水草・石草 原本頁 5. 466参照	ラン科 Orchidaceae	野生草I p.192
15 487	菰	コモグサ				マコモ Zizania latifolia	水草・石草 原本頁 5. 467参照	イネ科 Poaceae	野生草I p.108
488	水桔梗	サワギキャウ		六月開花		サワギキョウ Lobelia sessilifolia	茎は分枝せず直立。茎は互生し披針形。総状花序をつけ、花冠は濃紫色。唇形で上唇は2深裂、下唇は3浅裂。	キキョウ科 Companulaceae	野生草III p.154
16 489	十字菜	デンジサウ				デンジソウ Marsilea quadrifolia	水性シダ。小葉は4枚で倒三角形。ゆるやかな円頭で両側面は直線に近い。	デンジソウ科 Marsileaceae	野生シダ p.283

原本頁	生薬名	和名	備考	開花時期	異名	植物名	科名	備考	参考資料
							解読		
490	海燕		水草・石草		奥州方言インベヘト、一名タコマクラ、熊野方言インボホツビ 勢州方言イン	植物でない		動物	牧野 p.1206
491	似組	ミル				ミル Codium fragile	ミル科 Codiaceae	緑藻類．深緑色で繰り返し分叉．	野生草I p.2
492	澤舃	アギナシ		六月開花		ヘラオモダカ Alisma canaliculatum	オモダカ科 Alismataceae	浅い池に生息．花茎は直立し、3個ずつのひげ根．花茎は直立し、3個ずつの枝を輪生．枝は小枝を3本ずつ輪生．	野生草I p.77
493	穀精草	ホシクサ		八月開花		ホシクサ Eriocaulon cinereum	ホシクサ科 Eriocaulaceae	湿地に生え無茎 葉は線形で互生．花．茎は高さ4-15cmで、球形の頭花は灰白色または深褐灰色．	野生草III p.131
494		イハチサ		五月開花		イワタバコ Conandron ramondioides	イワタバコ科 Gesneriaceae	葉腋から花茎が伸長．花は紅紫色．	野生草I p.231
495	石斛	セッコク		五月開花		セッコク Dendrobium moniliforme	ラン科 Orchidaceae	山地の岩上に着生．花は白色で茎頂部に1，2個つく．	野生草I p.10
496	天冬青	ヒルムシロ			一名 眼子菜	ヒルムシロ Potamogeton distinctus	ヒルムシロ科 Potamogetonaceae		野生草I p.144
497	香蒲	ガマ		七月開花		ガマ Typha latifolia	ガマ科 Typhaceae	浅い水底から直立．	牧野 p.1185
498		マンネンスケ				コウヤノマンネングサ Climacium americanum subsp. japonicum	マンネングサ科 Climaciaceae	別名：コウヤノマンネンゴケ	野生草II p.147
499			節々菜	五月開花		オノマンネングサ Sedum lineare	ベンケイソウ科 Crassulaceae	山地の岩上に生え葉は線状披針形で三輪生．花は黄色で集散花序につく．茎は紅色を帯びない．別名：マンネングサ，タカノツメ	野生草II p.144
500						キリンソウ Sedum aizoon var. floribundum	ベンケイソウ科 Crassulaceae	葉は互生．円頭から鈍頭の広倒卵形．花は濃黄色とぎに赤紫色で3出集散花序に密につく．	

		水草・石草				解読			
原本頁	生薬名	和名	備考	開花時期	異名	植物名	科名	備考	参考資料
501	赤頭	タシヤウブ		五月開花		コウガイゼキショウ Juncus leschenaultii	イグサ科 Juncaceae	湿地に生息。茎葉は3、4個。最下苞は花序より短い。	野生草I p.70
502	江籬	サワゼリ		六月開花		セリ科の一種	セリ科 Apiaceae	種レベルの同定困難	野生草II p.276
503	石長生	カワホネリス				ハコネシダ Adiantum monochlamys	ホウライシダ科 Parkeriaceae	小葉は倒三角状卵形で有柄。別名：ハコネソウ	野生シダ p.125
504	石長生一種				小鳳尾	クジャクシダ Adiantum pedatum	ホウライシダ科 Parkeriaceae	葉は鮮緑色で赤褐色の有柄。葉身が孔雀が羽を広げたようにみえる。	野生シダ p.126
505	雞足艸	トリアシ				ミツデウラボシ Crypsinus hastatus	ウラボシ科 Polypodiaceae	葉は単葉もしくは3出葉。	野生シダ p.276
506	螺饜	イワマメ				マメヅタ Lemnaphyllum microphyllum	ウラボシ科 Polypodiaceae	円形の葉がまばらに並ぶ。別名：イワマメ	野生シダ p.267
507	石葦	ヒトツバ				ミツデウラボシ Crypsinus hastatus	ウラボシ科 Polypodiaceae	水草・石草 原本頁24、505参照	野生シダ p.276
508	金星草	カラヒトツバ				ノキシノブ Lepisorus thunbergianus	ウラボシ科 Polypodiaceae	葉は広線形で上方に向けて狭くなる。	野生シダ p.266
509		タマノラ		九月開花		ミセバヤ Hylotelephium sieboldi	ベンケイソウ科 Crassulaceae	岩上に生え、葉は3輪生し、無柄。花弁は紅色。	野生草II p.152
510		ボウラン				ボウラン Luisia teres	ラン科 Orchidaceae	茎は束生し、分枝。萼片は黄緑色。	野生草I p.232
511		ヤシヤビシヤク		二月開花		ヤシャビシャク Ribes ambiguum	ユキノシタ科 Saxifragaceae	形態が酷似するが、花期（図鑑では4〜5月）が不一致。よく発達した温帯林の老木に生えるが、希少。	野生木I p.160

水草・石草

原本頁		生薬名	和名	備考	開花時期	異名	解読 植物名	解読 科名	解読 備考	参考資料
27	512		イワナシ				イワナシ Epigaea asiatica	ツツジ科 Ericaceae	茎は赤褐色、葉は互生し、鋭尖頭卵形。蒴果は枝先に総状につき、果皮は緑色または赤褐色。山地林縁の斜面に生息。	野生草Ⅲ p.11
	513	水晶	スイショウ				植物でない		鉱物	
28	514	松	マツ				アカマツまたは同属植物 Pinus densiflora	マツ科 Pinaceae		野生木Ⅰ p.7
	515	石決明	アワビ				植物でない		対象図不明	
29	516	石鐘乳	チチイシ				植物でない		鉱物	
	517						ヤシャビシャク Ribes ambiguum	ユキノシタ科 Saxifragaceae	水草・石草 原本頁27. 511参照	野生木Ⅰ p.160
31	518						イワナシ Epigaea asiatica	ツツジ科 Ericaceae	水草・石草 原本頁27. 512参照	野生草Ⅲ p.11

第7巻 穀菜

原本頁		生薬名	和名	備考	開花時期	異名	解読 植物名	解読 科名	解読 備考	参考資料
	519	栗	アワ				アワ Setaria italica	イネ科 Poaceae	別名：オオアワ	牧野 p.950
2	520	穆子(サンシ)	ヒエ				ヒエ Echinochloa utilis	イネ科 Poaceae		野生草Ⅰ p.97
	521	蕎麥	ソバ		八月開花	烏麥	ソバ Fagopyrum esculentum	タデ科 Polygonaceae		牧野 p.79
3	522	黍	キビ				キビ Panicum miliaceum	イネ科 Poaceae		牧野 p.952

原本頁		生薬名	和名	備考	穀菜 開花時期	異名	解読 植物名	科名	備考	参考資料
523	4	蜀黍	トウキビ			蜀林	モロコシ Sorghum bicolor	イネ科 Poaceae		牧野 p.961
524		荻薁	サトウキビ				サトウキビ Saccharum officinarum	イネ科 Poaceae	花の描写がないが、それ以外の形態的特徴が一致	牧野 p.969
525			ナンバキビ		七月開花		トウモロコシ Zea mays	イネ科 Poaceae	上部の花序の密度がやや低いが、葉や実の形態が一致	牧野 p.971
526	5	蓼	アサコタデ		三月開花		ヤナギタデ Persicaria hydropiper	タデ科 Polygonaceae	花期（7-10月）は異なるが、形態的特徴は一致．食用になる唯一のタデ類．別名：マタデ	野生草II p.23
527		白芥	カラシナ		三月開花		カラシナ Brassica juncea	アブラナ科 Cruciferae		牧野 p.205
528	6	油菜	コナ		三月開花		アブラナ Brassica campestris subsp. mopus var. nippo-oleifera	アブラナ科 Cruciferae	別名：ナタネナ	牧野 p.204
529			ゴマ		六月開花		ゴマ Sesamum indicum	ゴマ科 Pedaliaceae		牧野 p.697
530	7		ケシ		六月開花		ケシ Papaver somniferum	ケシ科 Papaveraceae	葉は互生で茎を抱き、羽状に分裂．長い花柄．未熟果を傷つけて阿片を採取．	牧野 p.195
531		薺菜	ナズナ		三月開花		ナズナ Capsella bursa-pastoris	アブラナ科 Cruciferae	短角果は平らで先がくぼむ倒３角形．	野生草II p.129
532	8	甘葶藶	ラナズナ		三月開花		イヌナズナ Draba nemorosa	アブラナ科 Cruciferae	花はまばらな総状花序．短角果は長楕円形．	野生草II p.128
533		草石蚕	チヨロギ		四月開花		チョロギ Stachys sieboldii	シソ科 Lamiaceae	塊茎は白色で、両端が細く尖り、巻貝状．	牧野 p.646
534	9	薯葱	ハニンニク		四月開花		ギョウジャニンニク Allium victorialis subsp. platyphyllum	ユリ科 Liliaceae	葉は長楕円形．花は多数散形につく．	野生草I p.36
535	10	藜	アラザ		六月開花	灰藋 金鎖天(ゴサヨク)	シロザ Chenopodium album	アカザ科 Chenopodiaceae	葉は互生し、花序は細長い穂状．	野生草II p.47

第7巻　穀菜　525

原本頁	生薬名	和名	備考	開花時期	異名	植物名	科名	備考	参考資料
10 536	紅心灰藋	アカザ		六月開花	紅心灰藋 藋	Chenopodium centrorubrum	アカザ科 Chenopodiaceae	葉は3角状卵形-卵形で尖った歯牙、若い葉の表面下部に赤色の粉粒物あり。	野生草Ⅱ p.47
	537	胡葱	ワケギ				Allium fistulosum var. caespitosum	ユリ科 Liliaceae	ワケギはネギの変種.	野生草Ⅰ p.35
11	538	葱	ネブカ				Allium fistulosum	ユリ科 Liliaceae	別名：ネブカ、ヒトモジ	野生草Ⅰ p.35
	539	薤 ラッキョウ	ラッキョウ		五月開花	薤	Allium chinense	ユリ科 Liliaceae	花の形は異なるが、花の密度や鱗茎の形状からラッキョウと推察.	野生草Ⅰ p.35
12	540	龍爪葱	シマネブカ				Allium sativum	ユリ科 Liliaceae	ニンニクに近似するが、葉のつき方が不一致.	野生草Ⅰ p.35
	541	細葉萵苣	チシャ		七月開花		Lactuca sativa	キク科 Asteraceae	別名：レタス、サラダナ、チサ	牧野 p.819
13	542		トウヂシャ		四月開花		Beta vulgaris var. vulgaris	アカザ科 Chenopodiaceae	別名：フダンソウ、イツモヂシャ	牧野 p.104
	543	牛尾菜			五月開花		Galium verum var. asiaticum f. nikkoense	アカネ科 Rubiaceae	葉は線状で8-10枚、輪生. 花は多数の小花で白色、葉腋から花枝を伸ばし、円錐状の集散花序.	野生草Ⅲ p.53
14	544	水芹	セリ		六月開花		Oenanthe javanica	セリ科 Apiaceae		野生草Ⅱ p.281
	545	馬歯莧	スベリヒユ				Portulaca oleracea	スベリヒユ科 Portulacaceae	葉の形状と記載の和名からスベリヒユと推察.	野生草Ⅱ p.31
15	546	獨帚	ホウキグサ				Kochia scoparia	アカザ科 Chenopodiaceae	分枝上の葉腋に淡緑色の小花が穂状につく。形は記と和名から、ホウキギと推察.	牧野 p.107
16	547	毛連菜	カウゾリナ		六月開花		Picris hieracioides subsp. japonica	キク科 Asteraceae		野生草Ⅲ p.226

原本頁		殻菜				解読			参考資料
		生薬名	和名	備考	開花時期	異名	植物名	科名	備考
16	548	鐵稈蒿	ヨメナ		七月開花		ヨメナ Kalimeris yomena	キク科 Asteraceae	別名：オハギ	野生草Ⅲ p.191
	549	蕃椒	トウガラシ		六月開花		トウガラシ Capsicum annuum var. annuum	ナス科 Solanaceae		牧野 p.666
17	550	蕃杏菜	ハマナ		五月開花		ツルナ Tetragonia tetragonoides	ツルナ科 Aizoaceae	茎はよく分枝．葉は互生し，有柄．菱形を帯びた卵状３角形．花は腋生.	野生草Ⅱ p.30
	551	狼牙	ダイコンソウ		七月開花	水楊梅	ダイコンソウ Geum japonicum	バラ科 Rosaceae	根出葉は羽状複葉で，頂小葉は円形―広卵形で３裂．花は長い枝先につき黄色．草上 原本頁52, 105参照	野生草Ⅱ p.182
18	552	龍牙	コマツナギ	蠻言河沿 仁悲亦也	七月開花		キンミズヒキ Arimonia pilosa var. japonica	バラ科 Rosaceae	葉は奇数羽状複葉で小葉は縁に鋸歯，茎および枝は細長い花穂となり，花は小形多数で黄色．	野生草Ⅱ p.185
	553	草連翹			六月開花	一名 鱧腸草	タカサブロウ Eclipta prostrata	キク科 Asteraceae	葉が対生．花の形状，花期などが一致．	野生草Ⅲ p.174
19	554				七月開花		ワレモコウ Sanguisorba officinalis	バラ科 Rosaceae	暗紅色の花や葉（根出葉は有柄で，５-11個の小葉から成る）などの特徴が一致．	野生草Ⅱ p.184
	555	蒳菜	ワサビ		二月開花		ワサビ Wasabia japonica	アブラナ科 Cruciferae	根茎あり．根出葉は長柄で数個束生し，広心形の波状鋸縁．花は白色．総状花序．	野生草Ⅱ p.132
20	556	大蒜	ニンニク		四月開花		ニンニク Allium sativum	ユリ科 Liliaceae	茎は直立，葉はまばらに互生，茎下部は長い鞘．２，３枚が広線形で扁平．	野生草Ⅰ p.35
	557	防葵	ハマボウフウ		四月開花		ハマボウフウ Glehnia littoralis	セリ科 Apiaceae	根はゴボウ状で長い．葉は１、２回３出羽状複葉．花は密な複散形花序で，花弁は白色．	野生草Ⅱ p.285
21	558		カワヂサ		四月開花		カワヂシャ Veronica undulata	コマノハグサ科 Scrophulariaceae		野生草Ⅲ p.112
22	559	茄子	ナスビ 外有二種		六月開花		ナス Solanum melongena	ナス科 Solanaceae		牧野 p.665

原本頁		生薬名	和名	異名	穀菜		解読				参考資料
					備考	開花時期		植物名		備考	
									科名		
22	560	鹹蓬	マツナ				マツナ	Suaeda glauca	アカザ科 Chenopodiaceae	茎は直立．葉は密生し，長線形．花は緑色で上部の枝に腋生し，単生または数個束生．	野生草Ⅱ p.49
23	561	蓼	タデ				ヤナギタデ	Persicaria hydropiper	タデ科 Polygonaceae	茎は直立し分枝総状花序は頂生か腋生し細長く，まばらに花をつける．草下 原本頁5，殼菜原本頁54，226，228，526参照	野生草Ⅱ p.23
	562	見腫消	スイゼンジナ				スイゼンジナ	Gynura bicolor	キク科 Asteraceae	葉の形状．色（表が緑色，裏が紫色）の特徴が一致．	牧野 p.786
24	563	青莧	ヒユ			七月開花	ヒユ		ヒユ科 Amaranthaceae	葉の色：赤色（アカビユ），紫色（ムラサキビユ）	野生草Ⅱ p.53
	564	紫莧	アカビユ			七月開花		Amaranthus tricolor subsp. mangostanus			
25	565	三葉芹	ミツバ			四月開花	ミツバ	Cryptotaenia japonica	セリ科 Apiaceae		野生草Ⅱ p.281
	566	四葉芹	ヨツバ			四月開花	同定困難				
	567	胡蘿蔔	ニンジン			四月開花	ニンジン	Daucus carota var. sativus	セリ科 Apiaceae	長倒円錐形で，黄，橙または赤色の直根．	牧野 p.523
26	568	紅花	ベニバナ	番紅花		五月開花	ベニバナ	Carthamus tinctorius	キク科 Asteraceae	葉は互生し，先鋭頭円形基部の広披針形で，不整の鋸歯をもつ．鮮黄色の頭花．外側の総苞片は大きく葉状．	牧野 p.813
27	569	蘘荷	ミヤウガ			六月開花	ミョウガ	Zingiber mioga	ショウガ科 Zingiberaceae	葉は披針形で茎部が鞘．互生して偽茎をなす．花期は8-10月．花茎は偽茎と別に立ち，少数の鱗片葉．長楕円形花序に披針形の苞．苞腋より淡黄色の花．	野生草Ⅰ p.185
	570	生姜	シヤウガ				ショウガ	Zingiber officinale	ショウガ科 Zingiberaceae	根茎は淡黄色で各節から偽茎が直立．	野生草Ⅰ p.185
28	571	木耳	キクラゲ				キクラゲ	Auricularia auricula	キクラゲ科 Auriculariaceae		牧野 p.1238

			殻菜			解読			
原本頁	生薬名	和名	備考	開花時期	異名	植物名	科名	備考	参考資料
28 572	馬勃	ツチグリ				ツチグリ Astraeus hygrometricus	ツチグリ科 Astraeaceae	皮殻は上方から下方へ6-12裂．裂ける前は球形．乾湿に応じ形状が変化． 別名：ツチガキ	牧野 p.1254
29 573	狗舌草	サワヲグルマ		四月開花		サワオグルマ Senecio pierotii	キク科 Asteraceae	茎は直立，花は黄色，根出葉に柄がなく，葉が茎を抱くことから推察．	野生草Ⅲ p.182
574	百合	ヤマユリ		七月開花		ヤマユリ Lilium auratum	ユリ科 Liliaceae	山草・湿草・毒草 原本頁7．389参照	野生草Ⅰ p.40
30 575	松露	ムギシヤウロ				ショウロ Rhizopogon rubescens	ショウロ科 Rhizopogonaceae	ショウロの外膜は白色，掘り出して空気にさらすと褐色に変化．	牧野 p.1252
576	同	コメシヤウロ							
31 577			クロカハタケ			クロカワ Boletopsis leucomelas	イボタケ科 Thelephoraceae		牧野 p.1239
578		ネズミアシ				同定困難		対象図不明	
32 579	松蕈	マツタケ				マツタケ Tricholoma matsutake	キシメジ科 Tricolomataceae	傘がネズミ色．	牧野 p.1245
580		シメジ				シメジ Lyophyllum decastes	キシメジ科 Tricolomataceae	別名：ホンシメジ	牧野 p.1244
33 581	石耳	イワタケ				イワタケ Umbilicaria esculenta	イワタケ（イワブスマ）科 Umbilicariaceae	葉状地衣．ほぼ円形だが老成すると不整となり辺縁が波曲，湿潤すると暗緑色．	牧野 p.1260
582	蘑菰蕈	ミドリタケ				同定困難		該当菌不明．和漢三才図会の蘑菰蕈は別名針蕈，鼠蕈で灰色．	

第8巻 木

原本頁	生薬名	和名	備考	木 開花時期	異名	解読 植物名	科名	備考	参考資料
583	樟（クス）楠	クス			樟（セン）楠与楠同。	クスノキ Cinnamomum camphora	クスノキ科 Lauraceae		野生木I p.114
584	桂（ケイ）	ニッケイ			山桂（ゾクメイ）	ニッケイ Cinnamomum okinawense	クスノキ科 Lauraceae	葉は鋭尖頭の狭長楕円形。3行脈は基部よりやや上で分岐。	野生木I p.115
585	松	マツ			琥珀 赤茯苓 白茯苓 茯神 マツホド 伏靈＜綱目＞ 伏兎＜本經＞ 不死藥＜記事珠＞松腴	クロマツ Pinus thunbergii	マツ科 Pinaceae	根に寄生した茯苓（サルノコシカケ科マツホドの菌核）あり。	野生木I p.7
586	松	スギ			杉 䒀（音敢） 沙木＜綱目＞ 橄木（音敢）	スギ Cryptomeria japonica	スギ科 Taxodiaceae		野生木I p.15
587	厚朴	ホウ		二月開花	一名ホホガシワ 烈朴＜月華＞ 赤朴＜別錄＞厚皮＜同＞ 重皮＜廣雅＞ 樹（ジ）ラ 榛ト名ク チラ逐折ト名ク	ホオノキ Magnolia obovata	モクレン科 Magnoliaceae		野生木I p.106
588	海桐	ラタラ			刺桐 海桐皮	ハリギリ Kalopanax pictus	ウコギ科 Araliaceae		野生木II p.120
589	卮子	クチナシ		五月開花	山梔子 木⼽舟＜本經＞ 越桃＜別錄＞ 鮮支 ＜綱目＞	クチナシ Gardenia jasminoides	アカネ科 Rubiaceae		野生木II p.194
590	五倍	フシノキ			五倍子	ヌルデ Rhus javanica var. roxburghii	ウルシ科 Anacardiaceae	葉は奇数羽状複葉、小葉は多数の鋸歯がある楕円形。果実は扁球形で熟すと黄赤色。全体が短軟毛でおおわれる。	野生木II p.5
591	金櫻子	ヤマムバラ		四月開花		サンショウバラ Rosa hirtula	バラ科 Rosaceae	11-19の小葉からなる羽状複葉。幹から対生するとげ、多毛の蕾やとげのある萼より推察。	野生木I p.203
592	酸棗	ヤマナツメ		五月開花	山棗仁	ナツメ Zizyphus jujuba	クロウメモドキ科 Rhamnaceae		野生木II p.54

		木				解読			
原本頁	生薬名	和名	備考	開花時期	異名	植物名	科名	備考	参考資料
593	山茱萸	ヤマグミ				サンシュユ Cornus officinalis	ミズキ科 Cornaceae	葉は対生し、広卵形。花期は3−4月。葉がつく前に短枝端に黄色小花をつける。液果は楕円形で紅熟する。	野生木Ⅱ p.111
594	同物		有花時無葉	二月開花					
595		ハシバミ	付箋あり（ビハ 大棗）	三月開花		ハシバミ Corylus heterophylla var. thunbergii	カバノキ科 Betulaceae	葉は互生し欠刻状鋸歯。葉先は鋭形、基部は浅心形。球状の果実と鐘形の深裂する萼あり。	野生木Ⅰ p.61
596	牡荊			六月開花	黄荊＜圖經＞ 小荊＜本經＞	ニンジンボク Vitellaria negundo var. cannabifolia	クマツヅラ科 Verbenaceae	枝は対生。鋸歯のある広披針形の小葉が掌状にあつまる。花期は7−8月。葉のつけねに円錐形の花穂。淡紫色、唇形小花が多数段階状につく。	牧野 p.629
597	土常山	アジサイ		四月開花		ガクアジサイ Hydrangea macrophylla f. normalis	ユキノシタ科 Saxifragaceae	芳草・灌木 原本頁4．347参照	野生木Ⅰ p.168
598		アマチャ		五月開花		アマチャ Hydrangea serrata var. thunbergii	ユキノシタ科 Saxifragaceae		野生木Ⅰ p.169
599	玫瑰花	ハマナス		四月開花		ハマナス Rosa rugosa	バラ科 Rosaceae	花は枝先につき、深紫紅色。果実は扁球形。黄赤色に熟す。	野生木Ⅰ p.202
600	覆盆	キイチゴ		四月開花		コジキイチゴ Rubus sumatranus	バラ科 Rosaceae	枝のとげや黄色の集合果からバラ科キイチゴ属の特徴を有し、5つの小葉からなる複葉より推察。	野生木Ⅰ p.213
601	枇杷葉	ビハ				ビハ Eriobotrya japonica	バラ科 Rosaceae		野生木Ⅰ p.220
602	大棗	ナツメ				ナツメ Zizyphus jujuba	クロウメモドキ科 Rhamnaceae		野生木Ⅱ p.54
603	郁李	コムメ		四月開花		ニワウメ Prunus japonica	バラ科 Rosaceae	記載名「郁李」と形態がほぼ一致する。コウメ（P. mume var. microcarpa）は別種。	野生木Ⅰ p.191
604	使君	カラクチナシ			使君子	シクンシ Quisqualis indica	シクンシ科 Combretaceae	花の形状は合致するが葉の特徴は不一致。生薬名で推察。	牧野 p.483

原本頁		生薬名	和名	備考	木			解読			参考資料
					開花時期	異名		植物名	科名	備考	
13	605	山査	サルナシ		四月開花	山櫨 赤瓜子 鼠櫨 狹櫨 羊梂 艸檀 机子 鏨梅 棠梂子 山裏果		サンザシ Crataegus cuneata	バラ科 Rosaceae	花期は4-5月。花は枝頂に散房状につき、白色。果実はほぼ球形で赤褐色ときに黄色に熟す。	野生木Ⅰ p.216
	606				四月開花						
14	607							ヤブサンザシ Ribes fasciculatum	ユキノシタ科 Saxifragaceae		野生木Ⅰ p.159
	608	折傷木			四月開花			カンボク Viburnum opulus var. calvescens	スイカズラ科 Caprifoliaceae	白色大花の不穏花。黄色小花の正常花。葉は対生し、中ほどまで3裂より推察。	野生木Ⅱ p.227
15	609				六月開花			ゴシュユ Euodia rutaecarpa	ミカン科 Rutaceae		野生木Ⅰ p.275
	610				三月開花			アブラギリ Aleurites cordata	トウダイグサ科 Euphorbiaceae		野生木Ⅰ p.265
	611				五月開花			ザクロ Punica granatum	ザクロ科 Punicaceae		牧野 p.480
16	612				三月開花			ハンノキ Alnus japonica	カバノキ科 Betulaceae		野生木Ⅰ p.54
17	613	トウセンダン			五月開花			センダン Melia azedarach var. subtripinnata	センダン科 Meliaceae	花弁は淡紫色、倒披針形。花糸は紫色、合着して筒状。果実は楕円形で黄熟する。	野生木Ⅰ p.286
	614	和センダン			五月開花						
18	615	枸骨	イラギ		十月開花			ヒイラギ Osmanthus heterophyllus	モクセイ科 Oleaceae	葉は対生.	野生木Ⅱ p.180
	616		ヒラギナンテン		四月開花			ヒイラギナンテン Mahonia japonica	メギ科 Berberidaceae		野生木Ⅰ p.130

原本頁		生薬名	和名	木 備考	開花時期	異名	解読 植物名	科名	備考	参考資料
19	617		イヌサンザシ				クロミサンザシまたは同属植物 Crataegus chlorosarca	バラ科 Rosaceae	葉は鋸歯のある広卵形．果実は枝頂につくが、色が異なるため同定困難．	野生 木 I p.216
	618		トリモチギ				ウラジロノキ Sorbus japonica	バラ科 Rosaceae	鋸歯を持つ葉の形や褐色の果実、円錐花序より推察．	野生 木 I p.220
	619	テンラク 䕞華	ムクロジ				ムクロジ Sapindus mukorossi	ムクロジ科 Sapindaceae		野生 木 II p.20
20	620	ムゲンシ 無患子	ボダイジュ		五月 開花	ユジュシ 油珠子	ボダイジュ Tilia miqueliana	シナノキ科 Tiliaceae		野生 木 II p.66
21	621						カラスザンショウ Zanthoxylum ailanthoides	ミカン科 Rutaceae	葉は大形合数羽状複葉で鋭尖頭長楕円形の小葉が4-10対．若木の葉に長いとげ．	牧野 p.375
	622						同定困難			
22	623				六月 開花		ミカン属の一種	ミカン科 Rutaceae	種の同定困難．	野生 木 I p.282
	624						イチジク Ficus carica	クワ科 Moraceae		野生 木 I p.92
23	625				七月 開花		サルスベリ Lagerstroemia indica	ミソハギ科 Lythraceae		野生 木 II p.95
	626						アリドオシ Damnacanthus indicus	アカネ科 Rubiaceae		野生 木 II p.200
24	627			付箋あり (橘)	四月 開花		ミカン属の一種	ミカン科 Rutaceae	種の同定困難．	木 I p.282
	628									

原本頁		生薬名	和名	備考	木 開花時期	異名	解読 植物名		科名	備考	参考資料
25	629				四月開花		ハナカイドウ	Malus halliana	バラ科 Rosaceae	芳草・灌木 原本頁12. 362参照	野生木Ⅰ p.225
	630			花有種々	三月開花		ツバキ	Camellia japonica	ツバキ科 Theaceae	園芸品種	有用 p.197
26	631			花有種々	三月開花		ボケ	Chaenomeles speciosa	バラ科 Rosaceae	花は葉腋に束生。花は淡紅色、緋紅色または白色。花弁は5個で大型。楕円形体の黄色い果実やとげ状の短枝。	野生木Ⅰ p.224
	632										
27	633						ブシュカン	Citrus medica var. sarcodactylus	ミカン科 Rutaceae	指を並べたような形をした黄色の果実より推察.	牧野 p.385
	634						ユズまたはミカン属の一種	Citrus junous	ミカン科 Rutaceae	同定困難.	牧野 p.381
28	635						ナシ	Pyrus montana	バラ科 Rosaceae		牧野 p.265
	636			有花時無葉	三月開花		サクラ属の一種		バラ科 Rosaceae	種の同定困難.	野生木Ⅰ p.186
29	637				五月開花		クリ	Castanea crenata	ブナ科 Fagaceae		野生木Ⅰ p.76
	638				四月開花		カキ	Diospyros kaki	カキノキ科 Ebenaceae		牧野 p.565
30	639			付箋あり (橙柑)			ミカン属の一種		ミカン科 Rutaceae	種の同定困難.	牧野 p.381
	640										
	641										
31	642			付箋あり (代々 柚 秀花)			ミカン属の一種		ミカン科 Rutaceae	種の同定困難.	牧野 p.384
	643						シラカシ	Quercus myrsinaefolia	ブナ科 Fagaceae	雌花序は新枝の上部の葉腋に直立して、3または4個の花を穂状につく。堅果は卵形または楕円形.	野生木Ⅰ p.75
32	644						ミカン属の一種		ミカン科 Rutaceae	種の同定困難.	牧野 p.381

原本頁		生薬名	木				解読			参考資料
			和名	備考	開花時期	異名	植物名	科名	備考	
33	645				四月開花		カリン Chaenomeles sinensis	バラ科 Rosaceae	葉は卵状楕円形で、腺状の細鋸歯。花は葉腋に単生し、淡紅色。果実は長楕円形。	野生木I p.224
	646						マルメロ Cydonia oblonga	バラ科 Rosaceae	葉は卵形または長楕円形、楕円形または洋ナシ形。	野生木I p.224
34	647						モクゲンジ属の一種	ムクロジ科 Sapindaceae	1回羽状複葉、ときに小葉の下半分が全裂。セッコウが着生	野生木II p.20
	648						同定困難	ウルシ科 Anacardiaceae	ハグマノキ（Cotinus coggygria）に似るが、図から同定困難	有用 p.322
	649						同定困難			
35	650				五月開花		モクゲンジ Koelreuteria paniculata	ムクロジ科 Sapindaceae	葉は互生で1回羽状複葉、小葉に鋸歯、花序は大型の円錐形をなし頂生花は黄色。果実は胞背裂開の蒴果で風船状。種子は球形で黒色	野生木II p.20
	651						同定困難			
36	652	檗木	キワダ		五月開花	黄檗〈別録〉	キハダ Phellodendron amurense	ミカン科 Rutaceae	葉は対生し、5–11枚の小葉からなる奇数羽状複葉。枝先に散房花序。花は多数で、黄緑色。果実は球形で黒色に熟す。	野生木I p.280
37	653			有花時無葉	三月開花		チョウセンレンギョウまたはレンギョウ Forsythia togashii var. koreana Forsythia suspeana	モクセイ科 Oleaceae	花は黄色で葉に先がけてつく。	野生木II p.178
	654				三月開花					
38	655						同定困難		同定困難	野生木II p.121
	656									
39	657						竹・笹類　キンメイチク Phyllostachys bambusoides Siebold et Zucc. f. castillonis (Mirford) Muroi	イネ科 Poaceae	マダケに準じ、桿はほとんど黄金色から推察。	原色樹 p.724

原本頁		生薬名	和名	備考	木 開花時期	異名	解読 植物名	科名	備考	参考資料
39	658						メダケ Pleioblasus simonii	イネ科 Poaceae	竹の皮は稈を包んだまま宿存.	野生 木Ⅱ p.258
	659						モウソウチク Phyllostachys heterocycla	イネ科 Poaceae	竹・笹類. やや同定困難.	野生 木Ⅱ p.256
40	660						ハチク Phyllostachys nigra	イネ科 Poaceae	竹・笹類. やや同定困難.	野生 木Ⅱ p.256
41	661						モウソウチクまたはマダケ Phyllostachys heterocycla または bambusoides	イネ科 Poaceae	モウソウチクまたはマダケ. やや同定困難.	野生 木Ⅱ p.256
	662						タケ亜科の一種	イネ科 Poaceae	同定困難	野生 木Ⅱ p.254
42	663						クワ科の一種	クワ科 Moraceae	同定困難	野生 木Ⅰ p.85
	664									
43	665				九月開花		ソテツ Cycas revoluta	ソテツ科 Cycadaceae	葉は1回羽状複葉で茎頂に束生. 花は雌雄異株. 雄花は茎頂に束生. 種子は卵形で核果状. 赤朱色.	野生 木Ⅰ p.3
	666									
44	667				五月開花		バショウ Musa basjoo	バショウ科 Musaceae	花序は大型の苞を多数つけ、一方に傾く. 雌雄同株. 黄褐色花序の先に雄花、基部に雌花.	野生 木Ⅱ p.270
	668				四月開花		ナンテン Nandina domestica	メギ科 Berberidaceae		野生 木Ⅰ p.130
45	669						シュロ Trachycarpus fortunei	ヤシ科 Palmae	太い幹、幹上部の繊維状の毛などから推察.	野生 木Ⅱ p.263
	670						シュロチク Rhapis humilis	ヤシ科 Palmae		野生 木Ⅱ p.263
46	671				三月開花		ツバキ Camellia japonica	ツバキ科 Theaceae		有用 p.198

原本頁		生薬名	和名	備考	開花時期	異名	解読 植物名	解読 科名	備考	参考資料
46	672			有花時無葉	四月開花		ハナズオウ Cercis chinensis	マメ科 Fabaceae		野生木Ⅰ p.235
47	673						トチノキ科の一種 Hippocastanaceae	トチノキ科 Hippocastanaceae	葉の形状より推察.	野生木Ⅱ p.22
	674						同定困難			
48	675				七月開花		キョウチクトウ Nerium indicum	キョウチクトウ科 Apocynaceae		野生木Ⅱ p.189
	676			花有種々	六月開花		ムクゲ Hibiscus syriacus	アオイ科 Malvaceae		野生木Ⅱ p.70
49	677				六月開花		クサギ Clerodendrum trichotomum	クマツヅラ科 Verbenaceae		野生木Ⅱ p.213
	678				九月開花		同定困難			
50	679									
	680				七月開花		同定困難			
51	681						ケンポナシ Hovenia dulcis	クロウメモドキ科 Rhamnaceae	核果は球形で浅く3裂し紫褐色.	野生木Ⅱ p.53
	682				六月開花		ナンキンハゼ Sapium sebiferum	トウダイグサ科 Euphorbiaceae	葉は菱状卵形，花は枝先に総状花序．蒴果は扁球形.	野生木Ⅰ p.267
52	683				四月開花		ニワザクラ Prunus glandulosa	バラ科 Rosaceae	花は淡紅色または白色．5弁花が葉腋につく．葉の形・つき方から推察.	野生木Ⅰ p.191
	684				四月開花		トベラ Pittosporum tobira	トベラ科 Pittosporaceae	枝先に集まる濃緑色の葉および白色の集散花序より推察.	野生木Ⅰ p.178

第8巻 木 537

原本頁	生薬名	和名	備考	開花時期	異名	植物名	科名	備考	参考資料
53	685			三月開花		ワリンゴ Malus asiatica	バラ科 Rosaceae	白い5弁の花と赤色球形の果実の大きさから栽培種と推察.	牧野 p.264
	686		有花時無葉	三月開花		同定困難			
54	687		ツクバネ			ツクバネ Buckleya lanceolata	ビャクダン科 Santalaceae	堅果は楕円状で頂部に葉状の苞.	野生木I p.98
	688	紫金牛	ヤブカウジ			ヤブコウジ Ardisia japonica	ヤブコウジ科 Myrsinaceae	葉は輪生状. 果実は球形で赤熟.	野生木II p.159
55	689	平地木	カラタチバナ		五月開花		カラタチバナ Ardisia crispa	ヤブコウジ科 Myrsinaceae	花序は葉腋または葉間の早落生の鱗片葉のわきにつく. 小花柄あり. 花は白色. 果実は球形で赤熟.	野生木II p.160
	690		センリョ				センリョウ Sarcandra glabra	センリョウ科 Chloranthaceae		野生草II p.100
56	691		ニシキギ	付箋あり(鬼前)			ニシキギ Euonymus alatus	ニシキギ科 Celastraceae	枝にコルク質の翼あり. 果実は蒴果で、裂開して橙赤色の仮種皮に包まれた1個の種子を出す.	野生木II p.34
	692		サンシヤウ		三月開花		サンショウ Zanthoxylum piperitum	ミカン科 Rutaceae	果実は1-3個の分果で赤色. 楕円状球形. 種子は楕円状球形で黒色.	野生木I p.280
57	693	山茶	チヤ		九月開花		チャノキ Camellia sinensis	ツバキ科 Theaceae		野生木I p.140
	694		カイドウ	花有種々	九月開花		カイドウ Malus micromalus	バラ科 Rosaceae		野生木I p.225
58	695				四月開花		シチョウゲ Leptodermis pulchella	アカネ科 Rubiaceae	葉は小型で対生. 花は枝先や腋生する短枝に1-数個つく. 花冠は紅紫色	野生木II p.199
	696				四月開花		ハクチョウゲ Serissa japonica	アカネ科 Rubiaceae	花は枝先や葉のわきに出る短枝先に1-2個つく. 花冠は白色.	野生木II p.199

原本頁	生薬名	木			解読			参考資料
		和名	備考	開花時期	異名	植物名	科名	備考	
697			有花時無葉	二月開花		ウメ *Prunus mume*	バラ科 Rosaceae	葉の展開前に開花する花や楕円形の葉、球形の果実等より推察.	野生木I p.188
698			花有種々	三月開花		モモ *Prunus persica*	バラ科 Rosaceae		野生木I p.188
699				四月開花		アオキ *Aucuba japonica*	ミズキ科 Cornaceae	花は小さく褐紫色. 円錐花序. 果実は核果で、楕円形で赤熟.	野生木II p.110
700			付箋あり (譲葉)			ユズリハ *Daphniphyllum macropodum*	ユズリハ科 Daphniphyllaceae		野生木I p.272
701						ナギ *Podocarpus nagi*	マキ科 Podocarpaceae	葉表面は深緑色で光沢があり、裏面はやや白色を帯びる. 細い平行脈あり.	野生木I p.22
702				七月開花		ヤマハギ *lespedeza bicolor*	マメ科 Fabaceae		野生草II p.205

【植物読解・参考資料】

・野生草I…佐竹義輔他『日本の野生植物　草本I　単子葉類』平凡社（2006）
・野生草II…佐竹義輔他『日本の野生植物　草本II　離弁花類』平凡社（2006）
・野生草III…佐竹義輔他『日本の野生植物　草本III　合弁花類』平凡社（2006）
・野生木I…佐竹義輔他『日本の野生植物　木本I』平凡社（2010）
・野生木II…佐竹義輔他『日本の野生植物　木本II』平凡社（2008）
・野生シダ…岩槻邦男『日本の野生植物　シダ』平凡社（2006）
・牧野…牧野富太郎『新訂牧野新日本植物圖鑑』北隆館（2000）

・有用…堀田満他『世界有用植物事典（オンデマンド版）』平凡社（1996）
・原色（上）…難波恒雄『原色和漢薬図鑑（上）』保育社（1984）
・原色（下）…難波恒雄『原色和漢薬図鑑（下）』保育社（1984）
・中薬4…上海科学技術出版社『中薬大辞典　第四巻』小学館（1985）
・原色樹…邑田仁『新訂原色樹木大圖鑑』北隆館（2004）
・牧野和…岡田稔『新訂原色　牧野和漢薬草大圖鑑』北隆館（2002）

第9巻 鱗蟲・禽獸

	頁	生薬名	和名	備考	異名
2	703	蟬鯨	セミ	上品 茶日山 立羽 長サ六尺余幅三尺余 尾羽毛 長サ六尺余幅二尺四寸五分 汐吹	
3	704	座頭鯨	ザトウ	中品 汐吹 立羽 尾羽毛	
	705	児鯨	チゴクジラ	汐吹 立羽 尾羽毛	
	706	松粉鯨	マツコウクジラ	汐吹 立羽 尾羽毛	
4	707	長吹鯨	ナガフキ	汐吹 立羽 尾羽毛	
	708	コトウ鯨		汐吹 立羽 尾羽毛	
5	709	鉛錘鯨（エンスイクジラ）	カツヲクジラ	汐吹 立羽 尾羽毛	
	710	江豚鯨（イルカ）	イルカ	汐吹 立羽 尾羽毛	
6	711	乱蟲	ラフミフナ		
7	712	鮒魚		対象図なし	
	713	金魚			
8	714	坂赤鯨	サカマタ	汐吹 立羽 尾羽毛	
	715	露蟲	アヤカン		
9	716	水母	クラゲ		
	717	毒海月	同		
11	721	山蛤	アカガイル		
	718	蚪斗	カイルコ		
	719	蟾蜍	カンタイガヰル		
	720	土鴨	カイル		
12	722	青蛙	アマカイル		
	723	斑猫	ハンミヤク		
	724	蟾蜍	ヒキゴト		
	725	蜈蚣	ムカデ		
13	726	天牛	カミキリムシ		
	727	虹蟲	アブ		牛虻
	728	蜻蛉	ヤンマ		
	729		カトリ		
14	730	野蠶蛾			

	頁	生薬名	和名	備考	異名
14	731	蜻蜓	アヲトンボウ		
	732	沙鶏	ヨマシクイ		
	733	紺蟲蟲	カハトンボウ		
15	735	蟲蝄	ハタハタ		
	736	蚊蝶	セミ		
	734	蚱蟬	タケノフシ		
16	738	蟹蟲	イナゴ		
	739	促織	カウロ		
	740	螳螂	カマキリ	アシマキ	
17	741	草蟲	マツムシ		
	742	赤卒	アカトンバウ		
	743		ザトフムシ		砂雞
18	744	土螽	ハチノス		
	745	露蜂房	ハチノアメ		
	746	白蜜			
20	747			カニの一種	
22	748	亀	カメ		
	749		スツホン	対象図不明	
23	750	熊鷹	ワシ		
24	751	鷙			
25	752	鷹	ハイタカ		
	753	川原金翅	カハラヒワ		
26	754	佛法鳥	ブツポウサウ		
	755	日光ジヒシン			
27	756	鶯	ヌく		
28	757	鵙	モズ		
29	758	青鳩	アラバト		
	759	山鳩	マハト		
30	760	鵠鶺	セグロ	対象図不明	
	761		シリビキ		
31	762	繡眼兒	メジロ		

頁		生薬名	和名	備考	異名
31	763	桑鳲	アツトリ		
32	764	蠟觜	マメマワシ		
	765	川烏雅	カワガラス		
33	766	啄木鳥	キツツキ		
	767	鶉	ヒヨドリ		
34	768		シナイ		
35	769	鷞	ヌエ		
	770	鷃	ウズラ		
36	771	鶉	ウン		
	772	金翅	ヒワ		
37	773		イスカ		
	774	鶇	ツグミ		
38	775	雉	キジ		

頁		生薬名	和名	備考	異名
39	776	廿日鼠			
	777	水鼠			
40	778	白鼠	シロネズミ		
	779	鼡	ネズミ		
42	780		ヒミズ		
	781	土猪	ラゴロ		
43	782	蝮蛇	マムシ	色有種々	
	783	赤棟蛇	ヘビ	色有種々	
44	784	鯉	タヌキ		
45	785	狼	ラホカミ		
47	786	牛	ウシ		
48	787	馬			

第10巻　介

頁		生薬名	和名	備考	異名
	788	左牧榮螺			
2	789	蛸枕		一名櫻介	
	790	上牧			
	791	月日介			
	792	櫻介			
3	793	眞珠	タマガイ	一名千里光	
	794	板介			
	795	鸚鵡蝶		一名木老貝 一名不滅介	
	796	蛸舟			
4	797	一重介			
	798				
	799				一名カマクラ ゼセカイ コカイ エラビ ヤサラ ネ
5	800				
	801				

頁		生薬名	和名	備考	異名
5	802				
	803				
	804	巻絹			
	805	鐡介			
6	806	山椒			
	807	車介			
	808	舩介			
	809	琵琶			
7	810				
	811	餅介			
	812	花車			
	813	細蝶			
8	814				
	815				

頁		生薬名	和名	備考	異名
9	816	鳳凰（ホウワウ）			
	817	孔雀（クジャク）			
	818				
	819				
10	820	水葵（ミヅアフヒ）			
	821	葵介（アフヒガイ）			
	822	烏帽子（エボシ）			
	823	鏊介（カウガイ）			
11	824	玉介（タマ）			
	825	瑠璃（ルリ）			
	826	刺蝶（ハリテフ）			
	827	野猪（ヤチョ）			
12	828	駒爪（コマツメ）			
	829	象介（ゾウ）			
	830	杜丹（ボタン）			
	831	山吹（ヤマブキ）			
13	832	鳳鳥（フウテウ）			
	833	羽衣（ハゴロモ）			
	834	琥珀（コハク）			
	835	玉洗利（タマアラヒ）			
14	836	海鏡介（ミカヾミ）			一名月日介
	837	都海蝶（ミヤコウミテフ）			
	838	翁介（オキナ）			
	839	紫介（ムラサキ）			
15	840	身無（ミナシ）			
	841	海器（カイキ）			
	842	伽羅（キャラ）			
	843	車軸（シャヂク）			
16	844	朝日（アサヒ）			
	845	放髪（フリワケガミ）		対象図不明	
	846	鶏頭（ケイトウ）			
	847	鍬介（クワ）			
17	848	唐獅子（カラシシ）			
	849	梵高（ホウタカ）			
	850	尻高（シリタカ）			
	851	鏨介（アサ）			
18	852	傘介（カラカサ）			
	853	長刀螺（ナギナタマチ）			
	854	鎌介（カマ）			
	855	獅子（シヽ）			
19	856	桃介（モヽ）			
	857	蟬介（セミ）			
	858	石蚓（イシデ）			一名セイシン
	859	呉眼（クレメ）			
20	860	紅葉（モミヂ）			
	861	編笠（アミガサ）			
	862	貝甲（カイカウ）			
	863	連雀（レンジャク）			
21	864	細蝶（サヾヤテフ）			壹岐高城（ヅヾキ）
	865	鍾馗（シャウキ）			
	866	立波（タツナミ）			
	867	長良（ナガラ）			

頁		生薬名	和名	備考	異名
22	868	柚介(ユズ)			
	869	千尋(チヒロ)			
	870	霰介(アラレ)			
	871	夕顔(ユウガホ)			
23	872	紅文鮨(ベニハマグリ)			
	873	巾着			
	874	調介(シラベ)			
	875	花筵(ハナガヤミ)			
24	876	姫蛤(ヒメハマグリ)			
	877	巴介(トモエ)			
	878	翠介(ミドリ)			
	879	富士文鮨(フジハマグリ)			
25	880	姫幸樂(ヒメミユキ)			
	881	綱介(ツナカイ)			
	882	桔梗(キキヤウ)			
	883	夜泣(ヨナキ)			
26	884	白鷹(シラタカ)			
	885	鶯介(ウグヒス)			
	886	姫浅利(ヒメアサリ)			
	887	糸梵螺(イトボラ)			
27	888	組糸(クミイト)			
	889	口紅(クチベニ)			
	890	松介(マツカイ)			
	891	扇文鮨(オウギハマグリ)			
28	892				
	893				
	894				
	895	鶯介(ウグヒス)			
29	896	鷺介(サギ)			
	897	魁介(アカガイ)			
	898	朝顔(アサガホ)			
	899	玉虫(タマムシ)			
30	900	箒葉(ハウキリ)			
	901	花唄(ハナウタ)			
	902	狐介(キツネカイ)			
	903				
31	904	角介(ツノ)			
	905	鳶介(トビ)			
	906	芭蕉(バセウ)			
	907	哥枕(ウタマクラ)			
32	908	御簾(キヨレン)			
	909	白蛇(ハクジヤ)			
	910	廣羽(ヒロハ)			
	911	朱鷺(トキ)			
33	912	香箸(コウバシ)			
	913	雲雀(ヒバリ)			
	914	鸚鵡(アウム)			
	915	葛介(クズカイ)			
34	916	色介(イロ)			
	917	千種(チグサ)			
	918	溝介(ミゾ)			
	919	片津(カタツ)			

頁	生薬名	和名	備考	異名
35	920	鹽介(シオジ)		
	921	蜆介(シジミ)		
	922	浅利介(アサリ)		
36	923	文蛤(マテグリ)		
	924	華介(ハナ)		
	925	白介(シラ)		
	926	櫻介(サクラ)		
37	927	波間柏(ハゝマカシハ)		
	928	忘介(シノブ)		
	929	錦介(ニシキ)		
	930	簾介(スダレ)		
38	931	橋衣(キヌタ)		
	932	嶋薄(シマスヽキ)		
	933	瓶子(ヘイシ)		
	934	羽帯(ハボウキ)		
39	935	螢介(ホタル)		
	936	蝮介(マムシ)		一名石疊
	937	陣笠(ヂンガサ)		
	938	筆子(フデ)		
40	939	蛸巻(サヽマキ)		
	940	白寄居(シロカウナ)		
	941	鉄寄居(テツ)		
	942	縮寄居(チヂミ)		
41	943	蝉介(セミ)		
	944	葡萄(ブダウ)		
	945	熊手(クデ)		

頁	生薬名	和名	備考	異名
41	946	膳當(スキアテ)		
	947	唐松(カラマツ)		
	948	鬘介(カツラ)		
42	949	雉子(キジ)		
	950	光蝶(ツヤテフ)		
	951	銑子(テッシ)		
43	952	銀唄(キンバイ)		
	953	臼介(ウス)		
	954	燕介(ツバメ)		
	955	海燕(タコノマクラ)		
44	956	扇子(アフギ)		
	957	團扇(ウチハ)		
	958	蜻蛉(トンボ)		
	959	松虫(マツムシ)		
45	960	甲介(カブト)		
	961	鎧介(ヨロイ)		
	962	玉椿(タマツバキ)		
	963	芙蓉(フヨウ)		
46	964	角憩(アゲマキ)		
	965			
	966			
	967			
47	968	細蝶(シゲタミ)		
	969	郎君子(ラウクンシ)		
	970			
	971	鳥介(カラス)		

頁		生薬名	和名	備考	異名
972	48	雀介 スズメ			
973		阿古耶 アコヤ			
974		千鳥介 チドリ			
975	49	海扇 イタヤ		又ホタテ シヤクシ	
976		浦打介 ウラウチ			
977		石決明 セキケツメイ			
978		梵螺 ホラ			
979	50	身無 アジ			
980		疊介 タタミ			
981		空青介 クウセイ			
982		物荒 モノアラ			
983	51	小介 コ			
984		玉珧 タイラギ			
985		嶋寄居 シマガウナ			
986		榧子 カヤ			
987		楊梅 ヤマモモ			

頁		生薬名	和名	備考	異名
988	52	梭介 ヒ			
989		甲香 カイカウ			一名ツベタ
990		小鳥 コトリ			
991	53	伊豫簾 イヨスダレ			
992		小紋 コモン			
993		卵子 タマゴ			
994	54	蜘介 クモ			
995		福壽 フクジュ			
996		梅花介 ウメハナ			
997		瞿麥 ナデシコ			
998	55	眞蘇枋 マスハウ			
999		紫介 ムラサキ			
1000		都介 ミヤコ			
1001		枕介 マクラ			
1002		紫蝶 サタエフ			
1003		片介 カタシ			

第二章　森野旧薬園から学ぶ生物多様性の原点と実践

江戸・享保改革期の薬種国産化政策と森野家

　18世紀前半、将軍徳川吉宗のもとで展開された享保改革は、元禄時代以来の無計画で放漫な支出によって破産状態にあった幕府財政を再建するところから始まった[7,8]。倹約の徹底と共に、新田開発の積極的推進、徴租法の改革による年貢収入の増大化など幕府自身の利益追求が図られた。一方、元禄から享保改革期の時期は、近世史上における一大疫病流行期でその深刻さは際立っていた[32-34]。富士川游『日本疾病史』[32]をもとに検証すると、1707年の流行性感冒や1708～1723年にわたり痘瘡流行の記録が多数認められる。その後も麻疹や疫病流行の記載があり、享保15年(1730)の麻疹流行の際には、大納言(家重)がかかり、尾張藩主の継友は亡くなっている。近世の三大飢饉の一つとして知られる享保17年(1732)畿内・西国飢饉の際にも疫病が流行し、1733年に続いて死者は数十万人に上ったことが記されている。それ故、幕府の強力な指導のもと、一般庶民にむけた薬の下付や処方・対処方法の普及など全国的規模で疫病対策が展開された[6,7,32,33]。

　当時、医療に必要な薬物の大部分は中国大陸産の生薬(天然物)に依存しており、その需要は増加傾向であった。朝鮮人参に代表される外来の薬(漢薬種)は高価であったため、幕府の緊縮経済政策によって輸入漢薬に代替できる国内の薬用資源開発が急務となった。吉宗政権の薬種国産化政策が、幕府領、大名領を問わず日本全国を対象とするもので、30年間の長期にわたり持続された事実は、同政権にとって非常に重要な意義を有し、総力を挙げて取り組んだ課題であったと推察できる。そのプロジェクトは2系統に分かれる[8]。一つは朝鮮人参の国内栽培の実現で、もう一つは採薬使を全国に派遣して国内に埋もれている薬材を探査・採集して、そこから輸入薬種に劣らない品質の国産薬種を開発していく試みである。笠谷和比古氏は吉宗が展開した国家プロジェクトの根本理念は、幕府自身の財政上の利得を追求するのではなく、薬種を低廉な価格で豊富に社会に供給していく点、輸入薬種に匹敵しうる良質の薬種を日本国内で開発しうる能力を形成する点、そして国産薬種の開発によって外国貿易の場における金銀銅流出を防止する点において、日本国全体の利益、国益、国富の増進という問題に定位していたと論じている[8]。すなわち、それ故に本問題は幕府役人だけでなく、広範囲な階層の人々の協力を得ることができ、人々の叡智と努力を結集した自発性に基づく大きなエネルギーを生み、一大事業が遂行されたと考察している。この政策に携わった主要な人物の一人に、御庭番の役職を勤めて吉宗の耳目として働き、採薬使として全国を駆け巡った植村左平次政勝が挙げられる。他にも政策推進に尽力した医

師、本草家、薬種商は多数にのぼり、国内産薬物と漢薬種輸入品との比較同定（鑑別）という博物学的学問も台頭してきた[7,8,14,16]。

　森野家の祖先は、吉野南朝の遺臣で、永く大和国吉野郡下市に居住し、農業の傍ら葛粉の製造を始めたことで、「吉野葛」の名称が生まれた。その後、葛晒しに欠くことができないより良質の水、寒冷な気候を求めて現在の地「大宇陀」に移住し、代々葛粉の製造を生業としている[1,6,35]。第10代当主 賽郭は生来植物を愛好し、独学で薬草の研究をしていた。賽郭は享保14年（1729）幕府御薬草御用 植村左平次が採薬調査に訪れた際、御薬草見習いとして出仕し、以後数度にわたり左平次に随行して、近畿、北越、美濃、近江など各地で採薬調査を補佐した。その功により幕府から貴重な外国産薬草の種苗を下賜され、それらを自宅裏山に植えつけたのが薬園の起こりである[1,6]。

　森野家は賽郭（初代藤助）以来、子孫代々藤助を名乗る。寛延2年、賽郭は嗣子武貞（たけさだ）に家督を譲ったが、二代目藤助となった武貞（号：群芳亭（ぐんほうてい））もまた本草を好み、初代の志を継いで家業と薬園の維持・管理に努力した。著名な本草家、田村元雄とは再三種苗の交換をするなど、親密な交友関係を示す記録が残されている[1-6]。武貞は幕府の薬草御用として薬園で栽培する薬草の種類を増やし、新たに大和・河内各領でのカタクリ草掘り免許を得て、カタクリ粉の製造量も順調に増加させた。生産・加工する薬種は、大阪や京都の薬種商に広く販売しており、森野家は宇陀松山町の薬種屋として知られていた[1,6]。三代目藤助好徳（こうとく）（号：石水亭（せきすいてい））の時代には、家業ますます盛んとなったが、子々孫々まで父祖の業を伝えるべく家則十二カ条を定め、研鑽を続けた。繁通（しげみち）（五代目藤助）は、水谷助六、内藤剛甫、西村広林らとの交流を通じ、さく葉標本の交換を行い自然科学の植物分類学的見識で植物を研究した。薬種苗の入手・維持や珍種の栽培にも努力した。前述の本草家との書簡がその功績を物語る。繁通は桂叢（けいそう）と号し、賽郭以後に採集した植物の一部をさく葉標本として整理し、草木葉譜（そうもくようふ）2冊（1848）を編纂した。その序文には山本亡羊（ぼうよう）の子榕室（ようしつ）の選が記され、さく葉標本に植物同定の跡が残る。しかし、繁通の頃には、漢薬種の朝鮮人参も諸国に広く普及し栽培されていたことから、従来の薬園圃場の範囲では手狭で、家益とならなくなっていた。御用カタクリ粉の製造も多年にわたる野生種の掘り取りが、生根の収穫不調を招いていたため、繁通は薬園付近の公儀領山林の拝領による栽培計画を申し出ていたが、幕府崩壊により実現しなかった[1,6,12]。明治維新後は、西洋薬の輸入により和漢薬種の需要は減少し、薬園は衰退を余儀なくされたが、明治17年（1884）に漢種薬草木履歴を農商務卿に提出している[1,6,12]。大正6年（1917）、開園以来連綿と守ってきた薬草栽培による殖産の功労が世に周知され、賽郭に従五位が追贈された。戦後の昭和26年（1951）には昭和天皇が来園されている。

森野薬園時代の漢薬種育成と生薬栽培の伝統

　賽郭が幕府から下賜された貴重な外国産の薬草（生薬）の種苗を年代順にまとめた（表1）[3-6,12,36]。享保14年は6種、甘草（かんぞう）、東京肉桂（にっけい）、天台烏薬（てんだいうやく）、烏臼木（うきゅうぼく）、杜荊樹（とけいじゅ）、山茱萸（さんしゅゆ）が下賜され

表1 幕府による下賜薬用種リスト

出典・調査	年代	享保14年(1729) 甘草	東京肉桂	天台烏薬	烏白樹	牡荊	山茱萸	破胡紙	享保20年(1735) 防風	貝母	知母	山帰来	延胡索	胡黄連	黄柏	使君子	呉茱萸	秦芁	沙参	百部根	白朮	蒼朮	草豆蔻	草果	元文2年(1737) 黄芩	白芷	大棗	黄耆	王不留行	胡蔘子	甘遂	何首烏	附子	枳殻	酸棗仁	元文5年(1740) 朝鮮種人参
藤助書状で製法を伝えたもの	明和7年(1770)以降	○	○												○																					
薬草植方之書付	寛政2年(1790)	唐種		台州				朝鮮	唐種	唐種	唐種	朝鮮	唐種		○				唐種	唐種	唐種	唐種			唐種	唐種	唐種	唐種				唐種	唐種		
薬品・精巧品目録	1870-1880年頃?			台州				朝鮮	漢種	漢種	漢種		漢種			漢種	漢種	漢種	漢種	漢種	漢種	漢種		○	漢種	漢種	漢種	漢種		○					漢種	
大和国産薬種書上帳	年代不明			台州								唐種																								
草木目録	安永6年(1777)	○	○	○	○	○	○	○	○	○	○	○	○	○	○	○	○	○	○	○	○	○	○	○	○	○	○	○	○	○	○	○	○	○	○	○
松山本草	1750年頃	○	○	○	○	○	○	○	○	○	○	○	○	○	○	○	○	○	○	○	○	○	○	○	○	○	○	○	○	○	○	○	○	○	○	○
2010年度薬園内植物調査	2010-2011年	○													○										○			○						○		○

色のついたセルは、『薬品・精巧品目録』において「当今盛ン二取扱ノ品」とされたものを示す。

ている。甘草には、同年、物産宝山記の表紙裏に下市で7根拝領という記載も残っている[12]。享保20年の拝領種は、破胡紙(補骨脂)、防風、貝母、知母、山帰来、延胡索、黄柏、使君子、呉茱萸である。この間、植村左平次から苗などの補充で、山茱萸、鬱金、莪朮、肉桂の苗を受けているが、枯死したものがあり補充の必要性からかもしれない[3-6]。大和大宇陀という気候風土で熱帯原産の使君子や莪朮などの苗をどのようにして育て栽培したかは不明である。元文2年(1737)には、秦艽、沙参、百部根、白朮、蒼朮、草果、草豆蔲、黄芩、白芷、藁本、黄耆、王不留行、胡荽子、甘遂、何首烏、附子、酸棗仁、枳殻の拝領記載がある[13]。また、元文5年(1740)拝領の朝鮮人参の種子100粒に加え、他100種以上の薬種が目録に記載されているが、それらが漢薬種か、国内自生種かの真偽は不明である。少なくとも1740年以前の江戸官園からの拝領種は、漢薬種と考えられる。

　高品質の薬種を継続して栽培するための工夫や技術が必要だったことを裏付ける書簡類がある[5]。それは植村左平次と賽郭間で交わされた、当帰の栽培方法に関する内容であった[5]。元来、大和当帰は、大和地方で早くから栽培化された薬種で、薬用部位は根である[37-39]。当帰は肥大したひげ根の多い形状を良品とするが、栽培2年目に抽苔*して開花すると、根は繊維質でスカスカとなり、生薬として使用できなくなる[5,37-39]。植村から「江戸で栽培した当帰が抽苔して根が役に立たない旨」の助言を藤助にもとめていることから、藤助の当帰栽培には抽苔を防止する技術が施されていたと考えられる。

　当帰は中国から渡来した薬種で、神農本草経以来、歴代の本草書に必ず収載されている重要な生薬であり、現在の日常診療にも繁用されている。中約誌によると主産地は中国・甘粛省で、現在は甘粛、四川、陝西省が産地である。その基原植物は、*Angelica sinensis* Diels(カラトウキ)で、日本の野生種ミヤマトウキ(*A. acutiloba* var. *iwatensis* Hikino)とは異なる[37-39]。日本に中国医学が伝来して以降、中国産と同等の効果を有する薬用植物の研究は盛んに行われ、当帰は同名生薬でありながら、各国で使用する基原植物が異なる[37-39]。我国では、日本薬局方[40]においてトウキ(*Angelica acutiloba* Kitagawa)又はホッカイトウキ(*Angelica acutiloba* Kitagawa var. *sugiyamae* Hikino)と規定されている。トウキは大深当帰を指し、ミヤマトウキの栽培化されたものと言われている。かつて国産当帰の代替品として大深を中心に栽培化が行われ、大和当帰として全国市場にその名が知られた。しかし、第2次世界大戦中の食糧不足と生産統制などで、大和当帰の母種は急速に廃絶された[5,37-39,41,42]。戦後、かつてその種子を移出した北海道から北海当帰の種子を入手すると、収穫量が多く、芽くり作業など手間がかからない北海当帰が、在来種に変わり主流となった。当然、細い根を馬尾状につける大和当帰の品質は大きく変化している。残っていた在来種と北海当帰との自然交配が疑われる形状の生薬も1960年代には流通していたようだ。高橋真太郎氏は、1960年代に在来種・大和当帰の純粋な母種が、森野旧薬園の圃場で、今もなお保存され栽培されていると報告[5]に記していたが、2010年時点に行った著者の調査では、大和当帰の母種は存在しなかった。

*抽苔：気温や日長などにより花茎(かけい：花をつけた茎)が伸びだすこと。とうだちともいう。

森野旧薬園における生育植物の現況

　旧薬園の役割は時代と共に変遷し、現在、森野家では二次的自然環境(人的活動による創出や管理・維持されてきた環境)を再現する形式で、その命脈を保ってきた。著者は、近世、薬種国産化を可能にした園の自然環境と人為の影響を解析する目的で、年間を通じた植物相調査を実施した。

　2010年夏から1年間、旧薬園(約11000㎡)を土地の利用法別に圃場、草地、森林、庭園の4区分、15の区画に分け、すべての維管束植物の種類、生育域を調査した。繁茂状態は対象植物の面積的占有率を数値化した被度(1～5)で評価した。旧薬園は序章図1の石水亭裏手に続く小高い丘である。圃場は桃岳庵や知止荘の間に拓けている。旧薬園全体の植生調査結果を生息植物リスト(551-562頁)と表2にまとめた。リストは、科名、和名、学名、生活形、原産で示し、科の名前と配列はCronquist(1988)[56]にしたがった。その結果、4つの植生区分から合計128科531種の維管束植物が確認できた。セリ科、シソ科、キク科、ユリ科、ミカン科、マメ科植物が多い特徴を持つ。うち環境省または奈良県のレッドデータブック(RDB)[43,44]に掲載されている種は28種で、自然実生により繁殖している種はカタクリ(ユリ科)、ノカンゾウ(ユリ科)、ハナノキ(カエデ科)、ヤマユリ(ユリ科)など8種が確認された。

　4つの植生区分中、草地は主に斜面坂道周辺に位置する。草地では、被度2(10～25％)が最大で、繁茂する種はヤマトアオダモ(モクセイ科)、テイカカズラ(キョウチクトウ科)、イロハカエデ(カエデ科)、セリバオウレン(キンポウゲ科)、ネザサ(イネ科)、スギ(スギ科)であった。また、圃場、庭園と比べ、毎年の種まきが必要な一年草が少なく、森林より草本類が多い特徴を有した。

表2　森野旧薬園における自然実生の繁殖状況

	全確認種	RDB掲載種*
自然実生によって繁殖している種	63	8
自然実生による繁殖が未確認の種	468	20
合計	531	28

薬園管理者からの聞き取りにより繁殖状況を判断した.
*全確認種のうち、環境省または奈良県のレッドデータブック(RDB)に掲載されている種.

生息植物リスト

科名	和名	学名	生活形	日本原産種*
キク科	セイヨウノコギリソウ（ヤロウ）	Achillea millefolium	多年草	
（Asteraceae）	ノブキ	Adenocaulon himalaicum	多年草	○
	カワラヨモギ	Artemisia capillaris	低木	○
	ミブヨモギ	Artemisia maritima	多年草	
	ヨモギ	Artemisia princeps	多年草	○
	ノコンギク	Aster ageratoides subsp. ovatus	多年草	○
	シオン	Aster tataricus	多年草	
	ホソバオケラ	Atractylodes lancea	多年草	
	ヒレアザミ	Carduus crispus	一年草	○
	ベニバナ	Carthamus tinctorius	一年草	
	キク	Chrysanthemum morifolium	多年草	
	ノアザミ	Cirsium japonicum	多年草	○
	ヨシノアザミ	Cirsium nipponicum var. yoshino	多年草	○
	ベニバナボロギク	Crassocephalum crepidioides	一年草	
	ムラサキバレンギク	Echinacea purpurea	多年草	
	ヒメジョオン	Stenactis annuus	一年草	
	ヒメムカシヨモギ	Erigeron canadensis	一年草	
	ハルジオン	Erigeron philadelphicus	多年草	
	オオアレチノギク	Erigeron sumatrensis	多年草	
	ヒヨドリバナ	Eupatorium makinoi var. oppositifolium	多年草	○
	フジバカマ	Eupatorium fortunei	多年草	○
	ツワブキ	Farfugium japonicum	多年草	○
	ハキダメギク	Galinsoga ciliata	一年草	
	ウラジロチチコグサ	Gamochaeta coarctata	一年草	
	ハハコグサ	Gnaphalium affine	多年草	○
	キツネアザミ	Hemistepta lyrata	一年草	○
	オオグルマ	Inula helenium	多年草	
	オオジシバリ	Ixeris debilis	多年草	○
	ニガナ	Ixeris dentata	多年草	○
	イワニガナ	Ixeris stolonifera	多年草	○
	ヨメナ	Kalimeris yomena	多年草	○
	ヤブタビラコ	Lapsana humilis	一年草	○
	カミルレ（ジャーマンカモマイル）	Matricaria chamomilla	一年草	
	フキ	Petasites japonicus	多年草	○
	コウゾリナ	Picris hieracioides var. glabrescens	一年草	○
	ジョチュウギク	Chrysanthemum cinerariaefolium	多年草	
	タムラソウ	Serratula coronata subsp. insularis	多年草	○
	セイタカアワダチソウ	Solidago altissima	多年草	
	アキノキリンソウ	Solidago virgaurea subsp. asiatica	多年草	○
	オニノゲシ	Sonchus asper	一年草	
	ノゲシ	Sonchus oleraceus	多年草	○
	カンサイタンポポ	Taraxacum japonicum	多年草	○
	セイヨウタンポポ	Taraxacum officinale	多年草	
	オニタビラコ	Youngia japonica	一年草	○
	キク科の一種			
オミナエシ科（Valerianaceae）	カノコソウ	Valeriana fauriei	多年草	○
スイカズラ科	スイカズラ	Lonicera japonica	つる植物	○
（Caprifoliaceae）	ニワトコ	Sambucus racemosa subsp. sieboldiana	低木	○

生息植物リスト

科名	和名	学名	生活形	日本原産種*
	ガマズミ	Viburnum dilatatum	低木	○
	カンボク	Viburnum opulus var. calvescens	高木	○
アカネ科	ヒメヨツバムグラ	Galium gracilens	多年草	○
(Rubiaceae)	キクムグラ	Galium kikumugura	多年草	○
	ヤエムグラ	Galium spurium var. echinospermon	一年草	○
	クチナシ	Gardenia jasminoides	低木	○
	ツルアリドオシ	Mitchella undulata	つる植物	○
	ヤイトバナ	Paederia scandens	つる植物	○
	アカネ	Rubia argyi	つる植物	○
	カギカズラ	Uncaria rhynchophylla	つる植物	○
キキョウ科	ツリガネニンジン	Adenophora triphylla var. japonica	多年草	○
(Campanulaceae)	ホタルブクロ	Campanula punctata	つる植物	○
	ツルニンジン	Codonopsis lanceolata	つる植物	○
	ロベリアソウ	Lobelia inflata	一年草	
	キキョウ	Platycodon grandiflorum	多年草	○
ノウゼンカズラ科 (Bignoniaceae)	アメリカキササゲ	Catalpa bignonioides	高木	
キツネノマゴ科 (Acanthaceae)	キツネノマゴ	Justicia procumbens	一年草	○
イワタバコ科 (Gesneriaceae)	イワタバコ	Conandron ramondioides	多年草	○
ゴマノハグサ科	ツタガラクサ	Cymbalaria muralis	多年草	
(Scrophulariaceae)	ジギタリス	Digitalis purpurea	多年草	
	ウリクサ	Lindernia crustacea	一年草	○
	トキワハゼ	Mazus pumilus	一年草	○
	ジオウ	Rehmannia glutinosa var. purpurea	多年草	
	ゴマノハグサ	Scrophularia buergeriana	多年草	○
	ゲンジン	Scrophularia ningpoensis	多年草	
	ビロードモウズイカ	Verbascum thapsus	一年草	
	タチイヌノフグリ	Veronica arvensis	一年草	
	フラサバソウ	Veronica hederaefolia	一年草	
	オオイヌノフグリ	Veronica persica	一年草	
モクセイ科	ヤマトアオダモ	Fraxinus longicuspis	高木	○
(Oleaceae)	ネズミモチ	Ligustrum japonicum	高木	○
	ヒイラギモクセイ	Osmanthus × fortunei	低木	
	キンモクセイ	Osmanthus fragrans var. aurantiacus	高木	
	ヒイラギ	Osmanthus heterophyllus	高木	○
オオバコ科	オオバコ	Plantago asiatica	多年草	○
(Plantaginaceae)	トウオオバコ	Plantago major var. japonica	多年草	○
シソ科	カワミドリ	Agastache rugosa	多年草	○
(Lamiaceae)	キランソウ	Ajuga decumbens	多年草	○
	ジュウニヒトエ	Ajuga nipponensis	多年草	○
	トウバナ	Clinopodium gracile	多年草	○
	ナギナタコウジュ	Elsholtzia ciliata	一年草	○
	カキドオシ	Glechoma hederacea subsp. grandis	多年草	○
	ヒキオコシ	Isodon japonicus	多年草	○
	クロバナヒキオコシ	Isodon trichocarpus	多年草	○
	オドリコソウ	Lamium album var. barbatum	多年草	○
	ヒメオドリコソウ	Lamium purpureum	一年草	
	メハジキ	Leonurus japonicus	一年草	○
	ハッカ	Mentha arvensis var. piperascens	多年草	○

科名	和名	学名	生活形	日本原産種*
	ミドリハッカ	*Mentha spicata*	多年草	
	マルバハッカ	*Mentha suaveolens*	多年草	
	セイヨウハッカ	*Mentha × piperita*	多年草	
	シソ	*Perilla frutescens* var. *crispa*	一年草	
	ウツボグサ	*Prunella vulgaris* subsp. *asiatica*	多年草	○
	アキノタムラソウ	*Salvia japonica*	多年草	○
	コガネバナ	*Scutellaria baicalensis*	多年草	
	イブキジャコウソウ	*Thymus serpyllum* subsp. *quinquecostatus*	低木	○
クマツヅラ科 (Verbenaceae)	ムラサキシキブ	*Callicarpa japonica*	低木	○
	クサギ	*Clerodendrum trichotomum*	低木	○
	クマツヅラ	*Verbena officinalis*	多年草	
	ニンジンボク	*Vitex negundo* var. *cannabifolia*	高木	
	ハマゴウ	*Vitex rotundifolia*	低木	○
ムラサキ科 (Boraginaceae)	ムラサキ	*Lithospermum officinale* subsp. *erythrorhizon*	多年草	○
	セイヨウムラサキ	*Lithospermum officinale*	多年草	
	ヒレハリソウ	*Symphytum officinale*	多年草	
	キュウリグサ	*Trigonotis peduncularis*	一年草	○
ミツガシワ科 (Menyanthaceae)	ミツガシワ	*Menyanthes trifoliata*	多年草	○
ヒルガオ科 (Convolvulaceae)	アサガオ	*Ipomoea nil*	つる植物	
	マルバルコウソウ	*Quamoclit angulata*	つる植物	
ナス科 (Solanaceae)	チョウセンアサガオ	*Datura metel*	一年草	
	クコ	*Lycium barbarum*	低木	○
	ホオズキ	*Physalis alkekengi* var. *franchetii*	多年草	
	ハシリドコロ	*Scopolia japonica*	多年草	○
	イヌホウズキ	*Solanum nigrum*	一年草	
ガガイモ科 (Asclepiadaceae)	ガガイモ	*Metaplexis japonica*	つる植物	○
キョウチクトウ科 (Apocynaceae)	テイカカズラ	*Trachelospermum asiaticum*	つる植物	○
リンドウ科 (Gentianaceae)	リンドウ	*Gentiana scabra* var. *buergeri* subvar. *orientalis*	多年草	○
セリ科 (Apiaceae)	トウキ	*Angelica acutiloba*	多年草	○
	ヨロイグサ	*Angelica dahurica*	多年草	○
	ノダケ	*Angelica decursiva*	多年草	○
	シシウド	*Angelica pubescens*	多年草	○
	ニホンヤマニンジン (イヌトウキ)	*Angelica shikokiana*	多年草	○
	ミシマサイコ	*Bupleurum scorzonerifolium* var. *stenophyllum*	多年草	○
	ツボクサ	*Centella asiatica*	多年草	○
	ミツバ	*Cryptotaenia japonica*	多年草	○
	ウイキョウ	*Foeniculum vulgare*	多年草	
	ノチドメ	*Hydrocotyle maritima*	多年草	○
	チドメグサ	*Hydrocotyle sibthorpioides*	多年草	○
	センキュウ	*Ligusticum officinale*	多年草	
	カサモチ	*Nothosmyrnium japonicum*	多年草	
	ヤブニンジン	*Osmorhiza aristata*	多年草	○
	パセリ	*Petroselium crispum*	多年草	
	ボウフウ	*Saposhnikovia seseloides*	多年草	
	オヤブジラミ	*Torilis scabra*	一年草	○
ウコギ科 (Araliaceae)	ヤマウコギ	*Acanthopanax spinosus*	つる植物	○
	ウド	*Aralia cordata*	多年草	○

生息植物リスト

科名	和名	学名	生活形	日本原産種*
	タラノキ	*Aralia elata*	低木	○
	ヤツデ	*Fatsia japonica*	低木	○
	キヅタ	*Hedera rhombea*	つる植物	○
	オタネニンジン	*Panax ginseng*	多年草	
	トチバニンジン	*Panax japonicus*	多年草	○
フウロソウ科 (Geraniaceae)	アメリカフウロ	*Geranium carolinianum*	一年草	
	ゲンノショウコ	*Geranium nepalense* subsp. *thunbergii*	多年草	○
カタバミ科 (Oxalidaceae)	カタバミ	*Oxalis corniculata*	多年草	○
	ムラサキカタバミ	*Oxalis corymbosa*	多年草	
	オッタチカタバミ	*Oxalis dillenii*	多年草	
	ミヤマカタバミ	*Oxalis griffithii*	多年草	○
ミカン科 (Rutaceae)	マツカゼソウ	*Boenninghausenia japonica*	多年草	○
	ユズ	*Citrus junos*	高木	
	コクサギ	*Orixa japonica*	低木	○
	ヘンルーダ	*Ruta graveolens*	多年草	
	ゴシュユ	*Euodia rutaecarpa*	低木	
	サンショウ	*Zanthoxylum piperitum*	低木	○
	キハダ	*Phellodendron amurense*	高木	○
センダン科 (Meliaceae)	センダン	*Melia azedarach* var. *subtripinnata*	高木	
ウルシ科 (Anacardiaceae)	ハゼノキ	*Rhus succedanea*	高木	○
	ヤマハゼ	*Rhus sylvestris*	高木	○
カエデ科 (Aceraceae)	ハウチワカエデ	*Acer japonicum*	高木	○
	メグスリノキ	*Acer nikoense*	高木	○
	イロハモミジ	*Acer palmatum*	高木	○
	ヤマモミジ	*Acer amoenum* var. *matsumurae*	高木	○
	ハナノキ	*Acer pycnanthum*	高木	○
ムクロジ科 (Sapindaceae)	モクゲンジ	*Koelreuteria paniculata*	高木	
ブドウ科 (Vitaceae)	ノブドウ	*Ampelopsis brevipedunculata* var. *heterophylla*	つる植物	○
	ヤブガラシ	*Cayratia japonica*	つる植物	○
	ツタ	*Parthenocissus tricuspidata*	つる植物	○
クロウメモドキ科 (Rhamnaceae)	ナツメ	*Ziziphus jujuba*	高木	
トウダイグサ科 (Euphorbiaceae)	エノキグサ	*Acalypha australis*	一年草	
	タカトウダイ	*Euphorbia pekinensis*	多年草	○
	ニシキソウ	*Euphorbia humifusa* var. *pseudochamaesyce*	一年草	
	クワクサ	*Fatoua villosa*	一年草	○
	アカメガシワ	*Mallotus japonicus*	高木	○
	ヤマアイ	*Mercurialis leiocarpa*	多年草	○
	ヒマ	*Ricinus communis*	一年草	
	ナンキンハゼ	*Sapium sebiferum*	高木	
	ホルトソウ	*Euphorbia lathyris*	一年草	
モチノキ科 (Aquifoliaceae)	イヌツゲ	*Ilex crenata*	高木	○
	タラヨウ	*Ilex latifolia*	高木	○
	ウメモドキ	*Ilex serrata*	低木	○
ニシキギ科 (Celastraceae)	ニシキギ	*Euonymus alatus*	高木	○
	マユミ	*Euonymus sieboldianus*	高木	○
ミズキ科 (Cornaceae)	アオキ	*Aucuba japonica*	低木	○
	サンシュユ	*Cornus officinalis*	高木	
	ハナイカダ	*Helwingia japonica*	低木	○

科名	和名	学名	生活形	日本原産種*
アカバナ科（Onagraceae）	マツヨイグサ	*Oenothera stricta*	多年草	
ザクロ科（Punicaceae）	ザクロ	*Punica granatum*	高木	
ジンチョウゲ科（Thymelaeaceae）	ミツマタ	*Edgeworthia chrysantha*	低木	
ミソハギ科（Lythraceae）	サルスベリ	*Lagerstroemia indica*	高木	
グミ科（Elaeagnaceae）	ナワシログミ	*Elaeagnus pungens*	低木	○
マメ科（Fabaceae）	ヤブマメ	*Amphicarpaea edgeworthii* var. *japonica*	つる植物	○
	キバナオウギ	*Astragalus membranaceus*	多年草	
	ナイモウオウギ	*Astragalus mongholicus*	多年草	
	ゲンゲ	*Astragalus sinicus*	一年草	
	ヌスビトハギ	*Desmodium podocarpum* subsp. *oxyphyllum*	多年草	○
	カンゾウ	*Glycyrrhiza uralensis*	多年草	
	イタチササゲ	*Lathyrus davidii*	多年草	○
	ネコハギ	*Lespedeza pilosa*	多年草	○
	ハリエンジュ	*Robinia pseudoacacia*	高木	
	コメツブツメクサ	*Trifolium dubium*	一年草	
	シロツメクサ	*Trifolium repens*	多年草	
	カラスノエンドウ	*Vicia angustifolia*	多年草	○
	スズメノエンドウ	*Vicia hirsuta*	一年草	○
	フジ	*Wisteria floribunda*	つる植物	○
ジャケツイバラ科（Caesalpiniaceae）	ジャケツイバラ	*Caesalpinia decapetala* var. *japonica*	低木	○
	カワラケツメイ	*Cassia mimosoides* subsp. *nomame*	一年草	○
	ハブソウ	*Cassia occidentalis*	一年草	
	サイカチ	*Gleditsia japonica*	高木	○
ネムノキ科（Mimosaceae）	ネムノキ	*Albizia julibrissin*	高木	○
	クサネム	*Aeschynomene indica*	一年草	○
バラ科（Rosaceae）	キンミズヒキ	*Agrimonia pilosa* var. *japonica*	多年草	
	ヒメキンミズヒキ	*Agrimonia nipponica*	多年草	
	クサボケ	*Chaenomeles japonica*	低木	○
	カリン	*Chaenomeles sinensis*	高木	
	ボケ	*Chaenomeles speciosa*	低木	
	ヘビイチゴ	*Duchesnea chrysantha*	多年草	○
	ビワ	*Eriobotrya japonica*	高木	○
	キョウガノコ	*Filipendula purpurea* var. *purpurea*	多年草	○
	ダイコンソウ	*Geum japonicum*	多年草	○
	バクチノキ	*Laurocerasus zippeliana*	高木	○
	カナメモチ	*Photinia glabra*	高木	○
	ウメ	*Prunus mume*	高木	
	サクラ属の一種	*Prunus* sp.	高木	○
	ピラカンサ属の一種	*Pyracantha* sp.	低木	
	サンショウバラ	*Rosa hirtula*	高木	
	ノイバラ	*Rosa multiflora*	低木	○
	ハマナス	*Rosa rugosa*	低木	○
	フユイチゴ	*Rubus buergeri*	つる植物	○
	クサイチゴ	*Rubus hirsutus*	低木	○
	ワレモコウ	*Sanguisorba officinalis*	多年草	○

生息植物リスト

科名	和名	学名	生活形	日本原産種*
	ユキヤナギ	*Spiraea thunbergii*	低木	
ユキノシタ科	ヒマラヤユキノシタ	*Bergenia* × *schmidtii*	多年草	
(Saxifragaceae)	ヤマネコノメソウ	*Chrysosplenium japonicum*	多年草	○
	ユキノシタ	*Saxifraga stolonifera*	多年草	○
ベンケイソウ科	コモチマンネングサ	*Sedum bulbiferum*	一年草	
(Crassulaceae)	マルバマンネングサ	*Sedum makinoi*	多年草	○
	オオベンケイソウ	*Sedum spectabile*	多年草	
アジサイ科	ウツギ	*Deutzia crenata*	低木	○
(Hydrangeaceae)	アジサイ	*Hydrangea macrophylla* f. *macrophylla*	低木	○
	アマチャ	*Hydrangea macrophylla* var. *thunbergii*	低木	○
	ガクウツギ	*Hydrangea scandens*	低木	○
サクラソウ科	シクラメン	*Cyclamen persicum*	多年草	
(Primulaceae)	コナスビ	*Lysimachia japonica*	多年草	○
ヤブコウジ科	マンリョウ	*Ardisia crenata*	低木	○
(Myrsinaceae)	ヤブコウジ	*Ardisia japonica*	低木	○
ハイノキ科	サワフタギ	*Symplocos chinensis*	低木	○
(Symplocaceae)				
カキノキ科	カキ	*Diospyros kaki*	高木	
(Ebenaceae)				
ツツジ科	ドウダンツツジ	*Enkianthus perulatus*	低木	○
(Ericaceae)	アセビ	*Pieris japonica*	低木	○
	ホツツジ	*Elliottia paniculata*	低木	○
	シャクナゲ亜属の一種	*Rhododendron* subg. *Hymenanthes* sp.	低木	○
	ヒラドツツジ	*Rhododendron* × *pulchrum*	低木	○
	キリシマツツジ	*Rhododendron* × *obtusum*	低木	○
	サツキ	*Rhododendron indicum*	低木	○
	モチツツジ	*Rhododendron macrosepalum*	低木	○
アブラナ科	ワサビダイコン	*Armoracia rusticana*	多年草	
(Brassicaceae)	ハボタン	*Brassica oleracea* cv.	一年草	
	ナズナ	*Capsella bursa-pastoris*	一年草	○
	ワサビ	*Eutrema japonica*	多年草	○
	イヌガラシ	*Rorippa indica*	多年草	○
シュウカイドウ科	シュウカイドウ	*Begonia evansiana*	多年草	
(Begoniaceae)				
ウリ科	アマチャヅル	*Gynostemma pentaphylla*	つる植物	○
(Cucurbitaceae)	カラスウリ	*Trichosanthes cucumeroides*	つる植物	○
スミレ科	タチツボスミレ	*Viola grypoceras*	多年草	○
(Violaceae)	ツボスミレ	*Viola verecunda*	多年草	○
アオイ科	トロロアオイ	*Abelmoschus manihot*	多年草	
(Malvaceae)	イチビ	*Abutilon avicennae*	一年草	
	タチアオイ	*Althaea rosea*	多年草	
	フヨウ	*Hibiscus mutabilis*	低木	○
	ムクゲ	*Hibiscus syriacus*	低木	
	フユアオイ	*Malva verticillata*	多年草	
オトギリソウ科	オトギリソウ	*Hypericum erectum*	多年草	○
(Hypericaceae)				
マタタビ科	マタタビ	*Actinidia polygama*	つる植物	○
(Actinidiaceae)				
ツバキ科	ツバキ	*Camellia japonica*	高木	○
(Theaceae)	サザンカ	*Camellia sasanqua*	高木	○
	チャノキ	*Camellia sinensis*	低木	

科名	和名	学名	生活形	日本原産種*
	サカキ	*Cleyera japonica*	高木	○
	ヒサカキ	*Eurya japonica*	低木	○
	ナツツバキ	*Stewartia pseudo-camellia*	高木	○
	モッコク	*Ternstroemia gymnanthera*	高木	○
ボタン科 (Paeoniaceae)	シャクヤク	*Paeonia lactiflora*	多年草	
	ボタン	*Paeonia suffruticosa*	低木	
タデ科 (Polygonaceae)	イブキトラノオ	*Bistorta major* var. *japonica*	多年草	○
	シャクチリソバ	*Fagopyrum cymosum*	多年草	
	ダッタンソバ	*Fagopyrum tataricum*	一年草	
	イヌタデ	*Persicaria longiseta*	一年草	○
	オオケタデ	*Persicaria pilosa*	一年草	
	ミゾソバ	*Persicaria thunbergii*	一年草	○
	アイ	*Persicaria tinctoria*	一年草	
	ハルタデ	*Persicaria vulgaris*	一年草	
	ツルドクダミ	*Pleuropterus multiflorus*	つる植物	
	イタドリ	*Polygonum cuspidatum*	多年草	○
	ミズヒキ	*Polygonum filiforme*	多年草	○
	ダイオウ	*Rheum officinale*	多年草	
	スイバ	*Rumex acetosa*	多年草	○
	ギシギシ	*Rumex japonicus*	多年草	○
ナデシコ科 (Caryophyllaceae)	ノミノツヅリ	*Arenaria serpyllifolia*	一年草	○
	オランダミミナグサ	*Cerastium glomeratum*	一年草	
	ミミナグサ	*Cerastium holosteoides* var. *hallaisanense*	一年草	○
	セキチク	*Dianthus chinensis*	多年草	
	ツメクサ	*Sagina japonica*	一年草	○
	ソープワート (サボンソウ)	*Saponaria officinalis*	多年草	
	ノミノフスマ	*Stellaria alsine* var. *undulata*	一年草	○
	ウシハコベ	*Stellaria aquatica*	多年草	○
	コハコベ	*Stellaria media*	一年草	○
	ミドリハコベ	*Stellaria neglecta*	一年草	○
ヒユ科 (Amaranthaceae)	ヒカゲイノコズチ	*Achyranthes bidentata* var. *japonica*	多年草	○
	ヒナタイノコズチ	*Achyranthes bidentata* var. *tomentosa*	多年草	○
	ヒモゲイトウ	*Amaranthus caudatus*	一年草	
	ノゲイトウ	*Celosia argentea*	一年草	
アカザ科 (Chenopodiaceae)	アカザ	*Chenopodium centrorubrum*	一年草	○
	アメリカアリタソウ	*Chenopodium anthelmintica*	一年草	
サボテン科 (Cactaceae)	カニバサボテン	*Schlumbergera russelliana*	多年草	
ヤマゴボウ科 (Phytolaccaceae)	ヨウシュヤマゴボウ	*Phytolacca americana*	多年草	
カバノキ科 (Betulaceae)	オオバヤシャブシ	*Alnus sieboldiana*	高木	○
	ハシバミ	*Corylus heterophylla* var. *thunbergii*	低木	○
ブナ科 (Fagaceae)	クヌギ	*Quercus actissima*	高木	○
	アカガシ	*Quercus acuta*	高木	○
	シラカシ	*Quercus myrsinaefolia*	高木	○
	ウラジロガシ	*Quercus salicina*	高木	○
	コナラ	*Quercus sarrata*	高木	○
イラクサ科 (Urticaceae)	カラムシ	*Boehmeria nipononiva*	多年草	○
	コアカソ	*Boehmeria spicata*	低木	○
	カテンソウ	*Nanocnide japonica*	多年草	○

生息植物リスト

科名	和名	学名	生活形	日本原産種*
	アオミズ	*Pilea mongolica*	一年草	○
クワ科	ヒメコウゾ	*Broussonetia kazinoki*	低木	○
(Moraceae)	イヌビワ	*Ficus erecta*	低木	○
	イタビカズラ	*Ficus nipponica*	つる植物	○
	ヤマグワ	*Morus australis*	低木	○
アサ科 (Cannabaceae)	ホップ	*Humulus lupulus* var. *lupulus*	つる植物	
ニレ科	エノキ	*Celtis sinensis* var. *japonica*	高木	○
(Ulmaceae)	アキニレ	*Ulmus parvifolia*	高木	○
	ケヤキ	*Zelkova serrata*	高木	○
トチュウ科 (Eucommiaceae)	トチュウ	*Eucommia ulmoides*	高木	
マンサク科 (Hamamelidaceae)	フウ	*Liquidambar formosana*	高木	
ケマンソウ科	ムラサキケマン	*Corydalis incisa*	一年草	○
(Fumariaceae)	ケマンソウ	*Dicentra spectabilis*	多年草	
	カラクサケマン	*Fumaria officinalis*	一年草	
ケシ科	クサノオウ	*Chelidonium majus* var. *asiaticum*	一年草	○
(Papaveraceae)	タケニグサ	*Macleaya cordata*	多年草	
ツヅラフジ科	アオツヅラフジ	*Cocculus trilobus*	つる植物	
(Menispermaceae)	オオツヅラフジ	*Sinomenium acutum*	つる植物	○
	タマサキツヅラフジ	*Stephania cepharantha*	つる植物	
アケビ科	アケビ	*Akebia quinata*	つる植物	○
(Lardizabalaceae)	ミツバアケビ	*Akebia trifoliata*	つる植物	○
メギ科	メギ	*Berberis thunbergii*	低木	○
(Berberidaceae)	イカリソウ	*Epimedium grandiflorum*	多年草	○
	ヒイラギナンテン	*Mahonia japonica*	低木	
	ナンテン	*Nandina domestica*	低木	
	ポドフィルム	*Podophyllum peltatum*	多年草	
キンポウゲ科	ヤマトリカブト	*Aconitum japonicum* var. *montanum*	多年草	○
(Ranunculaceae)	フクジュソウ	*Adonis amurensis*	多年草	○
	ニリンソウ	*Anemone flaccida*	多年草	○
	シュウメイギク	*Anemone hupehensis*	多年草	
	オダマキ	*Aquilegia flabellata* var. *flabellate*	多年草	○
	サラシナショウマ	*Cimicifuga simplex*	多年草	○
	カザグルマ	*Clematis patens*	つる植物	○
	センニンソウ	*Clematis terniflora*	つる植物	○
	セリバオウレン	*Coptis japonica* var. *dissecta*	多年草	○
	キンポウゲ	*Ranunculus japonicus*	多年草	○
	ヒメウズ	*Semiaquilegia adoxoides*	多年草	○
スイレン科 (Nymphaeaceae)	コウホネ	*Nuphar japonicum*	多年草	○
マツブサ科 (Schisandraceae)	サネカズラ	*Kadsura japonica*	つる植物	○
シキミ科 (Illiciaceae)	シキミ	*Illicium anisatum*	低木	○
ウマノスズクサ科	ウマノスズクサ	*Aristolochia debilis*	つる植物	○
(Aristolochiaceae)	フタバアオイ	*Asarum caulescens*	多年草	○
	クロフネサイシン	*Asiasarum dimidiatum*	多年草	○
	ミヤコアオイ	*Heterotropa aspera*	多年草	○

科名	和名	学名	生活形	日本原産種*
ドクダミ科 (Saururaceae)	ドクダミ	*Houttuynia cordata*	多年草	○
	ハンゲショウ	*Saururus chinensis*	多年草	○
センリョウ科 (Chloranthaceae)	フタリシズカ	*Chloranthus serratus*	多年草	○
	センリョウ	*Sarcandra glabra*	低木	○
	ヒトリシズカ	*Chloranthus japonicus*	多年草	○
クスノキ科 (Lauraceae)	クスノキ	*Cinnamomum camphora*	高木	
	ニッケイ	*Cinnamomum okinawense*	高木	○
	ゲッケイジュ	*Laurus nobilis*	高木	
	テンダイウヤク	*Lindera strychnifolia*	低木	
	ダンコウバイ	*Lindera obtusiloba*	低木	○
	クロモジ	*Lindera umbellata* var. *umbellata*	低木	○
	シロダモ	*Neolitsea sericea*	高木	○
ロウバイ科 (Calycanthaceae)	ロウバイ	*Chimonanthus praecox*	低木	
モクレン科 (Magnoliaceae)	ホオノキ	*Magnolia obovata*	高木	○
	コブシ	*Magnolia praecocissima*	高木	○
	オガタマノキ	*Michelia compressa*	高木	○
ラン科 (Orchidaceae)	シラン	*Bletilla striata*	多年草	○
	エビネ	*Calanthe discolor*	多年草	○
	シュンラン	*Cymbidium goeringii*	多年草	○
	ネジバナ品種	*Spiranthes sinensis* var. *amoena*	多年草	○
ヤマノイモ科 (Dioscoreaceae)	ニガカシュウ	*Dioscorea bulbifera*	つる植物	○
	ヤマノイモ	*Dioscorea japonica*	つる植物	○
	ナガイモ	*Dioscorea batatas*	つる植物	
	カエデドコロ	*Dioscorea quinqueloba*	つる植物	○
	オニドコロ	*Dioscorea tokoro*	つる植物	○
サルトリイバラ科 (Smilacaceae)	サルトリイバラ	*Smilax china*	低木	○
	シオデ	*Smilax riparia* var. *ussuriensis*	多年草	○
ビャクブ科 (Stemonaceae)	ビャクブ	*Stemona japonica*	多年草	
アヤメ科 (Iridaceae)	ヒオウギ	*Belamcanda chinensis*	多年草	○
	サフラン	*Crocus sativus*	多年草	
	ジャーマンアイリス	*Iris* cv.	多年草	
	シャガ	*Iris japonica*	多年草	
	ニワゼキショウ	*Sisyrinchium atlanticum*	多年草	
ユリ科 (Liliaceae)	ラッキョウ	*Allium chinense*	多年草	
	ノビル	*Allium grayi*	多年草	
	アマナ	*Amana edulis*	多年草	○
	ハナスゲ	*Anemarrhena asphodeloides*	多年草	
	クサスギカズラ	*Asparagus cochinchinensis*	多年草	○
	キジカクシ	*Asparagus schoberioides*	多年草	○
	ハラン	*Aspidistra elatior*	多年草	
	ウバユリ	*Cardiocrinum cordatum*	多年草	○
	ウケザキクンシラン	*Clivia miniata*	多年草	
	イヌサフラン	*Colchicum autumnale*	多年草	
	スズラン	*Convallaria keiskei*	多年草	○
	ホウチャクソウ	*Disporum sessile*	多年草	○
	チゴユリ	*Disporum smilacinum*	多年草	○
	カタクリ	*Erythronium japonicum*	多年草	○
	アミガサユリ（バイモ）	*Fritillaria verticillata* var. *thunbergii*	多年草	

生息植物リスト

科名	和名	学名	生活形	日本原産種*
	ショウジョウバカマ	*Heloniopsis orientalis*	多年草	○
	ノカンゾウ	*Hemerocallis fulra* var. *longituba*	多年草	○
	ヤブカンゾウ	*Hemerocallis fulva* var. *kwanso*	多年草	○
	コバギボウシ	*Hosta albo-marginata*	多年草	○
	オオバギボウシ	*Hosta montana*	多年草	○
	スノーフレーク	*Leucojum aestivum*	多年草	
	ヤマユリ	*Lilium auratum*	多年草	○
	ササユリ	*Lilium japonicum*	多年草	○
	オニユリ	*Lilium lancifolium*	多年草	○
	ヒメヤブラン	*Liriope minor*	多年草	
	ヤブラン	*Liriope platyphylla*	多年草	○
	ヒガンバナ	*Lycoris radiata*	多年草	
	ナツズイセン	*Lycoris squamigera*	多年草	
	ジャノヒゲ	*Ophiopogon japonicus*	多年草	○
	オオバジャノヒゲ	*Ophiopogon planiscapus*	多年草	○
	ナルコユリ	*Polygonatum falcatum*	多年草	○
	アマドコロ	*Polygonatum odoratum* var. *pluriflorum*	多年草	○
	オモト	*Rohdea japonica*	多年草	○
	シラー	*Scilla peruviana*	多年草	
	タイワンホトトギス	*Tricyrtis formosana*	多年草	
	シュロソウ	*Veratrum maackii* var. *japonicum*	多年草	○
ショウガ科 (Zingiberaceae)	ハナミョウガ	*Alpinia japonica*	多年草	○
	ガジュツ	*Curcuma zedoaria*	多年草	
	ミョウガ	*Zingiber mioga*	多年草	
	ショウガ	*Zingiber officinale*	多年草	
イネ科 (Poaceae)	アオカモジグサ	*Agropyron ciliare* var. *minus*	多年草	○
	ヌカボ	*Agrostis clavata* var. *nukabo*	多年草	○
	ジュズダマ	*Coix lachryma-jobi*	多年草	
	ハトムギ	*Coix ma-yuen*	一年草	
	メヒシバ	*Digitaria ciliaris*	一年草	○
	アキメヒシバ	*Digitaria violascens*	一年草	○
	トボシガラ	*Festuca parvigluma*	多年草	○
	チガヤ	*Imperata cylindrica*	多年草	○
	チゴザサ	*Isachne globosa*	多年草	○
	ササガヤ	*Microstegium japonicum*	一年草	○
	ススキ	*Miscanthus sinensis*	多年草	○
	チヂミザサ	*Oplismenus undulatifolius*	多年草	○
	ヌカキビ	*Panicum bisulcatum*	一年草	○
	チカラシバ	*Pennisetum alopecuroides*	多年草	○
	ヨシ	*Phragmites communis*	多年草	○
	ハチク	*Phyllostachys nigra* var. *henonis*	竹類	○
	モウソウチク	*Phyllostachys heterocycla*	竹類	
	ネザサ	*Pleioblastus chino* var. *viridis*	竹類	○
	メダケ	*Pleioblastus simonii*	竹類	○
	スズメノカタビラ	*Poa annua*	一年草	
	イチゴツナギ	*Poa sphondylodes*	多年草	○
	アキノエノコログサ	*Setaria faberi*	一年草	
	キンエノコロ	*Setaria glauca*	一年草	○
	カニツリグサ	*Trisetum bifidum*	多年草	○
	イネ科の一種	Poaceae sp.		

科名	和名	学名	生活形	日本原産種*
カヤツリグサ科 (Cyperaceae)	ジュズスゲ	*Carex ischnostachya*	多年草	○
	アオスゲ	*Carex breviculmis*	多年草	○
	ナキリスゲ	*Carex lenta*	多年草	○
	タガネソウ	*Carex siderosticta*	多年草	○
	ニシノホンモンジスゲ	*Carex stenostachys*	多年草	○
	モエギスゲ	*Carex tristachya*	多年草	○
	カヤツリグサ	*Cyperus microiria*	一年草	○
	ヒデリコ	*Fimbristylis miliacea*	一年草	○
イグサ科 (Juncaceae)	イグサ	*Juncus effusus* var. *decipiens*	多年草	○
	クサイ	*Juncus tenuis*	多年草	○
	スズメノヤリ	*Luzula capitata*	多年草	○
ツユクサ科 (Commelinaceae)	ツユクサ	*Commelina communis*	一年草	○
	ヤブミョウガ	*Pollia japonica*	多年草	○
サトイモ科 (Araceae)	カラスビシャク	*Pinellia ternata*	多年草	○
	オオハンゲ	*Pinellia tripartita*	多年草	○
ショウブ科 (Acoraceae)	ショウブ	*Acorus calamus*	多年草	○
	セキショウ（斑入り品種）	*Acorus gramineus* cv.	多年草	○
ヤシ科 (Arecaceae)	シュロチク	*Rhapis humilis*	低木	
	シュロ	*Trachycarpus fortunei*	高木	○
オモダカ科 (Alismataceae)	サジオモダカ	*Alisma plantago-aquatica* var. *orientale*	多年草	○
マオウ科 (Ephedraceae)	マオウ	*Ephedra sinica*	低木	
ヒノキ科 (Cupressaceae)	ヒノキ	*Chamaecyparis obtusa*	高木	○
	イトヒバ	*Chamaecyparis obtusa* 'Pendula'	高木	○
	サワラ	*Chamaecyparis pisifera*	高木	○
スギ科 (Taxodiaceae)	スギ	*Cryptomeria japonica*	高木	○
	メタセコイア	*Metasequoia glyptostroboides*	高木	
コウヤマキ科 (Sciadopityaceae)	コウヤマキ	*Sciadopitys verticillata*	高木	○
イヌガヤ科 (Cephalotaxaceae)	イヌガヤ	*Cephalotaxus harringtonia*	高木	○
マキ科 (Podocarpaceae)	イヌマキ	*Podocarpus macrophyllus*	高木	○
イチイ科 (Taxaceae)	イチイ	*Taxus cuspidata*	高木	○
	カヤ	*Torreya nucifera*	高木	○
イチョウ科 (Ginkgoaceae)	イチョウ	*Ginkgo biloba*	高木	
ヒカゲノカズラ科 (Lycopodiaceae)	トウゲシバ	*Lycopodium serratum*	多年草	○
イワヒバ科 (Selaginellaceae)	イワヒバ属の一種	*Selaginella* sp.	多年草	○
	イワヒバ	*Selaginella temariscina*	多年草	○
トクサ科 (Equisetaceae)	スギナ	*Equisetum arvense*	多年草	○
	トクサ	*Equisetum hyemale*	多年草	○
ハナヤスリ科 (Ophioglossaceae)	ナツノハナワラビ	*Botrychium virginianum*	多年草	○
	フユノハナワラビ	*Botrychium ternatum*	多年草	○
ゼンマイ科 (Osmundaceae)	ゼンマイ	*Osmunda japonica*	多年草	○
フサシダ科 (Schizaeaceae)	カニクサ	*Lygodium japonicum*	つる植物	○

生息植物リスト

科名	和名	学名	生活形	日本原産種*
コバノイシカグマ科 (Dennstaeditaceae)	イヌシダ	*Dennstaedtia hirsuta*	多年草	○
ホングウシダ科 (Lindsaeaceae)	ホラシノブ	*Sphenomeris chinensis*	多年草	○
ツルシダ科 (Oleandraceae)	タマシダ	*Nephrolepis cordifolia*	多年草	○
ホウライシダ科 (Parkeriaceae)	イワガネソウ	*Coniogramme japonica*	多年草	○
	タチシノブ	*Onychium japonicum*	多年草	○
イノモトソウ科 (Pteridaceae)	イノモトソウ	*Pteris multifida*	多年草	○
チャセンシダ科 (Aspleniaceae)	トラノオシダ	*Asplenium incisum*	多年草	○
	チャセンシダ	*Asplenium trichomanes*	多年草	○
シシガシラ科 (Blechnaceae)	シシガシラ	*Blechnum niponicum*	多年草	○
オシダ科 (Aspidiaceae)	リョウメンシダ	*Arachniodes standishii*	多年草	○
	オニヤブソテツ	*Cyrtomium falcatum*	多年草	○
	ヤブソテツ	*Cyrtomium fortunei*	多年草	○
	オシダ	*Dryopteris crassirhizoma*	多年草	○
	ベニシダ	*Dryopteris erythrosora*	多年草	○
ヒメシダ科 (Thelypteridaceae)	ゲジゲジシダ	*Thelypteris decusive-pinnata*	多年草	○
イワデンダ科 (Woodsiaceae)	イヌワラビ	*Athyrium niponicum*	多年草	○
ウラボシ科 (Polypodiaceae)	ノキシノブ	*Lepisorus thunbergianus*	多年草	○
	ヒトツバ	*Pyrrosia lingua*	多年草	○
合計 128科	531種			

森野旧薬園において2010–2011年の1年間にわたり生息が確認された植物のリスト．科の名前と配列はCronquist (1988)[56]にしたがった．植物同定について，昭和薬科大学付属薬用植物園，金沢大学大学院自然科学研究科薬学系付属薬用植物園，京都大学総合博物館，大阪市立自然史博物館の協力を得た．*該当するものを○で示した．史前帰化植物とされる種は日本原産種に含めた[19-34, 43-56]．

森野旧薬園の環境社会学的意義―国内における生息域保全

　本節では、「松山本草」に描かれた生薬と旧薬園に生息する植物に関する解読並びに調査結果に基づき、江戸期の大和地域で展開された薬種国産化政策と旧薬園の環境社会学的意義を考察した。

　第一に、「松山本草」は、植物全体を精密に描写し、薬用部位が地下部の場合も同様に描かれ、植物名や開花時期が付されていた。デジタル画像から挿図を再現し、702種の植物を植物分類学的に確認・解読した(図絵解読一覧：476-545頁参照)。一方、賽郭が挿図に引用した大和本草[15]は、収載植物を穀類、菜蔬類、薬類などの20項目に分けて記載されている。大和本草の「薬類」に分類された植物の80％以上が「松山本草」に描かれており、薬以外(穀類、菜蔬類など)の項目と著しく異なる。薬木類も同様で、「松山本草」には薬用植物が重点的に描かれたことが示唆できる。植物分類学的には、キク科、セリ科、シソ科植物由来図が20-40％を占めた。以下に特筆すべき点を挙げる。

　旱藕・カタクリの頁(草下原本頁24)は他のどの頁とも異なり、本草綱目や大和本草の説明文が紙面空白部分をうめる。薬用部位の地下部を含むカタクリの全草図が描かれている。1729年、賽郭が近隣のカタクリ生息地(神末村)を発見し、その後、専売権を得て1736-1782年までの46年間で約0.2-11kgが幕府に献上されたことが記録に残る[12]。献上品の総量を概算した場合、澱粉の収率[57]は16.7％、鱗茎1個体あたりの平均的重量を3.5gと仮定すると、46年間で約556,000株のカタクリを採取したことになる。すなわち、近隣周辺には広大なカタクリ生息地が存在した。しかし、明治維新前には「御用カタクリ粉の製法も多年掘取の結果生根の不調を招き…」[3,4]とあるように、乱獲が原因でカタクリが激減したと推察された。そして、現在もカタクリはRDB掲載植物として保護の対象となっている。

　また、日本はキク科タンポポ属植物が多様で、世界でも有数の生息地域である[55,58]。現在、関西では、花が白色のシロバナタンポポ(*Taraxacum albidum*)、黄色花で外総苞片が直立したカンサイタンポポ(*T. japonicum*)、外総苞片が反り返ったセイヨウタンポポ(*T. officinale*)が代表的で、シロバナタンポポとカンサイ

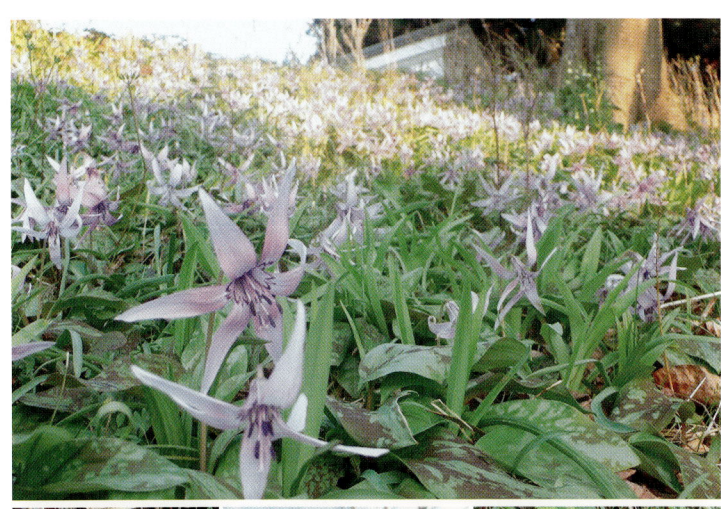

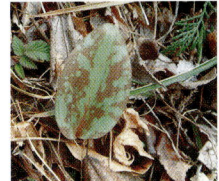

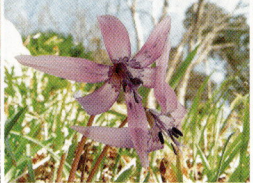

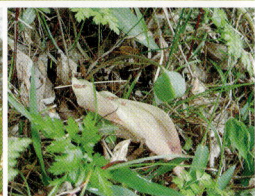

図3　カタクリの生息状況
上：草地に群生するカタクリ、下左：葉身、下中：花、下右：果実

タンポポは在来種、セイヨウタンポポは外来種である。タンポポ属植物は山草・湿草・毒草巻の11頁に 2 種の描写図(地上部)がある。その外部形態から、シロバナタンポポとカンサイタンポポと推察した。双方とも在来種で、外来種セイヨウタンポポは描かれていなかった。

一方、1729-1740年にかけて幕府より賽郭に下賜された計34種の生薬類のうち、森野家文書(表 1)に漢種・朝鮮種であることが明記されているものは21種に及んだ。享保年間に渡来した防風の原植物の一種(*Ledebouriella seseloides*)は1735年に賽郭に下賜された。その後、賽郭が育種・栽培し、全国に広まったことから「藤助防風」の名が残る[27]。草下 3 頁に地下部を含む上品、中品の 2 種が描かれている。これは輸入種の導入から育種・育苗化が達成され、国内殖産の一助となった成功例である。

第二に、旧薬園の生育植物の現況から、前述のカタクリ並びにタンポポ属植物に着目した。両者は主に草地に生息した。カタクリ(*Erythronium japonicum*)は、ユリ科カタクリ属植物で、主に本州中部以北の日本海側の山部に分布し、関西での群生地は希少である。河野昭一氏[59]は、分子系統樹上で形態形質や生活史形質などを総合的に検証し、系統的・環境的制約の相互作用解析から、カタクリが持つ固有の生活史パターンを報告した。カタクリは 7 年以上生育しないと開花せず、種子は分泌物に誘われたアリが運び、寿命は30年以上とされる[59]。著者は旧薬園内でカタクリのコドラート調査(一定区画内の個体数を計測する調査)を実施し、約13000個体が斜面草地に群生することを確認した。

タンポポ属植物は、在来種／外来種の生息分布が1980年より環境指標[58]として周知されている。外来種のセイヨウタンポポ(*T. officinale*)は、無性生殖で繁殖性が高く、明治期初頭に食料として北海道に移入され、土地への人為的かく乱がある場所でも生育する。在来種は有性生殖で昆虫による受粉が可能な保存された土地や農業的管理地に生育拠点を持つこと[58]から、それぞれ土地開発と保存の指標となる。そこで、旧薬園の自然環境を客観化する評価ツールとした。種の鑑別は、遺伝子解析法(PCR-RFLP: Polymerase Chain Reaction-Restriction Fragment Length Polymorphism 分析法[60])を用い、園内の12か所で採取した葉部からDNAを抽出精製した。花期(3－4月)の外部形態並びに遺伝子解析の結果、3/4がカンサイタンポポの在来種型であることを確認した[60-62]。

繁茂するカタクリと在来種タンポポには昆虫の介在が必須である。それは、旧薬園は昆虫が生育できる環境であることを実証する。また、これら植物は春に十分な光量が得られる必要があり、人による下草刈りなどの管理が適切に行われていることを示す[63,64]。現在、旧薬園の草地は、積極的な種植を行わず、植物が生息しやすいように環境管理し、自然実生による繁殖を容易にする状態、二次的自然環境を再現している。128科531種の維管束植物が生息し、28種のRDB[43]掲載植物を育む。これらの事象が、280年間、維持・継承してきた旧薬園が明確にする環境社会学的意義であり、一般的な植物園にはない特殊性であると考える。

終章　総括と展望

　漢方薬原料である生薬の基原種はその大半を野生植物に依存しているため、自然破壊の加速で惹起される急速な植物種の消失により維持と安定供給が危惧されている。生薬市場のグローバル化と生物多様性条約締結による国際的規制の中、資源小国・日本の近未来は、使用生薬の絶対量不足や粗悪品流通が自明で、漢方薬産業が終焉に達する危険をはらむ。

　古来、医薬品である生薬の安定供給は重要な課題とされ、その薬物知識をまとめた本草学は、中国から渡来後、物産学的研究色が強い日本独自のものへと変容した。江戸享保期、八代将軍徳川吉宗が推進した薬種国産化政策は、自国の植物資源から代替種を見出し栽培へ繋げ、高品質な生薬を開発するなど産業化の原動力となる成果が得られた例とされる[7,8]。賽郭は、幕府御薬草御用・植村左平次の採薬調査に随行し、後に私設薬園を創り、幕府からの下賜植物の育成や野生種の栽培化に尽力した。賽郭の本草学研究は手稿真写「松山本草」に結実する。薬園は数百年の時を経てなお、大和の僻陬(へきすう)に旧態を残す。

　本書は、賽郭の薬草栽培への理念と現存する自然・文化遺産である森野旧薬園の意義を明確にすることを目的とした。第一に、森野家が260年間門外不出の家宝として継承してきた賽郭手稿真写の彩色植物図譜「松山本草(全10巻)」(1750-1768年)を初めて電子化できたことから、全巻をカラー図版で再現した。第二に、日本最古の私設薬園・森野旧薬園は、西洋生薬の原植物の大半がすでに植溜(しょくりゅう)されていた[3,4]江戸期薬園の姿を今に伝える文化遺産である。その現況について、年間を通じた環境社会学的植物相調査を実施した結果、二次的自然環境を再現する形式(半栽培/半自然)で維持されていた。第三に、賽郭から始まる薬種国産化の意思は、伝統殖産として確立された薬用植物栽培や生薬修治法、異地植物の導入帰化、野草の家栽化、引種栽培など、篤農家による栽培技術の暗黙知となり、地域特産化に繋がる温故知新の情報源である。そこには、生物多様性の保全と国産化の実践による生薬安定確保というきわめて現代的かつ普遍的な課題が内包される。

(1)　次世代への普遍的価値の継承

　中国本草学の移入と江戸後期の蘭学など洋学の受容から生み出された高水準の医薬知識・技術は、時の医療・社会環境に則して成熟し、日本の医療文化財として具現化されてきた。本草学的視座に基づく検証から、日本が保有する生薬遺産は品質を担保できる指標的価値を有するが、そ

の普遍性は現存する博物学的生薬遺産の科学的調査・恒久保存の実践に基づいた立証が不可欠である。森野家は、日本の医療文化遺産を保有する正当性が強調されてしかるべきである。しかし、自然と文化の複合遺産である史跡・森野旧薬園を対象とした科学的調査研究は1930年の上田三平氏による「日本薬園史の研究」[3,4]以降、ほとんど報告されていない。

森野家の家訓にしたがい遺物を守ってきたという自負と共に、次世代へ貴重な遺産を万全の管理体制で保存・継承しなければならないという責任感から、今回の共同研究による電子化が実現した。本図譜は、森野家10代目かつ初代藤助である賽郭の手稿真写として、日本の尊厳と誇りを象徴しており、現在の植物学的検証に有用で高い美術的価値を有する。同時に、栽培者としての真摯な観察眼と大和の植物に対する慈愛から高く評価されるべき遺物である。1959年の大宇陀史刊行会編「大宇陀町史」[1]に、鑑定可能範囲内として現代和名及び学名のみが羅列されている。当時の調査委員を務められた奈良女子大学理学部(植物学)教授 小清水卓二氏が植物の同定を担当されたと推察できるが、同定の根拠となる解説はなく、生薬学的観点から、不自然な個所が多数確認できた。故に、本書は、薬学の視点から「松山本草」の普遍的価値を継承する目的を担う。

(2) 環境社会学的意義・生物多様性の原点と実践

旧薬園において、一年にわたり環境社会学的植生区分を適用した植物相を調査し、園内に生息する植物を詳細に観察・解析することで時系列解析を実現した。まず、江戸期の大和地域で展開された薬種国産化政策と生薬生産の関連性について、「松山本草」の描写図を通して、当時園内に自生または栽培された植物を植物分類学的に検証し、702種を判別した。うち、キク科、セリ科、シソ科植物が20-40%を占めた。挿入図には漢薬種及び奈良産生薬種[41,42]の多くが描かれており、1725-1734年記録の幕府下賜植物34種のうち、32種が描写されていた。カタクリ(*Erythronium japonicum*)は、近隣で生息地が発見され、地下部を含むカタクリの全草図が存在する。五代藤助桂叢が、賽郭以後の採集植物片を編纂した「草木葉譜」(1848)にもカタクリのさく葉標本の痕跡が残ることから、当時「旱藕・カタクリ」と称された植物が現在のカタクリ(*E. japonicum*)と同一なのは明確である。さらに1736年以降46年間、大量のカタクリ粉を幕府に献上した記録は、関西で稀少なカタクリが近隣周辺の多く生息できる環境が存在したことを意味する。一方、「松山本草」においてタンポポ属植物の挿入図2種は、形態的特徴から在来種のシロバナタンポポ(*T. albidum*)とカンサイタンポポ(*T. japonicum*)で、外来種セイヨウタンポポは描かれていない。また、現在も奈良産生薬種[42]として栽培される当帰、川芎、芍薬、地黄は、いずれも「松山本草」に描かれており、大和奈良の気候・風土に順応して盛んに栽培された歴史事象を裏付ける。

旧薬園全体の植生調査(2010-2011年)の結果、128科531種の維管束植物が確認できた。環境省または奈良県のRDBに掲載されている種は28種で、自然実生による繁殖は8種確認された。草地では、圃場、庭園より自然実生の生息率が高い。園内に生息するタンポポ属植物の3/4は在来種のカンサイタンポポで、カタクリは、約13,000株が確認できた。カタクリは奈良県のRDB掲載[43]植物であり、生育サイクルは7-8年と長く、繁殖に昆虫の媒介が必要となる。カタクリの存

在はその土地が長期にわたり改変されていない、多様な生物が生育可能な環境にあることを示唆している。旧薬園は大和の自然環境を知るタイムカプセルに値する。江戸期、実際に栽培や自生していた有用植物の姿を現在に伝える実体物であると同時に、人と自然との共生関係によって成立した生物多様性の現況が分析できる。同時に奈良県が位置する紀伊半島の自然（里山・地域文化）の管理・維持や再生に対する具体的情報提供が可能となる。自然の美しさと多様な生物の営み、地域に根付いた生活文化を守り伝えることの重要性を発信できる、後世に伝え残すべき医療文化遺産である。

終わりに

　この度、大阪大学総合学術博物館 高橋京子先生並びにその研究室（大学院薬学研究科伝統医薬解析学分野）、大阪大学出版会の皆様のご尽力を得て、「松山本草 全10巻」、702種の動植物画の、最先端の撮影製本技術による原色図譜が再現されることになりました。松山本草は、森野旧薬園の多くの文献の中でも最も貴重な遺品です。幸い二百数十年を経た今も、和紙の損傷がほとんどなくその色彩も鮮明な状態をとどめていると思われます。今までその一部が書物などで紹介されたことはありますが、家人でさえ数回しか手にしたことのないいわば門外不出のものでした。

　八代将軍吉宗は殖産興業、疫病対策のため、薬草国産化政策を展開しました。森野通貞（号 賽郭）は若い時から本草学、薬草に関心を持っていました。享保14年、幕府派遣の採薬使植村左平次が大和地方へ来た時、賽郭は薬草見習いとして出仕、以後数度にわたり採薬旅行に同行しました。また同時代の本草学者らとの交流によって博物学的知見、学識を深めていきました。植村氏が管理する駒場御薬園からも外来の貴重な薬草木を下賜され、これらを自宅裏山に植え付けたのが森野旧薬園の始まりです。

　賽郭は家督を子の武貞に譲った後は、園内奥に設けた薬草の研究所ともいうべき桃岳庵に隠居し、78才で亡くなるまで研究を続けながら、その集大成といえる「松山本草」の制作にいそしみました。記載された薬草の大部分は自家薬園の実物を写生したものと思われます。そのほとんどが地上部のみならず、地下部の根の形やひげ根に至るまで詳細に描かれていることに感心させられます。またそれぞれの開花時期を選んで描いているのも特徴の一つです。

　松山本草には、カタクリの花がひときわ大きく美しく描かれています。当園のカタクリは、賽郭が採薬旅行時に大和と伊賀の国境近く神末村で発見したものを移植、栽培したものです。家業の葛粉製造技術を生かしてその根からかたくり粉を精製し、長きにわたって幕府に納入しました。薬園では今なお一万株以上が早春その可憐な花を咲かせ、私たちの目を和ませてくれています。

　森野家は吉野葛の製造を行いながら、明治の廃藩置県後も薬草の管理、保存、増殖を続け、旧薬園は大正15年に国の第一回文化財史跡に指定されました。薬園の象徴ともいうべき「松山本草」を、長い年月を経て今この時代にご覧いただけることに、賽郭自身も喜んでいることと思います。

　最後に、本書の製作にご協力をいただきました皆様方に厚くお礼申し上げます。

2014年1月15日

森野旧薬園顧問

森野燾子

参考文献

1. 土井実 他編「大宇陀町史」大宇陀町史刊行会（1959）
2. 三好學「森野旧薬園小誌」森野旧薬園保存会（1930）
3. 三浦三郎編、上田三平『増補改訂 日本薬園史の研究』渡辺書店（1972）
4. 上田三平『日本薬園史の研究』三秀舎（1930）
5. 高橋真太郎「大和宇陀の森野旧薬園」薬局、10：74-77（1959）
6. 大久保信治「森野賽郭と薬園の成立」木村博一退官記念会編 地域史研究と歴史教育、215-233（1985）
7. 大石学『享保改革の地域政策』 吉川弘文館461-506（1996）
8. 山田慶兒編、笠谷和比古「徳川吉宗の享保改革と本草」、『東アジアの本草と博物学の世界 下』思文閣出版 3-42（2007）
9. 山田慶兒編、田代和生「享保改革期の朝鮮薬材調査」、『東アジアの本草と博物学の世界 下』思文閣出版 43-77（2007）
10. 遠藤正治『本草学と洋学 小野蘭山学統の研究』思文閣出版（2003）
11. 石崎直司「森野旧薬園」日本醫事新報、No.4172、46-48（2004）
12. 奈良県薬業史編纂審議会編 奈良県薬業史（資料編）奈良県薬業連合会（1988）
    A）和薬改帳（1722）
    B）大和国産薬種書上帳（年代不明）
    C）薬草見分控（1729）
    D）物産宝山記（1729）
    E）森野藤助書状（年代不明）
    F）森野薬園植物目録（1777）
    G）薬草植方之書付（1790）
    H）宇陀郡内産物取調帳（1879）
    I）薬品・精巧品目録（1850頃）
13. 李時珍『本草綱目』(1593)
14. 山田慶兒「本草における分類の思想」山田慶兒編『東アジアの本草と博物学の世界 上』思文閣出版（2007）
15. 貝原益軒『大和本草』(1709)
16. 日本学士院編『明治前 日本薬物学史（第一、二巻）』日本学術振興会、丸善（1957）
17. 山田慶兒編、木村陽二郎「植物の属と種について」、『東アジアの本草と博物学の世界 上』思文閣出版（2007）
18. 高橋真太郎「漢方薬とその発展史 高橋真太郎先生遺稿集」巧玄舎（1976）
19. 佐竹義輔他『日本の野生植物 草本Ⅰ 単子葉類』平凡社（2006）
20. 佐竹義輔他『日本の野生植物 草本Ⅱ 離弁花類』平凡社（2006）

21. 佐竹義輔他『日本の野生植物　草本Ⅲ　合弁花類』平凡社（2006）
22. 佐竹義輔他『日本の野生植物　木本Ⅰ』平凡社（2010）
23. 佐竹義輔他『日本の野生植物　木本Ⅱ』平凡社（2008）
24. 岩槻邦男『日本の野生植物　シダ』平凡社（2006）
25. 牧野富太郎『新訂牧野新日本植物圖鑑』北隆館（2000）
26. 堀田満他『世界有用植物事典（オンデマンド版）』平凡社（1996）
27. 難波恒雄『原色和漢薬図鑑（上）』保育社（1984）
28. 難波恒雄『原色和漢薬図鑑（下）』保育社（1984）
29. 上海科学技術出版社『中薬大辞典　第1〜4巻』小学館（1985）
30. 邑田仁『新訂原色樹木大圖鑑』北隆館（2004）
31. 岡田稔『新訂原色牧野和漢薬草大圖鑑』北隆館（2002）
32. 富士川游『日本疾病史、（東洋文庫）』平凡社（1969）
33. 酒井シヅ『病が語る日本史』講談社（2010）
34. 鬼頭宏『環境先進国江戸』PHP研究所（2002）
35. 木水弥三郎「文化財史跡　森野旧薬園の人々」森野賽郭翁追善記念発行（1966）
36. 奈良県宇陀郡編「奈良県宇陀郡是」奈良県（1918）
37. 鳥居塚和生『モノグラフ　生薬の薬効・薬理』医歯薬出版（2003）
38. 難波恒雄『漢方薬入門』保育社（1963）
39. 御影雅幸、木村正幸『伝統医学・生薬学』南江堂（2009）
40. 厚生労働省「第16改正日本薬局方」（2011）
41. 高橋真太郎「大和・当帰のふる里を訪ねて」和漢薬178号、641-643（1968）
42. 平成21年度　調査・研究事業「奈良発祥商品の実態調査報告書、2．吉野葛」社団法人中小企業診断協会奈良支部14-18（2009）
43. 奈良県レッドデータブック策定委員会「大切にしたい奈良県の野生動植物　植物・昆虫類編」奈良県農林部森林保全課（2008）
44. 環境庁自然保護局野生生物課「改訂・日本の絶滅のおそれのある野生生物—レッドデータブック—8　植物Ⅰ（維管束植物）」財団法人自然環境研究センター（2000）
45. 小清水卓二「森野の薬草」関西自然科学研究会、賽郭翁200年記念講演（1966）
46. 中西準治「森野舊薬園ぶらりぶらり」和漢薬、No.673, 17-18（2009）
47. 柴田桂太編『資源植物事典』北隆館（1957）
48. 長田武正『原色日本帰化植物図鑑』保育社（1976）
49. 松田修『植物世相史　古代から現代まで』社会思想社（1971）
50. 石井林寧・井上頼数『最新園芸大事典（1–7巻）』誠文堂新光社（1968-1971）
51. 北村四郎「植物文化史：栽培植物の起源，伝来，分類」、『続本草の植物（北村四郎選集3）』保育社（1987）
52. 難波恒雄、久保道徳『薬になる植物』保育社（1974）

53. 釜江正巳『花の風物誌』八坂書房（1992）
54. 久米道民、松村義敏増訂 松村義敏編、岡本勇治「大和植物志」大和山岳會（1937）
55. 北村四郎　他編『週刊朝日百科　世界の植物（1〜120号）』朝日新聞社（1978）
56. Cronquist A. The evolution and classification of flowering plants. 2d ed. The New York Botanical Garden, Bronx, New York（1988）
57. Mikawa R. *et. al.*, Characterization of katakuri (Erythronium japonicun decne) starch and its pasting properties. Denpun Kagaku 39 165-174（1992）
58. タンポポ調査・西日本2010実行委員会「タンポポ調査・西日本2010報告書」社団法人大阪自然環境保全協会（2011）
59. Kawano S., Life-history monographs of Japanese plants. 1: *Erythronium japonicum* Decne. (Liliaceae), Plant Species Biology 20, 67-74（2005）
60. Shibaike H. *et.al.*, Hybridization between European and Asian dandelions (*Taraxacum* section *Ruderalia* and section *Mongolica*) 2. Natural hybrids in Japan detected by chloroplast DNA marker, J Plant Res 115, 321-328（2002）
61. 高橋京子「博物学資料から学ぶ生物多様性の原点と実践：大和大宇陀『森野旧薬園』と薬種国産化政策」日本生薬学会　第58回年会　東京　講演要旨集、71-72（2011）
62. 近藤小百合 他「森野旧薬園の環境社会学的意義：カタクリ及びタンポポ属植物調査による評価解析」日本生薬学会　第58回年会　東京　講演要旨集、148（2011）
63. 武内和彦他編『里山の環境学』東京大学出版会（2004）
64. 浦野紘平、松田裕之編『生態環境リスクマネジメントの基礎　生態をなぜ、どうやって守るのか』オーム社（2007）

髙橋 京子（たかはし・きょうこ）
1955年　香川県に生まれる（本籍　大阪府）
1977年　富山大学薬学部 卒（和漢薬研究所 資源開発部門）
大阪大学医学部附属病院薬剤部、神戸学院大学薬学部（生化学）、大阪大学医学部第三内科、USA カンサス大学薬学部（薬理学）、大阪大学大学院薬学研究科（臨床薬効解析学）を経る．
〈現 職〉大阪大学総合学術博物館・資料基礎研究系 准教授
　　（兼　任）大阪大学大学院薬学研究科 伝統医薬解析学分野 准教授
　　　　　　　大阪大学適塾記念センター 准教授
　　　　　　　富山大学和漢医薬学総合研究所 協力研究員
　　　　　　　高知県立牧野植物園 上席客員研究員
薬学博士．薬剤師．専門は薬用資源学、伝統医薬解析学、文化財科学．2004年から現在まで、生薬の品質に関する国際的標準化と持続可能な安定供給を志向した学際的研究を推進．著書に、『森野旧薬園と松山本草―薬草のタイムカプセル』大阪大学出版会（2012）、"*Basics of Evidences-Based Herbal Medicine*" Research Signpost（2010）（共著）がある．

森野藤助賽郭真写「松山本草」
―― 森野旧薬園から学ぶ
　　生物多様性の原点と実践 ――

2014年2月19日　　初版第1刷発行　　　　　　［検印廃止］

著　者　　髙橋京子
発行所　　大阪大学出版会
　　　　　代表者　三成賢次
　　　　　〒565-0871 大阪府吹田市山田丘2-7
　　　　　　　　　　大阪大学ウエストフロント
　　　　　電話(代表) 06-6877-1614
　　　　　FAX　　　 06-6877-1617
　　　　　URL　　　 http://www.osaka-up.or.jp
印刷・製本　亜細亜印刷株式会社

ⓒ Kyoko Takahashi 2014　　　　　　Printed in Japan
　　　ISBN978-4-87259-462-1　C1347

Ⓡ〈日本複製権センター委託出版物〉
本書を無断で複写複製(コピー)することは、著作権法上の例外を除き、禁じられています。本書をコピーされる場合は、事前に日本複製権センター(JRRC)の承諾を受けてください。
JRRC〈http://www.jrrc.or.jp　eメール:info@jrrc.or.jp　電話03-3401-2382〉